Fred Harms / Dorothee Gänshirt

Gesundheitsmarketing

Forum *Marketing & Management*

PROBLEME • KONZEPTE • LÖSUNGEN

Herausgegeben von

Karlheinz Wöhler, Lüneburg

Claudia Fantapié-Altobelli, Hamburg

Cornelia Zanger, Chemnitz

Bd. 6: F. Harms / D. Gänshirt, Gesundheitsmarketing

FORUM Marketing & Management ist konzipiert für Lehrende und Studierende an Hochschulen, insbesondere jedoch für die anwendungsorientierte Fortbildung in der Praxis. Die Bände wenden sich an alle, die

- auf der Basis des jeweiligen Forschungs- und Diskussionsstandes ihr spezifisches Marketing-/Managementproblem analysiert haben wollen,
- vor dem Hintergrund strategischer Setzungen bzw. Ziele mögliche Marketingmaßnahmen als ihre Problemlösungen kennenlernen wollen,
- die Durchsetzung von Marketingkonzeptionen beispielhaft demonstriert sehen wollen

Gesundheitsmarketing

Patientenempowerment als Kernkompetenz

Von Fred Harms und Dorothee Gänshirt

Mit 136 Abbildungen

Lucius & Lucius · Stuttgart

Anschriften der Autoren:

Fred Harms
Health Care Competence Center
Birsigstrasse 4
CH-4054 Basel
E-Mail: f.harms@hc3.ch

Dorothee Gänshirt
Health Care Competence Center
Birsigstrasse 4
CH-4054 Basel
E-Mail: d.gaenshirt@hc3.ch

Die Deutsche Bibliothek – CIP-Einheitsaufnahme

Harms, Fred und Gänshirt, Dorothee: Gesundheitsmarketing
Stuttgart : Lucius und Lucius, 2005
(Forum Marketing & Management : 6)
ISBN 3-8282-0317-5

Gerokstraße 51 · D-70184 Stuttgart
www.luciusverlag.com

Druck und Einband: F. Pustet, Regensburg
Printed in Germany

Für Benedict und Leonie

Wir können nicht immer die gleichen Dinge tun

Und andere Ergebnisse erwarten!

Albert Einstein

Vorwort von Horst Seehofer MdB

Lange schon ist das deutsche Gesundheitswesen Zentrum sozialpolitischer Diskussion. Keine Frage - die hohe Verschuldung mündete längst in einer Finanzierungskrise, der mit schnellen Lösungen nur schwer zu begegnen ist. Hier sind nun Wachsamkeit und Weitsicht gefordert, um die Wirtschaftlichkeit unseres Gesundheitssystems auf den Prüfstand zu stellen und es an die sich ändernden Notwendigkeiten der Gegenwart und Zukunft anzupassen.

Unsere Lebens- und Arbeitswelt ändert sich stetig, die Medizin erlebt einen ständigen Fortschritt, die IT-Branche bietet immer bessere Kommunikationsmöglichkeiten, die Lebenserwartung steigt, Gen- und Biotechnologie warten mit immer neuen Fortschritten auf – unsere Gesellschaft kann sich diesem Wandel nicht entziehen.

Fred Harms und Dorothee Gänshirt bereichern uns mit ihrem erstklassigen Buch, in dem sie unter Mitarbeit weiterer namhafter Autoren, sehr detailliert, umfassend, aber auch übersichtlich Wege aufzeigen, wie sich das Gesundheitssystem in Zukunft wieder erfolgreich am Markt positionieren kann. Sie fordern ein innovatives Marketing, das die bisherigen klassischen Marketingstrategien ergänzen und den Patienten in den Mittelpunkt rücken soll.

Waren bisher Patienten und andere Interessengruppen in Entscheidungsprozesse nicht einbezogen, fordert das Innovationsmarketing des Gesundheitswesens kundenorientierte Kommunikationskonzepte mit Transparenz. Es sei Aufgabe – so die Autoren – "aus Kunden Partner zu machen."

Die Autoren sprechen von einem innovativen Beziehungsmarketing unter Einbeziehung aller Beteiligten. Nicht nur Ärzte, Apotheker und Krankenkassen gehören in dieses Netz hinein, sondern auch Patienten, politische und kirchliche Interessengruppen sowie alle thematisch angesprochenen Institutionen.

Der bewegliche Informationsaustausch unter Nutzung aller zur Verfügung stehenden neuen Informationstechnologien ist dabei ein zentraler Erfolgsfaktor, um die medizinische Versorgung und auch die Kosteneffizienz unseres Gesundheitssystems grundlegend zu verbessern. Gerade moderne Informationstechnologien bieten die Chance einerseits für Rationalisierungsmaßnahmen und andererseits für Kooperationen mit Netzwerken auf nationaler und internationaler Ebene.

Fred Harms, Dorothee Gänshirt und ihre Mitautoren dringen ein in die tiefsten Winkel innovativer Ideen. Das Buch ist tiefgehend, wissenschaftlich und spricht doch eine klare Sprache. Da, wo zusätzliche Transparenz zum Verständnis erforderlich ist sprechen die Autoren in anschaulichen Beispielen und Bildern. Somit wendet sich das Buch wie auch seine Thematik an einen breiten Personenkreis von Marketingmanagern über Wirtschaftswissenschaftler bis hin zu volkswirtschaftlich und auch gesellschaftswissenschaftlich interessierten und engagierten Personen sowie an alle Menschen, die sich mit einem drängenden Thema unserer Gegenwart intensiver beschäftigen möchten.

Es ist mehr als hundert Jahre her, da Theodor Fontane (1819-1898) einen Aphorismus schuf, der heute noch und sogar hier zur aktuellen Thematik durchaus beherzigt werden sollte: "Alles Alte, soweit es Anspruch darauf hat, sollen wir lieben, aber für das Neue sollen wir recht eigentlich leben." Wie dieses Neue oder Innovative zum Erfolgsrezept für das Gesundheitsmarketing avancieren kann, dafür bietet das vorliegende Buch nützliche Handlungsansätze und Zukunftsperspektiven.

Geleitwort: Professor Dr. Dr. h.c. Bert Rürup, TU-Darmstadt

Unser Gesundheitssystem erlebt zurzeit einen radikalen Strukturwandel. Eine zunehmend alternde Gesellschaft, Krankenkassenfinanzierungssysteme, die an ihre Grenzen stoßen, der Anspruch auf erstklassige medizinische Versorgung zu einem bezahlbaren Preis und der steigende Kostendruck bei der Entwicklung innovativer Therapiekonzepte – dies alles sind Herausforderungen, denen wir nur durch grundlegende Umstrukturierungen begegnen können.

Angesichts einer immer größeren Komplexität unseres Gesundheitssystems betrifft dieser Wandel Ärzte, Apotheker, die pharmazeutische Industrie, Interessenverbände, Sozialverbände, Krankenkassen, Politik, Medien und die Kirche – ein Netzwerk, in dessen Mittelpunkt ein zunehmend emanzipierter und informierter Patient steht.

Gefordert sind daher Kooperation statt Konfrontation, Weitsicht anstelle von Lobbyismus, und last not least ein beweglicher Informationsaustausch. Nur so werden wir die notwendigen Reformen auf den Weg bringen können, um auf die Anforderungen der Zukunft vorbereitet zu sein.

In dem vorliegenden Buch beleuchten namhafte Autoren detailliert und umfassend den Status quo unseres Gesundheitssystems, um anschließend marktorientierte Strategien zur Sicherung aufzuzeigen.

Inhaltsübersicht

Abbildungs- und Tabellenverzeichnis

Kapitel 1

Unterwegs zu einem neuen Gesundheitsmarkt

Gerhard Schulze

Keywords

- Neuer Gesundheitsmarkt
- Denken über den Körper
- Die neue Freiheit
- Zwang zur Autonomie
- Neues Paradigma
- Diskursive Marktentwicklung für Pharmaindustrie und Werbebranche
- Praxis der Vertrauensbildung

Inhalt

1.1 Unterwegs zu einem neuen Gesundheitsmarkt

Seit etwa zwei Jahrzehnten befindet sich der Gesundheitsmarkt in einer Umbruchsituation. Neben das Alte tritt etwas Neues, das sich immer mehr durchsetzen wird. Für einen tief greifenden Wandel gibt es viele Anzeichen. Der in allen Medien intensiv geführte Diskurs über Gesundheitsthemen aller Art ist eines davon, ein zweites das in der Bevölkerung enorm gewachsene Interesse an medizinischen Themen, am Umgang mit Krankheiten, an Gesundheit, Fitness, Wohlbefinden und richtiger Ernährung. Ein drittes Anzeichen für den Wandel ist das diesem Interesse entsprechende und nahezu unüberschaubar gewordene Angebot an Gesundheitsprodukten und -dienstleistungen.

Der Gesundheitsmarkt ändert sich zwar nur langsam, aber der Wandel hat eine enorme Breitenwirkung. Er betrifft alle Marktteilnehmer, ob sie es nun wollen oder nicht: Die Pharmabranche, die Ärzte und Apotheker, die Institutionen, Behörden und Verbände, die Kunden und die Werbebranche. Die Beteiligten sind sich auch alle mehr oder weniger darüber im klaren, dass sich etwas tut und nichts beim Alten bleiben wird. Da der Wandel jedoch ausschließlich kulturelle Ursachen hat, sind die Strategien, mit der die Beteiligten sich darauf einlassen, noch kaum ausgebildet. Besonders im pharmazeutisch-medizinischen Komplex sind wir es gewohnt, dass aller Wandel immer nur technologische Ursachen hat. Kultureller Wandel ist aber etwas ganz anderes und löst eher Ratlosigkeit und Befremden aus. Statt um Formeln und Fakten geht es beim Thema Kultur um Stimmungen, Tendenzen, Widersprüche. Es geht um die so genannten weichen Themen und um offene, prinzipiell unabschließbare Fragen. Mit standardisierten Forschungsansätzen und Rechenmodellen allein ist nicht zu verstehen, was vor sich geht. Häufig fehlen sogar die Worte, um eine kulturelle Veränderung auch nur annähernd zu beschreiben, geschweige denn, etwas über ihren Fortgang auszusagen.

1.2 Ein Rückblick

Was ändert sich im Vergleich zu früher? Für das Verständnis des Wandels ist der Blick zurück immer aufschlussreich. Im Kontrast zum alten Gesundheitsmarkt wird der neue besser kenntlich. Wir befinden uns gegenwärtig in einer Übergangsphase. Woher kommen wir? Und wohin geht die Reise? Der alte Gesundheitsmarkt glich einer mittelalterlichen Zunft, die besonders hohe Zugangsbarrieren um sich herum aufgebaut hat. Hier blieb man lange Zeit unter sich. Die Beziehung zu einem der wichtigsten Marktteilnehmer, nämlich die zum Kunden, war streng hierarchisch organisiert. Der Kunde nahm dabei die Rolle eines unmündigen Kindes ein, das geführt werden muss. Die Gesundheitszunft konnte ihren enormen Wissensvorsprung geltend machen und deshalb im Verhältnis zum Kunden so auftreten, als ob sie im Besitz der letzten Wahrheit wäre. Die Sprache der Zunft war für Außenstehende unverständlich, Fehler wurden durch wechselseitige Protektion überspielt, der naturwissenschaftlich-technische Fortschrittspfad dominierte das Marktgeschehen. Es gab immer bessere Medikamente, die Menschen wurden immer älter, dem Fortschritt schienen keine Grenzen gesetzt. Vor allem aber schien der Fortschritt nur eine Richtung zu kennen. Abweichungen vom naturwissenschaftlich-technischen Paradigma, wie etwa Akupunktur, Homöopathie oder Naturheilkunde galten als Humbug. All dies ist zwar bis heute so (und einiges ist auch tatsächlich Humbug), doch die Gesundheitszunft öffnet sich langsam einer anderen Denkweise. Offenheit und Kommunikationsfähigkeit, die für den neuen Gesundheitsmarkt unabdingbar sind, werden der Zunft helfen, die vor ihr liegenden Herausforderungen zu bewältigen.

Es sind drei große Veränderungen, auf die sich die Gesundheitszunft einzustellen hat: Erstens ein neues Denken über den Körper, zweitens eine generelle Skepsis gegenüber der Dominanz des naturwissenschaftlich-technischen Paradigmas, drittens eine sich immer weiter fortsetzende Demokratisierung des Wissens. Diese drei Faktoren haben in nur zwei Jahrzehnten die Machtstellung der alten Gesundheitszunft relativiert. Zukünftig muss es für sie darum gehen, partnerschaftlich in einen öffentlichen Diskurs einzusteigen, den zu führen schon längst eine Selbstverständlichkeit geworden ist.

1.3 Das neue Denken über den Körper

Von der alten Gesundheitszunft lange unbeachtet, entwickelte sich in den letzten beiden Jahrzehnten ein neues Denken über den Körper. Um dieses neue Denken besser zu verstehen, hilft wieder der Vergleich: Im alten Denken war der Körper ein notwendiges Übel, ein Mittel zum Zweck, eine sterbliche Hülle, deren Fleischlichkeit den Frieden mit Gott störte. Der Körper wurde nach strengen Regeln bekleidet, verhüllt und eingeschnürt. Wie er sich fühlte, war nicht wichtig, Hauptsache, er funktionierte und war einigermaßen intakt.

Das alte Denken über den Körper ist durch einen rein physiologischen Gesundheitsbegriff gekennzeichnet. Wer krank wurde, vertraute einfach seinem Arzt und der Therapie. Diese entsprach dem jeweils neuesten Stand des naturwissenschaftlich-technischen Fortschritts. Der Kranke hoffte, dass der Schaden repariert und seine Krankheit geheilt werden könne. Ob dies auch glückte, lag nicht in seiner Hand. Es hing von Gott, vom Arzt, von der Diagnose und von der gewählten Therapie ab. Im neuen Denken über den Körper ist nichts wichtiger als dieser selbst. Der Körper ist das Medium eines glücklichen Lebens. Es genügt den Menschen nicht, „bloß" gesund – im Sinn von nicht krank – zu sein; sie wollen sich explizit in ihrem Körper wohl fühlen. Es geht ihnen um mehr als um die Vermeidung von Problemen; es geht ihnen um den Sinn des Lebens.

Gleichzeitig übernehmen Sie immer mehr Eigenverantwortung für ihren Körper. Vorbeugung und Vorsorge werden wichtiger. Die Idee, dass Lebensweise und Gesundheit in einem engen Zusammenhang stehen, ist zwar nicht neu, aber sie war lange Zeit kein Thema. Nun hat sie Konjunktur, und das wird vorläufig auch so bleiben. Im Vordergrund steht dabei die Gesunderhaltung des Körpers durch Prävention, also die Vermeidung von Krankheiten. Vor allem die so genannten Zivilisationskrankheiten sind durch eine vernünftige Lebensweise entweder ganz vermeidbar oder zumindest unter Kontrolle zu bringen. Außerdem hat sich herumgesprochen, dass viele Krankheiten keineswegs geheilt, sondern nur symptomatisch behandelt werden können. Die Erwartung, mit medikamentösen Therapien oder chirurgischen Eingriffen den Körper immer wieder zu reparieren, ist der Erkenntnis gewichen, dass der ärztlichen Kunst nach wie vor Grenzen gesetzt sind. Es gibt chronische Leiden, die durch eine vernünftige Lebensweise besser zu lindern sind als durch eine symptomatische Therapie. Immer mehr Betroffene sind daran interessiert, wie sie durch Verhaltensänderung und eigene Initiative Krankheiten in ihrem Verlauf positiv beeinflussen können.

Das neue Denken über den Körper wird von einer immer stärkeren Hinwendung zum psychosomatischen Paradigma begleitet. Zwar machten sich schon die Griechen Gedanken über den Zusammenhang von Psyche und Körper, aber erst im 20. Jahrhundert erreichte das psychosomatische Paradigma seine gegenwärtige Bedeutung. Die vielfältigen Auswirkungen der Psyche auf die körperliche Gesundheit sind noch weitgehend unbekannt und entziehen sich schon ihrer Natur nach dem naturwissenschaftlichen Erkenntnisprozess. Trotz dieser Unklarheiten wird der physiologische Gesundheitsbegriff, der das alte Denken über den Körper bestimmte, schon jetzt durch einen emotional-ästhetischen Gesundheitsbegriff ergänzt und immer weitergehend überlagert. Auf breiter Front haben sich die Marktteilnehmer darauf geeinigt, dass Gesundheit und Krankheit eine psychische Komponente haben. Das psychosomatische Paradigma gilt oft sogar als letzte Begründung, wenn Krankheiten mit dem naturwissenschaftlichen Paradigma allein nicht mehr erklärt werden können.

1.4 „Essen Sie keinen weißen Zucker, das schadet dem Immunsystem“

Schlichte Wahrheiten, goldene Regeln, grobe Vereinfachungen und viel Unsinn kommen zustande, wenn die in Kommunikationszusammenhängen meist völlig überforderte Gesundheitszunft Antworten auf Patientenfragen gibt. Sie tut dies mit großer Distanz und dem Hinweis auf das so genannte Kausalitätsbedürfnis der Laien. Damit macht sie den Frager dafür verantwortlich, dass sie Antworten gibt, die sie gar nicht geben kann. Lauscht man dem Chor der Experten, weiß man oft nicht mehr, was man glauben soll und was nicht. Man fühlt sich ins Mittelalter zurückversetzt, wo der Glauben Vorrang hatte vor dem Wissen und das Gesundheitswesen von allerlei Ritualen geprägt war.

Trotz aller Versuche, den Laien mit einfachen Antworten zufrieden zu stellen, ist ihm die Relativität und Vorläufigkeit des ihm als gesichert präsentierten Wissens nicht verborgen geblieben. An die Stelle der vermeintlichen Gewissheit ist der Diskurs getreten, der weit über die Grenzen der Gesundheitszunft hinaus in der Öffentlichkeit und im Alltagsleben geführt wird. Dort geht es dann um Themen wie das Für und Wider der Früherkennung, um die Vor- und Nachteile der Hormonsubstitution oder um das Pro und Kontra einer neuen Herzpille für alle. Der eine Forscher meint dies, der andere jenes und hält dagegen. Die eine Studie kommt zu einem positiven Ergebnis, die andere Studie nicht. Gewissheiten scheint es nicht mehr zu geben, nur noch die Suche danach, so möchte man zugunsten aller am Diskurs Beteiligten jedenfalls annehmen.

Dass immer noch genauso viel Unsinn in die Welt gesetzt wird wie Richtiges und Weiterführendes, gehört trotz aller Ernsthaftigkeit wohl einfach dazu. Der Markt entwickelt denn auch eine gewisse Leichtigkeit im Umgang mit all den Überraschungen und Widersprüchen, die sich tagtäglich ergeben. Oft ist das, was im Verlauf eines Diskurses unter dem Strich an Erkenntnissen übrig bleibt, nicht gerade viel. Aber manchmal reicht es, um sich wieder entspannt zurückzulehnen: Gegen das offenbar lange übertriebene Risiko zu hoher Cholesterinspiegel spricht nicht nur das French Paradox, sondern mittlerweile eine Reihe von Forschungspannen und Fehlinterpretationen von Datenmaterial. Gegen die Giftigkeit von Acrylamid spricht nicht nur die Tatsache, dass die Menschen sich seit zehntausend Jahren von Gebackenem ernähren und es ihnen so gut geht wie nie zuvor, sondern auch der völlige Realitätsverlust im Umgang mit einer in keiner Weise aussagekräftigen Studie und der abenteuerliche Umgang der Medien mit dem Begriff der statistischen Signifikanz.

1.5 Die neue Freiheit als Zwang zur Autonomie

Die zunehmende Thematisierung des Körpers, das Öffentlichwerden von Fehlern, Widersprüchen und Ungewissheiten, die leichte Beschaffbarkeit von Informationen aller Qualität aus dem Internet, die explosionsartige Vermehrung von Ratgeberliteratur und Ratgebersendungen in Fernsehen und Hörfunk haben das medizinische Allgemeinwissen enorm gesteigert. Auch wenn vieles noch in die Irre führt, werden immer mehr Menschen zu Experten ihres Körpers, immer mehr Patienten zu Experten ihrer eigenen Krankheit. Dies trifft sich mit einer Situation, in der der einzelne Arzt kaum noch über die jeweils neuesten Erkenntnisse verfügt, weil es so viel Neues gibt, dass er schon allein zeitlich gesehen nur noch einen Bruchteil dessen überhaupt aufnehmen kann, ganz zu schweigen von der gelegentlich mangelnden Bereitschaft zur Weiterbildung.

Der Kompetenzzuwachs der Laien geht einher mit einem rapiden Wachstum alternativer Angebote zur Erhaltung oder Wiederherstellung der Gesundheit. Naturheilverfahren, Erfahrungsmedizin, Diätetik, Homöopathie, Joga, Fitness und Wellness führen das neue Denken über den Körper in ganz verschiedene Richtungen. Die Hinwendung zu diesen entweder erfahrungsmedizinisch begründeten oder ästhetisch-psychisch-emotional motivierten Alternativangeboten ist Ausdruck einer tief greifenden Skepsis gegenüber der alten Gesundheitszunft und dem naturwissenschaftlich-technischen Paradigma, auf dem allein der Fortschritt in den Industrieländern beruht.

Das veränderte Nachfrageverhalten bedienen längst nicht mehr nur die Exoten des Gesundheitsmarktes. Auch viele niedergelassene Ärzte bieten Heilverfahren an, die dem naturwissenschaftlich-technischen Paradigma nicht mehr entsprechen, sondern sich auf das psychosomatische Paradigma einlassen. Im wachsenden Angebot so genannter Außenseitermethoden zeigt sich die allmähliche Einstimmung der alten Gesundheitszunft auf den sich wandelnden Gesundheitsmarkt. Die neuen Denk- und Handlungsmuster, die Demokratisierung des Wissens und der ständige Diskurs über Gesundheitsthemen aller Art machen aus dem unmündigen Bürger einen Manager seines Körpers und seiner Gesundheit. Er kann seiner Autonomie nicht einmal dann ausweichen, wenn sie ihm lästig ist. Die immer zahlreicher werdenden körperbezogenen Handlungsoptionen, die einander teils überbietenden, teils konterkarierenden und sich wechselseitig in Frage stellenden Anbieter, die widersprüchlichen, überreich verfügbaren Informationen, die suggestiven Einflüsterungen von allen Seiten – all diese Impulse, denen sich der Einzelne in zunehmendem Maß ausgesetzt sieht, lassen ihm keine Wahl, als zu wählen. Und das wiederum heißt: Zu reflektieren, zu vergleichen, zu bewerten, Prinzipien auszubilden, misstrauisch gegenüber behauptetem Expertentum zu werden und alles Vertrauen als jederzeit widerrufbar zu betrachten.

1.6 Ein neues Paradigma

Dies sind die Bedingungen, auf die sich die Gesundheitszunft im neuen Gesundheitsmarkt einzustellen hat. Entscheidend für die Akteure auf diesem Markt ist das Verständnis einer neuartigen Entwicklungslogik von Angebot und Nachfrage. Am besten wird diese neue Entwicklungslogik im Vergleich zur alten erkennbar:

- Bisher war die naturwissenschaftlich-technische Objektivierbarkeit Grundlage der Marktentwicklung; Angebot und Nachfrage waren von Forschungsergebnissen und messbaren Erfolgen getrieben. Zukünftig sind sie auch von einem schwer kalkulierbaren kulturellen Faktor abhängig. Die Marktentwicklung wird immer wieder von Überraschungen und psychosozialen Phänomenen geprägt sein.

- Bisher hatte die Markteinführung neuer Produkte Verordnungscharakter. In der Zukunft hat jede Einführung diskursiven Charakter. Was sich durchsetzt, geht aus einer kollektiven Interaktion zwischen allen Marktbeteiligten und aus einem gemeinsamen Lernprozess hervor.

- Bisher ließ sich das in Bezug auf Körper und Gesundheit wesentliche Vertrauen der Kunden pauschal und fast bedingungslos voraussetzen; es hatte den Charakter der Gläubigkeit gegenüber dem medizinisch-pharmazeutischen Komplex. Zukünftig ist dieses Vertrauen mühsam zu erwerben und schnell verspielt. Die Anbieter von körperbezogenen Dienstleistungen und Produkten müssen sich ständig legitimieren und hohe Vertrauensinvestitionen tätigen; sie stehen zueinander in einer Vertrauenskonkurrenz.

- Bisher führte die Macht der Gesundheitszunft zu einem Übergewicht ökonomischer, professionspolitischer und technischer Rationalität. Zukünftig ist der Markt für den Körper ein Nachfragermarkt; es setzt sich durch, was die Kunden als gut ansehen – gewissermaßen die Rationalität des guten Lebens. Ökonomische, professionspolitische und technische Rationalität werden sich dem anzupassen haben.

- Bisher unterlag das Interesse der Kunden der Definitonsmacht der Experten. Zukünftig definieren die Kunden ihre Interessen selbst. Ob sie besser als die Experten artikulieren können, was gut für sie ist, liegt bei ihnen und hängt von ihrem Bildungsstand, ihrem Reflexionsvermögen und ihrer Kompetenz im Informationsmanagement ab. Welchen Weg der neue Markt für den Körper tatsächlich beschreiten wird, entzieht sich teilweise der Verantwortung der Anbieter.

Kernstück des neuen Gesundheitsmarktes ist der fortwährende und prinzipiell nie abgeschlossene Diskurs. Er findet zwischen allen Marktbeteiligten statt, und es wird immer wichtiger, angemessene Kommunikationsformen zu beherrschen und anzuwenden. Dies bedeutet für jeden der Marktbeteiligten etwas anderes. Für Mediziner bedeutet es, sich der Kommunikation mit einem wachen und interessierten Gegenüber zu stellen und sich ihm verständlich zu machen. Für den Kunden bedeutet es, seine Kenntnisse ständig zu erweitern und sein Informationsmanagement zu verbessern. Für die Medien bedeutet es, weiterhin über Gesundheitsthemen zu berichten.

Das Hin und Her des Argumentierens, das Öffentlichwerden von Widersprüchen ist zwar der Tendenz nach eher verunsichernd, aber es setzt sich immer mehr durch. Kein reifer Mensch will sich gern in künstlicher Sicherheit wiegen. Was aber heißt das alles für die Pharmaindustrie und für die Werbebranche?

1.7 Grundsätze der diskursiven Marktentwicklung

Die bisherige Marktentwicklung war nicht diskursiv, sondern monologisch durch Anbieter und Experten bestimmt. Der Markt war ein Anbietermarkt. Der neue Markt für den Körper bezieht die Nachfrager und ihre Alltagskultur systematisch mit ein und wird ein Nachfragermarkt sein. Dazu jedoch müssen Industrie und Werbung über das produktbezogene Anbieterdenken hinausgehen und das kulturbezogene Nachfragerdenken einstudieren. Was unterscheidet das eine Denken vom anderen? Produktbezogenes Denken geht von gegebenen Bedürfnissen aus, kulturbezogenes Denken will Bedürfnisse erkennen.

Für die Produktentwicklung bedeutet diskursive Marktentwicklung, dass die Anbieter ihr Handeln als Teil einer kollektiven Interaktion mit den Nachfragern begreifen. Forschung und Entwicklung sowie die Markteinführung neuer Produkte sind in eine systematische Dauerbeobachtung des Kunden eingebettet. Zu dieser Beobachtung gehört auch ein ständiges Feedback hinsichtlich der Reaktionen des Kunden auf das vorhandene Angebot. Alltagskultur ist (anders als Naturgesetze) höchst variabel. Deshalb ist diskursive Marktentwicklung prinzipiell unabschließbar; sie wird aber ebenso zur Erfolgsvoraussetzung wie Forschung und Entwicklung.

Da einzelne Produkte sich von anderen Produkten immer weniger unterscheiden und wirkliche Innovationen selten geworden sind, hat die Vermittelung rein produktbezogener Werbebotschaften einen immer geringeren Informationswert. Nur wer auch kulturbezogen denken kann, stellt seine Produkte in einen neuen Rahmen und vermittelt Botschaften, die an die Informationsbedürfnisse des Nachfragermarkts anknüpfen. Dieser Informationsbedarf zerfällt in zwei große Themenbereiche: spezifische produktbezogene und allgemeine körperbezogene Informationen. Bei den produktbezogenen Informationen geht es – jenseits der medizinisch-pharmazeutischen Wirkungsnachweise – um eine nach allen Seiten offene Kommunikation über die Vor- und Nachteile des Produkts und seine Verwendung. Bei den körperbezogenen Informationen geht es um populäre Vorstellungen über Gesundheit und Krankheit, um körperbezogenes Alltagswissen, um Laientheorien von Schädigung und Heilung, um körperbezogene Wertvorstellungen und Wünsche im Umfeld des jeweiligen Produkts. Die in der pharmazeutischen Marktforschung gegenwärtig dominierende Methode der Standardbefragung ist für die Informationsbedürfnisse der diskursiven Marktentwicklung nicht ausreichend. Worauf es entscheidend ankommt, sind explorative, nichtstandardisierte Verfahren, also offene Interviews, Expertenbefragungen, Gruppendiskussionen und Inhaltsanalysen von Texten. Neben den Konsumenten bezieht die Marktforschung auch Apotheker, Ärzte, Selbsthilfegruppen, Internet, Massenmedien und Diskussionsgruppen ein. Diskursive Marktentwicklung ist auf Zeitvergleiche angewiesen; nur dann lassen sich Veränderungen erkennen. Dies erfordert besondere methodische Vorkehrungen, zum Beispiel den Aufbau von Panels und von immer wieder verwendbaren

Erhebungsinstrumenten sowie eine mehrjährige Anlaufzeit zum Aufbau von Zeitreihen.

1.8 Thesen zur Praxis der Vertrauensbildung

Wenn Kunden zu selbstbewussten Marktteilnehmern werden, tritt an die Stelle des Glaubens an die Überlegenheit der Experten eine rationale Haltung. Rationale Kunden prüfen, vergleichen, sind skeptisch gegenüber Versprechungen, wechseln die Marke bei Enttäuschungen. Es kommt unter diesen Umständen immer wieder neu darauf an, ihr Vertrauen zu gewinnen und zu behalten. Dabei wäre folgendes zu beachten:

- Die produktbezogene und auf Suggestion setzende Werbung geht vom Modell des infantilen Kunden aus. Sie wird dem Bildungsgrad, der Reife und der Ernsthaftigkeit nicht gerecht, die Nachfrager gerade in Bezug auf den Körper an den Tag legen. Erfolgsträchtig sind bei rationalen Kunden nicht flotte Sprüche, sondern Argumente, Fakten, sinnvolle Handlungsweisen, öffentliche Dokumentation von Selbstkontrolle und größtmögliche Transparenz.

- Für solche Inhalte ist die klassische, übertreibende und auf Emotionen setzende Werbung nur begrenzt geeignet. Hinzukommen müssen andere Formen der Kommunikation: Informationsveranstaltungen, Pressearbeit, Kontakte zu Ärzten und Apothekern, in denen speziell die Vertrauenswürdigkeit von Produkten in den Mittelpunkt gestellt wird.

- Die floskelhaft herunter geleierte Formel „Zu Risiken und Nebenwirkungen lesen sie die Packungsbeilage und fragen Sie Ihren Arzt oder Apotheker“ ist eine Verhöhnung des Publikums. Der erste Anbieter, der diese Komödie durchbricht und auf die realen Informationsbedürfnisse von gesundheitsbewussten Erwachsenen eingeht, wird sich hohe Aufmerksamkeit und einen Vertrauensvorsprung sichern.

- Auf allen Ebenen der Kommunikation (Werbung, PR, Beratung) kommt es auf zwei Inhalte an: Wirksamkeit und Verträglichkeit. Für das Vertrauen ist beides gleich wichtig, doch weder das eine noch das andere werden in überzeugender Form transportiert. Die Compliance ist schlecht, weil die Verbraucher von der Wirksamkeit und von der Verträglichkeit vieler Pharmaprodukte nicht überzeugt sind. Es ist unverständlich, dass man dieser Skepsis mit Schnoddrigkeit oder haltlosen Werbeversprechen begegnet.

- Noch unverständlicher ist, dass kommentarlos alle noch so seltenen Nebenwirkungen in winziger Schrift auf dem Beipackzettel abgedruckt werden. Auch wenn dies aus rechtlichen Gründen geschieht: nur die wenigsten wissen das. Sie glauben, sie seien unmittelbar gefährdet und nehmen das Medikament nicht ein. Die Kommunikation über Nebenwirkungen muss einfacher werden und eine realistische Risikobeurteilung erlauben.

- Eine weitere vertrauensbildende Maßnahme von hoher Effizienz wäre die Einrichtung von Kontaktstellen bei den Pharmaanbietern, an die sich jedermann wenden kann, um Produktinformationen einzuholen, Anwendungsfragen zu klären und über Nebenwirkungen zu sprechen. Daraus ergeben sich nebenbei wichtige Informationen über die Marktteilnehmer und ihre Bedürfnisse. Die Gesprächspartner in solchen Kontaktstellen müssen jedoch wirklich kompetente, gut ausgebildete und kommunikationsfähige Personen sein, also entweder Ärzte und Apotheker mit spezieller Schulung in Kommunikation oder andere mit der Vermittlung komplexer Inhalte befasste Berufsgruppen wie Medizinjournalisten oder PR-Experten.
- In der sich immer weiter verschärfenden Vertrauenskonkurrenz wird es auf längere Sicht nicht genügen, Vertrauenswürdigkeit nur zuzusichern; sie muss nachweisbar und nachprüfbar sein. Dabei kommt es auf die Unabhängigkeit und Objektivität von Prüfinstanzen an. Die vergleichende Prüfung ist dem Gesundheitswesen bisher völlig fremd. Denkbar sind verschiedene Formen, etwa ein Gütesiegel, das nach klar definierten Kriterien vergeben wird oder Tests, in denen vergleichbare Produkte bewertet werden. Auch das Ranking von Marken trägt dazu bei, dass die Anbieter ihre Produkte zur Diskussion stellen.

Pharmaindustrie und Werbebranche spielen auch im neuen Gesundheitsmarkt eine tragende Rolle. Und nach wie vor geht es darum, das Publikum für sich zu gewinnen. Doch dabei werden sich vor allem diejenigen Vorsprünge verschaffen, die bereit sind, dieses Publikum ernst zu nehmen, statt es wie bisher zu manipulieren und zu unterschätzen. Das medizinisch-technische Fortschrittsparadigma verschwindet nicht, aber es verliert an Einfluss, während kulturelle Wertvorstellungen in Bezug auf den Körper (Gesundheit, Lebensqualität, Wellness, Ganzheitlichkeit) mehr und mehr in den Vordergrund rücken. Der neue Gesundheitsmarkt wird deshalb nicht nur von Innovationskonkurrenz, sondern zusätzlich immer mehr von Vertrauenskonkurrenz geprägt sein. An die Stelle der Fluktuation des Publikums von einem Produkt zum anderen tritt die langfristige, vertrauensvolle Bindung.

Autor

Gerhard Schulze ist Professor für empirische Sozialforschung an der Universität Bamberg. Er wurde 1992 mit dem Buch „Die Erlebnisgesellschaft" bekannt und hat jetzt eine neue Arbeit vorgelegt: „Die beste aller Welten. Wohin bewegt sich die Gesellschaft im 21. Jahrhundert?" Dieses Buch beschäftigt sich mit einem Kulturwandel, der Ökonomie und Wissenschaft ebenso verändern wird wie das Alltagsleben und die Politik. Das neue Buch von Gerhard Schulze ist im März 2003 im Hanser-Verlag, München, erschienen.

Kapitel 2

Zukunftsperspektiven für pharmazeutisches Marketing

Fred Harms, Dorothee Gänshirt, Michael Lonsert

Keywords

- Klassische Marketingstrategien
- Innovations-Marketing
- e-Patientenempowerment
- Zukunftsaussichten DTC
- DTC als Erfolgfaktor
- Perspektiven in Europa
- Direct from Consumer (DfC)

Inhalt

2.1 Zukunftsperspektiven für pharmazeutisches Marketing

2.1.1 Der Innovationsdruck war noch nie so stark

In den nächsten Jahren wird sich das Marketing pharmazeutischer Produkte grundlegend verändern. Der Verdrängungswettbewerb und die Emanzipation der Kunden nehmen zu, die F&E-Kosten zur Entwicklung innovativer Medikamente steigen und das Zeitfenster zur alleinigen Vermarktung verringert sich kontinuierlich. In einer Zeit der abnehmenden Produktdifferenzierung ist der Schlüssel zum Erfolg in einem nicht unerheblichen Maße mit der Annäherung der Unternehmen an deren Kunden verbunden. Das Marketing medizinischer Innovationen wird nur dann erfolgreich sein, wenn der direkte Kontakt mit den verschiedenen Institutionen innerhalb des sich ändernden Gesundheitssystems gesucht wird. Von Bedeutung ist dabei der Aufbau eines partnerschaftlichen Verhältnisses zu den verschiedenen Meinungsbildnern innerhalb des Pharmamarktes.

Mit den sich verschärfenden Randbedingungen erfordert der Verkauf innovativer Medikamente ein Umdenken bei der Vermarktung. Die zunehmende Komplexität benötigt eine Adaptation an die sich ändernden gesellschaftspolitischen Bedingungen. Falls das sich verändernde Umfeld nicht als ganzheitlicher Kommunikationsprozess Eingang in die Marketingstrategie findet, werden wichtige Chancen für die Zukunft vergeben. Somit werden die Firmen, die den konventionellen Weg weitergehen, möglicherweise überleben, aber nur die, die sich den neuen Herausforderungen stellen, langfristig erfolgreich sein (Datamonitor 2001, Harms/Drüner 2003).

Gerade wegen des großen Gewinneinflusses innovativer Medikamente - 50 % des Umsatzes pharmazeutischer Unternehmen wird durch Präparate erzielt, die vor einer Dekade noch nicht zugelassen waren - gewinnt die frühzeitige Ausrichtung von Neuentwicklungen an den Bedürfnissen aller Beteiligten des Gesundheitsmarktes eine immer größere Bedeutung (Harms/Drüner 2002).

Innovationen bilden die Grundlage erfolgreicher Unternehmen. Dauerhaftes Wachstum und Beschäftigung können nur entstehen, wenn es den Unternehmen gelingt immer neue Produkte und Dienstleistungen anzubieten, die den Anforderungen der Märkte auf bestmögliche Weise gerecht werden. Im Mittelpunkt der klinischen Entwicklung stehen die Volkskrankheiten. Für das Gebiet der Herz-Kreislauf-Erkrankungen, der Neurologie und der Onkologie wurden 2004 mehr als 3.000 Forschungsprojekte initiiert. Alleine in Deutschland befinden sich derzeit 150 Arzneistoffe in der klinischen Phase III oder im Zulassungsprozess.

Damit die Produkte mit den gestiegenen individuellen und gesellschaftlichen Anforderungen Schritt halten, haben die Pharma- und biotechnologischen Unternehmen ihre Gesamtausgaben für Forschungs- und Entwicklungstätigkeiten (F&E) seit Mitte der 80er Jahre kontinuierlich von 11 Milliarden US-$ auf mehr als 49 Milliarden US-$ im Jahre 2004 erhöht. Gleichzeitig hat sich die Zeitspanne von der Synthese bis zur Zulassung eines neuen Medikaments innerhalb der letzten 30 Jahre von zwei auf zwölf Jahre verlängert. Innerhalb dieses Prozesses wird statistisch nur eine von 5000 anfänglich untersuchten Substanzen zugelassen. Derzeit belaufen sich die Entwicklungskosten von Pharma-Innovationen auf mehr als 400 Mill. US-$, bei jährlichen Steigerungsraten von 7,5 %. Um Kosten und Risiken zu minimieren, wird der Aufbau von Forschungskooperationen forciert. Im Gegensatz zu den steigenden Forschungskosten verringert sich der Zeitraum für die Alleinvermarktung eines Medikamentes kontinuierlich. Waren es 1968 im Falle von Propranol noch 12 Jahre, stand dem entwickelnden Unternehmen von Saquinavir lediglich ein Zeitraum von drei Monaten zur Verfügung (NIHCM 2000 a, Harms et al. 2004).

2.1.2 Klassische Marketingstrategien

Der Pharmamarkt zeichnet sich durch eine besondere Konstellation mangelnder Kundensouveränität aus. Diejenigen, die Entscheidungen treffen sind nicht identisch mit denen, die Leistungen beziehen und jenen, die sie bezahlen. Das System befindet sich momentan in einer Phase des radikalen Umbruchs. Gegenwärtig entfallen 80 % des Marketing-Budgets pharmazeutischer Unternehmen auf die Kommunikation mit Ärzten, Apothekern, Krankenhäusern und Großhandel. Marketing-Intensivierung bedeutet vielfach nur Aufstockung des Außendienstes (NIHCM 2000 b, Harms et al. 2004) (Abb. 2.1).

(Abb. 2.1) Klassisches Pharmamarketing

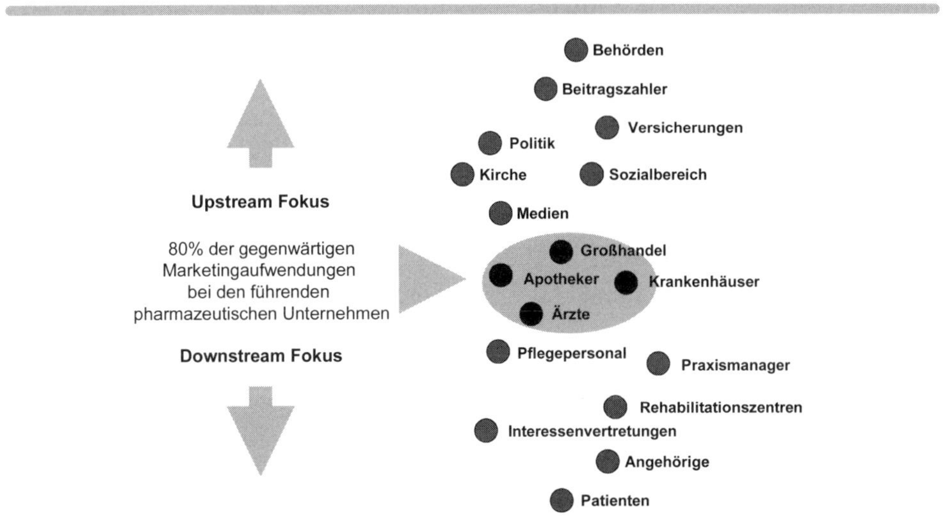

Adaptiert nach: Pharma Stategy Consulting AG (1999), Harms / Drüner EIASM 2001

Waren bisher die Ärzte und Apotheker die entscheidenden Meinungsbilder zum Einsatz eines bestimmten Medikamentes, nimmt der Druck der Patienten auf die Verschreibungsgewohnheiten zu. Gerade bei chronischen Erkrankungen treten sie nicht mehr als Individualpatient, sondern als Teil gut informierter und organisierter Gemeinschaften auf. Diese national und international agierenden Institutionen greifen dabei in immer stärkerem Maße aktiv in den Meinungsbildungsprozess ein. Der Patient verlässt seine passive Position, d.h. er ist nicht mehr nur Konsument der verordneten Medikation, sondern möchte in direkter Absprache mit seinem Arzt und / oder Apotheker die Notwendigkeit der Therapie erörtert wissen. Er fordert nicht nur die Verschreibung eines innovativen Arzneimittels, sondern die patientenadaptierte Darlegung des Wirkungs- und des Nebenwirkungsprofils des Therapiekonzeptes (NIHCM 2002, Harms et al. 2004).

Die zunehmend teureren Pharmainnovationen lösen mehr und mehr gesellschaftliche Diskussionen aus, die über das normale Arzt-Patienten-Verhältnis hinausgehen. Marktakzeptanz und -erfolg hängen nicht mehr nur von den direkt Beteiligten ab, sondern sind Folge einer großen Anzahl unterschiedlichster Interessengruppen.

Die gesellschaftlichen Wertvorstellungen beginnen sich zu ändern. Stand in den neunziger Jahren noch die Frage im Vordergrund: „Was wird ein neues Medikament kosten?“, wird in Zukunft folgende Frage diskutiert: „Was ist das Sozialsystem bereit für eine neue Therapieform zu bezahlen?“. Somit stößt die Industrie bei der Preisgestaltung innovativer Arzneimittel zunehmend an ihre Grenzen.

Als Folge daraus hat sich in den letzten Jahren das Forschungsfeld “Gesundheitsökonomie” rasant entwickelt. Obwohl schon in den 60er Jahren umfangreiche gesundheitsökonomische Analysen durchgeführt wurden, bekam dieses Thema durch die Kostenexplosion eine vorher nicht gekannte Aktualität. Ziel ist, die begrenzten Mittel auf die Bereiche zu verteilen, mit denen der größte volkswirtschaftliche Nutzen erzielt werden kann. Die medizinische Versorgung steht also auf dem Prüfstand einer Kosten-Nutzen-Analyse. Dabei wird der Sinn etablierter als auch neuer Therapien und Diagnoseverfahren kritisch hinterfragt. Innovative Medikamente sind deshalb keine Selbstläufer mehr. Ihr Wert muss im Sinne einer Bringschuld eindeutig belegt werden (Harms et al. 2002 a, Harms et al. 2004).

2.1.3 Innovations-Marketing

Innovationsmarketing muss zukünftig relevante Entwicklungen bereits heute berücksichtigen. Der Kunde entwickelt sich zum zentralen Element innerhalb der eigenen Produktentwicklung bzw. die Bedürfnisbefriedigung des Marktes zum Gütesiegel des strategischen Gesamtkonzeptes.

Im Gegensatz zu zeitpunktbezogen Inventionen sind Innovationen Prozesse. Wegen der unterschiedlichen Managementaufgaben im Verlauf eines Prozesses ist es zweckmäßig, Innovationen in typische Phasen einzuteilen. Innerhalb dieser Teilprozesse gilt es unterschiedliche Kommunikations- und Kooperationsstrategien zu entwickeln. Dies bedeutet die Definition eines Kommunikations- und Marketingkonzepts für die Innovationsfrühphasen, die klinischen Phasen und für die Markteinführung, um die angestrebte Marktpositionierung entwicklungsparallel aufzubauen (Abb. 2.2).

(Abb. 2.2) Die Entwicklung innovativer medizinischer Leistungen weist erhebliche Schwächen in den Frühphasen des Innovationsprozesses auf

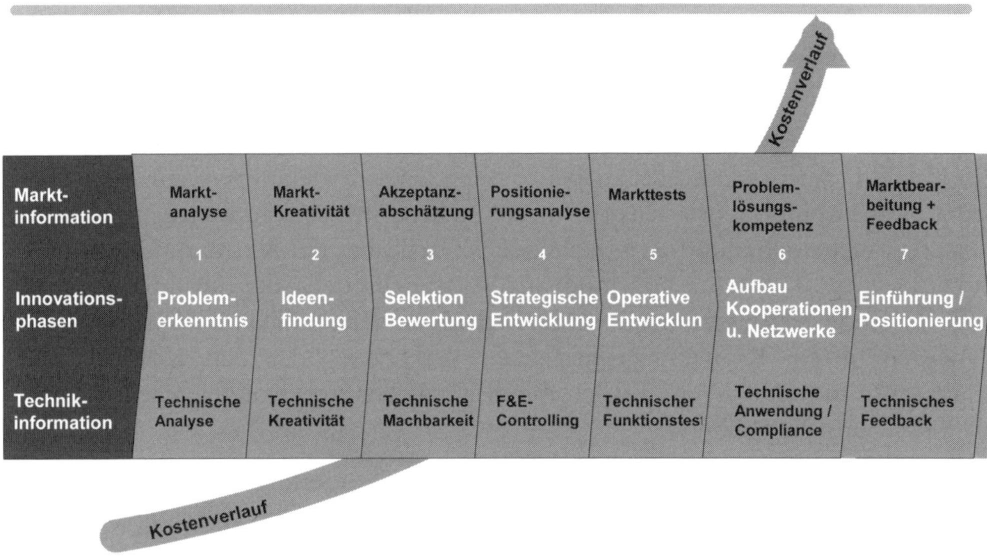

Harms / Drüner (EIASM 2001)

Dabei ist zu bedenken, dass der Erfolg von pharmazeutischen Innovationen nicht von einzelnen Kunden abhängig ist, sondern von verschiedensten gesellschaftlichen Gruppen mit unterschiedlichen, teilweise sich widerstrebenden Motiven und Einstellungen, bestimmt wird. Die seit den siebziger Jahren gewachsenen klassischen Säulen des Marketing - Produkt (Product), Preis (Price), Ort (Place) und Werbung (Promotion) - können somit nur eine Grundlage bilden, um die auf dem Gesundheitsmarkt bestehenden Beeinflussungsverhältnisse und die hinzukommenden Veränderungen zu erfassen. Internationalisierung, wandelnde politische und ökonomische Rahmenbedingungen, veränderte Beziehungen zwischen Ärzten, Apothekern und Patienten sowie die Entstehung neuer Interessenvertretungen verlangen nach weitergehenden marketingpolitischen Instrumenten. Diese Gedanken führen zur Erweiterung der klassischen vier Marketing-P´s um drei weitere Determinanten. Die genaue Kenntnis der unterschiedlichen Gruppierungen (Player) und deren Beziehungen (Processes) untereinander wird von der Erforschung bis hin zur Markteinführung der Innovation zum zentralen Erfolgsfaktor der pharmazeutischen Industrie. Diese ist dann erfolgreich, wenn die richtige Positionierung (Positioning) in den Köpfen der Zielgruppen erreicht wird (Harms et al. 2002 b, Harms et al. 2004).

2.1.4 Positionierung

Ärzten und Apothekern stehen zunehmend austauschbarere Präparate zur Verfügung. Diese Entwicklung deutet darauf hin, dass der Produkterfolg nicht mehr nur über den reinen Wirknutzen, sondern zunehmend über dienstleistungsorientierte Zusatznutzen generiert werden muss. Somit steigt die Bedeutung der Imagepolitik für die Positionierung der Produktinnovation. Das von den Zielpersonen wahrgenommene Produktimage wird zum wichtigsten Erfolgsfaktor, denn Images steuern das Kundenverhalten, Subjektiv schlägt Objektiv.

Kunden werden zukünftig zwischen solchen Unternehmen wählen können, die nur Medikamente verkaufen und solchen, bei denen der Servicegedanke im Vordergrund steht. Auch wenn alle zu beobachtenden Entwicklungen vor dem Hintergrund angestrebter Kosteneinsparungen stehen, müssen Anbieter preisgünstiger Generika nicht unbedingt entscheidende Vorteile bei der Vermarktung ihrer Produkte besitzen. Hersteller von innovativen Arzneimitteln, die mit ihren Präparaten entscheidende Verbesserungen in der mittel- und langfristigen Versorgung eines Patienten bieten, Krankenhausliegezeiten verkürzen oder den Kontrolluntersuchungsaufwand reduzieren, werden mindestens genauso erfolgreich sein (Harms et al. 2001, Harms et al. 2004).

Für forschende Pharmaunternehmen wird die Positionierung innovativer Konzepte über mehrwertsteigernde Zusatzleistungen zum entscheidenden Erfolgsfaktor. Weg vom reinen Grund-Wirk-Nutzen, hinzu einem Gesundheitsservicepaket. Duale Beziehungen zwischen Pharmaunternehmen und Arzt oder Apotheker sind überholt. Vielmehr muss ein innovatives Beziehungsmarketing unter Einbeziehung aller Beteiligten verfolgt werden. Die Reputation eines pharmazeutischen Unternehmens bzw. der Umgang des Marketing mit den verschiedenen Interessenverbänden unseres Gesundheitssystems - z.B. durch den Einsatz von DTC - werden zum strategischen Erfolgsfaktor der Positionierung (Bassett 2001, Harms et al. 2004).

Das bisherige weitgehend eindimensionale Marketing mit der Einstellung „one message fits it all“ muss um einige neue Dimensionen ergänzt werden. Eines der Erfolgsrezepte wäre der multi-dimensionale-Marketingansatz. Hierbei sollte das Key-Account-Management wichtige Entscheidungsträger ansprechen. Das Service-Marketing könnte die verschiedenen Interessenverbände der Patienten, Ärzte, Apotheker, Kassen und Zulassungsbehörden in die Diskussion einbinden. Das Economical-Marketing sollte eine Zusammenarbeit mit wirtschaftspolitischen Institutionen anstreben. Außerdem müsste das Political-Marketing das Gespräch mit den politischen Parteien zur Implementierung pharmazeutischer Interessen führen (Abb. 2.3).

(Abb. 2.3) Kommunikation und Kooperation

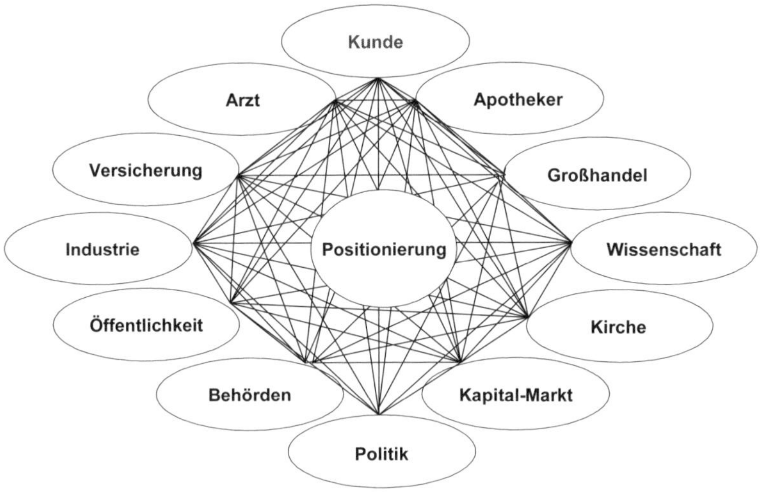

Harms / Drüner (EIASM 2001)

2.1.5 e-Patientenempowerment

Mit Hilfe des Internets ist heute jeder in der Lage Informationen von Universitäten, Forschungsinstituten und pharmazeutischen Unternehmen abzurufen. Zu Beginn des 21. Jahrhunderts existierten nach einer Umfrage von 'Nua Internet Surveys' ca. 200 Mio. Internet-Anschlüsse, allein 100 Mio. in den USA. Anhand verschiedener Untersuchungen kann davon ausgegangen werden, dass im Jahre 2004 bis zu 500 Millionen Menschen weltweit online sind. Davon leben mehr als 30 Prozent in Europa. Falls diese Entwicklung weiter fortschreitet, werden im Jahre 2005 mehr als 50 Prozent der Bevölkerung das Internet regelmäßig nutzen. Mittelfristig wird der größte Teil der Bevölkerung in der westlichen Welt in der Lage sein, sich sämtliche Informationen zum Verlauf, zur Prognose und zu den therapeutischen Möglichkeiten einer Erkrankung online zu beschaffen (Harms et al. 2004).

Derzeit beschäftigen sich in den USA mehr als 15.000 Websites mit der medizinischen Versorgung. Seit dem Jahr 2004 ist die Anzahl weltweit auf über 150.000 angewachsen. Alleine in Deutschland sind 2000 Gesundheitssites abrufbar. Eine US-Studie von Louis Harris und Associates zeigt, dass 60 Millionen Amerikaner das WWW zur Sammlung von Gesundheitsinformationen nutzen. Das sind ca. 70 Prozent der erwachsenen Bevölkerung. Dabei gelangen 90 Prozent der Befragten subjektiv zu einem adäquaten Wissensgewinn.

Bei einer weiteren, durch die 'Health on the Net Foundation' (HON's Fourth Survey on the Use of the Internet for Medical und Health Purposes) durchgeführten Untersuchung wurden 4.500 internationale Besucher der HON-Website nach ihrem Suchverhalten und ihren Erfahrungen befragt. 60 Prozent waren 40 Jahre alt oder älter, der Anteil der über 60-jährigen betrug nicht einmal 10 Prozent. Während in den USA die Frauen mit ca. 60 Prozent die Majorität der Suchenden darstellen, ist der Anteil in Europa mit 40 Prozent unterproportional entwickelt. Obwohl die Penetration des Internets derzeit noch nicht ganz vergleichbar ist, konzentrieren sich bereits mehr als 20 Prozent aller Suchaktivitäten auf medizinische Fragestellungen.

Somit verändert der Kunde durch die verbesserte Informationsbeschaffung seinen Informationsstand in einem atemberaubenden Tempo. Zu Beginn des 21. Jahrhunderts begibt er sich auf eine „Intellektuelle-e-Shopping-Tour". Dabei stellen zunehmend auch die Web-Sites der pharmazeutischen Unternehmen eine Alternative zu den Daily-Health-News einiger indikationsspezifischer Communities (z.B. Selbsthilfegruppen) dar. Der Patient sucht sich via Web oder Call-Center aktuelle Daten über innovative Produkte und lässt sich durch unterschiedliche Gesundheitsportale in die Welt der Medizin einweisen. Er unterzieht die Diagnose des Arztes einer Electronic-Second-Opionion und konfrontiert Arzt und Apotheker mit den Ergebnissen (Abb. 2.4) (Best Practices 2000, Harms/Drüner 2003).

(Abb. 2.4) Webuser in Europa in Millionen

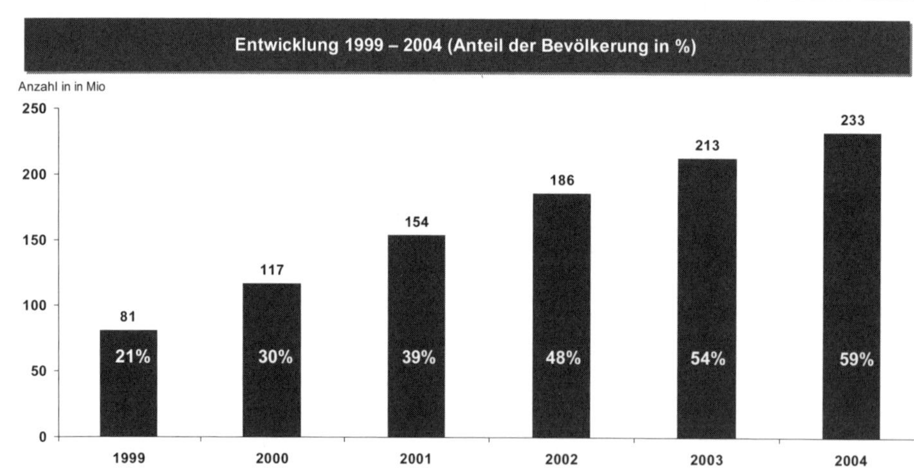

Quelle: IDC 2001

2.1.6 e-Customer-Relationship-Management

Diese Entwicklung hat die regulativen und legislativen Institutionen in Europa bewogen, neue Richtlinien zu erlassen, wie z.B. mit medizinischen Informationen umzugehen ist. Daher hat die Europäische Kommission für pharmazeutische Angelegenheiten (EC Commission´s Pharmaceutical Committee) die Möglichkeit eröffnet, ausgewählte Produktinformationen im Internet zu hinterlegen. Anhand dieser, noch vor wenigen Jahren nicht denkbaren Liberalisierungstendenzen wird deutlich, dass dieses Medium einen großen Teil der regulatorischen Einschränkungen ad absurdum führt und somit nationale Regelwerke langfristig durch das Internet ausgehebelt werden.

Gegenwärtig ist der e-Business-Sektor einer der am stärksten wachsenden Wirtschaftsbereiche. Der e-Handel mit pharmazeutischen Waren und Dienstleistungen erzielt weltweit jährlich dreistellige Zuwachsraten. Von Interesse ist, dass die Hälfte der Informationssuchenden bereit wären Medikamente, OTC-Produkte, Vitamine und Nahrungsergänzungsmittel über das Internet zu bestellen.

Mittlerweile existieren Dutzende von Studien über das e-Kaufverhalten. Interessant ist hierbei, dass die meisten Erhebungen nur Momentaufnahmen aus einem hochdynamischen Umfeld liefern. Die Informationen von heute gehören zum „Datenmüll" von morgen. Im Zeitalter des WWW setzt sich die Erkenntnis durch, dass sich „Best-Practice" quartalsweise neu definiert und zum „Moving Target" avanciert (Hill 1999, Harms 2002). Angesichts der rasch wachsenden Bedeutung des e-Business für pharmazeutische Dienstleister stellt sich die Frage nach der Rolle dieses Instrumentes für zukünftige Geschäftsprozesse. Vor allem für die Positionierung innovativer Medikamente wird es zum zentralen Element aktiver Kundenbindung.

Durch die Darstellung in den Medien wird die Medizin zunehmend transparenter. Der Wechsel vom gedruckten Medium hin zum Online-Informationssystem folgt als logische Konsequenz. Was liegt somit näher, als dem Kunden diese Daten am "point of care bzw. point of sale" zu offerieren? Somit stellt sich die Frage: Wie können innovative Vertriebskonzepte diesen Trend frühzeitig aufnehmen? Mit welchen Instrumenten sollte Arzt und Apotheker arbeiten und was kann das Internet zum Aufbau einer konstruktiven e-Beziehung beitragen?

In Anbetracht der Veränderungen in den Vereinigten Staaten wird folgendes deutlich, gelingt es dem pharmazeutischen Dienstleister ein optimal auf den potentiellen Kunden zugeschnittenes e-Business-Modell zu entwickeln, so ist der Einstieg in ein modernes, internetbasiertes und interaktives e-Customer-Relationship-Management (eCRM) gewährleistet. Entscheidend für den Erfolg des webbasierten CRM-Ansatzes sind eine Reihe praktischer und technischer Parameter, wie die Gliederung der Inhalte, die kundenfreundliche Navigation und die konsequente Pflege und Aktualisierung der Angebote und deren Inhalte (Howard 2001, Harms 2003).

Die pharmazeutische Industrie - auf jeden Fall in den Vereinigten Staaten - entwickelt sich vom reinen Arzneimittellieferanten hin zum Internet basierten Therapie-Distributor. Dieser Trend reicht von der Vermarktung gesundheitsökonomischer Studien, Disease- und Case-Management bis hin zur Etablierung evidenzbasierter und standardisierter Richtlinien (James 1998, Harms 2003).

Aufgrund der bestehenden Vergütungssysteme gab es bisher zwar noch keinen Anlass, diese richtungweisenden Tendenzen zu implementieren, allerdings werden in den nächsten 5 Jahren die europäischen Gesetzgeber, Versicherungen und vor allem die Patienten diese Anwendungen fordern.

Denn: „Gesundheit wandelt sich zum umfassenden Lifestyle-Thema“ (James 1999, Harms 2003).

2.2 Direct-to-Consumer

2.2.1 Innovative Werbekonzepte für neue Multiplikatoren

In einer Zeit, in der die Menschen ihr Leben individuell gestalten, wirkt sich dieser Gestaltungswille auch auf die medizinische Versorgung aus. Seit den neunziger Jahren hat sich das Gesundheitsbewusstsein stark verändert. Die Medizin wird in immer stärkerem Maße zu einem normalen Bestandteil unseres Lebens.

Mit Beginn des 21. Jahrhunderts verändert sich das End-Konsumenten-Verhalten. War noch vor einigen Jahren der Arzt der entscheidende Ansprechpartner für die Arzneimittel-Verordnung, so nimmt der Druck auf die Verschreibungsgewohnheiten kontinuierlich zu. Gerade bei chronischen Erkrankungen treten Patienten nicht mehr als Individualpatient, sondern als Teil eines gut informierten und organisierten Interessenverbandes auf. Es bilden sich richtungweisende Aktivitäten in Form von Selbsthilfe-, Patienten-, Angehörigengruppen bzw. Verbraucherorganisationen aus. Diese erlangen eine Gatekeeper-Rolle und nehmen eine Art Clearingfunktion ein.

Schon heute benutzen große Teile chronisch Kranker das Internet zur Daten-Akquirierung. Somit geht man davon aus, dass trotz einer eventuellen Sprachbarriere nicht nur HIV-Patienten, sondern auch die Hälfte der Tumorpatienten das Internet zur Suche nach Informationen direkt (persönlich) oder indirekt (Angehörige, Freunde etc.) einsetzen. Diese Entwicklung wird durch die Nutzung von Werbekonzepten, bei denen die Kunden / Patienten direkt angesprochen werden noch verstärkt. Somit wurden im Jahre 2004 ca. 2,8 Milliarden US$ für Maßnahmen aus dem Bereich Direct-to-Consumer (DTC) investiert (Abb. 2.5/2.6).

(Abb. 2.5) Jährliche "geschätzte" Ausgaben für DTC in den USA (1996-2008)

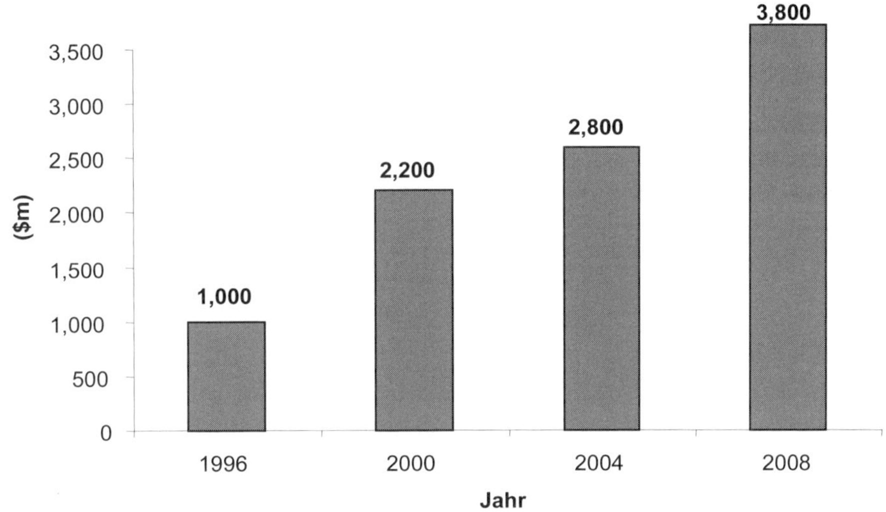

Datamonitor 2001 / PMJ 2004 / PR 2004

(Abb. 2.6) Jährliche Ausgaben für DTC in den USA (1999 – 2008) II.

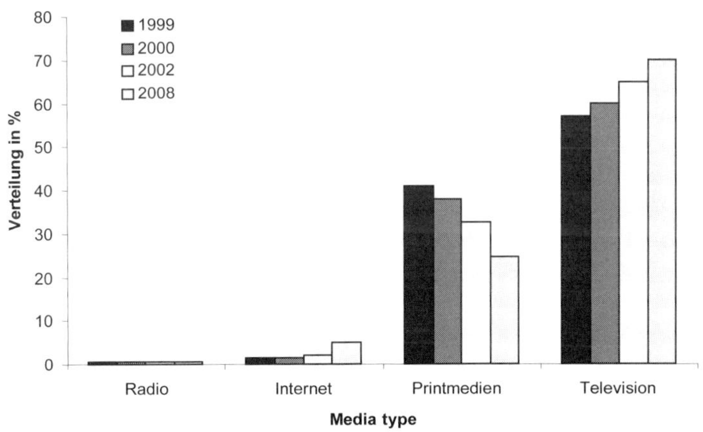

Datamonitor 2001 / PMJ 2004 / PR 2004

2.2.2 DTC in den USA

Werbemaßnahmen dienen der Darbietung von Botschaften mit dem Ziel, Einstellungen und Handlungen zum Vorteil des Werbetreibenden zu beeinflussen. Obwohl sich auch medizinische Produkte und Dienstleistungen zunehmend zu Verbrauchsartikeln des täglichen Lebens entwickeln, unterscheiden sich verschreibungspflichtige Medikamente von normalen Konsumgütern.

Im Mittelpunkt des Konsums steht nicht nur die Bedürfnisbefriedigung des Einzelnen, sondern ein komplexes Netz volkswirtschaftlicher und gesundheitspolitischer Notwendigkeiten. Aufgrund der Zunahme der Werbekampagnen für pharmazeutische Produkte hat die Weltgesundheitsorganisation (WHO) ab 1988 richtungweisende Kriterien zur Regulierung publiziert (Ethical Criteria for Medical Drug Promotion).

In Bezug auf DTC äußert sich die WHO relativ kritisch. Ihrer Meinung nach sollten Werbemaßnahmen für schwerwiegende bzw. lebensbedrohliche Erkrankungen nur sehr eingeschränkt erlaubt sein. In Anlehnung daran dürfte die Angst oder die Hoffnung der Patienten nicht dazu missbraucht werden, den Verkauf einzelner Medikamente zu forcieren. Somit fordert diese Institution nicht nur die staatliche Reglementierung der pharmazeutischen Industrie, sondern ein generelles Werbeverbot für bestimmte Erkrankungen mit entsprechendem objektivem und subjektivem Leidensdruck, wie z.B. für degenerative, neurologische Erkrankungen.

DTC wird dann als sinnvoll erachtet, wenn es einen präventiven Charakter verfolgt. Direkte Werbekonzepte für verschreibungspflichtige Medikamente erscheinen indiziert, falls chronische Erkrankungen - z.B. aus dem Bereich Herz-Kreislauf und Diabetes - vor der klinischen Manifestation angegangen werden. Somit werden Disease-Awareness-Kampagnen durchaus positiv beurteilt. Auch wenn die WHO das Wort „Patient-Empowerment" nicht offiziell benutzt, spricht sie sich für den verbesserten Informationsstand der Patienten bzw. der Bevölkerung aus.

In Anlehnung an die Weltgesundheitsorganisation ist jeder einzelne für seine Gesundheit und für seine Gesunderhaltung selbst verantwortlich. Um dieser Verantwortung gerecht zu werden, müssen Gesundheitsinformationen frei verfügbar sein. Da die pharmazeutische Industrie als wichtiger Partner zur Gesundheitsförderung angesehen wird, ist die konstruktive Zusammenarbeit zwischen Wissenschaft und Wirtschaft ein wichtiger Eckpfeiler zur Verhinderung und Bekämpfung chronischer Erkrankungen (Gouthier 2001, Harms et al. 2004).

Seit der Lockerung der Gesetze für die Publikums-Media-Werbung für ethische, verschreibungspflichtige Medikamente durch die Food and Drug Administration (FDA) im Jahre 1997, hat ein regelrechter Boom der Massmedia-Kommunikation eingesetzt.

Wie das National Institute for Health Care Management (NIHCM) in seinen Studien Prescription Drug Expenditures: The Upward Trend Continues (2000), Prescription Drugs and Mass Media Advertising (2000) und Prescription Drug expenditure in 2001: Another Year of Escalating Costs (2002) zeigen konnte, stiegen die Publikums-Werbeausgaben seit 1996 von 1,0 Milliarde Dollar auf 2,8 Milliarden Dollar in 2004 an (Decision Resources 1999, Harms et al. 2001 b, Kreyher 2001, Harms 2004).

In den Vereinigten Staaten investierte die pharmazeutische Industrie im Jahre 2002 16,4 Milliarden US-Dolar für Werbemaßnahmen. Davon wurden 16 Prozent der Investitionen (2.6 Mrd. $US) für DTC-Konzepte aufgebracht. 28 Prozent des Budgets wurde für die direkte Arzt-Ansprache investiert.

Neben diesen 4.5 Mrd. $US wurden weitere 500 Millionen $US (3 Prozent) für Fachanzeigen ausgegeben. Der größte Teil des Budgets wurde für die Bemusterung der Kliniken (5 Prozent oder 800 Millionen $US) bzw. der Bemusterung der Arztpraxen (49 Prozent oder 8 Milliarden $US) investiert.

Diese Investitionen bleiben nicht ohne Wirkung. Laut Aussage der FDA bzw. des Prevention Magazins wurde in einer gemeinsamen Umfrage bei 1081 Konsumenten folgendes Ergebnis ermittelt. Im Jahre 1999 gaben 75 Prozent der Befragten an, eine DTC-Werbung in den letzten drei Monaten - in der Regel im Fernsehen - wahrgenommen zu haben. 25 Prozent dieses Kollektivs, die DTC-Werbung gesehen hatten, gaben an, dass sie ihren Arzt direkt auf die Aussagen der Werbung angesprochen hätten. Von diesen fragten 13 Prozent nach einem spezifischen Arzneimittel bzw. einer Verschreibung, wobei 50 Prozent der Fragenden eine Verschreibung bekamen.

Wie durch Edwin Slaughter (Corporate Director Market Research, Rodale, Pennsylvania) am 23-24. Feb. 2001 auf dem ersten internationalen, europäischen DTC-Workshop in London gezeigt wurde, sahen die Zahlen für das Jahr 2000 sogar noch beeindruckender aus.

Von den 1222 Befragten hatten 91 Prozent DTC-Werbung wahrgenommen. 32 Prozent sprachen den Arzt auf diese Werbemitteilung an, wobei ein Viertel den Wunsch einer bestimmten Verschreibung äußerte. Interessant war, dass 71 Prozent der Patienten eine Verschreibung für das gewünschte Präparat bekamen. Zehn weitere Prozent erhielten zwar nicht das gewünschte Medikament, aber eine adäquate Alternative. Im Gegensatz dazu, gingen nur 19 Prozent der Fragenden leer aus.

Diese Ergebnisse wurden durch weitere Untersuchungen aus den Jahren 2002/2003 bestätigt (Abb. 2.7-2.11) (Decision Resources 1999, Kreyher 2001, Harms 2003, Harms et al. 2004).

(Abb. 2.7) Wird DTC wahrgenommen?

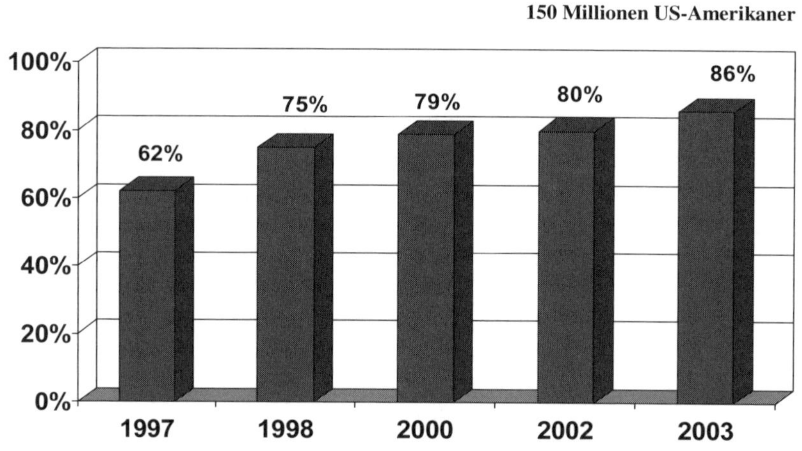

Datamonitor 2001, Prevention Magazine 2001, FDA 2002, PR 2003

(Abb. 2.8) Können sich die Konsumenten an die Werbeaussage erinnern?

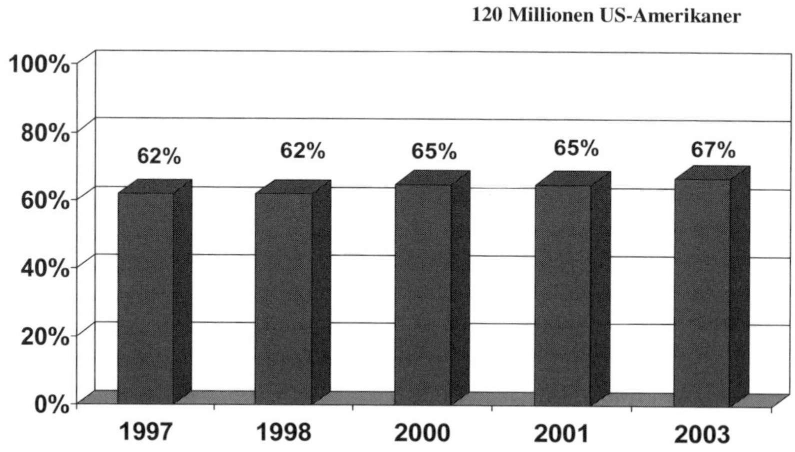

Datamonitor 2001, Prevention Magazine 2001, FDA 2002, PR 2003

(Abb. 2.9) Sprechen die Kunden / Patienten den Arzt auf DTC an?

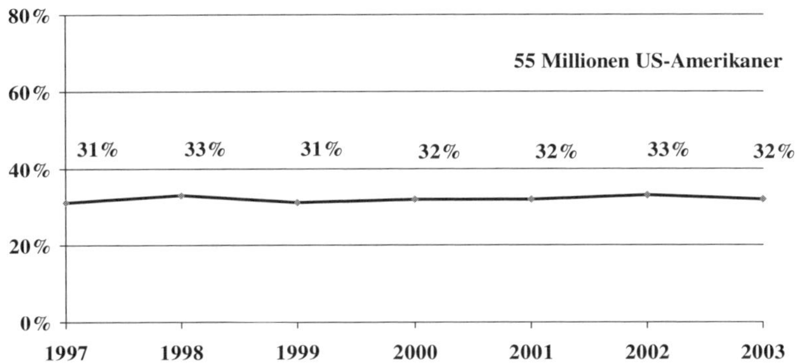

Datamonitor 2001, Prevention Magazine 2001, FDA 2002, PR 2003

(Abb. 2.10) Sprechen die Kunden / Patienten den Arzt auf eine Verschreibung an?

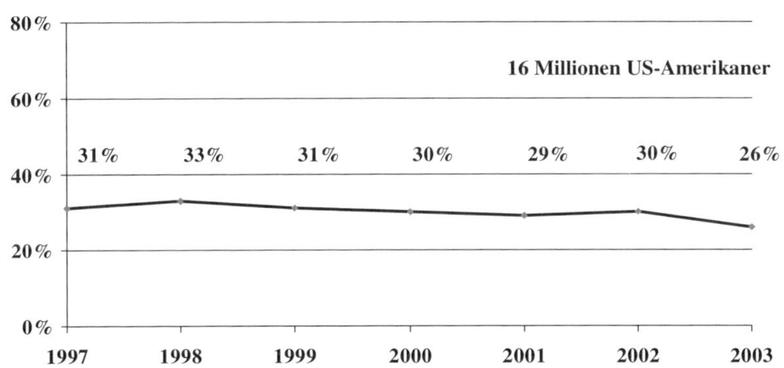

Datamonitor 2001, Prevention Magazine 2001, FDA 2002, PR 2003

(Abb. 2.11) Erhalten die Patienten die gewünschte Verschreibung?

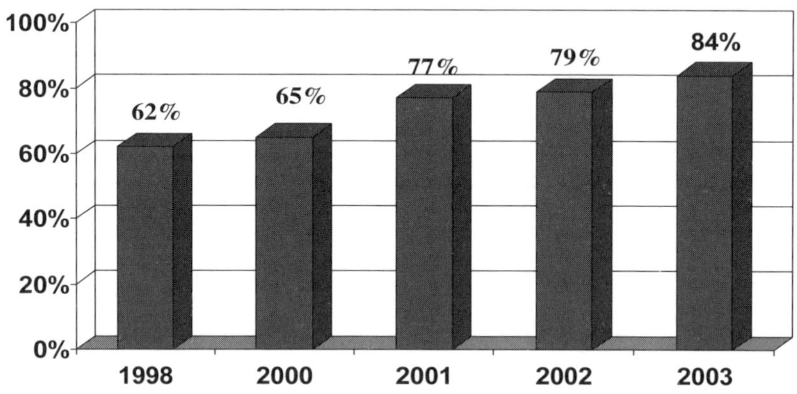

Datamonitor 2001, Prevention Magazine 2001, FDA 2002, PR 2003

2.2.3 Akzeptanzoptimierung als Core-Kompetenz

Um die Akzeptanz und Effektivität von DTC zu optimieren, werden folgende Maßnahmen in den Vereinigten Staaten durchgeführt:

- Die entscheidenden Meinungsbildner werden frühzeitig in das Gesamtkonzept einbezogen. Ärzte und Apotheker werden nach ihrer Meinung befragt und mögliche Konflikte im Vorfeld beseitigt. Damit ist garantiert, dass die Kommunikationsaussage der Kampagne die Meinung dieser wichtigen Zielgruppe reflektiert.

- Patientengruppen und deren Vertretungen werden schon zum Zeitpunkt der Ausarbeitung einer Kommunikationsmaßnahme in das Gesamtkonzept eingebunden.

- Die Marketingabteilungen suchen proaktiv das Gespräch und integrieren die Patientenbedürfnisse. Die enge Zusammenarbeit stärkt das Vertrauen und wird häufig zum zentralen Erfolgsfaktor für die positive Entwicklung eines Medikamentes.

- Die Marketingabteilungen formulieren die Aussagen „wissenschaftlich" fundiert. Mögliche Konfrontationen mit den verschiedenen Institutionen des Gesundheitssystems werden bewusst vermieden. Die Schulung von Symptomen ist ein wichtiger Faktor der Informationsvermittlung. Eine realistische Darstellung - ohne aufgebaute übertriebene Erwartungen - wird als Garant für eine erfolgreiche Kampagne verstanden.

- Kommunikationsbotschaften werden „kritisch" hinterfragt und auf ihre Werbewirksamkeit getestet. Um das finanzielle Risiko zu minimieren, wird der direkte Kontakt mit dem Markt intensiv gepflegt und der Einsatz externer Berater - vor allem Ärzte und Apotheker - propagiert.
- Durch den engen Kontakt mit den verschiedenen Marktteilnehmern werden die wesentlichen Veränderungen innerhalb des Marktes offen diskutiert. Das Marketing ist somit in der Lage, die Bedürfnisse der Kunden und die Dynamik des Systems in das strategische Gesamtkonzept einzuarbeiten. Informationen über gesundheitspolitisch relevante Sachverhalte oder innovative Behandlungsmodalitäten werden eingebunden.
- Die Kommunikation mit den verschiedenen meinungsbildenden Institutionen und der Aufbau einer vertrauensvollen Zusammenarbeit mit allen Marktteilnehmern werden als zentrale Erfolgsfaktoren einer Kampagne angesehen. Die potentiellen Kunden können über eine gebührenfreie Telefonnummer mehr Details zu einer bestimmten Erkrankung - oder zu dem beworbenen Medikament - in Erfahrung bringen. Sie können Fragen stellen, Anregungen geben und weiterführendes Informationsmaterial für das Arztgespräch anfordern.
- Zur Optimierung wird die jeweilige Kampagne im Vorfeld in einem klar definierten Testmarkt lanciert. Dabei werden Problemfelder offen gelegt, das Gesamtkonzept noch einmal hinterfragt und marktadaptierte Lösungskonzepte erarbeitet. Erst dann, wenn alle Fragen geklärt sind, wird die Kommunikationsmaßnahme auf den gesamten Markt übertragen (Decision Resources 1999, Harms et al. 2001 b, Kreyher 2001, Harms 2003).

2.2.4 Kritische Anmerkungen nehmen zu

Obwohl die Werbung für verschreibungspflichtige Medikamente von den Amerikanern als etabliert angesehen wird, äußert sich die American Medical Association (AMA) zunehmend kritisch über diese Form der Direktwerbung. Ihrer Meinung nach führt DTC nur zur Zunahme der Arzneimittelausgaben. Laut AMA wird die medizinische Versorgung nicht verbessert, sondern nur der Trend zur Verschreibung der beworbenen Medikamente forciert. Da vor allem neue, aber nicht immer nur bessere Medikamente (Marginalinnovationen) in der Öffentlichkeit besprochen werden, fordern die Patienten das Neue ohne zu wissen, dass das Alte häufig genauso effektiv wirkt. Auch die Werbung für innovative Arzneimittel wird nicht als unkritisch erachtet, da viele Patienten auch dann eine Neuentwicklung fordern, wenn sie diese auf Grund ihrer Erkrankung gar nicht benötigen. Somit setzt sich diese Organisation für wesentlich strengere Vorschriften zur Durchführung von DTC-Kampagnen ein (Decision Resources 1999, Harms et al. 2001 b, Kreyher 2001, Harms 2003).

In Anlehnung an die selbst formulierten Leitlinien sollte jede Werbeaussage neben der positiven Wirkung auch die negative Nebenwirkung ausgewogen darstellen. Somit muss die Werbung eindeutig belegen, dass keine Wirkung ohne entsprechende Nebenwirkung existiert. Des Weiteren wird gefordert, dass sich der Patient bei weiterführenden Fragen nicht an das pharmazeutische Unternehmen, sondern an seinen Arzt oder Apotheker wendet.

Die AMA fordert von den Unternehmen nachvollziehbare Botschaften, die auf keinen Fall falsch verstanden werden können. Somit müssen die Aussagen einfach formuliert sein, medizinische Sachverhalte sollten auf ein Mindestmass reduziert werden und eventuelle Fragen gar nicht erst entstehen. Obwohl DTC nicht generell abgelehnt wird, erteilt man der breiten Anwendung eine klare Absage (Decision Resources 1999, Harms et al. 2001 b, Kreyher 2001, Harms 2003).

Auch das American College of Clinical Pharmacy (ACCP) zeigt sich reserviert in Bezug auf DTC. Auch hier wird die Reglementierung direkter Werbekonzepte gefordert. Vor allem seit dem die Marken für verschreibungspflichtige Medikamente offiziell genannt werden dürfen, propagiert diese Organisation die Vorab-Freigabe durch die FDA. Dabei soll die amerikanische Zulassungsbehörde die Werbematerialien nicht nur begutachten, sondern aktiv die Firmen daran hindern, bestimmte Aussagen zur Wirksamkeit zu publizieren. Das ACCP fordert einen Sanktionskatalog für entsprechende Verstöße und die Durchführung einschneidender Maßnahmen (Decision Resources 1999, Harms et al. 2001 b, Kreyher 2001, Harms 2003).

2.2.5 Und wo bleibt der Patient?

Da auch in den USA die Diskussion über den Einsatz verschreibungspflichtiger Medikamente häufig sehr emotional geführt wird, drängt sich bei vielen amerikanischen Patienten zunehmend der Gedanke auf, dass nicht ihre Bedürfnisse, sondern die allgemeine Kostenreduktion des Gesundheitswesens im Mittelpunkt des ärztlichen Interesses steht.

Auch wenn der Schutz der Patienten von allen Interessenvertretungen immer wieder betont wird, neigen viele meinungsbildende Institutionen dazu, die positiven Effekte direkter Werbemaßnahmen für verschreibungspflichtige Medikamente zu vernachlässigen. Viele Erkrankungen - vor allem aus dem Bereich Herz-Kreislauf und Diabetes - gelangten erst durch die breite Diskussion im Fernsehen ins Bewusstsein der „potentiellen Patienten". Mit Hilfe von DTC wurden Diskussionen angeregt, die vorher - in dieser breiten Form - nicht existierten.

Wie sich in den Vereinigten Staaten zeigt, steigt die Anzahl der Informationssuchenden nach der Ausstrahlung einer entsprechenden Werbebotschaft deutlich an. Obwohl die pharmazeutischen Unternehmen den Informationssuchenden über interne oder externe Hotlinedienste weitere Informationen anbieten, werden vor allem Ärzte und Apotheker durch die Interessenten in die Diskussion eingebunden. Somit führt DTC dazu, dass die „potentiellen Kunden“ das medizinische Fachpersonal bewusst aufsuchen, in der Hoffnung eine offene Diskussion über das Für und Wieder medizinischer Interventionen führen zu können. Somit erhöht DTC das Verständnis für medizinische Sachverhalte und gibt vor allem den Ärzten und Apothekern die Möglichkeit, ihre Kompetenz als primärer Ansprechpartner zu demonstrieren. In vielen Fällen eröffnet DTC eine bisher nicht gekannte Diskussionsbreite zum Thema Prävention (Decision Resources 1999, Harms et al. 2001 b, Kreyher 2001, Harms 2003).

In Amerika fordern die Patienten nicht nur bestimmte Verschreibungen, sondern zunehmend Informationen zur eigenen Gesunderhaltung. Da Prävention nur dann funktioniert, wenn der Bevölkerung gezielte Informationen zur Verfügung stehen, übernehmen amerikanische Ärzte und Apotheker eine aktive Rolle bei der Veränderung bestimmter Wertvorstellungen. Da diese über öffentliche Diskussionen häufig erst angestoßen werden müssen, scheint DTC diesen Prozess zu beschleunigen. Aber nicht nur die großen Problemfelder, wie z.B. Brustkrebs, die regelmäßig in der Öffentlichkeit besprochen werden, rücken ins das Licht allgemeiner Aufmerksamkeit. Auch Erkrankungen, die die Betroffenen lieber verschweigen würden, werden auf einmal diskutiert.

Noch vor einigen Jahren war es für die Amerikaner nicht vorstellbar, sexuelle Funktionsstörungen in der Öffentlichkeit zu besprechen. Diese Zeit scheint endgültig vorbei. Zu Beginn des 21. Jahrhunderts treten hochrangige Politiker und vielfach ausgezeichnete Sportler im Fernsehen auf und machen den Betroffenen Mut, z. B. bei erektiler Dysfunktion einen Therapeuten aufzusuchen. Somit schaffen direkte Werbemaßnahmen nicht nur ein Bewusstsein für bestimmte Erkrankungen, sondern sie katalysieren die öffentliche Diskussion medizinisch und psychologisch wichtiger Sachverhalte (Decision Resources 1999, Harms et al. 2001 b, Kreyher 2001, Harms 2003).

2.2.6 Zukunftsaussichten DTC: Status Quo USA 2004

Fakt ist, dass sich von den 50 Präparaten mit dem größten Investment für DTC mehr als die Hälfte auf der Liste der Top-Selling-Products befindet. Dabei besteht eine direkte Beziehung zwischen den eingesetzten Mitteln und der Marktpenetration. Die letzten Jahre haben gezeigt, dass die Intensität der Werbung häufig mit dem erzielten Umsatz korreliert. Laut NIHCM (National Institute of Health Care Management Foundation) werden für die Top-50-Produkte 95 Prozent des gesamten Budgets investiert, wobei die Positionen 1-15 mehr als 50 Prozent der Ressourcen verbrauchen. Interessant ist dabei, dass in der Regel nur medizinische Innovationen für chronische Indikationen beworben werden. In Anlehnung an die Liste der Top-50-Präparate der letzten 3 Jahre zielten nicht einmal 10 Prozent der Medikamente auf die Therapie akuter Erkrankungen ab. Allergien, Arthritis, Asthma, Depression, Herz-Kreislauf, Krebs, neuro-degenerative-Erkrankungen und Sexuelle Funktionsstörungen bestimmen in mehr als 80 Prozent der Fälle das Bild pharmazeutischer Werbeinvestitionen (NIHCM 2000, NIHCM 2002).

Werbebotschaften, die gezielt die Bedürfnisse der Patienten ansprechen, werden zur Core-Kompetenz der strategischen Marketingplanung. Obwohl der Einfluss der Medien zur Positionierung innovativer Therapiekonzepte kontinuierlich zunimmt, ist das Gespräch innerhalb der Familie bzw. die Diskussion mit Freunden bei 60-80 Prozent der Patienten immer noch der entscheidende Faktor zur Initiierung des Arzt-Patienten-Gespräches. Allerdings verändert sich diese klassische Kaskade der direkten Meinungsbildung zunehmend. Nach neusten Untersuchungen durch Weissman Web Exclusive, Project Hope - People to People Health Foundation, eine in Zusammenarbeit mit der Harvard University / Massachusetts General Hospital und Harris Interactive bei 3000 Erwachsenen durchgeführten Befragung werden 40 Prozent der Patienten durch Rundfunk und Fernsehen, 35 Prozent durch Printwerbung bzw. 30 Prozent durch das Arztgespräch in ihrer Entscheidungsfindung beeinflusst. Interessant ist, dass die Pharmazeuten als Medikamentenspezialisten mit nicht einmal 20 Prozent eine zunehmend untergeordnete Rolle in den Vereinigten Staaten spielen. Falls diese Erhebungen - von denen derzeit die Experten ausgehen - den Status der Meinungsbildung im Jahre 2004 reflektieren, dann ist der Einfluss der Medien auf die Meinungsbildung der Patienten genauso wichtig, wie das über Jahre aufgebaute Vertrauensverhältnis zwischen Arzt und Patient (Harms 2003, Harms et al. 2004).

Obwohl die Beteiligung an dieser Befragung nur bei 53 Prozent lag, wurden richtungsweisende Ergebnisse durch diesen „Consumers´ Reports on the Health Effects of Direct-To-Consumer Drug Advertsing“ am 26. Februar 2003 durch die Arbeitsgruppe um Robert Leitman et al. publiziert. Interessant ist, dass von den Befragten 86 Prozent eine DTC-Kampagne innerhalb der letzten 12 Monate bewusst im Radio gehört oder in der Regel im Fernsehen gesehen hatten. Als Reaktion auf diese Werbebotschaft haben 30 Prozent eine Diskussion mit ihrem Arzt über die Verschreibung eines innovativen Therapiekonzeptes bzw. über die Möglichkeit eines Wechsels zu einem entsprechenden Medikament gesucht. Entscheidend ist dabei, dass DTC selektiv wahrgenommen wird, da bei der Hälfte der Patienten die Erkrankung innerhalb der letzten 6 Monate diagnostiziert wurde. Am häufigsten wurden die Ärzte auf folgende Indikationen angesprochen: Allergien (13 Prozent), Arthritis (10 Prozent), Herz-Kreislauf und Diabetes (7 Prozent) bzw. Asthma (5 Prozent). Bemerkt wurde dabei, dass nicht nur Patienten mit einer entsprechenden Erkrankung ihren Arzt aufgesucht haben, sondern auch die

Anzahl bisher nicht diagnostizierter Risikopatienten zunahm. Das bedeutet, dass angeregt durch DTC bestimmte Personengruppen gezielt das Gespräch mit einem Arzt suchen. Vor allem bei Herz-Kreislauferkrankungen (13 Prozent), Allergien (9 Prozent), gastrointestinale Beschwerden (8 Prozent), Arthritis (6 Prozent), Diabetes und Depression (5 Prozent) wurden wichtige Therapien eingeleitet. Von besonderem Interesse ist dabei, dass 45 Prozent dieser Patienten zur Gruppe der Hochrisiko-Patienten gehörten. Somit wurde das Vorurteil widerlegt, dass durch DTC vor allem Gesunde das Arztgespräch suchen, die Praxen belagern, teure Medikamente fordern und mittelfristig die Kosten erhöhen. Die Studie hat gezeigt, das nur jeder 5 (19 Prozent) keiner ärztlichen Unterstützung bedurfte. Somit bestätigen diese Ergebnisse die seit einigen Jahren von verschiedenen Experten geäußerte Vermutung, dass DTC präventiv wirkt und einen konstruktiven Beitrag zur Finanzierung unseres Gesundheitssystems leistet (FDA 2002 a/b, Harms 2003).

Aber nicht nur das medizinische Fachpersonal, sondern auch die Patienten stehen DTC zunehmend positiv gegenüber. Von Seiten der Betroffenen wurde bemerkt, dass 95 Prozent das Gefühl hatten, eine durch DTC beim Arzt initiierte positive Reaktion erfahren zu haben. Somit verbessert DTC das Patienten-Arzt-Verhältnis. Interessant ist, dass 80 Prozent der Betroffenen mit einer durch DTC initiierten Verschreibung ein besseres Verständnis für die Notwendigkeit der vom Arzt vorgegebenen Form der Einnahme angaben und die Neigung zum Absetzen des Medikamentes abnahm. Das belegt die Vermutung, dass DTC die Compliance positiv beeinflusst (FDA 2002 a/b, Harms 2003).

2.2.7 Und was sagt die FDA?

In Anlehnung an die Schätzungen der pharmazeutischen Industrie wurden im Jahre 2004 ungefähr 23,5 Milliarden $US für Werbemaßnahmen investiert, davon alleine 2.8 Mrd. $US für DTC. Im Vergleich zu Forschung und Entwicklung (F&E) mit einem relativ konstanten Investitionsvolumen von 45-50 Mrd. $US, nehmen die Investitionen für die Werbung kontinuierlich zu. In der Zeit von 1997-2004 hat sich alleine das Budget für DTC um 150 Prozent erhöht.

Die derzeitige Meinung der amerikanischen Zulassungsbehörde FDA (Food and Drug Administration) zum Thema DTC wurde durch zwei große Untersuchungen dargelegt. Zum einen gibt der - GAO-Report 03-177 des United Staates General Accounting Office for Congressional Requesters mit dem Titel: Prescription Drugs - FDA Oversight of Direct-to-Consumer Advertising has Limitations - vom 28. Oktober 2002 einen genauen Überblick über alle Aktivitäten. Zum anderen wurde durch Kathryn J. Aikin am 21. Februar 2003 in ihrem - FDA´s Physician Survey on DTC Rx Drug Ads shows Health Benefits -, bei dem 500 Ärzte auf ihre Einstellung in Bezug auf DTC befragt wurden, der Status Quo dezidiert dargestellt. Bei dieser Untersuchung wurden anhand des American Medical Association Masterfile eine repräsentative Auswahl an 250 Allgemeinmedizinern und 250 Spezialisten durch die Division of Drug Marketing, Advertising and Communications (CDER) ausgewählt (FDA 2002 a/b, Harms 2004).

2.2.8 GAO-03-177: FDA Oversight of Direct-to-Consumer Advertising

Beim ersten Bericht hat die Division of Drug Marketing, Advertising and Communications (DDMAC) als Teilbereich des FDA Centers for Drug Evaluation and Research (CDER) noch einmal die Regularien zur Durchführung von DTC definiert. Das bedeutet, dass in Anlehnung an die erste Version vom August 1997 mit dem Namen - Sources 21 C.F.R. § 202; FDA Guidance for Industry: Consumer-directed Broadcast Advertisements - alle Werbemaßnahmen, wenn diese das erste mal geschaltet werden, der FDA vorgelegt werden müssen, außer es handelt sich um Help-Seeking-Advertisements, bei denen eine Erkrankung (Disease-Awareness) und nicht ein Medikament im Mittelpunkt des Interesses steht.

In Anlehnung an diese Verordnung wurde sowohl für die Print-, als auch für die Radio- und Fernsehwerbung ein Verhaltenskodex festgelegt. Dabei müssen alle Werbeaussagen der Wahrheit entsprechen und ausgewogen dargestellt sein. Somit werden keine irreführenden oder nicht eindeutig nachvollziehbaren Informationen weitergegeben. Wichtig ist, dass nicht nur die Wirkung des Medikaments angesprochen wird, sondern auch die Nebenwirkungen dargestellt werden. Außerdem dürfen Angaben für die Generierung weiterer Information - z.B. über eine kostenlose Telefonnummer - nicht fehlen. Dabei hält sich die FDA das Recht vor Verstöße zu ahnden oder einzelne Werbeaussagen ganz zu verbieten (FDA 2002 a/b, Harms 2003).

Die Erfahrungen der letzten Jahre haben gezeigt, dass sich die Anzahl der durch die FDA ausgesprochenen Verwarnungen kontinuierlich verringert. In der Zeit vom August 1997 bis August 2002 wurden nur 88 der so genannten Regulatory Letters for Violative DTC Advertisements verschickt (44 x Rundfunk/Fernsehen, 35 x Print, 9 x Rundfunk/Fernsehen und Print).

Was diese Regulatory Letters betrifft, so werden derzeit zwei Formen unterschieden. Zum einen existieren die Untitled- zum anderen die Warning-Letters. Untitled-Letters werden lanciert, wenn das pharmazeutische Unternehmen entweder die Wirkung ihres Medikamentes unsachgemäß darstellt, das Verhältnis zwischen Wirkung und Nebenwirkung über- bzw. untertreibt oder eine Indikation beschreibt, die nicht durch eine Zulassung gedeckt ist. Warning-Letters kommen zum Einsatz, wenn Informationen penetriert werden, die eine Gefahr oder eine „bewusste“ Täuschung der Konsumenten in Kauf nehmen. Reagieren dabei die angesprochenen Hersteller nicht innerhalb von 14 Tagen in Form einer schriftlichen Stellungnahme zur Lösung des Sachverhaltes, behält sich die FDA weitere rechtliche Schritte vor.

Innerhalb der letzten 5 Jahre kam es nur bei 5 Prozent der geschalteten Werbebotschaften zu Beanstandungen. 95 Prozent der Schreiben wurden auf Grund geringfügiger Anmerkungen versendet und nur vier (3 x Rundfunk/Fernsehen, 1x Print) wegen übertriebener, unsachgemäßer oder medizinisch falscher Behauptungen kritisch angemahnt. Diese positive Tendenz ist ein Zeichen dafür, dass sich die Qualität der DTC-Konzepte kontinuierlich verbessert und die Akzeptanz von Seiten der amerikanischen Zulassungsbehörde zunimmt (FDA 2002 a/b, Harms 2003).

2.2.9 FDA´s Physician Survey on DTC Rx Drug Ads shows Health Benefits

Im Gegensatz zum ersten Report, der die Tendenzen in Bezug auf DTC beschreibt, wurde in der zweiten Untersuchung die Wirkung dieser Werbekonzepte auf die Ärzte dargestellt.

Diese durch Dr. Aikin durchgeführte Untersuchung brachte folgende Ergebnisse:

- 92 Prozent der Ärzte sagen, dass sie durch DTC nicht dazu gezwungen werden etwas zu verschreiben, was sie nicht verschreiben möchten
- 88 Prozent der Patienten, die einen Arzt auf ein bestimmtes Medikament ansprechen, leiden entweder an der Erkrankung, für die das Medikament indiziert ist oder sind noch nicht diagnostizierte Risikopatienten
- 82 Prozent der Mediziner gehen davon aus, dass die Patienten genau wissen, wann sie einen Arzt aufsuchen sollten. Außerdem sind sie der Meinung, dass den Patienten bewusst ist, dass nur der Arzt die Befähigung zur Initiierung einer therapeutisch relevanten Option besitzt
- 80 Prozent der Ärzte glauben, dass die Patienten in Form einer selektiven Differenzierung in der Lage sind zu beurteilen, ob ein beworbenes Medikament eine therapeutische Option darstellt
- 75 Prozent der Ärzte vertreten die Auffassung, dass durch eine publikumswirksame Ansprache, die durch die Patienten datierte Wirksamkeit in Form eines „medialen Placeboeffektes" zunimmt
- 72 Prozent der Ärzte sind der Meinung, dass durch DTC ein besseres Bewusstsein für die Notwendigkeit des Einsatz der verordneten Medikamente entsteht
- 58 Prozent der Mediziner sagen, dass angeregt durch DTC die Patienten eine aktivere Rolle bei der Bewältigung ihrer Erkrankung einnehmen
- Zusammenfassend wurde bemerkt, dass DTC das Verständnis zwischen Arzt und Patient bzw. Patient und Erkrankung positiv beeinflusst (FDA 2002 a/b, Harms 2003).

2.2.10 DTC als Erfolgfaktor: Beispiel Neuseeland

Im Gegensatz zu den Vereinigten Staaten von Amerika war DTC in Neuseeland nie verboten. Daher waren direkte Werbebotschaften für verschreibungspflichtige Medikamente nicht reglementiert. Da aber auch in Neuseeland der Sinn dieser Werbekampagnen diskutiert wurde, kam es 1994 zu einer offiziellen Zulassung. Zur Kontrolle der pharmazeutischen Industrie wurde eine Prüfstelle eingerichtet. Obwohl von staatlicher Seite aus kein konkreter Regulationsbedarf bestand, wurde diese Überwachungsfunktion eingesetzt.

Die Konsultation dieser Prüfstelle ist für die pharmazeutische Industrie fakultativ. Alle an den Patienten gerichteten Werbematerialien - sowohl für den OTC, als auch für den ethischen Pharmabereich - werden begutachtet. Erst nach der Einreichung und der Freigabe der Unterlagen durch dieses staatliche Organ, werden DTC-Kampagnen durch die Pharmaindustrie umsetzt. Nach Aussage dieser Prüfstelle und der pharmazeutischen Industrie läuft die Zusammenarbeit reibungslos.

Seit Jahren beläuft sich das DTC-Investitionsvolumen für verschreibungspflichtige Medikamente auf ca. 20 Mio. NZ$. Dieses entspricht fast 40 Prozent des Gesamtbudgets. Ähnlich wie in den Vereinigten Staaten wird der größte Teil in die Fernsehwerbung investiert (60 Prozent). Die Ausgaben belaufen sich derzeit auf über 12 Mio. NZ$. Interessant ist, dass DTC trotz der hohen Werbeinvestitionen die Kostenstruktur des neuseeländischen Gesundheitssystems nicht negativ beeinflusst hat. Obwohl - wie in den Vereinigten Staaten - die Tendenz zur Verschreibung innovativer Arzneimittel zunimmt, bleiben laut Aussage staatlicher Behörden die Gesamtkosten konstant. Das bedeutet, dass der Einsatz moderner Arzneimittel - in Anlehnung an zahlreiche gesundheitsökonische Untersuchungen - nicht nur Folgekosten minimiert, sondern die Hospitalisierungsrate reduziert. Somit hat DTC - auf jeden Fall in Neuseeland - das allgemeine Gesundheitssystem volkswirtschaftlich positiv beeinflusst (FDA 2002 a/b, Harms 2003).

2.2.11 Perspektiven in Europa

Zurzeit sind Werbemaßnahmen für verschreibungspflichtige Medikamente laut der europäischen Direktive 92/28/EEC vom 31. März 1992 verboten. Dabei wird explizit jegliche Form der Werbung untersagt, bei der der Name eines Medikamentes genannt wird. Patrick Deboyser, Chef der europäischen Kommission für pharmazeutische Belange (Head of the EC Commission´s Pharmaceutical Committee) sah das strikte Verbot bereits 1999 als möglicherweise überholt an, da seiner Meinung nach die Patienten ein Recht auf mehr Informationen über den gezielten Einsatz verschreibungspflichtiger Medikamente hätten.

Im Hinblick auf diese Position ist die Entscheidung des Europäisches Parlaments vom 23.10.2002 in Straßburg nur teilweise nachzuvollziehen, dass die Abgeordneten des EU-Parlaments es der pharmazeutischen Industrie verbieten, testweise für 3

Jahre Informationen über Arzneimittel gegen AIDS-HIV, Asthma und Diabetes direkt an Patienten zu geben. Wenn man bedenkt, dass bis zu 80 Prozent dieser Patienten das Internet regelmäßig direkt oder indirekt nutzen, dann wird jedem Betrachter sofort klar, dass diese Form der europäischen Informationspolitik möglicherweise nicht die Bedürfnisse der Patienten reflektiert. Vor allem, wenn man sich vor Augen führt, dass 70-90 Prozent der chronisch Kranken keine Ahnung von den Wirkungen und Nebenwirkungen der Medikamente haben, die sie täglich konsumieren sollten. Somit scheint es niemanden zu verwundern, dass nur 25 Prozent der Patienten das tun, was Ärzte und Apotheker ihnen raten (FDA 2002 a/b, Harms 2003).

Da Compliance etwas mit Überzeugung zu tun hat, diese allerdings mit breit verfügbaren Informationen beginnt, wirkt es in Anbetracht der desolaten Finanzen unserer europäischen Gesundheitssysteme vielleicht ein wenig grotesk an, das unsere Gesundheitspolitiker etwas ablehnen, was auch in Europa dazu beitragen könnte, die Folgekosten der geringen Compliance in Höhe von mehr als 30 Mrd. Euro über ein mehr an Information zu senken. In Anlehnung an die WHO und deren Bild vom selbstbestimmten Patienten sollte die Politik die Bevölkerung nicht weiter davon abhalten, das allgemeine Informationsbedürfnis zu decken, vor allem dann nicht, wenn DTC-Kampagnen in enger Zusammenarbeit mit Ärzten und Apothekern erstellt wurden, denn eins hat uns das Jahr 2004 eindeutig bewiesen: DTC wird nicht nur von Ärzten, Patienten und Zulassungsbehörden in den Vereinigten Staaten von Amerika akzeptiert, sondern zunehmend propagiert.

2.3 Direct from Consumer (DfC)

Nach wie vor sind DtC-Maßnahmen für verschreibungspflichtige Präparate nur in den USA sowie Neuseeland gestattet. In Europa wird zwar unlängst viel und vor allem heftig über den Nutzen und die Gefahren von DtC diskutiert, aber ein Wegfall der Beschränkung scheint vorerst nicht in Sicht.

Wie sieht es aber mit Direct-from-Consumer-Konzepten (DfC) aus? DfC ist ein in den USA bereits existierender Marketingansatz, der hierzulande bisher noch wenig Anwendung findet.

Der strategischen Marketingplanung ist bewusst, dass eines der Haupthindernisse für den Gebrauch von neuen Präparaten, insbesondere in stark konkurrierenden Märkten, die fehlenden bzw. mangelhaften Daten der eigenen Patienten sind. Im Gegensatz zu DtC, wo versucht wird Informationen an den Patienten zu bringen („Information-Push"), funktionieren DfC-Ansätze eher nach dem „Information-Pull"-Prinzip. Dabei werden sämtliche Daten und Erfahrungen, die ein Patient während einer verordneten Therapie macht, aufgezeichnet und gespeichert (Harms 2004) (Abb. 2.12).

(Abb. 2.12) DfC nach dem Information-Pull-Prinzip

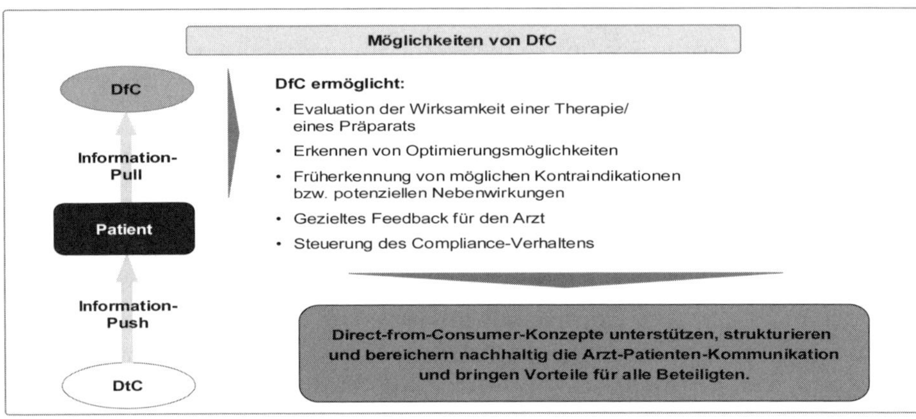

Derzeit existieren mehrere Möglichkeiten bei der Implementierung von DfC-Programmen, typisch sind Telefon- oder Internetbasierte Initiativen. Schon vor Beginn einer Therapie (falls möglich) wird der Patient von seinem Arzt einem Präparat spezifischen DfC-Programm zugewiesen. Dabei gibt dieser freiwillig Auskunft über persönliche Basisdaten wie Symptome, Lebensqualität, Leistungsfähigkeit und Zufriedenheit. Nach einer angemessenen Zeit der Einnahme wird der Patient automatisch durch das Programm (via gewählter Kontaktmöglichkeit) aufgerufen, alle Veränderungen und Verbesserungen gegenüber den Basisdaten seit Therapiebeginn zu dokumentieren. Eine Benachrichtigungssoftware setzt den Arzt über das gesammelte Feedback in Kenntnis. Durch die Zusammenfassung und statistische Auswertung der Patientendaten wird somit die Evaluation der Wirksamkeit eines Medikaments erleichtert.

Auch auf der Patientenseite werden DfC-Maßnahmen positiv aufgefasst. 3 von 4 Befragte, die bereits auf Einladung ihres Arztes an einem Programm teilgenommen hatten, gaben an, positive Erfahrungen mit DfC gemacht zu haben. Auf die Frage, weshalb die Patienten an einem DfC-Programm teilgenommen hätten, antworteten knapp 70 Prozent, dass sie es auf die simple Anfrage ihres Arztes getan haben und/oder ihrem Arzt sachdienliche Informationen bezüglich ihrer Therapie liefern wollten. Finanzielle Anreize schienen eine untergeordnete bzw. keine Rolle zu spielen (Harms 2004) (Abb. 2.13).

(Abb. 2.13) Gründe für die Teilnahme an einer DfC-Kampagne

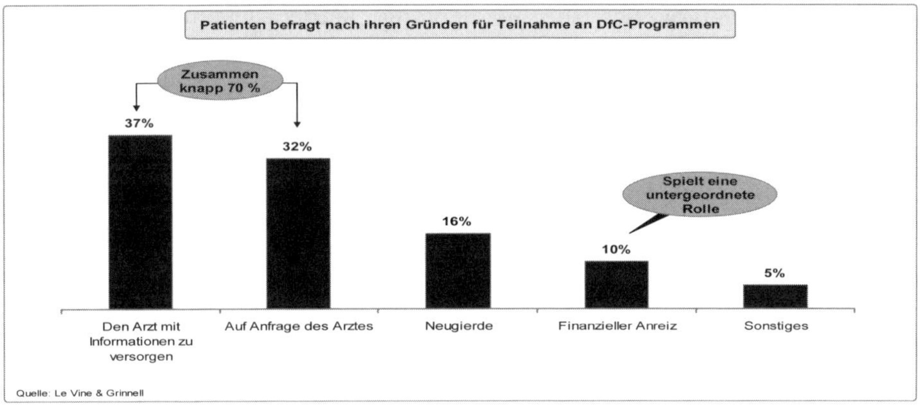

Studien in den USA haben gezeigt, dass bei Verwendung von DfC-Programmen 85 Prozent der Ärzte diese auch nutzen und 84 Prozent der Krankenakte des Patienten beifügen. Immerhin 40 Prozent der Ärzte diskutieren die Ergebnisse mit ihren Patienten. Das kann dazu führen, dass sich der Patient intensiver mit seiner Therapie und dem Präparat auseinandersetzt und bei hoher Wirksamkeit und positiven Ergebnissen eine starke Loyalität zu dem Markenpräparat aufbaut. Dieselbe Folge wird auch für den Arzt vermutet. Auch unter Compliance-Aspekten sind DfC-Programme höchst interessant. Mit ihrer Hilfe lassen sich genauere Daten und Gründe bezüglich eines etwaigen Fehlverhaltens bei der Einnahme generieren, die nach anschließender Evaluation individuelle Steuerungsmaßnahmen für das Compliance-Verhalten ermöglichen.

2.3.1 Nutzung von Ausstrahlungseffekten

Für OTC-Produkte wird in Deutschland auf allen Medienkanälen bereits DtC-Werbung geschaltet. Hier bietet sich dem Hersteller Potenzial zur Schaffung von Kundenloyalität und Kundenbindung. Bei hoher Zufriedenheit mit den OTC-Produkten können eventuell positive Imageeffekte für die ethischen Präparate stimuliert werden.

Ein zufriedener Konsument greift vermutlich eher zu Arzneimitteln des gleichen Herstellers, wenn er bereits positive Erfahrungen mit anderen Präparaten aus dessen Produktportfolio gesammelt hat. Daher ist eine detailgenaue Planung bei der Übermittlung des Unternehmens- und Produktimages in Verbindung mit Kundenbindungsmaßnahmen für jede Kampagne notwendig.

In den USA hat die Industrie weitere Möglichkeiten der direkten Patientenansprache erschlossen. In Krankenhäusern werden sog. „Patient Channel" geschaltet, die die Patienten mit patientenadaptierten Reportagen und Informationen über den Gebrauch von Arzneimitteln versorgen. Auch Apotheken und Supermarktketten werden stärker in DTC-Werbemaßnahmen eingebunden. Der Konsument erhält z. B. beim Erwerb seiner Arzneien ein individuell zugeschnittenes Informationsblatt („Health Newsletter"), welches über andere für ihn relevante Präparate oder entsprechende Alternativen informiert.

Eine weitere innovative Einsatzmöglichkeit existiert in Form von „e-Prescriptions", d.h., elektronischen Rezepten bzw. Verschreibungen über das Internet. In den USA ist es möglich, ethische Präparate online zu bestellen und das dafür nötige Rezept nach Beantwortung eines krankheitsspezifischen Online-Fragebogens zu beziehen. Diese Art der Ferndiagnose ist in Deutschland allerdings nach §9 HWG verboten, weshalb e-Prescriptions hier „vorerst" nicht zum Einsatz kommen können. Eine Online-Bestellung von verschreibungspflichtigen Medikamenten ist allerdings nach Einsenden oder Faxen des Rezeptes bereits möglich (Harms 2004).

Literatur

1. Bassett, P. (2001): Drug Delivery Industry Mergers, Acquisitions, and Alliances: 2000 in Review, Decision Resources, Spectrum, Waltham, Massachusetts, 4: 1-21
2. Best Practices Benchmarking (2000): Launching Pharmaceutical Megabrands: -Best Practices in Marketing Blockbusters-, Best Practices, LLC, Chapel Hill, NC.
3. Bühlhoff, D. Harms, F. (2004): Direct from Consumer (DfC); neue Perspektiven für innovatines Pharmamarketing, Pharma Relations, in print
4. Datamonitor (2001): Direct-to-Consumer Marketing 2001 – Converting patient Awareness into drug prescriptions in the US and Europe, DMHC 1591, Datamonitor, New York
5. Decision Resources, Inc. (1999): The Future of Disease Management: Analyzing and Implementation Successful Strategies, Spectrum, Waltham, Massachusetts
6. FDA - GAO-Report 03-177 (2002a)
7. FDA -Oversight of Direct-to-Consumer (2002b)GAO-Report 03-177 (2002)
8. Goutier, M.H.J. (2001): Patienten-Empowerment. In: Kreyher, V.J. (Hrsg.): Handbuch Gesundheits- und Medizinmarketing. Heidelberg: 53-82

9. Harms F, Rohmann S, Heinrich M, Drüner M, Trommsdorff V (2001 a): Innovative Marketing, Challenges for Pharmaceutical Policies in the 21st Century, Pharmaceuticals, Policy and Law 5: 135-149

10. Harms, F. (2001 b): Gesundheitsmarketing -Innovationsmarketing in der Pharmaindustrie-, R.v.Decker: 93-112

11. Harms F, Drüner M. (2002 a): DTC – Eine Herausforderung für unser Gesundheitssystem –, Deutsche Krebsgesellschaft, Forum 5: 28-32

12. Harms F, Drüner M, Rohmann SM. (2002 b): DTC - Zwischen Ablehnung und Erfolg – PMJ 6: 200- 205

13. Harms F (2003): DTC – USA 2003 -, PMJ 6:212-213

14. Harms F, Gänshirt D, Mayer LA. (2004): The Future of Pharma R&D; Challenges and Trends, Perspectives for Innovation Marketing and their Impact on R&D: 10-24

15. Harms F (2004) DTC hilft heilen. Pharma Relations 5: 23-24.

16. Hill, R. (1999): Is Bigger Better? Addressing the Question of Scale in the Pharmaceutical Industry, Pharmaceutical Industry Dynamics, Decision Resources, Spectrum, Waltham, Massachusetts, Spectrum 6: 1-12.

17. Howard, R. (2001): Getting on the Curve: Are You Ready for the New Pharma Future?, Decision Resources, Spectrum, Waltham, Massachusetts, 1: 1-12.

18. James, B. (1998): Pharmaceutical Marketing and Selling in the 21st Century, Pharmaceutical Industry Dynamics, Decision Resources, Spectrum, Waltham, Massachusetts, 16: 1-16.

19. James, B. (1999): The Pharmaceutical Industry in 2005: A Strategic Reality Check, Pharmaceutical Industry Dynamics, Decision Resources, Spectrum, Waltham, Massachusetts, 5: 1-20.

20. Kreyher, V.J. (2001): Gesundheits- und Medizinmarketing – Herausforderung für das Gesundheitswesen. In: Kreyher, V.J. (Hrsg.): Handbuch Gesundheits- und Medizinmarketing, Heidelberg: 1-51

21. Lewis, A. (2001): How Pharmaceutical Companies Can Succeed in Disease Management, Decision Resources, Spectrum, Waltham, Massachusetts, 2: 1-12.

22. Prescription Drug Expenditures: The Upward Trend Continues (2000), National Institute for Health Care Management (NIHCM-Foundation), Washington DC

23. Prescription Drugs and Mass Media Advertising (2000), National Institute for Health Care Management (NIHCM-Foundation), Washington DC

Kapitel 3

Auf dem Weg in ein neues Geschäftsmodell der pharmazeutischen Industrie

Michael Lonsert, Fred Harms

Keywords

- Pharma am Wendepunkt
- Produktorientiertes Business-Modell
- Firmengröße und Promotionsaufwand
- R&D-Effizienz
- Chemie-basiertes Blockbuster-Konzept
- Biologie-basiertes Individualtherapie-Konzept
- Marktorientiertes Business-Modell

Inhalt

3.1 Pharmaindustrie am Wendepunkt

Obwohl die Industrie in den vergangenen 20 Jahren bereits viele Veränderungen durchgemacht hat, müssen diese Erneuerungen als relativ marginal bezeichnet werden, wenn man den Blick nach vorne richtet und schaut, was auf die Industrie an grundlegend Neuem in den kommenden zehn bis zwanzig Jahren zukommen wird. Waren die erfolgten Adaptationen der Vergangenheit sämtlich darauf beschränkt, das bestehende Business-Modell weiter auszuformen, so erfordern die anstehenden Herausforderungen eine grundlegende Erneuerung des bestehenden Business-Modells und damit eine vollkommene Neuausrichtung der Art und Weise wie die Pharmaindustrie arbeitet.

Das gegenwärtige Business-Modell ist ein klassisch produktorientiertes. Es erfuhr seine letzte gravierende Adjustierung in den 80er Jahren durch die Fokussierung auf die Produktion von Blockbuster–Medikamenten. Durch die Nutzbarmachung von Genomics, Proteomics und Metabonomics und dem zunehmenden Einfluss externer Stellgrößen reicht das gegenwärtige Modell nun allerdings nicht mehr aus und muss durch ein neues marktorientiertes Modell ersetzt werden.

In drei aufeinander folgenden Schritten wird die Überleitung vom gegenwärtigen zum zukünftigen Business-Modell dargestellt. In dem Spannungsfeld zwischen Gegenwart und Zukunft wird in einem ersten Schritt die Art und Weise untersucht, wie die Pharmaindustrie in der Vergangenheit erfolgreich sein konnte. Im hierauf folgenden zweiten Schritt werden die auf die Industrie zukommenden Einflussfaktoren dargestellt, die den Übergang in ein neues Modell erzwingen werden. Im abschließenden dritten Schritt wird dann das neue Business-Modell vorgestellt und erläutert, wie sich die Arbeitsweise der Industrie grundlegend wandeln wird.

3.2 Die Erfolge des klassischen produktorientierten Business-Modells

Betrachtet man den Output des klassischen produktorientierten Business-Modells in retrospektiver Hinsicht, so zeichnet sich eine lange Liste wissenschaftlicher, medizinischer und ökonomischer Erfolge ab, die sich mehr als sehen lassen können:

- Zwischen 1900 und heute ist die Lebenserwartung von 47 auf 76 Jahre gestiegen. Diphtherie, Pertussis, Masern, Polio und andere schwerwiegende und potentiell lebensgefährdende Erkrankungen sind heute nahezu ausgerottet dank der Entwicklung medikamentöser Therapien. Im kardiovaskulären Bereich zum Beispiel konnte seit 1950 der Herztod um mehr als 50 Prozent gesenkt werden. Ebenso nahm mit der Einführung neuer Medikamente der Tod durch Emphyseme um 57 Prozent und durch Magenulzera um 72 Prozent seit 1965 ab (PhRMA 2003). Es ließen sich noch viele weitere Beispiele nennen; denn die Zahl herausragender medizinsicher Errungenschaften durch Arzneimittel ist legendär.

- Jedes Medikament, das die FDA neu zulässt, sorgt im Durchschnitt dafür, dass 11.200 Menschen pro Jahr ein Jahr länger leben. Will man ein Lebensjahr gewinnen, so muss die allgemeine medizinische Versorgung rund $ 11.000 dafür aufwenden. Medikamente sind eine viel ökonomischere Therapieweise, wenn es darum geht, das gleiche zu erreichen; denn es müssen bei dieser Therapieform für ein zusätzliches Lebensjahr nur rund $ 1.350 aufgewendet werden. So reduziert denn auch die Investition von $ 1 in ein innovatives Arzneimittel die Hospitalkosten um $ 3,65 (Lichtenberg 2000). Selbst von Pharma-Kritikern anerkannte Studien haben eine Vielzahl weiterer Belege erbracht, die für den ökonomischen Nutzen von Medikamenten sprechen.

- Neuere und immer bessere Medikamente lindern Krankheiten und verbessern die Lebensqualität bei lebensbedrohlichen Erkrankungen wie zum Beispiel Aids-HIV, Angst und Depressionen, Diabetes mellitus, Hypertonie mit Folgeerkrankungen, Infektionen, Krebs, Osteoporose, Schmerzen, Zystische Fibrose usw.

- Auch in punkto Neuentwicklung von Medikamenten können sich die Erfolge sehen lassen. So sind derzeit mehr als 660 Medikamente gegen Krebs und krebsbedingte Leiden in der Entwicklung, rund 350 Medikamente gegen Frauenkrankheiten sowie rund 200 für Kinderkrankheiten. Es sind alleine über 100 Medikamente zur Therapie von HIV-Aids in der Erprobung, rund 20 Medikamente werden gegen Morbus Alzheimer entwickelt und weit mehr als 10 gegen Multiple Sklerose. Ebenfalls in der Entwicklung sind mehr als 10 neue Medikamente gegen Morbus Parkinson (PhRMA 2003). Diese Liste ließe sich noch um vieles ergänzen.

Bliebe in der Zukunft alles beim Alten, so würde man das klassische produktorientierte Business-Modell der Pharmaindustrie sicherlich nicht hinterfragen. Da sich die Zukunft aber grundlegend anders darstellen wird als die Vergangenheit, müssen wir folgende drei Fragenkomplexe beantworten:

1. Wie funktioniert eigentlich das gegenwärtige Business-Modell, mit dem die Pharmaindustrie ihre herausragenden Erfolge erwirtschaftet hat? Und worin liegen die Grenzen und Möglichkeiten dieses Modells?

2. Was wird sich in der Zukunft grundlegend gegenüber der Vergangenheit ändern? Was sind demgemäß die auf uns zukommenden unvermeidlichen Herausforderungen, die uns zwingen werden, neue Wege zu gehen? Und wenn wir diese neuen Wege gehen wollen, wie sehen diese Wege dann aus?

3. Wie wird das zukünftige Business-Modell der Pharmaindustrie aussehen müssen, um die Limitierungen des alten Modells zu überkommen und eine Fortentwicklung zu erlauben, die auch zukünftig, unter grundlegend geänderten Marktgegebenheiten, Erfolge hervorbringt?

3.3 Das gegenwärtige Business-Modell ist produktorientiert

Widmen wir uns zunächst einmal der ersten Frage, wie das gegenwärtige Business-Modell funktioniert. Hierzu ist es nötig, sich einer Innen- und einer Außenansicht zu bedienen.

Schauen wir uns das „Big-Pharma-Modell“ in seiner Innenstruktur an, so wird klar, dass eine relativ krasse Trennung zwischen dem Bereich der Entwicklung und dem Bereich der Vermarktung des Medikaments besteht. Während der Prozess von der Entwicklung über die Registrierung bis hin zur Produktion des Endproduktes von drei mehr oder weniger miteinander verzahnten Bereichen, nämlich R&D, Regulatory Affaires und Manufacturing, geleistet wird, gewinnen zum Zeitpunkt der Registrierung die Bereiche Marketing, Sales und Medical Affaires die Prozesshoheit.

Die Mitbestimmung der an der Vermarktung beteiligten Geschäftsbereiche im Hinblick auf die Entwicklung eines Medikamentes bleibt limitiert, was konsequenterweise dazu führt, dass Produkte, die den Markt erreichen, nicht notwendigerweise zur vollsten Zufriedenheit der Patienten und Ärzte ausgereift sind.

Nichtsdestotrotz müssen diese Produkte zum kommerziellen Erfolg geführt werden (oder sollte man vielleicht eher zum Erfolg gezwungen werden?). Dieses führt logischerweise zu Konflikten, die diejenigen austragen müssen, die sie eigentlich nicht zu verantworten haben, was dann natürlich auch intern immer wieder wenig erbauliche Grabenkämpfe zur Folge hat.

Von der Innenstruktur zur Außenansicht.

Auch aus dieser Perspektive wird es evident, dass Abschottung stattfindet. Die Trennung nach innen war zwischen Produkt-Entwicklung und Produkt-Vertrieb. Nach außen hin findet aber ebenso eine Abschottung statt, nämlich indem Wissenschaft, Registrierungsbehörden, Ärzte, Patienten und Kassen nur soweit Zugang gewährt wird, wie das absolut notwenig erscheint. Das bedeutet mit anderen Worten, dass nur dort Interaktionen und somit Beeinflussung stattfindet, wo dieses in einem begrenzten Rahmen aktiv gewünscht wird oder aus legalen Gründen zu erfolgen hat.

Bleiben aber Wissenschaftler ausgeschlossen, werden Patienten und Ärzte als Endabnehmer nicht gehört, wird keine Abstimmung mit denen gesucht, die Kosten erstatten sollen, so verwundert es kaum, dass Unstimmigkeiten, Missverständnisse und offene Aggression resultieren und der Wert an sich der zur Verfügung gestellten Therapie in Vergessenheit gerät (Abb. 3.1).

(Abb. 3.1) Das klassische produktorientierte Business-Modell

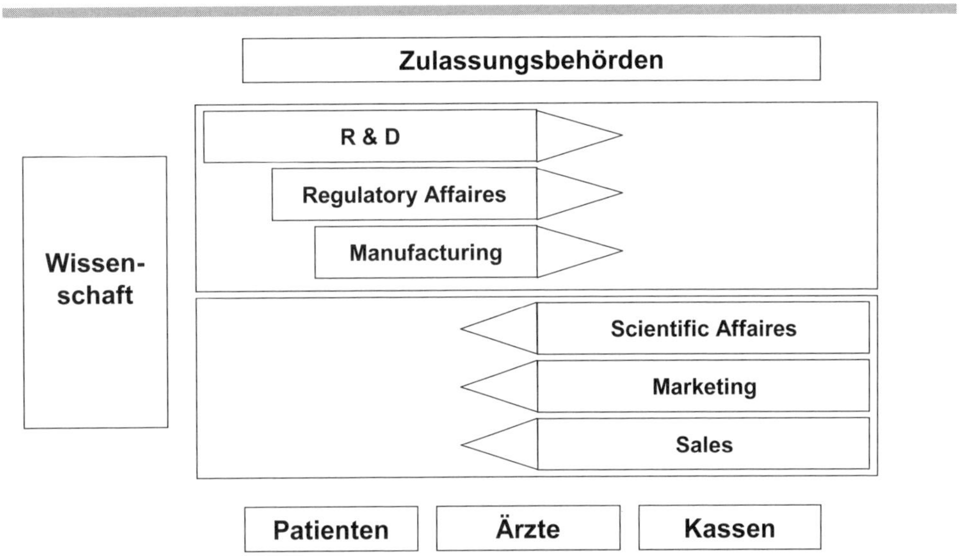

Betrachtet man ein solches Business-Modell aus der Metaebene oder auch vom Markt her, so wird klar, dass die herausgearbeiteten Limitierungen, nämlich die Abschottung nach innen und außen gepaart mit einer „Friss-Vogel-oder-Stirb-Vermarktung", einen alles bestimmenden Einfluss auf die Art der entwickelten Produkte, die Prozesse und das Management der Firmen selbst haben muss. Anpassungen an sich ändernde Anforderungen von Seiten des Marktes sowie individuelle Adaptierungen können kaum stattfinden.

3.4 Stärken und Schwächen des gegenwärtigen Business-Modells

Das gegenwärtige Modell besitzt eindeutige Stärken, wenn es um die Produktion von pharmazeutischen Produkten geht, die in großen Mengen abgesetzt werden, also um Blockbuster-Produkte. Demgegenüber liegt die Schwäche auf der Produktebene selbst, da Massenprodukte per definitionem nicht individualisierbar sind. Wo also die Erkrankung eines Individuums nach einer individuellen Lösung fordert oder wo Darreichungsformen, Wirkstärke, Geschmack, Blisterfarbe etc. anzupassen wären, dort kann das Massenprodukt nicht mithalten. Auf der anderen Seite entfaltet das Modell wiederum seine Stärken bei Prozessen, die sowohl in der Entwicklung als auch im Vertrieb von Massenprodukten zum Tragen kommen; denn es erlaubt, diese Prozesse in beinahe schon rigider Form mit einem starken Innenbezug zu standardisieren. Auf der Negativseite steht demgegenüber, dass ein solches Prozess-Management eine Adaptationsfähigkeit auf sich verändernde, mehr Flexibilität erfordernde Marktbedürfnisse kaum zulässt. An das Management stellt das klassische produktorientierte Modell relativ einfache und damit überschaubare Ansprüche, was zwar den Beliebtheitsgrad bei den Verantwortlichen erhöht, jedoch die Möglichkeit zur Ausweitung von Komplexitätsgraden beschränkt.

3.5 Das Pharmaumfeld verändert sich grundlegend

Stärken hin – Schwächen her: Das etablierte Business-Modell hat es vermocht, erhebliche Erfolge zu realisieren. Die Zukunft allerdings wird es wesentlich erschweren, diese Erfolge so oder ähnlich zu reproduzieren. Welche Determinanten werden es nun sein, welche die Arbeitsweise der pharmazeutischen Industrie grundlegend verändern - ja vielleicht gar revolutionieren – werden?

Bei allem Ausblick auf kommende Veränderungen wirkt die Tatsache zunächst einmal beruhigend, dass die Ausgaben für Gesundheit weltweit auch in den kommenden 10 Jahren steigen werden (LRP 2003). Es wird sich der bisherige Trend bei den Gesundheitsausgaben in den OECD-Ländern fortsetzen (PriceWaterhouseCoopers 2000). In diesen Ländern hatte sich zwischen 1960 und 1979 der Anteil der Gesundheitsausgaben am Bruttoinlandsprodukt von 3,9 Prozent auf 7,6 Prozent verdoppelt. Es ist davon auszugehen, dass dieser Trend ungebremst fortlaufen wird. So haben im Jahre 1997 die Schweiz 10,2 Prozent, Deutschland 10,5 Prozent und die USA 13,6 Prozent des BIP für Gesundheitsausgaben aufgewendet. Für die Vereinigten Staaten liegen bereits jetzt verlässliche Berechnungen vor, die für das Jahr 2010 prognostizieren, dass 16 Prozent des BIP für Gesundheit ausgegeben werden wird.

Weiterhin kann angenommen werden, dass die Ausgaben weltweit von Jahr zu Jahr um 2,5 Prozent bis 3,5 Prozent steigen (PriceWaterhouseCoopers 2000). Dieses wird im Wesentlichen durch eine stark steigende Nachfrage nach besseren Therapieformen gefördert. Bedarfssteigernd wird sich hierbei auswirken, dass die Bevölkerung zunehmend überaltert, dass die Medizin immer neue Fortschritte hervorbringt, dass die Ausgabenbereitschaft für Gesundheit zunimmt und dass die Verbraucheransprüche sich stark weiterentwickeln werden. Bedarfssenkend hingegen wird zu Buche schlagen, dass neuere Entwicklungen in der Technologie, in der Automatisierung sowie andere Systemoptimierungen auf den Markt kommen werden. Alles in allem dürfte also eine Steigerung um bis zu 3 Prozent p.a. realistisch sein.

Die beiden vorgenannten Punkte haben nun einen durchaus positiven Effekt für die pharmazeutische Industrie. Dennoch wird sich „Big Pharma“ von dem gewohnten „Double Digit Growth“ verabschieden müssen. Mittelfristig werden Patente wichtiger Präparate auslaufen. Das wird dazu führen, dass zwischen 2003 und 2007 Arzneimittel im Wert von gegenwärtig $ 50 Mrd. durch Generika ersetzt werden

(Redmond 2001). Marktprognosen gehen deshalb von einem US-Marktwachstum von 7 bis 8 Prozent und einem Wachstum in Europa von nur 4 Prozent aus. Trotz der positiven Bevölkerungsentwicklung und der steigenden Nachfrage kann die CAGR zwischen 2002 und 2010 kaum höher als 5 Prozent liegen (Welt am Sonntag 2003).

3.6 Firmengröße und Promotionsaufwand allein reichen nicht mehr aus

Pharmazeutische Firmen haben auf die Wachstumsherausforderung historisch vielfach durch Konsolidierung reagiert. Konsolidierungskonzepte negieren dabei fast vollständig, dass zunehmende Größe konsequenterweise ein zweistelliges Wachstum zunehmend erschwert. Nehmen wir einmal das hypothetische Beispiel eines Konzerns, der im Jahre 2004 $ 15 Mrd. Umsatz macht. Soll dieser Konzern zweistellig wachsen, und nehmen wir einmal an, dass 50 Prozent des Umsatzwachstums von eingeführten und 50 Prozent von neuen Produkten kommen soll, so müsste dieser Konzern bei einem angenommenen Umsatzpotential von $ 200 Mio. pro neues Produkt vier NCE's pro Jahr einführen. Es gibt sicherlich die eine oder andere Firma, die das bewältigen kann. Doch geht man in unserem Rechenbeispiel einmal vom Industrieschnitt aus, der besagt, dass durchschnittlich ein NCE pro Jahr eingeführt wird, so liegt das Delta irgendwo zwischen drei bis vier Produkten, je nachdem wie lange man in die Zukunft projiziert.

Wollte man den Mangel an NCEs durch erhöhte Promotionsausgaben ausgleichen, so zeigt die Statistik, dass diese Rechnung nicht aufgehen kann. Wurden 1998 noch $ 4,6 Mrd weltweit für die 13 wichtigsten therapeutischen Bereiche ausgegeben, so stieg diese Summe im Jahre 2001 auf $ 9 Mrd. Zur gleichen Zeit sank der „average return per dollar spent" zwischen 1989 und 2001 von $ 22,2 auf $ 17,0 (Reuters 2002). Eine ernüchternde Feststellung.

3.7 R&D-Effizienz ist unzureichend

Es liegt klar auf der Hand: Neue Produkte sind der Schlüssel zum (Wachstums-) Erfolg. Unterzieht man Big Pharma´s gegenwärtige R&D jedoch einer Effizienzanalyse, treten die Problembereiche klar hervor. So werden derzeit im Durchschnitt 18 Prozent des Umsatzes für Forschung und Entwicklung ausgegeben. Es wird allerdings nur eine von 5.000 gescreenten Substanzen zugelassen, so dass immer mehr pharmazeutische Hersteller auf Lizenzen setzen. De facto sind bereits 44 Prozent der Top-50 - Medikamente Lizenzierungen. Auch musste die Pharmaforschung in den letzten Jahren erhebliche Rückschläge einstecken: So wurden 28 „late stage" - Produkte gestoppt, was einen potentiellen Umsatzverlust von kalkulierten $ 20 Mrd. nach sich gezogen hat. Erreicht eine Substanz den Markt, so schaffen es nur drei von zehn Medikamenten, den Break Even zu erreichen und das, obwohl im Jahre 2004 mehr als 45 Mrd. US $ in die Forschung gesteckt wurden. Das sind 7,7 Prozent mehr Ausgaben gegenüber dem Vorjahr oder dreimal so viel wie im Jahr 1990. Trotz steigendem R&D-Investment resultieren daraus immer weniger NCEs (New Chemical Entities). Und selbst wenn diese Produkte auf dem Markt sind, heißt es noch lange nicht, dass sie auf dem Markt bleiben, wie namhafte Produkte aus der jüngsten Vergangenheit eindrücklich belegen.

3.8 Hinwendung zum Biologie-basierten Individualtherapie-Konzept

Eine weitere wichtige Determinante im Wandel des Pharmabusiness stellt die Drug-Discovery dar. Durch die Entwicklung gänzlich neuer Konzepte und Mechanismen wird sich das chemiebasierte Blockbuster-Konzept zum biologiebasierten Individualtherapie-Konzept fortentwickeln. Diese Entwicklung ist im Wesentlichen durch Genomics, Proteomics und Metabonomics ausgelöst worden (Abb. 3.2.)

(Abb. 3.2) Targeted Treatment Solutions; Zukunft der Arzneimitteltherapie

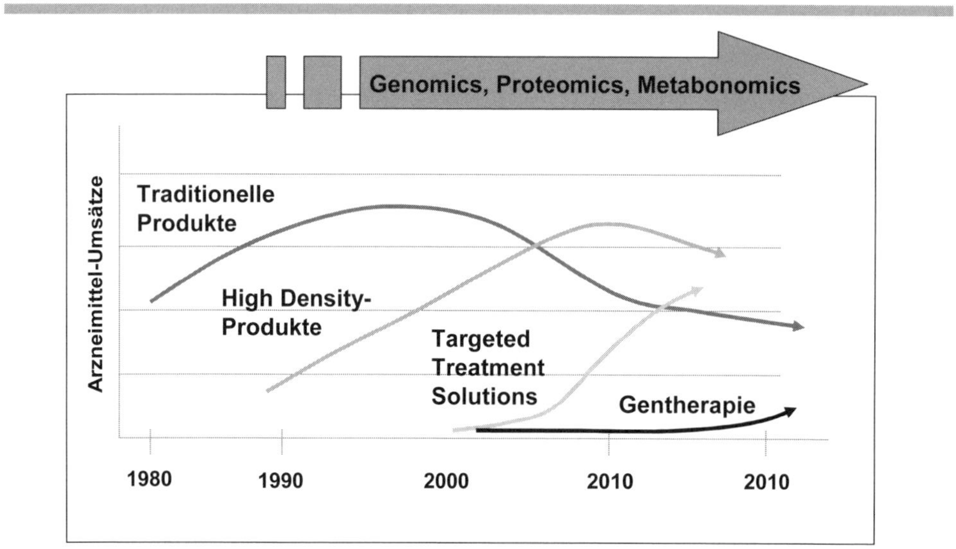

Das Blockbuster-Konzept erlaubt im Wesentlichen eine symptom- bzw. symptomklassendefinierte und nur manchmal eine kausale Zugangsweise, die den Einzelpatienten in dieser Hinsicht entindividualisiert. Als Arbeitsmethode hat das chemiebasierte Konzept die „High-Throughput-Screening-Technology“, die chemische Moleküle hervorbringt, die nach dem Konzept „one fits it all" gestrickt sind, determiniert. Demgegenüber versteht sich das Individualtherapie-Konzept als biologisch-systemisch. Es zielt auf Subsegmente von Patientengruppen oder auf einzelne Individuen ab. Das Resultat sind „Disease Modifying Drugs", die im Sinne einer „Targeted Treatment Solution" verstanden werden können.

Die Vorteile des biologiebasierten Individualtherapie-Konzeptes gegenüber dem chemiebasierten Blockbuster-Konzept liegen in medizinischer wie in ökonomischer Hinsicht klar auf der Hand: Krankheit kann gezielter und damit effektiver behandelt werden, die Methodik lässt eine schnellere Entwicklung von Medikamenten zu, das entwickelte Medikament ist wirksamer da gezielter und damit zugleich verträglicher. Entlang der Wertekette erbringen Targeted Treatment Solutions somit einen deutlich höheren Wert (Tab. 3.1).

(Tab. 3.1) Paradigmen-Wechsel in der Drug Discovery

	Vom Chemie-basierten Blockbuster-Konzept	Zum Biologie-basierten Individualtherapie-Konzept
Krankheit	• Symptom-definiert • Vereinheitlichung	• Biologisch-systemisch • Subsegmentierung
Methode	• High Throughput Screening	• Modeling and high-performance computing
Medikament	• Chemisches Molekül „One fits it all"	• Disease Modifying Drug „Targeted Solution"
Ansatz	• Medikament in Alleinstellung	• Integrated Treatment Solutions
Behandlung	• Allgemeinarzt	• Spezialist

Ein weiterer wesentlicher Unterschied zwischen dem chemie- und dem biologiebasierten Konzept liegt in der Vermarktung der hervorgebrachten Medikamente. Targeted Treatment Solutions erfordern integrative Ansätze, in denen das Medikament zwar eine wichtige, aber nicht die einzige Rolle spielt wohingegen im Blockbuster-Modell das Arzneimittel Ausgangs- und Endpunkt aller Bemühungen ist. Müssen Blockbuster an große Zielgruppen verkauft werden, so erfordern Targeted Treatment Solutions ein weitaus spezifischeres Vorgehen in enger Zusammenarbeit mit spezialisierten Ärzten und teilweise auch mit Patienten. Das Medikament an sich wird eingebettet in qualitätsfördernde Prozesse für die Diagnose, die Medikamenten-Applikation sowie das Monitoring. Standard-Ausstattung werden Diagnose-Hilfen, Arzt- und Patienten-Services sowie Trainingseinheiten sein. Mehr und mehr werden Targeted Treatment Solutions herkömmlichen Medikamenten den Rang ablaufen. Selbst wenn zum gegenwärtigen Zeitpunkt die Entwicklung noch in den Kinderschuhen steckt, lässt sich bereits jetzt absehen, dass dieses neue Konzept medikamentöser Therapie das Potential zur „Disruptive Technology" (im Sinne von Christiansen) besitzt (Abb. 3.3).

(Abb. 3.3) Targeted Treatment Solutions als „Disruptive Technology"

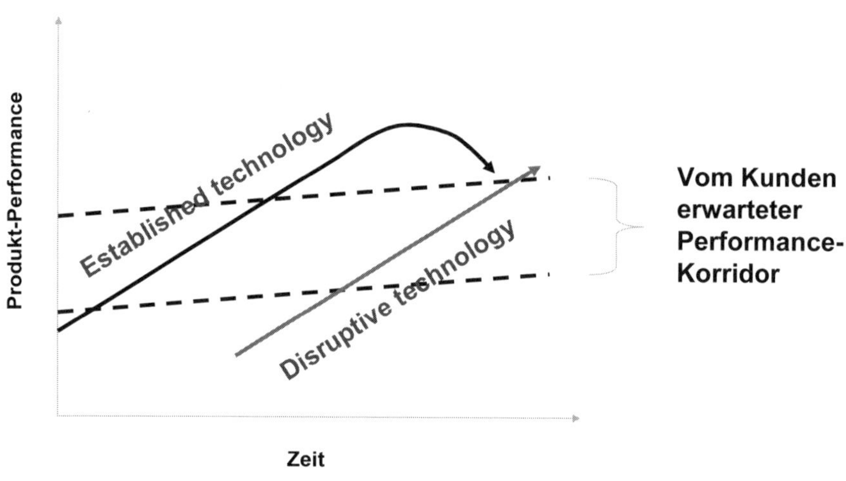

3.9 Von der Zulassungsbehörde zur Aufsichtsbehörde

Während Targeted Treatment Solutions auf Seiten der Industrie gänzlich andere Management-Konzepte verlangen, so wird sich auch die Medikamenten-Zulassung grundlegend verändern. Trat die Industrie bislang erst mit Einreichen des Zulassungspaketes in eine mehr oder minder enge Zusammenarbeit mit den lokalen Zulassungsbehörden, so erfordern Targeted Treatment Solutions das Eingehen einer frühen Kooperation, d.h. dass bereits im präklinischen Stadium erste Daten miteinander ausgetauscht werden.

Es ist wahrscheinlich, dass dann bereits zurzeit der Phase I der klinischen Prüfung elektronische Dossiers erstellt werden, die fortlaufend um Daten ergänzt werden, die während der gesamten klinischen Prüfung zu Tage treten. Weiterhin ist abzusehen, dass mit Ende der Phase II eine Art provisorische Registrierung von Seiten der Behörden erteilt wird. Diese Form der Zulassung wird es ermöglichen, das Medikament auf den Markt zu bringen und es dann kontinuierlich durch Clinical und Safety-Updates gegenüber der Behörde abzusichern (Abb. 3.4).

(Abb. 3.4) Zulassungsbehörden werden zu Aufsichtsbehörden

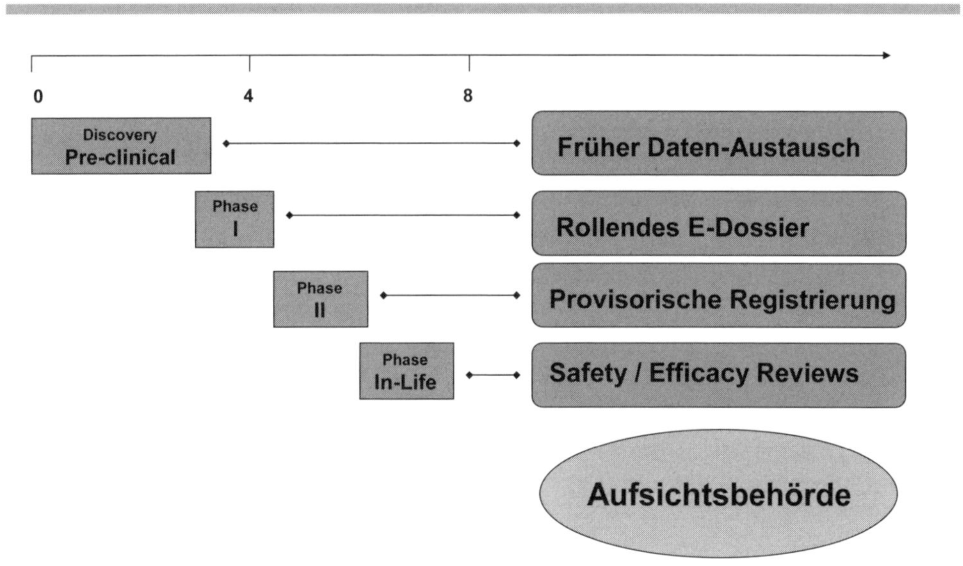

3.10 Vom Laien zum selbstbewussten Konsumenten

Eine letzte wichtige Determinante des Wandels im Pharmabusiness ist die Entwicklung des Patienten zum mündigen Konsumenten. Zunehmendes medizinisches Laienwissen und die sich rasant formierende Mündigkeit des Einzelnen gegenüber dem eigenen gesundheitlichen Schicksal wird durch Internet und Medien forciert. Zunehmende Systemtransparenz und Kritik wirken sich weiterhin fördernd aus. Der mit neuem Selbstbewusstsein ausgestattete Patient nimmt sein Schicksal selbst in die Hand und bestimmt gemeinsam mit dem Arzt, welche Therapieschritte eingeleitet werden oder welche nicht. Das bedeutet für die Industrie, dass sie mehr und mehr gezwungen ist, den Patienten als Endabnehmer in ihre Aktivitäten einzubeziehen (Abb. 3.5). Zusammenfassend muss man also feststellen, dass in den nächsten 10 bis 15 Jahren kaum ein Stein auf dem anderen bleiben wird und die Industrie gut daran tut, sich bereits jetzt darauf ein zu stellen (Harms, Drüner 2002, Harms et al. 2002, Harms 2003).

Im Folgenden werden somit die Anforderungen an das Business-Modell der Zukunft formuliert. Um die grundlegende Verschiedenheit gegenüber dem alten Modell herauszustreichen, soll es zunächst einmal als „neues marktorientiertes Modell" bezeichnet werden.

(Abb. 3.5) Der Patient als mündiger Konsument

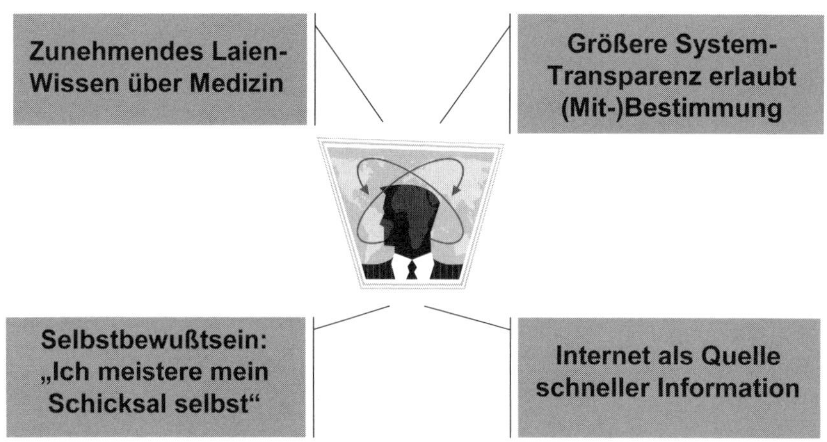

3.11 Das Konzept des neuen marktorientierten Business-Modells

Das neue marktorientierte Modell, nach dem die Pharma-Industrie zukünftig arbeiten wird, ermöglicht es dem Management, sich auf die Kernkompetenzen des Unternehmens in einem sich dramatisch verändernden Gesellschaftsumfeld zu konzentrieren: Die Entwicklung und Vermarktung neuer am Marktbedürfnis bzw. am Patienten orientierter medikamentöser Therapien. Im Zuge dieser Fokussierung wird die „Operational Effectiveness" (Blumberg, Lacey 2003, PriceWaterhouse-Cooper 2003, Manager Magazin 2003) verbessert (z.B. bezüglich F&E-Effizienz, Produktivitätserhöhung, Infrastruktur- und Administrationskostensenkung, Verbesserung der Schnittstellenkompetenz) und das Unternehmen sinnvoll in das umgebende gesellschaftliche Umfeld eingebunden. Das neue Business-Modell ermöglicht es, die dem derzeitigen Modell inhärenten Abgrenzungen zwischen Produktentwicklung und Produktvermarktung (genauer gesagt zwischen R&D und Produktion auf der einen Seite sowie Marketing und Vertrieb auf der anderen Seite) aufzulösen. Es bleiben weiterhin unterschiedliche Mitarbeiter mit unterschiedlichen Qualifikationen für die Entwicklung und die Vermarktung verantwortlich, doch werden sie viel enger zusammenarbeiten und so den gesamten Produktlebenszyklus vom Beginn bis hin zum Ende gemeinsam managen (Abb. 3.6).

(Abb. 3.6) Das neue marktorientierte Business-Modell

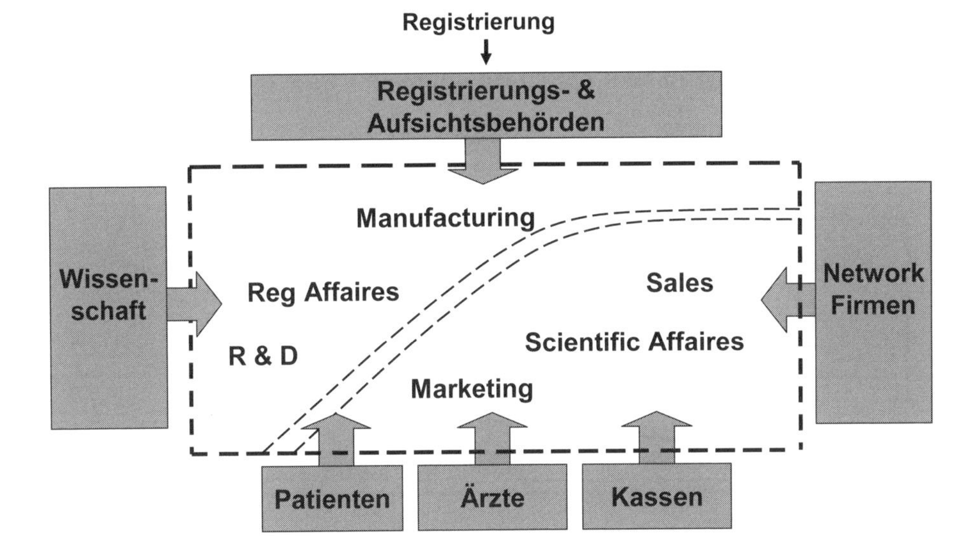

Im Bezug nach außen wird das nach dem neuen marktorientierten Business-Modell agierende Unternehmen „lebhafter": Es gibt sich integrativer und damit zugleich antizipativer bzw. reaktiver. Um den komplexer und komplizierter werdenden Ansprüchen zu genügen, werden die bereits jetzt vereinzelt bestehenden „Network Structures" mit unterschiedlichsten Firmen der pharmazeutischen Wertschöpfungskette weiter ausgebaut. Virtuelle Management-Einheiten entstehen bzw. werden perfektioniert. Sie erlauben es, den Kernkompetenz-Ansatz weiter zu untermauern. Patienten, Ärzte und Kassen werden Einsicht und Mitsprache erhalten, denn sie sollen ja schließlich konsumieren und zahlen, was der Arzneimittelhersteller für sie nach ihren Wünschen entwickelt. Auf diese Veränderungen wird das Senior-Management die Belegschaft langsam und doch stetig vorbereiten müssen.

Die Formel „Manpower + Promotion = Erfolg" verliert in ihrer Einfachheit weitgehend die Gültigkeit. Das Marketing und die Vertriebsmannschaft werden deshalb auf der Qualifikationsscala höher zu bewertende Kompetenzen aufzuweisen haben. Werden hier also gezielt Investitionen erforderlich sein, um Qualifikationen der Belegschaft kontinuierlich auszubauen, so ermöglichen Targeted Treatment Solutions gegenüber herkömmlichen Therapieformen natürlich auch höhere Preise und damit eine höhere Wertschöpfung, die wiederum Investitionen entlang der ganzen Wertschöpfungskette ermöglicht. Die gesamte Firmenkultur wird durch den Wandel zum neuen marktorientierten Business-Modell grundlegend verändert. Offenheit nach innen und Offenheit nach außen wird zum grundlegenden Führungsprinzip (Abb. 3.7).

(Abb. 3.7) Übergang zum neuen Business-Modells

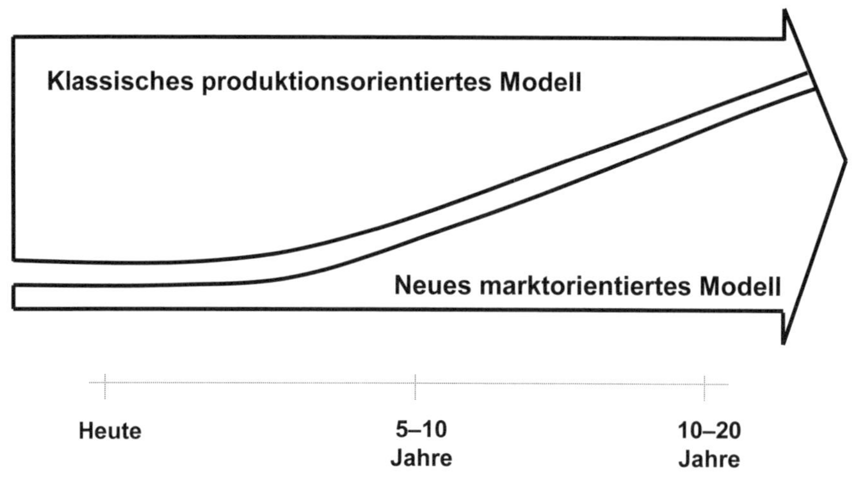

Inwieweit das neue marktorientierte Modell das klassische produktorientierte Modell ersetzen wird, hängt von vielen Faktoren ab. Sicher kann man heute sagen, dass beide Modelle in verschieden ausgeprägter Form parallel über die nächsten 10 bis 15 Jahre existieren werden, bis schließlich das marktorientierte das klassische produktorientierte Modell vollständig ablösen wird.

Literatur

1. Blumberg, D., Lacey, K.: Networked pharma: pharma´s new business model breaks apart the value chain and focuses on core capabilities. Pharmaceutical Executive, June, 2003
2. Harms F, Drüner M (2002): DTC – Eine Herausforderung für unser Gesundheitssystem -, Deutsche Krebsgesellschaft, Forum 5: 28-32
3. Harms F, Drüner M, Rohmann SM (2002): DTC - Zwischen Ablehnung und Erfolg – PMJ 6: 200- 205
4. Harms F (2003): DTC – USA 2003 -, PMJ 6:212-213

IBM Business Consulting: Pharma 2010: The Treshold of Innovation. 2002Lichtenberg, F.: Do (More and Better) Drugs Keep People Out of Hospitals? Health Economics, 86, 2, 2000

7. Lichtenberg, F.: Re-importing prescription drugs may reduce medical progress. Knight Ridder/Tribune, 2000
8. LRP: Pharma & Healthcare. 2003
9. Manager Magazin: Hausse für Heiler. Dezember 2003
10. Pharma & Healthcare. LRP Landesbank Rheinland-Pfalz. 4/2003, p.10
11. PhRMA: The Value of Medicines. 2003
12. PriceWaterhouseCoopers: Konturen: Gesundheit 2010. Die Zukunft des Gesundheitswesens. 2000PriceWaterhouseCooper: The Future of Pharma: Back to Basics. 2003
14. Redmond, C.: Branding: Change and Challenge. Pharmaceutical Executive, September, 2001
15. Reuters: Drug companies promotion spending „unsustainable". 26.11. 2002; Data: Datamonitor Report 2001
16. Welt am Sonntag, Nr. 50, 14.12.2003 (Data: BoozAllenHamilton 2003)

Autor

Nach Studium und Promotion an der Universität Hamburg ist Dr. Lonsert seit 1986 in der pharmazeutischen Industrie tätig. In dieser Zeit hat er für verschiedene Unternehmen in Europa und USA gearbeitet und Erfahrungen in den Bereichen ethische Produkte, OTC und Generika gesammelt. Er hat Positionen in Marketing, Vertrieb und als Geschäftsführer bekleidet. Derzeit ist Dr. Lonsert als Vice-President, Commercial Operations Europe bei der Mayne Pharma Ltd. tätig. Dr. Lonsert ist Autor mehrerer Artikel zum Pharmamanagement und Pharmamarketing und Herausgeber eines Handbuches zum Pharma Management.

Kapitel 4

Customer-Relationship-Management (CRM): Zukunftsperspektiven für innovative Pharmamarketingkonzepte

Fred Harms, Dorothee Gänshirt, Alexander Graf

Keywords

- Customer-Relationship-Management
- Customer Buying Cycle
- CRM-Empowerment
- Multichanneling
- CRM-Implementierung
- Multikanalmanagement
- Kundenwertmanagement

Inhalt

4.1 Was ist Customer-Relationship-Management (CRM)?

«Wirtschaftliche Zusammenarbeit blüht umso besser, je mehr man darüber weiß, wie der Partner lebt, denkt und spricht.»

Richard von Weizsäcker

Dass sich die Erwartungshaltung auf Kundenseite radikal verändert, bekommt die pharmazeutische Industrie seit einiger Zeit zu spüren. Jahrzehntelang gab es keine tief greifenden Veränderungen, doch seit einigen Jahren ist die relative Ruhe vorbei. Während in den 80er und 90er Jahren Veränderungsprozesse von den eigenen Organisationen angestoßen wurden, um zum Beispiel durch straffe Vorgaben die Rentabilität des Außendienstes zu steigern, erscheinen die pharmainternen Maßnahmen als Banalität im Vergleich zu dem, was zu Beginn des 21. Jahrhunderts die Veränderungen des Marktes bestimmt. Veränderte Marktbedingungen, innovative Technologien und der gesellschaftliche Wertewandel verlangen neue Lösungsansätze in Bezug auf Kundenorientierung, Kundenzufriedenheit bzw. Kundenbindung. Wer von seinen Kunden Loyalität erwartet, muss sich persönlich um sie kümmern.

Die dem Individualmarketing zugrunde liegende Strategie fußt auf einer möglichst genauen Kenntnis der Kundenbedürfnisse. Der Einsatz moderner Kommunikationsmittel erfordert den Zugriff auf alle verfügbaren Kundendaten, damit Synergieeffekte (Verhältnis zwischen Kundenbedürfnis und Problemlösungskompetenz des Angebots) identifiziert werden. Auch Bagatellinformationen (Versand von Mustern, Informationsmaterial und Warenproben) müssen in einer zentralen Datenbank eingepflegt sein. Mehr Wissen über den Kunden ermöglicht gezieltere Angebote, eine höhere Verordnungs- und Absatzwahrscheinlichkeit bzw. messbare Kundenzufriedenheitsparameter. In Zukunft könnten Costumer-Relationship-Management Konzepte (CRMs) das „Ohr am Puls des Kunden“ sein und zur Früherkennung verkaufsrelevanter Trends dienen. Passives und aktives Informationsmanagement als Grundlage eines kundenadaptierten CRMs entwickelt sich daher zur lohnenden Core-Kompetenz innovativer Pharma-Marketingkonzepte.

CRM ist eine Geschäftsphilosophie zur Optimierung der Kundenidentifizierung, der Kundenbestandssicherung sowie des Kundenwertes. Die Umsetzung dieser Philosophie erfolgt durch die Automatisierung aller horizontal integrierten Geschäftsprozesse, die eine Vielzahl von Kommunikationskanälen auf der Ebene der verschiedenen Customer Touch Points wie Vertrieb, Marketing und Kundenservice beinhaltet. Im weitesten Sinne ist CRM somit eine Geisteshaltung, die sich darauf konzentriert, einem Kunden beständig und zuverlässig qualitativ hochwertige Produkte anzubieten, guten Kundendienst zu leisten und angemessene Preise zu fordern mit dem Ziel, eine langfristige, vertrauensvolle und für beide Seiten vorteilhafte Geschäftsbeziehung aufzubauen (Harms/Drüner 2002, Blumberg und Lacey 2003).

Kommunikations- und Distributionskanäle, Internetpräsenzen und andere Kundenschnittstellen sichern die Interaktion und sind feinfühlige Sensoren, die den ständigen Dialog mit den Kunden ermöglichen. Die konsequente Individualisierung von Produkten und Serviceleistungen soll das Vertrauen und somit die Kundentreue sichern, denn je exklusiver der Kunde seine Beziehung zu dem Unternehmen wahrnimmt, umso unempfänglicher ist er für die Botschaften der Konkurrenz. Im Idealfall basiert CRM auf einer umfassenden Dienstleistungsmentalität und einer konsequenten Kundenorientierung, die sich auf das gesamte sozioökonomische System des Unternehmens bezieht, vom Management getragen und von allen Mitarbeitern gelebt wird (Abb. 4.1).

(Abb. 4.1) CRM - ein kontinuierlicher Evolutionsprozess mit zunehmenden Multiplikatoren -

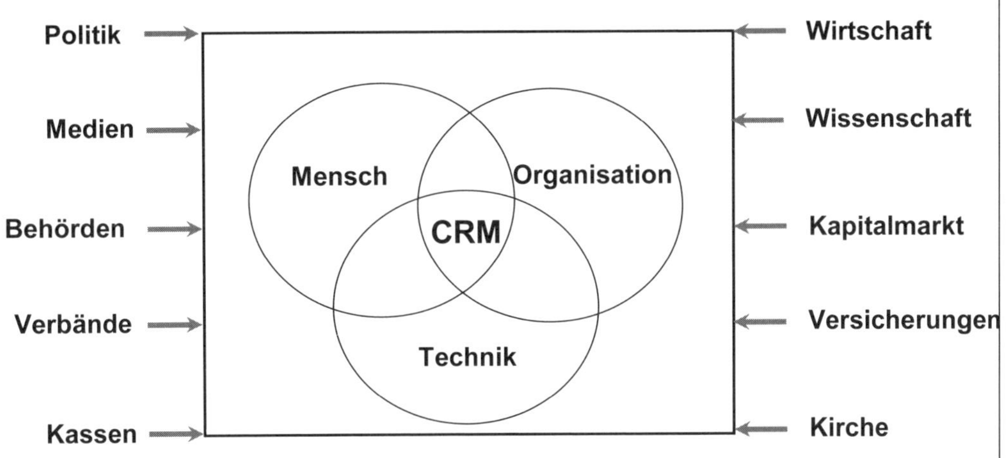

adaptiert nach Pidas 2000

4.2 Wozu eigentlich CRM?

Zu Beginn des 21. Jahrhunderts sind die Pharmakunden individualistisch und mobil, souverän, hochinformiert, unberechenbar und experimentierfreudig. Sie wissen genau, was sie wollen und lassen sich immer weniger in die Raster pharmazeutischer Marktforscher pressen. Dabei nimmt der Druck auf die pharmazeutische Industrie kontinuierlich zu, da dem Kunden häufig Unternehmen gegenüber stehen, deren Produkte sich immer mehr gleichen. Um dem Konkurrenzdruck zu begegnen, werden zur Sicherung der Renditen massive Kostensenkungen insbesondere im Personalbereich durchgeführt, was wiederum nicht zur Kundenbindung beiträgt. Aus lauter Fantasielosigkeit verlieren sich verschiedene Unternehmen in kurzsichtigen Kostenoptimierungsprogrammen und verwechseln dabei Wettbewerbsorientierung (billiger, besser, schneller als der Konkurrent) mit Kundenorientierung.

Die pharmazeutischen Dienstleister benötigen ein konsequentes Vertrauensmanagement. Der Mut zur Implementierung neuer Ideen, gepaart mit einer emotionalen Bindung zwischen Arzt, Apotheker, Patient und Unternehmen wird zur Core-Kompetenz innovativer Marketingkonzepte. Vorrangiges Ziel ist es, mit dem Kunden im Gespräch zu bleiben und Produkte und Leistungen individuell zu positionieren, denn es gilt: Mit dem Kunden und nicht nur von dem Kunden zu leben. Innovatives CRM bedeutet, die Kundenloyalität über längere Zeiträume mittels optimaler Kundenbindungsprogramme zu fördern. Tatsache ist, dass die einzelnen pharmazeutischen Unternehmen jedes Jahr 30 Prozent ihrer Kunden verlieren, da die chronisch Kranken ihre Medikamente wechseln oder durch den Arzt gewechselt bekommen. In mehr als 65 Prozent der Fälle führt die mangelnde Kenntnis der Kundenbedürfnisse dazu, dass ein Arzt oder Apotheker die Geschäftsbeziehung aufkündigt. Wenn man bedenkt, dass bis zu 80 Prozent der Noch-Kunden kommentarlos wechseln, wird klar, wie wichtig eine vertrauensvolle und somit gefestigte Beziehung für den Erfolg eines pharmazeutischen Dienstleisters ist (Harms et. al 2002, Harms 2003) (Abb. 4.2).

(Abb. 4.2) Gründe für die Abwanderung von Kunden

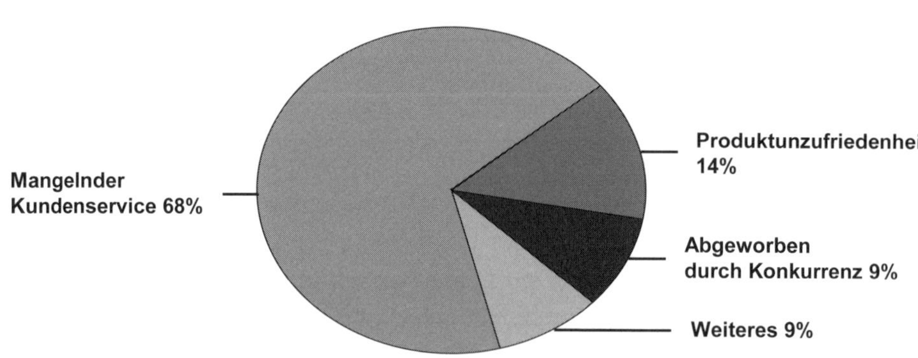

US News & World Report

Traditionell haben sich Marketingbemühungen immer auf das Produktbewusstsein konzentriert. Einfache Marketingideen konnten noch in den 90er Jahren durch schlichtes «Auffrischen» des Produktbewusstseins eine nicht unerhebliche Anzahl an Verordnungen generieren. Selbst wenn die Ärzte nur kurzfristig verordneten, wurden diese Programme als erfolgreich gewertet. In der reizüberfluteten Werbelandschaft von heute sind sämtliche Informationskanäle mit solchen Produktinformationen überfüllt. Um sich zu differenzieren, müssen Marketingansätze wert- und qualitätsorientiert aufgebaut werden. Vorbei sind die Zeiten, in denen Selbstdarstellung und marginale finanzielle Benefits zum Aufbau einer kurz-, geschweige denn einer langfristigen Geschäftsbeziehung ausreichen. Ziel innovativer CRM-Ansätze ist es daher, einen Kunden nicht nur zum Kauf oder zur Verschreibung zu überreden, sondern ihn im Lebenszyklus seines „Konsumverhaltens" zu unterstützen (Best Practices 2000, IBM Business Consulting 2002).

4.3 Customer Buying Cycle (CBC) als Basis aller Kundenbeziehungen

Die CRM-Strategie definiert, welche Leistungen in welcher Form gegenüber welchen Kunden erbracht werden sollen und welcher Weg dafür zu wählen ist. Dabei handelt es sich um eine allgemeine Beschreibung, woran und wie sich ein Unternehmen künftig ausrichten will, damit es seine gesteckten Ziele erreicht. Hierzu müssen intelligente Antworten auf folgende strategische Fragen formuliert werden:

- Welche Kunden sind die profitabelsten über die gesamte Dauer der Beziehung?
- Welche Faktoren spielen eine Rolle, damit Kunden langfristig gebunden werden?
- Wie können neue, profitable Kunden auf Dauer gewonnen werden?
- Wie muss die Organisation gestaltet sein, damit ein Maximum an Kundennähe ereicht wird?
- Wie können die pharmazeutischen Dienstleister rasch und flexibel auf unterschiedliche Bedürfnisse eingehen bzw. die Produktivität und die Qualität der Leistungen ständig steigern, ohne die Kosten zu erhöhen?

Zielgruppen formieren sich, zerfallen, bilden sich neu, können heute eine wirtschaftlich unbedeutende Minderheit und morgen ein ernst zu nehmender Wirtschaftsfaktor sein. Trendforschung wird zum Hochgeschwindigkeitsgeschäft. Es geht nicht mehr nur darum, das Kaufverhalten eines Kunden zu prognostizieren, sondern ihn möglichst genau in seinen sich wandelnden Ansprüchen zu diagnostizieren.

Der Customer Buying Cycle (CBC) zeigt in abstrahierter Weise das Zusammenspiel zwischen Kunden und Unternehmen. Er ist in verschiedene Phasen aufgeteilt. Das Modell eignet sich dazu, eine systematische Betrachtung aller möglichen Berührungspunkte zwischen dem Anbieter und dem Kunden darzustellen. Die Kundenbeziehung lässt sich in vier Phasen unterteilen. Angefangen beim Wecken eines Kundenbedürfnisses über das Sammeln von detaillierteren Informationen zum betreffenden Produkt (Anregung und Evaluation), der daraus resultierenden Kaufentscheidung (Kauf) bzw. der sich anschließenden weitergehenden Verkaufsbemühungen (After Sales). Sind diese einzelnen Punkte in Form einer zusammenhängenden Prozesskette aufeinander abgestimmt, die Schnittstellen definiert und marktadaptiert optimiert, schafft der CBC Vertrauen und sichert somit Marktanteile (Abb. 4.3).

(Abb. 4.3) Grundlage CRM: Customer Buying Cycle

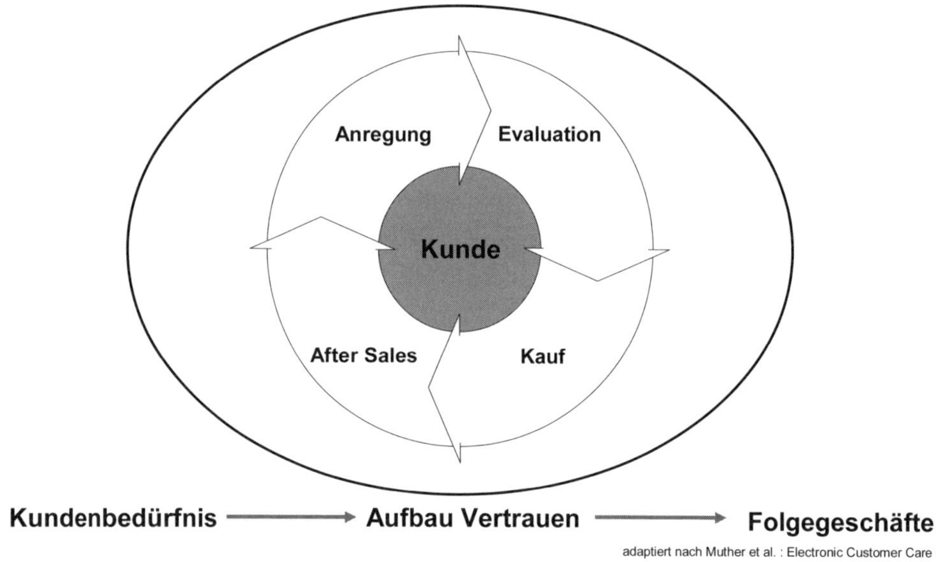

Kundenbezogene Strategien lassen sich in zwei Kategorien einordnen. Einerseits existieren offensive Ansätze, die vor allem auf die Akquisition von Neukunden ausgerichtet sind. Andererseits zielen defensive Kundenstrategien darauf ab, bestehende Kunden an das Unternehmen zu binden und sie durch die Erhaltung der Kundenzufriedenheit von einem Verordnungswechsel abzuhalten. Ein ganzheitliches Marketing im Sinne von CRM setzt auf einen Mix aus beiden Stossrichtungen, wobei die Gewichtung jeweils von der konkreten Unternehmenssituation bestimmt wird (Lichtenberg 2000, LRP 2003).

Als Rahmen für die Strategieformulierung gilt die Art der Beziehung, die ein Unternehmen mit seinen Kunden aufbaut.

Es werden sechs Intensitätsstufen unterschieden:

- Einfache Beziehung: Das Produkt wird lediglich verkauft und kein weiterer Kundenkontakt gepflegt.
- Reaktive Beziehung: Das Produkt wird verkauft. Der Kunde wird ermutigt sich zu melden, wenn Fragen oder Beschwerdeanlässe auftreten.
- Verantwortliche Beziehung: Kurz nach dem Kauf wird der Kunde kontaktiert um herauszufinden, ob das Produkt seinen Erwartungen entspricht. Der Kunde wird dazu eingeladen Vorschläge zu äußern, um das Unternehmen bei der ständigen Verbesserung der Angebote zu unterstützen.
- Pro-aktive Beziehung: Der Kunde wird nach dem Kauf regelmäßig kontaktiert. Dabei werden Hinweise zur sinnvollen und vielseitigen Produktnutzung angeboten.
- Partnerschaftliche Beziehung: Das Unternehmen arbeitet Hand in Hand mit dem Kunden, um die angebotenen Leistungen zu optimieren.
- Innovative Beziehung: Der Kunde wird in die Verbesserung des Produktes oder die Entwicklung des Folgeproduktes aktiv einbezogen (Abb. 4.4).

(Abb. 4.4) Beziehungsebenen des CRM

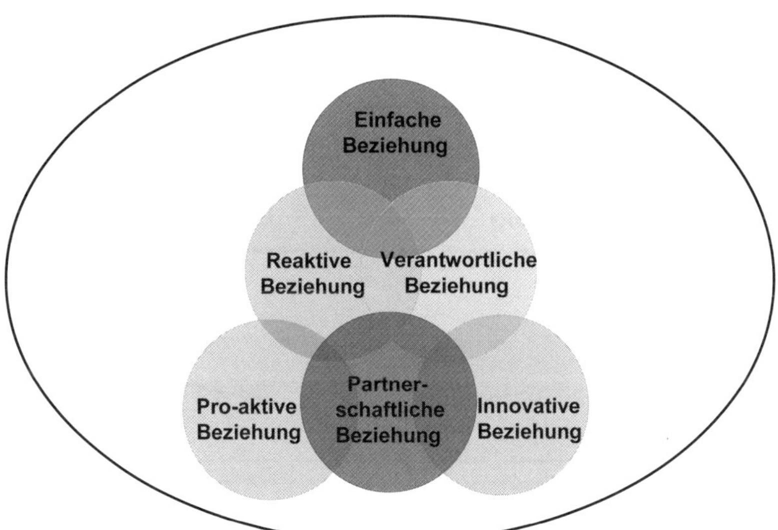

adaptiert nach Pidas 2000

Bei jedem Kontakt zwischen Unternehmen und Kunde werden Informationen ausgetauscht, die wichtig sein könnten. Die Schaffung einer effizienten Infrastruktur zur Auswahl und Interpretation wettbewerbsrelevanter Daten ist deshalb ein Kernpunkt der CRM-Strategie.

Es gilt, einen Single Point of Information zu schaffen, der die in der Regel dezentral vorhandenen Informationen allen am Werterstellungsprozess Beteiligten zur Verfügung stellt. Somit müssen die so genannten Customer Touch Points, über die die Kundeninformationen ins Unternehmen gelangen, definiert sein.

CRM verändert die Art und Weise, wie ein Unternehmen seine Kunden wahrnimmt und bedient. In einem ersten Schritt muss das Bewusstsein für interne und externe Kundenbeziehungen wachsen.

Die individuelle Ansprache mit Hilfe von differenzierten «Built to Customer»- oder «Mass Customization»-Angeboten repräsentiert dabei einen Wesentlichen Teil der strategischen Gesamtüberlegungen (Gouthier 2001, Harms et. al 2001) (Abb. 4.5).

(Abb. 4.5) CRM-Kommunikation als umfassendes Konzept - Basis innovativer Geschäftsbeziehungen -

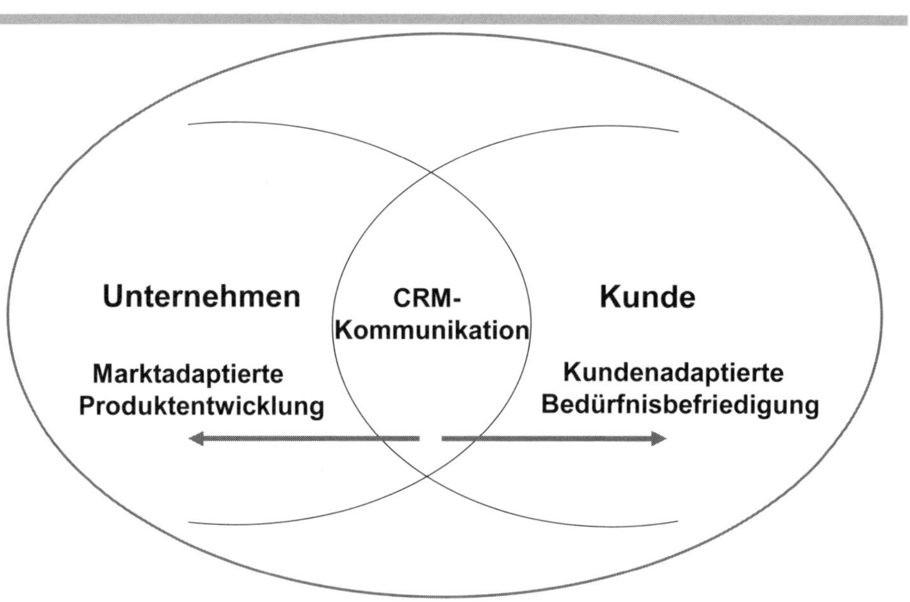

4.4 CRM-Empowerment

Ein Geschäft ist immer ein Geschäft von Mensch zu Mensch. CRM baut auf dieser Erkenntnis auf und rückt den Menschen als wichtigsten Erfolgsfaktor ins Zentrum der Betrachtung, unabhängig davon, ob er Mitarbeiter, Partner oder Kunde ist. Als Basis für eine langfristige und vertrauensvolle Geschäftsbeziehung bedarf es deshalb einer sorgfältigen Kommunikation vom Unternehmen zum Kunden, wie auch vom Kunden zum Unternehmen.

Das Beziehungsdreieck dient der Visualisierung der Qualität menschlicher Beziehungen. Die Größe der beiden Dreiecke gibt Auskunft über die Qualität des Vertrauensverhältnisses, das heißt, je größer das Kundendreieck, umso besser ist die Beziehung zum pharmazeutischen Unternehmen. Gründe für Störungen können damit eingegrenzt und geeignete Maßnahmen zu deren Behebung ergriffen werden.

Fällt das Dreieck aufgrund einer Störung der Beziehung in sich zusammen, kann das Vertrauen mit gezielten Maßnahmen in einem oder mehreren der drei Kernbereiche - Kommunikation, Nähe und Interesse - wieder hergestellt werden (Harms et. al 2001, Harms/Drüner 2003).

Die Erlebniswelt des Kunden beim Kauf eines Produktes wird sehr stark durch den persönlichen Kontakt mit den Vertretern des Unternehmens geprägt. Dabei fließen typisch menschliche Charakteristika wie Freundlichkeit und Zuverlässigkeit in die Bewertung ein.

Für den Kunden stellt jeder einzelne Mitarbeiter die Personifizierung des Unternehmens samt dessen Produkten und Dienstleistungen dar. Der individuelle Charakter, die Art und der Ton eines Kundenbetreuers ist deshalb die Visitenkarte eines Pharmaunternehmens.

Alle Mitarbeiter, besonders aber diejenigen mit direktem Kundenkontakt, müssen CRM leben. Dies verlangt, dass sie sich eine entsprechende Dienstleistungsmentalität aneignen. An erster Stelle steht die Förderung der Leistungsbereitschaft und der Eigenverantwortung jedes Einzelnen.

Wenn sich Mitarbeiter gezielt um die Kunden kümmern sollen, müssen sie ihre Aufgaben und Kompetenzen kennen und bereit sein Verantwortung für ihr eigenes Handeln zu übernehmen. Hierfür ist die permanente Qualifizierung des Personals unter CRM-Aspekten unerlässlich. Dabei sollten fachliche, methodische wie auch soziale Kompetenzen gefördert werden.

Die Befähigung allein genügt nicht, die Mitarbeiter müssen ihre Verantwortung wahrnehmen dürfen, um die im Rahmen ihrer Kompetenzen liegenden Aufgaben erfüllen zu können (Abb. 4.6).

(Abb. 4.6) Beziehungsdreieck des CRM;
Grundlage innovativer Pharmamarketingkonzepte

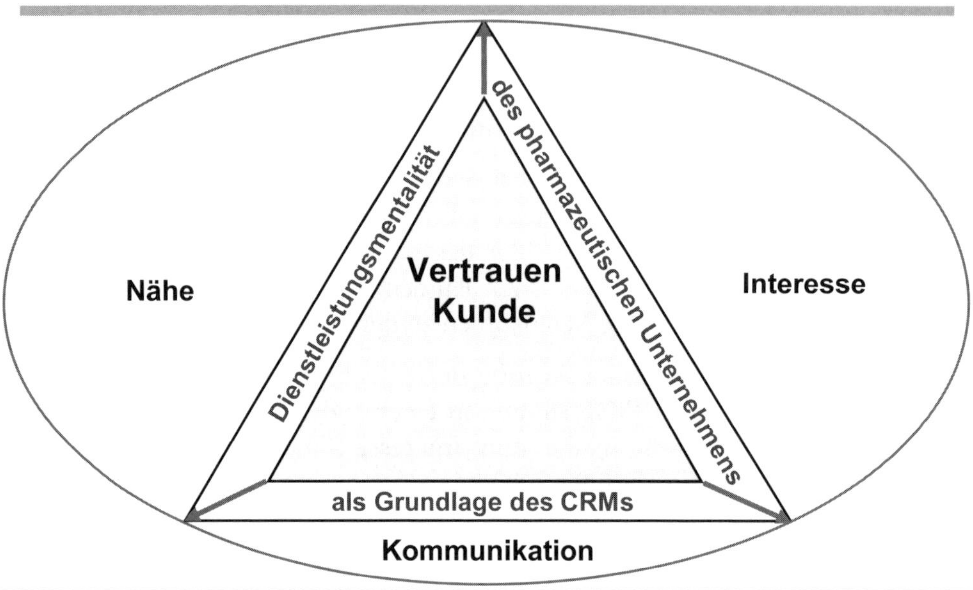

Die Entwicklung hin zum CRM bringt immer auch Veränderungen für die betroffenen Menschen mit sich. Es entstehen Ängste vor dem Neuen, unterschwellige Gefühle der Trauer (Abschied nehmen von Vertrautem) oder Enttäuschung, da bisherige Werte nicht mehr gelten. Ein wichtiger Grundsatz ist die Maxime, «Betroffene zu Beteiligten» zu machen.

Damit dieser Grundsatz aber nicht zu einem reinen Lippenbekenntnis verkommt, müssen die von einer Veränderung betroffenen Menschen konsequent und vor allem frühzeitig in den Entscheidungs- und Gestaltungsprozess einbezogen werden.

Falls diesem Aspekt zu wenig Bedeutung beigemessen wird, ist eine Veränderung nur sehr schwer durchsetzbar, da die Mitarbeiter mit Resignation, Zynismus und fatalistischen oder gar sabotageähnlichen Reaktionen reagieren, denn CRM lässt sich nicht befehlen, sondern nur leben (Harms/Drüner 2003).

Der Veränderungsprozess wird modellhaft in drei Phasen aufgeteilt, die nacheinander durchlaufen werden: Auftauen (Unfreezing), Verändern (Movement) und Widereinfrieren (Refreezing).

- Unfreezing:

  In der Phase des Auftauens wird das bisherige Tun in Frage gestellt und bei den Betroffenen die Motivation für den Wandel geweckt. Dabei sollte das Top-

Management Mut zur Transparenz zeigen, dieses aktiv vorleben und die Mitarbeiter ermuntern, Ideen und Anregungen einfließen zu lassen.

- Movement:

  In dieser Phase der Veränderung werden konkrete Maßnahmen umgesetzt, die die Menschen bewegen sich geistig und eventuell auch räumlich hin zu einem Zielzustand zu bewegen.

  Das Management sollte die Betroffenen in einem intensiven Lernprozess, der durch gezielte Schulungsmaßnahmen sowohl on-the-job wie auch off-the-job begleitet wird, unterstützen.

- Refreezing:

  Hierbei geht es um das Verankern der neuen Situation. Dabei wird das geforderte Verhalten institutionalisiert, bis der Mitarbeiter feststellt, dass die neue Situation Erfolg verspricht und somit die Grundlage für weitere CRM Prozesse darstellt (Abb. 4.7a/4.7b).

(Abb. 4.7a) Dreistufenmodell zur Einführung des CRM

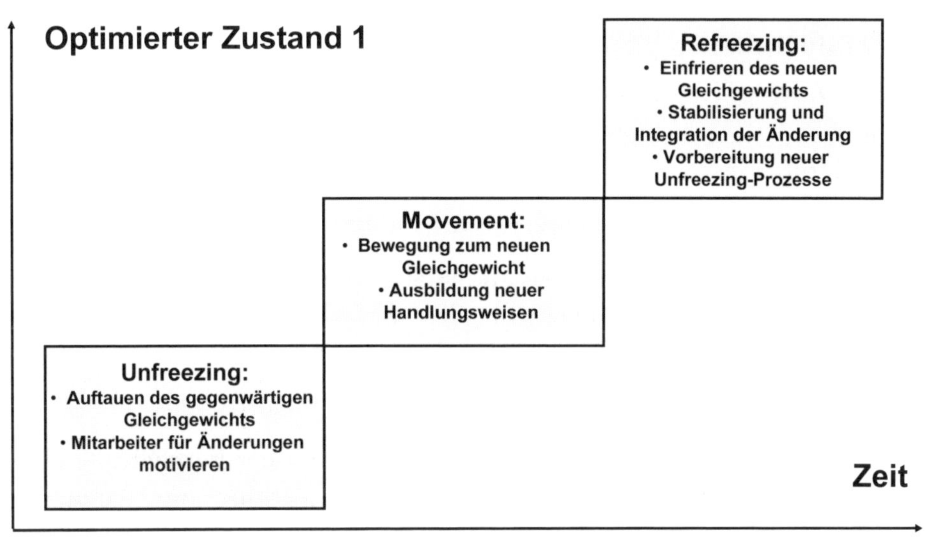

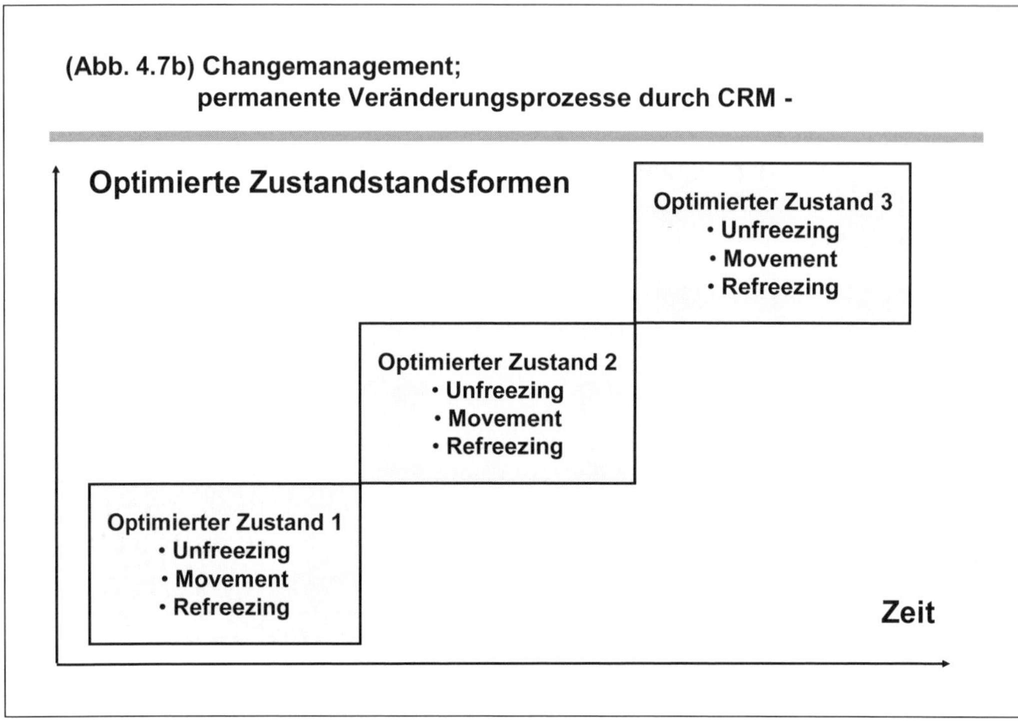

4.5 Multichaneling als Basis des ständigen Dialogs

Unter Prozessen versteht man die bestimmte Abfolge von Tätigkeiten, die zur Erbringung einer Leistung notwendig sind. Aus Unternehmenssicht existieren zwei Kernprozesse.

1. Der Prozess zur Entwicklung neuer Produkte

- Dieser Prozess umfasst alle Aktivitäten durch die neue Produkte rasch, in hoher Qualität und zu einem adäquaten Preis auf dem Markt eingeführt werden können.

2. Der Prozess zur Auftragsgenerierung und Auftragserfüllung

- Dieser Prozess umfasst alle Aktivitäten, die mit der Beschaffung und Entgegennahme von Aufträgen, dem pünktlichen Versand von Waren, der Rechnungsstellung und dem Inkasso zu tun haben. Ferner alle Aktivitäten, die dazu dienen, dem Kunden die richtigen Ansprechpartner zur Verfügung zu stellen.

Anstatt die Prozesse fragmentiert und funktionsorientiert zu betrachten, müssen die einzelnen Bereiche des Pharmamanagements durch konsistente Abläufe so vernetzt werden, dass die Kundenbedürfnisse optimal erfüllt werden können. Ein durchgängiger Informationsfluss sollte im gesamten Unternehmen etabliert sein, damit erforderliche Informationen über den Kunden und die angebotenen Produkte und Dienstleistungen jederzeit dort verfügbar sind, wo sie benötigt werden.

Obwohl der Kunde in der Regel an nur einer Kommunikationsschnittstelle mit dem Unternehmen in Kontakt tritt, haben seine Wünsche und Bedürfnisse weit reichende Auswirkungen auf die Produktions-, Logistik-, und Serviceabteilungen des Unternehmens. Dem Kunden bieten sich eine Vielzahl von Kommunikationsmöglichkeiten (Multichanneling). Diesem Prinzip liegt der Gedanke zu Grunde ihm einen möglichst interaktiven Austausch und eine Vielzahl von Kontaktkanälen anzubieten. Ob per Brief, per -Mail, Fax, Hotline, Internet oder Telefon, die Technik ermöglicht es eine individuelle, dialogintensive One-to-One-Beziehung aufzubauen (Harms 2003).

Derzeit werden Informationen in der Regel unkoordiniert festgehalten. Dabei reichen die «Datenbanken» von Notizzetteln bis hin zu multidimensionalen Applikationen. Die Daten erfüllen den Informationsbedarf einzelner Mitarbeiter, teilweise sogar ganzer Marketingabteilungen, jedoch nur selten dem des Gesamtunternehmens. In den meisten Fällen müssen die Datenbestände systematisiert werden. Während die technische Umsetzung dieser Forderung kein Problem darstellt, liegt die Schwierigkeit darin, den Informationsfluss so zu koordinieren, dass die gewünschten Informationen rechtzeitig zur Verfügung stehen und nicht in einer unstrukturierten Informationsflut untergehen (Harms 2003).

Kernziel einer Vernetzung der verschiedenen Datenbanksysteme ist die Erstellung eines Single Point of Information (SPOI), welcher mit einem konsequentem Schnittstellenmanagement (Enterprise Application Integration; EAI) umgesetzt werden kann. Hier werden sämtliche Kundeninformationen, die via Multichanneling generiert werden, gesammelt und zentral koordiniert. Zentral ist hier nicht physisch zu verstehen, sondern im Sinne eines einheitlichen, für alle Mitarbeiter zugänglichen Systems.

Mit Hilfe eines SPOI wird sichergestellt, dass der Kunde und dessen Anliegen unabhängig vom gewählten Kontaktmedium gleichwertig behandelt werden. Das konsequente Sammeln und Bearbeiten von Daten mittels Datamining und Data-Warehousing ermöglicht die Analyse des Kundenverhaltens und die Identifikation von Kategorie A- und B-Kunden.

Dank modernster Informationstechnologien werden innerbetriebliche Abläufe rationalisiert. Zum einen werden Kundendaten nur einmal erfasst, zum anderen entfallen zeitaufwendige Abgleichungen zwischen den verschiedenen Datenbanken des Unternehmens. Informationen stehen dort zur Verfügung, wo sie benötigt werden. Mit Hilfe von elektronischen Beratern via Internet können Kundenanfragen zu wenig beratungsintensiven Produkten rasch und umfassend beantwortet werden. Ticketingsysteme dienen der systematischen und gezielten Beantwortung von Kundenanfragen und ermöglichen die laufende Überprüfung des jeweiligen Status Quo (Harms/Drüner 2003, LRP 2003).

4.6 Schritte der CRM-Implementierung

CRM ist ein wichtiges Erfolgsinstrument für den Verkauf innovativer pharmazeutischer Leistungen. Allerdings ist es für Schnellschüsse wenig geeignet. Die Geschäftsleitung muss bereit sein, dieses Konzept als langfristige Strategie zu sehen.

Die Implementierung, die Auswahl qualifizierter Mitarbeiter und die richtige technische Einrichtung sind kostenintensiv. Beim CRM handelt es sich um ein komplexes Informationssystem, das fast alle Bereiche des Unternehmens berührt. Deshalb muss das Senior-Management den Prozess aktiv begleiten, und zwar nicht erst dann, wenn das CRM-Konzept implementiert wird, sondern besonders während der Ausarbeitungsphase ist ein klares Commitment von elementarem Interesse (Decision Resources 1999, Howard 2001, Harms/Drüner 2003).

Analyse:

- Der erste Schritt ist maßgeblich für den Erfolg eines CRM-Projektes verantwortlich. Kundenstrukturen, Kaufverhalten, Kundenzufriedenheit, technische Applikationen, organisatorische Abläufe und Unternehmensprozesse werden studiert, um einen sinnvollen und kosteneffizienten Ablauf des Projektes zu gewährleisten.

Konzeption:

- Das Resultat der Analyse erlaubt es, tatsächliche Maßnahmen ins Auge zu fassen. Ein Projektauftrag formuliert die Leistungen und Kosten des CRM-Projektes. Dabei werden die Ansprechpartner und die Verantwortlichen definiert und eine klare Umsetzung der Ziele anhand eines Projektplans forciert.

Implementierung:

- In Begleitung eines internen oder externen CRM-Beraters werden die Investitionen in die technische Ausstattung und die Ausbildung der beteiligten Mitarbeiter getätigt. Die Arbeitsabläufe innerhalb einer Matrix werden organisiert, dokumentiert und durch eine Hierarchie übergreifende Informationspolitik determiniert (Abb. 4.8 – 4.9).

(Abb. 4.8) Changemanagement Pharma;
Implementierung kontinuierlicher CRM-Prozesse

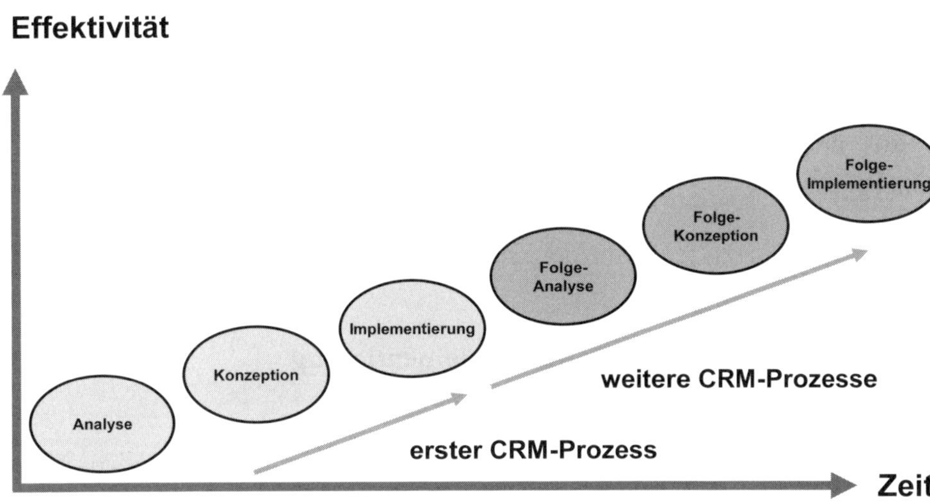

(Abb. 4.9) Kernbereiche zur CRM-Implementierung

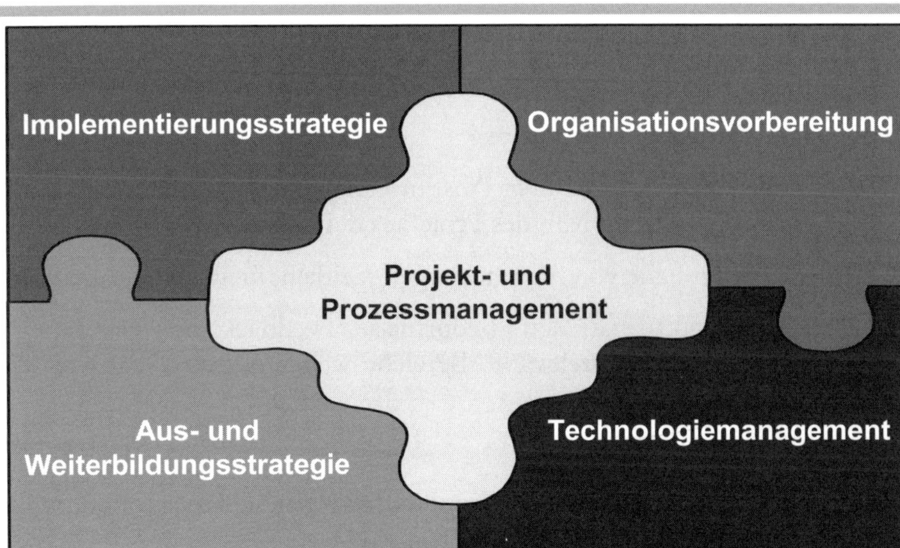

Bevor das pharmazeutische Unternehmen mit der Implementierung von CRM als Grundlage innovativer Pharmamarketingkonzepte beginnt, werden im Vorfeld folgende fünf Kernbereiche intensiv beleuchtet:

- Strategie zur Implementierung von CRM
- Vorbereitung der Organisation auf CRM
- Projekt- und Prozessmanagement zur Einführung von CRM
- Aus- und Weiterbildung des Personals in Bezug auf CRM
- Technische Ausstattung zur Durchführung von CRM

Um Überraschungen zu vermeiden, sollten folgende Fragen geklärt sein:

4.7 Checkliste 25: Grundlage der Implementierung

Strategie

1. Woran orientiert sich die Ausrichtung des Unternehmens (Kunden, Mitarbeiter, Aktionäre, Kosten, Investitionen, Innovationen und Technologien)?
2. Wie gestaltet sich die Positionierung der Produkte?
3. Wie definiert sich der bestehende Marketingmix?
4. Was sind die bestehenden und/oder geplanten Distributionskanäle?
5. Wie gestaltet sich das mittel- und langfristige Business-Design?

Organisation

6. Wer trägt die Verantwortung für das Projekt und das Projektteam?
7. Wer ist der Auftraggeber (Sponsor)?
8. Wie sind die Prozesse (Planung, Abstimmung, Informations- und Berichtswesen, Ausführung) innerhalb des Projektes definiert?
9. Was geschieht im Falle von Abweichungen (zeitlich, finanziell, qualitativ)?
10. Werden Kundeninformationen (Bedürfnisse, Feedback etc.) gesammelt und an weitere unternehmensrelevante Bereiche weitergeleitet (Finanzen, Marketing, Produktion, F&E)?

Zeitplanung

11. Was geschieht wann in den drei Hauptphasen Analyse, Konzeption und Implementierung?

12. Welche Arbeitspakete und Milestones sind für eine erfolgreiche Projektabwicklung innerhalb welcher Zeitlinie erforderlich?
13. Wie und wann werden die Milestones kommuniziert?
14. Was passiert, wenn Milestones nicht gehalten werden können?
15. Wie und wann werden die Fall-back Positionen initiiert und umgesetzt?

Menschen

16. Was zeichnet die bestehende Kommunikations- und Unternehmenskultur aus?
17. Wie wird das Potenzial der Mitarbeiter bezüglich Schulungs- und Entwicklungsmöglichkeiten überprüft?
18. Stehen unternehmens- und mitarbeiterrelevante Weiterbildungsprogramme zur Verfügung?
19. Verfügt das Unternehmen über eine transparente Aufbau- und Ablauforganisation?
20. Wird eine ausgeprägte Dienstleistungsmentalität innerhalb und außerhalb des Unternehmens gelebt?

Technik

21. Entsprechen die Arbeitsplätze der Mitarbeiter mit Kundenkontakt dem neueren technischen Stand?
22. Sind die Arbeitsplätze vernetzt?
23. Sind die bestehenden Räumlichkeiten und deren Einrichtung den Erfordernissen angemessen?
24. Wo und in welcher Form sind Daten über Kunden, Produkte und Verfahren abgelegt bzw. existieren Redundanzen?
25. Kann bei Bedarf jederzeit innerhalb der Matrix auf bestehende Kundendaten zugegriffen werden?

4.8 Schritte nach der CRM-Implementierung - Goldene 20er-Regel -

Zur Darstellung der Effizienz der Einführung von CRM-Konzepten in der pharmazeutischen Industrie sollten folgende Fragen direkt nach der Implementierung bzw. in regelmäßigen Abständen (mindestens alle 6 Monate) abgefragt werden. Nur so ist garantiert, dass durch eine permanente Qualitätskontrolle die strategische Marketingplanung zeitnah (kundenadaptiert) reagiert.

1. Stehen die relevanten Kundeninformationen den Mitarbeitern in allen Abteilungen aktuell und transparent zur Verfügung?
2. Hat der Kunde die Möglichkeit über verschiedene Medien mit dem Unternehmen zu kommunizieren?
3. Kennen die CRM-Berater die wichtigsten Kunden persönlich?
4. Reagieren diese innerhalb von 24 Stunden auf Anfragen?
5. Nutzt das Unternehmen verschiedene Vertriebskanäle zur Kommunikationsaufnahme?
6. Bekommt ein Kunde innerhalb von drei Minuten einen kompetenten Mitarbeiter ans Telefon?
7. Kontrolliert das System, wie viele Anrufe sich in der Warteschlange verlieren?
8. Werden bis zu 80 Prozent der Kundenanfragen erledigt, ohne dass der Kunde weiter verbunden werden muss?
9. Existieren für die Kunden Möglichkeiten zur Interaktion mit dem Unternehmen außerhalb der Geschäftszeiten?
10. Wird die Kundenzufriedenheit über Kundenzufriedenheitsparameter regelmäßig gemessen?
11. Werden die Ergebnisse der Messung an das Senior Management weiter gereicht?
12. Setzt sich das Unternehmen Ziele zur Erreichung höherer Kundenzufriedenheitswerte?
13. Kann der Kunde über das Internet Produkte oder Informationen bestellen?
14. Werden Kunden bei Reklamationen in mehr als 80 Prozent der Fälle zufrieden gestellt?
15. Beliefert das Unternehmen die Kunden gezielt mit aktuellen Informationen zum Einsatz der Produkte?
16. Legt das Unternehmen Wert darauf, sich über Produktzusatzleistungen wie Service und Beratung von den Mitbewerbern zu differenzieren?
17. Wird das Kundenpotenzial über Cross-Selling und Customer Value Management voll ausgeschöpft?
18. Bildet das Unternehmen seine Mitarbeiter mit direktem Kundenkontakt für die Begegnung mit dem Kunden gezielt (dokumentiert und standardisiert) aus?
19. Laufen permanente Trainingsprogramme zur Verbesserung der CRM-Aktivitäten für den Innen- und Außendienst?

20. Wird die Wertigkeit der CRM-Aktivitäten aus der Perspektive der Kunden regelmäßig evaluiert (Abb. 4.10)?

(Abb. 4.10) Checkliste CRM - Innovatives Pharmamarketing -

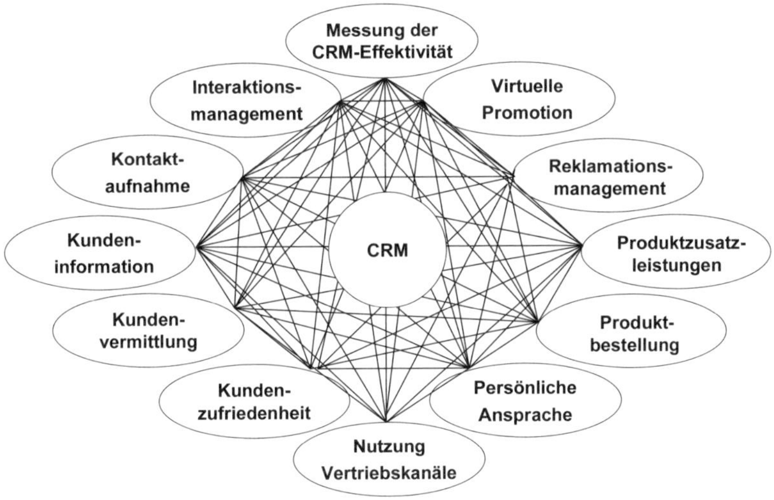

In Anlehnung an: Harms / Drüner (EIASM 2001)

Anmerkung

- Wie viele Fragen mussten Sie klar mit «Nein» beantworten? Sind es mehr als zehn, dann ist CRM ein Thema für Sie. Haben Sie weniger als fünfmal «Nein» sagen müssen, dann ist Ihr Unternehmen im Sinne eines optimierten Kundenkontaktmanagements bei der Positionierung pharmazeutischer Dienstleistungen bereits jetzt auf dem Wege zu einem individualisierten Networking zur Implementierung innovativer (tailored oder pinpointed) Pharmamarketingkonzepte.

4.9 Aus der Praxis von CRM Projekten

Die IT-Branche war in den vergangenen 8 Jahren geprägt von einer Vielzahl von Entwicklungen hin zu einer vernetzteren und digitalisierteren Sicht auf den Kunden. Unternehmen der unterschiedlichsten Industrien organisierten ihre Geschäftsprozesse im Rahmen von CRM-Projekten hin zur Optimierung der Vertriebskraft bei gleichzeitiger Rationalisierung der Bearbeitungsprozesse. Oftmals wurden diese Projekte von der Einführung spezifischer Software geprägt oder sogar durch diese initiiert. Die Treiber hinter diesen Projekten waren naturgemäß technisch fokussiert und im Rahmen von eBusiness und e-Hype wurde die Kluft zwischen technischen Lösungen und tatsächlich sinnvollen Geschäftsprozessen immer größer. Die Investitionen in CRM-Systeme gerieten dadurch naturgemäß in den Mittelpunkt kritischer Diskussionen innerhalb der Unternehmen. Untersuchungen der letzten Jahre bestätigen diese Betrachtung. So stellte Booz, Allen, Hamilton fest: „70 Prozent aller bisherigen CRM-Projekte sind ein Misserfolg“. Gründe dafür sind für Forrester: „Nur in wenigen Projekten werden alle relevanten Unternehmensbereiche einbezogen“ und bei Meta Group ließt man, „In 59 Prozent aller Fälle sind interne Faktoren der Grund für das Scheitern“. Diese Statements sind nur ein Auszug aus dem Tenor der Analysten. Offensichtlich scheiterte eine Vielzahl von Projekten aus verschiedensten Gründen. Aus Sicht des Systemintegrators wird diese Sichtweise bestätigt. Wurde zu stark auf die technische Umsetzbarkeit geachtet? Vergaß man die Geschäftsprozesse und deren Abhängigkeit von den direkt beteiligten Menschen zu betrachten?

Als Fazit lässt sich festhalten:

- Die Definition von CRM und die Ziele der Projektarbeit sind oftmals unklar.
- Die Orientierung an klar messbaren (quantitativen und qualitativen) Zielen fehlt.
- CRM wird mit Software gleichgesetzt und damit auf das ausführende Instrument reduziert.
- Unternehmensinterne Strukturen behindern die Projektumsetzung oder stehen ihr entgegen.

Betrachten wir die Ausführungen, so kann man in einer Vielzahl von CRM-Aktivitäten feststellen: Es fehlt in der Praxis an der Orientierung am Kunden.

4.10 Multikanalmanagement als Erfolgsstrategie

Aus den Schilderungen lassen sich einige Schlüsse ziehen. Neben der professionellen unternehmensinternen Projektarbeit und dem ganzheitlichen Verständnis einer CRM-Maßnahme für das Unternehmen ist die Integration sämtlicher Kundenkontaktkanäle in das CRM-Projekt von entscheidender Bedeutung. Aus der Praxis der Unternehmen - die bereits CRM-Aktivitäten erfolgreich umgesetzt haben - lässt sich diese am Beispiel des Multikanalmanagements ablesen. Die Einführung von operativ nutzbarer CRM-Software ist erst dann erfolgreich, wenn sie komplett über alle Kundenkommunikationswege integriert ist und damit für alle Wege des Kunden zum Unternehmen zur Verfügung steht. Daher gilt es in allen CRM-Maßnahmen die Produkt- mit der Kundenstrategie zu verbinden (Abb. 4.11).

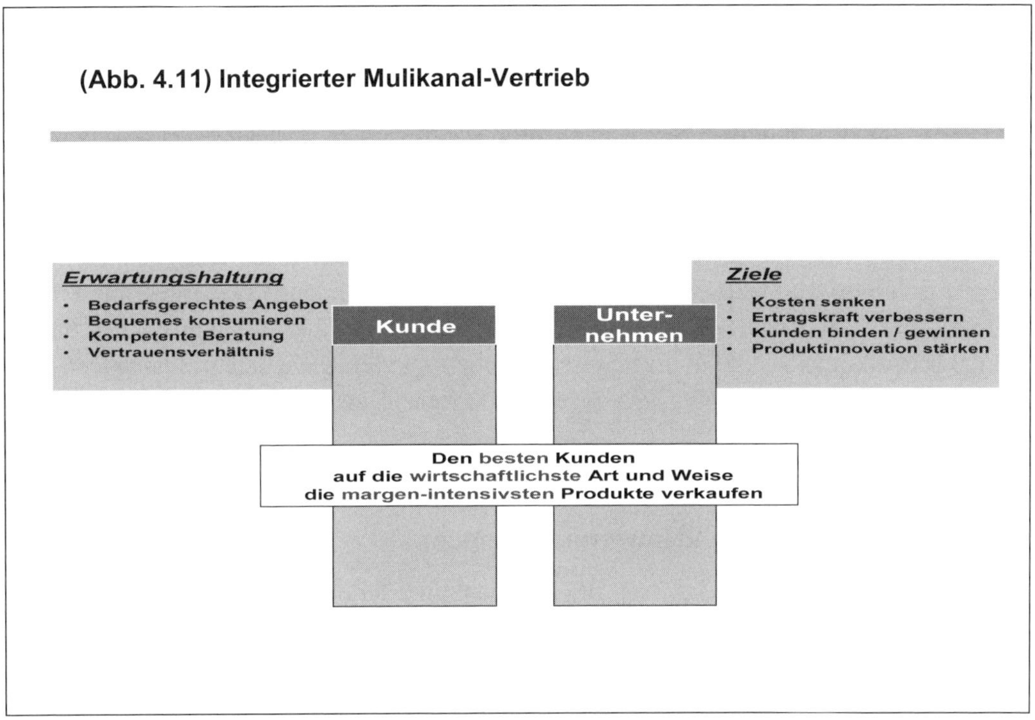
(Abb. 4.11) Integrierter Mulikanal-Vertrieb
Erwartungshaltung
Bedarfsgerechtes Angebot
Bequemes konsumieren
Kompetente Beratung
Vertrauensverhältnis
Kunde
Unter-nehmen
Ziele
Kosten senken
Ertragskraft verbessern
Kunden binden / gewinnen
Produktinnovation stärken
Den besten Kunden
auf die wirtschaftlichste Art und Weise
die margen-intensivsten Produkte verkaufen

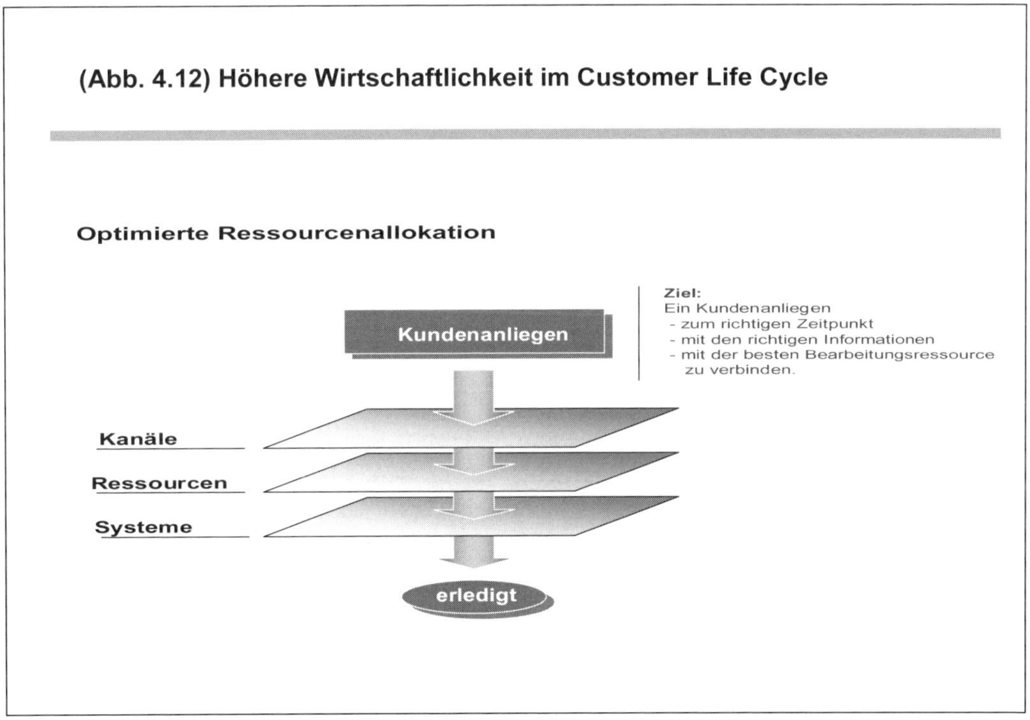
(Abb. 4.12) Höhere Wirtschaftlichkeit im Customer Life Cycle
Optimierte Ressourcenallokation
Kundenanliegen
Ziel:
Ein Kundenanliegen
- zum richtigen Zeitpunkt
- mit den richtigen Informationen
- mit der besten Bearbeitungsressource
zu verbinden.
Kanäle
Ressourcen
Systeme
erledigt

Gerade aus der Sicht des Vertriebs liegen die Vorteile des integrierten Multikanalmanagements auf der Hand, denn die Ertragskraft des Unternehmens wird durch die Integration sämtlicher Kontaktkanäle gestärkt. Der Außendienst hat die gleichen Informationen zum Kunden wie das Customer-Care-Center. Je nach Produktverkaufsstrategie können beide Vertriebswege gezielt die Produktansprache vornehmen und gemeinsam erfolgreich umsetzen.

Neben der Ertragssteigerung verfolgen CRM-Maßnahmen regelmäßig das Ziel der Kostensenkung im Bearbeitungsprozess von Kundenanfragen. Die Integration von Front- und Backofficeprozessen steht hierbei im Mittelpunkt. Gelingt es, das Kundenanliegen ohne Medien- und Systembrüche mit den geeigneten Ressourcen im Unternehmen zu bearbeiten, so werden enorme Einsparungspotentiale realisiert (Abb. 4.12).

4.11 Multikanal- und Kundenwertmanagement

CRM-Projekte verfolgen das Ziel, die Kundenzufriedenheit und damit die Kundenbindung zu erhöhen. Effektive Kundenbindungsmaßnahmen sind nicht nur sinnvoll sondern notwendig, wenn man bedenkt, dass es bis zu zehnmal höhere Investitionen verlangt, einen Neukunden zu gewinnen als einen vorhandenen zu halten.

Erfahrungsgemäß gibt es zwei entscheidende Situationen in der Kommunikation zwischen Kunden und Unternehmen, bei denen der Grad der Kundenzufriedenheit bewusst erlebt wird. Es handelt sich hierbei um das Produktverkaufsgespräch und die Beschwerde. Diese beiden Hauptprozesse in der Kundeninteraktion bestimmen maßgeblich das „Erleben“ der Kundenbeziehung aus der Sicht des Kunden.

Die positiv erlebte Kundenkommunikation beeinflusst die Kundenzufriedenheit stärker als etwa die Marke oder die Preispolitik. Laut Harvard Business Review erhöht die Steigerung der Kundenzufriedenheit um 1 Prozent den Marktwert des Unternehmens um 3 Prozent. Daraus folgt der stringente Zusammenhang von Kundenzufriedenheit und Kundenbindung. Zufriedene Kunden sind Kunden, die immer wieder kommen und damit ihren individuellen Wert für das Unternehmen steigern.

Aus der Erkenntnis des Zusammenhangs von Kundenzufriedenheit, Kundenbindung und Kundenwert ist in den vergangenen 20 Jahren die zunehmende Individualisierung des Kundenbeziehungsmanagements entstanden. Daher gilt, im Rahmen von CRM-Projekten Kundenbindungsmaßnahmen gezielt zu unterstützen und den Beschwerde- und Produktverkaufsprozess über alle Kanäle der Kundenkommunikation zu optimieren.

Aus der Erfordernis der Messbarkeit des Kundenwerts werden Key-Performance-Indikatoren (KPI) abgeleitet, die den individuellen Kundenwert in Abhängigkeit des

Kundenstatus, des Deckungsbeitrags und der Produktaffinität bestimmen. Diese KPI bilden die Grundlage für sämtliche Vertriebs- und Bearbeitungsprozesse über alle Kundeninteraktionen hinweg (Abb. 4.13).

(Abb. 4.13) Kundenbeziehungsmanagement - Historische Entwicklung

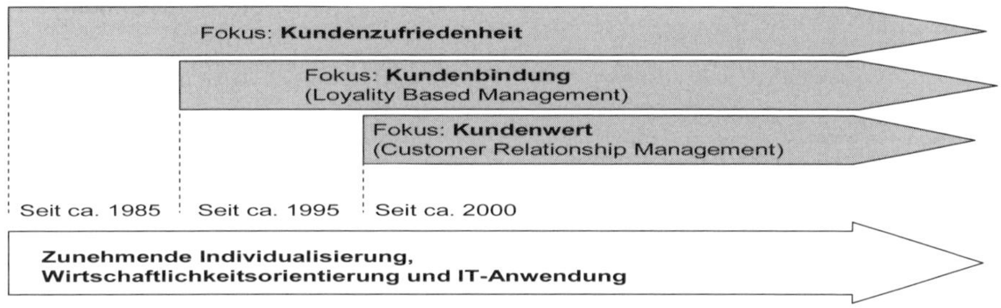

Nach: Möglichkeiten und Grenzen der Kundenwertsteigerung des CRM, Gerth 2003

4.12 Der Nutzen des Multikanalmanagements

Erfolgreiches CRM beinhaltet konsequenterweise ein funktionierendes Multikanalmanagement.

Woraus lässt sich der konkrete Nutzen ableiten (Tab. 4.1)?

- Die für CRM-Projekte geforderte „Messbarkeit“ der Maßnahmen und die Integration sämtlicher Unternehmensteile werden erst durch das Multikanalmanagement erreicht.
- Quantitative Ziele wie „Erreichbarkeit“ oder „Cross-Selling“ sind ebenso zu definieren, wie die qualitativen Parameter zur Darstellung der „Kundenzufriedenheit“.

Aus der langjährigen Praxis von CRM und Multichannelprojekten lassen sich daher folgende Erfolgsfaktoren in einer Matrix zusammenfassen (Tab. 4.2).

(Tab. 4.1) Nutzen einer erfolgreichen Mulikanal-Integration

aus Kundensicht

- **Zuverlässiger**
  - Erreichbarkeit
  - Reaktions- und Antwortzeiten
- **Kompetenter**
  - Schnelle und kompetente Bearbeitung
  - „One Company"
- **Bequemer**
  - Wahlfreiheit (Kanäle, Uhrzeit, Ort)
- **Vertrauter und zufriedener**
  - Relevanz Produktangebot + Servicequalität + Markenaffinität

aus Unternehmenssicht

- **Höhere Bearbeitungsproduktivität**
  - Kontaktbearbeitung gemäß SLA´s
  - Erreichbarkeitssteuerung
  - Kundenwert-gesteuerter Kanaleinsatz („high touch" vs. „high tech")
  - Ganzheitliche KPI´s
- **Gesteigerte Bearbeitungsqualität**
  - Optimierte Ressourcenallokation
- **Verbesserte Interaktionsfähigkeit**
  - „Informierter Dialog" über alle Kanäle (konsistente Kunden-/Kontakthistorie), „One Customer"
  - Persönliche bedarfs- und ereignisorientierte Ansprache
  - Opportunistische Nutzung von Kundenkontakten (Cross/Up-Selling)

(Tab. 4.2) Erfolgsfaktoren für den CRM-Projekterfolg

Kundenbeziehungsstrategie definieren

- Welche Kunden werden wann und mit welchem Instrument erreicht
- Fokus auf Kundenbindung, Interessenten, und Rückgewinnung
- KPI* analysieren - Ziele ableiten

Geschäftsprozesse optimieren

- Prozesse müssen die Strategie abbilden und unterstützen
- Unternehmensübergreifende Prozesse schaffen
- Auf technische Umsetzbarkeit achten

IT implementieren

- CRM-Systeme sind die entscheidenden Werkzeuge
- Gewünschte Prozessunterstützung definieren
- Aufgaben zwischen interner IT, Systemintegrator und Hersteller definieren

Change Management initiieren

- Commitment der Geschäftsführung
- Alle Unternehmensteile einbinden
- Auf Sponsoren und Mentoren achten
- Ein erfolgreiches CRM-Projekt hört niemals auf...

*Key Performance Indikatoren

Am Anfang jeder CRM-Aktivität steht die Definition der Kundenbeziehungsstrategie. Danach gilt das Augenmerk dem Optimieren der Geschäftsprozesse und der daraus resultierenden IT Integration. Der emotionale Faktor wird über ein erfolgreiches Change Management auf allen Unternehmensebenen eingebunden. Sind die einzelnen Faktoren für die CRM-Maßnahme bestimmt, gilt es mit Hilfe des Integrationspartners das Projekt umzusetzen. Gerade die Integration von CRM-Systemen über sämtliche Kundenkontaktkanäle hinweg, ist ein komplexes Projekt, dessen Erfolg stark von der Erfahrung des Integrationspartners bestimmt wird (Abb. 4.14).

(Abb. 4.14) Prozesskette einer erfolgreichen CRM-Implementierung

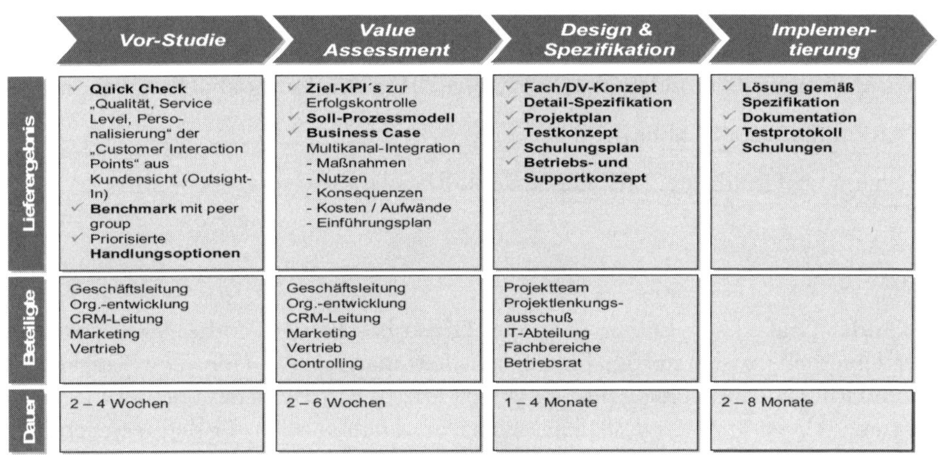

Literatur

1. Best Practices Benchmarking (2000): Launching Pharmaceutical Megabrands: -Best Practices in Marketing Blockbusters-, Best Practices, LLC, Chapel Hill, NC.

2. Blumberg, D., Lacey, K.: Networked pharma: pharma´s new business model breaks apart the value chain and focuses on core capabilities. Pharmaceutical Executive, June, 2003

3. Decision Resources, Inc. (1999): The Future of Disease Management: Analyzing and Implementation Successful Strategies, A Special Report, Decision Resources, Spectrum, Waltham, Massachusetts

4. Goutier, M.H.J. (2001): Patienten-Empowerment. In: Kreyher, V.J. (Hrsg.): Handbuch Gesundheits- und Medizinmarketing. Heidelberg: 53-82

5. Harms F, S. Rohmann, M. Heinrich, M. Drüner, V. Trommsdorff (2001): Innovative Marketing – Direct to Consumer (DTC) or the new P´s of Marketing, Challenges for Pharmaceutical Policies in the 21st Century, Pharmaceuticals, Policy and Law 5: 135-149

6. Harms F, Drüner M (2002): DTC – Eine Herausforderung für unser Gesundheitssystem -, Deutsche Krebsgesellschaft, Forum 5: 28-32

7. Harms F, Drüner M, Rohmann SM (2002): DTC - Zwischen Ablehnung und Erfolg – PMJ 6: 200- 205

8. Harms F (2003): DTC – USA 2003 -, PMJ 6:212-213

9. Harms/Drüner (2003): Pharmamarketing, Lucius-Verlag

10. Howard, R. (2001): Getting on the Curve: Are You Ready for the New Pharma Future?, Decision Resources, Spectrum, Waltham, Massachusetts, 1: 1-12.

11. IBM Business Consulting (2002): Pharma 2010: The Treshold of Innovation

12. LRP: Pharma & Healthcare. 2003

13. Pharma & Healthcare. LRP Landesbank Rheinland-Pfalz. 4/2003, p.10

Autor

Alexander Graf ist seit 1995 in der HVB Direkt beschäftigt. Vorher war er als selbständiger Unternehmensberater im Finanzdienstleistungsgewerbe tätig. Die Tätigkeiten umfassten bisher u.a. die Leitung des operativen Call-Center Betriebes und der IT-Abteilung. Seit Juni 2003 ist Herr Graf als Sales Manager verantwortlich für den Vertrieb der Produkte des Unternehmens mit dem Schwerpunkt Consulting und strategische Partnerschaften.

Kapitel 5

Pharmamarkt und Finanzdienstleistung; Parallelen zum Thema Kundenempowerment

Oliver Knöfel, Susanne Lang, Steffen Adler

Keywords

- Patient Empowerment
- Customer-Self-Service
- Alternative Vertriebswege
- Multikanalmanagement
- Inbound-Dienstleistungen
- Outbound-Dienstleistungen
- Cross-Selling
- Neukundengewinnung
- Bestandskundenpflege

Inhalt

5. Pharmabranche

Die Pharmabranche steht vor großen Veränderungen und Umwälzungen. Im Zeitalter des Kostendrucks im lokalen Gesundheitswesen und global steigenden Ausgaben für pharmazeutische Erzeugnisse in Forschung, Entwicklung und Marketing wird sich der Veränderungsbedarf mittelfristig sogar noch erhöhen (Harms/Drüner 2003, 73ff).

Die daraus resultierenden Entwicklungen zeigen erstaunliche Parallelen zur Finanzdienstleistungsbranche und deren Weg im letzten Jahrzehnt. Aus diesen Parallelen lassen sich Handlungsweisen ableiten und Entwicklungen projizieren, die wegweisend sein können und Optionen für eine erfolgreiche Zukunft bieten.

5.1.1 Patient Empowerment

Wie in vielen anderen Branchen, so üben die technischen Neuerungen der letzten Jahre auch im Pharmabereich einen starken Einfluss auf die Entwicklung aus. Wichtigster Faktor ist zweifellos das Internet. Gerade in Hinblick auf die Informationsbeschaffung rund um Produkte und Dienstleistungen kommt dem Medium wegen seiner Aktualität und seinem interaktiven Kommunikationscharakter eine besondere Bedeutung zu. Aktuelle Untersuchungen zeigen, dass es gerade Web-Dienste rund um Produktinformationen sind, die immer stärkere Verbreitung finden und die primären Beweggründe für die Internetnutzung darstellen (Harms/Drüner 2003, 233ff.). Nach einer Studie in den USA brauchen 55 Prozent der Nutzer das Internet für Gesundheitsinformationen (www.fachklinik.com).

Nicht ohne Grund spricht man heute von einer "Informationsgesellschaft". Die zwangsläufige Folge der immer intensiveren Internet-Nutzung ist eine immense Verbreitung von Allgemein- wie auch speziellem Fachwissen. Das Internet bietet ein immer umfangreicheres, aktuell verfügbares und jederzeit austauschbares Wissen über Produkte und Dienstleistungen. Im Zuge des breiteren Informationsangebotes - das Patienten ausgiebig nutzen - spricht man zu Recht vom "aufgeklärten Patienten". Das Schlagwort heißt "Patient Empowerment " und meint "alle Anstrengungen, welche Gesunde und Kranke dazu befähigen mit zu entscheiden, wenn es um ihre eigene Gesundheit geht" (www.fmc.ch). Patient Empowerment fördert also die Entwicklung von einer autoritären zu einer partnerschaftlichen Medizin.

Hersteller werden künftig immer mehr mit Fragen zur Wirksamkeit von Produkten konfrontiert. Diese Fragen kommen nicht nur von Endverbrauchern selbst, die verschriebene oder selbst gekaufte Produkte kritisch hinterfragen und die Wirksamkeit verschiedener Präparate untereinander vergleichen, sondern auch von Ärzten, die sich mit immer aufgeklärteren Patienten auseinandersetzen müssen. Der Patient der Zukunft wird vor allem eines sein: gut informiert.

Angela Coulter, Autorin einer Studie zum Informationsverhalten von Patienten, bringt ihre Erfahrungen auf den Punkt: „Patienten wollen keine passiven Opfer mehr sein, sondern bei der Therapiewahl mitentscheiden“. Sie hat daher 8.000 Patienten in 8 europäischen Ländern befragt. Das Ergebnis ist eindeutig.

Patienten erwarten vom Arzt ihres Vertrauens mehr Informationen über die Behandlung und ein stärkeres Mitentscheidungsrecht bei der Therapiewahl. 51 Prozent der Befragten sehen die Entscheidung über die Wahl der Behandlungsmethode gemeinsam bei sich und dem behandelnden Arzt, weitere 23 Prozent wollen gar völlig allein darüber entscheiden (Abb. 5.1)

Coulter sieht darin eine eindeutige Entwicklung: "Vor zehn Jahren hätten diese Zahlen noch ganz anders ausgesehen. Damals wollte die Mehrheit der Befragten stets, dass der Arzt alleine entscheidet". Neben der Mitbestimmung bei der Auswahl der Behandlungsmethode hat Coulter auch den Grad der Informiertheit bei den Patienten erfragt. Demnach wünschen sich 45 Prozent mehr Informationen zu neuen Behandlungsformen.

Die Zahlen zeigen gleichzeitig, dass die Möglichkeiten der neuen Medien offensichtlich noch unzureichend ausgeschöpft werden. Bekanntlich sind Nutzung des Internets und Aufgeschlossenheit gegenüber neuen Medien in der Altersgruppe von 16 bis 30 Jahre am größten. Gerade in dieser Gruppe fühlen sich aber laut der Untersuchung von Coulter überdurchschnittlich viele Patienten unzureichend informiert.

Dabei ermöglicht gerade das Internet über die reine Information hinaus noch viele weitere Nutzungsvarianten. Über Diskussionsforen und Chats beispielsweise ist ein interaktiver Austausch unter den Nutzern bzw. Patienten möglich. In Foren wie Cia.com oder ähnlichen Communities werden Informationen mit einer geradezu atemberaubenden Geschwindigkeit verbreitet.

Und nicht nur Informationsweitergabe findet statt, oft schließen sich Verbraucher zu selbstorganisierten Gruppen zusammen, um ihr "Recht auf Information und bestmögliche Behandlung" einzufordern (Deloitte Research). Schon lange ist das immer stärkere Interesse der Patienten an "Disease-Management", einer Form von Selbsthilfegruppen, die eine speziell auf eine Erkrankung zugeschnittene Behandlung ermöglicht, zu beobachten.

Angela Coulter, Autorin der oben erwähnten Studie, sieht darin eines der Werkzeuge des wachsenden Patienteneinflusses: "Ihre Lobby sind Patientenanwälte und Selbsthilfegruppen, die zunehmend an Einfluss gewinnen werden" (Abb. 5.2) (www.patientenanwalt.com). Laut einer Forsa-Umfrage unter chronisch Kranken würden 88 Prozent der Befragten an einem Disease-Management-Programm teilnehmen (www.fachklinik.com).

(Abb. 5.1) Werden Sie gut über neue Behandlungsmethoden informiert?

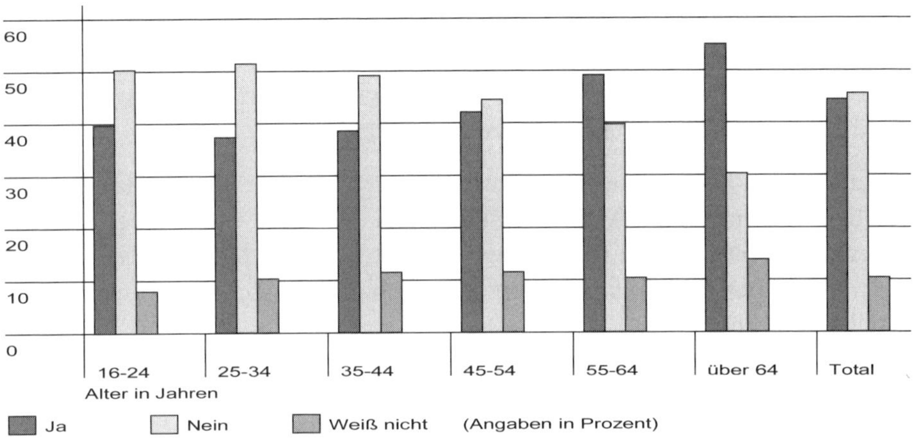

Quelle: Picker Institute

(Abb. 5.2) Wer entscheidet über die beste Behandlung?

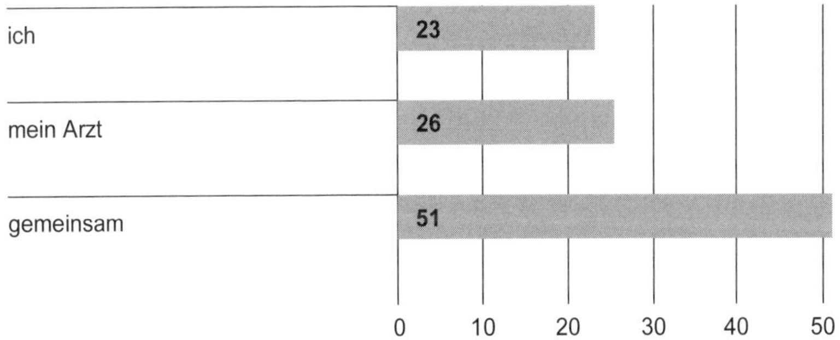

Quelle: Picker Institute

Die Patientenorganisationen haben auf jeden Fall einen großen Teil zur Entwicklung des Patient-Empowerment beigetragen. Das ist vom Gesetzgeber so gewollt. Laut Sozialgesetzbuch ist die gesetzliche Krankenversicherung verpflichtet, Selbsthilfegruppen mit etwa 35 Millionen Euro jährlich zu unterstützen.

Diese Gruppen beschränken sich längst nicht mehr auf die reine Information Betroffener. Mittlerweile mischen sie sich aktiv in Forschungsprojekte ein und üben Druck auf Pharmafirmen aus. Paulo Costa, Chef von Novartis USA gesteht: "Ich erwarte, dass wir von Patienten viel Druck bekommen und wir werden lernen müssen, darauf einzugehen" (www.fachklinik.com).

Selbsthilfe und Patient-Empowerment der extremen Form zeigt das Beispiel des russischen Weltumseglers Wiktor Jasikow, der 1998 auf hoher See in Lebensgefahr geriet. Via Satellit und Internet verschickte er einen Notruf. Ein Arzt erklärte ihm daraufhin per e-Mail die notwendigen Behandlungsschritte. Jasikow operierte sich selbst und überlebte.

5.1.2 Rahmenbedingungen/Praxisgebühren/Internationalisierung

Neben dem immer stärken Einfluss der Patienten, wird die Entwicklung der Pharmabranche stark von den Rahmenbedingungen geprägt. In Deutschland gibt es etwa 1.100 Arzneimittelhersteller. Die Bandbreite reicht von Apotheken, die Medikamente unter eigenem Namen vertreiben bis hin zu multinationalen Konzernen mit weltweitem Vertrieb.

Eine deutliche Mehrheit von über 90 Prozent sind kleine und mittelständische Unternehmen (bis zu 500 Mitarbeiter). Fast 70 Prozent der mittelständischen Unternehmen sind eigenständig, 64 Prozent werden vom Eigentümer selbst geführt. Neun von zehn Unternehmen sind im Export tätig (Abb. 5.3).

Die pharmazeutische Industrie und ihre Produktionsbedingungen waren, zumindest in Deutschland, während der letzten Jahrzehnte von starken Regularien bestimmt. Der Vertrieb von Arzneimitteln, die Preisbildung, die Produktentwicklung und schließlich auch der Wettbewerb werden von verschiedensten Behörden überwacht, vom Gesetzgeber reglementiert und haben sich somit in der Struktur der Branche niedergeschlagen. Allein durch die seit 1999 ergriffenen gesundheitspolitischen Maßnahmen werden die Arzneimittelhersteller in Deutschland mit jährlichen Umsatzverlusten von 2,2 Milliarden Euro belastet.

Gerade im Wettbewerb mit globalen Konkurrenten führen die lokalen Regularien zu Wettbewerbsnachteilen. Neben den geringen Wachstumschancen und dem teilweise fehlenden Ansatz für Produktinnovationen führen vor allem die eingeschränkten Marketing- und Vertriebsmöglichkeiten zu dieser Entwicklung (Harms/Drüner 2003, 45ff.). So verbietet beispielsweise das Heilmittelwerbegesetz (HWG) Werbung für verschreibungspflichtige Medikamente.

Durch die absehbare Harmonisierung des EU-Rechts und die Erweiterung der EU-Mitgliedsländer werden künftig die nationalen Regularien immer weniger von Bedeutung sein. Zudem geht die Entwicklung in Deutschland bereits hin zu einer immer stärkeren Selbstverpflichtung für die Verbraucher.

Patient Empowerment wird also zunehmend vom Gesetzgeber unterstützt und gefordert. Aktuelle Bewegungen mit eher noch vorläufigem Charakter sind die erhöhten Zuzahlungen zu Medikamenten, die Einführung der Praxisgebühr und die Übernahme von Versicherungsleistungen.

Eine grundlegende Reform der Systeme scheint dennoch überfällig. Der Gesundheitsreform kommt eine Schlüsselrolle zu, wenn Deutschlands Systeme sozialer Sicherung dauerhaft stabil und finanzierbar bleiben sollen. Neue Gesetze und Verordnungen gab es in den letzten Jahren reichlich, die Bilanz fällt jedoch ernüchternd aus.

Strukturmängel und Defizite konnten bisher nicht beseitigt werden. Bei der Analyse der Fehler geraten Politiker, Ärzte, Apotheker, Krankenkassen und pharmazeutische Industrie immer wieder in endlose Diskussionen.

Oft wird dabei das Bild der geldgierigen Pharmaindustrie entworfen. Betrachtet man die Entwicklung der Marktsegmente in der Pharmabranche, ist dieser Vorwurf scheinbar gerechtfertigt (www.bpi.de).

Allein der Verkauf von Arzneimitteln in Apotheken (Apothekenmarkt) brachte 2001 ein Umsatzvolumen von 17,1 Milliarden Euro. Der Umsatz mit rezeptpflichtigen Arzneimitteln, dazu gehören vor allem hochwirksame und innovative Medikamente gegen schwere und lebensbedrohliche Krankheiten, ist von 1996 bis 2002 um 66 Prozent gestiegen (6).

Gleichzeitig hat die Selbstmedikation mit rezeptfreien Arzneimitteln, trotz eines leichten Rückgangs, seit 1996 um insgesamt 15 Prozent zugenommen. Parallel ging im gleichen Zeitraum der Umsatz mit rezeptfreien, durch Ärzte verordnete, Arzneimittel um 27 Prozent zurück.

Der Langzeitvergleich zeigt allerdings, dass der Arzneimittelsektor zwischen 1992 und 2002 geringere Ausgabenzuwächse verzeichnete, als alle anderen wichtigen Leistungsbereiche der Gesundheitsversorgung, mit Ausnahme der ärztlichen Leistungen.

Seit 1988 haben sich die Preise kaum verändert, in 2002 war sogar ein Rückgang um 0,4 Prozent zu beobachten. Im Vergleich dazu, stiegen die Ausgaben für die allgemeine Lebenshaltung im gleichen Zeitraum um fast 40 Prozent (Abb. 5.4 - Abb. 5.6)

(Abb. 5.3) Branchenstruktur der pharmazeutischen Industrie in Deutschland nach Größenklassen der Betriebe in Prozent

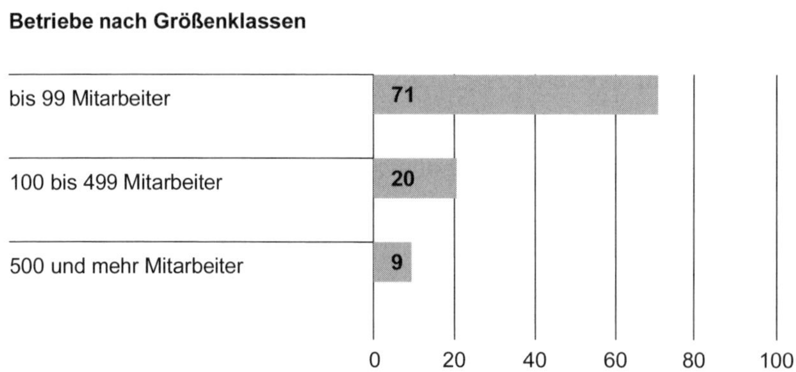

Quelle: Statistisches Bundesamt

(Abb. 5.4) Belastungen der Hersteller durch gesetzliche Eingriffe

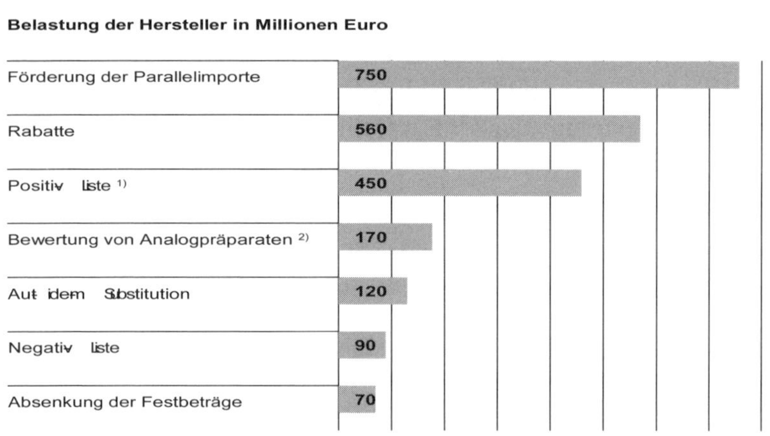

1) Herstelleranteil am jährlichen Einsparvolumen von 800 Millionen (Quelle: BMGS)

2) Herstelleranteil am jährlichen Einsparvolumen von 300 Millionen (Quelle: BMGS)

Quelle: VFA

(Abb. 5.5) Entwicklung der Marktsegmente im Arzneimittelmarkt Deutschlands von 1996-2002

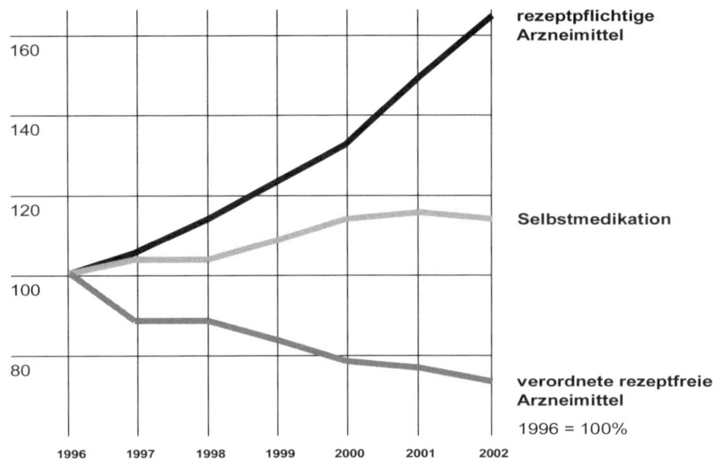

Quelle: IMS Health, NDCHealth, VFA (2002 vorläufige Werte)

(Abb. 5.6) Entwicklung der Ausgaben für Gesundheit in Deutschland seit 1992

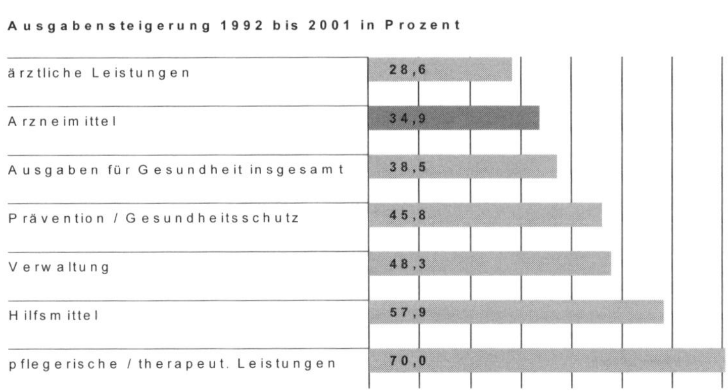

Quelle: Statistisches Bundesamt

(Abb. 5.7) Preisentwicklung in Deutschland seit 1988

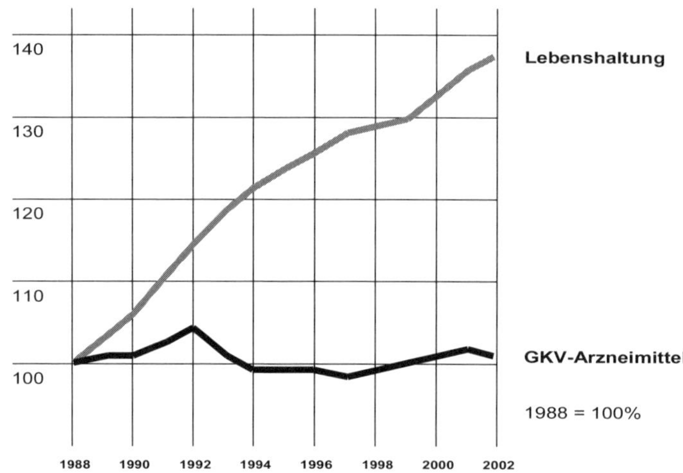

Quelle: Statistisches Bundesamt

(Abb. 5.8) Arzneimittelpreise im internationalen Vergleich

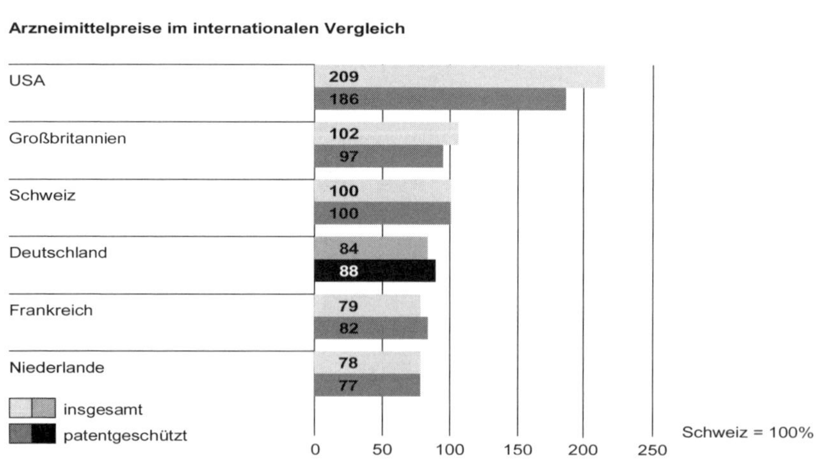

Herstellerabgabepreise im 2. Halbjahr 2001; Basis Währungsumrechnung Devisenkurse

Quelle: BASYS / INFRA

(Abb. 5.9) Entwicklung der größten Pharma-Märkte weltweit seit 1998

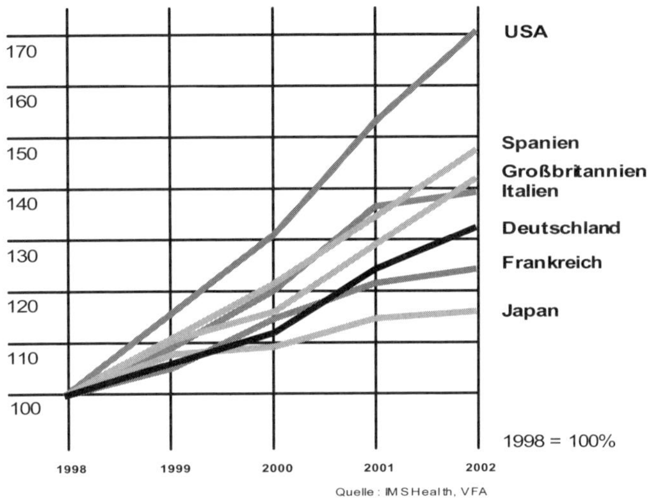

Auch im internationalen Vergleich spiegeln sich diese Zahlen wieder. Arzneimittel sind in Deutschland vergleichsweise preisgünstig. Am teuersten sind diese in den USA. Das trifft gleichermaßen auf Standardprodukte als auch auf neue, innovative Präparate mit patentgeschützten Wirkstoffen zu.

Das Wachstum im deutschen Arzneimittelmarkt fiel die letzten Jahre unterdurchschnittlich aus. Lediglich in Frankreich und Japan ist es noch geringer. Obwohl der deutsche Markt der drittgrößte der Welt ist, stieg sein Umsatz von 1998 bis 2002 um rund 32 Prozent. "Branchenprimus" USA erreichte mit über 70 Prozent im gleichen Zeitraum mehr als das doppelte an Wachstum (Abb. 5.7 - Abb. 5.9).

Insgesamt führt die aktuelle Entwicklung zu einem noch stärkeren Wettbewerb um den Kunden und dessen Entscheidungsfreiheit bei der Nutzung pharmazeutischer Produkte und Dienstleistungen.

5.1.3 Customer-Self-Service (Patient/Arzt/Apotheker)

Der mündigere Patient wird zunehmend gezwungen, sich immer stärker privat abzusichern. Damit steigen die Kosten für die Gesundheitsversorgung. Durch die Nutzung zusätzlicher Informationen und dem darauf basierenden Vergleich verschiedener Heilmittel und Behandlungsmethoden versucht der Patient diese Aufwendungen zu minimieren. Neue Möglichkeiten dazu eröffnen sich ab 2004.

Nach einer Einigung von Bundesregierung und Opposition ist der Versand von Arzneimitteln erlaubt. Der Patient kann also von zuhause aus über Internet oder Telefon Arzneimittel bestellen und bekommt sie binnen kürzester Zeit "direkt ans heimische Krankenbett" geliefert.

Nachdem erste Internetpioniere - wie DocMorris - diese Möglichkeit bereits anboten, entbrannte ein Streit um die Zulassung des Versandhandels. Der Deutsche Apothekerverband klagte wegen Verstoßes gegen das deutsche Arzneimittelgesetz, nachdem kein Verkauf ohne Beratung stattfinden darf.

DocMorris versorgt derweil mit wachsendem Erfolg den deutschen Markt von den Niederlanden aus.

Angesichts der Gesetzesänderung 2004 werden nun auch deutsche Anbieter aktiv. Die Bundesvereinigung Deutscher Apothekerverbände kündigte im September 2003 auf dem Deutschen Apothekertag die sofortige Ausweitung des Apotheken-Lieferservices an. Bisher konnte der Kunde bereits per Internet Medikamente in seiner Apotheke vorbestellen, musste sie aber immer noch selbst abholen (www.mediport-online.de).

Die Branche scheint die Zeichen der Zeit erkannt zu haben. Was bisher fehlt, ist die dazu passende Infrastruktur. Der Trend geht dennoch in Richtung Selbstbehandlung. Nach einer Studie der psychonomics AG Köln (repräsentative Befragung von 2.000 Bundesbürgern) sank die Zahl derer, die sofort zum Arzt gehen, wenn sie merken, dass sie krank werden zwischen 1998 und 2003 von 56 auf 46 Prozent. Gleichzeitig stieg die Zahl derer die meinen, am besten selbst zu wissen, was bei ihrer Erkrankung hilft von 62 auf 72 Prozent (www.presseportal.de).

Neben der Tatsache, dass Patienten zunehmend selbstbestimmt über ihre Therapie entscheiden, ist auch die Aufgeschlossenheit gegenüber medikamentösen Behandlungen gestiegen. Die Bereitschaft, eine Heilung ohne Medikamenteneinnahme abzuwarten, sank von 47 auf 41 Prozent. 56 Prozent der Befragten verzichten bei kleineren Beschwerden gänzlich auf den Arztbesuch und lassen sich statt dessen vom Apotheker beraten. 33 Prozent können sich bereits eine Bestellung von Medikamenten über Internet-Apotheken vorstellen. Dabei sinkt das Markenbewusstsein bei Arzneimitteln, denn nur noch 47 Prozent (1998: 52 Prozent) sind skeptisch gegenüber dem Einsatz von Generika (www.presseportal.de).

Neben dem Endverbraucher können auch Ärzte und Apotheker von den alternativen Vertriebswegen zur Bestellung von Heilmitteln profitieren. Dabei stehen nicht nur die reinen Bestellungen über Internet oder Telefon, sondern auch die Nutzung von Zusatzinformationen zu einzelnen Produkten und interaktive Beratungsgespräche im Vordergrund. In Verbindung mit Diskussionsforen von Ärzten, Patienten und Apotheken entstehen völlig neue Vertriebschancen für die Industrie.

5.1.4 Auswirkungen des Kostendrucks

Die aktuellen Entwicklungen in der Gesundheitsbranche – stärkerer Wettbewerb durch die Aufhebung von Marktbeschränkungen einerseits und die Problematik stetig steigender Ausgaben von Staat und Krankenkassen zum Erhalt des Gesundheitswesens andererseits – erzeugen in den Unternehmen einen zunehmenden Kostendruck.

Ein wesentlicher Faktor ist der Bereich Forschung und Entwicklung. Die im Vergleich zu Generika hohen Preise der Original-Arzneimittel entstehen hauptsächlich durch die aufwändige und umfangreiche Forschungsarbeit während der Entwicklung und Zulassung neuer Präparate und Wirkstoffe. Einsparungen an dieser Stelle haben zwangsläufig einen Rückgang der Produkt-Innovationen zur Folge.

Diesen Weg scheint die Branche – auf jeden Fall in den Vereinigten Staaten von Amerika - nicht einzuschlagen. Aktuelle Studien und Beobachtungen zeigen deutlich, dass die Investitionen in Forschung und Entwicklung eher noch zunehmen werden, egal ob es sich bei dem Unternehmen um einen Hersteller von Nischenprodukten oder einer breiten Produktpalette handelt.

Der globale Wettbewerb erlaubt es keinem Hersteller, sich auf dem Verkaufserfolg eines "Blockbusters" auszuruhen. Die zunehmende Verbreitung von Generika, alternativen Heilmitteln und Behandlungsformen zwingen die Unternehmen zu einer noch dichteren Folge von Produkt-Innovationen.

Parallel dazu, müssen die bisherigen Marketing- und Vertriebswege optimiert und teilweise überdacht werden. Offensichtliche Möglichkeiten zur Kostensenkung bietet das Auslagern und damit Umwandeln fixer Primärkosten (z. B. Personalkosten) in variable Sachkosten durch Outsourcing. Besonders im Service- und Vertriebsbereich lassen sich Ausgaben senken und flexibilisieren.

Die heute üblichen Aufwendungen für einen Termin beim Interessenten sind, gerechnet an der Wahrscheinlichkeit eines Produktabschlusses, betriebswirtschaftlich meist nicht vertretbar. Der klassische Vertrieb über den Außendienst wird sich drastischen Veränderungen unterziehen müssen. Die hier möglichen Einsparungen werden den Direktvertriebswegen und der Forschung und Entwicklung zugute kommen.

Die richtige Antwort auf steigende Anforderungen an Marketing und Vertrieb ist also nicht das Aufstocken des Außendienstes. Im Mittelpunkt einer erfolgreichen Geschäftstätigkeit stehen vielmehr der Ausbau des Direktmarketing und des Direktvertriebs und damit die Optimierung der Wertschöpfungsketten im Vertriebsprozess (Harms/Drüner 2003, 266ff). Der Endverbraucher rückt immer stärker in den Mittelpunkt der Marketingstrategien, egal ob er direkt beworben wird oder das Antizipieren seiner Fragestellungen vom Arzt oder in der Apotheke gefordert ist.

Kosteneinsparungen können jedoch nur durch den Einsatz von CRM-Lösungen mit vernetzten Kunden- und Produktinformationssystemen effektiv realisiert werden (www.kienbaum.de). Dabei kommt den Kommunikations- und Informationsprozessen eine bedeutende Rolle zu. Gerade im Hinblick auf die Anforderungen im Bereich des Kundenbeziehungsmanagements und der hierzu benötigten technischen Infrastruktur werden sich immer weniger Unternehmen eigene Entwicklungen leisten wollen und können. Joint Ventures mit IT-Dienstleistern und anderen Serviceunternehmen werden notwendig (teletalk 10/2003). Dazu gehören Kooperationen mit Unternehmen der eigenen Branche oder mit branchenfremden Instituten, genauso wie klassisches Outsourcing. Insbesondere Customer-Care-Dienstleistungen bieten sich als Outsourcingoption an.

5.2 Finanzdienstleistungsbranche

Die in den vorangegangenen Kapiteln beschriebenen Entwicklungen führen zu grundlegenden Veränderungen in der Gesundheitsbranche. Sie sind Meilensteine in einem Prozess, der so in den letzten Jahren nicht abzusehen war. Von einer ähnlichen Entwicklung wurde die Finanzdienstleistungsbranche im letzten Jahrzehnt getroffen. Aus den dort gewonnenen Erfahrungen lassen sich interessante Schlüsse ziehen und Handlungsoptionen z. B. für den pharmazeutischen Bereich ableiten.

5.2.1 Veränderungen Bankenlandschaft

Die Finanzdienstleistungsbranche sah sich zum Jahrtausendwechsel mit Problemen unterschiedlichster Art konfrontiert. Einerseits geriet sie durch die zunehmende Globalisierung mit neuen Wettbewerbern aus dem Ausland unter Druck, andererseits traten durch die Aufhebung von Marktbeschränkungen und durch technische Neuerungen weitere Konkurrenten auf den Markt. Die rasante technologische Entwicklung führte dazu, dass die Investitionen in Informations- und Kommunikationstechnologie sprunghaft zunahmen und ein Konzentrationsprozess innerhalb der Branche, insbesondere im Bankenbereich, ausgelöst wurde.

In den Jahrzehnten nach dem Zweiten Weltkrieg war der Finanzdienstleistungs-Sektor für eine nahezu ungestörte Prosperität und Sicherheit bekannt. Das hat sich in den letzten Jahren drastisch geändert. Die Situation ist gekennzeichnet von Fusionen zwischen Banken und Versicherungen, der Internationalisierung der Finanzmärkte und sinkenden Margen. Vor Jahren noch undenkbar, sind mittlerweile die ersten Banken und Versicherungen in die Verlustzone gerutscht und es gab erste Konkurse.

Über die beste Lösung wird gern gestritten, Konsens besteht jedoch darüber, dass man sich dem Trend zur kompromisslosen Kundenorientierung und zur Nutzung aller Potenziale moderner Informations- und Kommunikationstechnologien nicht entziehen kann.

Der einst stark strukturierte und aufgeteilte Markt kommt in Bewegung. Die aktuelle Situation ist von einer enormen Rationalisierungs- und Konsolidierungswelle gekennzeichnet, vereinzelt spricht man in Deutschland von der "Stahlindustrie der neunziger Jahre" (Salmen 2003, 1). Für das Überleben am freien Markt sind Banken gezwungen, ihre Strukturen merklich zu straffen. Globalisierung, Liberalisierung und Deregulierung der Finanz- und Kapitalmärkte führen immer mehr zu einer Angleichung der einzelnen Anbieter und ihrer Produkte. Besonders im Geschäft mit Privatkunden setzen sich zunehmend Standardisierung und Segmentierung durch.

Die deutsche Bankenlandschaft ist durch starke nationale und internationale Deregulierungs- und Liberalisierungsmaßnahmen gekennzeichnet. Sie führen zu einer fortschreitenden Europäisierung und Globalisierung des deutschen Marktes. Bisher regulierende Faktoren beginnen sich aufzulösen. Die technischen Innovationen im Informations- und Kommunikationsbereich lassen räumliche Distanzen zunehmend bedeutungslos werden und sind eine ideale Ausgangsbasis für nationale und internationale Konsolidierungsbestrebungen. Ein Beispiel für diese Entwicklung sind die Fusion zwischen Bank Austria (Österreich) und HypoVereinsbank (Deutschland) und die Übernahme der Dresdner Bank durch den Versicherungskonzern Allianz. Die beginnenden globalen Fusionen zeigen sich im Zusammenschluss zwischen Deutscher Bank und Bankers Trust (USA).

Angesichts des verschärften Kostendrucks kommt der Bündelung von Geschäftsvolumina durch Fusionen und Kooperationen eine zentrale Bedeutung zu. Trotz zahlreicher Fusionen in den letzten Jahren weisen viele deutsche Kreditinstitute noch keine optimale Betriebsgröße auf. Als problematisch hat sich erwiesen, dass Zusammenschlüsse bisher fast ausschließlich innerhalb einer der "3 Säulen der Kreditwirtschaft" (private Banken, öffentlich-rechtliche Kreditinstitute, Kreditgenossenschaften) stattfanden. Diese strikte Abgrenzung der drei historisch entstandenen Gruppen ist jedoch nicht mehr zeitgemäß, denn sie verhindert, dass die jeweils optimalen Organisationsmodelle realisiert werden.

Mit der Globalisierung bietet sich die Chance zur internationalen Vernetzung, durch die Informationen, Wissen, Dienstleistungen und Produkte jederzeit und überall in der Welt zur Verfügung stehen können. Daraus entstehen eine Transparenz über Leistungen und Preise und damit ein vollkommener Wettbewerb, der den Banken und Finanzdienstleistern eine qualitative und quantitative Ausweitung ihrer Geschäftsfelder ermöglicht und abverlangt. Bereits seit einiger Zeit erweitern klassische Kreditinstitute durch den Wegfall von Beschränkungen ihre Tätigkeitsfelder um Allfinanzdienstleistungen, bankfremde und neue banknahe Dienstleistungen (Salmen 2003, 1).

Für das klassische Retail-Banking (Privatkundengeschäft) stellen all diese Entwicklungen große Herausforderungen dar, insbesondere vor dem Hintergrund geringer

Erträge, mangelnder Unterscheidbarkeit der Produkte und sinkender Kundenloyalität. Verstärkt wird der Druck, weil die Aktionäre der einzelnen Institute im Rahmen der zunehmenden Shareholder-Value-Orientierung eine angemessene Wertsteigerung ihres Kapitals verlangen.

In einer regelrechten Liberalisierungswelle wurden in Deutschland bisher vier "Finanzmarkt-Förderungsgesetze" verabschiedet. Sie bilden einerseits die Grundlage für die Ausdehnung der Geschäftsfelder bei Kreditinstituten über die klassischen Bankdienstleistungen hinaus. Andererseits können nach dieser Regelung auch artfremde Firmen so genannte Non- und Nearbanks gründen. Ein Beispiel dafür sind die zahlreich entstandenen Autobanken u.a. von BMW, DaimlerChrysler und VW. Sie konnten den klassischen "Vollbanken" bereits ein großes Stück des Geschäftes rund um die Konsumentenkredite wegnehmen. Als die neuen Konkurrenten auf den Markt drängten, wurden die Schwachstellen des klassischen Filialsystems sichtbar. Die Kosten, die den Bankkunden beim Erwerb von Bankprodukten in Rechnung gestellt wurden, setzten sich neben den eigentlichen Produktkosten in Form von Provisionen, Zinsen und Gebühren zusätzlich aus Sach- und Zeitkosten zusammen. Um diese Kosten so gering wie möglich zu halten, wurde jahrelang die Strategie verfolgt, möglichst viele Filialen aufzubauen. Die Konsequenzen auf die Ertragslage ließ man jedoch unberücksichtigt (Stäger 1999) (Abb. 5.10).

(Abb. 5.10) Kosten für eine Kontostand- / Depotabfrage über verschiedene Nutzungskanäle

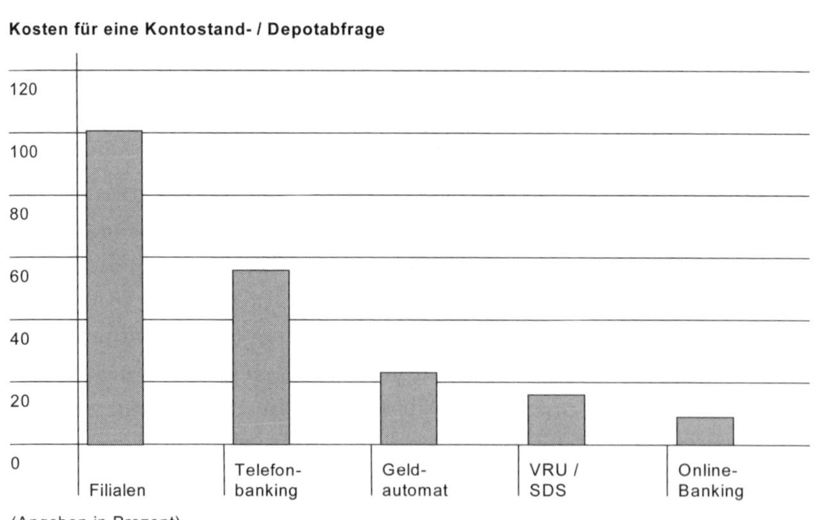

Mit ihren starren Öffnungszeiten, unüberschaubaren Produkten und Dienstleistungen bzw. fehlender Flexibilität waren die Filialbanken zunehmender Konkurrenz ausgesetzt. Direktbanken, früher nur "Nischenanbieter auf schmalen Vertriebspfaden (Brief und Fax)", waren für die klassischen Filialbanken lange Zeit keine wirkliche Gefahr (www.modern-banking.de). Die rasante Verbreitung von Onlinediensten und Internet änderte das. Viele Kunden eröffneten Zweit- und Drittbank-Verbindungen und nutzen diese je nachdem, wo sie die preisgünstigeren Bankprodukte bekommen konnten.

Nahezu jede Großbank reagierte darauf mit der Gründung einer eigenen filiallosen Tochter. Daran entzündeten sich lange Zeit Diskussionen, ob die Banken sich damit nicht selbst "kannibalisieren", da sie sich Konkurrenz im eigenen Haus schaffen. Die Frage ist berechtigt, denn kauft ein Kunde ein Produkt statt zu hohen Preisen in der Filiale günstiger bei einer Direktbank, sinken die Erträge. Ziel der Banken war es, das lukrative Massengeschäft mit Privatkunden ohne Filialen (online oder per Telefon) abzuwickeln und das Filialnetz auszudünnen. Den ersten Schritt - die Gründung der Direktbank-Tochter - haben viele Institute vollzogen. Aus Unsicherheit über die Konsumgewohnheiten ihrer Kunden, scheuten aber viele vor dem zweiten Schritt zurück und ließen das kostenintensive Filialnetz in altem Umfang parallel weiterlaufen (Abb. 5.11).

(Abb. 5.11) Der Teufelskreis des Filialsystems

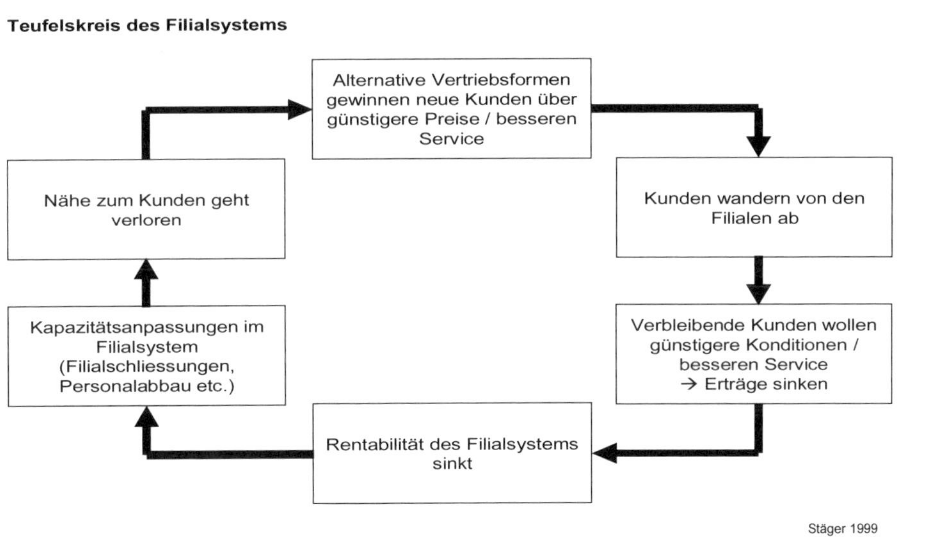

5.2.2 Der mündige Kunde

Wissen und Anspruchshaltung der Kunden gegenüber Produkten und Dienstleistungen der Finanzdienstleistungsbranche haben sich innerhalb der letzten zehn Jahre völlig verändert. Das steigende Bildungsniveau der Bevölkerung und die zunehmende Macht der Medien führten dazu, dass Kunden die Entwicklungen weitaus kritischer verfolgen. Dank neuer technischer Einrichtungen sind Sie in der Lage, neue Produkte innerhalb kürzester Zeit zu beurteilen und mit Konkurrenzangeboten zu vergleichen. Maßgeblich haben dazu die Verbreitung von Informationen über das Internet und die zunehmende Konkurrenz durch Direktvertriebseinheiten und Direktbanken beigetragen.

Kunden kommen heute nicht mehr unaufgeklärt zum Beratungsgespräch. Das führt den Fokus von Beratungsgesprächen weg von der Bedarfsorientierung, hin zu einer kundenspezifischen Beratungssituation in Verbindung mit einem standardisierten, aber in sich stimmigen Produktangebot über alle Vertriebs- und Servicekanäle hinweg. Zu einem Wesentlichen Erfolgsfaktor ist damit die Identifikation des individuellen und damit subjektiven Kundennutzens geworden (Flöther/Laupen-mühlen/Schnittke 1993, 697). Am deutlichsten zeigt sich diese Entwicklung in der zunehmenden Angleichung der Vertriebsmodelle von Filiale und Direktvertrieb sowie in dem steigenden Angebot von Informationsservices und Reklamations- bzw. Beschwerdekanälen.

Die verstärkte Nutzung technischer Einrichtungen führte darüber hinaus zu einem Wertewandel weg von traditionellen hin zu hedonistischen Lebensformen. Für die Banken bedeutete dies eine zusätzliche Herausforderung durch die damit tendenziell sinkende Loyalität der Kunden gegenüber ihrer Bank. Der anspruchslose, passive Kunde gehört der Vergangenheit an. Kunden sind heute emanzipiert und besser informiert. Sie konsumieren nicht mehr einfach Dienstleistungen, sondern stellen sich diese anhand ihrer persönlichen Anforderungen selbst zusammen.

Besonders im Bankensektor entstand eine Erwartungshaltung im Sinne eines "Convenience-Banking". Einerseits erwartet der Kunde einfache, jederzeit verfügbare Dienstleistungen, andererseits verlangt er eine möglichst individuelle, differenzierte Behandlung (Homburg/Werner 1998, 163f.).

Der Bankkunde von heute will ein Nebeneinander verschiedener Zugangswege, um in jeder Situation auf die für ihn bequemste Weise Kontakt mit seiner Bank aufnehmen zu können. Die Kunden agieren dabei kanalübergreifend. Leider wissen viele Banken nicht, welche ihrer Kunden welchen Kanal mit welchem Schwerpunkt nutzen. Zum Beispiel nutzen 55 Prozent, die Online-Banking bevorzugen, gleichzeitig die Filiale. Umgekehrt nehmen nur 20 Prozent der Filialkunden auch Online-Dienstleistungen in Anspruch (www.aboutit.de) (Abb. 5.12).

(Abb. 5.12) Mangelnde Fokussierung im Privatkundengeschäft

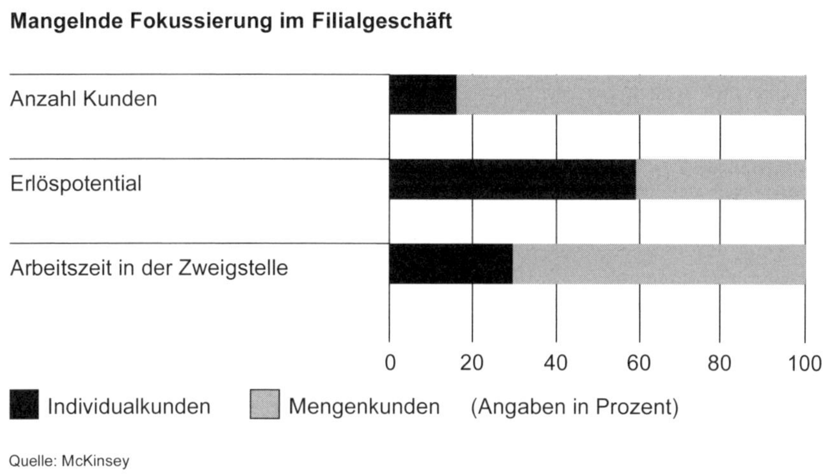

Die Kundenbedürfnisse ändern sich aber auch noch aus einem anderen Grund. Hervorgerufen durch eine immer bessere medizinische Versorgung einerseits und den Geburtenrückgang andererseits, steigen Durchschnittsalter und Lebenserwartung. Der Wandel weg von der reinen Finanzberatung hin zur Lebensphasenplanung wird immer mehr zur Realität. Unterstützt wird diese Entwicklung durch die Anwendung eines immer effektiveren, systemgestützten Kundenbeziehungsmanagements.

5.2.3 Alternative Vertriebswege – Multikanalmanagement –

Die Kosten für Entwicklung und Produktion von Produkten im Bereich Finanzdienstleistungen haben sich drastisch erhöht. Gleichzeitig hat sich die Anzahl der Mitarbeiter in Vertrieb und Produktabwicklung reduziert. Die hierbei erzielten Einsparungen flossen jedoch direkt in die höheren Marketingaufwendungen und in die eingesetzte Technik.

Gerade der Einsatz der systemgestützten Vertriebstechnik führte zu höheren Kosten und dem Streben nach Differenzierung im Wettbewerb durch Service und Produktinnovation (www.roland-berger.de). Auf alle diese Veränderungen gilt es für die Banken eine passende Strategie zu finden. Das Multi Channel Management, das den Fokus auf die Absatzpolitik richtet, sowie das sich an der Kundenbindung orientierende Loyalty Based Management stellen mögliche Lösungsansätze dar (Stäger 1999, 3f.).

"Wir müssen dort sein, wo der Kunde uns erwartet" – so eine heute immer öfter zu hörende Aussage von Vertriebsmanagern. Während in den letzten Jahren eine Konzentration auf wenige Absatzkanäle die größten Umsatz- und Ertragszuwächse garantierte, gewinnen in jüngster Zeit neue und alternative Wege - neben den traditionellen Absatzkanälen - zunehmend an Bedeutung (Salmen 2003, 20).

Für die Anbieter besteht die Herausforderung hierbei darin, nach neuen Wegen zu suchen, über die sich die eigenen Leistungen und Angebote für die Kunden profilieren und von der Konkurrenz abgrenzen lassen. Viele Unternehmen gehen davon aus, dass sich in der Zukunft die Umsätze zwischen klassischen Vertriebsformen und den alternativen Vertriebswegen nachhaltig zugunsten der neuen Wege zum Kunden verschieben werden (Abb. 5.13).

(Abb. 5.13) Entwicklung der Vertriebswege der Retailbanken

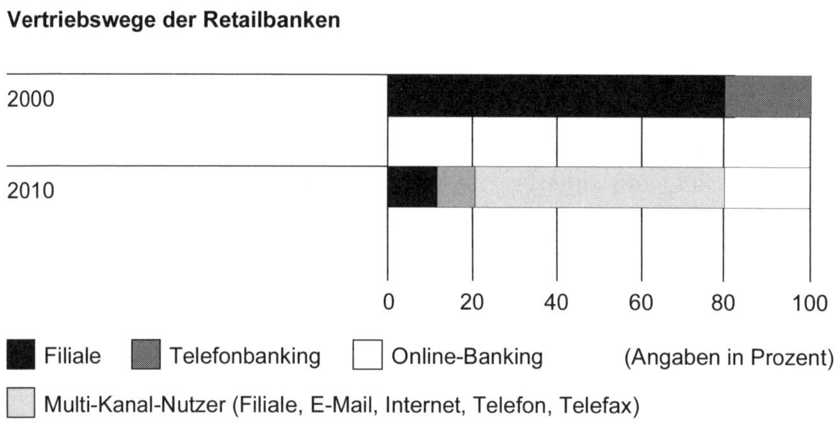

Salmen 2003

Ein anderer Trend ist die zunehmende Dominanz von Unternehmen, die das Internet als neuen Absatzkanal - zusätzlich zu bestehenden Angeboten - erfolgreich nutzen. Sie verdrängen damit Anbieter, die lediglich einen Online-Kanal unterhalten, früher allerdings die führende Vorreiterrolle innehatten. Der klassische Versandhandel zeigt beispielsweise, wie man im Internet nicht nur Kunden erfolgreich akquiriert, sondern auch die Kundenbeziehung langfristig profitabel gestaltet. Mit ihren Konzepten versuchen die Anbieter die Off- und die Online-Welt zu einem neuen Einkaufserlebnis zu verknüpfen, das dem Kunden das Beste beider Welten bieten kann.

Und noch ein markanter Trend ist zu beobachten, der des Customer Relationship Managements. Dabei suchen die Unternehmen aktiv nach neuen Anknüpfungspunkten entlang des gesamten Kontaktprozesses zum Kunden. Ihm sollen attraktive Zugänge zum Unternehmen und damit zu seinen Mitarbeitern und Leistungen geboten werden. Die Absatzkanäle sind das wichtigste Verbindungsglied zwischen den Unternehmen und ihren Kunden. Für das Management von Kundenbeziehungen sind sie ein elementares, aber auch komplexes Steuerungsinstrument, besonders wenn sich die Zahl der Kanäle in verschiedenen Märkten und Branchen stetig erhöht.

Das Bereitstellen der zusätzlichen Vertriebswege führt jedoch zu steigenden Kosten und damit zu einer sich ungünstiger gestalteten Wertschöpfungskette. Viele Anbieter lagern IT- und Customer Care-Dienstleistungen in Tochterunternehmen aus. Diese wiederum bieten ihr Portfolio auch anderen Mitbewerbern an und sind daher flexibler einsetzbar. Parallel zum Outsourcing finden in bestimmten Teilen Kooperationen und Joint Ventures mit Spezialisten statt. Beim Outsourcing von Support- und Produktionsleistungen sind das vor allem IT-Systemhäuser, beim Vertrieb von Bankprodukten hauptsächlich mobile Vertriebsagenturen und Versicherungen (www.accenture.de).

5.3 Vergleich der beiden Branchen

Nicht ohne Grund ähnelt die Kapitelstruktur bei der Beschreibung der aktuellen Probleme der Gesundheitsbranche der Struktur der Finanzdienstleister. Bei genauer Betrachtung finden sich zahlreiche Parallelen die nahe legen, dass es sich im Grunde um die gleichen Probleme handelt und folglich der Schlüssel zu ihrer Bewältigung im Vergleich beider Branchen liegen könnte. Anders ausgedrückt, eine kritische Betrachtung der Ansätze und der zugehörigen Lösungsstrategien lässt Rückschlüsse auf mögliche und empfehlenswerte Ansätze zu. Der Vorteil liegt klar auf der Hand. Fehler, die einst von den Finanzdienstleistern gemacht wurden, könnten vermieden werden.

Patient-Empowerment auf der einen Seite und der mündige Kunde auf der anderen beschreiben die gleiche Zielgruppe. Genauso, wie nahezu jeder Mensch in industrialisierten Ländern eine Bankverbindung hat und damit Kunde und Zielgruppe der Finanzdienstleister ist, haben nahezu alle Menschen in irgend einer Form mit Arzneimitteln und pharmazeutischen Erzeugnissen zu tun.

Es liegt auf der Hand, dass die Kunden ihre Emanzipation nicht auf eine Branche beschränken werden. Da bekanntlich "beim Geld die Freundschaft aufhört", setzten auch Bewegungen zu mehr Selbstbewusstsein und Verlangen nach Informationen ein.

Bevor er sich entscheidet verlangt der Kunde Informationen über ein Produkt. Er möchte seine Entscheidung auf ein solides Fundament (aus Argumenten und Informationen) stellen und er will die Entscheidung aktiv mitgestalten. Erkennt er dabei Widersprüche, wird er hinterfragen.

Pharma wie Finanzdienstleister unterliegen den Entwicklungen der Globalisierung und dem zunehmenden Kostendruck. In Zeiten wirtschaftlichen Wachstums und sicherer Renditen war der Unternehmensgewinn weitgehend sichergestellt. Jetzt, da es immer schwieriger wird Gewinne zu erzielen, setzen Konzentrationsprozesse ein. Was die Finanzbranche durch die Öffnung des europäischen Binnenmarktes und die Einführung des Euro schon gewaltig beeinflusst hat, droht nun auch der Pharmabranche.

Der vorhandene Kostendruck setzt in beiden Branchen dem unternehmerischen Handeln enge Grenzen. Während man in der Finanzbranche Einsparungen vor allem beim kosten- und personalintensiven Filialbetrieb zu erreichen versucht, rückt in der Pharmabranche zunehmend der Bereich Forschung und Entwicklung ins Blickfeld. Beide Bereiche führen aber, nur unter dem Aspekt möglicher Einsparungen betrachtet, letztlich zu einer Einschränkung des Angebotes für die Kunden, was diese letztlich mit einem Umsatzrückgang erwidern.

Überwiegend positiv ausgewirkt hat sich der zunehmende Wegfall von Regularien. Im Bereich der Finanzdienstleistungen ist das vor allem die Einführung des Euro und die damit entfallenden Wechselkursrisiken. Ein weiterer Schub von Fusionen und Kooperationen ist in den kommenden Jahren mit der Aufhebung der Gewährträgerhaftung bei den deutschen Sparkassen zu erwarten. In ihrer jetzigen Größe dürften jedoch einige Sparkassen nicht überlebensfähig sein.

Die größere Freizügigkeit im Europäischen Binnenmarkt kommt natürlich auch den Pharmaunternehmen zugute. Mehr Freiheit im Warenverkehr bedeutet Vereinfachungen beim Warenabsatz. Allerdings fallen damit bisher für die Binnenmärkte eingerichtete Schutzmechanismen weg. In beiden Branchen hat die größere Freizügigkeit den Preis der stärkeren Konkurrenz.

Bleiben zuletzt die gesellschaftlichen Entwicklungen und der technische Fortschritt. Beides ist eng verbunden mit der Emanzipation des Kunden. Die gesellschaftlichen Veränderungen hin zu mehr hedonistischem Denken waren vermutlich die Ursache für das zunehmende Streben des Kunden nach Information und Mitbestimmung. Der technische Fortschritt lieferte das “Handwerkszeug” dazu.

Noch vor Jahren als utopisch und abwegig betrachtet, sind Online- und Telefonbanking heute ganz normaler Alltag. Ähnliches zeichnet sich in der Pharmabranche mit der Freigabe des Internethandels für Arzneimittel ab. Noch sind die Umsätze der Internet-Apotheken eher gering, aber nicht zuletzt die schnelle

Reaktion des deutschen Apotheken-Verbandes zeigt, dass auch hier ein Wandel ansteht. Schon in wenigen Jahren wird die Bestellung von Medikamenten übers Internet genauso selbstverständlich sein, wie bereits heute die Überweisung per Online-Banking.

Die Anspruchshaltung der Verbraucher und der stärkere Wettbewerb führt auch im Bereich Pharma zum Ausbau von Self-Service-Lösungen. Diese können nur durch vernetzte und IT-unterstützte Vertriebs- und Servicekanäle effizient gemanagt werden. Der erhöhte Kostendruck wird dabei zu einer kosten- und ertragsorientierten Systematisierung der Marketing- und Vertriebsinstrumente führen. Direktmarketing-Maßnahmen gewinnen somit stark an Bedeutung.

5.3.1 Inbound-Dienstleistungen

Der Bedarf an telefonischen Unterstützungsleistungen im Kontakt mit den Patienten wird steigen. Neben der Beantwortung von produktspezifischen Anfragen besteht die Möglichkeit zur aktiven Unterstützung bei der Produktanwendung. Dabei werden die produktspezifischen Anfragen durch den Einsatz einer professionellen Kundenkontaktsoftware systematisiert beantwortet, wobei die Ergebnisse der eingehenden Anfragen Ärzten, Apothekern aber auch der eigenen Forschungs- und Entwicklungsarbeit als Wissensdatenbank zur Optimierung des Produkterfolges zur Verfügung stehen.

5.3.1.1 Hot- und Helpline-Dienste

Eine eigene Stellung haben die mit der klassischen Produkt-Hotline eng verwandten Helpline- oder Helpdesk-Services. Besondere Bedeutung kommt diesen Instrumenten durch ihre Eskalationssystematik und dem Anspruch an eine schnelle Lösung im ersten Kontakt zu. Im Unterschied zu reinen Produkt-Hotlines liegt der Charakter des Helpdesks in der unmittelbaren Lösungsfindung für den Anrufer und den ausschließlich mit Incidents bzw. Fehlerzuständen verbundenen Anfragen.

Vorstellbar sind Helpdesks für technische Geräte, neu auf dem Markt befindliche Produkte - gerade während der Einführungsphase - und natürlich im Rahmen des Internetauftritts der Unternehmen zur Unterstützung des e-Commerce (z.B. im Rahmen des Warenwirtschaftsprozesses bei der Bestellung von Arzneimitteln für Apotheken, Krankenhäuser und Ärzte).

Im Rahmen des e-Commerce gewinnen Produkt-Hotlines daher immer mehr an Bedeutung, die Umsetzung ist aber branchenübergreifend nicht befriedigend (Teletalk09/2003). 50 Prozent der Kunden brechen die Kundenbeziehung ab, weil sie unzufrieden mit dem Service sind (GenesysLab 2003). Diese Erkenntnis bringt immer mehr Unternehmen zur Einführung von Helpdesks, die eine 90 Prozent-First Call Solution Rate als Servicelevel anstreben (d.h. 90 Prozent der angenommenen Anrufe werden im ersten Kontakt ohne Weiterverbinden zur Zufriedenheit des Kunden beantwortet).

Eine klare Definition der Eskalationswege und eine damit einhergehende Schnittstellenreduzierung sind Voraussetzung für die erfolgreiche Umsetzung eines Helpdesks im Unternehmen.

5.3.1.2 Beschwerdemanagement (Retourenmanagement)

10 Prozent der Kunden beschweren sich, 90 Prozent wählen eine andere Form der Unzufriedenheitsäußerung und 40 Prozent der Beschwerdeführer sind unzufrieden mit der Beschwerdeführung (Datamonitor 2002). Diese Aussage unterstreicht die Bedeutung des Beschwerdemanagements für jedes Unternehmen. Aus der Erfahrung im Finanzdienstleistungsbereich kann abgeleitet werden, dass dem Beschwerdemanagement gerade in sensiblen Bereichen (also auch bei Themen rund um die Gesundheit) eine zentrale Rolle zukommt.

Hier ist es mit einer einfachen Produkt-Hotline oder einem Helpdesk nicht mehr getan. Ziel eines erfolgreichen Beschwerdemanagements ist es, für die Probleme des Beschwerdeführers eine Lösung zu finden und ihn letztendlich zufrieden zu stellen. Der bereits geäußerten Unzufriedenheit muss professionell mit speziell dafür geschulten Mitarbeitern begegnet werden, um nicht eine noch größere Verärgerung auszulösen. Dabei ist es egal, über welchen Kanal die Beschwerde das Unternehmen erreicht hat.

Große Bedeutung kommt der richtigen Gesprächsführung zu. Dabei sollte sich die Kommunikation im Rahmen der Beschwerdebearbeitung nicht nur auf das Gespräch bei der Entgegennahme beschränken. Dauert die Bearbeitung länger, sollten dem Kunden Zwischenbescheide zum Stand der Bearbeitung gegeben werden. Angegebene oder zugesagte Servicelevel und Fristen sind unbedingt einzuhalten. Als vorteilhaft hat sich die Auslagerung des Beschwerdemanagements an ein Customer Care Center erwiesen.

Die aus der Entgegennahme der Beschwerde gewonnenen Erkenntnisse müssen jederzeit allen anderen Mitarbeitern in der Beschwerdebearbeitung zur Verfügung stehen, um Rückfragen des Kunden unmittelbar beantworten zu können. Nach Abschluss der Bearbeitung können die gewonnenen Informationen im Rahmen eines Beschwerdereportings systematisch ausgewertet werden. Auf diese Weise lassen sich Schwachstellen in Arbeitsabläufen oder bei den Produktmerkmalen erkennen.

5.3.1.3 Bestellannahmen für Apotheken, Krankenhäuser und Pflegedienste

Ein wesentliches Modul im e-Commerce ist natürlich der Warenwirtschaftsprozess, also die Versorgung mit pharmazeutischen Gütern. Immer mehr Bestellprozesse laufen auf elektronischem Weg.

Das Customer-Care-Center kann hier eine zentrale Rolle spielen, egal ob die Bestellungen direkt am Telefon entgegengenommen werden (Bestellhotline), oder ob ein Helpdesk Fragen zum Bestellstatus beantwortet und Reklamationen entgegennimmt.

Bei der Einbindung eines Customer-Care-Centers lassen sich mit vergleichsweise geringem Aufwand hohe Erreichbarkeit und schnelle Bearbeitung der Bestellungen gewährleisten.

5.3.1.4 e-Mail-Management und Web-Collaboration

Dem Kommunikationskanal e-Mail und damit auch dem e-Mail-Management kommt eine immer größer werdende Bedeutung in der Interaktion mit dem Kunden zu. Erschreckend ist, dass 63 Prozent der Unternehmen nicht auf e-Mails antworten (Ruhr Universität Bochum, 2003), vermutlich also die Bedeutung dieses Kommunikationsmediums noch nicht erkannt haben.

Gerade für Großunternehmen wird die Kommunikation über e-Mail mit Ärzten, Apothekern aber auch mit Patienten immer wichtiger. Das Weiterverteilen von Anfragen im Unternehmen steht hierbei im Spannungsverhältnis mit der vom Fragesteller erwarteten Antwortzeit. In Verbindung mit einem Customer-Care-Center lässt sich die Herausforderung e-Mail Management professionell lösen. Zudem können externe Anmerkungen medienübergreifend bearbeitet und so der Ansatz des Multikanalmanagements aktiv gelebt werden.

Auch für den Vertriebskanal Außendienst bietet dieser Bereich Einsatzmöglichkeiten. Für die Terminabstimmung und Durchführung von Kundenbesuchen im Außendienst kann die Web-Collaboration Funktion moderner Customer-Care-Center verwendet werden. Erfahrungen aus der Finanzdienstleistungsbranche zeigen die Bedeutung und Leistungsfähigkeit dieses Kommunikationswegs im B2B-Bereich. Eine Produktvorstellung oder das Aufzeigen von Produktfeatures können zeitgleich im Web und am Telefon zwischen Außendienstmitarbeiter und beispielsweise einem Arzt stattfinden. Der "virtuelle" Außendienstbesuch ist damit realisierbar.

5.3.1.5 Beratungstelefon und allgemeine Infodienste

Eine ganz spezielle Rolle spielen Beratungstelefone für Fachgruppen oder Patienten. Hierbei ist Expertenwissen gefragt, das über die Technik des Customer-Care-Centers zur Verfügung gestellt werden kann. Je nach Art der Anfrage variiert die Qualität (Tiefe) der Antwort. Das Medium Telefon spielt hierbei durch sein Vertrauen schaffendes Wesen und die Einbindung eines persönlichen Ansprechpartners eine positive Rolle im Dialog mit dem Patienten oder der Fachgruppe.

5.3.2 Outbound-Dienstleistungen

Die Effizienz und der Erfolg jeder Direktmarketingmaßnahme hängen vom verwendeten Adressmaterial ab. Customer-Care-Center spielen in allen Branchen eine wichtige Rolle bei der Adressqualifizierung, d.h. bei der Überprüfung und Auswahl der zur Kampagne passenden Adressen. Im Vergleich zu einer selektiven Qualifizierung durch Außendienstmitarbeiter lassen sich bei einer Adressqualifizierung durch ein Customer-Care-Center höhere Trefferquoten und beachtliche Kosteneinsparungen erzielen.

5.3.2.1 Terminvereinbarungen

Geradezu klassisch kommt die Stärke des Customer-Care-Centers bei der Anbahnung und Vereinbarung von Terminen für Außendienstmitarbeiter zur Geltung. In Verbindung mit moderner, netzbasierter Technik werden dem Außendienstmitarbeiter nicht nur die relevanten Termindaten mitgeteilt, sondern auch weitere Informationen zur Zielperson. Das kann sogar soweit gehen, dass ein Teil des Termingesprächs bereits am Telefon vorweggenommen wird (z.B. die Bedarfsanalyse oder die Abfrage bisheriger Erfahrungen mit Produkten des Unternehmens). Terminvereinbarungsquoten von über 70 Prozent sind in der Finanzdienstleistungsbranche keine Seltenheit.

5.3.2.2 Direktverkäufe

Mit Hilfe von CRM-Systemen lassen sich Kundengruppen nach bestimmten Kriterien analysieren und bewerten. Diese Segmentierung hat einen bedeutenden Einfluss auf die Betreuungsart durch den Vertrieb. Für das Unternehmen weniger bedeutende Kunden, sollten effizient mit wenig Kostenaufwand betreut und an das Unternehmen gebunden werden. Dafür eignet sich weniger der vergleichsweise kostenintensive Außendienst als vielmehr ein Customer-Care-Center.

Der Direktverkauf von Produkten und Dienstleistungen hat sich in vielen Branchen bewährt. Die Einsparungspotenziale bei den Vertriebskosten sind enorm. Die Einbindung eines Customer-Care-Centers kommt gerade dann in Betracht, wenn eine Erweiterung des Außendienstes aufgrund einer Expansion in andere Regionen schlicht zu teuer ist.

Der Kunde empfindet diese Art der Betreuung keineswegs als negativ. Erfahrungen aus der Finanzdienstleistungsbranche zeigen, dass das effektive Ausbauen der Kundenbeziehung durch ein aktives Customer-Care-Center ein Schlüssel zur Kundenbindung und Hebung bisher wenig oder nicht genutzter Kundenpotenziale ist.

5.3.2.3 Cross-Selling

Die bei Inbound-Aktionen gesammelten Erfahrungen lassen sich ideal für die direkte Kundenansprache nutzen. Jeder Inbound-Kontakt wird dadurch zum potenziellen Verkaufsgespräch. Erfahrungen aus der Finanzdienstleistungsbranche zeigen, dass sich gerade Produkthotlines für das Cross-Selling von weiteren Produkten oder Dienstleistungen eignen.

Basis für erfolgreiches Cross-Selling ist eine moderne CRM-Lösung, die den identifizierten Inbound-Kontakt mit den Informationen aus der Kundendatenbank und der Kontakthistorie verbindet und systemgestützt den Cross-Selling Hinweis dem Mitarbeiter während des Kundengesprächs anzeigt.

5.3.2.4 Neukundengewinnung und Aktivierung unbetreuter Kunden

Auch für das Gewinnen von neuen Kunden oder die Reaktivierung bisher unbetreuter Kundengruppen lassen sich Customer-Care-Center einsetzen. Die aktive Ansprache am Telefon in Verbindung mit einem Mailing (elektronisch oder als Anschreiben) bringt deutlich höhere Responsequoten als Kampagnen ohne Nachfasscall.

5.3.2.5 Kundenrückgewinnungen

Eine ähnliche Systematik - wie bei der Neukundengewinnung - wird bei der Kundenrückgewinnung eingesetzt. Im Gegensatz zur Aktivierung unbetreuter Kunden geht es darum, Geschäftsabschlüsse mit Kunden zu generieren, die über längere Zeit kein Produkt des Unternehmens erworben bzw. genutzt haben, obwohl ein entsprechender Bedarf bekannt oder erkennbar ist.

Durch ein professionelles Kampagnenmanagement lassen sich in gleicher Weise die gewünschten Zielkunden systematisch ansprechen. Als besonderes Verkaufsargument für die Kundenrückgewinnung können hier die innovativen Dienstleistungen im Customer-Care-Bereich angeführt werden (Hotlines, Infolines, Helpdesk, e-Mail Service etc.).

5.3.2.6 Bestandskundenpflege

Wie bereits im Rahmen der Inbound-Einsätze beschrieben, können Customer-Care-Center einen entscheidenden Beitrag zur Kundenbindung leisten. Durch aktive Kundenansprache bei Ärzten und Apothekern lassen sich Bestandskunden effektiv und kostengünstig betreuen.

Mit einer Ausdehnung des Einsatzes auf den Outbound-Bereich lassen sich die positiven Effekte noch verstärken. Zum Beispiel wird mittels einer Kundenzufriedenheitsbefragung die Qualität des Außendienstes eingeschätzt, woraus sich Ansatzpunkte für Verbesserungen ableiten. Außerdem werden dabei günstig und effizient die Bedürfnisse der Kunden proaktiv erfragt, woraus sich wiederum Cross-Selling-Potenziale generieren lassen, die mit weiteren Kampagnen gezielt angesprochen werden können.

Mittels regelmäßiger Newsletter können Informationen über das Unternehmen und seine Produkte aktiv kommuniziert werden. Voraussetzung dafür ist ein professionelles Newsletter-Management. Wichtig ist vor allem die Zustimmung des Kunden (Permission-Marketing) und die Rückkopplung zu anderen Kampagnen des Unternehmens (z.B. produktbezogene e-Mail-Kampagnen), um nicht doppelt zu informieren und sich von unseriösen "Spam"-Mails abzugrenzen.

5.3.2.7 Einladungen (Messen, Kongresse, Fortbildungen)

Professionelle Customer-Care-Center spielen eine große Rolle bei Kampagnen im Rahmen von Einladungen. Auf einem kostengünstigen Weg lassen sich die potenziellen Teilnehmer von Messen, Kongressen und Fortbildungsveranstaltungen selektieren. Gleichzeitig erfolgt über das Customer-Care-Center die direkte Ansprache.

Die Erfahrungen zeigen, dass in Verbindung mit einer Call – e-Mail – Call Kampagne Teilnehmerquoten von über 50 Prozent erreicht werden können. Außerdem ist diese Form des Einladungsmanagements weitaus günstiger als durch den persönlichen Ansprechpartner im Außendienst. Neben der Ansprache auf die Teilnahme einer Veranstaltung können die Zielgruppen auf neue Produkte oder andere Dienstleistungen im Rahmen von Cross-Selling-Ansätzen angesprochen werden.

5.4 Ausblick

Beim Vergleich der Entwicklungen beider Branchen wird deutlich, dass ohne eine Fokussierung auf den Kunden/Patienten und die konsequente Ausrichtung der Service- und Vertriebskanäle an dessen Bedürfnisse sich die kommenden Herausforderungen nicht bewältigen lassen. Im Zentrum einer Kundenbindungsstrategie steht neben der technischen Infrastruktur mittels einer geeigneten CRM-Lösung ein professionelles Customer-Care-Center. Egal ob Inbound- oder Outbound-Dienstleistung, erst die Kombination der verschiedenen Einsatzmöglichkeiten macht das Instrument Customer-Care-Center effizient und erfolgreich. Natürlich können die einzelnen Maßnahmen auch als Inhouse-Variante im eigenen Unternehmen umgesetzt werden, allerdings dürfte wohl kaum ein Unternehmen bereits jetzt über die nötige technische Infrastruktur und das entsprechende Know-how verfügen.

Glossar

- CRM-Applikation: Darunter wird die zur effizienten Umsetzung einer CRM-Strategie benötigte Software verstanden. In der Regel verstehen es die Anbieter von CRM-Applikationen, ihre Lösungen auf vertikale d.h. branchenspezifische Ausprägungen hin zu erweitern. Im Kern steht jedoch immer eine möglichst homogene Kundenkontaktmanagement-Lösung und ein Analyse Tool zur Auswertung der zentralen Kundendatenbank.
- Customer-Care-Center: Seit der Etablierung des Begriffs Call-Center als zentraler Servicestelle für die aktive und passive Anrufbearbeitung wurde der Begriff weiterentwickelt. Im Rahmen der Vernetzung diverser Kommunikationskanäle (Telefon, Web. Fax. e-Mail) entstand der Begriff Communication oder Contact-Center. Eine übergeordnete Klammer zwischen der Natur des Call-Centers und

den Bedürfnissen einer Customer-Relationship-Management Strategie bildet der Begiff Customer-Care-Center. Damit wird die Integration sämtlicher Medien und Vertriebswege (Filiale, Aussendienst, Call-Center, Web) im Sinne einer Fokussierung auf die Kundenbedürfnisse gemeint.

- Multi Channel Management: Allgemein gültiger Begriff für das Steuern des Vertriebs eines Unternehmens über verschiedenste Kommunikationskanäle hinweg. Im Mittelpunt einer Multichannel Strategie steht das Ausrichten der Vertriebswege auf den geeigneten Kundenkommunikationskanal. So werden beispielsweise im konsequenten Multichannel- Vertrieb Kunden nur auf dem geeigneten Vertriebsweg (in der Filiale, über das Customer-Care-Center oder per e-Mail) angesprochen und Doppelansprachen bei Produktkampagnen werden möglichst vermieden.

Literatur

1. Deloitte Research (1999): The Emergence of the e-Health Consumer. o.O.
2. Effert, D./Schmid, W. (1995): Bestandsaufnahme und Analyse des Direktmarketing in: Betsch, O./ Wiechers, R. (Hrsg.): Handbuch Finanzvertrieb, Frankfurt/M., S. 423-443
3. Flöther, K.-H./Laupenmühlen, M./Schnittke, J. (1993): Die nervösen neunziger Jahre. In: Die Bank, Nr. 12, 1993, S. 697-701
4. Harms, F./Drüner, M. (2003): Pharma-Marketing – Innovationsmanagement im 21. Jahrhundert
5. Homburg, Ch./Werner, H. (1998): Messung und Management von Kundenzufriedenheit und Kundenbindung im Finanzdienstleistungsbereich. In: Müller, S./Strothmann, H. (Hrsg.), Kundenzufriedenheit und Kundenbindung. Strategien und Instrumente von Finanzdienstleistern. München, S. 163-178
6. www.aboutit.de
7. www.accenture.de
8. www.bpi.de
9. www.fachklinik.com
10. www.mediport-online.de
11. www.modern-banking.de
12. www.patientenanwalt.com
13. www.presseportal.de
14. Salmen, S.-M. (2003): Electronic Relationship im Bankgeschäft. Wiesbaden, 1ff.

15. Stäger, Ch. (1999): Multi Channel Management. Bern u.a.

16. teletalk 10/2003

Autoren

Oliver Knöfel ist seit 1999 bei der HVB Direkt in München in verschiedenen Positionen im Bereich Sales Management beschäftigt. Die Arbeitsschwerpunkte umfassen folgende Themenfelder: Betreuung und Weiterentwicklung des Interessentenstammes der HVB Direkt, Cross und Upselling komplexer Finanzdienstleistungsprodukte, Entwicklung individueller Kundenbindungsmaßnahmen, Durchführungen von Kundenworkshops bzw. Angebots-und Vertragserstellung in Zusammenarbeit mit Marketing und Accountmanagement im Bereich individueller Kundenlösungen

Susanne Lang ist seit 2002 in der HVB Direkt beschäftigt. Vorher war die gelernte Bankkauffrau in der HypoVereinsbank AG tätig. Dort war sie als Filialleiterin im Privatkundengeschäft, als Marketing-Referentin und in leitenden Funktionen im Projektmanagement tätig. Seit Januar 2002 ist Frau Lang in der HVB Direkt als Marketing Manager verantwortlich für Marketing-Research und die externe Unternehmenskommunikation.

Steffen Adler ist seit 2001 in der HVB Direkt beschäftigt. Der gelernte Bankkaufmann hat im September 2003 sein Magisterstudium der Kommunikations- und Medienwissenschaften abgeschlossen. Studienbegleitend war er in einer Grafikagentur und im Filialvertrieb der HypoVereinsbank AG tätig. Seit Juni 2003 ist Herr Adler als Communication Manager in der HVB Direkt für die interne Unternehmenskommunikation verantwortlich.

Kapitel 6

Innovationsmanagement als Grundlage der Kundenbindung

Fred Harms, Dorothee Gänshirt, Michael Wörner*, Klaus-Erich Strohschön**

Keywords

- Innovation
- Innovationsmanagement
- Innovationsstrategien
- Innovationsentwicklung
- Innovationsmanagement
- Pharmainnovation
- Projektmanagement
- Projektmanagementgrundlagen
- Projektmanagementmethoden
- Projektorganisation
- Soziale Kompetenz
- Planning
- Pharma-Patienten-Kommunikation
- Klassisches Marketing
- Innovatives Marketing

* Absatz 6.6: Projektmanagement als Grundlage der Gesundheitsinnovation

** Absatz 6.7: Planning

Inhalt

6.1 Innovation

Aus betriebswirtschaftlicher Sicht ist Innovation die Durchsetzung neuer technischer, wirtschaftlicher, organisatorischer Vorhaben im Unternehmen, die durch soziale Akzeptanz und die kollektive Attributierung von Neuheit gekennzeichnet sind. Sie ist darauf gerichtet, Unternehmensziele auf neuartige Weise zu erfüllen.

Innovationen sind subjektiv: Aus Anbietersicht muss eine neue Produkt-Markt-Kombination keine Weltneuheit sein und keinen hohen Neuheitsgrad haben; auch Imitationen und kundenspezifische Anpassungen können innovativ und darüber hinaus erfolgreich sein. Aus Kundensicht kommt es nicht auf objektive technisch-wirtschaftliche Merkmale an, sondern auf deren wahrgenommenen Nutzen im Wettbewerbsvergleich. So führen Innovationen beim Käufer zu einem gesteigerten Anspruchsniveau bezüglich Qualität, Geschwindigkeit und Wirtschaftlichkeit.

Im Unterschied zu der zeitpunktbezogenen Invention ist die Innovation das Ergebnis eines Prozesses, der alle Phasen von der Ideengewinnung über die Ideenumsetzung bis hin zur Ideenverwertung einschließt (Corsten 1992).

Innovationen sind unmittelbar mit Problemlösungsprozessen im Unternehmen verbunden, die sich anhand folgender Kriterien differenzieren lassen:

- Gestaltungsbereich
- Auslöser
- Neuheitsgrad
- Veränderungsumfang

Dabei ist die konsequente Marktorientierung aller Innovationen eine grundsätzliche strategische Forderung an das Innovationsmanagement.

Differenzierung nach Gestaltungsbereich: Worauf bezieht sich die Innovation?

- Produkt- und Prozessinnovationen: Produktinnovationen schaffen neue Produkte und Dienstleistungen, über die der Käufer eine verbesserte oder billigere Problemlösung erhält. So werden Produktangebote (z.B. innovative Arzneimittel) häufig durch Dienstleitungsangebote ergänzt (z.B. Disease-Management-Konzepte). Im Gegensatz dazu sind Prozessinnovationen neue technische oder sozialtechnische Verfahrensweisen bei der Leistungserstellung. Produkt- und Prozessinnovationen lassen sich logisch unterscheiden, aber nicht vollständig voneinander trennen, denn sie bedingen sich oft gegenseitig. Eine Produktinnovation (z.B. Polymerase) kann aus Kundensicht eine Prozessinnovation (z.B. Polymerase zum Einsatz bei einer Polymerase-Ketten-Reaktion, PCR) sein. Zwischen Produkt- und Prozessinnovationen bestehen vielfältige Interdependenzen.

- Soziale Innovationen: Im Gegensatz zu Prozess- und Produktinnovationen werden alle Veränderungen in Bezug auf das Verhalten von Menschen, Gruppen und Organisationen als sozialtechnische Innovationen bezeichnet. Sie dienen unmittelbar der Erfüllung sozialer Ziele und sind eng mit den Zielen anderer Innovationen verbunden. Soziale Innovationen umfassen z.B. die Einführung der strategischen Unternehmensplanung oder den Aufbau eines Systems zur Personal- und Organisationsentwicklung in einem Unternehmen.

Differenzierung nach Auslöser: Wodurch wird die Innovation veranlasst?

- Pull-Innovationen: Sind Zweck- oder Markt-induzierte Innovationen, die unmittelbar durch die Nachfrage bzw. die Bedürfnisse der Kunden hervorgerufen werden. Sie zeichnen sich durch eine relativ hohe Erfolgswahrscheinlichkeit aus, da die Nachfrage nicht erst geweckt werden muss. Diese machen i.d.R. den größten Anteil der Neuerungen in den Gesundheitsunternehmen aus.

- Push-Innovationen: Sind Mittel- oder Technologie-induzierte Innovationen, die primär von der Entwicklung neuer Technologien und Organisationsformen ausgehen, für die neue Anwendungsfelder erst erschlossen werden müssen. Die Erfolgswahrscheinlichkeit ist im Allgemeinen geringer als bei Pull-Innovationen, jedoch weisen Push-Innovationen häufig einen hohen Neuheitsgrad auf. Günstige Erfolgsbedingungen liegen dann vor, wenn die Innovation sowohl Bedürfnis- als auch Technologie-induziert ist.

Differenzierung nach Neuheitsgrad: Wie neu ist die Innovation?

- Basisinnovationen: Markieren einen Durchbruch in Bezug auf neue Technologien oder Organisationsprinzipien und ziehen meist eine Vielzahl von Folgeinnovationen nach sich (Trommsdorff und Schneider, 1990).

- Insbesondere kommen Schrittmacher- und Schlüsseltechnologien (z.B. Molekularbiologie oder Biotechnologie) zum Einsatz, die zu völlig neuen Produktgenenrationen (z.B. Gentherapeutika), Produkten oder Verfahren (z.B. Kultivierung von Stammzellen) führen.

- Veränderungsinnovationen: Ergeben sich durch die Verbesserung einzelner oder mehrerer Qualitätsparameter.

- Anpassungsinnovationen: Zeichnen sich durch eine Anpassung an vorhandene Lösungen an spezifische Kundenwünsche bzw. Kundenbedingungen aus.

- Imitationen: Sind Nachentwicklungen oder Nachahmerprodukte bereits vorhandener Lösungen. Diese werden in der pharmazeutischen Industrie als Generika oder auch Me-too-Produkte bezeichnet.

- Scheininnovationen: Sind Pseudoverbesserungen, ohne wirklichen Nutzen für den Kunden.

Differenzierung nach Veränderungsumfang:

Welche Veränderung wird durch die Innovation im Unternehmen erforderlich?

- Inkrementalinnovation: Sind solche, die sich in bestehenden Märkten mit bekannten Anwendungsfeldern vollziehen und bei denen in der Regel keine völlig neuen Technologien (Schrittmacher-Technologien) zum Einsatz kommen. Ihre Neuartigkeit liegt vor allem in der veränderten, wesentlich besseren Ziel-Mittel-Relation.

- Radikalinnovation: Zeichnen sich durch einen hohen Neuheitsgrad und durch umfassende, komplexe Veränderungen im Unternehmen aus. Sie sind mit einem in der Regel höheren wirtschaftlichen Risiko als Inkrementalinnovationen verbunden. Ihre Chancen schnell vom Markt aufgenommen zu werden, sind umso größer, je enger Bedürfnis- und Technologieinduktion zusammenliegen.

- Typisches Beispiel für eine Radikalinnovation ist die Einführung völlig neuer Erzeugnisarten wie z.B. biologische Arzneimittel (Antikörper oder Fusionsproteine) in den Markt auf der Grundlage neuer bzw. biologischer und nicht wie herkömmlich chemischer Wirkprinzipien.

6.2 Innovationsmanagement

Innovationen sind in der Regel nur dann erfolgreich, wenn sie nicht zufällig entwickelt, sondern systematisch vorbereitet und umgesetzt werden. Die Aufgabe des Innovationsmanagements besteht darin, Planung, Organisation und Kontrolle von Innovationsprozessen zu steuern und die erforderlichen Rahmenbedingungen zu schaffen (Pleschak und Sabisch 1996).

Dies verlangt eine hohe Flexibilität und die Fähigkeit, neue Organisationslösungen, Managementmethoden und Führungsinstrumente einzusetzen. Das Innovationsmanagement umfasst sowohl den unternehmensstrategischen als auch den operativen Bereich des auf Änderung gerichteten Managements (Innovationsorientierung).

Innovationsmanagement und strategische Unternehmensplanung in der Praxis:

- Unter Strategie versteht man die Bündelung des Ressourceneinsatzes auf wenige bedeutende Ziele zur Erschließung und Sicherung zukünftiger Ertragspotentiale.

- Aus dieser allgemeinen Zielsetzung werden konkrete Maßnahmen abgeleitet. Das bedeutet, welche Produkte für welche Märkte innerhalb welcher Zeiteinheit entwickelt, hergestellt und vertrieben werden sollen? Dabei legt die Unternehmensleitung die Entwicklungsziele für ihre Geschäftsfelder und Geschäftseinheiten fest (strategische Geschäftsfeldplanung). Gegenstand dieses Planungsansatzes sind alle Entscheidungen, mit denen die von der Unternehmensleitung gesetzten Wachstums-, Behauptungs- oder Schrumpfungsziele erreicht werden sollen. Somit wird für jede strategische Geschäftseinheit eine eigenständige Strategie entworfen, um die in der Regel vorhandenen Interdependenzen durch die Nutzung gemeinsamer Ressourcen auftretenden Probleme mit übergeordneten Ziel-, Planungs- und Hierarchieebenen abzustimmen.

- Es werden die Geschäfte definiert, in denen das Unternehmen in der Zukunft erfolgreich sein möchte. Interessant ist dabei, dass diese als New Ventures bezeichneten Geschäftsbereiche teilweise 10 Jahre benötigen, um die Investitionen für Forschung, Entwicklung und Marktzugang wieder zu generieren, um damit zur Rentabilität des Unternehmens beizutragen.
- Somit müssen etablierte und ertragskräftige Marktsegmente die Mittel für die Entwicklung innovativer Produkte erwirtschaften. Diese operieren in der Regel in Märkten, deren Lebenszyklus die Wachstumsphase bereits überschritten hat. Dabei stützen die Unternehmen ihre Umsätze auf den guten Kontakt des Außen- und Innendienstes zu den Kunden, auf ausgebaute Distributionssysteme bzw. ausgereifte Produkt- und Fertigungstechnologien. Somit werden mittelverbrauchende und mittelerwirtschaftende Geschäftsfelder innerhalb des Unternehmenszusammenhangs in Ausgleich gebracht, um die Liquidität zu sichern und neue Wachstumsfelder zu finanzieren (Idee des Portfolio-Managements).

6.3 Innovationsstrategien

Die Erkenntnis, dass ein Unternehmen oder ein Geschäftsfeld eine langfristige und konsistente Handlungsrichtlinie einhalten sollte, um knappe Ressourcen gebündelt und zielgerichtet einzusetzen, führt zur Entwicklung von Innovationsstrategien. Das Management muss festlegen, in welchen Märkten das Unternehmen mit welchen Produkten zu welchem Zeitpunkt vertreten sein will. Insofern ist Innovationsmanagement strategische Unternehmensplanung.

Für die Erfüllung der Unternehmensziele ist eine Vielzahl unterschiedlicher Strategien denkbar. Welche Strategie als günstigste ausgewählt wird, hängt u.a. von der Technologie, der Wettbewerbersituation, vom Wachstumspotenzial des Marktes, den Kundenbeziehungen, den verfügbaren Ressourcen sowie einer Reihe weiterer Faktoren ab.

Der Wahl des Markteinführungszeitpunkts von Produkten der Gesundheitsindustrie kommt vor dem Hintergrund der Entwicklung einer Marketingstrategie besondere Bedeutung zu. Es werden drei Strategietypen des Innovationsverhaltens von Unternehmen aufgrund des Zeitpunkts der Markteinführung unterschieden (Backhaus 1999):

- Technologische Führer- oder Pionierstrategie
- Frühe Folgestrategie
- Späte Folgestrategie
-

6.4 Phasen der Innovationsentwicklung

In der Anfangsphase der Innovationsentwicklung wird erkannt, dass ein Problem nur durch innovative Verfahren, Produkte oder Verhaltensweisen gelöst werden kann. Hierbei sind lockere, partizipative, Freiraum zulassende Verhältnisse der Mitarbeiter untereinander und zu deren Vorgesetzten von entscheidender Bedeutung.

Danach folgt die innerbetriebliche Durchsetzungsphase. Diese gestaltet sich umso kürzer, je weniger Personen Einfluss auf den Entscheidungsprozess nehmen. Allerdings kann eine bewusste Verzögerung die Qualität der Entscheidungsfindung erhöhen. Mehr Entscheidungsaspekte werden berücksichtigt und Widerstände im Vorfeld abgebaut. Somit sind die Vor- und Nachteile einer verlängerten Entscheidungs- und Durchsetzungsphase gegeneinander abzuwägen. In der Realisierungsphase sind die Innovationsaufgaben weitgehend vorgezeichnet, das bedeutet, dass ein zuviel an Partizipation das Projekt unnötig verzögert.

Zu beachten bleibt:

- Die Erfordernisse der Aufbauorganisation zur Bewältigung von Innovationsaufgaben sollten sich an den Führungsgrundsätzen des Unternehmens orientieren.
- Mit zunehmendem Projektfortschritt verkleinert sich der Handlungsspielraum der Mitarbeiter.
- Kreativität erfordernde Aufgabenstellungen weichen zunehmend einem stärker operativen Management von teilweise weniger komplexen Teilaufgaben.
- Der Grad an schriftlichen Vorgaben und Regelungen zur Koordination der Innovation nimmt kontinuierlich zu.
- Die Aufbauorganisation des Innovationsteams kann nicht im Laufe eines Innovationsvorhabens ständig geändert werden, um wechselnden Anforderungen gerecht zu werden.
- Innovationsorientierte Organisationsmodelle zeichnen sich durch Flexibilität, Förderung der Kreativität der Mitarbeiter, Teamarbeit und Kooperationsfähigkeit aus. Das grundsätzliche organisatorische Problem besteht darin, solche Or-

ganisationsstrukturen zu finden, die zugleich kreativitätsfördernd als und auch effizient sind.

Grundsätzlich stehen dem Unternehmen zwei Gestaltungsalternativen zur Verfügung (Macharzin 1995):

- Teamorientierte Strukturen zeichnen sich dadurch aus, dass Entscheidungen im Innovationsprozess nicht von einzelnen Personen, sondern von Gruppen zu treffen sind, die von einem Projektleiter geführt werden. Der Sinn des Projektcharakters besteht darin, die Beteiligten von den Aufgaben des Tagesgeschäfts zu befreien (operative Umsetzung des Venture-Management-Konzeptes).
- Netzwerke helfen, Schnittstellenprobleme zu vermindern bzw. die Kooperationen zu vertiefen. Im organisatorischen Sinn ist ein Netzwerk ein Beziehungsgefüge aus selbständigen Einheiten (Personen, Gruppen), die durch gemeinsame Werte verbunden sind.
- Der Innovationsprozess wird in unterschiedlichen Teileinheiten des Unternehmens mit jeweils unterschiedlichen Organisations- und Führungsprinzipien durchgeführt.

Je größer die Bedeutung der Innovation für das Unternehmen und je komplexer die zu bewältigende Aufgabe, desto eher wird der Innovationsprozess aus der mit dem Tagesgeschäft befassten Organisation ausgelagert.

Unterschieden werden "interne Ventures", die relativ selbständige Einheiten innerhalb des Mutterunternehmens bilden, und "externe Ventures", die entweder rechtlich und/oder wirtschaftlich aus dem Mutterunternehmen ausgelagert sind oder als Kooperation zweier oder mehrerer Unternehmen gegründet werden (Macharzina 1995).

Dabei verfolgen externe Ventures meist weitergehende Ziele, die über eine einzelne Produktinnovation hinausgehen. Typische Formen interner Ventures sind z.B. Neuproduktabteilungen und Projektgruppen.

Ein hauptverantwortlicher Senior-Manager wird speziell für diese Aufgabe freigestellt. Er ist in der Regel direkt der Unternehmensleitung unterstellt und mit weitgehender Handlungsvollmacht ausgestattet. Das Innovationsprojekt durchläuft unter seiner Leitung alle Phasen bis hin zur Markteinführung. Dabei sind neben einer hohen Fachkompetenz, vor allem die Führungsfähigkeiten und der persönliche Umgang mit den Mitgliedern des Innovationsteams von großer Bedeutung für den Erfolg des Projekts.

6.5 Erfolgsfaktoren des Innovationsmanagements

Der Erfolg des Innovationsmanagements bzw. der Durchsetzung einer Innovation am Markt wird durch das Wirken einer Reihe von Einflussfaktoren mit unterschiedlicher Intensität bestimmt. Seit Mitte der sechziger Jahre wird versucht, Einflüsse auf Erfolg und Misserfolg systematisch aus der theoretisch unbegrenzten Zahl möglicher Einflussfaktoren herauszufinden und zu quantifizieren.

Die Erfolgsfaktorenforschung teilt oftmals die Innovationen dichotom in erfolgreiche und nicht erfolgreiche ein, mit deren Hilfe Variablen auf weitgehend voneinander unabhängige Faktoren reduziert werden (Schmalen und Wiedemann 1999).

1. Einzigartigkeit und Überlegenheit

- Einzigartige und überlegene Produkte sind marktneu und hochinnovativ.
- Im Hinblick auf die Qualität und die Bedürfnisbefriedigung des Marktes (Problemlösungspotential) sind sie den Wettbewerberprodukten überlegen.
- Der Neuigkeitsgrad (Innovationspotential) bestimmt in hohem Maße den Preisspielraum, da innovative Produkte einer geringeren Wettbewerbsintensität ausgesetzt sind, als bereits am Markt positionierte Dienstleistungen.
- Im Extremfall begründet das Produkt einen Markt, auf dem der Hersteller zunächst eine Monopolstellung innehat (z.B. Herceptin und MabThera (Genentech / Roche AG) für die Therapie solider und hämatologischer Tumore).
- Von der Möglichkeit zur Imitation hängt es dann ab, ob Wettbewerber ebenfalls antreten, um potentielle Gewinne abzuschöpfen.

2. Technisches Niveau und Synergienutzung

- Darunter versteht man das Verständnis für die klinische Relevanz des Einsatzes einer innovativen Gesundheitsleistung bzw. das wissenschaftliche Know-how für die Entwicklung und Herstellung innovativer Arzneimittel (z.B. Produktion von therapeutischen Antikörpern, Fusionsproteinen und Vakzinierungsansätzen im großtechnischen Maßstab).
- Der Aspekt der Nutzung vorhandener Technologien (z. B. Erfahrungen im Upscaling) und der Zugriff auf bestehende Ressourcen (z.B. Fermenter unterschiedlicher Größe) spielen dabei eine herausragende Rolle für den zukünftigen Markterfolg.
- Dabei ist bei Großunternehmen die Synergienutzung tendenziell besser, da innovative Technologien über eine breitere Produktpalette, z.B. verschiedene Antikörper zur Behandlung unterschiedlicher Indikationen, zur Verfügung stehen.

3. Marktdynamik und Neuproduktintensität

- In einem Markt mit hoher Dynamik und starkem Wettbewerb (z.B. Computertechnologie im Bereich der Bio-Informatik) ist nicht der Preis das ausschlaggebende Argument.
- Hier zählt die Produktqualität, d.h. die kontinuierlich zunehmende Leistungssteigerung der Neuprodukte (technisches Entwicklungspotential).
- In solchen Märkten haben nur Spezialisten die Chance (sich wenigstens mittelfristig) zu behaupten.

4. Marktwachstum

- Wenn Neuprodukte in einem Markt mit relativ geringer Marktdynamik positioniert werden, kann dieses das Marktwachstum oder die Entstehung neuer Marktsegmente positiv beeinflussen (z.B. Einführung von Wachstumsfaktoren durch Amgen oder Anti-Emetika durch GlaxoSmithKline in die onkologische Standardtherapie).
- Für Technologieführer gilt daher, möglichst so überlegene Produkte am Markt zu positionieren, dass eine rasche Penetration weiterer, eigener innovativer Ansätze gewährleistet ist.
- Technologiefolger sollten daher an den Erfahrungen (Innovationsvorsprung) des Führers partizipieren.
- Dadurch lassen sich Investitions- und Marketingkosten minimieren, eventuelle Produktvorteile eruieren und verbesserte Innovationskonzepte determinieren (z.B. Entwicklung neuer therapeutischer Ansätze im Bereich der erektilen Dysfunktion durch die Bayer AG, Lilly oder Takeda als Alternative zum derzeitigen Goldstandard Viagra von Pfizer).

5. Niveau der Produktionsvoraussetzungen

- Die beiden Variablen „Angemessenheit der Produktionskapazitäten und reibungsloser Produktionsbeginn“ haben einen großen Einfluss auf die Präsenz am Markt.
- Nur dann, wenn der Markt mit ausreichenden Mengen eines innovativen Produktes innerhalb von 24 Stunden versorgt werden kann, werden die Grundlagen für den zukünftigen Markterfolg gelegt.

6. Marketing-Know-how

- Vor allem in den frühen Phasen des Innovationsprozesses kommt der Marktforschung eine herausragende Stellung zu.

- Dabei werden die Kundenbedürfnisse präzise erfasst, um das Produkt bedarfsgerecht zu entwickeln. Innerhalb des Ansatzes wird die Marktforschung nicht allein als klassische, quantitative Analyse verstanden. Sie beruht vor allem auf Kooperationen mit wichtigen Kunden bzw. auf qualitativen Informationen, die durch Besuche in Kliniken, Apotheken, Praxen und Kongressen eruiert wurden.
- Gerade bei der Positionierung innovativer Gesundheitsleistungen steht nicht das Produkt, sondern die auf das Kundenproblem zugeschnittene Problemlösungsstrategie des Herstellers im Mittelpunkt der Marketingaktivitäten.

7. Produktgerechte Marketing- und Managementressourcen

- Die Entwicklung und Positionierung innovativer Gesundheitsprodukte impliziert immer eine hohe Anforderung an das Management, den Innovationsprozess innerhalb und außerhalb des Unternehmens effizient und strategieorientiert zu gestalten.
- Produktinnovationen scheitern oft, da ohne Zuteilung angemessener personeller und finanzieller Ressourcen die Durchführung des Innovationsprozesses parallel zum Routinegeschäft nicht zu managen ist.

8. Hochpreisige Produkte ohne pharmako-ökonomische Vorteile

- Derartige Produkte beruhen oft auf veralteten Fertigungs- und Produkttechnologien, die in ihrer Leistungsfähigkeit hinter neuen Problemlösungsstrategien zurückstehen (Marginalinnovationen).

9. Produkt-Neuland

- In der Regel diskriminiert dieser Faktor nur schwach zwischen Erfolg und Misserfolg der Produktinnovation.
- Er wird allerdings zum Problem, wenn sich das pharmazeutische Unternehmen diversifiziert, d.h. neue Technologien für neue Märkte entwickelt.
- Die Diversifikation ist mit einem erheblichem Risiko des Scheiterns verbunden, falls nur rudimentäre Informationen über den Markt existieren, die Kundenbedürfnisse nicht klar definiert sind und eine entsprechende Infrastruktur von Seiten des Innen- und Außendienstes nicht aufgebaut wurde.

10. Wettbewerb und Marktsättigung

- Dies betrifft Produkte, die für Märkte in fortgeschrittenen Phasen des Produktlebenszyklus mit hoher Produktdichte konzipiert wurden (ethischer Problemkreis).
- Da für die meisten Arzneimittel die Innovationshöhe nicht ausreicht, einen neuen Markt zu begründen, müssen sie mit vorhandenen Problemlösungen konkurrie-

ren, die teilweise Image- und Kundenloyalitätsvorteile besitzen (generischer Problemkreis).

11. Wettbewerbsintensität

- Auch dieser Faktor besitzt eine geringe Diskriminierungsfähigkeit. Allerdings haben es Produkte, die auf einen umkämpften Markt treffen besonders schwer Marktanteile von etablierten Wettbewerbern zu erringen (z.B. Markt für Antibiotika und Herz-Kreislauf-Präparate).
- Die Intensität des Wettbewerbs spielt nur dann eine geringe Rolle, wenn der Problemlösungsvorteil durch die Einführung eines neuen Arzneimittels signifikante, klinisch relevante Ergebnisse ermöglicht, die vorher nicht bekannt waren.
- Die Abgrenzung, d.h. inwieweit z. B. ein innovatives Arzneimittel in einen vorhandenen Markt eintritt, sich dort etabliert bzw. ein neues Marktsegment begründet, ist fließend.

12. Innovationsführerschaft („first-to-market"-Faktor)

- Möglicherweise wird der Vorteil erster mit einer Neuerung zu sein, statistisch durch die überdurchschnittlich hohe Floprate der Marktersten kompensiert. Gestaltet sich die Positionierung allerdings als Erfolg, ist es schwierig, die durch das innovierende Unternehmen erworbenen Marktanteile nachträglich zu gewinnen (bspw. Amgen: Markt für Wachstumsfaktoren in der Onkologie).

Fazit:

- Ohne eine ausreichende Bewilligung zusätzlicher Ressourcen (finanziell, materiell und personell) ist ein effektives Innovationsmanagement in der Gesundheitsindustrie nicht möglich.
- Mit der Innovation muss ein eindeutig definierter Kundennutzen verbunden sein, der das Produkt als eine dem Wettbewerb überlegene Problemlösung erscheinen lässt. Mit einer derartigen Differenzierung lassen sich Preisspielräume nutzen, neue Märkte etablieren oder vorherrschende Machtstrukturen aufbrechen.
- Je größer die Innovationshöhe des Produktes, desto weniger ist es in einem bestehenden Markt mit möglicherweise hoher Wettbewerbsintensität den Marktbegebenheiten unterworfen.
- Über die Innovationshöhe, die Qualität und den Kundennutzen hinaus, ist ein professionelles Projektmanagement für den Produkterfolg von entscheidender Bedeutung (Abb. 6.1)

(Abb. 6.1) Die Entwicklung innovativer medizinischer Leistungen weist erhebliche Schwächen in den Frühphasen des Innovationsprozesses auf

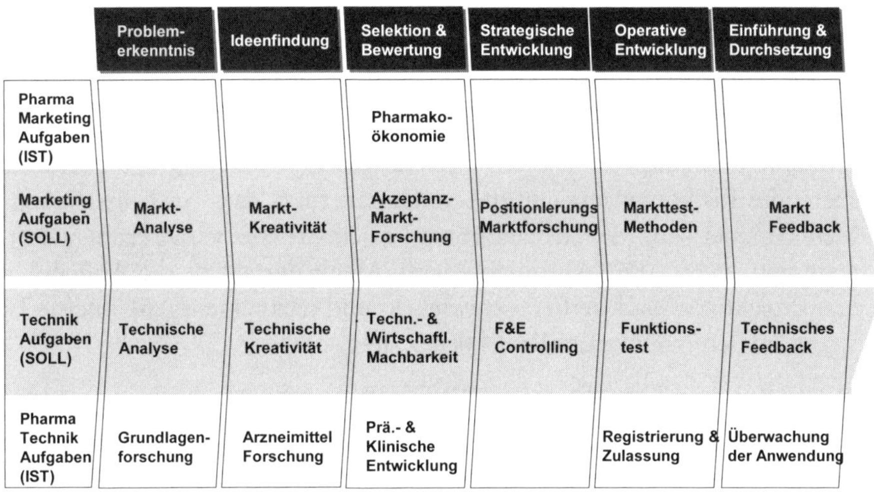

Michael Wörner

6.6 Projektmanagement als Grundlage der Gesundheitsinnovationen

Wachsende Marktdynamik sowie die damit einhergehende Forderung nach mehr Flexibilität und Kundenorientierung verbunden mit einem höheren Grad an Komplexizität und Internationalisierung führen zur Bereitschaft aber auch zur Notwendigkeit Innovationsprozesse mit den Mitteln des Projektmanagements zu steuern. Die Aufgabe in Forschung & Entwicklung (F&E) besteht darin, Innovationen vom Reagenzglas bis zur Vermarktung zu führen.

Hierin liegt ein wesentlicher Unterschied zu anderen Branchen, in denen Projektmanagement (PM) zum Teil viel früher angewendet wurde als in der Gesundheitsindustrie. Während frühe Anwender von PM, wie der Automobilbau, die Bauindustrie oder die Raumfahrt in ihren Projekten die klassischen drei Parameter: Kosten, Qualität und Zeit optimieren wollten, kommt vor allem in der Pharmaentwicklung das Risiko- und Portfoliomanagement als entscheidende neue Herausforderung auf das Management hinzu.

Zum Vergleich: Als das Autobahnkreuz Frankfurt umgebaut wurde, war das ein gigantisches Projekt mit einem hohen Grad an Komplexizität. Dieses erforderte enorme Anforderungen an die Koordination der Abläufe, waren doch auch hier die drei Ziele: Zeit und Kostenrahmen und vor allem die Qualitätsstandards – nicht nur hinsichtlich des Endprodukts Straße, sondern auch in Bezug auf den laufenden Verkehr während der mehrjährigen Umbauphase – einzuhalten.

Trotzdem dürften sich die Projektverantwortlichen während der Projektlaufzeit kaum ernsthaft mit der Frage beschäftigt haben, ob es bei Projektende ein umgebautes Frankfurter Kreuz geben würde oder nicht. Genau hier liegt jedoch die zusätzliche Herausforderung beim Management von Gesundheitsprojekten.

Das Pharmaprojektmanagement muss deshalb ein besonderes Augenmerk auf ein funktionierendes Risikomanagement haben. Daraus folgt, dass zur Entwicklung eines neuen Medikaments kaum jemals eine reine Projektstruktur verwirklicht wurde, d.h. eine Organisationsform (Projektgruppe), deren Mitglieder alleine die Aufgabe haben, dieses eine Projekt zur Marktreife zu entwickeln und dazu eine eigene interne Hierarchie besitzen, an deren Spitze der Projektleiter steht.

Die Arbeitsweisen und Grundlagen des Projektmanagements, die zu einem erfolgreichen Management einer Pharmainnovation beitragen, können wie folgt zusammengefasst werden.

6.6.1 Projektmanagementgrundlagen

Nach DIN 69 901 ist ein Projekt als ein Vorhaben definiert, das im Wesentlichen gekennzeichnet ist durch seine Einmaligkeit, Komplexität und seine Neuartigkeit, durch entsprechende Zielvorgaben sowie der Begrenzung von Budget, Zeit und sonstigen Ressourcen.

Zur Steuerung eines solchen Projekts ist es nötig, eine Strukturierung in Projektphasen vorzunehmen. Bei jedem Übergang von einer Projektphase zur nächsten sind Entscheidungspunkte vorgesehen an denen das Management das Projekt überprüft und dann entweder bestätigt, den Auftrag ändert oder das Projekt einstellt.

Projektmanagement geht von einer ganzheitlichen und systematischen Betrachtung von umfangreichen und komplexen Sachverhalten aus. Es modelliert übersichtliche Abläufe und stellt damit sicher, dass die Prozesse der Planung, Überwachung und Steuerung eines Projekts interdisziplinär koordiniert werden.

Besondere Beachtung erfordern, wie in jedem Projekt, so auch in Pharmaentwicklungsprojekten die Interessen der ‚Stakeholder', das sind alle am Projektverlauf interessierten, beteiligten oder auch betroffenen Personen.

Um im weiteren Verlauf des Projekts langwierige Diskussionen bezüglich der Zielerreichung zu vermeiden, empfiehlt es sich vor Projektstart die zu erreichenden Ziele so präzise wie möglich festzulegen und möglichst auch klar definierte Messgrößen zu etablieren, mit denen sich später der Grad der Zielerreichung quantitativ ermitteln lässt.

6.6.2 Projektmanagementmethoden

Als zentrales Ordnungs- und Kommunikationsinstrument im Projekt fungiert der Projektstrukturplan; er gibt einen Überblick über die Aktivitäten in ihrer Gesamtheit, stellt die Zusammenhänge der Arbeitspakete dar, schafft Transparenz und fördert eine gemeinsame durchgängige Sichtweise. Die Ablauf- und Terminplanung wird mit Hilfe der Netzplantechnik dargestellt.

Die für die Projektentwicklung benötigten Ressourcen werden vor Beginn des Projekts geplant und vom Auftraggeber freigegeben; das gilt sowohl für die Finanzmittel (externe Kosten) als auch für die Mitarbeiterkapazität (interne Kosten).

Es liegt in der Natur dieser Ressourcenarten, dass sie höchst unterschiedlich bezüglich ihrer Beschaffung, ihrer Flexibilität und insbesondere ihrer Steuerbarkeit sind. Während Finanzmittel zur Finanzierung von Materialien oder externen Leistungen weitgehend bedarfsgemäß beschafft und flexibel eingesetzt werden können, ist das bei Mitarbeitern so nicht ohne weiteres möglich. Vor allem dann nicht, falls das Projektteam aus ausgewählten Spezialisten besteht, welches die Regel in der Gesundheitsindustrie darstellt.

Bei Budgetplanungen sollte man daher die beiden Ressourcenarten auf keinen Fall in einen Topf werfen; tut man es dennoch, läuft man Gefahr, den Planungsprozess wegen der so ausgelösten Intransparenz zu verzögern und dabei wertvolle Kapazitäten für sinnlose Planungsrunden zu verschwenden, die keine Unterstützung für die Projektsteuerung und das Portfoliomanagement liefern.

Dabei benötigt vor allem das Portfoliomanagement verlässliche Daten zum Thema Finanzmittel und Mitarbeiterkapazitäten, da an dieser Stelle ein Abgleich zwischen den Anforderungen der einzelnen Projekte in Relation zu ihrer kommerziellen Bedeutung stattfinden muss.

Um ein Projekt zu entwickeln, kann es hilfreich sein über Kreativitätstechniken wie Brainstorming, Pro- und Contra-Analyse, Delphi oder Attribute Listing konstruktive Lösungsansätze zu definieren. Ziel des Einsatzes dieser Methoden ist es, den Prozess der Entwicklung zu fördern und diese für die Projektentwicklung zu bewerten und verfügbar zu machen.

6.6.3 Projektorganisation

Jedes Projekt sollte mit einem Projektstart beginnen. Das klingt zunächst selbstverständlich, ist es aber keineswegs. Viele Projekte sind plötzlich da, haben sich irgendwie in die Pipeline geschlichen oder ergaben sich durch die radikale Änderung der Ziele eines anderen Projekts, ohne dass es dazu eine entsprechende Entscheidung des Auftraggebers gegeben hätte.

Ein ordentlicher Projektstart basiert dagegen auf einem klaren Beschluss des Auftraggebers in dem das Projektziel, das Projektbudget sowie die Projektdauer eindeutig beschrieben sind.

Ein Projekt benötigt ein umfassendes Berichts- und Dokumentations-Management, um einerseits alle Beteiligten und Interessierten über den Projektstatus und –fortschritt zu informieren und andererseits für künftige Projekte zu dokumentieren, was im jetzigen Projekt gut bzw. schlecht lief, um Know-how aufzubauen auf das zurückgegriffen werden kann.

Ein funktionierendes und objektives Risikomanagement ist für jedes Entwicklungsprojekt wegen der hohen Abbruchwahrscheinlichkeit medizinischer Innovationen auf Grund nicht vorhersehbarer Ereignisse (z.B. Nebenwirkungen einer Entwicklungssubstanz in den klinischen Studien) entscheidend. Wichtig ist dabei, dass die meist sehr unterschiedlichen Projekte nach gleichartigen und objektivierbaren Kriterien gemessen werden und nicht auf den Vorlieben des Managements beruhen.

6.6.4 Soziale Kompetenz

In gruppenorientierter Projektarbeit findet ständig soziale Wahrnehmung statt. Beim Erarbeiten der Projektziele z. B. muss die eigene Sichtweise der Realität laufend mit den anderen Projektgruppenmitgliedern abgeglichen werden.

Mit der Kommunikation innerhalb des Projektes verhält es sich ähnlich: Sie findet permanent verbal und nonverbal statt und läuft auf verschiedenen Ebenen ab. Dabei wird oft der entscheidende Teil der Information auf der persönlichen und nicht auf der vordergründig sachlichen Ebene transportiert.

Neben den gebräuchlichen Motivationstechniken, wie Arbeitsplatzgestaltung, Arbeitsklima, monetäre Anreize und Macht, wird Motivation auch durch den Einsatz sozialer Wahrnehmung sowie der gezielten Anwendung der daraus gewonnenen Erkenntnisse erreicht. Oder anders ausgedrückt: Die Wahrnehmung und das Ernstnehmen eines Mitarbeiters als Mensch wirken sich direkt positiv auf die Motivation aber auch auf die Konfliktkultur innerhalb des Projektes aus.

Daraus entstehen – bewusst und unbewusst – soziale Strukturen, die zur Übertragung respektive Annahme von formellen und informellen Rollen führen.

Projekte sind oft Keimzellen von Veränderungen und können in diesem Sinne helfen, das Unternehmen auf dem Weg zur lernenden Organisation zu unterstützen. Die Erfahrungen, die man bei der Arbeit im Projekt sammelt, werden somit gespeichert und allgemein nutzbar gemacht.

Ein soziales System wird auch durch Führung aufgebaut. Ziel dabei ist, dass der Führende zusammen mit den Geführten eine Aufgabe mit einem Minimum an emotionalen, finanziellen, sozialen und zeitlichem Aufwand löst.

Ein bedeutendes Element der sozialen Kompetenz besteht in der Kommunikationsfähigkeit des Projektleiters. Diese muss sich in ihren spezifischen Merkmalen den jeweiligen Anforderungen bei Diskussionen, Präsentationen, Verhandlungen oder tagtäglichen Arbeitssitzungen anpassen. Eine ausgeprägte Flexibilität des Projektleiters, die jeweils angemessene Form der Kommunikation zu wählen ohne an Authentizität zu verlieren, ist hier gefragt.

Unabhängig von den Fähigkeiten des Projektleiters muss die Organisation eines Projektes zur Unternehmensorganisation passen, d.h. je stärker die Unternehmensstruktur in der klassischen Linienhierarchie verwurzelt ist, desto schwieriger ist es, eine eigenständige, eigenverantwortliche, db. entrepreneurhafte Projektarbeit in einem dafür autorisierten Team zu leisten.

Genau in diesem Augenblick schlägt die Stunde einer tragfähigen Sozialstruktur.

Diese zeichnet sich im Wesentlichen durch folgende Merkmale aus:

- alle Teammitglieder sind motiviert und verfolgen das gleiche Ziel
- eine Teamidentität ist innerhalb und außerhalb des Teams wahrnehmbar
- alle Teammitglieder kommunizieren aktiv miteinander
- das Arbeitsklima ist von gegenseitigem Respekt getragen
- alle Teammitglieder gehen offen miteinander um
- Konflikte werden adressiert und konstruktiv gelöst
- nicht nur F&E, sondern auch die Bedürfnisse des Marktes – vor allem die der Ärzte und Patienten - sind permanente Wegbegleiter des Entwicklungskonzeptes

Klaus Ehrich Strohschön

6.7 Planning - die Zukunft der Pharma- und Patienten-Kommunikation

Wenn Sie verstehen wollen...

- warum berufstätige Frauen/Mütter kein Interesse an „Multivitaminen“ haben
- warum „lustige“ Werbung bei Kopfschmerzen überhaupt nicht wirkt
- warum Migränepatienten eine gute Freundin/einen guten Freund brauchen

- warum es auf die Frau ankommt, dass ein männliches Prostataleiden behandelt wird
- warum Inkontinenz das Selbstbewusstsein stärker trifft als verschiedene andere chronische Erkrankungen

...dann sollten Sie sich mit Planning beschäftigen.

6.7.1 Was ist überhaupt Planning?

Kommunikation kann naturgemäß aus zwei verschiedenen Blickwinkeln gesteuert werden: mit den Augen des Senders oder denen des Empfängers. Analog gilt: Grundsätzlich kann man Werbekommunikation aus der Sicht des Herstellers (Pharmaunternehmen) oder aus der Sicht des Konsumenten (Patienten) aufbauen. Der Werbetreibende kann die „Herstellerdenke" aufsetzen oder versuchen, sich möglichst tief in die Bedürfnislage der Patienten zu versetzen.

Die Idee des Strategic Planning ist es, Werbekommunikation konsequent verbraucherrelevant zu konzipieren. Für die Kommunikation heißt das, der Konsument/Patient soll sich in den Botschaften exakt wieder finden; seine wirklichen Bedürfnisse müssen im Mittelpunkt stehen, seine Hoffnungen und Ängste positiv angesprochen werden, seine Neugier und sein Interesse gefördert werden. Echte „Benefits" sollen herausgearbeitet sein, statt Features, die zwar dem Forscher imponieren, aber die Zielgruppe nicht berühren. Einmal mehr gilt: Der Köder soll dem Fisch schmecken, nicht dem Angler.

Zwei einfache Beispiele dazu:

1. Die Firma Bionorica, bekannt für ihre pflanzlichen Arzneimittel, schmückt sich jetzt mit dem Appendix „The Pythoneering Company". Die Absicht ist klar. Gründen und Besetzen einer neuen Produktkategorie, „leadership" demonstrieren in einem bestimmten Teilmarkt. Was dabei außer Acht gelassen wurde? Der Patient! Der von Bionorica verwendete englische Slogan ist in einem hohen Maße erklärungsbedürftig, gerade für ältere Patienten. Ein Kundenbenefit ist nicht ersichtlich, im Gegenteil: Das „...eering" weist deutlich auf den Ingenieurstolz und die einseitige Herstellerdenke hin, statt ein attraktives Angebot an den Patienten zu formulieren. Warum soll man als Apothekenkunde ein Produkt der Pythoneering Company kaufen? Wo liegt mein Vorteil, wo steckt das „ Heilsversprechen"? Oder neudeutsch formuliert: „What's in for me?"

2. Roche Pharma hat ein Multivitamin-Präparat auf dem deutschen Apothekenmarkt eingeführt: Supradyn; aber eben nicht als ein weiteres (leicht austauschbares) Multivitamin, sondern als ein „potenter Problemlöser" für konkrete, häufig vorkommende Alltags-Situationen: Für Zustände von Erschöpfung und Ermat-

tung. In gründlicher Marktanalyse wurde zuerst ermittelt, welche Kernzielgruppe überhaupt für ein solches Produkt empfänglich ist; und wie diese Menschen ihre Beschwerden selber benennen. Herausgekommen ist ein hochinteressantes Marketing-Produkt, welches einen echten Patienten-Benefit in den Vordergrund stellt; ein Produkt, das aufgrund seiner Positionierung nicht austauschbar, sondern „unique" ist. Begrifflichkeiten, die an die Herkunft Multivitamin erinnern, werden bewusst vermieden; stattdessen gehen Wording, Farbwelten, Packaging und Kommunikation exakt auf die wirklichen Bedürfnisse der erkannten Kernzielgruppe ein. In dem sehr hart umkämpften Multivitamin-Markt hat Supradyn so zumindest von Anfang an einen eigenständigen Platz erobert, und sich breiteste Distribution innerhalb der Apotheke gesichert.

6.7.2 Planning und Pharma: „ a special relation"

Planning, neben Kreation und Beratung inzwischen längst zur dritten Säule der klassischen Werbeagentur avanciert, stellt also sicher, dass Werbekommunikation höchste "Verbraucher-Relevanz" aufweist. In der Konsumgüterwerbung führt das heute häufig dazu, dass authentischer Lifestyle und Empfinden der Konsumenten im Mittelpunkt der Kommunikation stehen, und nicht mehr das Produkt.

Auch in der modernen Business-to-Business-Kommunikation ist schon lange nicht mehr das Produkt der „Hero", sondern der Kunde samt seinen Bedürfnissen. Man muss ihn schlicht da abholen, wo er tatsächlich gerade steht.

In der Welt der Pharma ticken die Uhren traditionell ein wenig anders. Anstelle des Konsumenten steht hier ein deutlich weniger „verführbarer" Patient, der in besonderem Maße rationale Argumente bezüglich Indikation, Galenik, Neben- und Wechselwirkungen erwartet. Während bei Konsumgütern emotionale Benefits auch abseits der faktischen Produktleistung gefunden werden, steht bei Pharma das Wirkungsversprechen stets im Vordergrund. Der emotionale Benefit, sofern vorhanden, leitet sich hier zumeist aus der rationalen Produktleistung ab. Anstelle einer Business-to-Business-Zielgruppe steht in der Pharma die Fachkommunikation mit Arzt und Apotheker im Mittelpunkt. Auch hier dreht sich traditionell (fast) alles um faktische Leistungsversprechen und wissenschaftliche Studien. Individuelle Bedürfnisse, Wünsche und Sehnsüchte des Arztes werden entsprechend kaum thematisiert.

Zwischenfazit: Die herkömmliche Pharma-Werbekommunikation tut so, als ob Arzt und Patient nicht auch ganz normale Menschen wären.

In diesem relativ starren Gefüge der Pharma-Kommunikation ist Planning das Instrument der Wahl, um positiv von der Norm abzuweichen, um herauszustechen aus dem Allerlei. Planning führt zu einem neuen Denken bei der Konzeption von Pharma-Kommunikation, indem die typische Herstellerdenke (unser Präparat ist das Beste, weil...) abgelöst wird durch eine ernsthafte Auseinandersetzung mit den authentischen Bedürfnissen der Zielgruppe: Patient und Arzt.

Wozu kann das führen; eine beispielhafte Vision. Die herkömmliche Patienten-Kommunikation für BPH- bzw. Prostata-Medikamente beschreibt hauptsächlich die erzielbaren Heilungsraten bei Wasserlassen und Dysfunktionen. Die Werbung hebt ausschließlich auf funktionale Effekte ab, die sich über bestimmte Studien nachweisen lassen. Die vielfachen positiven Effekte einer Therapie auf soziales Leben und (ganzheitliches) Wohlbefinden der Betroffenen sowie Ihrer Lebenspartner werden bisher überhaupt nicht beleuchtet. Was könnte der Einsatz von Planning hier leisten? Wir können starke Antworten finden auf die wichtigsten Ängste, Fragen, Sorgen und Wünsche der Patienten.

Statt also wieder nur (technisch anmutende) Wirkungsdetails eines BPH-Präparates zu erzählen, können wir die tatsächlich erlebten Auswirkungen einer Therapie beleuchten – und zwar in exakt dem Kontext, in dem es der Patient erlebt.

Konkret:

- die durch BPH gehemmten sexuellen Bedürfnisse ansprechen
- den gestörten Ehefrieden thematisieren, welcher durch das oftmalige nächtliche Aufstehen und Wasserlassen zwangsläufig entsteht
- die Frau des Patienten ansprechen, damit sie ihren Mann zur Untersuchung schickt ...

Selbstredend sind genau diese Erkenntnisse über Einstellungen der Patienten der Schlüssel für eine effektive Fachkommunikation. Denn für diese Informationen interessiert sich der Arzt, wenn er die Bedürfnisse seiner Patienten besser kennen lernt. Und er erkennt in einer gut gemachten Fachkommunikation genau die Verhaltensmuster und Einstellungen wieder, die sein Patient in der Praxis aufweist. Aus dem Planning-Prozess resultiert also eine Fachansprache, die authentisch in den Praxisalltag passt und die sich durch „echte“ Emotionalität abhebt von der Masse. Im Mittelpunkt einer solchermaßen konzipierten Kommunikation steht nicht nur ein stärkerer faktischer Nutzen, sondern ein „fühlbarer“ Benefit, der auf erkannten hauptsächlichen Befindlichkeiten von Arzt und Patient fußt.

6.7.3 Wie geht Pharma-Planning?

Zuerst einmal Planning ist ein Prozess. Er beginnt damit, sich einen umfassenden Überblick über die eigene Firma, die eigenen Marken, über den Wettbewerb und den Markt zu verschaffen.

Als nächstes geht es um die Ausarbeitung der „strategischen Kernzielgruppe". Statt nach dem Gießkannenprinzip zu verfahren, mit dem man viele Menschen ein wenig erreicht, muss es das Ziel sein, die richtigen Personen intensiv zu informieren. Wer steht im Fokus der Marketing-Kommunikation? Wen muss ich zuerst überzeugen, um im Schlepptau möglichst viele Menschen zu erreichen? Die Wahl der (möglichst eng eingegrenzten) Kernzielgruppe ist oft nicht ganz leicht. Ist dieser Schritt jedoch gemeistert, ist eine authentische, vorstellbare Zielperson beinahe „zum Greifen nah". Dann habe ich idealerweise sogar ein „Phantomfoto" und psychologische Details zu der anvisierten Zielperson gewonnen, die im Folgenden helfen, eine hoch individuelle Ansprache zu finden.

Im Zentrum des Planning-Prozesses geht es um die Gewinnung von „Insights"; also tiefe Einblicke in Kopf & Herz der Kernzielgruppe. Wie sehen sich der Patient, respektive der Arzt selber? Welche grundsätzlichen Einstellungen, Bedürfnisse, Hoffnungen und Ängste treiben sie um? Welches ist der (kommunikative) Schlüssel, um Arzt und Patient letztlich zu einer Produktentscheidung zu führen?

Dieser zentrale Arbeitsschritt wird gewöhnlich in einer Workshop-Sitzung erarbeitet, an der Agentur und Produktmanager gemeinsam teilnehmen. In mehreren Simulationsrunden wird die Zielperson/die Kernzielgruppe geradezu tiefenpsychologisch beleuchtet; Statements und passende „O-Töne" der Zielgruppe werden gesammelt. Spannungen zwischen seinen persönlichen Vorstellungen und Produktgruppen bzw. wesentliche „Insights" zu seiner Persönlichkeit werden herausgearbeitet.

Zwei Beispiele für solche Insights knapp umschrieben. Migränepatientinnen erzählten in Einzelinterviews vom Erleben ihrer Migräneattacken und stellten übereinstimmend fest, dass sie in einem so schmerzhaften Moment nur noch einer einzigen Person zu trauen, dass sie ihnen helfen kann: einer wirklich guten Freundin. Während der Attacke trauen sie weder dem Arzt, noch dem Partner, noch Familienmitgliedern. Nur auf die behutsame Pflege einer guten Freundin lassen sich Migränepatientinnen dann noch bereitwillig ein. Ein wichtiger Hinweis, um eine Betroffenen-Initiative entsprechend im Flair einer Freundin-Kampagne anzusiedeln.

Zweites Beispiel: Kopfschmerzen. Platzen die Kopfschmerzen ins Leben hinein, ist eine eher witzige „Lifestyle"-Kommunikation für ein Schmerzmittel völlig fehl am Platz. Jetzt geht es schließlich nur noch um eines: um das Versprechen der schnellen, bedingungslosen Abhilfe der Schmerzen.

Setzt man Markt- und Zielgruppenerkenntnisse sowie Consumer-Insights zusammen, wird in groben Zügen die sog. „Brand Vision" erkennbar. Darin enthalten ist der zentrale Benefit sowie wesentliche Züge der Markenpersönlichkeit eines Präparates, jeweils konsequent aus Patientensicht ermittelt. Somit ist die Wahrscheinlichkeit, dass die hieraus entwickelten Kommunikations- und Werbekampagnen den Bedürfnissen der Zielgruppe entsprechen, enorm hoch. Aufmerksamkeit, Impact,

Sympathie und letztlich Kaufbereitschaft für eine bestimmte Therapie werden auf diesem Weg optimal erhöht.

Vorteile des skizzierten Prozesses. Mit relativ geringem Zeit- und Kostenaufwand lässt sich innerhalb weniger Wochen eine hoch relevante Kommunikationsstrategie für eine Pharma-Marke, ein Produkt oder ein Produkt-Range erarbeiten. Die Brand Vision ist bereits in einer Form angelegt, die es den Kommunikations- und Werbeagenturen 1:1 ermöglicht, eine Kampagne zu entwickeln. Die Vorstellungskraft der Agentur-Kreativen wird durch die hohe Emotionalität der Ergebnisse, die diversen O-Töne etc. angeregt. Anstelle eines mehrmonatigen, oft durch teure Marktforschung begleiteten Weges, leistet der Planning-Prozess in der Regel in kürzerer Zeit mehr.

Diverse Marktforschungsprojekte, wie sie heute in der Pharmaindustrie betrieben werden, sind sehr kritisch zu hinterfragen. Oft werden die klassischen Instrumente der Marktforschung lediglich zur „Absicherung“ bereits bestehender Einstellungen angewandt. Neue Kampagnen werden „rauf & runter“ pre-getestet und miteinander verglichen. Nicht selten ist dabei schon die Ausgangssituation falsch. Wenn man beispielsweise zwei Fachkampagnen über einen Vergleichstest bewerten lässt, erhält man nur ein relatives Ergebnis nämlich, die eine schneidet besser ab als die andere. Ob überhaupt eine der beiden Kampagnen die relevanten Botschaften und Informationen für die Zielgruppe beinhaltet, bleibt ungeprüft.

Nach unserer Überlegung ist eine saubere Grundlagenforschung über die Methoden des Strategic Planning erst die Gewähr dafür, dass spätere Marktforschung zielsicher erfolgen kann.

Beispiel: Ein Inkontinenz-Produkt wurde mit den Mitteln des Pharma-Research ein halbes Jahr lang intensiv erforscht. Heraus kamen für die Werbung schwer fassbare Forderungen wie nach einem besonders sensiblen, diskreten Umgang mit dem Problem Inkontinenz.

Ein davon völlig losgelöster Planning-Ansatz brachte innerhalb von drei Wochen plastische Ergebnisse, auf der die Kommunikation direkt aufsatteln konnte wie: Inkontinenz greift das Selbstbewusstsein hart an, man fühlt sich plötzlich schmutzig, unkontrolliert, morbid etc. Deshalb sollte man den Betroffenen Mut machen; ihnen zeigen, dass sie trotz der Beschwerden voll mitleben können. So wurde die entsprechende DTC-Kampagne ein großer dauerhafter Erfolg.

6.7.4 Was kann Planning?

Eins vorweg. Die (viel zu) engen Grenzen des Heilmittelwerbegesetzes (HWG) können auch mit den feinsten Planning-Methoden nicht ausgeweitet werden. Immer noch wird das natürliche Recht des Patienten auf fundierte Information gesetzlich behindert. Solange schon die Nennung von Produktnamen in der Kommunikation gegenüber dem Patienten als unsittlich und gesetzwidrig gilt, ist klassische Pharma-Kommunikation massiv eingeschränkt. Die einzig begehbaren Felder innerhalb der Direct-to-Consumer- bzw. DTC-Kommunikation werden dafür durch Planning beflügelt.

Die Kommunikation wird wesentlich treffsicherer gestaltet, Akzeptanz und das Interesse an weiterem Dialog deutlich gesteigert und die Zufriedenheit und Bindung der Patienten optimiert. Gleiches gilt für die Fachkommunikationen mit Arzt und Apotheker. Auch hier kommen wir durch Planning nicht nur zu deutlich originellerer Werbung, sondern wir erhöhen Relevanz und Nutzwert für den Leser fundamental. Abgedroschene Phrasen, stereotype Motive und blutarme Botschaften gehören dann hoffentlich bald der Vergangenheit an.

6.8 Erweiterung des klassischen 4 P- zum 4 P + 3 P-Marketing

Das gestiegene Selbstbewusstsein der Kunden in Verbindung mit den sich verschärfenden Rahmenbedingungen in der Gesundheitsversorgung erfordert ein Umdenken bei der Vermarktung klassischer und innovativer Gesundheitsleistungen.

Die Säulen des Marketing (4 P) – „Product" (Produktpolitik), „Price" (Preispolitik), „Place" (Distributionspolitik) und „Promotion" (Kommunikationspolitik) – sind heute nicht mehr ausreichend.

Die zunehmende Komplexität des „Verkaufens" von Gesundheitsleistungen macht eine Anpassung und Ergänzung dieser Parameter erforderlich. Der traditionelle Ansatz muss aktualisiert und um drei Faktoren erweitert werden (Harms et al. 2001, 2002):

- **Player** (Berücksichtigung der Erwartungen und Bedürfnisse aller Gesundheitssystembeteiligten)
- **Processes** (Verständnis der Prozesse und Kommunikationsprozesse der Gesundheitssystembeteiligten)
- **Positioning** (Positionierung der Gesundheitsleistung entsprechend der Player- und Processes-Betrachtungen)

Der 4 P- wird zum 4 P + 3 P-Ansatz. Der Einfluss politischer und gesellschaftlicher Kräfte wird zur neuen, maßgeblichen Herausforderung, da bei der Entwicklung einer innovativen Marketingstrategie das sich verändernde Umfeld in den Kommunikationsprozess einbezogen werden muss (Abb. 6.2).

(Abb. 6.2) Klassisches 4P-Marketing und Innovatives 7P- Marketing

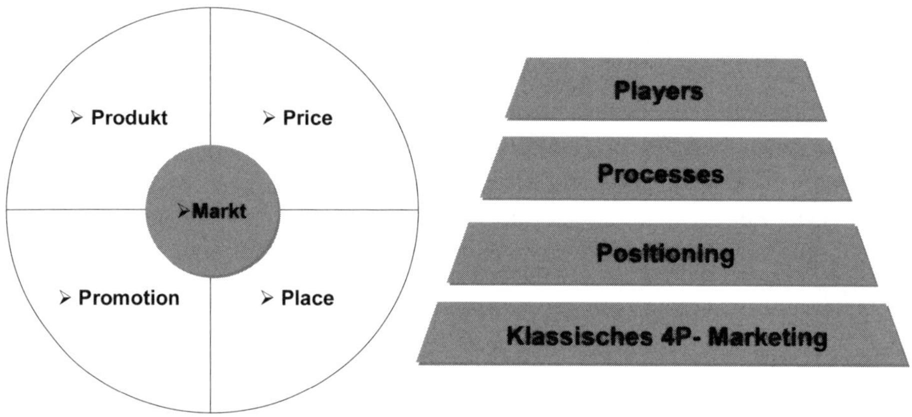

Harms / Drüner (EIASM 2001)

Konsequenterweise sollte die Frage gestellt werden, was sich im Detail verändert hat bzw. verändern soll? Mit dem Aufkommen der Budgetierung und einer breiten Diskussion über den Sinn der Anwendung bestimmter Gesundheitsleistungen wurde ein neues Ärzte- und Patienten-Bewusstsein geschaffen. In Folge wird die Frage gestellt: Ist der Aufwand und das erzielte Ergebnis sein Geld wert?

Evidence based medicine bildet die wissenschaftliche Grundlage für die Beantwortung dieser Frage. Sie liefert allerdings fortwährend ernüchternde Ergebnisse für Effizienz und Effektivität von Therapien und Arzneimitteln. ‚Value for Money' avanciert in Folge zum entscheidenden Maßstab für die Daseinseinsberechtigung und Überlebensfähigkeit etablierter und innovativer Dienstleistungen der Gesundheitsindustrie.

Hinzu kommt, dass im Gegensatz zu den siebziger und achtziger Jahren das Gesundheitssystem als Ganzes nicht mehr bereit ist, den medizinischen Fortschritt mit aller Konsequenz zu unterstützen. So wurde in der Vergangenheit die Frage gestellt: Was wird beispielsweise ein neues Medikament kosten? Mit dem Übergang ins 21. Jahrhundert gilt die Formulierung: Was ist das Sozialsystem bereit, für diese Therapieform zu investieren? Hierdurch baut sich eine neue Marktbarriere vor allem für die Einführung innovativer pharmazeutischer Gesundheitsleistungen auf (Abb. 6.3 -6.4).

(Abb. 6.3) Wirtschaftliche Fragen zum Thema Gesundheit

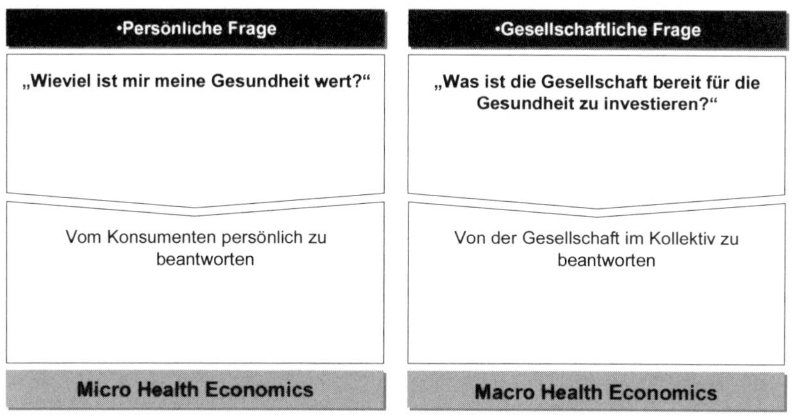

•Persönliche Frage
„Wieviel ist mir meine Gesundheit wert?“
Vom Konsumenten persönlich zu beantworten
Micro Health Economics
•Gesellschaftliche Frage
„Was ist die Gesellschaft bereit für die Gesundheit zu investieren?“
Von der Gesellschaft im Kollektiv zu beantworten
Macro Health Economics

Auch im Jahre 2004 entfallen 80 Prozent sämtlicher Aktivitäten der Gesundheitsindustrie auf die Zielgruppen Arzt, Apotheker, Krankenhaus und Großhandel. Derzeit erweitert sich dieses Spektrum um die Patientengruppen, nationale und internationale Behörden, Versicherungsgesellschaften, Sozialverbände, politische Parteien und medizinische Interessenverbände. Von ausschlaggebender Bedeutung ist dabei, das Gesundheitssystem und dessen Wertvorstellungen aus der Sicht des Marktes zu begreifen.

Auf Grund des sich ändernden Gesundheitsmarktes nimmt die Bedeutung der Positionierung eines Produktes kontinuierlich zu. In der Zukunft muss das Marketing bereit sein, sich in immer stärkerem Maße mit kritischen Fragen auseinander zu setzen. Das zunehmende Selbstbewusstsein der Marktteilnehmer führt dazu, dass die Kunden bei ihrer „Kaufentscheidung“ zwischen verschiedenen Unternehmen resp. Therapien wählen. Und zwar zwischen denjenigen, die z. B. nur Medikamente anbieten, und denen, die den Servicegedanken in den Vordergrund stellen.

Mit Hilfe dieses Services und der daraus resultierenden aktiven Bedürfnisbefriedigung wird längerfristig ein positives Image etabliert. Nur die Unternehmen, die konstruktive, evidenzbasierte, outcome- und nutzenorientierte Lösungen präsentieren, können ihre Marktanteile erfolgreich ausbauen (Abb. 6.4).

(Abb. 6.4) Neue Werte / Neue Herausforderungen - Market-Empowerment -

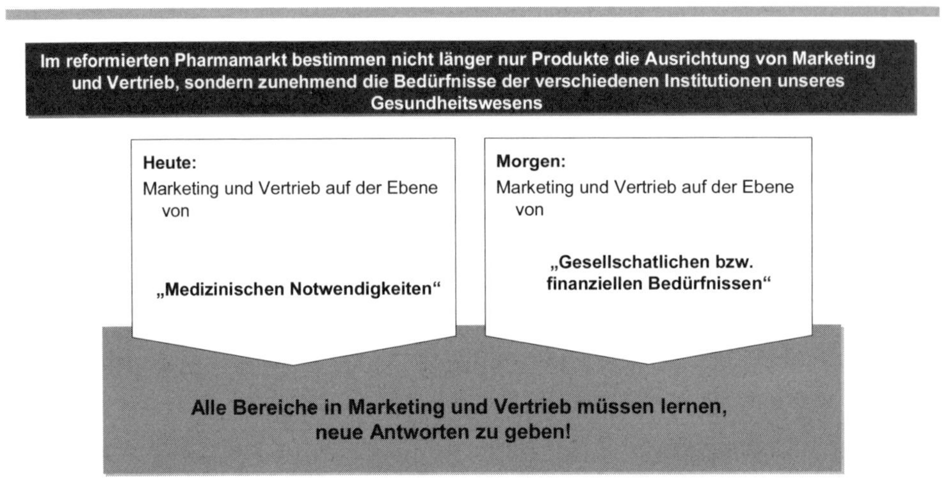

Die Firmen, die in der Lage sind ein partnerschaftliches Verhältnis zu ihren Kunden aufzubauen, erlangen das notwendige Ansehen, um den Herausforderungen und der steigenden Komplexität des Pharmamarktes gewachsen zu sein.

Das Gesundheitsmarketing sollte zur Befriedigung der Patientenbedürfnisse neue Wege in der Informationsvermittlung beschreiten. Dabei ist die Situationen, bei der der Patient mit hohem Laienwissen auf einen unvorbereitenden Arzt trifft, zu vermeiden. „Empowerment des Patienten" hat dort seine Grenzen, wo es das medizinische und pharmazeutische Fachpersonal diskreditiert.

Krankheit hat den Wechsel vom erduldeten Leid zum aktiven Lifestyle-Element vollzogen. Man kann davon ausgehen, dass mittelfristig die gesamte Patientenpopulation auf aufbereitete Informationen zurückgreift, die die Nachhaltigkeit von Gesundheitsleistungen offen legt.

Die Geschwindigkeit mit der diese Entwicklung greift, hängt davon ab, wie sehr der einzelne Bürger direkt an den Kosten seiner Gesundheitsversorgung beteiligt wird. Genau hier kann sich das Innovationsmarketing als konstruktiver Dienstleister etablieren. Zusammen mit den verschiedenen meinungsbildenden Institutionen in der Medizin können dem Patienten aktuelle Informationen über Indikationen und Innovationen zur Verfügung gestellt werden. Vor allem durch den Aufbau und die Pflege elektronischer Informations- und Servicesysteme zeigen die Unternehmen ihre Verantwortung für den sorgsamen Umgang mit den limitierten Ressourcen unseres Gesundheitssystems.

Auch wenn die Debatte über Positiv- und Negativlisten, Preis- und Gewinnkontrollen, Festbeträge und Patientenzuzahlungen den allgemeinen Wertvorstellungen zuwiderlaufen, sollte das Gespräch mit den für die politische Meinungsbildung wichtigen Institutionen gesucht werden. Da der Druck auf die Entwicklung des Gesundheitsmarktes zunimmt, ist der enge Kontakt zu allen politisch aktiven Interessenvertretungen von eminenter Wichtigkeit.

Kundenorientierung und -interaktion werden zum zentralen Erfolgsfaktor, der sich durch den gesamten Entwicklungsprozess, von der Forschung über die klinischen Phasen bis zur Markteinführung zieht. Innovationsmarketing muss in der Zukunft liegende relevante Entwicklungen bereits heute berücksichtigen. Der Kunde entwickelt sich zum zentralen Element innerhalb der eigenen Produktentwicklung bzw. die Bedürfnisbefriedigung des Marktes zum Gütesiegel des strategischen Gesamtkonzeptes. Innerhalb dieser gilt es unterschiedliche Kommunikations- und Kooperationsstrategien zu entwickeln. Dies bedeutet z. B. für die Entwicklung innovativer Therapiekonzepte die Definition eines Kommunikations- und Marketingkonzepts für die Innovationsfrühphasen, die klinischen Phasen und die Markteinführung, um die angestrebte Marktpositionierung entwicklungsparallel aufzubauen.

Literatur

1. Backhouse M., Mauskopf J. (2000): Formal Requirements for Economic Analysis of Medicines, Reimbursement, Pharmacoeconomics and Disease Management, Decision Resources, Spectrum, Waltham, Massachusetts, 6: 1-14.
2. Corsten, H. (1992): Lexikon der Betriebswirtschaftslehre, München: 343.
3. Harms F., Heinrich M., Rohmann S., Druener M., Trommsdorff V. (2001): Changes in the Pharmaceutical Marketing & Selling or the New P´s of Marketing, 5th Workshop on Challenges for Pharmaceutical Policies in the 21st century, European Institute for Advanced Studies in Management, EIASM, Brüssel, Chapter 9: 1-20.
4. Harms F, Drüner M (2002): Zukunftsperspektiven für pharmazeutisches Marketing – Vermehrter Druck auf das Innovationsmarketing - , pharmind 12, 1217-1224
5. Macharzina, K. (1995): Unternehmensführung, 2. Aufl. Wiesbaden: 400 ff. und 609.
6. Pleschak F., Sabisch H. (1996): Innovationsmanagement, Stuttgart: 44.
7. Schmalen H., Wiedemann C. (1999): Erfolgsdeterminanten von Neuprodukten deutscher Hochtechnologieunternehmen: Eine empirische Erfolgsfaktorenuntersuchung im Rahmen der internationalen Erfolgsfaktorenstudie Interpod., in: ZfB 69, Ergänzungsheft 1: 69-89.

8. Trommsdorff V., Schneider P. (1990): Grundzüge des betrieblichen Innovationsmanagements, in: Trommsdorff, V. (Hrsg.): Innovationsmanagement, München: 4, 9 ff..

Lebensläufe

Michael Wörner

Nach dem Studium und Promotion an der Technischen Hochschule Darmstadt (heute Technische Universität) ist Dr. Michael Wörner seit 1984 in der pharmazeutischen Industrie tätig. In dieser Zeit war er als Projektleiter für globale Pharmaentwicklungsprojekte in verschiedenen organisatorischen Strukturen der Merck KGaA tätig und hat Erfahrungen in den Bereichen ethische Produkte sowie Biomaterialien gesammelt. Er hat im Steuerungsgremium der 'Business Area Central Nervous System' mitgearbeitet und ist seit Mitte der 80er Jahre Mitglied der Gesellschaft für Projektmanagement (GPM). Derzeit ist Dr. Wörner als 'Translational Research Team Leader' in der Proteinentwicklung tätig

Phone: +49 - 6151 - 72 – 2837

Fax: +49 - 6151 - 72 – 7580

Mobile: +49 - 151 - 1454 2837

email: michael.woerner@merck.de

Klaus-Erich Strohschön, Geschäftsführer der Münchner pharma conzept, hat sich als Strategic Planner einen Namen in der deutschen Werbeszene gemacht. Als Markenberater für große Unternehmen wie Mercedes-Benz erforschte er die "wahren" Einstellungen und Bedürfnisse der Konsumenten. Als Pharma-Experte betreut er seit vielen Jahren bedeutende Etats von Unternehmen wie Amgen, Grunenthal, GSK, Pfizer, Roche, Sanofi und Schwarz Pharma.

Sie erreichen Ihn unter: pharma concept, Industriestr. 17, 82110 Germering,

email: klaus-erich.strohschoen@pharmaconzept.de

Kapitel 7
Gesundheitsmarketing als Managementkonzept

Fred Harms, Volker J. Kreyher

Keywords

- Gesundheitsmarketing
- Solidarität und Wettbewerb
- Kundenorientierung als Erfolgsfaktor
- Chancen des Gesundheitsmarktes
- Gesundheitsorientierung
- Patientenorientierung
- Informationsorientierung
- Versorgungsqualität
- Integrierte Versorgung

Inhalt:

7.1 Gesundheitsmarketing als Core-Kompetenz

7.1.1 Steuerung von Marktbeziehungen

Innerhalb des Gesundheitsbereichs, der sich zunehmend marktwirtschaftlich und kundenorientiert entwickelt, wird das Marketing ein zunehmend wichtigeres Managementkonzept zur Gestaltung und Steuerung der Marktbeziehungen. Während man sich in den USA bereits seit den 70er Jahren mit Health Care Marketing beschäftigt (Kotler 1975/1978/1999), wurde dieses Thema erst in den letzten Jahren auch in Deutschland zu einem wichtigen Betätigungsfeld. Dabei ist Gesundheitsmarketing ein Managementkonzept zur Planung, Koordination und Kontrolle aller marktbezogener Aktivitäten. Es wendet die erprobten Marketingmethoden und -techniken der Steuerung von Marktbeziehungen in Form einer ganzheitlichen Betrachtung auf das Gesundheitswesen an (Kreyher 2001) (Abb. 7.1).

(Abb. 7.1) Gesundheitsmarketing als Managementkonzept

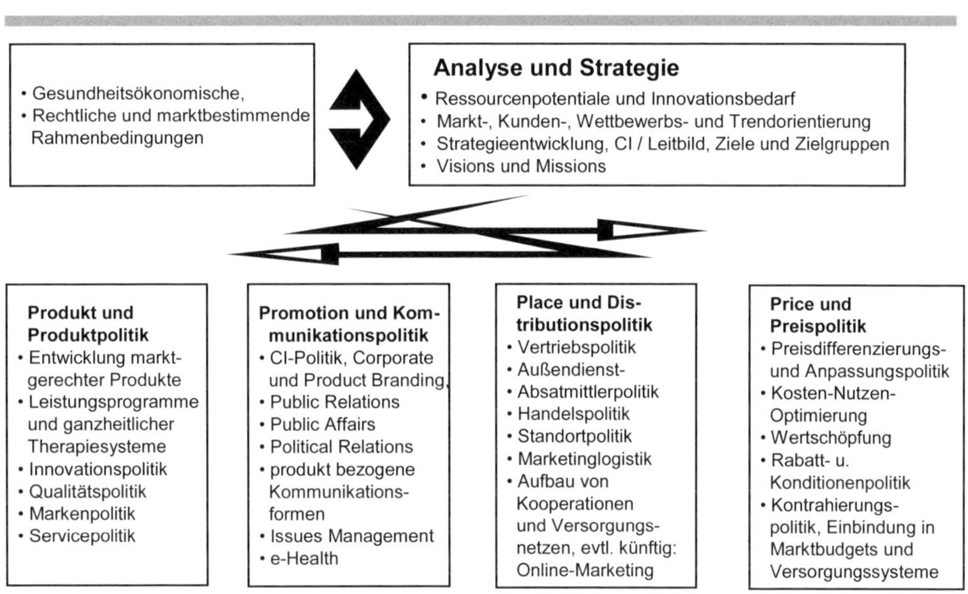

In der Medizin steht der Patient als Mitproduzent der medizinischen Leistungen im Mittelpunkt der Austauschbeziehungen. Aufgabe des Marketing ist es daher, die Qualität der Leistungen auf die Bedürfnisse, Erwartungen und Ansprüche der Kunden und Patienten auszurichten. Somit müssen die Unternehmen der Gesundheitsindustrie die besonderen Interessen, Erwartungen und Einstellungen der Beteiligten am Gesundheitsmarkt berücksichtigen bzw. die Kontakte zu den Marktpartnern aktiv und bewusst gestalten.

7.1.2 Spannungsfeld von Solidarität und Wettbewerb

Alle Aufgaben und Bereiche, die sich auf das Gut Gesundheit beziehen, finden in der Öffentlichkeit eine hohe Beachtung. Zwar ist Gesundheit ein persönliches Gut, allerdings liegt es nicht nur in individueller, sondern auch in kollektiver Verantwortung. Das gesundheitliche Versorgungssystem wird von gesellschaftlichen und ethischen Grundsätzen, den Prinzipien der Humanität, Solidarität und Daseinsvorsorge bestimmt. Aus der Sozialbindung des Gesundheitswesens leiten sich gesellschaftspolitische Erwartungen und soziale Ansprüche ab. Ein Grundzug der Gesundheitswirtschaft ist es, dass alle im Gesundheitsmarkt tätigen Akteure in einem Spannungsfeld zwischen Solidarität und Wettbewerb stehen, der zunehmend durch politische Ziele beeinflusst wird (Harms 2003) (Abb. 7.2).

(Abb. 7.2) Gesundheitswirtschaft im Spannungsfeld

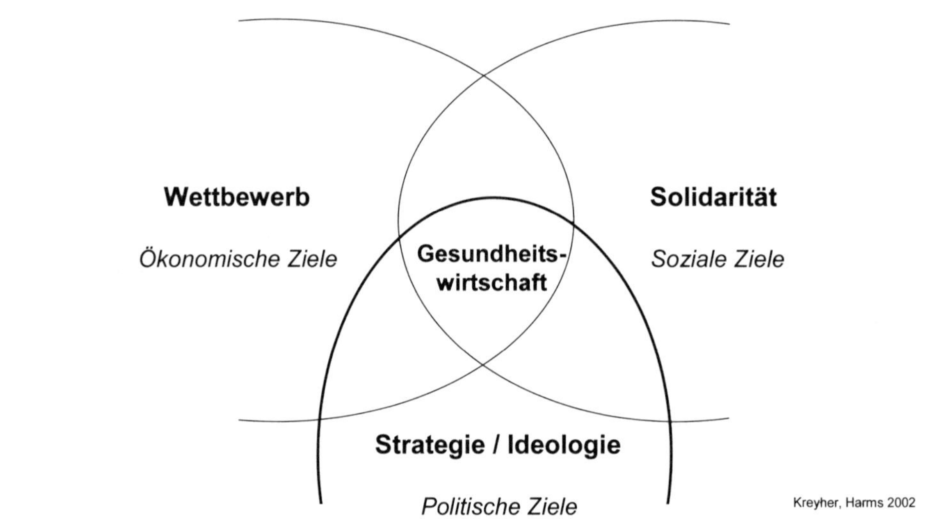

Das Solidarprinzip schließt eine einseitige Marktorientierung aus (Paetow 2001). Alle gesetzlich versicherten Bürger haben Anspruch und Zugang zu bedarfsgerechten, beitragsunabhängigen Komponenten. Die Versorgung mit gesundheitsbezogenen Leistungen (Bedarfsdeckung) ist oberstes Ziel der Leistungserbringer. Um die Effektivität und Effizienz der Versorgung zu erhöhen und Rationalisierungsreserven durch bessere Koordination zu erschließen, werden marktwirtschaftliche Steuerungsformen eingeführt (u.a. Einführung des Kassenwettbewerbs durch Wahlfreiheit). Kliniken und Arztpraxen sollen sich an marktwirtschaftlichen Prinzipien orientieren bzw. die

Qualität und Wirtschaftlichkeit ihrer Leistungen verbessern. Dabei dürfen wirtschaftliche Ziele und Interessen nicht zu Lasten des besonderen Gutes Gesundheit gehen.

Die am Gesundheitsmarkt beteiligten Leistungsanbieter müssen Strategien entwickeln um gesellschaftliche bzw. unternehmerische Interessen in Einklang zu bringen (Balance zwischen sozialen und wirtschaftlichen Zielsetzungen; Schmid 1999; Kreyher 2001). Aufgabe ist es, den Prozess des gesellschaftlichen Wandels aktiv zu begleiten und einen Ausgleich zwischen Werte-Orientierung (Orientierung an gesellschaftlichen Werthaltungen) und Wert-Orientierung (Orientierung am ökonomischen Gewinn) zu finden. Dafür muss das unternehmerische Selbstverständnis der Leistungserbringer neu bestimmt werden (Oehme und Oehme 2001; Kalmus 2001).

Gerade in Anbetracht der zunehmenden Wirtschaftlichkeitsorientierung der medizinischen Versorgung (Primat der Effizienz) wird die Aufgabe, Ökonomie und Humanität miteinander zu verbinden, zu einer besonderen Herausforderung der Gesundheitswirtschaft. Unternehmen der Gesundheitsindustrie müssen das besondere Spannungsfeld zwischen Solidarität und Wettbewerb bei ihren Marketingplanungen berücksichtigen, wenn sie auf dem deutschen Markt tätig sind.

Aufgabe ist es einerseits, sich aktiv am Meinungsbildungsprozess zu beteiligen, um bereits im Vorfeld Einfluss auf marktpolitisch entscheidende Entwicklungen zu nehmen. Aufgabe ist es andererseits, in enger Kooperation mit den Marktpartnern innovative Lösungen zur Optimierung der Versorgung zu entwickeln.

7.2 Innovationsmanagement als Herausforderung

7.2.1 Kundenorientierung als Erfolgsfaktor

Gesundheit ist weltweit - und besonders in den westlichen Industriegesellschaften - ein wachsender Wirtschaftsmarkt. Die Wettbewerbsfähigkeit von Unternehmen der Gesundheitsindustrie wird in erster Linie durch marktgerechte Innovationen gesichert. Innovative Produkte und Verfahren, besonders aus dem Bereich der gen- und der medizintechnologischen Forschung, schaffen Wettbewerbsvorteile und Nachfrage auf dem Gesundheitsmarkt. Produktinnovation und professionelles Innovationsmarketing tragen wesentlich zur Wertschöpfung und damit zur Existenzsicherung der Unternehmen bei.

Das künftige Wirtschaftswachstum und das Entstehen neuer Arbeitsplätze können letztlich nur durch neue geschäftliche Aktivitäten und vermarktungsfähige Innovationen gesichert werden, die nachweislich zur Verbesserung der gesundheitlichen Situation der Patienten beitragen und gleichzeitig Akzeptanz in Gesellschaft und Politik finden.

Innovation ist antizipierter Wettbewerb. Kundenorientierung und -interaktion werden zu wichtigen Erfolgsfaktoren, die sich durch den gesamten Innovationsprozess - von der Forschung über die klinischen Phasen bis zur Markteinführung - ziehen. Zu Beginn des 21. Jahrhunderts wird der Markterfolg medizinischer Produkte nicht nur durch die Wirksamkeit, sondern zunehmend durch externe Faktoren bestimmt (Harms et al. 2003).

Um den Innovationsprozess erfolgreich zu gestalten, genügt es nicht, neue Produktideen zu erarbeiten, die einen medizinischen, pharmakologischen oder technischen Fortschritt begründen könnten. Innovationen sind Prozesse. In den verschiedenen Entwicklungsphasen müssen unterschiedliche Kommunikations- und Kooperationsstrategien angewendet werden.

Die Integration der Zielkunden wird zur entscheidenden Kompetenz für Innovationskonzepte. Übergreifende Interaktionen zwischen Wirtschaft und Wissenschaft, Industrie und Medizin, Produzenten und Kunden, der Aufbau von Netzwerken, Kooperation und Kommunikation, Lobbying und Kundenorientierung werden zu Erfolgsfaktoren der Marktpositionierung (Harms et al. 2003) (Abb. 7.3).

(Abb. 7.3) Der allgemeine Innovationsprozess beim Gesundheitsmarketing

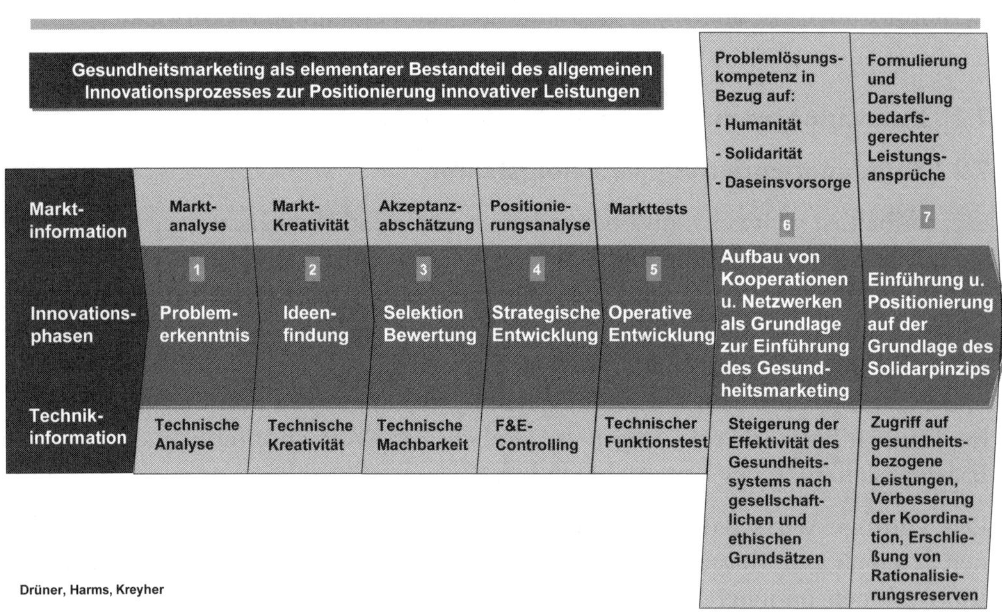

7.2.2 Anpassung von Produkt und Markt

Ziel des Innovationsmarketing ist es, innovative Produkte adäquat auf dem Markt zu positionieren. Aufgabe ist es, die Stärken des entwickelten oder noch zu findenden Produktes mit den Bedürfnisstrukturen des zukünftigen Marktes in Übereinstimmung zu bringen.

Dabei kommen folgende Strategien zum Tragen (Haedrich und Tomczak 1996):

- Anpassung des Produktes an den Markt, also an die Vorstellungen, Erwartungen und Bedürfnisse der Kunden. Ziel ist es, die Eigenschaften des Produktes so an den Markt anzupassen, dass das Produkt der geforderten Idealmarke entspricht.
- Anpassung des Marktes an das Produkt, also der Vorstellungen der Kunden an die realen Produkteigenschaften. Ziel ist es, die Nutzenerwartungen der Kunden so zu verändern, dass das angebotene Produkt ihren Vorstellungen entgegen kommt.

Um eine optimale Anpassung zwischen Produkt und Markt zu erreichen, sollten beide Strategien miteinander verbunden werden.

Dies ist eine Aufgabe der Produkt- und Kommunikationspolitik:

- Durch produktpolitische Maßnahmen, also Entwicklungen der Produkteigenschaften, der Gestaltung und des Services, sollte das Produkt an aktuelle und künftige Marktentwicklungen, wie besondere Kunden- und Anwenderbedürfnisse oder demographische und gesellschaftliche Trends adaptiert werden.
- Durch kommunikationspolitische Maßnahmen, also Aktivitäten zum Aufbau oder zur Veränderung bestimmter Einstellungen, Bedürfnisse und Verhaltensweisen, sollte der Markt an das Produkt angepasst sein.
- Um Nachfrage und Präferenz zu schaffen, werden positive Einstellungen zum Produkt durch Maßnahmen der Image- und Markenpolitik aufgebaut.
- Um Akzeptanz in Gesellschaft und Politik für neue Entwicklungen zu finden, müssen Verfahren der Kommunikationspolitik, wie die Darstellung von Beziehungen, Kooperationen und Netzwerken, Public Relation und Lobbying eingesetzt werden.
- Innovationsbewusste Unternehmen der Gesundheitsindustrie zeichnen sich dadurch aus, dass sie latent vorhandene, noch nicht umgesetzte Bedürfnisse potentieller Kundengruppen und Desiderate des medizinischen Fortschritts identifizieren und hierfür aktiv nach innovativen Problemlösungen suchen.
- Die Darlegung von Synergien bestehend aus Produkteigenschaften und Kundeneinstellungen sind besonders wichtig, wenn es um die Bewertung der Qua-

lität durch den Patienten zur Steigerung der Compliance geht (Nutzer- und Nutzungspräferenz).

7.3 Chancen des Gesundheitsmarktes

Folgende Trends, also zukunftsbestimmende gesellschaftliche Orientierungen, bestimmen die aktuelle Entwicklung des Gesundheitsmarktes und bieten für die Gesundheitsindustrie entsprechende Chancen (Kreyher 2001):

- Gesundheitsorientierung
- Patientenorientierung
- Informationsorientierung
- Lebensqualität
- Versorgungsqualität
- Zukunftsqualität

Das Bedürfnis, der Gesundheit einen hohen individuellen und gesellschaftlichen Stellenwert einzuräumen, ist in allen modernen Gesellschaften aktuell.

Dabei wird einerseits an das ganzheitliche Gesundheitsverständnis der WHO, andererseits an das Ideal der selbstbestimmten Gesundheit angeknüpft.

Dieses Ideal wird vom Anspruch bestimmt, Gesundheit durch bewusste Lebensweise und selbstbestimmtes Verhalten lenken zu können.

Dabei kommen freizeit-, erlebnis- und konsumorientierte Vorstellungen zum Tragen. Fitness, Wellness, Entspannung, Körperbewusstsein und natürliche Lebensweise sind Ausdruck eines neuen Lebensstils (Abb. 7.4 - 7.7).

Denn: „Auch chronisch Kranke können ihr Leben eigenverantwortlich gestalten".

(Abb. 7.4) Gesundheitsmarkt als Chance

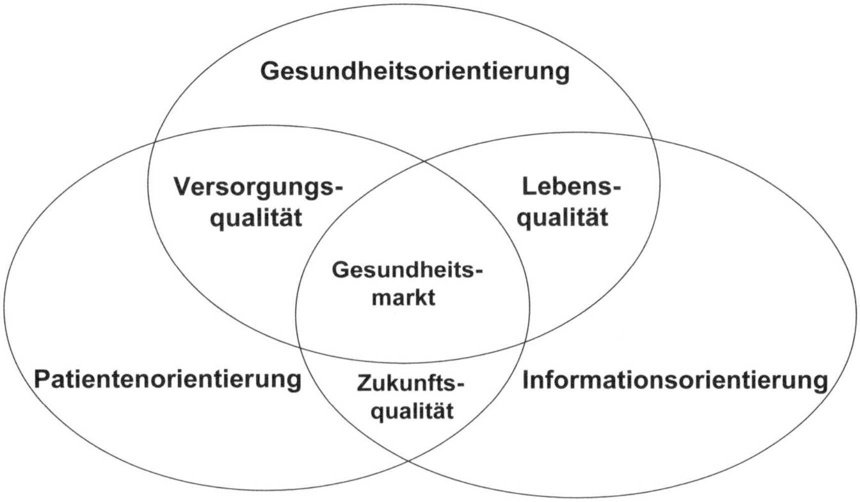

adaptiert nach Kreyher, Harms 2002

(Abb. 7.5) Positive Einstellung gegenüber Life Style und Wellness

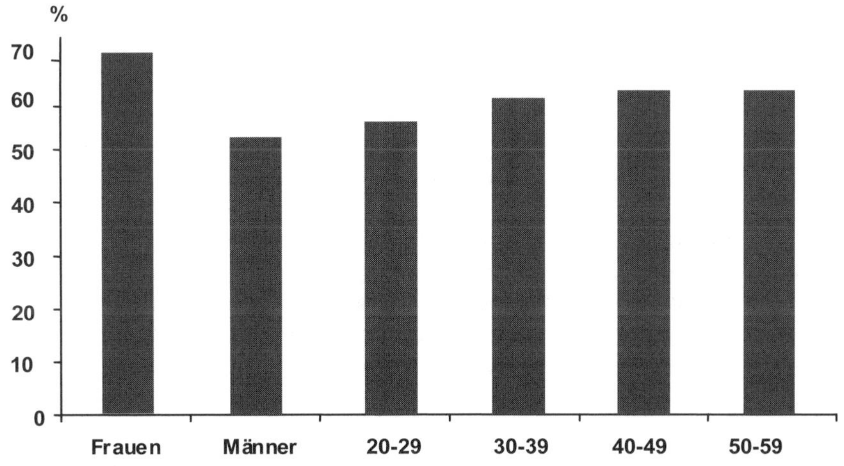

Allensbach 2002

(Abb. 7.6) Selbstmedikation 2002
Akzeptanz Naturheilmittel 1997-2002 gegliedert nach Beruf

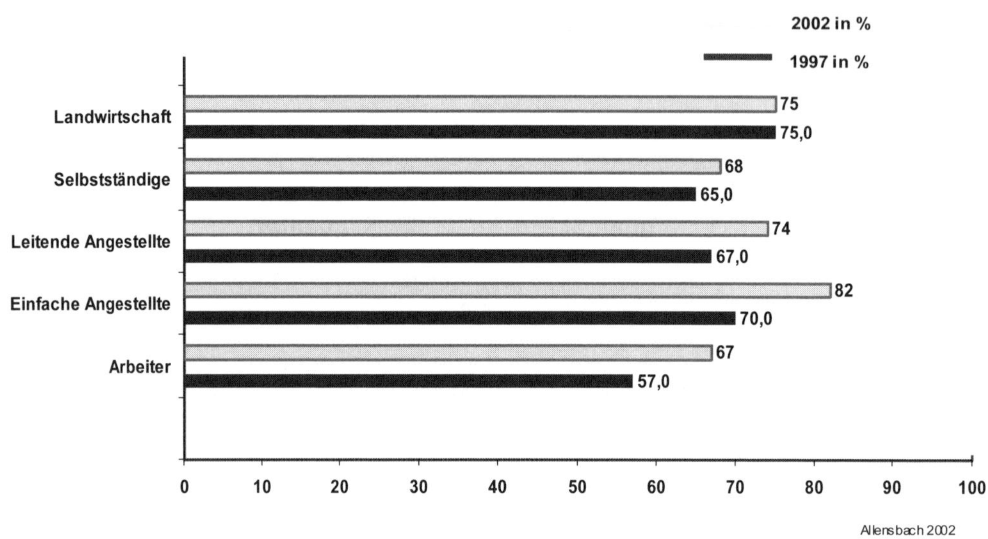

(Abb. 7.7) Selbstmedikation 2002
Akzeptanz Naturheilmittel 1997-2002 gegliedert nach Regionen

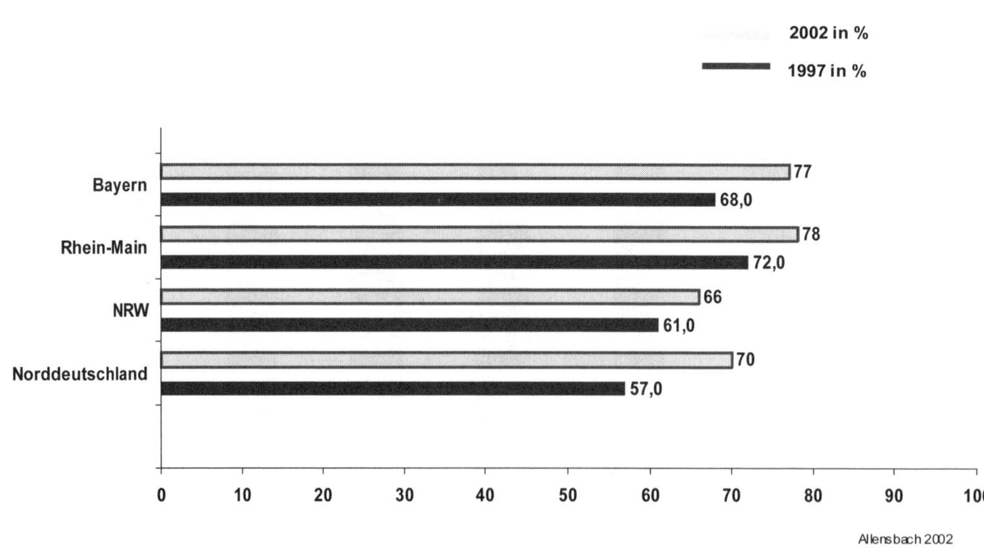

Gesundheit kann durch folgende Methoden gefördert werden:

- Enabling (Förderung von Kompetenz und Eigenverantwortung)
- Network Forming (Aufbau und Koordination von Netzwerken)
- Advocating (Vertretung gesundheitsbezogener Interessen in der Öffentlichkeit)

Um erfolgreich zu sein, müssen gesundheitsorientierte Aktionen und Kampagnen zielorientiert und zielgruppengerecht gestaltet, also strategisch geplant werden. Aus der Orientierung auf mehr und eigenverantwortete Gesundheit ergeben sich Möglichkeiten für die Gesundheitsindustrie zur Entwicklung patienten- und kundenbezogener Produkt- und Kommunikationsprogramme. Gesundheitsförderung und Prävention bieten Chancen für Gesundheitsunternehmen, die sich unter dem Vorzeichen einer stärkeren Patientenorientierung mit gesundheitsorientierten Themen und Programmen bei ihren Zielgruppen positionieren wollen (z.B. Aktionen zur gesunden Ernährung, zum Nichtraucherschutz bei Atemwegserkrankungen, zur angemessenen sportlichen Betätigung bei Herz-Kreislauf-Erkrankungen etc.). Dabei bieten sich Kooperationen mit medizinischen Einrichtungen, Ärztenetzen, Patientengruppen und Gesundheitsorganisationen an (Kreyher 1997, Allensbach 2002, Emnid 2003, Kreyher/Harms 2002) (Abb. 7.8).

(Abb. 7.8) Gesundheitsorientierung (Ärzte / Apotheken / Patienten)

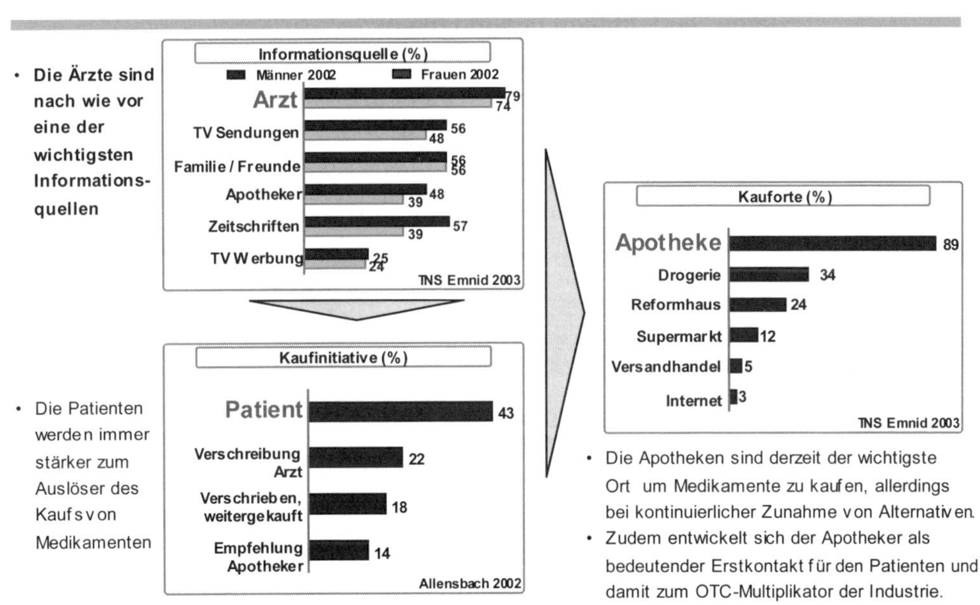

Öffentlichkeitsorientierte Aktionen im Präventionsbereich können dazu beitragen, die Unterstützung von Multiplikatoren, Interessenvertretern und Entscheidungsträgern bei aktuellen Problemstellungen der gesundheitlichen Versorgung zu gewinnen. Pharmaunternehmen können sich aktiv an der Meinungsbildung und möglichen Veränderungen gesundheitsbezogener und gesundheitspolitischer Einstellungen beteiligen, indem sie entweder selbst wichtige Themen in die öffentliche Diskussion einbringen oder sich gezielt in aktuelle Themenfelder einmischen (Issue Management) (Bohle und Foltin 1995, Harms und Grosse Wichtrup 2000 a,b).

7.3.1 Patientenorientierung: Neue Rolle des Patienten

In der modernen Vorstellung ist der Patient aktiver Mitproduzent der Gesundheit. Der Paradigmenwechsel vom akzeptierenden zum mitbestimmenden Patienten führt zu einer Neubestimmung der Beziehungen und Verhaltensweisen im Gesundheitswesen (Goutier 2001). Dies betrifft vor allem die Arzt-Patienten-Beziehung. Aber nicht nur Ärzte und Apotheker sind mit dem Ansprüche stellenden Patiententyp konfrontiert.

Auch die pharmazeutische Industrie muss ihre Rolle neu bestimmen (Hohensohn 1998). In einer eher partnerschaftlichen Beziehung kommt den Unternehmen die Aufgabe zu, die Patienten aus der Hilfsbedürftigkeit herauszuführen und ihre Fähigkeiten zu Eigenverantwortung und Partizipation zu aktivieren (Abb. 7.9).

(Abb. 7.9) Gesundheitsstrukturreform 2004: Damit Deutschland gesund bleibt

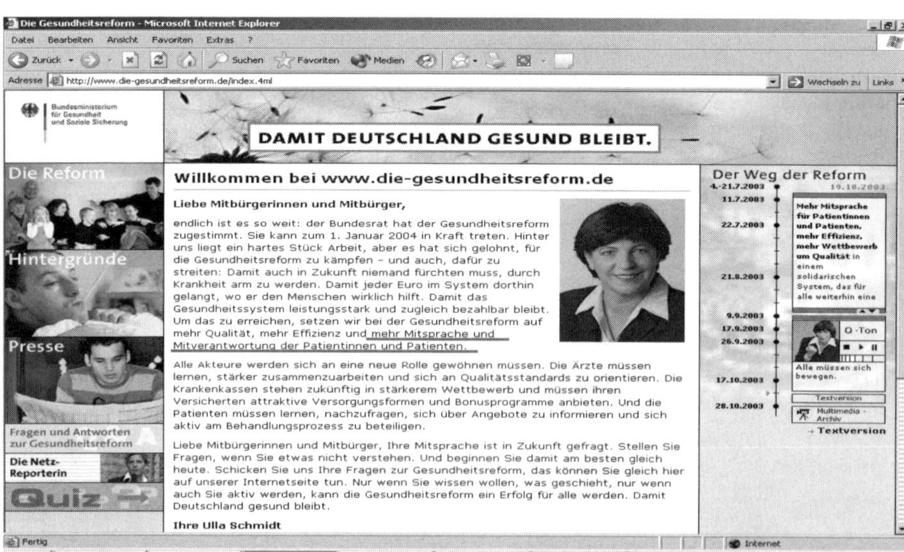

Patientenorientierung betrifft nicht nur die Arzt-Patienten-Beziehung, sondern auch die Organisation der Dienstleistungen in Klinik und Praxis. Patientenorientierung als Aufgabe des patienten- und kundenorientierten Qualitätsmanagements ist Ziel aktueller Marketingstrategien (Schmutte 2001).

Nicht nur die objektiv messbaren Kenngrößen, sondern auch die subjektiven Wahrnehmungen entwickeln sich zum kritischen Erfolgsfaktor des strategischen Konzeptes. Patientenorientierung bezieht sich vor allem auf die Rolle des Patienten als Nachfrager und Konsument medizinischer Leistungen (Dierks et al. 2000; von Reibnitz 2001). Da der Arzt durch seine medizinische Kompetenz und seinem Informationsvorsprung die Nachfrage nach medizinischen Leistungen und Produkten maßgeblich steuert, besitzen Patienten von vornherein eine eingeschränkte Marktsouveränität.

Politik und Krankenkassen erhoffen sich von dem kritischen, mitbestimmenden Patienten eine Einflussnahme auf das bisher von den Leistungserbringern gesteuerte System. Die Gesundheitsindustrie kann durch gezielte Informationsangebote - etwa im Internet - dazu beitragen, die Patienten zum eigenverantwortlichen Umgang mit medizinischen Leistungen sowie zur Vertretung ihrer besonderen Interessen zu befähigen (Kreyher 1997, Allensbach 2002, Kreyher/Harms 2002, Emnid 2003).

7.3.2 Informationsorientierung und e-Health

Im Zusammenhang mit dem neuen Bild des informierten Patienten und der wachsenden Bedeutung der Neuen Medien wird von einer neuen Informationskultur im Gesundheitswesen gesprochen. Patienten können nur dann Eigenverantwortung übernehmen und Entscheidungen über Verfahren und Eingriffe treffen, wenn sie die Ausführungen des Arztes verstehen und die Risiken einer Intervention begreifen. Um die Verständlichkeit der Informationen zu ermöglichen, ist die Zielgruppengerechtigkeit der Ansprache, die laiengerechte Wortwahl und der klare Aufbau der Ausführungen - besonders bei komplexen Sachverhalten - von entscheidender Bedeutung.

Der Informationswert der Ausführungen muss sich am Nutzen für den Patienten orientieren. Es gilt, die Informationsinhalte zu beleuchten, die sich nicht nur auf die medizinische und pharmakologische Wirksamkeit, sondern auch auf den subjektiven Nutzen des medizinischen Verfahrens für den Patienten beziehen (Auswirkungen auf die Lebensqualität, Beschwerdefreiheit, Verbesserungen oder Beeinträchtigungen der Funktionstüchtigkeit, berufliche und soziale Folgen).

Besondere Ansprüche gelten für Gesundheitsinformationen im Internet. Diese müssen sich in der Art der Präsentation vor allem an den Informationsbedürfnissen der Nutzer, nicht der Anbieter, orientieren (Nachfrageorientierung). Gefordert ist vor allem die Nutzerfreundlichkeit (Usability) des Auftritts. Dies betrifft sowohl den Inhalt des Informationsangebotes als auch die Gestaltung. Der Nutzer muss die Möglichkeit haben, sich jederzeit durch eine klare Navigationsstruktur orientieren zu können. Vor allem pharmazeutische Unternehmen sollten die Chance zur Individualisierung der Informationen wahrnehmen. Online-Informationen könnten durch gezielte Abfrage und Evaluation von Nutzerdaten auf die speziellen Bedürfnisse der Nachfrager zugeschnitten werden.

Die Online-Präsentation muss neben der zeitlichen und örtlichen Verfügbarkeit einen Mehrwert gegenüber konventionellen Print-Medien bieten. Durch interaktive Angebote, wie abrufbare Serviceleistungen und Diskussionsforen, wird eine Bindung des Nutzers an den Internet-Auftritt erreicht. Die verschiedenen Nutzergruppen können durch redaktionell auf sie zugeschnittene e-Newsletter mit aktuellen Themen versorgt werden (Harms/Drüner 2003).

Nach der bisherigen Phase der Mystifizierung der Neuen Medien wird deutlich, dass das Internet ein ernstzunehmendes, aber nicht zu überschätzendes Instrument ist. Der Internet-Auftritt kann ohne den gleichzeitigen Aufbau von Beziehungen zu Experten bzw. Multiplikatoren und ohne das aktive Bekannt machen des Web-Angebotes in der Presse (Site-Promotion) keine adäquate Wirkung entfalten. Für alle gesundheitsbezogenen Medien - also auch für Online-Präsentationen - gilt die Anforderung, dass sie sowohl zielgruppengerecht als auch originell (Uniqueness) gestaltet sein müssen, damit sie sich aus der Informationsflut konkurrierender Angebote abheben.

Das Internet bietet Gesundheitsunternehmen die Chance, neue Serviceleistungen für Patienten und Health Professionals zu entwickeln. Diese können indikationsbezogene e-Health-Foren - etwa in Kooperation mit medizinischen Einrichtungen, Kliniken, Gesundheitsorganisationen oder Selbsthilfegruppen - aufbauen. In diesen Foren können Laien (und im geschützten Bereich die Fachkreise) alle nötigen krankheitsbezogenen Informationen und Leistungen abrufen und durch systematisch angelegte Verlinkungen wichtige Einrichtungen und Angebote finden (Kreyher 2001, Harms/Drüner 2003). Die neuen Möglichkeiten der Telekommunikation und Telemedizin können eine wichtige Rolle bei der Wissens- und Informationsvermittlung, der Bereitstellung behandlungsrelevanter Informationen und der Vernetzung und Optimierung der medizinischen Versorgung übernehmen (Lüthy 2001).

7.3.3 Lebensqualität und Patientenorientierung

Mit dem Begriff der Lebensqualität als Ausdruck des subjektiven Wohlbefindens verbinden sich Wertvorstellungen, wie Zufriedenheit, Selbstverwirklichung, Selbständigkeit und Unabhängigkeit. Lebensqualität bezeichnet den Zustand des körperlichen, seelischen und sozialen Befindens aus Sicht des Patienten (Volmer 1995). Dabei ist der Nutzen medizinischer Verfahren in Form einer Verlängerung des Lebens oder einer Verbesserung der Lebensqualität ein wichtiges Kriterium für die Bewertung. Die Betonung der Lebensqualität und der Patientenzufriedenheit ist Ausdruck der zunehmenden Patientenorientierung in Praxis und Klinik.

Die Bewertung der medizinischen Leistungen wird von der subjektiven Wahrnehmung durch den Patienten bzw. der patienten- und kundenorientierten Qualität bestimmt (Bundesärztekammer 1998, Schmutte 2001). Die Qualitätsbeurteilung des Patienten resultiert bei diesen Leistungen aus den subjektiven Erwartungen und den wahrgenommenen Erfahrungen.

Sie ergibt sich einerseits aus den Forderungen an die Leistungsbereitschaft und -fähigkeit (Potentialqualität), die u.a. durch Informationsmedien, die erlebte Atmosphäre in Praxis oder Klinik und die Qualifikation der Ärzte ausgelöst werden. Andererseits entwickelt sie sich aus den Wahrnehmungen während des Leistungsprozesses (Prozessqualität), also der empfundenen Betreuung, den erlebten Interaktionen mit dem Personal und der Art und Weise der Einbeziehung des Patienten in Entscheidungen und Handlungen. Sie leitet sich außerdem aus der subjektiven Zufriedenheit mit den Ergebnissen der Leistung (Ergebnisqualität), also der Wiederherstellung oder Steigerung des Gesundheitszustandes ab.

Medizinische Leistungen können nur in Form von Leistungsversprechen angeboten werden, da sie immateriell sind und erst bei der Inanspruchnahme unter Einbeziehung des Patienten produziert werden (Meffert und Bruhn 1995). Daher wird sich der Patient bei der Beurteilung der Qualität der Leistungserbringung vor allem an der Kommunikationsbotschaft, die eine Vertrauensbasis zwischen ihm und dem Leistungsanbieter (Beziehungsebene) herstellen muss, orientieren. Er kann nur von den ausgelösten Erwartungen (Leistungspotential) auf die zu erbringende Leistung schließen. Gerade bei vertrauensintensiven Gütern sind Einstellungen meist wichtiger für die Wahl des Leistungsanbieters als einzelne Fakten.

Die Kommunikations- und Imagepolitik, deren Ziel es ist Vertrauen in die Kompetenz des Anbieters zu entwickeln, spielt daher eine wichtige Rolle für den Aufbau der Qualitätserwartung und -wahrnehmung des Patienten. Die subjektive, patientenbezogene Qualität resultiert aus dem besonderen Verhältnis von Leistungsversprechen, Leistungserwartung und Leistungswahrnehmung.

So hat die Differenz zwischen kommunizierter, erwarteter und tatsächlich erlebter Leistung entsprechende Folgen für die Qualitätsbeurteilung. Da sich die Qualität der Nutzenstiftung erst während oder nach der Leistungserbringung offenbart und sie einer hohen Schwankungsbreite im Verhältnis zum Leistungsversprechen unterliegt, ist die Sicherung einer gleich bleibenden Leistungsqualität eine wichtige Aufgabe (Kreyher 2001, Harms/Drüner 2003).

Bei medizinischen Leistungen und Produkten ist es der über den Grundnutzen hinausgehende Zusatznutzen (Added Value), der Entscheidungen und Bewertungen der subjektiven, d.h. kundenorientierten Qualität maßgeblich beeinflusst. Er kann bei medizinischen Interventionen in dem besonderen Service der Praxis oder Klinik liegen. Bei pharmazeutischen und medizintechnischen Produkten bezieht sich dieser Zusatznutzen auf die von der Industrie angebotenen produktbegleitenden Dienstleistungen (Value Added Services), wie z.B. ein Beratungsprogramm für den behandelnden Arzt oder ein besonders zielgruppengerechtes Informationsangebot für den Patienten.

Der Zusatznutzen kann aber auch aus emotionalen Komponenten bestehen, die die Einstellung zum Produkt beeinflussen können. So kann z.B. ein phytogenes Produkt, dessen Verpackung und dessen Medien visuell ansprechend gestaltet sind, mit einem gesunden und natürlichen Lebensstil assoziiert werden. Ein Unternehmen, dem in der Öffentlichkeit eine spezielle medizinische Kompetenz und eine hohe soziale Verantwortung zugeschrieben wird, vermittelt auch bezogen auf seine Produkte eine besondere Sicherheit und Qualität (Kreyher 2001, Harms/Drüner 2003).

Künftig wird die Markenpolitik (Branding) in dem sich verändernden Gesundheitswesen eine besondere Rolle erlangen. Marken signalisieren Einstellungen und Werte. Sie vermitteln dem Kunden Orientierung und Sicherheit bei Auswahl- und Bewertungsentscheidungen, die sich auf die subjektive Qualität beziehen. Das gilt für Produktmarken, für Dienstleistungsmarken sowie für Corporate Brands. Marken werden durch Kommunikationsmaßnahmen in der Öffentlichkeit aufgebaut, indem das mit der Marke verbundene Vorstellungsbild, das sich vor allem an den Wünschen und Erwartungen der Kunden orientiert, als deutliche Botschaft vermittelt wird (Kreyher 2001, Harms/Drüner 2003).

Marken sind nicht mit Etiketten gleichzusetzen. Durch Kennzeichnung (Eintragung, Logo, Name), Einheitlichkeit des Auftritts und die Vorstellung einer gleich bleibenden Qualität (Qualitätsgarantie) positionieren Marken das Unternehmen, die Dienstleistung oder das Produkt - und die damit verbundene Problemlösungskompetenz - in den Köpfen der Verbraucher (...the consumer‘s idea of a product).

Marken sind Träger von Bedeutungen. Sie schaffen Kundenbindung, Nachfrage und Präferenz. Marken bieten Orientierung und Möglichkeiten zur Identifikation (Weiss 1997, Biel 1999, Bruhn 2001). Gerade im Gesundheitswesen, wo Kompetenz und Vertrauen eine besondere Rolle spielen, sind Einstellungen und emotionale Bindungen für die Auswahl der Angebote wichtig (patienten- und kundenorientierte Qualität).

7.3.4 Versorgungsqualität und Integrierte Versorgung

In Anbetracht der wirtschaftlichen Situation (steigende Gesundheitsausgaben und sinkende Einnahmen) wird es immer wichtiger, eine möglichst hohe Versorgungsqualität bei möglichst niedrigen Kosten zu erreichen. Aufgabe ist es, die

Effektivität und die Effizienz der Versorgung zu steigern. Dabei bedeutet die Verbesserung der Effektivität die Optimierung der medizinischen Wirksamkeit im Sinne einer höheren Zielerreichung (Verhältnis zwischen Ziel und Ergebnis: Soll-Ist-Relation).

Optimierung der Effizienz meint die Steigerung der Wirtschaftlichkeit im Sinne eines verbesserten Ressourcenmanagements (Verhältnis zwischen eingesetzten Mitteln und erstrebtem Zweck: Kosten-Nutzen-Relation). Im Vordergrund des Qualitätsmanagements steht ein ergebnis- und prozessorientiertes Qualitätsverständnis. Um die Ergebnisse medizinisch und ökonomisch steuern zu können, müssen die Leistungsprozesse analysiert und nach optimalen Ablaufbedingungen geregelt werden.

Aufgabe des Qualitätsmanagements ist die Sicherung einer definierten, gleich bleibenden Versorgungsqualität. Qualität wird als Grad der Erfüllung vorher festgelegter Ziele verstanden. Sie ist nicht absolut definiert, sondern in Abhängigkeit von einer formulierten Zielvorgabe zu sehen. Das Ausmaß der erreichten Qualität lässt sich anhand der Erfüllung vorher festgelegter Kriterien (Normen, Standards) beurteilen. Qualität ist vom Markt bestimmt und orientiert sich an den Kundenanforderungen (Schmutte 2001).

Eine übergreifende Steuerung und Koordination der Versorgungsprozesse trägt zur Überwindung der Integrationsprobleme zwischen den Versorgungsbereichen bei und erschließt dadurch Rationalisierungspotentiale. Ziel ist der Aufbau vertikal integrierter Versorgungsstrukturen, die im Versorgungsfall einen nahtlosen Übergang von einem Versorgungssektor in den anderen ermöglichen. Dabei können Case-Management-Konzepte, deren Aufgabe die fallbezogene Steuerung der Versorgung ist, neue Impulse setzen.

Beim Case-Management liegt der Fokus auf der Steuerung der Versorgung des individuellen Patienten, der sektorenübergreifenden Koordination der Angebote verschiedener Leistungserbringer und der Kontrolle des fallbezogenen Versorgungsprozesses. Aufgabe der Zukunft ist das Netzmanagement für die Integrierte Versorgung. Einerseits geht es um den Aufbau von Praxisnetzen niedergelassener Ärzte (horizontale Vernetzung von Akteuren der gleichen Versorgungsstufe). Diese können die Qualität und Effizienz der Versorgung durch aufeinander abgestimmte Angebote verbessern und zur Vermeidung von Doppeluntersuchungen und Krankenhauseinweisungen beitragen (Meyer-Lutterloh 2001).

Andererseits steht die Entwicklung sektorenübergreifender, integrierter Versorgungsketten im Vordergrund (vertikale Vernetzung von Akteuren unterschiedlicher Versorgungsstufen). Aufgabe ist hier die Verzahnung der Schnittstellen vom Krankenhaus zum hausärztlichen und fachärztlichen Sektor sowie zur Rehabilitation und Pflege. Für das Netzmanagement und Netzmarketing müssen gemeinsame Konzepte und Medien entwickelt werden (Lingenfelder und Kronhardt 2001).

Innovativ denkende Unternehmen der Gesundheitsindustrie werden den Aufbau integrierter Versorgungsstrukturen künftig im Rahmen von Kooperationspartnerschaften unterstützen. Der Kooperationsaufbau und die Beziehungspflege mit Versorgungsnetzen wird eine wichtige Aufgabe des Gesundheitsmarketing. Im Zusammenhang mit der Integrierten Versorgung werden Vorstellungen des Managed Care diskutiert. Darunter werden Organisationsformen und Managementinstrumente zur Steuerung der Gesundheitsversorgung verstanden, wobei die Führung des Steuerungsprozesses bei den Krankenkassen und Versicherungen liegt. Dabei wird Managed Care von der Vorstellung einer Qualitätspartnerschaft (Knieps 1996) zwischen Leistungsfinanzierern, Leistungserbringern und Leistungsempfängern bestimmt.

Das Grundmodell soll hier in vereinfachter Weise skizziert werden:

1) Leistungsfinanzierer (Krankenkasse/Versicherung) und Leistungserbringer (Versorgungsnetz/Ärzte/Kliniken) gehen miteinander eine Qualitätspartnerschaft ein, die in der Vereinbarung einer qualitätsgerechten Versorgung zu bestimmten Qualitätsbedingungen und Kostensätzen besteht.

2) Leistungsfinanzierer und Leistungsempfänger (Versicherte/Patienten) stehen gleichfalls miteinander in einer Qualitätspartnerschaft, die in der Vereinbarung einer qualitätsgerechten Versorgung zu einem bestimmten Beitragssatz besteht.

3) Die Qualitätspartnerschaft zwischen Leistungserbringer und Leistungsempfänger liegt in der qualitätsgerechten Erbringung der Versorgungsleistungen nach bestimmten Qualitätsstandards.

Für die Organisation des Grundmodells sollten allerdings bestimmte Bedingungen erfüllt sein:

- Ärzte und Kliniken müssen mit anderen Leistungserbringern kooperieren können, um als Vertragspartner der Krankenkassen oder Versicherungen eine integrierte Versorgungsstruktur für eine Region oder eine Indikation anbieten zu können.

- Die Kassen müssen entscheiden dürfen, mit welchen Leistungserbringern sie qualitätsgerechte Angebote für die Versicherten erarbeiten und anbieten wollen (selektives Kontrahieren).

- Die Versicherten müssen die Möglichkeit haben, zwischen verschiedenen Krankenkassen und Versicherungen wählen zu können. Die Wahlfreiheit der Patienten muss auf die Leistungserbringer, mit denen die Versicherung kooperiert, beschränkt werden.

- Das Solidarprinzip muss für die Versorgung gewahrt sein, indem eine Aufnahmepflicht der Krankenkassen und ein einheitlicher Beitragssatz für alle Versicherungspflichtigen bestehen (Oberender und Hacker 1999).

Unternehmen der Gesundheitsindustrie, die die Zeichen der Zeit erkannt haben, sollten versuchen, sich in diese Qualitätspartnerschaft zwischen Krankenkassen, medizinischen Versorgungsnetzen und Patienten konstruktiv einzubringen.

A. Kooperationsaufbau der Gesundheitsindustrie mit medizinischen Netzen

- Für Unternehmen, die die von ihnen entwickelten Produkte als Gesundheitsleistungen begreifen, bietet sich die Chance, für das Versorgungs- und Netzmanagement der Ärzte bzw. Kliniken indikationsbezogene Serviceprogramme und Therapiesysteme zu entwickeln, die die Integration der Versorgungsprozesse unterstützen (Wahler und Hildebrandt 1999).
- Die Übernahme der Rolle des Kooperationspartners von Kliniken, Ärzten und medizinischen Netzen durch das Gesundheitsunternehmen setzt ein umfassendes dienstleistungsorientiertes Marketingverständnis voraus, das über die traditionelle Form des produktbegleitenden Praxis- und Klinikservices hinausgeht. Für Pharmafirmen, die sich selbst als Problemlöser begreifen, wird das Relationship-Marketing zunehmend wichtiger.
- Aufgabe ist es, aus Kunden Partner zu machen. Dabei spielen regionale und indikationsbezogene Netze, Ärzte und Kliniken, die neue Versorgungsangebote entwickeln eine wichtige Rolle.
- Künftig werden die einzelnen Versorgungsbereiche weniger segmentiert betrachtet. Für die Gesundheitsindustrie bieten sich Chancen zur Entwicklung integrierter Gesundheitslösungen, die für bestimmte Indikationen von der Prävention und Vorsorge über Diagnose und Therapie bis zur Rehabilitation, Nachsorge und Pflege reichen könnten.

B. Kooperationsaufbau der Gesundheitsindustrie mit Patienten

- Gesundheitsunternehmen können sich durch Informationsangebote direkt an die Patienten wenden und dazu beitragen, sie zum eigenverantwortlichen Umgang mit medizinischen Leistungen sowie zur Vertretung ihrer Interessen zu befähigen.
- Für chronisch Kranke müssen Angebote erarbeitet und gemeinsam mit den Ärzten organisiert werden.
- Gedacht ist hier einerseits an die Entwicklung zielgruppengerechter Informations- und Schulungsprogramme (Gesundheitsforen im Internet, Ratgebermedien, Workshops etc.), andererseits an den Kooperationsaufbau mit Patienten-, Angehörigen- und Selbsthilfegruppen bzw. an die Unterstützung der Gründung geeigneter Patientenorganisationen.

- Die zunehmende Wirtschaftlichkeitsorientierung der Versorgung (Primat der Effizienz) kann zur Einschränkung der ärztlichen Autonomie (Grupp 2000) und im Spannungsfeld der Rationalisierungen zur Rationierung medizinischer Leistungen führen (Preuss 2000).

- Die Standardisierung der Versorgungsprozesse verursacht die Minderung der patientenorientierten Qualität, da gerade bei prozessgeregelten Abläufen individuelle Problemlagen und persönliche Bedürfnisse weniger berücksichtigt werden können.

- Um ihre Ansprüche auf Lebensqualität, Eigenverantwortung und Mitbestimmung zum Tragen zu bringen, werden die Patienten ihre Interessen künftig stärker organisieren müssen.

C. Kooperationsaufbau mit Krankenkassen und Versicherungen

- Unternehmen der Gesundheitsindustrie müssen, gerade wenn es sich um innovative Produkte handelt, frühzeitig das Gespräch mit den Krankenkassen, Versicherungen sowie allen wichtigen politischen Entscheidungsträgern suchen, um mögliche gemeinsame Positionen zu finden.

- Innovative Entwicklungen schaffen neue Möglichkeiten für Diagnose bzw. Therapie und verändern die bisherigen Formen der Versorgung.

- Mit dem medizinischen Fortschritt steigt aber auch die Notwendigkeit, die wachsenden Kosten zu bewältigen.

- Künftig wird es für die Gesundheitsindustrie, wie für alle anderen Beteiligten am Gesundheitsmarkt immer wichtiger, ihre gesundheitspolitischen Positionen gegenüber der Öffentlichkeit aktiv zu vertreten, um soweit wie möglich die Akzeptanz und Unterstützung wichtiger Multiplikatoren, Interessenvertreter und Entscheidungsträger zu erhalten.

- Somit gewinnen gesellschaftsorientierte Strategien und Kommunikationsinstrumente, wie Public Relations, Public Affairs und Lobbying eine wachsende Bedeutung (Abb. 7.10 - 7.11).

(Abb. 7.10) Managed Care als Qualitätspartnerschaft

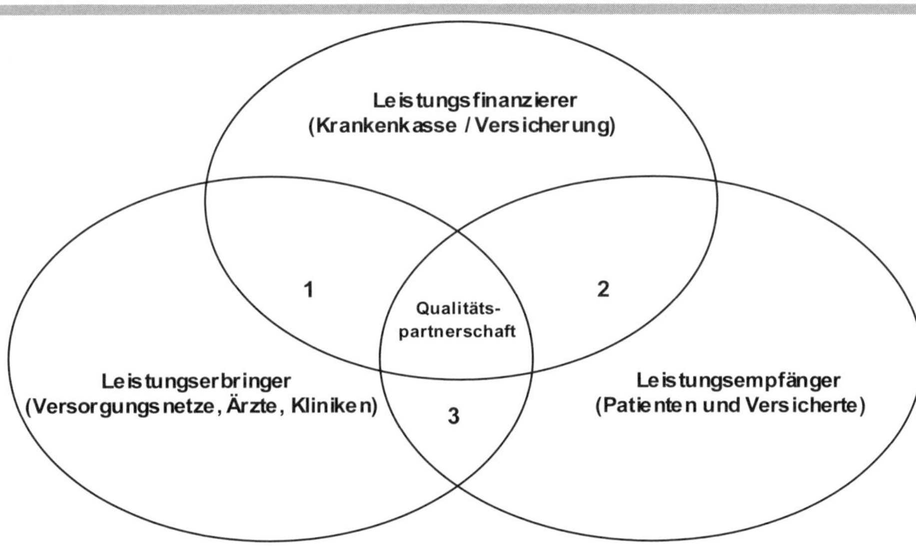

(Abb. 7.11) Qualitätspartnerschaft unter Einbeziehung der Gesundheitsindustrie

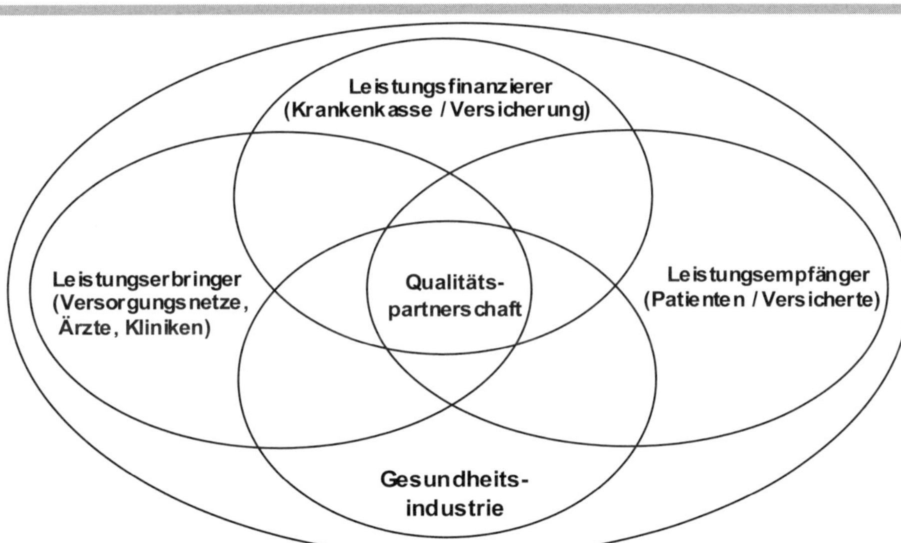

Literatur

1. Biel, A. L. (1999): Grundlagen zum Markenwertaufbau. In: Esch, F.R. (Hrsg.): Moderne Markenführung. Wiesbaden: 61-90.
2. Bohle, F. J., Foltin, B. (1995): Relationship Management – Fairer und offener Dialog. In: Lonsert, M./Preuß, K.J./Kucher, E. (Hrsg.): Handbuch Pharma-Management. Wiesbaden: 217-243.
3. Bruhn, M. (2001): Die zunehmende Bedeutung von Dienstleistungsmarken. In: Köhler, R./Majer, W./Wiezorek, H. (Hrsg.): Erfolgsfaktor Marke. München: 1-21.
4. Bundesärztekammer (1998) (Hrsg.): Leitfaden Qualitätsmanagement im deutschen Krankenhaus. 2. Aufl. München, Bern, Wien.
5. Dierks, M.L./Schwarz, F.W./Walter, U. (2000): Patienten als Kunden. In: Jazbinsek, D. (Hrsg.): Gesundheitskommunikation. Wiesbaden: 150-163.
6. Goutier, M.H.J. (2001): Patienten-Empowerment. In: Kreyher, V.J. (Hrsg.): Handbuch Gesundheits- und Medizinmarketing. Heidelberg: 53-82.
7. Grupp, R. (2000): Standardversorgung versus Therapiefreiheit im Krankenhaus. In: Eiff, W.v./Fenger, H./Gillessen, A. et al. (Hrsg.): Der Krankenhausmanager. Berlin, Heidelberg: 11/03/1-4, 1-25.
8. Haedrich G./Tomczak, T. (1996): Produktpolitik. Stuttgart, Berlin, Köln.
9. Harms, F. (2001a): Gesundheitsmarketing -Innovationsmarketing in der Pharmaindustrie-, R.v.Decker: 93-112.
10. Harms, F., Grosse-Wichtrup, L. (2000a): Direct-to-Consmer -Möglichkeiten und Grenzen in Europa-, PMJ 5: 150-154.
11. Harms, F., Grosse-Wichtrup, L. (2000b): Direct-to-Consmer -Möglichkeiten und Grenzen in Europa-, PMJ 6: 204-206.
12. Harms, F. (2001b): Welche Chancen und Risiken birgt die Entschlüsselung des menschlichen Genoms -Möglichkeiten der Biotechnologie am Beispiel der Onkologie-, Forum Pharmaceuticum, Gehe, Potsdam.
13. Hohensohn, H. (1998): Patientenorientiertes Pharmamarketing. Wiesbaden
14. Kalmus, M. (2001): Top-down – Bottom-up. Ein Krankenhaus auf dem Weg zum Leitbild. In: Kreyher, V.J. (Hrsg.): Handbuch Gesundheits- und Medizinmarketing. Heidelberg: 411-423.
15. Kotler, P. (1975/78): Marketing for Nonprofit Organizations, Eglewood Cliffs, New Jersey, USA 1975; Marketing für Nonprofit-Organisationen, Stuttgart 1978.
16. Kotler, P., Bliemel, F. (1999): Marketing-Management, 9. Aufl., Stuttgart, Kapitel 11: 507-561.

17. Kreyher, V.J. (2001): Gesundheits- und Medizinmarketing – Herausforderung für das Gesundheitswesen. In: Kreyher, V.J. (Hrsg.): Handbuch Gesundheits- und Medizinmarketing, Heidelberg: 1-51.

18. Lingenfelder, , M./Kronhardt, M. (2001): Marketing für vernetzte Systeme. In: Kreyher, V.J. (Hrsg.): Handbuch Gesundheits- und Medizinmarketing. Heidelberg: 313-338.

19. Lüthy, A. (2001): Internet & Intranet als Marketinginstrumente im Krakenhaus, R.v.Decker: 143-163.

20. Meffert, H./Bruhn, M. (1995): Dienstleistungsmarketing. Wiesbaden.

21. Meyer-Lutterloh, K. (2001): Netzmanagement – Aufbau von Praxisnetzen. In: Kreyher, V.J. (Hrsg.): Handbuch Gesundheits- und Medizinmarketing. Heidelberg: 299-312.

22. Oberender, P.O./Hacker, J. (1999): Entwicklungsszenario für Krankenhäuser. In: Braun, G.E. (Hrsg.): Handbuch Krankenhausmanagement. Stuttgart 1999: 343-365.

23. Oehme, S./Oehme, W. (2001): Marketing für ärztliche Leistungen. In: Kreyher, V.J. (Hrsg.): Handbuch Gesundheits- und Medizinmarketing. Heidelberg: 365-388.

24. Paetow, H. (2001): Neue Anforderungen an das Gesundheitsmarketing. In: Zerres, M./Zerres, C. (Hrsg.): Gesundheitsmarketing. München, Mering: 1-17.

25. Preuß, K.J. (2000): Managed-Care-Strategien für den stationären Versorgungssektor. In: Eiff, W.v./Fenger, H./Gillessen, A. et al. (Hrsg.): Der Krankenhausmanager. Berlin: 18/02/1-8, 1-40.

26. Reibnitz, R.v. (2001): Die Rolle des Konsumenten auf dem Gesundheitsmarkt: In: Reibnitz, C.v./Schnabel, P.E./Hurrelmann, K. (Hrsg.): Der mündige Patient. Weinheim: 265-273.

27. Schmid, R. (1999): Überregional orientierte und große Träger- und Managementstrukturen im Krankenhausbereich. In: Braun, G.E. (Hrsg.): Handbuch Krankenhausmanagement. Stuttgart: 215-234.

28. Schmutte, A.M. (2001): Marketing und Umfassendes Qualitätsmanagement. In: Kreyher, V.J. (Hrsg.): Handbuch Gesundheits- und Medizinmarketing. Heidelberg: 485-505.

29. Volmer, T. (1995): Lebensqualität und Qualitätsmanagement. Präv.-Rehab., Jg. 7, Nr. 3/1995: 147-154.

30. Wahler, S., Hildebrand, H. (1999): Kooperation Krankenhaus – Pharmaindustrie. In: Braun, G.E. (Hrsg.): Handbuch Krankenhausmanagement. Stuttgart 1999: 290-307.

31. Weiss, M. (1997): Gesundheitsmanagement. London, Glasgow, Weinheim.

Autor: Dr. Volker J. Kreyher ist seit über 15 Jahren im strategischen und operativen Bereich des Marketing und der Kommunikation tätig und ist Geschäftsführer der Agentur Dr. Kreyher Kommunikation (Heidelberg) und des ISKK Institutes GmbH. Lehraufträge für Marketing und Kommunikation an mehreren Hochschulen. Er ist Herausgeber des ‚Handbuches Gesundheits- und Medizinmarketing', Heidelberg 2001. k.komm@t-online.de

Kapitel 8

Patientenbeziehungsmanagement in der Gesundheitsindustrie

Rolf Badenhoop, Balz Ryf

Keywords

- Patient Relationship Management / PRM
- Disease Management Programme / DMP
- Patientenbeziehungsmanagement
- Compliance
- informierter Patient, mündiger Patient
- Evidence Based Medicine / EBM
- Guidelines / Richtlinien
- Diagnosis Related Groups / Pauschalen
- Innovationsmarketing

Inhalt

8.1 Gesundheit als Core-Kompetenz

Die persönliche Gesundheit wird noch immer als Thema Nummer Eins bei fast allen Befragungen der Bevölkerung in europäischen Ländern genannt (s. z. B. GfS 2002). Noch immer gibt es eine große Nachfrage nach Informationen und (Experten-) Beratung rund um dieses Thema. Die Gesundheitsausgaben steigen weiterhin unaufhörlich, nicht zuletzt durch das zunehmende medizinische Angebot und die Weiterentwicklung und Nutzung neuer Technologien.

Gleichzeitig setzt heute noch immer das Geschäftsmodell der meisten großen Pharmaunternehmen auf Innovationen im Sinne einer New Medical Entity (NME). Dennoch wird es immer schwieriger, solche Innovationen aus der (eigenen) Pipeline hervorzubringen. Hinzu kommt die zunehmende Austauschbarkeit der sich im Markt befindlichen „reifen" Pharmaka durch den Wettbewerb. Nicht zu vergessen die Anforderungen der Gesundheitspolitik, die Qualität und Finanzierbarkeit der Gesundheitsversorgung auf den Prüfstand zu stellen. Um diese Anforderungen anzugehen, wurden 2002 in Deutschland die ersten „Disease Management Programme" (DMPs) vom Gesetzgeber gefordert und seitdem in ersten Schritten durch die Krankenkassen umgesetzt. Ergänzt um die zunehmende Einflussnahme des Patienten auf seine Therapieentscheidung, sind die Anforderungen an die Gesundheitsindustrie komplexer denn je.

Ein möglicher Ansatz, dies als Geschäftsansatz und Chance zu nutzen, ist der Auf- und Ausbau eines Patientenbeziehungsmanagements im verschreibungspflichtigen Arzneimittelbereich, das die vorhandenen Kunden an das eigene Unternehmen bindet und den „Kundenwert" damit dauerhaft erhöht. Der Kunde ist für dieses Konzept nicht mehr wie bisher nur der Arzt und Apotheker, sondern neuerdings auch der Endverbraucher. Neben der Innovationskraft eines Unternehmens in der Forschung wird es zukünftig auch auf die Unterstützung der Arzt-Patienten Compliance im Sinne eines servicegestützten Therapieansatzes ankommen. Medizinische Informationssysteme und Telemedizin unterstützen diese Ansätze.

8.2 Gesundheitspolitische Rahmenbedingungen und Trends

8.2.1 Gesundheitspolitische Veränderungen beschleunigen Patient Relationship Management (PRM) in Deutschland

Die aktuellen gesundheitspolitischen Veränderungen in Deutschland unterstützen die PRM-Ansätze in starkem Maße, da die Politik sich mit zwei Hauptproblemen auseinandersetzen muss, zum einen die Bezahlbarkeit und zum anderen die Qualitätssicherung von Gesundheitsleistungen sicherzustellen. Dabei kommt die zunehmende Mündigkeit des „informierten" Patienten auch diesen Ansätzen zugute. Ein mündiger Patient kann als aktiver Endverbraucher agieren und ist auch bereit, in stärkerem Maße eine Eigenbeteiligung (auch monetär) zu übernehmen.

Die aktuellen Gesetzesreformen zu den Disease Management Programmen, die derzeit in Deutschland für vier Indikationen (Asthma, Brustkrebs, Diabetes und Koronare Herzkrankheit) eingeführt werden, verstärken zudem die Beteiligung der Patienten per se. Neben einer allg. Zuzahlungspflicht existiert ab 2004 eine höhere Eigenbeteiligung beim Arzneimittelkauf (insbesondere Rx), die zunehmende Absicherung eigener Risiken durch Zusatzversicherungen (beispielsweise zahnärztliche Behandlung) und die Verpflichtung bei chronischen Krankheiten zur Teilnahme an Disease Management Programmen.

8.2.2 Diskussionen in der Schweiz mit Fokus Evidence Based Medicine

In der Schweiz liegen die gesundheitspolitischen Schwerpunkte etwas anders. Die Themenliste an aktuellen Problemen ist jedoch nicht weniger anspruchsvoll, denn eigentlich sind Disease Management Programme nicht vorgeschrieben. Gleichzeitig finden jedoch verschiedene Diskussionen zu Guidelines, Richt- und Zielwerten statt, welche die Frage nach dem Machbaren und Wünschbaren nach sich zieht. „Evidence based Medicine" ist zurzeit das Schlagwort, wobei sich dieses oft nur auf die Erfahrungen mit einem bestimmten Medikament bezieht und nicht auf den eigentlichen Behandlungsprozess. Weitere Themen sind Diskussionen rund um den so genannten Kontrahierungszwang (heute muss jede Versicherung von jedem Arzt Rechnungen vergüten), ein gesamtschweizerisch gültiger Tarif im ambulanten Sektor (Tarmed), stetig steigende Krankenversicherungsgebühren und – als Reaktion darauf – wählbare Selbstbehalte, welche mit geringeren Prämien belohnt werden. Für die Pharmafirmen sind insbesondere das neue Heilmittelgesetz und die Heilmittelwerbeverordnung, welche der Industrie den Kontakt mit dem Patienten praktisch verunmöglicht, eine große Herausforderung. Ein weiteres Thema für die Pharma-Branche ist die in der Öffentlichkeit und in den Medien oft undifferenziert geführte Diskussion rund um die steigenden Medikamentenkosten, in welcher jedoch allzu oft die Kompensation durch kürzere Spitalaufenthaltsdauer nicht einbezogen wird.

Vor dem Hintergrund der Einführung von Pauschalen für bestimmte Krankheitsbilder (Diagnosis Related Groups, DRGs) ab 2004 in den meisten europäischen Ländern stellt sich auch die Frage, zu welchem Preis ein Medikament letztlich angeboten werden kann, um auch unter leitliniengestützten Therapieansätzen erstattet zu werden.

8.2.3 Pharma-/Life Sciences Industrie in den Startlöchern für PRM

Kaum ein Pharmaunternehmen ist heute jedoch in der Lage, diese Programme adäquat zu bedienen. Das Arzneimittel ist zwar weiter Bestandteil der DMPs, hinzukommen aber die notwendigen Serviceangebote, die über ein reines Produktangebot hinausgehen. Hier muss die Pharmaindustrie proaktiv agieren, um diese Angebote, die zukünftig auch vergütet werden, nicht (nur) den Serviceanbietern im Gesundheitsbereich zu überlassen.

8.3 Patientenbeziehungsmanagement und Innovationsmarketing

8.3.1 PRM und die Rollenverteilung in der Vergangenheit

Wir alle erinnern uns noch an die Zeiten, als die Rollenverteilung im Gesundheitswesen eindeutig und unverrückbar erschien: Der Arzt hatte die alleinige Hoheit und das Wissen über Krankheit und Genesung, der Apotheker war der Lieferant von Arzneimitteln, die der Doktor verschrieb und der Patient war willig und geneigt, diese Therapie als beste Wahl anzuerkennen und seine Medikamente einzunehmen. Schöne alte Welt? Fast scheint es, als seien diese Zeiten endgültig vorbei (Abb. 8.1).

(Abb. 8.1) Früher war alles ganz anders .....
Warum Patient Relationship Management in der Gesundheitsindustrie?

Früher ...	Heute ...
... glaubte der Patient alles, was der Arzt ihm sagte.	... kommt der Patient mit 10 Seiten Internet-Ausdruck zum Arzt.
... wählte der Arzt Produkt und Therapie.	... sagt der Patient: „Aber Herr Doktor, Sie sorgen dann aber schon dafür, dass ich so eine Titan-Hüfte kriege wie gestern im TV gezeigt."
... gab es weniger Medikamente, aber die wurden alle von der Kasse bezahlt.	... gibt es immer mehr verschiedene Medikamente, die zudem nicht alle erstattet werden.
... kam der Arzt noch nach Hause.	... läuft der Patient von Spezialist zu Spezialist und fühlt sich trotzdem unverstanden und allein.
... war man gesund, wenn man nicht krank war.	... ist man erst gesund, wenn man sich schön, glücklich und voll leistungsfähig fühlt.
... haben sich die Pharma-Unternehmen nur um den Arzt gekümmert, weil der ja das Produkt „verkaufte".	... interessieren sich die Pharma-Unternehmen plötzlich für den Patienten.

Der Patient ist nicht mehr der, der er einmal war.

8.3.2 Patientenbeziehungsmanagement: Definition für Europa

Wir definieren im Folgenden PRM als ein Konzept, das sich zum Ziel setzt, die Diagnose und Therapie in einer bestimmten Indikation dauerhaft zu verbessern und gleichzeitig die Compliance z. B. einer Arzneimittelbehandlung sicherstellt. PRM ist für uns ein umfassendes Therapieprogramm, das in Ergänzung zu indikationsbezogenen DMPs direkt auf die Zielgruppe einer Krankheit und nicht nur auf die Krankheit an sich zugeschnitten ist.

8.3.3 PRM-Status 2004 in einem integrierten Versorgungsansatz 2004

Patientenselbsthilfegruppen, TV-Beiträge zu Gesundheitsthemen und insbesondere das Internet haben einen Paradigmenwechsel in der Arzt-Patienten-Beziehung herbeigeführt. Gleichzeitig gibt es noch immer eine hohe Nachfrage nach Informationen und Beratung oder besser gesagt medizinischem Expertenrat. Daher wundert es nicht, wenn auch weiterhin Gesundheit als Sorge Nummer eins der Bevölkerung gesehen wird, was immer wieder durchgeführte Meinungsumfragen bestätigen (GfS 2002).

8.3.4 PRM in der Arzt-Patienten Beziehung

Der Arzt als alleiniger Wissens-Träger gehört der Vergangenheit an. Nicht erst seit der Erfindung neuer Medien und dem Internet hat sich das medizinische Wissen - und leider auch Pseudowissen - geradezu epidemisch verbreitet. Informationen über neue Therapien und Medikamente werden heute direkt von den Tagungen der medizinischen Fachgesellschaften in das Internet gestellt und nicht nur vom Fachpublikum, sondern auch von (chronisch) kranken Patienten aufgenommen.

Boulevardzeitungen, Illustrierte und Konsumentenmagazine tun ihr Übriges, den Patienten zu informieren, zu sensibilisieren und oft auch zu verwirren. Nicht selten kommt der Patient mit Informationen zum Arzt, die diesem noch gar nicht so detailliert bekannt sind. Dies fordert beide heraus, den Arzt, der weiterhin die Therapie verantwortet, den Patienten, der viele Informationen mit sich bringt, um seine eigene Gesundheit besorgt ist und bei der Therapieauswahl oft auch mitentscheiden will. Auch zeigen Untersuchungen immer wieder, wie stark die Patientenzufriedenheit von der Arzt-Patientenbeziehung abhängt (Coulter/Magee 2003). Also doch schöne neue Welt? Die Studie ‚Vision & Reality Survey 2003, Prescriptions for the Smart & Lean Pharmaceutical Company' von Cap Gemini Ernst & Young (CGE&Y) und INSEAD zeigt sehr deutlich, wie häufig schon heute eine Therapievorentscheidung bzw. ein konkretes Medikament von den Patienten als Erwartungshaltung in die Praxen mitgebracht wird. Medizinische Informationen kommen für den Patienten neben den verschiedensten Medien auch aus dem Freundeskreis, werden jedoch letztendlich in „erster Instanz" immer noch vom Arzt erwartet.

Der nunmehr aufgeklärte Patient ist gut informiert, stellt hohe Erwartungen an medizinische Informationen, erwartet „best in class" Therapie und geht mit vorgefassten Therapievorstellungen zum Arzt – schließlich zahlt er auch genügend hohe Krankenkassen-Prämien. Im Gegenzug ist auch der Arzt verunsichert, da er nun auch mit Anforderungen und Produktnachfragen bedient wird, die er nicht immer bedienen kann (CGE&Y/INSEAD 2003). Neben der Informationssammlung kommt es natürlich auf die Interpretation und Entscheidungsfindung an. Dies wird weiterhin eine Domäne der medizinischen Fachberufe sein, da nur diese das nötige Wissen für eine umfassende Entscheidung mitbringen und auch weiterhin die Verantwortung für die Therapie haben werden.

Neue Serviceangebote wie Ärzte-Callcenter werden hier eine „Zwitterrolle“ übernehmen, da sie zwar das medizinische Know-how vorhalten, aber nur einen telematischen Zugang zum Patienten haben, der eine Vor-Ort-Diagnose nicht ermöglicht. Daher sind diese Angebote vorerst nur unterstützend und mit Fokus auf Serviceangebote für Patienten zu sehen.

8.3.5 PRM als Beratungsansatz in der Apotheke

Auch hier waren die Regeln in der Vergangenheit eindeutig und klar: Der Pharmagroßhändler verteilte die von der Pharmaindustrie produzierten Medikamente an die Apotheken. Der Apotheker tauschte das vom Arzt ausgestellte Rezept gegen Arzneimittel ein. Auch hier ist eine Erodierung erfolgt, die von manchen auch als „Erdrutsch“ bezeichnet wird. Internet- und Versandapotheken entstehen, Arzneimittel kommen per Post ins Haus. Doch es geht noch weiter: Apotheken entwickeln sich als Berater an der Schnittstelle Arzt - Patient - Medikament. Sie bauen Informationsangebote und Beratungskompetenz auf, die den Patienten auf Nebenwirkungen aufmerksam machen, die Compliance verbessern und das Umgehenlernen mit einer chronischen Krankheit unterstützen sollen.

Oft hat der Patient regelmäßigeren Kontakt zu seinem Apotheker - und ist ihm auch der Zugang zu diesem leichter möglich - als bei einem „anzumeldenden“ Arztbesuch. So haben sich einzelne Apotheken z. B. als Diabetes-Schwerpunktapotheke qualifiziert, mit der Idee, auch Schulungen in Zusammenarbeit mit Diabetologen und der Industrie anzubieten. So soll der Apotheker nicht nur als „Arzneimittelverteiler“, sondern als integrierter Partner in der Patientenversorgung verstanden werden.

8.3.6 CGE&Y's PRM-Studien 2001 – 2003

Als Cap Gemini Ernst & Young in 2001 die erste PRM-Pharmastudie veröffentlichte, betrat man in jeder Hinsicht Neuland. Zu dieser Zeit war es noch nahezu undenkbar, den Patienten in die Geschäftsstrategie und den Marketingplan mitaufzunehmen. Es war der Anfang eines Paradigmenwechsels im Gesundheitsmarkt, den CGE&Y zum Anlass genommen hat, Top Pharma Manager in Deutschland und der Schweiz zu den Herausforderungen im Gesundheitsmarkt zu befragen.

Nicht nur das Thema an sich war nahezu unbekannt, auch die Einschätzung, welche Bedeutung diesem Thema in den nächsten Jahren zukommen wird, war in beiden Ländern noch verhalten. Dennoch zeigten die Aussagen schon damals die zunehmende Bedeutung der Patienten als weitere Zielgruppe mit dem Postulat, insbesondere bei chronischen Krankheiten neben dem Arzneimittel oder Diagnostikum auch zusätzliche Serviceangebote anzubieten. Professionelles Endverbrauchermarketing bestand für die Befragten in Kundensegmentierung, Data-based-Marketing und Kundenservice. Ein patientenbezogenes Disease-Management-Konzept beinhaltete für die Teilnehmer auch eine Neuausrichtung des Produktangebotes (CGE&Y 2001).

In 2002 entstanden in Deutschland neue gesetzliche Rahmenbedingungen. Mit der Reform des Risikostrukturausgleiches hatte die Gesundheitspolitik den Anstoß für die Entwicklung und Einführung von Disease Management Programmen gegeben. Dadurch hatte sich die Ausgangssituation in kürzester Zeit total verändert und dementsprechend auch die Einschätzung der Herausforderungen im Gesundheitsmarkt in der von CGE&Y durchgeführten Folgestudie 2002. Die Teilnehmer sahen die folgenden Trends im Gesundheitsmarkt:

DMP-Programme werden sich in Deutschland etablieren, da vom Gesetzgeber massiv eingefordert. Gleichzeitig werden sich Therapierichtlinien durchsetzen und sich zukünftig auf evidenzbasierte Kriterien stützen. Dadurch gehen die Entscheidungsstrukturen weg vom Arzt und hin zu den Krankenversicherungen. Dienstleistungen, die gleichzeitig ein eigenes Umsatzpotential beinhalten, werden von der pharmazeutischen Industrie erwartet.

In der Summe hieß dies für die Industrie (CGE&Y 2002):

- Marketing und Vertriebsstrategien standen auf dem Prüfstand
- Positionierung im Bereich DMP und Patientenbindungskonzepte (PAP) wurden erfolgskritisch
- Das Produktportfolio musste auf die Möglichkeit der Entwicklung von Servicekonzepten untersucht werden
- Kooperationen mit Krankenversicherungen und Leistungserbringern sind aufzubauen
- Datenmanagement und IT-Infrastruktur sind für eine effiziente und sichere Patientenansprache zu überprüfen

In 2003 hat Cap Gemini Ernst & Young dann zusammen mit INSEAD das Thema international untersucht, um länderübergreifend die Veränderungen aufzuzeigen, mit dem Ziel, eine Roadmap für die Pharmaindustrie zu erstellen. In dieser aktuellen Studie zeigte sich, dass mittlerweile auch international eine Veränderung in den Rollen der Beteiligten (Kassen, Patienten, Ärzte...) deutlich wird und sich auch der integrierte Gesundheitsansatz zunehmend durchgesetzt hat.

In dieser vernetzten Gesundheitsversorgung kommt es, anders als in der Vergangenheit, nunmehr auch auf partnerschaftliche Zusammenarbeit an (siehe auch Kapitel PRM-Status). Die Bedeutung der Krankenversicherungen, Patienten und des Krankenhauses nimmt im Versorgungsprozess zu, die Beteiligung der Ärzte tendenziell ab. Krankenversicherungen haben stärker als in der Vergangenheit ein Interesse, mit der Pharmaindustrie zu evidenzbasierten medizinischen Fragestellungen zusammenzuarbeiten. Gleichzeitig benötigt PRM eine stärkere Segmentierung und die Unterstützung von Compliance-Programmen.

8.4 Drei Ansatzpunkte für integrierte Versorgungsprozesse

Was lernen wir aus der bisher beschriebenen Komplexität der Herausforderungen im medizinischen Versorgungsprozess? Bei der Analyse und Gestaltung von zukünftigen Prozessen sind drei Ansatzpunkte zu unterscheiden: die volkswirtschaftliche, die Sicht des Patienten und die Sicht der Industrie. Jeder dieser drei Ansatzpunkte hat seine Spezifika, aber es existieren auch Gemeinsamkeiten.

Wir fragen deshalb jeweils nach folgenden Punkten:

- Was ist das Ziel dieses Prozesses?
- Welches sind die Probleme?
- Wo liegen die Herausforderungen?
- Welche Lösungsansätze und -beispiele existieren?
- Welche Rolle/Ansätze kann die Pharmaindustrie übernehmen?

8.4.1 Volkswirtschaftliche Sicht (DMP)

In der volkswirtschaftlichen Sicht geht es darum, vor dem Hintergrund knapper Mittel die Kosten zu senken resp. deren Wachstum zu bremsen und gleichzeitig die Qualität zu sichern.

Neben der öffentlichen Hand sind es in erster Linie die Krankenversicherungen, welche Interesse an einer besseren Ressourcenallokation haben. DMPs haben hier das Ziel, in ausgewählten, häufigen, beschreib- und vergleichbaren Indikationen den Prozess, den Input und den Outcome festzuhalten.

Weitere Lösungsansätze und -beispiele sind Versorgungsnetzwerke (Ärztenetzwerke mit Einschluss eines oder mehrerer Spitäler und evtl. auch Apotheken), Negativlisten bzgl. Medikamenten und Evidence based Medicine (EBM).

Eine umfassende Sichtweise setzt hier nicht erst bei der Therapie an sich an, sondern beginnt viel früher.

Nachfolgende Abbildung zeigt die weiteren Phasen (Abb. 8.2):

(Abb. 8.2) DMP von der Prädisposition bis zum Therapiemonitoring

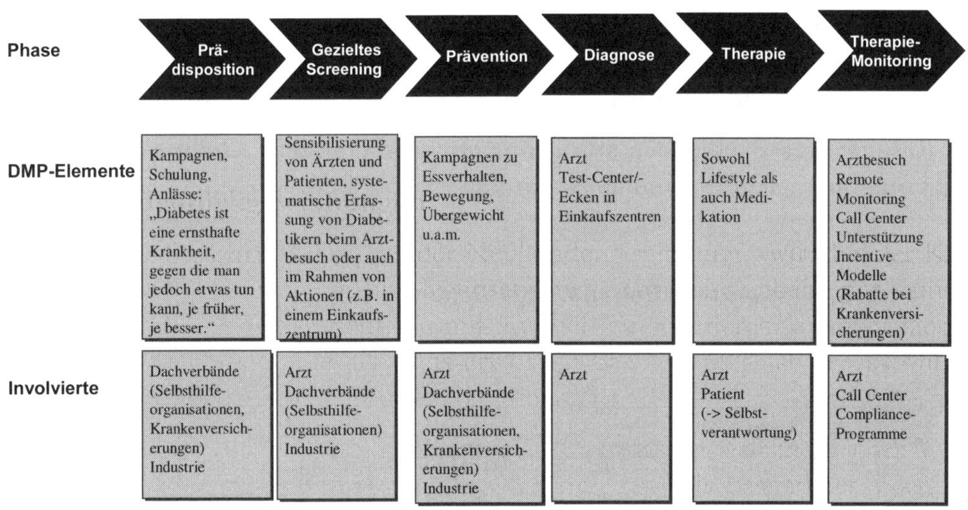

Die Pharmaindustrie kann hier in verschiedenen Phasen aktiv sein, durch Sponsoring von Kampagnen, Erstellung von Grundlagen/Studien zu Guidelines, mit harten Endpunkten untersuchten und somit evidenz-basierten Medikationen oder auch durch Zurverfügungstellung einer Monitoring-Infrastruktur.

8.4.2 Patientensicht

Der Patient verfolgt letztlich – rein rational gesehen – dieselben Ziele wie die öffentliche Hand. Auch er möchte früh auf latente oder schon manifeste Krankheiten aufmerksam gemacht und adäquat betreut werden. Trotzdem ist seine Sicht eine ganz andere.

Er will gesund bleiben resp. werden und das auf eine möglichst „einfache“ Art. Stellt man die medizinische Grundfrage hintenan („Gibt es überhaupt Möglichkeiten der Therapie?“) sind es vor allem die vielen Schnittstellen, welche für den Patienten zur Belastung werden können: Hausarzt – Spitalarzt – Rehabilitation – Krankenversicherer arbeiten oft alles andere als prozessorientiert. Röntgenbilder werden mehrfach gemacht, Medikationsempfehlungen werden vom Hausarzt nicht berücksichtigt oder tiefer dosiert, Fachärzte empfehlen State-of-the-Art-Therapien, welche in der Praxis nicht eingehalten werden. Dies z. B. weil 8 – 10 Tabletten pro Tag zu verschiedenen Zeiten für die meisten Patienten einfach nicht umsetzbar sind oder weil zunehmend die Krankenversicherungen einzelne

Ärzte unter die Lupe nehmen, weil sie höhere Kosten ausweisen als der Durchschnitt.

Der Patient fordert durch die richtige Therapie möglichst gezielt und nicht durch „Trial and Error“ kuriert zu werden. Und er möchte mitentscheiden, wobei er das – sachlich fundiert – oft nicht kann, sei es wegen der Komplexität der Krankheit oder weil er aufgrund seines Alters (Demenz) dazu nicht mehr fähig ist. Gleichzeitig will er aber oft die Verantwortung für den Entscheid nicht (alleine) tragen.

Als Resultat dieser fehlenden stringenten Behandlungskette ergibt sich eine Vielzahl von potentiellen Behandlungsabbrüchen (Abb. 8.3):

(Abb. 8.3) Potentielle Behandlungslücken

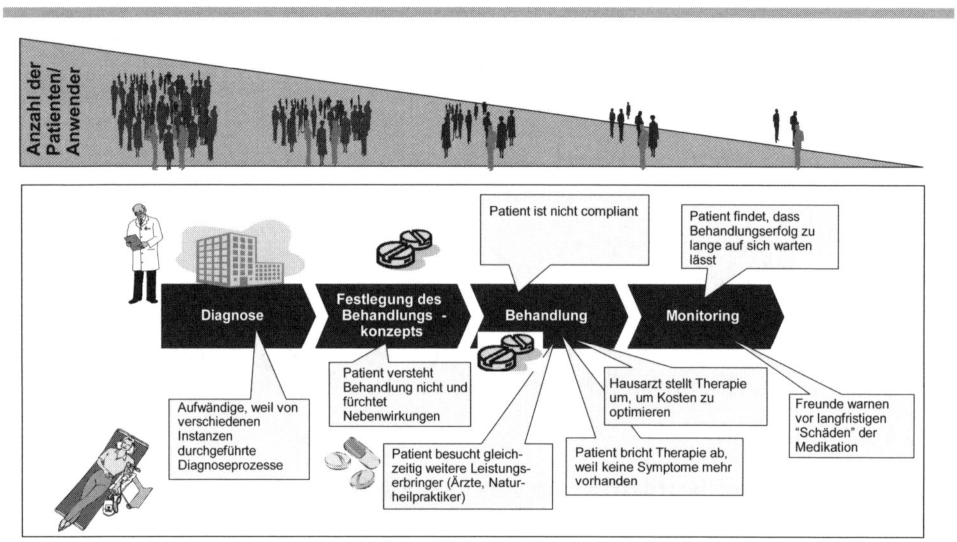

Auf den ersten Blick könnte man sagen, dass dies die Industrie per se nicht besonders betrifft. Das Gegenteil ist der Fall. Durch Behandlungsabbrüche, unnötige Therapiewechsel, weggeworfene, falsch dosierte und nicht eingenommene Medikamente entsteht eine Unzufriedenheit sowohl auf Patientenseite („Therapie hat nichts gebracht“), als auch auf Ärzteseite („Medikament/Therapie XY hat - trotz hoher Kosten - nicht gewirkt“) und Industrieseite, welche eine grundsätzlich sehr gute Medikation entwickelt und eingeführt hat, die dann in der Praxis nicht den gewünschten Erfolg zeigt.

Die Dienstleistungen der Industrie werden deshalb in Zukunft vermehrt auch Service-Komponenten beinhalten müssen. Dazu können Diagnostik-Guidelines gehören, auf segmentierte Patientengruppen ausgerichtete Erklärungen der Medikation mit gewichteten (und eben nicht allen je aufgetretenen) Nebenwirkungen, Aussagen zum potentiellen Therapieerfolg und evtl. auch die „Kosten" der Nichtbehandlung (Spätfolgen etc.) und Compliance-Unterstützung in Zusammenarbeit mit dem Arzt.

8.4.3 Sicht der Pharmaunternehmen

Fragt man nach den Zielen der Industrie, wollen diese in erster Linie innovative Medikamente entwickeln und vertreiben. Damit möchten sie die Lebensqualität des Patienten verbessern und ihren langfristigen Markterfolg durch hochwirksame Medikamente mit hohem Verträglichkeitsprofil sichern.

Eine erste Herausforderung ist die starke Regulierung der Branche. Zwar profitiert sie von der Sicherung des Patienten, auf der anderen Seite wird sie sehr stark eingeschränkt, was die Kommunikation mit diesem angeht. Der „Kundenkontakt" ist aufgrund der Historie und gesetzlicher Bestimmungen fast ausschließlich auf den Arzt fokussiert. Der direkte Kontakt mit dem Konsumenten ist schwierig, wenn nicht unmöglich.

Eine weitere Herausforderung besteht im suboptimalen Behandlungserfolg infolge fehlender Compliance (beim Arzt und/oder Patienten), was nicht nur diese frustriert, sondern teilweise auch zu schlechter Presse führen kann („teure unwirksame Medikamente"). Gleichzeitig muss man festhalten, dass sich die Industrie bis heute – von rein medizinischen Belangen einmal abgesehen – nur wenig mit dem Patienten resp. Konsumenten befasst hat.

Viele dieser Fragen werden durch den Arzt beantwortet. Die CGE&Y/INSEAD-Studie 2003 zeigt deutlich, dass er immer noch die größte Vertrauensperson darstellt. Gleichzeitig sieht man, dass der Industrie dafür der größte Sachverstand attestiert wird. In der Kombination mit dem Arzt oder mit Selbsthilfeorganisationen könnte die Gesundheitsindustrie noch eine viel größere Wahrnehmung erreichen. Die Eintrittsbarriere ist tiefer als beim Arzt, welcher oft in einer frühen Phase noch nicht kontaktiert wird (es sei denn, er stellt die Diagnose).

Insbesondere beim Compliance-Management können externe Stellen (Callcenter, Fragebogen-Services etc.) eine gute, niederschwellige Unterstützung leisten. So haben z. B. Erfahrungen im Bereich Adipositas-Therapie gezeigt, dass die entsprechenden Medikamente ohne Support deutlich weniger lange eingenommen wurden als mit einem Unterstützungsprogramm. Je nach Land machte das bis zu 3x längere Einnahmezyklen aus. Weitere Indikationsgebiete, bei welchen die Medikamente oft zu früh abgesetzt werden, sind - neben Psychopharmaka - Schmerztherapien und Antihypertonika (Abb. 8.4).

(Abb. 8.4) Fragen des Patienten im Rahmen des Krankheitsprozesses

	1. Der Patient leidet unter Depressionen	2. Der Patient will sein Problem angehen	3. Der Patient startet eine Therapie	4. Der Patient will die Therapie abbrechen	5. Der Patient hat seinen ersten Zyklus erfolgreich absolviert	6. Der Patient möchte sein Problem auch langfristig lösen
Fragen	Bin ich wirklich depressiv, oder ist das "normal"? Wie kann ich das herausfinden? Ich möchte wissen, was man dagegen tun kann. Sagt das der Arzt nicht einfach nur deshalb, weil er nicht mehr weiter weiß?	Welche Möglichkeiten gibt es, Depressionen zu behandeln? Wie groß sind die Erfolgschancen? Muss ich in die Psychiatrie?	Ich möchte überprüfen, ob das was nützt. Ich werde auch die Nebenwirkungen genau verfolgen. Ich werde mich auch mit andern austauschen. Zudem werde ich noch einen anderen Arzt fragen, wie er das sieht.	Muss ich diese Medikamente wirklich jeden Tag nehmen? Kann ich nicht niedriger dosieren? Wird man da nicht abhängig? Könnte ich das nicht mit Alternativmedizin lösen?	Das hat wirklich gut getan. Ich fühle mich besser. Ich freue mich über die Kommentare meiner Bekannten und Freunde.	Ich möchte noch mehr wissen, wie ich langfristig mit meinem Problem umgehen kann. Vielleicht kann ich die Dosis reduzieren, wenn ich noch andere Maßnahmen ergreife.
Involvierte	Familie, Bekannte, Freunde Arzt	Familie, Bekannte, Freunde Arzt	Arzt	Familie, Bekannte, Freunde Arzt Selbsthilfegruppen	Familie, Bekannte, Freunde Arzt Selbsthilfegruppen	Selbsthilfegruppen Arzt
Lösungen	Anamnese Informationen durch Zeitschriften, Internet etc. Checklisten Aufklärungsbroschüren	Informationen durch Zeitschriften, Internet etc. Enttabuisierung durch Kampagnen, Broschüren	Begleitung durch Arzt Compliance-Programme	Compliance-Programme Fachinformationen	Unterstützung/ Verstärkung	Langzeitprogramme

8.5 Schlussfolgerungen

Waren es in der Vergangenheit die zielgruppenbezogenen Ansätze (Arzt, Apotheker, Patient...), die konzipiert wurden und für die eine „Mittler-„ oder „Kostenerstatter-“ Sicht galt, so tut sich innerhalb der letzten zwei Jahre eine übergreifende Sichtweise auf, die allgemein als „integrierte Versorgung“ bezeichnet wird. Integrierte Versorgung heißt aber nicht nur, die Schnittstellen zwischen den verschiedenen Leistungserbringern zu verbessern, wie dies schon lange z. B. in den Ärztenetzwerken geschieht, sondern darüber hinaus auch die Integration zwischen ambulanter und stationärer Versorgung voranzutreiben und damit die Voraussetzungen zu schaffen, entsprechende Versorgungskonzepte wie DMPs oder Effizienzpotentiale unter DRGs zu etablieren. Nur wenn neben dem Behandlungspfad auch der Erstattungspfad transparent und erfolgsrelevant wird, wird es gelingen auch unter Kosten/Nutzen-Aspekten eine qualitätsgesicherte und qualitativ hochwertige Medizin zu erbringen. Was bräuchten wir für diese „schöne neue Welt“? Ein regulierender, aber nicht überregulierender Staat, welcher mehr Markt zulässt, ohne seine soziale Aufgabe zu vernachlässigen. Krankenversicherungen mit einer langfristigen, an Outcome interessierten Herangehensweise und nicht nur einer kurzfristig kosten-orientierten Sicht. Leistungserbringer, welche sich – neben der in der Vergangenheit praktisch ausschließlich an der Medizin orientierten Sicht – auch ökonomischen Fragen stellen und sich immer häufiger auch am Sinnvollen und nicht nur am Machbaren orientieren. Schließlich brauchen wir Patienten resp. Endkonsumenten, welche – sofern sie das können – mitdenken und bereit sind, nicht nur Leistungen zu fordern, sondern auch Verantwortung zu übernehmen.

Literaturverzeichnis

1. Cap Gemini Ernst & Young, 2001, Patient Relationship Management, Die Rolle des Patienten in der Life-Sciences-Industrie, Studie
2. Rolf Badenhoop/Balz Ryf (Hrsg), 2001, Patient Relationship Management, CRM in der Life Sciences Industrie, Wiesbaden
3. Cap Gemini Ernst & Young, 2002, Optimized Care – Positionierung der Life Sciences-Industrie zwischen Disease Management und Patientenbindung, Studie
4. Cap Gemini Ernst & Young / INSEAD, 2003, Vision & Reality Survey 2003, Prescriptions for the Smart & Lean Pharmaceutical Company
5. Angela Coulter/Helen Magee (Ed), 2003, The European Patient of the Future (State of Health)
6. GfS, Geschäftsbereich Politik und Staat, Bern, Sorgenbarometer 2002, Oktober 2002

Autoren

Rolf Badenhoop studierte Humanmedizin an den Universitäten Freiburg i. Brsg., Wien, Glasgow und Zürich. Er promovierte im Rahmen eines EU-Projektes über Präventionsprogramme in Großbritannien. Nach erster Tätigkeit in einem Forschungsinstitut wechselte er in die pharmazeutische Industrie. Dort war er in verschiedenen Top-Management-Funktionen international tätig, bevor er in die Unternehmensberatung wechselte. Heute ist Rolf Badenhoop Vice President Life Sciences bei der Cap Gemini Ernst & Young Deutschland GmbH in Sulzbach. Autorenkontakt: Dr. Rolf Badenhoop: rolf. badenhoop@cgey.com

Balz Ryf studierte Betriebswirtschaft an der Universität St. Gallen und promovierte bei Prof. Pümpin. Nach einem Secondment bei einer weltweit tätigen Management Consultant Firma in New Zealand im Bereich Strategic Planning war Herr Ryf während zweier Jahre Geschäftsführer eines New Ventures im Bereich Entrepreneurial Development. Es folgten weitere zehn Jahre als Management Consultant in der Life Science Industrie zu Themen wie Entwicklung und Umsetzung von Unternehmensstrategien, Strategisches Marketing und Business Development, zuletzt als Principal bei Cap Gemini Ernst & Young. Herr Ryf verfasste zu diesen Themen diverse Publikationen und Vorträge und hat einen Lehrauftrag für Unternehmensstrategie an der Fachhochschule Bern. Seit zwei Jahren arbeitet der Autor nun in einem führenden Unternehmen der pharmazeutischen Industrie.
Autorenkontakt: Dr. Balz Ryf: balz.ryf@swissonline.ch

Kapitel 9

Die Gesundheitsrevolution*

Ellis Huber, Kurt Langbein

Keywords

- Aufbrüche und Pioniere
- Soziale Verantwortung
- Bürgergesellschaft
- Ethische Versorgungsmarke
- Ganzheitliche Heilkunst
- Moderne Kommunikationsmittel
- Freiheiten der Gesundheitsreform
- Erfolgreiches Unternehmertum

* Auszug aus: Ellis Huber / Kurt Langbein
Die Gesundheits-Revolution;
Radikale Wege aus der Krise - was Patienten wissen müssen
Aufbau-Verlag GmbH Berlin
ISBN 3-351-02572-6
1. Auflage 2004

Inhalt

9.1 Aufbrüche und Pioniere

Im Kopf und erst recht im Bauch ist die Aufgabe einer Gesundheitsrevolution vielen Menschen, Experten wie Laien, klar. Die medizinkritischen, analytisch ausgezeichneten Bücher und Gutachten mit klaren Diagnosen und vielfältigen Therapiekonzepten füllen Bibliotheken. Überall in Forschung und Lehre, Krankenhaus und Praxis, Selbsthilfegruppen und Krankenkassen gibt es Aufbrüche, mutige Versuche und schon erfolgreiche Erfahrungen mit einer neuen, ganzheitlichen Medizin und mit der vernetzten Versorgung.

»Integrierte Medizin« und »Integrierte Versorgung« lauten die entsprechenden, für das allgemeine Publikum noch etwas fremden Fachbegriffe. Deutschland, Österreich und die Schweiz, der europäische Kulturraum insgesamt besitzen reiche Quellen, um sich in der globalen Gesundheitswirtschaft erfolgreich behaupten zu können. Auch Ilona Kickbusch, leitbildstiftende Professorin für Public Health an der Yale University, sieht in der Gesundheitswirtschaft einen Wachstumsmotor (Kickbusch 2003).

»Wir leben in einer Gesellschaft, in der Gesundheit in drei zentralen Dimensionen expandiert;

1. als gesellschaftlicher und individueller Wert

2. als Markt für Informationen, Produkte und Dienstleistungen

3. als Faktor im politischen Diskurs über Prioritäten, Solidarität und Bürgerrechte

Die gesellschaftliche Sicht auf Gesundheit verändert sich, Gesundheit durchdringt einen zunehmend größeren Anteil unserer Lebenswelt, die Gesundheitswirtschaft drängt nach Wachstum, aber die Politik hinkt noch hinterdrein. Der Diskurs der neunziger Jahre, der auf eine zunehmende Medikalisierung mit Kostenreduzierung reagierte, ist zum Scheitern verurteilt - nicht zuletzt, weil die soziale, demographische und technologische Entwicklung in genau die entgegen gesetzte Richtung weist. Die Entwicklung zur Gesundheitsgesellschaft ist Teil einer generellen sozialen Entwicklung und eines Wertewandels, die sich kurz mit den folgenden Bestimmungspunkten umschreiben lässt: Individualisierung, Differenzierung, Wertschätzung von Autonomie und Eigenverantwortung, subjektives Wohlbefinden (holistisch), hoher Erwartungshorizont, Lebensqualität und Sinnstiftung.«

9.2 Ärztinnen und Ärzte vernetzen sich

In den letzten Jahren sind mehr als 1400 vernetzte Projekte von Ärzten und Krankenhäusern entstanden, die aber bis dahin an den fehlenden gesetzlichen Freiräumen gescheitert sind. Die meisten Netze hatten versucht, durch bessere Kooperation die Versorgungsqualität anzuheben, manche reduzierten sich allerdings von Anfang an selbst auf Akquisitionskartelle für Sponsoring-Mittel der Pharmaindustrie oder lukrative Kassenverträge. Viele Ärzte haben Schwierigkeiten, die ökonomische wie soziale Verantwortung für eine preiswerte oder wirtschaftliche Versorgung in ihrem Alltag zu bedenken und als Bestandteil ihrer Leistung zu sehen. Sie wollen einfach mehr Geld, damit sie besser helfen können. Im Konflikt zwischen Ethik und Monetik, Idealismus und Geldgier waren viele Netze wie gelähmt. Eine offene Diskussion über die Finanzen wurde vermieden. Im Kampf mit der Bürokratie und den starren Systemzwängen wurde viel freiwilliges und ehrliches Engagement verheizt. Trotz der ernüchternden Erfahrungen sind die Netzwerkstrukturen Keimzellen für die künftige Kultur und können unter den neuen gesetzlichen Voraussetzungen wesentlich umfassender wieder aufgegriffen werden.

Christina Tophoven hat diese Entwicklungsprozesse als Referatsleiterin »Versorgungsformen und Kooperation« bei der Kassenärztlichen Bundesvereinigung begleitet. Das von ihr redigierte »Handbuch für Netzberater« der KBV bietet eine konzeptionelle und praxisnahe Fundgrube für all das, was Ärztenetze, die lokal und regional sich entwickeln, an modernem Managementwissen brauchen (KBV 2000). Es ist ein Symptom für die strategische Ignoranz der KV-Fürsten, dass dieser Leitfaden für den Wandel der ambulanten medizinischen Versorgung im Gestrüpp der Standespolitik verborgen blieb. Tophoven plädiert für eine Überwindung der Kultur von Hierarchie und Kontrolle in der Medizin und fordert Integration (Tophoven/Lieschke 2003): »Ein Blick in die Wirtschaft zeigt, dass sich bei gemeinsamen Zielen Zusammenschlüsse weiterhin selbstständiger Organisationen bilden können, die effizient zusammenarbeiten ohne Steuerung über Hierarchie und Kontrolle. Beispiele sind hier Airbus, Benetton oder auch Systempartnerschaften in der Autoindustrie. Diese Netzwerke bezeichnet man als integrierte Organisationen. Die weiterhin selbstständigen und gleichberechtigten Mitglieder integrierter Organisationen lassen sich über Kommunikation und Koordination führen, wenn es ausreichend gemeinsame Ziele gibt und getroffene Vereinbarungen regelverbindlich umgesetzt werden.«

Integrierte Organisationen entstünden dann, wenn die beteiligten Partner keine Nutzenmaximierung notfalls zu Lasten der anderen anstreben, sondern mit einer langfristigen Orientierung die Entwicklung einer gemeinsamen übergreifenden Organisation betreiben. Gesundheit für alle in einer Region bedarf eben einer gemeinsamen Sicht und Kooperation von Versicherungscommunity und Dienstleistern und nicht der Jagd nach Pfründen und einzelwirtschaftlicher Gewinnmaximierung.

9.3 Ärzte erkennen ihre soziale Verantwortung

Professor Helmut Milz fasst den neuen Horizont, der sich in unzähligen Bemühungen zur Umsetzung einer ganzheitlichen Medizin überall in Deutschland und Europa ausbreitet, prägnant zusammen: »Ganzheitliche Medizin ist nicht per se eine alternative Medizin. Sie bemüht sich darum, das Beste von naturwissenschaftlicher Medizin, traditionellen und neuen Methoden der Heilkultur und Heilkunst miteinander zu verbinden. Sie bezieht auch Existenzebenen mit ein, die sich weder messen noch normieren lassen, wie Einstellung, persönlicher Glaube, Hoffnung oder Kreativität. Sie ist bestrebt, einen Polylog verschiedener Heiltraditionen zu fördern, der sich asymptomatisch einem Ideal von Ganzheit annähert, ohne dabei in Allmachtsphantasien, einzelne Techniken oder Traditionen zu erstarren. Sie orientiert sich an möglichst sorgfältiger Objektivität. Aber sie vergisst dabei nicht, dass der klinische Alltag oft auch erfordert, sich von wissenschaftlich verordneten Dogmen zu lösen. Ganzheitliche Medizin erkennt radikal die Subjektivität und Individualität erkrankter Menschen für deren Weg persönlicher Genesung und Gesundung an, ohne dabei in schwärmerischen Dilettantismus und Beliebigkeit zu verfallen. Sie nimmt auch die vielfältigen Ergebnisse aus dem Bereich der Placeboforschung ernst. Placebo- und Noceboeffekte entstehen sowohl durch Medikamente als auch durch die Art der Arzt-Patienten-Begegnung. Sie können nicht länger nur als wissenschaftliches Ärgernis abgetan werden, sondern müssen als Potenzial zur Mobilisierung von Selbstheilungskräften genutzt werden (Milz 1994).

Dietrich Grönemeyer, Professor an der Universität Witten-Herdecke, gilt als einer der renommiertesten Mediziner Deutschlands. Seine Bücher sind leidenschaftliche Plädoyers für eine Medizin, die High-Tech und Herz miteinander verbindet, und Konzept- wie Ideenpool für eine wachsende Gesundheitswirtschaft, die ökonomische Ziele mit Menschlichkeit und liebevoller Medizin verknüpft: »Es mag zu nächst wie die Quadratur des Kreises klingen: Ineffektive Kosten zu senken, dabei die Versorgungsqualität anzuheben und bei alledem Fürsorglichkeit und Zuwendung nicht aus dem Auge zu verlieren. Aber es ist möglich. Die Hilfe und Betreuung der Patienten sei dann optimal, wenn alle Beteiligten und alle Bereiche des Gesundheitssystems in bestmöglicher Form miteinander vernetzt sind, von Teamgeist geleitet werden und offen miteinander kommunizieren (Grönemeyer 2003).

»Dabei ist der ganzheitliche Ansatz Körper - Seele - Geist entscheidend.« Dietrich Grönemeyer verweist immer wieder auf die enormen Chancen der deutschen Medizin und Medizintechnik, die unter den Bedingungen einer globalisierten Welt grenzüberschreitend Nutzen und Ansehen bringen kann. »Unter der ökologischen Devise - so wenig wie möglich, so viel wie nötig - eine ganzheitliche, menschen verträgliche, humane Medizin zu gestalten und diese weltweit anbieten zu können, wird daher nur integrativ und multidisziplinär im Netzwerk realisiert werden können. Hierzu könnten wir Europäer - uns auf unser kulturelles Erbe besinnend - die Zukunft vorbildlich mitgestalten (Grönemeyer 2000).«

9.4 Die heilenden Kräfte der Bürgergesellschaft

Am 31. Mai 1982 berichtete der Spiegel in Deutschland erstmals von einer »geheimnisvollen« und »nicht selten tödlichen Krankheit«: AIDS (Wießner 2003). Und 1984 lauteten seine Angst streuenden Formulierungen: »Die Krankheit ist so gefürchtet wie einst die Syphilis und bösartiger noch als Krebs. Alle sechs Monate verdoppelt sich die Zahl der Infizierten, meist männliche Homosexuelle, die Opfer sterben qualvoll: Bislang ist noch keiner, der an der Abwehrschwäche AIDS leidet, geheilt worden.« Die gesundheitspolitischen Debatten waren damals hochemotional und von Ängsten durchzogen, und gesellschaftlich ging ein emotionaler Riss durch die Bevölkerung: Die betroffenen Menschen mit Gewalt und radikal aus der sozialen Gemeinschaft ausgrenzen oder das Problem auf neue Art und Weise annehmen und lösen? Heute muss man sich an den damaligen Ausnahmezustand richtig erinnern, da die Krankheit in Europa nicht verschwunden ist, aber ihren Schrecken längst verloren hat. Es bildete sich bald eine engagierte soziale Bewegung aus Betroffenen, ihren Angehörigen und Freunden, aus Bürgerinitiativen und Fachleuten, eine Bürgerbewegung, die in einer Wechselwirkung mit den politisch Verantwortlichen im Gesundheitswesen eine kleine Revolution bewirkte. Die Netzwerke der AIDS-Hilfe entfalteten eine selbstverwaltete Kultur der Gegenseitigkeit und eine Integrierte Versorgung mit ambulanten Diensten, Tageskliniken und freiwilligen Helfern.

Die »Communities« mobilisierten sich selbst, die Gruppen wurden in die Planung und Umsetzung von Prävention, Versorgung und sozialer Unterstützung einbezogen. Die Massenmedien beteiligten sich an der Kommunikation, lokal und national, und zogen alle an einem Strang. Statt Misstrauen und Angst wuchsen Vertrauen und Zuversicht. Public Health erreichte eine tief greifende gesundheitsbezogene Verhaltensänderung in der allgemeinen Bevölkerung. Die Allianz gegen Aids setzte ein Minimum an Verrechtlichung durch. An den Vorstellungen der Ottawa-Charta zur Gesundheitsförderung orientiert, wurden radikal neue Konzepte entwickelt. Statt despotische und rigide Überwachungsbürokratien mit Quarantäne, Therapiezwang und eingeschränkten Bürgerrechten wie beim Kampf gegen die Massenseuchen des vorletzten Jahrhunderts (Old Public Health) entstand etwas völlig Neues: eine gesellschaftliche Lernstrategie (New Public Health). Der Staat delegierte seine Aufgaben weitestgehend an nichtstaatliche Akteure und vertraute auf deren selbstregulierende Kraft. Die zunächst verängstigt und abwehrend reagierenden Mediziner im Gesundheitssystem ließen sich von den medizinischen Bündnispartnern der Szene überzeugen, und es kam zu grundlegenden strukturellen Veränderungen der Krankenversorgung, die vorrangig auf Lebensqualität setzte und Patientenorientierung zur obersten Richtschnur machte. Auch eine neue Kultur im Umgang mit dem Sterben entstand: zu Hause im Kreise der Nächsten und flexibel durch professionelle Pflege wie ärztliche Betreuung unterstützt.

»Das Auftreten von Aids hat in allen europäischen Ländern zu wichtigen und tief greifenden Innovationen in Prävention, Krankenversorgung, Gesundheitspolitik und Bürgerrechtsfragen geführt. Bevölkerungsweite Aids-Katastrophen sind sowohl in gesundheitlicher als auch bürgerrechtlicher Sicht ausgeblieben«, zieht Professor Rolf Rosenbrock vom Wissenschaftszentrum Berlin sein Resümee (Rosenbrock/Schaeffer 2003). Nur die armen Länder in Afrika und Asien erleben mit Aids Katastrophen. Ein Symptom für die globale Entsolidarisierung, die zur eigenständigen Krankheitswurzel wird. Rosenbrock war einer der wesentlichen Wegbereiter dieser kleinen Revolution im Gesundheitswesen, die Modell und Vorbild für eine grundlegende Neuorientierung des ganzen Systems sein könnte. Die Überwindung von Aids in Europa ist das hervorstechendste Beispiel für die Heilkraft einer bürgerschaftlichen Selbstorganisation, die auch alten Menschen, chronisch Kranken und Sterbenden oder Obdachlosen und Arbeitslosen jenseits von Aids helfen könnte. New Public Health im Umgang mit Aids glückte gerade auch in Zeiten, als die Mittel der Gesundheitssysteme schon knapper wurden.

In einer eigenen Zukunftsvision »Krankenversicherung 2040« entwirft Rosenbrock, auch Mitglied im Sachverständigenrat des Bundesgesundheitsministeriums, ein neues Versorgungssystem, das eine solidarische »Gesundheitsversicherung« für alle Bürgerinnen und Bürger als Basis für regionale Gesundheitszentren und Versorgungsnetze vor sieht (Rosenbrock 2002). Er sieht Non-Profit-Unternehmen kommen, die modern geführt werden und für die ein kontinuierliches und ergebnisorientiertes Organisationslernen selbstverständlich ist. Diese Praxis habe sich aus der Erfahrung mit Qualitätsmanagement, Personal- und Organisationsentwicklung früherer Jahre herausgebildet: »Die Institutionen der Gesundheitsversicherung arbeiten nicht weniger effizient und ergebnisorientiert als >for Profit< Dienstleistungsunternehmen.« Eine spannende Vision.

9.5 Die Menschen suchen Vertrauen

Auf welche medizinischen Dienste, welche Ärztinnen und Ärzte kann ich mich heute schon wirklich verlassen, wo bin ich in guten Händen? Diese Fragen beschäftigen nicht erst seit der heutigen Krisensituation des Gesundheitswesens die meisten Bürgerinnen und Bürger. Ihr Vertrauen ist erschüttert. Patienten wie »Kunden« suchen im Gesundheitswesen aber nach verlässlicher Orientierung, emotionaler Geborgenheit und glaubwürdiger Moral, nach so etwas wie einer »Ethischen Marke«.

Markennamen und Markenzeichen wie ALDI, IKEA oder auch Greenpeace besitzen ein unverwechselbares Image. Marketingfachleute sprechen in diesem Zusammenhang bereits von der »Aldisierung« des modernen Lebens. Die Kunden wollen »Metamarken«, die ihnen die Qual der Wahl in einem unüberschaubar gewordenen Angebot erleichtern und ein ausgesuchtes Sortiment mit klarem Preis-Leistungsverhältnis bieten. Marken oder Gütesiegel helfen also bei der Orientierung in unübersichtlichen Märkten, sie informieren über Qualität, Leistung und Kosten. Der Käufer eines Produktes oder einer Dienstleistung weiß, was er bekommt, er vertraut der Marke. Der Wandel und die allgemeine Verunsicherung im Gesundheitswesen werden in den nächsten Jahren zur Herausbildung von Marken führen, die als bundesweite Netzwerke mit einheitlichem Erscheinungsbild, übereinstimmender Haltung und definierter Qualität auftreten. Klar ist: Patienten sind nur eingeschränkt souveräne Kunden. Da kranke oder hilfsbedürftige Menschen mehr noch als Kunden Vertrauen und Sicherheit über die Qualität und Seriosität einer medizinischen, pflegerischen oder gesundheitlichen Dienstleistung suchen, wird, die Bedeutung einer Markenbildung im Gesundheitswesen eher stärker als in anderen Wirtschaftssektoren wachsen. Es ist damit zu rechnen, dass kapitalkräftige Unternehmen der medizinischen Heilmittel- und Geräteindustrie Ärzte und andere Dienstleister um sich scharen, um ihre Verwertungsinteressen auch in Zukunft zu maximieren. Luxusmedizin-Ketten werden sich herausbilden und, mit entsprechendem Flair ausgestattet, ein zahlungskräftiges Publikum an sich zu binden versuchen.

Je nach Prioritätensetzung und Schwerpunktbildung kommt es zu einem zu erwartenden Abbau von ca. 40 Prozent der heutigen Krankenhausbetten, einer Verkürzung der durchschnittlichen Verweildauer auf vier bis fünf Tage und der weiteren Privatisierung öffentlicher Einrichtungen. Klinik- und Versorgungskonzerne wachsen, die wie die Rhön Kliniken AG, die Asklepios Kliniken GmbH oder die Sana Kliniken GmbH gutes Management mit Qualitätsentwicklung und Kapitalrendite verbinden. Industriekonzerne werden neue Märkte erobern, die wie Dräger, General Elektric, Philips, Siemens oder Fresenius Absatzchancen für medizinische Produkte stabilisieren und auf lukrative Hightech-Sektoren setzen. Versicherungsgesellschaften werden HMO-Konzepte durchsetzen, die die Kostenoptimierung und Leistungsrationierung im Interesse ihrer Aktionäre und Kapitaleigner anstreben.

Das ineffiziente bestehende Versorgungssystem wird weitgehend unverändert noch längere Zeit weiterwursteln. Aber das Vertrauen in dieses System ist nicht wieder herstellbar. Daneben wird die Knappheit an Mitteln der Bürgerinnen und Bürger ebenso wie die der großen Krankenkassen zu einem Angebot möglichst preiswerter Regeldienstleistungen führen, also eine Art »Aldi-Care«. Drei Aspekte dürften aber für künftige Gesundheitsdienstleister und ihren Erfolg entscheidend sein: Vertrauen, Salutogenese, also Gesundheitsorientierung, und die offene Kommunikation aller miteinander.

9.6 Eine ethische Versorgungsmarke

Jede Markenentwicklung, auch die Entwicklung eines eigenständigen Images der Menschlichkeit und eines ethischen Markenzeichens für Gesundheitsdienste ist ein kontinuierlicher Prozess, der über ein gemeinsames Qualitätsmanagement, Marketing und Controlling für das Netzwerk der beteiligten Menschen wie Institutionen gesteuert werden muss. Noch wissen wir nicht, wie dieses künftige Markenangebot heißen wird und unter welchem Zeichen es erscheint. Nennen wir das Unternehmen mal »Welcom AG«, von »Welfare« und »Community«, also eine Gemeinschaft, die sich um das Wohl ihrer Mitglieder sorgt.

Vertrauen im Gesundheitswesen fußt auf verlässlichen Beziehungen. Es geht daher darum, ein Qualitätsmanagement zu etablieren, das Vertrauen begründet und stabilisiert. Der Entwicklungsprozess für ein vertrauensschöpfendes Profil und das Angebot ärztlicher und medizinischer Dienstleistung muss sich auf Werte stützen, die sich in kurzen Leitsätzen als gemeinsame Verpflichtung aller beteiligten Dienste und Professionen prägnant widerspiegeln. Stellen wir uns einmal vor: »Welcom« heißt die Marke mit einem Zeichen, so bekannt wie das der Deutschen Bank, an dem man gute Ärzte und beste Medizin nach dem Stand der Wissenschaft und der menschlichen Erfahrung erkennt. Bürgerinnen und Bürger, die eine Welcom-Einrichtung aufsuchen, erhalten zur Begrüßung eine Karte mit folgenden Leistungsversprechen:

- Wir behandeln Sie immer so, wie wir in gleicher Lage selbst behandelt werden wollen.
- Wir sind tolerant und offen gegenüber Ihren Bedürfnissen und aufgeschlossen gegenüber Ihren eigenen Vorstellungen von Ihrer Krankheit.
- Wir praktizieren eine exakte, Evidenz-basierte Schulmedizin und kennen den Wert der Erfahrungsheilkunde. Mit uns können Sie über Alternativen sprechen.
- Wir sagen Ihnen die Wahrheit, wollen Sie nicht diskriminieren, Ihnen unnötig wehtun oder Sie mit unserem Verhalten kränken.
- Wir respektieren Sie als individuelle Persönlichkeit mit Leib, Seele und sozialen Beziehungen und achten Ihre Biografie und Ihr spirituelles Leben.
- Wir sehen bei unserem fachlichen Denken und Handeln nicht nur Ihre Krankheit, sondern auch Ihre Stärken und Ihre Selbstheilungskräfte. Ziel unserer Arbeit ist es, dass Sie Ihr Leben trotz Handicap selbstbewusst und selbständig meistern können.
- Wir sind also nicht nur kompetent in der herkömmlichen Behandlung Ihres Leidens, sondern auch Spezialisten zur Förderung Ihrer Gesundheit, einer alten Heilkunst, die Ihre Widerstandsfähigkeit stärkt, Ihre eigenen Heilkräfte entfaltet und Ihr Wohlbefinden verbessert.
- Wir machen unsere Kosten und Erlöse für Sie transparent.

- Unser Behandlungskonzept ist grundlegend auf Ihre Mitarbeit, Ihr Vertrauen und Ihr Wollen angewiesen. Daher erwarten wir, dass Sie sich selbst einbringen und das Gefühl haben, dass Sie mit ihren Sorgen angenommen werden.
- Wir bitten Sie um freimütige Äußerung, wenn Sie Beschwerden haben, sich unwohl oder falsch behandelt fühlen.

Kritische Rückmeldungen sind uns willkommen. Mit einem systematischen Fehlermanagement untersuchen wir die Gründe und Ursachen von Fehlern, um daraus zu lernen. Wenn Sie nun das Empfinden haben, dass wir diesem Versprechen in unserem Verhalten und Tun nicht gerecht werden, vermerken Sie das bitte in der entsprechenden Rubrik auf unserer Webpage oder rufen Sie die Service Nummer 0180 der Welcom Gemeinschaft an. Wir werden uns individuell um Ihr Problem kümmern und mit Ihnen zusammen nach besseren Lösungen suchen. Eine offene und ehrliche Rückmeldung ist nämlich Voraussetzung dafür, dass wir unsere Arbeit kontinuierlich verbessern können. Nicht nur negative Erfahrungen sind uns wichtig: Wir bitten Sie auch um positive Rückmeldungen, wenn Sie zu frieden sind. Denn Ihr Lob spornt ebenso zu besserer Leistung an wie Ihre konstruktive Kritik.

Ein Qualitätsmanagement dieser Art pflegt die Beziehungskultur und trägt mehr zum Vertrauen der beteiligten Menschen untereinander bei als ein noch so ausgefuchstes Messinstrumentarium der herkömmlichen Qualitätssicherung. Das Verfahren einer kontinuierlichen Qualitätsentfaltung durch offene Kommunikation ist nachhaltig und ökonomisch, wirksam und preiswert. Dieses Konzept von Offenheit und Beziehungssicherheit würde zum emotionalen Erkennungszeichen der Marke »Welcom«. Eine entscheidende Frage für die Zukunft wird sein, wie kreativ lokale Zentren mit überregionalen Servicediensten und Kommunikationssystemen verknüpft sind und wie eine föderale Organisationskultur realisiert wird, die auf originelle Weise individuelle Freiheit mit sozialer Verantwortlichkeit verbindet.

9.7 Ganzheitliche Heilkunst

»Vertrauen, Geborgenheit und liebevolle Zuwendung« könnte der Leitspruch des so begründeten Versorgungsnetzes lauten, das modernste Hightech-Medizin mit emotionalem Verständnis und Beziehungsfähigkeit verbindet. Neben diesem Anspruch einer dem Menschen mit seinen sozialen Bezügen zugewandten herkömmlichen Medizin sollte das Angebot einer Heilkunst zur Förderung der Gesundheit die ethische Gesundheitsmarke »Welcom« von der sonst üblichen Versorgung unterscheiden. Es geht darum, die Ressourcen einer Person, also Körper, Seele und soziales Leben, zu stärken und eine zweite Orientierung in die zu sehr auf Krankheiten und körperliche Defekte fixierte Medizin einzubringen. Eine solche gesundheitsbildende Heilkunst zielt auf die systematische und zielgerichtete Analyse der gesunden Potentiale der Menschen ab und versucht die Selbstheilungskräfte zu aktivieren. Dieses Konzept einer ganzheitlichen Bewältigungsweise von Gesundheitsgefahren und Krankheiten würde zum fachlichen Erkennungsmerkmal der Marke. Der Vorschlag beinhaltet eine Behandlungskultur, bei der jeder Patient im Verlauf seiner Behandlung nicht nur eine Diagnose und Therapie seiner Krankheiten erhält, sondern auch eine Gesundheitsdiagnose, also eine systematische und standardisierte Analyse seiner Gesundheitsressourcen und Gesundheitspotentiale mit einer Bewertung seines individuellen Gesundheitsstatus und den Vorschlag einer Gesundheitstherapie, also Empfehlungen und Angebote, die seine Gesundheitsressourcen und Gesundheitspotentiale stärken, von der Teilnahme an Selbsthilfegruppen über den Joga- oder Sport-Kurs bis zum Selbstbehauptungstraining, einer Paartherapie oder Schuldnerberatung. Gesundheitstherapie umfasst alle Maßnahmen und Techniken zur Verbesserung der Selbstheilungskräfte und zur Stärkung der individuellen Autonomie trotz eines körperlichen, seelischen oder, sozialen Handicaps.

9.8 Einsatz moderner Kommunikationsmittel

Die Mitglieder des Welcom-Gesundheitsnetzes bieten dann im Rahmen ihrer Gesundheitstherapie eine breite Palette unterschiedlichster Hilfen an. Dabei nutzen sie alle Möglichkeiten der modernen Kommunikationstechnologie und unterstützen den professionellen Helfer wie die Patienten und Kunden mit einem offenen Kommunikationsmanagement. Dadurch wird sich ein einzigartiges Profil für eine besondere Hilfe und Heilkunst entfalten, die das globale medizinische und heilkundliche Wissen ebenso für die sinnvolle Anwendung im individuellen Fall transparent macht wie die vielfältigen und unterschiedlichen Erfahrungen einzelner Menschen im Umgang mit ihren Gesundheitsproblemen. Der informierte Patient steht im Mittelpunkt. In der modernen Medizin und Heilkunde gibt es heute in den meisten Situationen unterschiedliche Behandlungs- und Betreuungswege, die mit Sinn eingeschlagen werden können. Der alten Vorstellung: »Je mehr Medizin, um so besser« und »Je teurer die Medizin, um so wirksamer« setzen die Partner im Welcom-Netzwerk eine neue Konzeption entgegen: »Welches ist für genau diesen Patienten die beste Medizin und Heilweise?« Der informierte Patient wird an allen Maßnahmen beteiligt und kann aktiv über Behandlungsziele und Behandlungspläne mitentscheiden.

Ein modernes Kommunikationsmanagement vermag das vorhandene kollektive Wissen und die bestehenden Erfahrungen strukturiert aufzubereiten und für den individuellen Betreuungs- und Behandlungsprozess so zur Verfügung zu stellen, dass die Beteiligten optimal informiert sind und unter Abwägung aller Gesichtspunkte über den jeweils besten Weg entscheiden können: Was ist bei diesem Problem und unter den körperlichen, seelischen und sozialen Verhältnissen dieses Individuums zu tun, damit ein Optimum an Autonomie erreicht werden kann?

Das Netzwerk einer solchen Heilkunst praktiziert ein partnerschaftliches Miteinander von fachkundigen Therapeuten aller Gesundheits- und Pflegeberufe untereinander und vor allem mit seinen Patienten oder Klienten in der Gestalt einer lernenden Organisation. Es geht also um den Bau eines lebendigen sozialen Systems, in dem offen kommuniziert und ein ehrliches Miteinander gefördert wird. Alle Beteiligten tauschen sich kontinuierlich aus und lernen voneinander. Sie gestalten damit eine heilsame Community, die der individuellen und der sozialen Gesundheit gleichermaßen zu dienen vermag. Das Gesundheitsnetz kultiviert also kontinuierlich das Zusammenleben und die gegenseitige Unterstützung in einer sozialen Gemeinschaft, die sich den humanitären Werten von Solidarität, Mitmenschlichkeit und Nächstenliebe verpflichtet fühlt und dazu steht.

9.9 Das Management des Netzwerkes

Gesundheitsdiagnose und Gesundheitstherapie, also eine salutogenetisch fundierte und systematisch kultivierte Heilkunst mit entsprechenden Standards, Leitlinien und fachlich kompetenten Behandlungsweisen werden als das medizinische Markenzeichen des Netzwerkes Welcom etabliert. Dies beinhaltet immer die bewusste Kommunikation mit den betroffenen Menschen über eine ganzheitliche und individuelle Lösung ihres jeweiligen Gesundheitsproblems. Eine effiziente und effektive Umsetzung einer solchen profilierten Gesundheitsmedizin benötigt ebenso eine zentrale Managementfunktion, mit der die entsprechenden Service- und Informationsdienste über das Internet und andere Medien bereitgestellt werden. Ein professionelles Informations- und Kommunikationsmanagement für Arzt und Patient gehört daher zu den wichtigsten Aufgaben der Zentrale, die das Netzwerk koordiniert und verbindet. Sie betreibt das Rechenzentrum für die beteiligten Mitglieder im Netz und stellt die dazu notwendige Infrastruktur mit entsprechender Kommunikatinstechnologie und den notwendigen Medien bereit. Zur nachhaltigen Entwicklung des fachlichen Merkmals der Marke muss das zentrale Management auch die dafür notwendigen Qualifizierungsmaßnahmen (Aus-, Fort- und Weiterbildung, Organisationsentwicklung, Personalentwicklung etc.) konzipieren und mit geeigneten Partnern durchführen.

Die Steuerung und Entwicklung des Versorgungsnetzes übernimmt eine zentrale Managementgesellschaft. Sie gestaltet das gemeinsame Marketing, das Qualitätsmanagement, ein Ergebniscontrolling und das Kommunikations- und Informationsmanagement der beteiligten Akteure und Kunden und baut die entsprechende Informationstechnologie für die Arbeit des Netzwerkes aus. Sie ist sozusagen Herz und Nervenzentrum der lernenden Organisation eines Netzes von Arztpraxen, Gesundheitszentren, Krankenhäusern, psychosozialen und sozialpflegerischen Diensten oder Selbsthilfeinitiativen. Ein gemeinsames Rechenzentrum mit Terminals vor Ort kennzeichnet die technische Infrastruktur der Netzwerkkommunikation. Die Managementgesellschaft übernimmt die strategische Führung des Netzwerkes und sorgt dafür, dass die dezentralen und selbständigen Einheiten ihr Handeln mit den gemeinsamen Zielen koordinieren können.

Das zentrale Datenmanagement ermöglicht ein kontinuierliches Controlling ebenso wie eine ständige Unterstützung der Prozesse und Ergebnisse der Versorgung. Die damit verknüpfte Gesundheitsberichterstattung schafft Transparenz für alle Mitglieder der Community und erlaubt eine qualifizierte Versorgungsforschung. Alle wissen, was im Netzwerk passiert, welche Probleme auftreten und welche Ergebnisse im Allgemeinen und, wenn nötig, auch im speziellen Handeln erzielt werden. Das Controlling übernimmt eine zentrale Service-Funktion und fördert die kontinuierliche Selbstreflexion im Netz.

Frei fließende Kommunikation, ständiger Wissensaustausch und Wissensaufbau beschreibt das Kommunikationsmanagement der Welcom-Netze, die alle Funktionsmöglichkeiten des Internet nutzt und für die Zwecke der lernenden Organisation anwendet. Vorhandene Datenbanken, Wissenssysteme und Internetportale werden für die Bedürfnisse eines ethischen Versorgungsnetzes aufbereitet, und Schritt für Schritt entsteht eine neue, global vernetzte und interaktive Wissensplattform.

9.10 Die langfristigen Freiheiten der Gesundheitsreform

Ein solches Netzwerksystem kann unter den bestehenden Voraussetzungen seine Arbeit aufnehmen und den Beteiligten die Möglichkeit geben, sich öffentlich zu positionieren. Die wirkliche Kraft - also Qualität und Wirtschaftlichkeit - dieses Konzeptes wird sich mit der breiten, durchaus eigenständigen Entwicklung von regionalen HMO-Projekten und Ärztenetzen in Verbindung mit nationalen Informationsdiensten unter Beweis stellen und durchsetzen.

Die neuen gesetzlichen Rahmenbedingungen privilegieren den Ausbau der Integrierten Versorgung. Krankenkassen können nach dem Gesetz auch »mit Trägern, die nicht selbst Versorger sind, sondern eine Versorgung durch dazu berechtigte Leistungserbringer anbieten (Managementgesellschaften), Verträge zur Integrierten Versorgung abschließen«. Erlaubt sind auch neue Leistungen völlig unabhängig vom bestehenden System. Der Aufbau der Integrierten Versorgung fügt sich also in bereits laufende Entwicklungsvorhaben und bestehende Projekte ein und kann durch strategische Allianzen mit bestehenden Unternehmen wie Rechenzentren der Krankenkassen, Innovative Versicherer im Bereich von GKV und PKV, erfolgreiche Internet- und IT-Dienstleister oder auch Gesundheitszentren schnell, kostengünstig, effizient und effektiv erfolgen.

Der Aufbau einer ethischen Marke Welcom kann von den bestehenden Rahmenbedingungen des Systems ausgehen und zunächst auch ohne tief greifende strukturelle Veränderungen starten. Ärztinnen und Ärzte, Therapeutinnen und Therapeuten oder bestehende Versorgungseinrichtungen arbeiten wie bisher gewohnt weiter und vernetzen sich im ersten Schritt zu einer ideellen Gemeinschaft, in der sie sich zur Einhaltung der gemeinsamen Grundsätze verpflichten und dies nach außen kommuniziert. Im weiteren Entwicklungsprozess können die strukturellen Elemente und Möglichkeiten der Integrierten Versorgung, der Disease Management-Programme, der Bonusmodelle, der medizinischen Versorgungszentren oder der hausarztzentrierten Versorgung zugeschaltet werden. In der letzten Ausbaustufe werden die Verwaltung des globalen Budgets und ein völlig neues Finanzierungssystem der Versorgung umgesetzt. Die Wege zur Gesundheitsrevolution sind vorgezeichnet, und das beschriebene Ziel passt wunderbar zu den Erfahrungen aus der globalen Wirtschaft.

9.11 Erfolgreiches Unternehmertum

Empirische Studien über besonders erfolgreiche Unternehmen im internationalen Wettbewerb haben fünf wesentliche Faktoren herausgearbeitet, die eine entscheidende Voraussetzung für das Wachstum und die Entwicklung moderner Organisationen darstellen (Doppler/Lauterburg 2002). Klaus Doppler und Christoph Lauterburg beschreiben dies in ihrem Bestseller »Change Management«: kreative Unruhe, Konfliktfähigkeit, Zusammengehörigkeitsgefühl, Sinnvermittlung und Kommunikation.

Pioniergeist, kreative Unruhe und Experimentierfreude auf allen Stufen der Organisation sind notwendig. Der täglichen bürokratischen Verkalkung muss von vornherein und kompromisslos gegengesteuert werden. Neue Ideen, Flexibilität und ständige Umstellungsbereitschaft brauchen konsequente Belohnung. Unruhe unter den Beteiligten im Netz ist also keine Gefahr, sondern Quelle für Veränderungen und Entwicklungen.

Wenn Gewohntes durch Neues ersetzt werden muss, prallen selbstverständlich auch Interesse und Bedürfnisse, Meinungen und Vorlieben aufeinander. Eine konstruktive Streitkultur gehört daher zur erfolgreichen Organisation, die Fähigkeit also, Spannungsfelder und Konfliktmuster frühzeitig wahrzunehmen, sofort auf den Tisch zu legen und konstruktiv zu bearbeiten. Unter Sinnvermittlung wird die Kunst verstanden, jedem beteiligten Menschen die Philosophie und die Ziele des Unternehmens zu vermitteln und verständlich zu machen. Jeder Akteur muss den Sinn des eigenen Anteils im Dienst an der Versorgung verstehen und auch den eigenen individuellen Beitrag zum gemeinsamen Ganzen sehen können. Wenn die einzelnen wissen, welchen gemeinsamen Sinn die jeweilige tägliche Arbeit besitzt, sind sie eher bereit, sich persönlich für das Unternehmen und seine Entwicklung zu engagieren und auch zusätzliche Belastungen in Kauf zu nehmen.

Erfolgreiche Unternehmen kultivieren eine offene und frei fließende Kommunikation. Die formale Organisation allein ist dabei nicht in der Lage, das notwendige Maß an direkter und persönlicher Kommunikation sicherzustellen, das bei Veränderungen und positiven Entwicklungen in einer Organisation notwendig ist. Deswegen geht es auch darum, die informelle Kommunikation konsequent zu fördern und zu nutzen. Übergreifende Informationsveranstaltungen, lokale Arbeitstagungen, überregionale Kongresse, Qualitätszirkel, Supervisionsgruppen und alle Arten von Medien oder Kommunikationstechniken sind für die innere Kommunikation in der Community der Versicherten, unter den professionellen Helfern und den beteiligten Diensten unverzichtbar wichtig. Dazu gehört dann auch die Praxis einer elektronischen Patientenakte, die im Einklang mit den bestehenden Datenschutzrechten eingeführt und gepflegt wird.

In seinem neuesten Buch beschreibt Klaus Doppler ganz praktisch, wie ein Wandel gegen Widerstände gemanagt werden kann (Doppler et al. 2002). Er gelinge nur, wenn er mit den Menschen vollzogen werde. Dieser Ratschlag könnte auch den Gesundheitspolitikern aus der heutigen Patsche helfen. Die systemische Organisationsentwicklung hat inzwischen eine Heilkunst und therapeutische Methoden erarbeitet, die auch helfen können, das zerfallende soziale Bindegewebe zu kitten.

Einer, der die zweite Revolution in der Autoindustrie mit vorangetrieben hat, ist Daniel Goeudevert. Er war Vorstandsvorsitzender der deutschen Ford-Werke und Mitglied im Konzernvorstand der Volkswagen AG. Heute arbeitet der Erfolgsautor als Bildungsmanager und Berater des Generaldirektors der UNESCO. Inzwischen sehe er viele Dinge mit größerer Klarheit (Goeudevert 1999): »Der moderne Kapitalismus ist verrückt geworden. Er ist außer Rand und Band geraten, und das Elend - überwiegend psychisches auf der Nordhalbkugel, überwiegend physisches auf der Südhalbkugel -, das auf dem Bodensatz seiner Skrupellosigkeit gedeiht, ist zum Erbarmen.«

Damit hat er auch die heilende Aufgabe beschrieben, die als Herausforderung für Nord und Süd an die sozialen Gesundheitssysteme gestellt werden: Sie haben die Wunden zu heilen, die ein entfesselter Turbo-Kapitalismus schlägt. Und Daniel Goeudevert glaubt: »Mit Träumen beginnt die Realität.« Es ist also unverzichtbar notwendig, von der Gesundheitsrevolution zu träumen, damit eine gesundere Welt möglich wird.

Literatur

- Kickbusch, L: Die Gesundheitsgesellschaft zwischen Markt und Staat, Vortrag an der Technischen Universität Berlin, 24. Juni 2003.
- Kassenäztliche Bundesvereinigung (Hrsg.) : Arbeitsbuch für Netze, Deutscher Ärzte-Verlag, Köln 2000.
- Tophoven, C., Lieschke, L. (Hrsg.): Integrierte Versorgung, Entwicklungsperspektiven für Praxisnetze, Deutscher Ärzte Verlag, Köln 2003, S. 229-259.
- Milz, H: Mit Kopf, Hand, Fuß, Bauch und Herz, Ganzheitliche Medizin und Gesundheit, Piper Verlag, München, Zürich 1994.
- Grönemeyer, D.: Mensch bleiben, High-Tech und Herz - eine liebevolle Medizin ist keine Utopie, Herder Verlag, Freiburg, Basel, Wien 2003.
- Grönemeyer, D. $Med. in Deutschland, Standort mit Zukunft, Springer Verlag, Berlin, Heidelberg, New York 2000. 86 Mehr Informationen: www.ippnw de.
- Zitiert nach Wießner, P: Aids als moderner Mythos, in: AIDSForum Band 47, Deutsche. AIDS-Hilfe e.V, Berlin 2003.
- Rosenbrock, R., Schaeffer, D.: Aids -vom Ausnahmestatus zur Normalität, in : AIDS-Forum Band 47 Deutsche AIDS-Hilfe e.V. Berlin 2003.
- Rosenbrock, R.: Visionen für eine Krankenversicherung 2040, in: Dienst für Gesellschaftspolitik, 38-02, 19. 9. 2002.
- Doppler, K., Lauterburg, Ch.: Change Management. Den Unternehmenswandel gestalten, Campus Verlag, Frankfurt, New York, 10. Auflage 2002.
- Doppler, K., Fuhrmann, H., Lebbe Wasche, B., Voigt, B.: Unternehmenswandel gegen Widerstände, Campus-Verlag, Frankfurt, New York 2002.
- Goeudevert, D.: Mit Träumen beginnt die Realität, Rowohlt Verlag, Berlin 1999.

Ellis Huber, 1987-1999 Präsident der Berliner Ärztekammer und seit 2001 Vorstand der Krankenkasse Securvita BKK zählt zu den profundesten Kennern des deutschen und europäischen Gesundheitswesens.

Kurt Langbein, Mitautor der Bestseller »Bittere Pillen«, »Kursbuch Gesundheit« und »Das Medizinkartell«, ist Autor zahlreicher TV-Dokumentationen und Herausgeber des Internet-Gesundheitsportals »surfMed.de«.

Kapitel 10

Wissen ist Macht - Plädoyer für die Diplompatientin -

Ursula Goldmann-Posch

Keywords

- Brustkrebs
- Patientinnen
- Europäisches Ranking
- Fünf-Jahres-Überlebens
- Lebensqualität
- Überlebensqualität
- Politik
- Pharma

Inhalt

10.1 In Deutschland haben Brustkrebspatientinnen keine Lobby

Nur „manche Frauenspersonen“ brächten „diese Operation mit großer Standhaftigkeit“ hinter sich, schreibt der Chirurg Lorenz Heister (1683-1758), Professor der Medizin an der Universität Helmstedt, über Brustkrebsoperationen zu Beginn des 18. Jahrhunderts. „Andere aber thun so erbärmlich, dass sie auch den beherztesten Chirurgum manchmal erschrecken, und in der Operation verhindern können: Derohalben muss ein Chirurgus, der diese Operation verrichten will, Courage haben, und sich durch des Patienten Geschrey nicht verhindern lassen“ (Wilmanns, 1995).

Die Metamorphose von der Brustkrebspatientin als Opfer - das nicht einmal des Mitleids würdig ist, sondern durch wehleidiges „Geschrey“ allenfalls die Entschlossenheit des (männlichen) „Chirurgus“ noch mehr zum Strahlen bringt – die Wandlung der ahnungslosen Patientin in die selbstbewusste Perückenträgerin, die mit einem Packen Internet-Ausdrucken zu ihrem Onkologen geht, ist eine lange und schmerzliche Geschichte, die vor allem den „Helfern“ ein Stück Trauerarbeit abfordern wird. Trauer über den Verlust des Wissensmonopols: Wir sind dabei, langsam Abschied zu nehmen vom Lass-den-Arzt-mal-machen-Modell. Wir haben erst damit begonnen, eine evidenzbasierte und dennoch individualisierte, eine am medizinischen Fortschritt orientierte und dennoch frauenspezifische Beziehungsmedizin zu fordern, auch wenn die gegenwärtige Gesundheitspolitik uns nur noch das medizinisch Notwendige zugestehen will.

Die Diagnostik und Behandlung von Brustkrebs werden sich im 21. Jahrhundert genauso radikal wandeln wie das Selbstverständnis von Frauen mit Brustkrebs in ihrer Rolle als Patientinnen und Kundinnen im Gesundheitswesen.

Die Notwendigkeit einer Umkehr zum Fortschritt erscheint mir gerade für die von der Genomforschung und ihren molekularen Erkenntnissen inspirierte Krebs-medizin dieses Jahrhunderts von Grund legender Bedeutung zu sein. Als Brustkrebspatientin und Autorin von zwei sehr persönlichen Sachbüchern zum Thema Brustkrebs (Goldmann-Posch, 2003) habe ich die Erfahrung gemacht, wie wichtig gerade bei dieser Erkrankung die richtige Entscheidung im Umfeld von Diagnose, Therapie und Nachsorge ist. Und wie tödlich Fehleinschätzungen sein können.

Doch solange Frauen nicht wirklich umfassend über Brustkrebs Bescheid wissen, können sie auch nicht wirklich partnerschaftlich Teil des Entscheidungsprozesses sein. Und solange Patientinnen mit Brustkrebs nicht Teil des Entscheidungsprozesses sind, können sie auch nicht Teil des Heilungsprozesses werden.

10.2 Ich fing bei Null an

Ich fing bei Null an, wie eine Million anderer Frauen dieser Erde auch, die im Jahr an Brustkrebs erkranken und von denen 400.000 sterben.

Ich fing bei Null an, wie rund 250.000 Frauen in den EU-Staaten, die im Jahr an Brustkrebs erkranken und von denen 70.000 sterben.

Ich fing bei Null an, wie die anderen 50.000 Frauen in Deutschland, die im Jahr an Brustkrebs erkranken und von denen 19.000 sterben. Eine Kleinstadt, ausgelöscht. Jahr um Jahr.

Ich fing bei Null an. Unwissend. Man kommt ja nicht mit Krebs zur Welt.

Ich werde diesen Augenblick der Diagnose am 3. Juli 1996 nie vergessen. „Es sieht nicht gut aus", sagte die Radiologin am Ultraschall und riss ein Stück Küchenkrepp von der Rolle.

Wie in Zeitlupe wischte ich mir damit das Gel von der linken Brust. Immer wieder, als wolle ich Zeit gewinnen, wofür weiß ich nicht. Und dieses Geräusch von Papierreißen in dem hohen Altbauraum war wie ein Echo von dem Riss, der in diesem Augenblick durch meine Seele ging.

Die Mammographie-Bilder, die am Leuchtschirm hingen, brachten endgültig Klarheit. Wie ein Schneeball aus Flocken von frischem Pulverschnee leuchtete mir ein drei Zentimeter großer, ausgefranster Knoten von dem schwarzgrauen Film entgegen.

Irgendwie war es totenstill in mir. Kein Weinen, keine Panik, fassungslose Ruhe. Kein Aufspringen, kein Losschreien, kein Toben. Ich saß da mit der Geduld eines Lammes, das erst im letzten Augenblick begriffen hat, dass es zur Schlachtbank geführt wird.

Auf deutsch gesagt: Krebs. Ich hatte Brustkrebs. Invasiv-duktal, wie die Mediziner es nennen: Er drang in die Milchgänge ein. Ein wahnsinniger Übergriff, der sich da heimlich angebahnt hatte mit 46 Jahren.

Ich setzte von Anfang an auf mein Handwerkszeug als Journalistin: die Recherche. Auf das gnadenlose Anschauen dessen, was geschehen ist.

Noch vom Krankenbett aus besuchte ich mein Mammakarzinom beim Pathologen. Blickte mit ihm durch das Mikroskop. Saß Auge in Auge einem Feind gegenüber, der in mir selbst gewachsen war.

- Meine Therapieempfehlung lautete sechs Zyklen eines Zellgift-Cocktails namens CMF plus Bestrahlung, obwohl mir die ganze Brust abgenommen worden war. Ich war ein Grenzfall. Der Knoten saß an der seltensten Stelle, in der Nähe des Brustbeins über dem Herzen. Der Weg zu meinen

Lymphknoten in der Achselhöhle war ihm wohl zu weit. Er hat sie verschont.

- Der niedergelassene Onkologe gab mir CMF am 1. Tag und am 22. Tag.
- Als ich mich so langsam eingelesen hatte in diese schwierige Materie, die mich so lebensnotwendig und Lebensnot wendend betrifft, erfuhr ich, dass dieses Schema mit nur 67 Prozent der Gesamtdosis nicht ausreichend ist.
- Ich forderte meine gesamten Mammographiebilder an: 1990, 1994, 1996.
- Als ich ein Jahr später einer Radiologin die Vorgängerbilder zeigte, musste ich hören, dass sogar „ein Blinder mit dem Krückstock sehen kann, dass hier bereits 1994 etwas im Busch war". Das war bitter. Sehr bitter. Den Gedanken an eine Klage verwarf ich wieder. Was sollte ich einklagen. Mein Leben?
- Ich bat den Pathologen, die Überlebensformel meines Feindes nach neuen Prognosefaktoren zu entschlüsseln: beide Hormonrezeptoren negativ, G 3, p53 in 40 Prozent der Tumorzellkerne, EGF-Rezeptor in 20 Prozent der Zellen, lymphangiosis carcinomatosa, HER 2/neu 2 + in 40 Prozent der Zellen, bcl 2 in 20 Prozent der Zellen, S-Phase-Fraktion hoch, nämlich 19,8.
- Mit zunehmendem Wissen um meine eigene Erkrankung wurde mir klar, dass mein Knoten aus dem Stoff ist, aus dem die Metastasen sind. Und dass – gemessen an dieser Risikokonstellation – meine Chemotherapie mit 67 Prozent CMF eine „Chemotherapie für die Schublade" war, wie es ein Gynäkologe ein Jahr später formulierte. Als ich sechs Jahre nach dieser nutzlosen Behandlung auf einem wissenschaftlichen Kongress in Hamburg den Onkologen wieder sah, der mir die unterdosierte Billig-Chemo gegeben hatte, meinte der nur lakonisch: „Ja, das war ein Fehler" – Und fügte nach einer kleinen Pause der Verlegenheit hinzu: „Aber, Sie sind ja noch am Leben".
- Auch wenn in Deutschland zunehmend Einrichtungen entstehen, die nur dann den Namen „Mammazentrum" tragen dürfen, wenn sie TÜV-geprüft und mit einem Gütesiegel versehen sind, gehören Erkennung, Behandlung und Nachsorge von Brustkrebs nach wie vor nicht zu den deutschen Markenartikeln.
- Deutschland ist derzeit der einzige westliche Industriestaat, in dem die Sterblichkeit an Brustkrebs stagniert, während sie in anderen Ländern sinkt.
- In Deutschland werden Therapieleitlinien zur Behandlung des Mammakarzinoms nur zu fünf Prozent eingehalten.
- In Deutschland werden jedes Jahr nur rund 5000 von 50 000 erkrankten Frauen im Rahmen einer Therapiestudie behandelt. Das Argument, die Frauen fürchteten, Versuchskaninchen zu sein, greift in den meisten Fällen nicht: Viele

Frauen werden gar nicht auf die Möglichkeit der Teilnahme an klinischen Studien hingewiesen.

- In Deutschland gibt es kein Gesetz, das Pathologen verpflichtet, das entfernte Tumorgewebe von Brustkrebs aufzubewahren und so einzufrieren, damit es für die Maß geschneiderte Krebsmedizin von morgen nutzbar gemacht werden kann. Deshalb besorgen Brustkrebspatientinnen mit der Gründung der Stiftung PA.T.H. – Patienten Tumorbank der Hoffnung, Hannover, und vier Kooperationen in deutschen Kliniken die Logistik von morgen (PATH 2002).

10.3 Die europäische Ranking Liste des Fünf-Jahres-Überlebens

Diese Defizite in der deutschen Brustkrebsversorgung schlagen sich auch in den internationalen Vergleichszahlen des Fünf-Jahres-Überlebens von Patientinnen mit Brustkrebs nieder:

- In den USA schaffen 85 Prozent der Betroffenen wenigstens die ersten fünf Jahre, in Europa sind es im Durchschnitt nur 72.5 Prozent.
- Während eine Gegenüberstellung mit den Vereinigten Staaten problematisch sein könnte, weil Versicherungssystem, Gesundheitssystem und Früherkennungssystem dort anders sind, wurden in der EUROCARE-Studie 2 die unterschiedlichen Überlebenszahlen von Frauen mit Brustkrebs innerhalb der einzelnen EU-Länder standardisiert und können daher miteinander verglichen werden.
- Die derzeit verfügbaren Zahlen der EUROCARE2-Study unter Federführung des „Istituto Nazionale per lo Studio e la Cura die Tumori“ in Mailand ergeben beim Vergleich des Fünf-Jahres-Überlebens von Frauen mit Brustkrebs in 17 Ländern Europas ein Bild, das dringend Anlass sein sollte, die Behandlungskette von Brustkrebs in Deutschland zu verbessern (Berrino et al. 1999)
- Im Screening-Land Schweden schaffen es immerhin 80.6 Prozent der Frauen mit Brustkrebs, die ersten fünf Jahre lebend zu überstehen.
- In Frankreich Brustkrebs zu bekommen, ist bei einer Fünf-Jahres-Überlebensrate von 80.3 Prozent ebenfalls nicht so tödlich wie in Deutschland.
- In der Schweiz überleben immerhin noch 79.6 Prozent der Frauen.
- Ähnlich sieht es in zwei weiteren Ländern mit qualitätsgesicherter Früherkennung aus: Island 79.2 Prozent und Finnland 78.4 Prozent.
- Italien steht sicherlich nicht wegen des Ölivenöls, sondern wegen seiner von Gianni Bonnadonna im Mailänder Krebsforschungsinstitut initiierten Tradition

kreativer Krebstherapien mit 76.7 Prozent an 6. Stelle im Fünf-Jahres-Überleben von Europäerinnen mit Brustkrebs.

- In den Niederlanden überleben 74.4 Prozent der erkrankten Frauen die ersten fünf Jahre.
- Deutschland kommt erst auf Platz 8. Nur 71.7 Prozent der deutschen Frauen mit Brustkrebs nehmen die Fünf-Jahres-Hürde.
- In Deutschland haben Frauen mit Brustkrebs keine Lobby. Aber sie brauchen eine. Sie müssen durch eine individualisierte Behandlung und ihrem Rückfallrisiko angepasste Nachsorge gestützt werden.
- In Deutschland haben Frauen mit gesunden Brüsten keine Lobby. Aber sie brauchen eine. Sie müssen durch mehr Forschung zur Prävention und eine hochwertige Früherkennung geschützt werden.

10.4 Lebensqualität ist nicht genug, wir brauchen Überlebensqualität

Im Zusammenhang mit Krebs fällt oft das Schlagwort „Lebensqualität“. Man solle Krebspatienten nicht bis zuletzt mit ständig neuen Therapien traktieren, heißt es; sie lieber in Ruhe ihr Leben zu Ende leben lassen.

Manchmal aber läuft der Begriff Lebensqualität Gefahr, mit kostengünstigem therapeutischem Achselzucken verwechselt zu werden und auf diese Weise zum Wort der Verlegenheit, vielleicht sogar der Verlogenheit zu geraten. Ein Wort, das man auch missbrauchen könnte, Sparzwänge im Gesundheitswesen zu kaschieren. Um Missverständnisse zu vermeiden, plädiere ich daher für eine Wortneuschöpfung und fordere mehr „Überlebensqualität“. Und zwar vom ersten Tag der Diagnose an bis zum letzten Atemzug von uns Frauen mit Brustkrebs.

Was ist Überlebensqualität?

- Überlebensqualität heißt, die besten medizinischen Erkenntnisse in der Behandlung von Brustkrebs schneller und konsequenter auch in Deutschland umzusetzen.
- Das ist eine dringliche moralische Forderung angesichts der Tatsache, dass Brustkrebs die häufigste Krebserkrankung und die häufigste Todesursache von Frauen im Alter zwischen 35 und 55 Jahren ist.
- Überlebensqualität heißt, Brustkrebs nicht in das Korsett von Chroniker-Programmen auf Billigniveau zu pressen mit dem Ziel, die Krankenkassen wieder gesund zu machen.

- Notwendig ist viel mehr eine Behandlung nach internationalen Leitlinien, die sich an den neuesten Studienergebnissen orientieren.
- Überlebensqualität heißt, Krebsmedikamente zwar nicht beliebig, jedoch kompetent und kreativ einzusetzen (Seeber 2003).
- Spezialisten, die Krebsmedikamente auch außerhalb des für sie festgelegten offiziellen Anwendungsbereiches einsetzen („Off-Label Use" genannt) und damit auch bei anderen Tumorarten oder in anderen Stadien der Erkrankung Heilungserfolge verbuchen, stehen mit einem Bein im Gefängnis.

Diese Form von Überlebensqualität fordert ihren Preis. Sie ist so teuer, dass sie schon wieder unmoralisch ist.

Doch kann es unmoralisch sein, das Leben von vielen Frauen zu retten?

10.5 Eine Kostenrechnung für mehr und besseres Überleben

Die beste Brustkrebsbehandlung für die pro Jahr rund 50 000 neu erkrankten Frauen in Deutschland würde, nach Berechnungen von Fachleuten, ein finanzielles Horror-Szenario für unser Gesundheitssystem ergeben. Diese Form der Überlebensqualität würde im Vergleich zur bisherigen Standardbehandlung jährlich rund 8 Milliarden Euro mehr kosten.

1.) Der vorbeugende Einsatz des Antikörpers Herceptin (Trastuzumab) zur Rückfallverhütung für die jährlich rund 15 000 Brustkrebspatientinnen mit dem besonders aggressiven HER2-Brustkrebs, würde mit rund 500 Millionen Euro zu Buche schlagen.

2.) Weitere 500 Millionen Euro würden der Einsatz von wirksameren und herzschonenderen Chemotherapien kosten: dazu zählen die eibenhaltigen Zellgifte (Taxane) (Henderson et al. 2003) und die in Fettkügelchen verpackten Anthrazykline (Liposomales Doxorubicin).

3.) Auch der frühe Einsatz von so genannten Aromatasehemmern, von Knochenmark schützenden Wachstumsfaktoren oder gentechnisch hergestellten Medikamenten (so genannte Erythropoietine) gegen die therapiebedingte und therapiebehindernde Blutarmut würde die Behandlung von Frauen mit Brustkrebs erheblich verbessern (Littlewood et al. 2002). Und verteuern.

Nicht in dieser Kostenrechnung für mehr Überleben enthalten sind die folgenden therapeutischen Szenarien:

4.) Eine vorbeugende Behandlung mit Bisphosphonaten (einem Medikament, das normalerweise gegen Osteoporose und Knochenmetastasen eingesetzt wird) zum Schutz der Knochen von Patientinnen, die eine Chemotherapie bekommen müssen.

Studien haben gezeigt, dass die Knochen jüngerer Frauen - besonders im Bereich der Lendenwirbelsäule und des Beckens - unter der Behandlung mit Zellgiften leiden und durch die künstlich eingeleiteten Wechseljahre an Dichte verlieren. Frauen mit der Diagnose Brustkrebs haben ein fünfmal so hohes Risiko, einen Wirbelsäulenbruch zu erleiden wie nicht betroffene Frauen. Durch die gleichzeitige Gabe von Bisphosphonaten kann die Gefahr eines Verlusts an Knochendichte in der Lendenwirbelsäule erheblich verringert werden. (Delmas et al., 1997, Kanis et al., 1999, Vehmanen et al, 1999).

5.) Eine vorbeugende Behandlung mit Bisphosphonaten kann aber auch auf sanfte Weise Leben verlängern: Der Gynäkologie-Professor Ingo J. Diel vom Institut für Gynäkologische Onkologie der CGG-Klinik, Mannheim, konnte bereits 1998 in einer Studie (Diel et al., 1998) zeigen: Gibt man Frauen gleich nach der Operation Bisphosphonate (wie beispielsweise die Wirkstoffe Clodronat, Ibandronat oder Zolendronat), bekommen sie seltener Metasta-sen sowohl in den Knochen als auch in anderen gefährdeten Organen wie Lunge oder Leber. Jetzt kam eine große internationale Studie zu einem ähnlichen Ergebnis (Powles et al., 2002).

6.) Und dennoch werden Frauen mit Brustkrebs noch viele Odysseen hinter sich bringen, bis sie mutige Ärzte finden, die bereit sind, Bisphosphonate vorbeugend, also außerhalb ihres eigentlichen Zulassungsbereiches einzusetzen.

7.) Auch eine bessere Früherkennung von Brustkrebs in Deutschland durch den Einsatz der strahlungsärmeren digitalen Mammographie in Verbindung mit Ultraschall für Frauen zwischen 35 und 75 würde ungemein zur Überlebens-qualität beitragen. Doch bereits das gesetzlich vorgesehene flächendeckende Reihenuntersuchungsprogramm (Mammographie-Screening) für die Alters-gruppe der gesunden Frauen im Alter zwischen 50 und 69 kostet die gesetzlichen Kassen jährlich rund 400 Millionen Euro.

8.) Eine individuelle Krebs-Nachsorge, die sich nach den sehr unterschiedlichen seelischen Bedürfnissen der betroffenen Frauen richtet, könnte möglicherweise auch mehr Überlebensqualität bringen, in jedem Fall jedoch mehr Lebensqualität.

Seitdem sich Fachleute auf der Berliner Consensus-Konferenz im Februar 1995 darauf geeinigt hatten, dass die Frühentdeckung eines Rückfalls mit bildgebenden Verfahren für Brustkrebspatientinnen keinen Überlebensvorteil bringt, wurde mit diesem Argument die gesamte Nachsorge Sparzwängen geopfert. Die aktuellen Leitlinien sehen keine Bestimmung von Tumormarkern mehr vor, bildgebende Diagnostik wird nur noch bei Symptomen gemacht: Kurz und bündig – wenn ich gelb werde ich Gesicht, habe ich Lebermetastasen; wenn ich häufig huste und in Atemnot gerate, habe ich Lungenmetastasen; wenn ein epileptischer Anfall mich überfällt, habe ich Hirnmetastasen. Dafür wolle man künftig den „Schwerpunkt der Nachsorge auf die umfassende individuelle Betreuung der einzelnen Patientin verlagern", heißt es.

Nur, was individuell ist, bestimmen nicht diejenigen, die es am meisten angeht: die Patientinnen.

So scheint die Nachsorge von Brustkrebs immer mehr zum Possenspiel zu geraten nach dem Prinzip, die Kosten für die Todgeweihten in Grenzen und diese bei Laune zu halten, weil im Falle eines Rückfalls ohnehin alles gelaufen ist. Warum sich sorgen? Frauen mit früh erkanntem Brustkrebs überleben auch ohne großen Nachsorgeaufwand, Frauen mit ungünstigen Befunden sterben auch trotz großem Nachsorgeaufwand (Goldmann-Posch et al, 2002).

Es wäre fair und ein Gebot der Stunde, vor allem auch uns Patientinnen gegenüber, wenn endlich klar gesagt würde, wie viel Geld unser Gesundheitssystem für das Leben von brustkrebskranken Frauen zu investieren bereit ist. Denn – bei allem Lamento – das Geld ist da: Es darf nur nicht in sinnlosen, kostspieligen Schreib-tischtäter-Projekten versickern und somit der Gemeinschaft der Versicherten verloren gehen.

10.6 Wo wir sparen könnten

- Die für 2003 von oberster Stelle (Bundesgesundheitsministerin Ulla Schmidt) verhängte Nullrunde für die ständig steigenden Verwaltungskosten der Krankenkassen könnte mit einer erwarteten Einsparung von 200 Millionen Euro weiterhelfen. Wenngleich nur ein Tropfen auf dem heißem Stein: 2002 gaben die gesetzlichen Krankenkassen für ihre Verwaltungskosten rund 8 Milliarden Euro aus. Damit stieg der Verwaltungsaufwand der Kassen doppelt so stark wie die Leistungsausgaben für die Versicherten.

- Mehr öffentliche Forschungsgelder für Krebs und weniger Forschungs- und Entwicklungssubventionen für die Automobilindustrie. Beispielsweise werden im Rahmen des Gesundheitsforschungsprogramms der Bundesregierung jedes

Jahr rund 12 Millionen Euro für die Krebsforschung eingesetzt. Rechnet man noch weitere Fördermittel im Bereich der deutschen Forschungsgemeinschaft, der Deutschen Krebshilfe, die Finanzierung von Großforschungseinrichtungen und die Großgeräteförderung hinzu, kann der staatliche Beitrag für die Krebsforschung mit rund 250 Millionen Euro pro Jahr angegeben werden (BMBF, 1999). Demgegenüber stehen öffentliche Fördermittel für die Automobilindustrie in Höhe von 12,5 Milliarden Euro (VFA, 2002).

- Auch Arzneimittelfirmen sollten ihre Ressourcen am richtigen Ort einsetzen. Fünf Jahre ist es her, jedoch unvergessen, dass beim traditionellen amerikanischen ASCO-Meeting, bei dem Krebsforscher aus aller Welt ihre Erkenntnisse austauschen, Vertreter der deutschen Spitzenonkologie von einer Pharmafirma mit Hubschraubern von Los Angeles nach Las Vegas zu einer Nacktshow geflogen wurden. Natürlich ist es schön, auch einmal andere Brüste zu sehen, als immer nur die malträtierten und halbierten. Doch dieses Geld wäre - zumindest aus der Sicht von uns Patientinnen - an anderer Stelle sinnvoller eingesetzt gewesen.

Wenn ich nicht schon chronisch krank wäre - man könnte krank werden an diesem chronisch gewordenen Gefeilsche um unser hoch entwickeltes Gesundheitssystem, das immer wieder mal kräftig nach rein ökonomischen Gesichtspunkten durchgeschüttelt wird, ohne dass ernsthaft nach der notwendigen Qualität und den nötigen Prioritäten gefragt würde. Oft genug scheinen die gegenwärtigen Bemüh-ungen um Qualitätsmanagement mehr der Selbstbeweihräucherung zu dienen, als eine wirkliche Veränderung von Strukturen im Sinn zu haben. Von den echten Bedürfnissen der Patienten ganz zu schweigen.

Wenn es so weitergehe, hatte Carsten Vilmar Ende 1998, damals noch in seiner Eigenschaft als deutscher Ärztepräsident, sarkastisch erklärt, dann müssten Patienten eben mit weniger Leistung zufrieden sein; unter diesen Umständen sollte überhaupt darüber nachgedacht werden, „ob diese Zählebigkeit anhalten kann, oder ob wir das sozialverträgliche Frühableben fördern müssen“.

„Sozialverträgliches Frühableben“

Es war nicht so gemeint.

Doch diese Form von Ironie kann in Deutschland schwer danebengehen. Das Unwort des Jahres 1998 wurde daraus.

Und auch jetzt mehren sich wieder Stimmen, die uns chronisch kranken Patientinnen die Gänsehaut über den Rücken jagen.

- Laut dürfen der katholische Theologieprofessor Joachim Wiemeyer und der Konstanzer Professor für Wirtschafts- und Sozialpolitik Friedrich Breyer darüber nachdenken, ob es nicht vielleicht für alle besser sei, über 75-jährigen Patienten keine lebenserhaltenden medizinischen Leistungen mehr zuzugestehen.
- Prof. Michael Arnold, Ende der 80er Jahre Vorsitzender des Sachverständigenrates für die Reform des Gesundheitswesens und jetzt Vorsitzender des Gesundheitsrats Südwest, fordert angesichts der angespannten Lage der Krankenkassen in einem Hörfunkinterview in SWR4 Baden-Württemberg, doch bitte künftig bei der Behandlung von Patienten neben medizinischen auch wirtschaftliche Kriterien zu berücksichtigen. Wenn ein Patient medizinisch nicht mehr zu retten sei, dann sollte das der Arzt aus Kostengründen auch nicht versuchen und beispielsweise die künstliche Ernährung einstellen.

Ich merke, wie sich langsam ein Klima der Gnadenlosigkeit breit macht. Und wie ich allmählich Angst bekomme in diesem Land.

Vielleicht kommt die Zeit, in der wir Frauen mit Brustkrebs uns nicht mehr rechnen. Aber fühlen werden wir dann immer noch.

Vielleicht kommt die Zeit, in der neue, kostspielige Krebstherapien nur jenen Frauen zugänglich sind, die sie aus eigener Tasche bezahlen. Aber länger leben möchten auch die anderen.

Wir denken nicht daran, sozialverträglich früh abzuleben.

Uns schwebt ein individualverträgliches Spätableben vor.

Es muss sehr schnell sehr viel besser werden für uns Frauen mit Brustkrebs in Deutschland: in der Vorsorge, in der Therapie, auch in der Nachsorge.

Mit unserem Verein „mamazone – Frauen & Forschung gegen Brustkrebs e.V." möchten wir einen Beitrag dazu leisten. Wir haben uns zum Ziel gesetzt, die Power der Betroffenheit und die Power der wissenschaftlichen Kompetenz zu einer Kraft zu bündeln.

Mit zahlreichen Projekten (www.mamazone.de) sagen Brustkrebspatientinnen und ForscherInnen aller Disziplinen diesem Todfeind Nummer eins für Frauen den Kampf an. Der Name mamazone ist Programm. In ihm vereinen sich anima und animus, die weiblichen und männlichen Prinzipien, zu einem heilsamen Ganzen. In ihm verbindet sich die weibliche mamma mit der Entschlossenheit der Kriegerinnen in der griechischen Mythologie, den Amazonen.

Brustkrebs ist ein Kommunikationsproblem der Zelle. Die Therapie von Brustkrebs aber darf kein Kommunikationsproblem sein. Solange dies nicht überall in Deutschland sichergestellt ist, müssen wir Patientinnen künftig selbst für mehr

Transparenz, mehr Qualität und eine bessere Verzahnung der Handlungsabläufe bei der Behandlung von Brustkrebs sorgen.

Der Weg dahin ist schwierig.

Zunächst wird es wichtig sein, nach dem Beispiel der amerikanischen Brustkrebsaktivistinnen mehr Einfluss und Mitspracherecht in Entscheidungsgremien (Studiengruppen, Gesundheitsausschüsse, Krankenkassen) zu fordern. Ich habe das Glück, zu den wenigen Patientinnen zu gehören, die Mitglied einer Studienleitkommission (der German Breast Group Forschungs GmbH mit Sitz in Frankfurt) sind.

Warum denn auch nicht? Es geht um uns. Warum sollten entsprechend geschulte Patientinnen nicht auch im Bundesausschuss Ärzte und Krankenkassen sitzen? In den Ethikkommissionen. Den Schlichtungs- und Gutachterkommissionen.

Und nicht nur sitzen wollen wir, sondern auch mitwirken und mitentscheiden.

Wo sind die chronisch Kranken, wenn es um einschneidende Veränderungen im Gesundheitssystem geht? Im Koordinierungsausschuss, der die Leitlinien zum Chronikerprogramm Brustkrebs (Disease Management-Programm/DMP) erarbeitet hat, fehlten kompetente „Diplompatientinnen".

Durch regelmäßige Veranstaltungen wie das mamazone-PROJEKT „DIPLOMPATIENTIN“ wird ein entscheidender Schritt hin zur partnerschaftlichen Mitwirkung an der Lösung von Problemen, die uns existentiell angehen, erreicht.

Bei all diesen wichtigen Selbsthilfe-Projekten - als Modelle und Signale für mehr Partnerschaft und Mitbestimmung von Krebspatienten und Krebspatientinnen im Gesundheitswesen – hat mamazone, trotz verschiedener Anträge, nicht einen müden Euro aus Staatskassen oder von Krankenkassen erhalten.

Und dies - obwohl Paragraph 20 Absatz 4 im Sozialgesetzbuch V die Krankenkassen verpflichtet, Patientinnen-Organisationen im Jahr pro Versichertem mit einem Betrag von 0,51 Euro zu unterstützen.

Das wäre für 2001 36 Millionen Euro gewesen.

Tatsächlich aber ist lediglich ein Nettobetrag von 13,19 Millionen Euro an Selbsthilfeeinrichtungen geflossen.

Wohin, weiß ich nicht. An uns jedenfalls nicht.

10.7 Will die Politik, dass Patienten mitentscheiden?

Die Antwort darauf gab Bundesgesundheitsministerin Ulla Schmidt bei einer Tagung der Arbeitsgemeinschaft der Sozialdemokraten im Gesundheitswesen Ende Februar 2003: Patienten und Versicherte sollen keine Mitwirkungs- und Mitentscheidungsrechte in der Selbstverwaltung der Krankenkassen und in den Bundesausschüssen haben – sondern lediglich „Anhörungs- und Beteiligungsrechte". Schmidt: „Hier müssen Wissenschaftler entscheiden, aber nicht Laien oder die Politik" (Ärztezeitung, 2003).

Es scheint, dass die derzeitige Regierung die Stärkung des kollektiven Patienten als eigenständige, unbequeme und fordernde Kraft im deutschen Gesundheitswesen nicht wünscht.

Als Argument für die Absage an die Mitwirkungsrechte von Patienten führt Ulla Schmidt die Gefahr an, dass Patientinnenorganisationen und Selbsthilfegruppen aufgrund von Pharma-Sponsoring geneigt sein könnten Anbieter-Interessen in ihre Entscheidungen mit einfließen zu lassen.

Weiß die Politik, dass auch in Deutschland der einzelne wie auch kollektive Patient inzwischen erwachsen geworden ist und sich als mündiger „medical consumer" von nichts und niemandem instrumentalisieren lässt im Kampf gegen seine Erkrankung?

Ich fürchte, sie weiß es nicht.

Oder noch schlimmer: Sie will es nicht zur Kenntnis nehmen, um uns weiterhin als leidende, willenlose und willfährige Wesen klein zu halten, die sich im Zweifels- oder Verzweiflungsfall beim nationalen „Patientenbeauftragten" ausweinen dürfen.

Denn wie sonst ist die am 16. August 2002 an die Adresse der Selbsthilfegruppen öffentlich gerichtete Schelte der Gesundheitsministerin Ulla Schmidt zu verstehen, Patientinneninitiativen steckten bei der Blockierung der Disease Management Programme (DMP) mit der Ärzteschaft und der Pharmaindustrie unter einer Decke?

Ein ungeheuerlicher, von der Öffentlichkeit unkommentiert gebliebener Vorgang, der zum ersten Mal das Bild entlarvt, das Politiker von in der Selbsthilfe engagierten Patientinnen und Patienten haben: Zu abhängig, um selbst zu denken; zu krank, um sich gegen solche Übergriffe zu wehren; zu finanzschwach, um eine wirklich professionelle Patienten-Lobby auf die Beine zu stellen.

Dieses Klischee des unheilvollen Bermuda-Dreiecks aus bestechlichen Ärzten, verantwortungslosen Pharmariesen und jederzeit manipulierbaren Patienten scheint von der Politik immer dann bemüht zu werden, wenn der kollektive Patient zu aufmüpfig wird. Ich glaube, dass hier vor allem drei Strategien von der Politik ins Feld geführt werden, die viel subtiler sind als dies der Pharmaindustrie unterstellt wird.

Strategie Nummer 1

- Fragen und Forderungen von Patienten-Organisationen nach einem rascheren Zugang zu Arzneimittelinnovationen werden - mit Hinweis auf die Praktiken der amerikanischen Leidensgenossinnen - als pharmagesteuertes Palaver abgetan.

Strategie Nummer 2

- Wenn der kollektive Patientenwillen nicht in das Konzept der Gesundheitspolitik passt, muss dafür manchmal auch eine Medienschelte auf Massenblätter wie die BILD-Zeitung herhalten. Mit unverantwortlichen Sensationsmeldungen beim einzelnen wie auch kollektiv organisierten Patienten sorge sie - so wird unterstellt - für Begehrlichkeiten, die nicht seinem Überleben dienten, sondern dem Überleben der Pharmaindustrie. Dass Patienten-Organisationen häufig Experten ihres eigenen Erkrankungsbildes sind und sich aus dem Internet wissenschaftliche Veröffentlichungen herunterladen statt sich am Kiosk die BILD zu kaufen, wird ausgeblendet.

Strategie Nummer 3

- In manche Entscheidungsgremien der Gesundheitspolitik werden lieber Patienten-Placebos als wirksame Patientinnen-Initiativen berufen – Selbsthilfeorganisationen also, die kaum Widerstand leisten und dennoch als Alibi für Patienten-Mitbestimmung herhalten müssen.

- Im Ränkespiel der Macht zwischen Politik, Pharma und ärztlichen Standesvertretungen bleibt der Schwarze Peter beim Schwächsten. Bei denjenigen, die eigentlich im Mittelpunkt des Interesses stehen sollten: die einzelnen wie auch organisierten Patienten.

10.8 Hat Pharma ein Interesse an starken Patienten?

Im Unterschied zur Politik hat die Pharmaindustrie ein Interesse an starken Patienten-Organisationen, die sich Macht wenigstens durch Wissen aneignen.

Wer mamazone beim Zustandekommen seiner innovativen Projekte von Anfang an fair, zurückhaltend, transparent, mit Engagement und ohne irgendwelche Auflagen unterstützt hat, ist die viel gescholtene Pharmaindustrie, die immerhin zwei Drittel der deutschen Krebsforschung bestreitet. Wenn man so will, fließt auf diese Art und Weise ein Teil des Profits, den wir als Krebspatientinnen der Industrie ermöglicht haben, wieder an uns als Verbraucherinnen zurück.

Natürlich haben Pharmaunternehmen in erster Linie ein wirtschaftliches Interesse an uns Krebspatienten. Die finanzielle Unterstützung von Patientenarbeit ist für sie ein kulturelles, gesellschaftliches, manchmal auch marketingpolitisches Nebengeschäft.

Als individuelle und kollektive Brustkrebspatientinnen ist uns dieses Geld jedoch genauso willkommen wie öffentliche Gelder auch - wenn sie denn überhaupt fließen.

Als Patientinnen-Lobby, die selbstbewusst, unabhängig und professionell ihre Interessen in der Öffentlichkeit vertreten möchte - und das wollen und können wir nur mit finanzieller Unterstützung tun - fühlen wir uns dadurch nicht instrumentalisiert, sondern als gleichberechtigte Partnerinnen in einer gemeinsamen Win-to-win-Situation hineingestellt. Wenn es dem Kampf gegen Brustkrebs dient, arbeiten wir mit politischen Gruppierungen genauso zusammen wie mit Wirtschaftsunternehmen sämtlicher Branchen - vorausgesetzt, dass klare Richtlinien den Umgang miteinander auch nach außen hin transparent machen.

Während der Arbeit an meinem Buch „Der Knoten über meinem Herzen" habe ich viele Gespräche mit Forschern und Medizinern in Deutschland geführt. Und immer wieder hörte ich dieselbe Klage: zu wenig Zusammenarbeit der Fachdisziplinen, zu viel onkologische Kirchturmpolitik; zu wenig Patientenorientierung, zu viel Profitorientierung.

Ich war so blauäugig zu glauben, es würde vorrangig um die betroffenen Frauen und ihr Wohlergehen gehen. Und war am Ende meiner Recherchen erstaunt, um nicht zu sagen beunruhigt, dass es in erster Linie um ganz andere Dinge geht: Money, Markt und Macht.

Es scheint, dass sich auf dem Rücken unserer Not so manche Menschen goldene Nasen verdienen und so lange unser Gesundheitssystem strapazieren, bis wir Betroffenen leer ausgehen.

Der überlastete Durchschnittsarzt in deutschen Kliniken und deutschen Praxen kennt die Not von Brustkrebsfrauen hautnah, und oft genug verzweifelt er fast selbst daran.

Den Gesundheitspolitikern müssen die Augen geöffnet werden. Den Ethikkommissionen. Den Krankenkassen. Den Zulassungsbehörden für Arzneimit-tel. Den nationalen Fachverbänden, den Wissenschaftsgesellschaften und For-schungseinrichtungen.

- Damit Ärzte noch genauer hinsehen.
- Damit Politiker mehr Gelder locker machen.
- Damit die Forscher schneller forschen.
- Damit der Zuwachs an Erkenntnis nicht von Intrigen und Einzelinteressen behindert wird.
- Damit das Überleben von uns Frauen an aller erster Stelle steht.

- Damit das Sterben endlich aufhört.
- Denn es ist schon viel zu viel gestorben worden.

„Sie haben fünf Jahre Heilungsbewährung", sagte der Beamte im Versorgungsamt der Stadt Augsburg. Das war kurz, nachdem ich meine linke Brust verloren hatte.

Er gab mir den Schwerbehindertenausweis. Erklärte mir, dass mir die 60 Prozent Schwerbehinderung im Falle der Heilung nach fünf Jahren gestrichen würden.

Ich sagte ihm, dass er sich nicht vorstellen könne, wie gerne ich ihm in fünf Jahren den Ausweis und die Prozente zurückgeben würde.

Heilungsbewährung.

Noch 12 Monate bis zur Heilungsbewährung. Klingt schön. Klingt auch ein wenig nach Gefängnis.

Heilung, zur Bewährung ausgesetzt.

Ich habe den Eintritt in das neue Jahrtausend ohne Rückfall geschafft.

Bis jetzt hat sich meine Heilung bewährt.

Mein Krebs hat sich nicht bewährt.

Obwohl er sich alle Mühe gegeben hat. Denn Tumorzellen kennen nur ein Ziel, nur dieses eine Ziel: „Sie wollen ewig leben."

Zurzeit gibt es eine Art Stillhalteabkommen zwischen uns: Ich habe nicht mit Krebs gerechnet. Der Krebs hat nicht mit mir gerechnet. Und mit den guten Mächten, die mich schützen.

Seit vier Jahren kämpfe ich gegen meinen Krebs und kann doch mit ihm leben. Manchmal mit Angst, immer häufiger ohne.

Seit vier Jahren lebe ich mit meinem Krebs, auch wenn ich an ihm sterben könnte.

Ich weiß nicht, ob ich geheilt bin, aber ich bin von vielem geheilt.

Und sollte ich dieses Leben verlieren, wird mein Krebs tot sein, und ich werde leben."

(Aus: Ursula Goldmann-Posch „Der Knoten über meinem Herzen – Brustkrebs darf kein Todesurteil sein: Therapien und andere Hilfen", Karl Blessing Verlag, München, 416 Seiten, 39.90 Mark, März 2000)

Literatur:

1. Wilmanns JC: Zur operativen Behandlung des Mammakarzinoms seit Hippokrates von Kos. Gynäkol Geburtshilfliche Rundsch 1995; 35: 103-111

2. Goldmann-Posch, U: Der Knoten über meinem Herzen. Brustkrebs darf kein Todesurteil sein: Therapien und andere Hilfen, Blessing, München, 2000 und Goldmann-Posch, U/Martin R: Über-Lebensbuch Brustkrebs: Der Wegweiser zur mündigen Patientin, Schattauer, Stuttgart, 2003

3. Aufgrund der juristisch, logistisch wie auch qualitativ wenig zufrieden stellenden Regelungen zur Aufbewahrung von Tumorgewebe in Deutschland hat die Patientinnen-Initiative „mamazone – Frauen und Forschung gegen Brustkrebs e.V." eine eigene „Patienten Tumorbank der Hoffnung (Stiftung PA.T.H.) in Hannover errichtet und eine Kleine Anfrage zum Umgang mit Tumorgewebe an die Bundesregierung initiiert; Antwort der Bundesregierung: Drucksache 14/8256 vom 18.02.2002

4. Berrino F, Capocaccia R, Estève J, Gatta G, Hakulinen T, Micheli A, Sant M and Verdecchia A: Survival of Cancer Patients in Europe: the Eurocare-2 Study, International Agency for Research on Cancer, Lyon, France, 1999

5. Seeber, S: Kontrollierter "Off-Label Use" – gibt es eine Alternative? Ein Plädoyer für die zulassungsunabhängige medikamentöse Tumortherapie durch Spezialisten, Essen, 2003 (in Druck)

6. I.Craig Henderson et al.: Improved Outcomes From Adding Sequential Paclitaxel but Not From escalating Doxorubicin Dose in Adjuvant Chemotherapy Regimen for Patients With Node-Positive Primary Breast Cancer, Journal of Clinical Oncology, Vol 21, No 6 (March 15), 2003

7. Littlewood TJ, Bajetta E, Nortier JW, Vercammen E, Rapoport B; Epoetin Alfa StudyGroup. Effects of epoetin alfa on hematologic parameters and quality of life in cancer patients receiving nonplatinum chemotherapy: results of a randomised, double-blind, placebo-controlled trial. Journal of Clinical Oncology 2002; (20) 2: 601-3

8. Delmas PD, Balena R, Confravreux E, Hardouin C, Hardy P, Bremond A: Bisphosphonate risedronate prevents bone loss in women with artificial menopause due to chemotherapy of breast cancer: a double-blind, placebo-controlled study. J Clin Oncol, 15(3):955-62 1997 March

9. Kanis JA, McCloskey EV, Powles T, Paterson AH, Ashley S, Spector T: A high incidence of vertebral fracture in women with breast cancer. Br J Cancer, 79(7-8): 1179-81 1999 March

10. Vehmanen L, Saarto T, Blomqvist P et al. The effect of adjuvant clodronate on bone mineral density (BMD) in pre- and postmenopausal breast cancer patients. A randomized 5 yr. Follow-up study. Abstracts and Proceedings from ECCO 10. Sept 12-16, 1999; Vienna, Austria. Abstract 594.

11. Diel IJ, Solomayer EF, Costa SD, Gollan C, Goerner R, Wallwiener D, Kaufmann M, Bastert G (1998): Reduction in new metastases in breast cancer with adjuvant clodronate treatment. N Engl J Med 339:357-363

12. Powles T, Paterson S, Kanis JA, McCloskey E, Ashley S, Tidy A, Rosenqvist K, Smith I, Ottestad L, Legault S, Pajunen M, Nevantaus A, Mannisto E, Suovori A, Atula S, Nevalainen J, Pylkkanen L (2002): Randomized, placebo-controlled trial of clodronate in patients with primary operable breast cancer. J Clin Oncol 20:3219-3224

13. Goldmann-Posch U, Ohlms U, Seeber S, Stieber P: Netzwerk Neue Nachsorge – eine gemeinsame Initiative von „mamazone – Frauen und Forschung gegen Brustkrebs“ und Prof. Siegfried Seeber, Westdeutsches Tumorzentrum Essen für mehr Überlebens-qualität von Frauen mit Brustkrebs

14. Pressestelle BMBF vom 26.2.1999

15. VFA: Zur Sache 5: Innovation - der Schlüssel zum Erfolg - Innovationskraft der forschenden Arzneimittelhersteller am Standort Deutschland

16. Ärzte Zeitung, 25.02.2003: Patienten sollen nicht über alles mitentscheiden – Schmidt möchte nur die Anhörungsrechte in der Selbstverwaltung ausbauen

Autor

Ursula Goldmann-Posch, 1949 in Bozen (Italien) geboren, lebt seit 1970 in Deutschland. Die Journalistin mit den Fachgebieten Medizin und Psychologie hat mehrere Bücher veröffentlicht.

Kontakt zu mamazone:
mamazone e.V.

Hausanschrift:
Max-Hempel-Strasse 3, 86153 Augsburg
Postanschrift:
Postfach 310220, 86063 Augsburg
T: 0821/5213-144,
T+F: 0821/5213-143

E-Mail: buero@mamazone.de
oder info@mamazone.de

Kapitel 11

Chancen und Fallstricke in der Healthcare-Kommunikation

Christof Schumacher, Peter Stegmaier

Keywords

- Selbsthilfegruppen und Patientenverbände
- Consumer-Ebene
- Zielgruppe Patient und Verbraucher
- Print-Titel
- Werbedruck
- Werbeerfolgskontrolle
- Werbemittelkontakt
- Internet
- gesetzliche Rahmenbedingungen

Inhalt

11.1 Zielpartner der Gesundheitskommunikation

Die Diskussion in den Pharmafirmen hat noch gar nicht richtig begonnen. Nach wie vor werden Produkte und Marken nach tradierter und bisher auch recht erfolgreicher Manier eingeführt - fast so, als ob nichts wäre: 85 Prozent Außendienst-Unterstützung, 10 Prozent Musterabgabe, 3 Prozent Werbung und 2 Prozent für Sonstiges wie Studien und den in der Pharma recht dehnbaren Begriff Sponsoring. Dieser Marketingmix war bislang durchaus in Ordnung, damit verdienten die Unternehmen Millionen und Milliarden. Fallstudien beweisen zur Genüge, dass eine ausreichend abgesicherte Innovation - und sei es auch nur eine neue Darreichungsform - in Kombination mit einem ausreichenden Share of Voice in den Medien und vor allen Dingen einem überzeugenden Share of Visit bei den Außendienstbesprechungen ausreicht, um Produkte selbst in gesättigten Märkten zum Blockbuster zu machen.

Damit ist es vorbei. Es genügt heute nicht mehr, mal hier eine Anzeige zu schalten und dort einen Presse- oder PR-Text zu lancieren oder den Arzt mit Tausenden von Pharmareferenten zu torpedieren. Die Welt des Gesundheitsmarketing und der Gesundheitskommunikation ist vielfältiger geworden, hat an Umfang ein bisher nie da gewesenes Ausmaß erreicht und ist gekennzeichnet durch eine nicht minder vielfältige und facettenreiche Konkurrenz der Zielgruppen und damit der Informationsvermittler und -träger.

Ebenso ist der Werbedruck enorm. Allein die werbetreibende Healthcare-Industrie (Pharma, Medizintechnik, Nahrungsergänzungsmittel – NEM, diätetische Produkte, Zahnpflege- und Körperpflegemittel ohne Kosmetik) hat im Jahr 2002 nur in so genannten Publikumsmedien (keine medizinische Fachpresse) insgesamt rund 600 Millionen € für Werbung ausgegeben (Nielsen Media Research, 2003[1]). Eine Dekade früher wendeten Healthcare-Unternehmen „erst“ knapp 390 Millionen € auf (1993). Der Löwenanteil davon entfiel 2002 mit über 54 Prozent auf die Fernseh-Werbung.

Genug Arbeit für eine Vielzahl von Dienstleister. In der Bundesrepublik gibt es zahlreiche auf Gesundheit spezialisierte Werbe-, aber auch Presse- und PR-Agenturen. Im letzten Jahr wurden über 414 Millionen € in Pharma-Werbung (Publikumsmedien) - ein Rückgang um 4,9 Prozent im Vergleich zu 2001 - investiert, davon rund 231 Millionen im Fernsehen und circa 154 Millionen in Publikumszeitschriften. Die 30 größten PR-Dienstleister erwirtschafteten mit Gesundheits-PR im Auftrag von Unternehmen und Institutionen im Jahr 2002 über 35,8 Millionen €. Das heißt, diese Aufwendungen flossen in klassische Public-Relations-Maßnahmen, also Pressearbeit, Informationsmaterialien wie Broschüren, Faltblätter, Veranstaltungen und ähnliche verbraucherorientierte Medien (nach Pharma Relations, 08/2003[2]). Dabei sind die Produktionskosten für die PR-Maßnahmen nicht eingerechnet.

Die Tatsache, dass sehr differenzierte Gruppen von Informationsverwertern erreicht werden sollen, macht die Sache nicht gerade leichter. Nicht der Umstand, dass es neuerdings Internet gibt, ist das typisch Neue in der Healthcare-Kommunikation zu Beginn des dritten Jahrtausends, sondern die Tatsache, dass es heute nicht mehr den Verbraucher oder den Arzt gibt.

Gesundheitskommunikation zeichnet sich heute durch eine Vielzahl von unterschiedlichsten Zielgruppen aus. Diese Differenzierung zu beherrschen, stellt die eigentliche Herausforderung dar und ist zugleich das Spannende, aber auch das Schwierige in der Gesundheitskommunikation. Wer sich in diesem Markt auf sich selbst statt auf die Fachleute verlassen will, wird sehr schnell seine negativen Erfahrungen sammeln. Denn Chancen und Fallstricke liegen im Markt der Gesundheitskommunikation so dicht nebeneinander wie in kaum einer anderen Branche.

Noch wichtiger als die starke Differenzierung der Zielgruppen ist eine Entwicklung in der Gesundheitskommunikation, die in Deutschland seit etwa drei Jahren manifest geworden ist und von Fachleuten mit Direct-to-Consumer, abgekürzt DTC, umschrieben wird. DTC in seiner wörtlichen Bedeutung ist zunächst einmal nichts Neues. Sich direkt an den Verbraucher, Patienten, Kunden zu wenden, war und ist in der Gesundheitskommunikation immer schon gefordert gewesen und praktiziert worden. Indes hat sich im heutigen Verständnis unter DTC ein Bedeutungswandel, eine Verengung vollzogen. Wer heute von DTC in der Healthcare-, namentlich in der Pharma-Kommunikation spricht, meint entweder werbliche oder PR-Kommunikation im Umfeld von ethischen, also verschreibungspflichtigen pharmazeutischen Produkten. Diese Entwicklung ist aus deutscher Sicht deswegen bemerkenswert, weil sich Gesundheitskommunikation immer noch unter strikten gesetzlichen Rahmenbedingungen vollzieht.

Das 1978 erlassene, mehrmals novellierte Heilmittelwerbegesetz (HWG) verbietet – vereinfacht ausgedrückt – Publikumsinformation über pharmazeutische Produkte und ihre therapeutische Anwendung. Nicht nur dank Viagra, sondern in Folge eines insgesamt gestiegenen Interesses der Verbraucher an Gesundheitsthemen, der wachsenden Nutzung des Internets und letztlich auch der Suche seitens der Industrie nach absatz- und umsatzfördernden Maßnahmen entwickelt sich eine zunehmende Kommunikationsdichte aus dem Umfeld solcher ethischer Produkte heraus. Das Vehikel ist die breite Information über ein entsprechendes Krankheitsbild – und dank eines klugen Kommunikationsmanagements weiß der informierte Laie, wovon die Rede ist und von wem ein bestimmtes Präparat kommt.

Die wichtigste Frage eines jeden Kommunikationsprozesses ist ganz einfach: Wen will ich mit meiner Botschaft erreichen? Die Antwort darauf hängt von vielen Faktoren ab. Wer sich nicht intensiv mit dieser grundlegenden Frage befasst und sich keine klare Antwort gibt, darf sich nicht wundern, dass unterm Strich nichts herum kommt, außer viel Geld in den Sand gesetzt zu haben. Ohne eine eindeutige Definition derjenigen Zielgruppen, die erreicht werden sollen, werden zwangsläufig die Pflöcke an der falschen Stelle eingeschlagen. Das Ergebnis kann nur dementsprechend sein.

11.2 Die Zielpartner der Fachebene

11.2.1 Der Arzt

Pharmazeutische Hersteller von verschreibungspflichtigen Produkten oder Hersteller von medizintechnischen Ausrüstungen, die in die Hand des Arztes gehören, haben es in dieser Frage vordergründig am leichtesten. Ihre Zielgruppe ist schon qua Gesetz vorgeschrieben. Das ist der medizinische Fachmann, in erster Linie der Arzt bzw. der Facharzt mit den verschiedenen berufsspezifischen Untergliederungen. Wer beispielsweise ein onkologisches Medikament zu bewerben hat, kommt schneller zum Punkt als derjenige, der ein breites Antimykotikum oder ein generisches Schmerzpräparat verkaufen will.

11.2.2 Der Apotheker

Beim Kommunikationsumfeld Apotheke wird es schon ein bisschen schwieriger. Es soll immer noch Pharma-Unternehmen geben, die den Apotheker nicht als wichtigen Zielpartner benennen, da bei verschreibungspflichtigen Produkten der Apotheker nicht mitzureden habe. In Deutschland war diese Einstellung bis zum Zeitpunkt der Diskussion und des Inkrafttretens der so genannten Aut-idem-Regelung weit verbreitet. Mittlerweile hat ein Umdenken eingesetzt. Mit dem Inkrafttreten der Aut-idem-Regelung zum 1.1.2002 (Arzneimittelausgaben-Begrenzungsgesetz - AABG) hat sich das geändert, wenn auch nur zögerlich und auch noch lange nicht in dem erforderlichen Maß. Plötzlich, so scheint es, wurde die Beratungsfunktion des Apothekers erkannt. Zugegebenermaßen war er zuvor aufgrund der Struktur der deutschen Arzneimittelversorgung auch weniger gefordert. Ein Apotheker aber, der in seinem Kunden nicht nur einen Rezept-Überbringer sah, und der wusste, dass sein wirtschaftlicher Erfolg maßgeblich davon abhängt, den Kunden an sich zu binden, wird schon immer das Beratungsgespräch gesucht haben. Für diese Gruppe der aktiven Apotheker bedurfte es keiner Aut-idem-Regelung, um sich seiner Kernkompetenz bewusst zu werden.

Aut-idem rückte den Apotheker wieder stärker in den Fokus der Pharma-Industrie, weil er auf einmal in bestimmten Fällen verantwortlich über das konkrete pharmazeutische Produkt entscheiden soll. Auch wenn sich schon nach gut einem Jahr gezeigt hat, dass der Apotheker von seinem neuen Substitutionsrecht nur in sehr engen Grenzen Gebrauch gemacht hat bzw. machen konnte, hat sich die Fachkommunikation in Richtung Apotheker, wenn auch erst zaghaft, gewandelt. Auf einmal fanden sich in der Apotheker-Fachpresse nicht nur blanke Produkt-Werbung, sondern auch produkt-unabhängige unternehmensspezifische

Informationen, so genannte Imagewerbung (vgl. Pharma Relations, 04/2003[3]). Die Industrie habe, so Fachleute aus der Apotheker-Presse, erkannt, dass „die Kommentierung (der Verschreibung; Anm. d. Autors) durch den Apotheker nicht ohne Bedeutung für den Patienten ist".

Ganz anders präsentiert sich der Apotheker als Zielpartner für die Industrie, wenn es um freiverkäufliche Produkte (OTC) geht. Hier ist – nach wie vor – der Apotheker für den Verbraucher eine ganz zentrale Informationsquelle. Folglich umwerben Pharma-Unternehmen ihn, statten ihn mit vielfältigen Verkaufshilfen aus und unterstützen ihn dabei, sich durch modernes Marketing für seine Apotheke zu profilieren.

11.2.3 Die PTA

Im Kommunikationsumfeld Apotheke ist die Pharmazeutisch-Technische Assistentin (PTA) neben dem Apotheker die zweite wichtige Zielgruppe. Das erklärt sich allein durch die Tatsache, dass sie – oftmals häufiger und intensiver als der Apotheker selbst – in die Kunden- und Patientenberatung direkt am Counter involviert ist. Auch das hat die Industrie durchaus erkannt und umwirbt auch sie mit entsprechenden Informationsangeboten. Es scheint aber, dass das Potenzial „PTA" bei weitem noch nicht ausgeschöpft ist.

Apotheker und Apotheken-Personal gewinnen als Zielgruppe für die Healthcare-Industrie (außerhalb der verschreibungspflichtigen Produkte) auch aus einem ganz anderen Grund an Bedeutung: Im Zuge der gesetzlichen Änderungen in der Arzneimittelversorgung („Gesundheitsmodernisierungsgesetz") muss sich die Apotheke der Zukunft massiv als „Gesundheitszentrum" positionieren. Durch beratungsintensive Produkte bindet die Apotheke der Zukunft den Verbraucher an sich; nicht mehr nur das Einlösen eines Rezeptes wird für die Apotheke das ertragsträchtige Geschäft darstellen, sondern der Verkauf von gesundheitsbezogenen Produkten im Life Science-, Wellness- und Fitness-Umfeld. Hier muss die Apotheke der Zukunft aktiv werden, um bestehen zu können. Und deswegen sind Apotheker und PTA dankbare Informationsverwerter von Hilfestellungen zu einem aktiven Apotheken-Marketing, sprich dem Abverkauf freiverkäuflicher Medizin- und Gesundheitsprodukte.

11.3 Die Zielgruppe: Selbsthilfegruppen und Patientenverbände

Die unmittelbare Fachebene wird mit dem Hinweis auf „Selbsthilfegruppen/ Patientenverbände" erweitert. In der Bundesrepublik gibt es nach Schätzungen von NAKOS (Nationale Kontakt- und Informationsstelle zur Anregung und Unterstützung von Selbsthilfegruppen, Berlin) zwischen 70.000 und 100.000 solcher Gruppierungen. Der allergrößte Teil davon ist zwar oft nur regional oder sogar nur lokal aktiv und nur mäßig organisiert. Unabhängig davon gruppieren sie Menschen um sich, die durch ein persönliches Schicksal oder durch die Betreuung

Betroffener an gesundheitsrelevanten Informationen ein besonderes Interesse haben.

Die großen Patientenorganisationen sind von der Bundes- über die Landes- bis hin zur Regionalebene durchorganisiert und verfügen über ein professionelles Management. So zählt die Deutsche Multiple Sklerose Gesellschaft rund 43.000 Mitglieder, organisiert in 16 Landesverbänden. Der Deutsche Diabetiker Bund gliedert sich in 15 Landesorganisationen und 750 regionale Einzel-Gruppen. Und die Deutsche Alzheimer Gesellschaft beispielsweise strukturiert sich mit ihren rund 10.000 Mitgliedern in rund 68 regional tätige Mitgliedsgesellschaften. Damit erreichen die Selbsthilfegruppen einen Organisationsgrad der Betroffenen, der schlicht keine quantité négligeable repräsentiert. NAKOS verweist auf eine FORSA-Umfrage im Auftrage der DAK aus dem Jahre 1998, wonach sich drei Viertel der Deutschen im Krankheitsfall einer Selbsthilfeorganisation anschließen bzw. dort Rat holen würden (vgl. Pharma Relations, 02/2003[4]).

Deswegen verwundert es nicht, dass Selbsthilfeverbände in den letzten Jahren deutlich an Selbstbewusstsein und an gesundheits- und versorgungspolitischer Bedeutung gewonnen haben. Eine wichtige Rolle spielt aber die Verankerung ihrer Bedeutung als Selbsthilfegruppe im Sozialgesetzbuch V, § 20. Bundesweit agierende Verbände werden zum Beispiel in Gesetzgebungsverfahren offiziell zur „Expertenanhörung" geladen.

Aus ihrem Selbstverständnis heraus, nämlich organisierte Hilfe zur Selbsthilfe zu leisten, sind Selbsthilfeorganisationen in gewisser Hinsicht als Zielpartner unverzichtbar für die Kommunikationsinteressen von Healthcare-Unternehmen. Ihr Unternehmensinteresse, bestimmte Angebote möglichst direkt dem Patienten und Verbraucher bekannt zu machen, trifft in gewisser Hinsicht das Interesse der Patientenorganisationen nach aktueller, situationsbezogener Information ihrer Mitglieder. Insofern treffen sich beide Partner in der Schnittmenge gleichgerichteter Interessen, nämlich der Hilfe für Betroffene. Die gemeinsame Interessenlage kann Patientenorganisationen dazu veranlassen, ein konkretes Produkt in gewisser Weise zu befürworten bzw. eine Hilfestellung im Kommunikationsprozess zu bieten, was selbstredend eine Optimierung der Kommunikationschance für das Unternehmen bedeutet. Allerdings kann dies nur in enger Abstimmung mit der jeweiligen Organisation und unter Wahrung ihres Selbstverständnisses geschehen. Für einfach gestrickte (Produkt-)Werbung ist da kein Platz.

11.4 Die Consumer-Ebene – Die Zielgruppe Patient und Verbraucher

Nicht jeder Verbraucher von Medikamenten und anderen gesundheitsbezogenen Produkten und Dienstleistungen ist Patient; aber jeder Patient ist auch Verbraucher.

Das gilt eindeutig für den Blickwinkel von Anbietern von Gesundheitsdienstleistungen. Deswegen muss hier von „Patient“ und „Verbraucher“ in einem Atemzug gesprochen werden; beide Begriffe sind in diesem Zusammenhang austauschbar.

Bevor die DTC-Welle aus den USA und damit die Kommunikation im Umfeld ethischer Präparate nach Deutschland überschwappten, ging es beim Zielpartner Patient im Pharma-Markt ausschließlich um Kommunikation im Umfeld der Selbstmedikation. Mit DTC kommt eine neue Dimension auf den Patienten und Verbraucher zu. Gleichwohl liegt aus Unternehmenssicht nach wie vor der Schwerpunkt des Kommunikationsinteresses auf dem Selbstzahler-Bereich.

Bei dieser Zielgruppe wird die Unterscheidung und Suche nach unterschiedlichen Kriterien im besonderen Maße augenfällig: Familien mit kleinen Kindern werden andere Interessen haben als Senioren ab dem 50. Lebensjahr. Sportlich-aktive haben andere Bedürfnisse als inaktive Menschen, pubertierende Mädchen andere als Frauen im Klimakterium. Diese unterschiedlichen Interessen werden in einer Vielzahl von Marktstudien untersucht. Es ist kein Problem, sich die Daten über die potenziellen Konsumenten eines bestimmten Produktes gegen ein entsprechendes Entgelt zu besorgen. Je konsequenter die Antwort auf die richtige Zielgruppe gegeben wird, umso effizienter verlaufen aus Sicht des Healthcare-Unternehmens die marketingrelevanten Kommunikationsmaßnahmen. Im Folgenden sollen einige Ergebnisse aus Marktstudien vorgestellt werden – ohne Anspruch auf Vollständigkeit. Es geht im Kern darum anzudeuten, wie präzise Marktforscher heutzutage den Verbraucher definieren können.

11.4.1 Gesundheit im Spiegel der Marktforschung

Nach einer bevölkerungsrepräsentativen EMNID-Befragung im Auftrag des Verbandes Forschender Arzneimittelhersteller e.V. (VFA) vom März 2003 wünschen sich 83 Prozent der Befragten mehr Informationen über Arzneimittel, 76 Prozent über Krankheiten und 71 Prozent sprechen sich für mehr Informationen über Ärzte und ärztliche Schwerpunkte aus. Genauso viele Menschen sprechen sich für mehr Mitsprache bei den verschiedenen Behandlungsmöglichkeiten aus, und rund zwei Drittel der Bevölkerung wollen sich durch eigene Bemühungen mehr Informationen über Krankheiten und Behandlungsmöglichkeiten, z.B. über das Internet, beschaffen können („Gesundheitspolitik und Arzneimittelversorgung“, VFA, 2003[5]).

Das Interesse am Thema Gesundheit wird in allen Studien als hoch angesetzt. Nach der Allensbach-Studie AWA 2001 bekunden 26 Prozent der Erwachsenen ein besonders starkes Interesse an medizinischen Fragen, fast 37 Prozent der Bevölkerung interessieren sich besonders für gesunde Ernährung und gesunde Lebensführung, und jeder Vierte sagt von sich, sehr auf seine Gesundheit zu achten. Nach einer anderen Studie halten sich dementsprechend auch 37 Prozent der Bevölkerung für sehr informiert, wenn es um medizinische Sachverhalte geht („Gesundheitstypologie", psychonomics AG, Consodata Marketing Intelligence, 2002[6]).

Trotz eines florierenden Gesundheitsmedien-Marktes vertraut die Bevölkerung, wenn es um Beratung in Gesundheitsfragen geht, vorrangig dem Arzt bzw. dem Apotheker. Das bestätigt beispielsweise eine repräsentative EMNID-Befragung im Auftrag der Deutschen Gesellschaft für Versicherte und Patienten e.V. (DGVP), ebenfalls aus dem Jahr 2002. Danach lassen sich 84 Prozent der Deutschen in erster Linie vom Arzt über Medikamente beraten. Noch eindeutiger lauten die Ergebnisse der Studie Selbstmedikation 2000. 94 Prozent der erwachsenen Bevölkerung halten demnach den Arzt als Informationsquelle für „wichtig" oder „sehr wichtig", den Apotheker zu 79 Prozent („Selbstmedikation 2000", Gruner + Jahr/Seven One Media Market Analysis 2000[7]).

Etwas niedrigere Werte weist eine EMNID-Befragung vom April 2003 im Auftrag der Gong-Verlagsgruppe der Rolle von Arzt und Apotheker zu. Nach dieser Untersuchung benennen „lediglich" 77 Prozent den Arzt und 52 Prozent den Apotheker als bevorzugte Informationsquelle. Noch vor dem Apotheker werden aber Gesundheitssendungen bzw. -beiträge in Fernsehen, Zeitungen und Zeitschriften bzw. „Familie und Freunde" aufgelistet.

Geht es aber um konkrete Informationen zu freiverkäuflichen Medikamenten, ist der Apotheker mit 68 Prozent eine bedeutende Informationsquelle; aber auch da erreicht der Arzt mit 76 Prozent den Spitzenwert. Nach der psychonomics-Studie sind es 80 Prozent, die bei freiverkäuflichen Medikamenten den Apotheker um Rat fragen. Nach dieser Studie wenden sich bei allgemeinen Themen zur Medizin oder Pharmazie „nur" 69 Prozent an den Arzt als bevorzugte Informationsquelle, an den Apotheker aber 67 Prozent. Auch hier weisen wichtige Mediengattungen hohe Werte auf. Im Übrigen: Nach der Gong/EMNID-Studie nutzen 22 Prozent der Deutschen das Internet als Informationsquelle zum Themenkomplex Gesundheit. Bei der psychonomics-Studie, ein Jahr zuvor, waren es lediglich 6 Prozent.

Trotz dieser herausragenden Rolle des Arztes als erste Adresse bei Fragen zur Gesundheit verlässt sich ein beachtlicher Teil der Bevölkerung auf sich selbst. Die seit 1978 in längeren Zeitintervallen im Auftrag des Bundesverbandes der Arzneimittelhersteller (BAH) durchgeführte Allensbach-Befragung über die Einstellung der Bevölkerung zu Naturheilmitteln lässt erkennen, dass über die Jahre eine zunehmende Tendenz, bei leichteren Erkrankungen und Befindlichkeitsstörungen nicht sofort zum Arzt zu gehen, festzustellen ist. Waren 1978 erst 44 Prozent der (westdeutschen) Bevölkerung dieser Meinung, so stimmten 2002 schon 62 Prozent dieser Position zu („Naturheilmittel 2002", Allensbach/ BAH, 2002[8]). Nach der psychonomics-Studie hingegen gehen 55 Prozent der Deutschen zum Arzt, wenn sie sich unwohl fühlen oder glauben, krank zu werden.

11.4.2 Die Rolle der über 50-Jährigen

Experten sind sich einig: Die Bevölkerung ab 50 ist gerade für freiverkäufliche Gesundheitsprodukte ein wichtiges, wenn nicht sogar das wichtigste Zielpublikum. Nachfolgend werden daher einige Kennzahlen zu dieser Zielgruppe (hier „die Älteren" genannt) aus der aktuellen Gong/EMNID-Studie kurz referiert:

Die Älteren würden selbst bei steigenden Lebenshaltungskosten nicht an der Gesundheit sparen wollen. Das sagen immerhin 91 Prozent dieser Bevölkerungsgruppe; insgesamt wollen das immerhin 85 Prozent der Gesamtbevölkerung auch nicht. Während im Durchschnitt der Deutsche 17,60 € monatlich für OTC-Produkte in der Apotheke ausgibt, kaufen die Älteren für 22,70 € solche Medikamente beim Apotheker. Vier Prozent dieser Gruppe geben sogar monatlich mehr als 50 € aus. Hinzu kommt, dass die Älteren nochmals monatlich für 18,10 € freiverkäufliche Medikamente in „anderen Einkaufsstätten", also Drogerien, Supermärkten usw., erstehen (Bevölkerungsdurchschnitt: 14,50 €). Zusammen genommen kaufen die Menschen ab 50 für rund 41 € im Monat OTC-Produkte.

Ein wichtiger Grund für dieses bemerkenswerte Faktum ist der problemlose Zugang zu diesen Produkten. Fast 40 Prozent der Älteren bevorzugen OTC-Produkte, weil nicht jedes Mal ein Arztbesuch nötig ist, auch Kostengründe werden dabei angeführt. Positiv zugunsten dieser Produktgruppe wirkt sich aus, dass OTC-Produkte von der Hälfte der Bevölkerung als genauso wirkungsvoll angesehen werden wie rezeptpflichtige Medikamente. Bemerkenswert ist auch, dass die Älteren ein besonderes Markenbewusstsein entwickelt haben: 41 Prozent halten den Namen eines bekannten Herstellers für ein wichtiges Kriterium beim Kauf von freiverkäuflichen Produkten (Bevölkerungsdurchschnitt: 34 Prozent).

11.4.3 Frauen: Die „Gesundheitsminister" der Familie

Frauen aller Altersgruppen haben ein besonderes Verhältnis zu Gesundheit, Wellness und Fitness. Auch das zeigt sich in allen Verbraucherstudien eindeutig. Sie gelten als die „Gesundheitsminister" in der Familie. Frauen bitten häufiger den Arzt bzw. Apotheker um Rat bei medizinischen Fragen als Männer (Gesundheitstypologie, 2002).

Frauen haben eine höhere Affinität zu Naturheilmitteln als Männer (Naturheilmittel 2002). Sie sind stärker an Informationen über neue pharmazeutische Produkte interessiert. Halten sich für deutlich besser über medizinische Sachverhalte informiert als die männliche Spezies, und für mehr als die Hälfte aller Frauen trifft die Aussage, an der Entscheidung über den Kauf von rezeptfreien Medikamenten im eigenen Haushalt beteiligt zu sein, „voll und ganz zu" (Gesundheitstypologie, 2002).

11.4.4 Vielschichtig und vielseitig interessiert

Auch wenn die Studien wegen unterschiedlicher Fragestellungen nicht direkt miteinander vergleichbar sind, so ergibt sich doch, dass erstens die Bevölkerung ein starkes Interesse am Thema Gesundheit hat, dass zweitens der Arzt an erster Stelle steht, wenn man sich über Gesundheitsfragen erkundigt, dass in diesem Zusammenhang die Rolle des Apothekers weniger dominant erkennbar ist; er muss doch sichtlich konkurrieren mit „Medien“ und „Freundeskreis“ bzw. „Familie“. Als drittes kann festgestellt werden, dass sofortiger ärztlicher Rat bei leichten Erkrankungen und Befindlichkeitsstörungen über die Jahre hinweg als weniger zwingend erachtet wird, und dass die Frauen und die ältere Bevölkerung eine besondere Affinität zu Gesundheitsthemen aufweisen. Die Tatsache, dass der Arzt nicht mehr sofort bei Unwohlsein oder leichter Erkrankung aufgesucht wird, ist bei aller gebotenen Zurückhaltung sicherlich Ergebnis und Auswirkung eines insgesamt gestiegenen Wissens über Gesundheit. Die Einstellung, selbst klar zu kommen, verbunden mit der gestiegenen Bereitschaft zur Selbstmedikation, bedeutet für Healthcare-Unternehmen gleichzeitig eine Chance, durch entsprechendes Engagement eine hohe Awareness beim Verbraucher erzielen zu können.

11.5 Die Kommunikationskanäle

Wer sich Klarheit über „seine“ Zielgruppe verschafft hat, sollte dann mit der Entscheidung über die einzusetzenden Medien relativ schnell zu einem Ergebnis kommen. Es liegt auf der Hand, dass die Medien, die von der Zielgruppe intensiv genutzt werden, auch die Zielmedien in der Umsetzung sein müssen. Auch hier empfiehlt es sich, auf den Rat von Fachleuten, sprich Media-Agenturen, zu hören – abgesehen davon, dass die Schaltung von Anzeigen in den Medien bzw. die Streuung von redaktionellen Informationen auch nicht mit links erledigt werden kann.

11.5.1 Die Rolle der Redaktionen

Es soll immer noch vorkommen, dass der Chef eines Unternehmens ungehalten gegenüber seinem Verantwortlichen in der Abteilung für Presse- und Öffentlichkeitsarbeit reagiert, weil die Unternehmensinformation, die hausintern zahlreiche Prüfungen durchlaufen hat und bei der jedes Wort und Komma wohl abgewogen ist, nicht in dem vorgegebenen Umfang und dann auch noch sprachlich und inhaltlich verändert publiziert worden ist. Wer gegen diesen (notwendigen) Transformations- und Selektionsprozess durch die Redaktionen der Medien etwas hat, muss sich eben ausschließlich auf bezahlte Werbekommunikation verlassen. Aber gerade in dem erklärungsbedürftigen Bereich der Healthcare-Produkte wird man mit Werbung allein nicht den Erfolg einfahren, den andere, die die gesamte Klaviatur zu spielen gelernt haben, vorzeigen können. Und das starke Interesse der Bevölkerung an Gesundheitsthemen legt zudem nahe, sich des Instrumentes einer fachlich gut aufbereiteten Pressearbeit bzw.

im weiteren Sinne der Instrumente der Public Relations nachhaltig zu bedienen. Erschwerend kommt hinzu, dass – wie schon angedeutet – auf diesem Gebiet bestimmte gesetzliche Rahmenbedingungen zusätzlich berücksichtigt werden müssen, auf die später noch näher eingegangen wird.

11.5.2 Print - TV - Radio – die ausgewogene Mischung macht's

Der Produktmanager, der über die Verteilung seiner knappen Mittel, beim Einsatz der verschiedenen Medienkanäle entscheiden muss, hat es nicht leicht. Redet er mit einem TV-Vermarkter, bekommt er hervorragende Resonanz- und Awareness-Noten mitgeteilt, spricht er mit Print-Fachleuten, passiert ihm das gleiche. Und die Rundfunk-Experten setzen dann noch einen oben drauf.

Wenn es um die Verteilung der Werbe-Spendings geht, hat TV eindeutig die Nase vorn. Im Jahr 2002 flossen fast 55 Prozent aller Werbeaufwendungen in der Publikumswerbung (keine ärztliche Fachanzeigen) den Fernsehanstalten zu, rund 38 Prozent kamen den Zeitschriften-Verlagen zugute. Dann folgten mit großem Abstand die Zeitungen (4 Prozent), und der Hörfunk konnte sich nur 1,6 Prozent aus dem Werbekuchen herausschneiden (Nielsen Media Research, 2003[9]). Nebenbei: Die TV-Werbung hatte nicht immer die Nase vorn. Bis 1994 lagen die Publikumszeitschriften an erster Stelle; erst ab 1995 wendete sich das Blatt zugunsten des Fernsehens.

Über die Vorteile der einzelnen Mediengattungen braucht nicht viel gesagt zu werden; Fach-Agenturen leisten die Details im Rahmen ihrer Dienstleistung. Summarisch sei der Vollständigkeit halber aufgelistet: Fernsehen schafft durch die Verbindung von bewegtem Bild und Ton den höchsten Aufmerksamkeitswert. „Mit keinem anderen Medium können so schnell so hohe Reichweiten erzielt werden wie mit TV" (Euchenhofer 2003[10]). Deswegen wird TV-Werbung zur schnellen, direkten Penetration einer (neuen Produkt-) Botschaft benutzt. Auf Grund der relativ hohen Glaubwürdigkeit, die TV in der Durchschnittsbevölkerung genießt, gewinnt Public Relations via TV zunehmend an Bedeutung. „Kein Sender kann es sich heute noch leisten, auf den Gesundheitsmarkt, auf Selbstmedikation, Wellness und Fitness zu verzichten" (Brückner 2003[11]). Auch hier muss davor gewarnt werden, PR via TV mit Bordmitteln bestreiten zu wollen. Die prinzipielle Unabhängigkeit der Redaktionen verlangt hier ein mediengerechtes, journalistisch orientiertes Vorgehen. Spezialagenturen haben das Know-how, wie man erfolgreich sein kann, ohne sich wie ein Elefant im Porzellan-Laden zu bewegen. Das gilt zwar nicht nur für TV, aber in dieser Mediengattung ganz besonders.

Print-Titel gelten grundsätzlich als das probate Medium vor allem dann, wenn erklärungsbedürftige Themen anstehen. Der Anzeige kommt in dieser Medien-Gattung vornehmlich die Reminder-Funktion, die schnelle, Aufmerksamkeit erzeugende Information zu. Durch den hohen Bedarf an gesundheitsrelevanten

Themen in Zeitungs- und Zeitschriften-Redaktionen haben hier sauber und journalistisch aufbereitete PR-Informationen ihren bevorzugten Einsatzort. Das Medium Radio bietet nur in Randbereichen Platz für redaktionell aufbereitete PR-Informationen; in der Regel handelt es sich bei diesem Medium um Werbe-Kommunikation. Für Media-Fachleute besitzt Radio im Rahmen der Gesundheitskommunikation keinen hohen Stellenwert, wie ja auch das Volumen der Werbe-Spendings nahe legt. Radio gilt als flüchtiges, als „Nebenbei-Medium". Nur Funk-Werbung funktioniert in der Regel nicht; denn eine Werbe-Botschaft muss sich im Kopf des Zielpartners mit einem Bild verbinden. Nur wenn dieses „Bild" anderswo – z. B. im Fernsehen oder in einer Zeitschrift – vorgegeben wurde und sich im Kopf des Verbrauchers festgesetzt hat, macht Radio-Kommunikation Sinn. Denn die tägliche Nutzungsdauer des Radios liegt im Bundesdurchschnitt mit rund 202 Minuten pro Tag nur knapp hinter dem Fernsehen mit 215 Minuten (Bayerischer Rundfunk, 2003[12]). Diese immense Radionutzungszeit macht deutlich, dass dieses Medium im Hintergrund, sozusagen als Dauerberieselung, läuft. Und in dieser Situation mit Werbebotschaften an Botschaften anderen Orts anzuknüpfen, macht dann wiederum Sinn. Deswegen gilt gerade für das Medium Radio: die richtige Kombination, der Media-Mix, ist für eine erfolgreiche Kommunikationsstrategie entscheidend. Das Markt- und Marketingforschungs-Unternehmen der öffentlichen Radio-Sender, die ARD-Werbung Sales & Services, weist darum auch in ihrer aktuellen Studie „WerbeWirkungsWeise" nach, dass die Kombination mit anderen Medien je nach Radio-Anteil beachtliche Zuwächse beim Kampagnenerfolg zeitigt. Trimediale Kampagnen unter Einsatz von TV, Print und Radio erreichen dabei mit 12,7 Durchschnittskontakten die höchsten Werte (vgl. Pharma Relations, 2003[13]).

11.5.3 Die Vielfalt der Print-Titel

Die Entscheidung, welche Print-Medien eingesetzt werden sollen, ist wegen ihrer immensen Anzahl nicht ganz so einfach. Immerhin existierten 2002 in Deutschland 385 Zeitungstitel, 1.292 Anzeigen-Titel, 831 Publikumszeitschriften. Ihnen machten 133 TV-Programme (einschließlich regionale und lokale Sender), 274 Hörfunkprogramme, 395 Online-Angebote (IVW-geprüft) und 389.773 Großflächen in der Außenwerbung Konkurrenz (ZAW Jahrbuch, 2003[14]). Wer sich auf Print-Titel konzentriert, diese entsprechend seiner Zielgruppe exakt auswählt, kann nie falsch liegen. So erreicht die „Welt am Sonntag" rund 1,9 Millionen Bundesbürger oder 1,8 Prozent der erwachsenen Bevölkerung, die wöchentlich erscheinende „TV Sehen und Hören" 3,35 Millionen Menschen oder 5,2 Prozent der Bevölkerung, das wöchentliche TV-und Radio-Supplement „prisma" 8,51 Millionen oder 13,2 Prozent, „die aktuelle" meldet 1,7 Millionen Leser, somit 2,6 Prozent der Bevölkerung, „Brigitte" 4,3 Millionen (6,7 Prozent), die Apotheken-Kundenzeitschrift „Apotheken-Umschau" gar 11,2 Millionen oder 17,3 Prozent und schließlich „Fit for Fun" werden von 2,1 Millionen Menschen bzw. 3,2 Prozent gelesen (AWA 2003[15]). Das wären nach dieser fast wahllos zusammengestellten Gruppe allein im Zeitraum von gut einem Monat rund 43 Millionen Menschen – bunt gemischt zwar, aber ein ordentlicher Querschnitt durch die deutsche Bevölkerung.

Auch wenn keine Media-Agentur einen solchen Belegungsplan vorlegen dürfte, zeigt die Auflistung vor allem eines: Je nach Zielgruppe findet sich im deutschen Blätterwald auf jeden Fall die geeignete Print-Gruppe. Nicht von ungefähr verbuchten die Publikumszeitschriften im ersten Quartal 2003 rund 36 Prozent aller Werbeaufträge der Pharma-Industrie auf ihrem Konto (Nielsen Media Research). Hervorzuheben ist die so genannte Frauen-Presse, auch Yellow-Press genannt. „die aktuelle" beispielsweise finanziert ihr Gesamtanzeigenaufkommen zwischen 55 und 60 Prozent aus dem Gesundheitsbereich. Nicht ganz so hoch liegt der Gesundheitsanteil im Werbeaufkommen bei der „Frau im Spiegel", und die Größte in dieser Gruppe, die „Bild der Frau", erreicht durchschnittlich beachtliche 25 Prozent. Das hat natürlich Gründe: Der vorrangigste ist die Leserschaft selbst, der nicht minder entscheidende ist, dass Frauen-Titel auch einen starken redaktionellen Gesundheitsteil bieten. Zwischen sieben und zehn Seiten bezogen auf den Redaktionsteil beschäftigen sich mit Gesundheitsthemen.

Innerhalb der Print-Medien gibt es eine Gattung, die viel zu geringe Beachtung als Zielmedium in der Gesundheitskommunikation findet – trotz erstaunlicher Medienwerte gerade mit Blick auf das vorliegende Thema. Das ist die so genannte konfessionelle Presse, also die katholische und evangelische Bistums- und Kirchengemeinde-Presse. Diese Gruppe – repräsentiert von der genossenschaftlich strukturierten Konpress eG (Recklinghausen) – weist den höchsten Werbekontakt-Wert aller wöchentlichen Zeitschriften (MA-2003-Titel) auf. Mit 86,1 Prozent (so viele Leser registrieren eine Anzeigenseite) liegt dieser Wert gleich hoch mit der BILD-Zeitung. Hinzu kommt, dass die Leserstruktur in allen wichtigen Kategorien, wie Interesse am Thema, Haushaltseinkommen, Lesedauer, hervorragende Werte aufweist. Das erlaubt, diese Print-Gruppe als ein geradezu ideales Ergänzungsmedium im Rahmen eines Media-Mixes zu bezeichnen – und als ein preiswertes darüber hinaus.

Damit ist das Stichwort gefallen, um in dieser Auflistung von imposanten Fakten kurz auf ein entscheidendes Kriterium zu sprechen zu kommen, auf die Kosten nämlich. Bleiben wir bei der konfessionellen Presse. Hier kostet eine 1/1 Seite (eine ganze Seite) vierfarbig, geschaltet im Paderborner Bistumsblatt „Der Dom", rund 2.980 € bei einer verkauften Auflage von rund 60.000 und einer Reichweite von 120.000 Lesern. Eine ganze vierfarbige Anzeige in der größten Apotheken-Kundenzeitschrift „Apotheken Umschau" (Ausgabe A) mit 3,1 Millionen verkaufter Auflage kostet rund 50.360 €. Die „Apotheken Umschau" erreicht 11,2 Millionen Leser. Das Beispiel „die aktuelle": 9.328 € bei 514.500 verkaufter Auflage. Schließlich Fernsehen: Bei Sat1 müssen für einen 15-Sekunden-Spot im Vorabendprogramm (zwischen 17 und 20 Uhr, geschaltet im Monat Oktober) durchschnittlich 7.690 € bezahlt werden (wobei hier innerhalb dieses Zeitblocks unterschiedliche Preise je nach exakter Schaltzeit bzw. je nach der Nähe zu einem bestimmten Sendeformat zu Buche schlagen). Sat1 erreicht im Beispiel durchschnittlich 1,1 Millionen Zuschauer (Frauen: 0,8 Millionen).

Stellt sich die Frage: Welche Maßnahme ist kosteneffektiv, welche ist preiswert? Hierbei bedient man sich in der Regel des so genannten Tausender-Kontakt-Preises. Er gibt an, wie viel investiert werden muss, um 1.000 Kontakte in einem bestimmten Medium zu erreichen. Die Bezugsbasis ist die Reichweite. Bei den vier Beispielen lautet der Tausender-Kontakt-Preis:

- Der Dom 24,83 €
- Sat1 11,70 €
- die aktuelle 5,37 €
- Apotheken Umschau 4,51 €

Damit relativieren sich zwar die Gesamtbeträge deutlich (wobei die Produktionskosten, die zum Schaltpreis noch hinzukommen, einmal unberücksichtigt bleiben sollen). Nicht immer ist die Faustregel richtig: Für viel Geld werden auch viele Menschen erreicht. Letztlich wird die Höhe des zur Verfügung stehenden Etats in absoluten Euro-Beträgen mitentscheidend sein. Wer weniger Geld im Kommunikationstopf zur Verfügung hat, kann auch nur kleinere Sprünge tun. Das erfordert eine sehr genaue Beschäftigung mit Zielgruppen und Zielmedien. So gesehen kann „Der Dom", weil er für ein bestimmtes Produkt genau die richtige Zielgruppe erreicht, trotz des ungünstigen Tausender-Preises durchaus interessant sein.

Zur Abrundung dieses Kapitels seien nachfolgend einige wichtige Begriffe aus der Media-Forschung kurz erläutert (nach LA MED, 2003[16]).

Copy-Test

Testverfahren, bei dem unter Vorlage einer Zeitung, Zeitschrift oder auch Anzeige(n) der Wieder erkennungswert, Feststellungen über die Nutzung, allgemeine und spezielle Beurteilungen und Einstellungen erhoben werden. Speziell in der redaktionellen Forschung und bei Anzeigentests ist dies ein Befragungsablauf, bei welchem dem Leser ein Exemplar der zu testenden Zeitung vorgelegt wird, er dieses durchblättert und angibt, welche Beiträge und/oder Anzeigen er gelesen/gesehen hat und welche nicht. Der Copy-Test kann u.a. auch in Verbindung mit einer Stichbefragung zur Ermittlung der durchschnittlichen Seiten- bzw. Doppelseiten-Nutzung verwendet werden.

Leser pro Ausgabe (LpA)

Bezeichnet die Leserschaft einer durchschnittlichen Ausgabe einer Zeitschrift. Im Gegensatz zum erhobenen Leser pro Nummer (LpN) wird der LpA jedoch aufgrund der Nutzungswahrscheinlichkeit und der LpN-Information errechnet.

Leser pro Exemplar (LpE)

Anzahl der Personen, die das gleiche Exemplar einer Zeitung oder Zeitschrift lesen. Der LpE wird nicht direkt erhoben, sondern ist eine rechnerische Größe und ergibt sich aus: Leser pro Ausgabe geteilt durch verbreitete Inlands-Auflage.

Leser pro Nummer (LpN)

Gesamtzahl der Personen, welche eine durchschnittliche Ausgabe einer Zeitschrift lesen oder durchblättern. Damit ist rein quantitativ die Chance definiert, dass Werbung in einer Ausgabe einer Zeitschrift Kontakte einsammelt. Der LpN wird ermittelt durch die Feststellung des letzten Lesevorgangs. Der LpN gibt keine Auskunft darüber, ob es während des Erscheinungsintervalls zu einem oder mehreren Lesevorgängen kommt.

Netto-Reichweite

Anzahl der Personen, die von einer Werbeträger-Kombination mindestens einmal erreicht werden. Dabei werden Doppel- und Mehrfachkontakte nicht berücksichtigt. In die Berechnung der Netto-Reichweite geht jede Person nur einmal ein, egal wie viele Kontakte auf sie entfallen.

Nielsen-Gebiete

Nielsen 1	Schleswig-Holstein, Hamburg, Bremen, Niedersachsen
Nielsen 2	Nordrhein-Westfalen
Nielsen 3a	Hessen, Rheinland-Pfalz, Saarland
Nielsen 3b	Baden-Württemberg
Nielsen 4	Bayern
Nielsen 5a	Berlin (West)
Nielsen 5b	Berlin (Ost)
Nielsen 6	Mecklenburg-Vorpommern, Brandenburg, Sachsen-Anhalt
Nielsen 7	Thüringen, Sachsen

Reichweite

Ist der Anteil der Zielpersonen, der von einem Werbeträger oder einer Werbeträgerkombination bei einer oder mehreren Belegungen mindestens einmal erreicht wird. Da bei mehrfacher Einschaltung der Medien pro Person mehrere Kontakte anfallen, ist es üblich, mittels Response-Funktion eine wirksame Reichweite zu definieren. So werden die Personen fixiert, die im Sinn des Werbezieles eine genügend große Kontaktdosis erhalten.

Share of Advertising (SoA)

Anteil der Werbekosten der Eigenmarke an den Gesamtkosten des Produktfeldes.

Share of Mind (SoM)

Anteil der Werbekontakte der Eigenmarke an den Gesamtkontakten des Produktfeldes - je Zielperson berechnet; dann werden die Anteile aller Zielpersonen addiert und auf alle Zielpersonen prozentuiert. Share of Mind ist also ein Maß für den durchschnittlichen, individuellen, relativen Werbedruck.

Share of Voice (SoV)

Anteil der Werbekontakte der Eigenmarke an den Gesamtkontakten des Produktfeldes. Dabei werden zunächst die Kontaktsummen der Marken über sämtliche Zielpersonen, dann der Kontaktanteil berechnet. Share of Voice stellt also nicht die Kontaktanteile pro Zielperson fest, sondern berechnet nur die Gesamtkontaktmenge der Marken.

Werbedruck

Ausmaß der Konfrontation mit Werbemitteln. Die Messung erfolgt entweder durch Befragung (subjektiv) oder durch Feststellung des Volumens bzw. finanziellen Aufwandes der Werbemaßnahmen innerhalb eines bestimmten Zeitraumes. Der Werbedruck variiert nach Medien und Media-Konsumgruppen erheblich. Eine Berücksichtigung des Konkurrenzwerbedrucks auf die eigenen Maßnahmen ist media-analytisch mit dem Programm Share of Mind möglich.

Werbeerfolgskontrolle

Messung der Werbewirkung, d.h. also meist von Veränderungen in den Verbrauchereinstellungen oder unmittelbar von Absatzsteigerungen aufgrund von Werbemaßnahmen. Die Werbeerfolgskontrolle ist in ihrer Aussagekraft außerordentlich problematisch, da die meisten messbaren Veränderungen von sehr vielen Faktoren beeinflusst werden, die sich bei der Messung noch nicht genügend trennen lassen. Das hat zur Folge, dass es meist sehr schwierig ist, den Werbeerfolg auf eindeutige, isolierte Faktoren zurückzuführen. Dazu gehört auch die mangelnde Möglichkeit, die Einflüsse von Werbeträger und Werbemittel exakt zu trennen.

Werbemittelkontakt

Die großen Media-Analysen definieren und erheben bisher vereinbarungsgemäß Werbeträgerreichweiten, bei Printmedien bezeichnet als Leser pro Ausgabe (LpA). Diese Reichweite einer Zeitschrift umfasst Personen, die eine Ausgabe eines Titels im Erscheinungszeitraum gelesen oder durchgeblättert haben. Offen bleibt dabei, wie hoch die tatsächliche Kontaktchance einer Anzeige ist, also die Reichweite des Werbemittelkontaktes. Diese wesentlichen Faktoren für die Effizienz einer Anzeigenwerbung wurden erstmalig 1990 in einer Parallelwelle der AG.MA und in der VA erhoben und ausgewiesen (Werbemittelkontaktforschung). Inzwischen gehört der Werbemittelkontakt zum jährlich erhobenen Datenbestand der MA. Aufgrund der vereinbarten Konvention ergab sich folgende Definition der Werbemittelkontaktchance: "Die Wahrscheinlichkeit, eine durchschnittliche Seite in einer durchschnittlichen Ausgabe aufzuschlagen, um darauf etwas anzusehen oder zu lesen."

Werbewirkung

Globale Bezeichnung für das, was Werbung bewirkt. Untersuchungen über die Werbewirkungen setzen voraus, dass über solche globalen Bezeichnungen hinaus klar definiert wird, was als Wirkung vorausgesetzt wird, z.B. Imageveränderungen, Kauf oder Kaufabsicht usw. Insofern ist die Werbewirkung zu definieren als das Ausmaß, in welchem die Werbebotschaft richtig und vollständig an den Empfänger gelangt. In dieser Werbewirkung mischen sich Einflüsse des Werbeträgers und des Werbemittels. Die Analyse dieser Einflussfaktoren ist im Ergebnis immer noch problematisch (Werbeerfolgskontrolle, Werbedosis).

11.6 Das Internet

Das Internet als zukunftsträchtiges Medium sowohl für die Fach- wie für die Laien-Kommunikation darf in dieser Abhandlung nicht fehlen. Die neu erstarkte Rolle von DTC in Deutschland ist nach Experteneinschätzung wesentlich auch auf die von Jahr zu Jahr steigende Internet-Nutzung zurückzuführen. Es ist sicher nicht verkehrt anzunehmen, dass ohne das weltweite Netzwerk und die damit verbundene Möglichkeit, sich (fast) jede Information zu beschaffen, die Bereitschaft von Unternehmen und Verbänden, sich dieses Informationsinstrumentes nicht nur schlicht zu bedienen, sondern ihm eine besondere Rolle in ihren Kommunikationsanstrengungen einzuräumen, weniger stark entwickelt hätte. In der Fachkommunikation ist das Internet zum Beispiel für ort- und zeitungebundene Fortbildung nicht mehr weg zu denken. Nach der LA-MED hat sich die Bereitschaft, Informationen online zu beschaffen, innerhalb eines Jahres deutlich erhöht. Nach den Ergebnissen der LA-MED 2003 nutzen 38,6 Prozent der Ärzte dieses Medium. Ein Jahr zuvor waren es 35,8 und im Jahr 2000 sogar erst 30,5 Prozent der niedergelassenen Praktiker, Allgemeinärzte und Internisten (LA-MED, 2003[17]). Diese Entwicklung zeichnet sich genauso eindrucksvoll in der Internet-Nutzung durch die Bevölkerung ab. Nach der AWA 2003 nutzen 56 Prozent der Bevölkerung das Internet (2002: 46 Prozent; 2001: 40 Prozent). Bei der jüngeren Bevölkerung (14 bis 19 Jahre) sind es sogar 73,3 Prozent. Das Allensbacher Meinungsforschungsinstitut gibt monatlich 6,7 Millionen Informationsabrufe zum Thema Gesundheit bundesweit an, ein Jahr zuvor waren es 5 Millionen. Interessant in diesem Zusammenhang auch die Frage, worauf man achten würde, wenn ein bestimmtes Thema interessiere. Zwar liegen hier die klassischen Medien Fernsehen (73 Prozent), Zeitungen (58 Prozent) und Zeitschriften (44 Prozent) noch vorne. Doch das Internet wird in diesem Zusammenhang von 34 Prozent der Bevölkerung als Ort genannt, wo man nach Informationen suchen würde. 1999 waren das erst neun Prozent der Bevölkerung (AWA 2003[18]). Nach ACTA 2002 würden in den nächsten fünf bis zehn Jahren 16 Prozent der Bevölkerung weniger gleich zum Arzt gehen, sondern sich zuerst im Internet informieren wollen. Nach der gleichen Studie hat vor allem der Frauenanteil unter den Internet-Nutzern massiv zugenommen: 55 Prozent der Frauen nutzen seit einem Jahr das Internet, seit fünf Jahren nutzen lediglich 25 Prozent dieses Medium. Das Thema „Gesundheit" hat von mehreren Themengruppen den stärksten Interessentenzuwachs. 54 Prozent geben an, besonderes Interesse an „Gesundheit" zu haben. Für „Urlaub und Reisen" beispielsweise haben „nur" 51 Prozent dotiert (ACTA 2002[19]).

Diese Zahlen belegen eindrucksvoll, dass das Internet in der Massenkommunikation heute seinen festen Platz erobert hat. Die Vorteile liegen vor allem in der schnellen und umfassenden Informationsvermittlung. Unter Berücksichtigung der einschlägigen gesetzlichen Rahmenbedingungen ist es jedem Internet-Anbieter unbenommen, die Informationen ins Netz zu stellen, die für ihn wichtig sind. Besondere Tools erlauben es zudem, die Zugriffe via Suchmaschinen auf das eigene Portal zu optimieren. Je breiter sich das Informationsangebot im Sinne einer verständlichen und sachlich-korrekten Darstellung, zum Beispiel bestimmter Krankheitsbilder, gestaltet und je klarer und übersichtlicher die Navigation ist, um so größer ist die Chance, dass sich ein User nicht nur einmal in ein bestimmtes Internet-Angebot einklinkt.

11.7 Die gesetzlichen Rahmenbedingungen

Es ist schon mehrmals angeklungen: In der Kommunikation zu Gesundheitsthemen darf nicht jeder so, wie er will. Der Gesetzgeber hat vor dem Hintergrund eines besonderen Schutzbedürfnisses der Bevölkerung vor Informationen zu Gesundheitsfragen, deren Wahrheitsgehalt und vor allem deren Auswirkungen auf die Gesundheit der Einzelne als Laie nicht überprüfen und einschätzen kann, hohe Hürden in der Kommunikation aufgestellt. Wichtigstes Regelwerk ist das Heilmittelwerbegesetz (HWG). Es wurde 1978 verabschiedet und danach mehrmals novelliert. Das Gesetz betont in § 3 ausdrücklich das Verbot irreführender bzw. unwahrer Werbung und verbietet in § 3 a generell die Werbung für verschreibungspflichtige Arzneimittel außerhalb der Fachebene; nicht beworben werden dürfen auch Arzneimittel, die gegen Schlaflosigkeit und bei psychischen Störungen helfen, auch wenn sie nicht verschreibungspflichtig sind. Wichtig sind die §§ 6 bis 12. In diesen Paragraphen wird beispielsweise verboten, mit Gutachten oder wissenschaftlichen Aussagen zu werben, und es wird untersagt, Personen in ärztlicher Kleidung zu zeigen. Verboten sind so genannte „Erfolge", „Vorher-Nachher"-Vergleiche, Dank-Aussagen. Es dürfen keine Warenproben an Nicht-Ärzte ausgegeben werden. Letztere dürfen nur Proben erhalten, die in der Praxis eingesetzt werden können. § 9 formuliert ein striktes Verbot für Werbung unter Bezugnahme auf Krankheiten, deren Erkennung bzw. Linderung. Ausgenommen sind Verfahren und Behandlungen in Heilbädern und Kurorten. Für den OTC-Bereich – namentlich Nahrungsergänzungsmittel, Mineralien, Vitamine – ist zusätzlich das Lebensmittel- und Bedarfsgegenständegesetz (LMBG) wichtig. Hier ist vor allem auf den § 18 hinzuweisen, der untersagt, Produkte, die den Lebensmitteln zugerechnet werden, gesundheitsfördernde und krankheitslindernde Eigenschaften zuzuordnen. Auch wird verboten, Aussagen durch Dritte, „Vorher-Nachher" -Vergleiche, Personen mit für Heilberufe typischer Berufsbekleidung usw. zu publizieren. Nicht minder bedeutsam ist der § 17, der den Schutz vor Täuschung bekräftigt. Produkte, die keine Lebensmittel sind, dürfen nicht als solche bezeichnet werden. Hier spielen die Aufmachung, die Zusammensetzung, die Zusatzstoffe, die Produktaussagen sowie ihre Nachweisbarkeit u.ä. eine besondere Rolle. Im § 17 heißt es auch, dass die Gestaltung der Verpackung oder des Produktes verboten ist, wenn sie zur Verwechslung mit einem Arzneimittel führen kann bzw. wenn bewusst darauf abgestellt wird.

Auf europäischer Ebene ist Richtlinie 92/28/EWG vom 31.03.1992 zu nennen, die mittlerweile auch fortgeschrieben ist, bzw. seit Jahren etwas liberalisierter ausgestaltet werden soll. In Kapitel II wird die „Öffentlichkeitswerbung" geregelt. Das Ergebnis bedeutet für deutsche Verhältnisse keine andere Sachlage, als sie schon durch das deutsche HWG vorgegeben wurde. Erst wenn die seit gut drei Jahren laufenden Anstrengungen Erfolg haben, das strenge Werbeverbot im Hinblick auf so genannte gesundheitsrelevante Aussagen (die Wirkung und die Risiken bestimmter Stoffe) zu lockern und die Realität der Bedürfnislage des Verbrauchers anzupassen, wird das deutsche HWG novellierungsbedürftig bzw. verzichtbar. In diesem Zusammenhang spielen die Gerichte eine wichtige Rolle. Die relative Allgemeinverbindlichkeit der Gesetze führt zwangsläufig zu Auslegungsschwierigkeiten, die durch Gerichtsbeschlüsse präzisiert werden (müssen). Dadurch wird – alles in allem – in der Tendenz eine Rechtssicherheit geschaffen, die für Kommunikationsmaßnahmen eine bessere Planungssicherheit bieten. Bis vor wenigen Jahren galt nach Aussagen von Rechtsexperten die deutsche Gerichtsbarkeit als weitgehend restriktiv. Die Schutzwürdigkeit des Verbrauchers und des Patienten, der als Nichtfachmann bestimmte Aussagen und Zusammenhänge nicht verstehen und erfassen könne, stand danach eindeutig im Vordergrund. Erst in jüngerer Zeit ist eine gewisse Liberalisierung erkennbar, genauer ausgedrückt, der Verbraucher wird stärker in seiner gewachsenen Rolle als eigenverantwortlicher Konsument gesehen, der durch die Kommunikationswirklichkeit gelernt habe, auch mit Werbebotschaften souveräner umzugehen (Vgl. Pharma Relations, 2003[20]). Healthcare-Kommunikation ist und bleibt vor dem rechtlichen Hintergrund eine Gratwanderung. Dafür sorgen auch so genannte Abmahnvereine und Kanzleien, die die Szene professionell beobachten und mit Abmahnungen und Gerichtsverfahren ihr Geld verdienen.

11.8 „Nur Mut"

Wenn es richtig ist, den Healthcare-Markt als Zukunftsmarkt zu bezeichnen, muss die Gesundheitskommunikation bei großen wie kleinen Playern zur Chefsache werden. Die Fallstricke in diesem Kommunikationssegment sind nicht so gewaltig, als dass sie zum Vorwand für abstinentes oder zaghaftes Verhalten im Sinne eines aktiven Kommunikationsangebotes herhalten können. Der Geschäftsführer einer mittelständischen PR-Agentur wird in einem Beitrag über Public Relations in der Pharma-Branche wie folgt zitiert: „Ein Produkt-Manager, die im Jahr nicht 100 Abmahnungen kassiert, ist seinen Job nicht wert." Dieser PR-Fachmann zitiert seinerseits Pharma-Manager im Zusammenhang mit der Bereitschaft, neue Wege zu gehen, neue Impulse zu setzen. Richtig an dieser Aussage ist sicherlich, dass Healthcare-Unternehmen eher in eine Kommunikationsoffensive einsteigen sollten als abzuwarten, bis der Gesetzgeber die bestehenden Schranken gelockert hat. Mehr Mut zu zeigen, im Kommunikationsmarkt aktiv Themenfelder zu besetzen, dabei auch die Erfahrungen aus anderen (Consumer-)Branchen sich zu eigen zu machen – das sind die Pflöcke, die heute eingerammt werden müssen, um im harten Wettbewerb der Zukunft bestehen zu können.

Literatur

1. Nielsen Media Research, 2003
2. nach Pharma Relations, Bonn/Hamburg, Nummer 08/2003
3. Pharma Relations, in Nummer 04/2003, S. 14
4. vgl. Pharma Relations, in Nummer 02/2003, S. 26
5. „Gesundheitspolitik und Arzneimittelversorgung", VFA, Berlin, 2002
6. „Gesundheitstypologie", psychonomics AG, Consodata Marketing Intelligence GmbH, Köln/Planegg, 2002

7. „Selbstmedikation 2000“, Gruner + Jahr/Seven One Media, Market Analysis, Hamburg/Düsseldorf, 2000
8. „Naturheilmittel 2002“, Allensbacher Meinungsforschungs-Institut/BAH, Konstanz/Bonn, 2002
9. Nielsen Media Research, 2003
10. in Pharma Relations, in Nummer 07/2003, S. 12
11. in Pharma Relations, in Nummer 07/2003, S. 13
12. Bay. Rundfunk, München, 2003, nach MA 2002 Radio II
13. vgl. Pharma Relations, in Nummer 07/2003, S. 16
14. „Werbung in Deutschland“, ZAW-Jahrbuch 2003, Bonn
15. AWA 2003, Allensbacher Meinungsforschungsinstitut, Konstanz
16. API-Studie 2003, LA-MED, Köln, 2003
17. AWA 2003
18. ACTA 2002, Allensbacher Meinungsforschungsinstitut, Koblenz, 2002
19. vgl. Pharma Relations, in Nummer 04/ 2003

Autoren

Christof Schumacher

Studium der Kommunikationswissenschaften (Zeitungswissenschaften), Politischen Wissenschaften, Volkswirtschaftlehre an der Ludwigs-Maximilians-Universität in München, Wirtschaftsredakteur beim „Münchener Merkur“, langjähriger Leiter Presse- und Öffentlichkeitsarbeit bei Heilberufsverbänden auf Landes- und Bundesebene, viele Jahre Chefredakteur einer Verbandszeitschrift, Autor zahlreicher gesundheits- und versorgungspolitischer Beiträge in der Verbandspresse von Heilberufsverbänden. Mitautor eines „Handbuches für Öffentlichkeitsarbeit“ bei Heilberufsverbänden, derzeit Leitender Redakteur des Fachmagazins „New Business Pharma Relations“ und Senior Consultant der Fach-PR-Agentur eRelation AG, Bonn.

Peter Stegmaier

Geschäftsführer und Inhaber der Fach-PR-Agentur Public Services und Vorstandsvorsitzender der Fach-PR-Agentur eRelation AG (beide Bonn), Mit-Herausgeber und Chefredakteur von „New Business Pharma Relations“ (Hamburg/Bonn), Autor zahlreicher Fachbücher (Radio-Marketing, Handbuch-PR) sowie Herausgeber des WEKA-Werks „Erfolgreiche Kundenbindung“ und „MarkenVisionen“ (CCC Verlag), zuvor Geschäftsleiter der Kölner Werbeagentur Lüders und davor sechs Jahre Ressortleiter Online-PR und Stellvertretender Chefredakteur der Fachzeitung w&v Werben & Verkaufen.

Kapitel 12

Virtuelles Marketing - Erfolgsfaktor der Zukunft –

Fred Harms, Dorothee Gänshirt

Keywords

- Internet als Basisinstrument
- Innovatives Gesundheitsmanagement
- Customer-Relationship-Management
- Customer-Interaction-Management
- e-Services und Gesundheitsmonitoring
- Interaktive Patienten-Kommunikation
- Health Monitoring
- Patientenbindung

Inhalt

12.1 Internet als Basisinstrument für innovatives Gesundheitsmanagement

Mit Hilfe des Internets ist heute jeder in der Lage, Informationen von Universitäten, Forschungsinstituten und pharmazeutischen Unternehmen abzurufen. Allerdings ist die genaue Anzahl der WWW-Nutzer aufgrund der weitgehend ungeordneten Struktur des Netzes nicht genau zu bestimmen.

Zu Beginn des 21. Jahrhunderts existierten nach einer Umfrage von 'Nua Internet Surveys' ca. 200 Mio. Internet-Anschlüsse, allein 100 Mio. in den USA. Nach verschiedenen Untersuchungen aus den USA wird davon ausgegangen, dass im Jahre 2004 bis zu 600 Millionen Menschen weltweit online sind, davon leben mehr als 30 Prozent in Europa.

Falls diese Entwicklung mit der gleichen Dynamik weiter fortschreitet, werden im Jahre 2005 mehr als 60 Prozent der Bevölkerung das Internet nutzen. Mittelfristig wird der größte Teil der Menschen in der westlichen Welt in der Lage sein, sich sämtliche Informationen zum Verlauf, zur Prognose und zu den therapeutischen Möglichkeiten einer Erkrankung online zu beschaffen (Eysenbach 1998-1999, Deloitte 1999, Kim 1999, DiBiaso 2000, Hill et al. 2000, Bahaguna und Perez 2001, Harms/Drüner 2003).

Dies hat die regulativen und legislativen Institutionen in Europa bewogen, neue Richtlinien zu erlassen, wie mit medizinischen Informationen umzugehen ist. Aus diesem Grund hat die Europäische Kommission für pharmazeutische Angelegenheiten (EC Commission´s Pharmaceutical Committee) den pharmazeutischen Firmen die Möglichkeit eröffnet, ausgewählte Produktinformationen im Internet zu hinterlegen.

Darüber hinaus stellen die Third Party Provider als unabhängige Dienstleister eine neue Gruppe dar, die in ihren webbasierten Angeboten weit über das hinausgehen, was von den medizinischen Fachverbänden als möglich erachtet wird und dem nicht medizinischen „Konsumenten“ von Seiten der medizinischen „Community“ zugebilligt werden soll.

In der Medizin wird das Internet zum entscheidenden Faktor für die uneingeschränkte Informationsweitergabe. Daher führt dieses Medium mittelfristig einen großen Teil der regulatorischen Einschränkungen ad absurdum.

Somit werden nationale Regelwerke langfristig durch das Internet ausgehebelt (Eysenbach 1999, DiBiaso 2000, EG 2000, Hill et al. 2000, Bahaguna und Perez 2001, Harms/Drüner 2003) (Abb. 12.1).

(Abb. 12.1) Webuser in Europa in Millionen

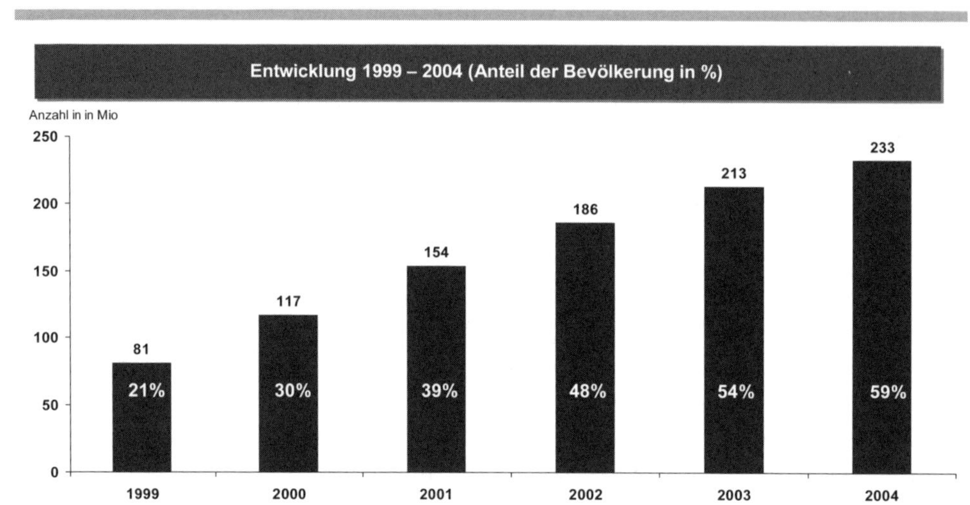

Quelle: IDC 2001/ Harms / Drüner 2003

12.1.1 Internet: Substrat einer neuen Geschäftswelt

Der e-Business-Sektor ist gegenwärtig einer der am stärksten wachsenden Wirtschaftsbereiche. Der Handel mit Waren und Dienstleistungen erzielt jährlich dreistellige Zuwachsraten.

Mit der zweiten Jahreshälfte 2000 begann eine Konsolidierungswelle, die eine Vielzahl von e-Business-Unternehmen der New Economy erfasste und noch weit bis ins Jahr 2004 hineinreichte.

Bei genauer Analyse der betroffenen Unternehmen wird deutlich, dass grundlegende Managementfehler, nicht ausreichend durchdachte Geschäftsmodelle, fehlerhafte Planung und unzureichendes Transformatationsvermögen für Prozesse, Strukturen und Kunden zum Scheitern der Vorhaben führten. Ein Vorgehen, das im klassischen Wirtschaftleben als völlig normal bezeichnet werden kann.

Nach wie vor gilt, dass durch e-Business erhebliche Einspar- und Effizienzsteigerungspotentiale zu erreichen sind, und zwar entlang der gesamten Wertschöpfung, d.h. von der pharmazeutischen Herstellung über den Vertrieb bis hin zur Leistungserbringung in Therapie und Diagnostik.

Die Höhe der Einsparpotentiale wird je nach Autor, Lösungsanbieter und Bereich völlig unterschiedlich beziffert und reicht von 5 bis 70 Prozent. Zusätzlich erfolgt eine Verlagerung und Umschichtung von Wertschöpfungsschritten.

Viele Innovationen, wie beispielsweise Case- und Patienten-Management, Eigen-, Fern- und Compliance-Monitoring werden e-Health-Lösungen überhaupt erst ermöglichen. Was sich allerdings im Laufe der letzten Jahre geändert hat, sind die Vorstellungen über die Realisierungszeiträume und die Sorgfalt mit der e-Business eingeführt werden kann.

Betrachtet man die erfolgreichen Vorhaben der letzten Jahre, so haben sich eine Reihe von Erfolgsfaktoren herauskristallisiert. Für eine nachhaltige Realisierung ist die Transformation von Prozessen und Strukturen bzw. die Integration der Lösungen in das pharmazeutische Tagesgeschäft von entscheidender Bedeutung.

Als unumstritten gilt heute, dass sich für die Gesundheitsindustrie der Gebrauch des Internets zur Vernetzung und Durchführung von Informations- und Geschäftsprozessen zu einer wichtigen Kern-Kompetenz entwickelt hat. Sie wird verstärkt dafür sorgen, dass sich neue, hocheffiziente Vertriebswege und Interaktionsplätze für Informationen, Produkte und Dienstleistungen am Markt etablieren (Brauer 1992, Deloitte 1999, DiBiaso 2000, GfK 2000, Schnurr 2000, Bahaguna und Perez 2001).

In den USA beschäftigen sich mehr als 16.000 Websites mit der medizinischen Versorgung. Seit dem Jahr 2004 ist die Anzahl weltweit auf über 170.000 angewachsen. Alleine in Deutschland sind mehr als 2400 Gesundheitssites abrufbar. Verschiedene Studien zeigen, dass bis zu 70 Millionen Amerikaner das WWW zur Sammlung von Gesundheitsinformationen nutzen. Das sind ca. 75 Prozent der erwachsenen Bevölkerung. Dabei gelangen 70-90 Prozent der Personen subjektiv zu einem adäquaten Wissensgewinn.

Von Interesse ist, dass die Hälfte der Informationssuchenden bereit wären Medikamente, OTC-Produkte, Vitamine und Nahrungsergänzungsmittel über das Internet zu bestellen.

Mittlerweile existieren Dutzende von Studien über das Kaufverhalten im e-Business-Bereich. Interessant ist hierbei, dass die meisten Erhebungen nur Momentaufnahmen aus einem hochdynamischen Umfeld liefern. Die Informationen von heute gehören zum „Datenmüll“ von morgen. Im Zeitalter des WWW setzt sich die Erkenntnis durch, dass sich „Best-Practice“ quartalsweise neu definiert und zum „Moving Target“ avanciert (Deloitte 1999, HON 1999, Europäische Kommission 1999, DiBiaso 2000, GfK 2000, Schurr 2000, Bahaguna und Perez 2001, Harms/Drüner 2003) (Abb. 12.2 - 12.3).

(Abb. 12.2) Geschätzte Anzahl der Internet-User (2002-2003)

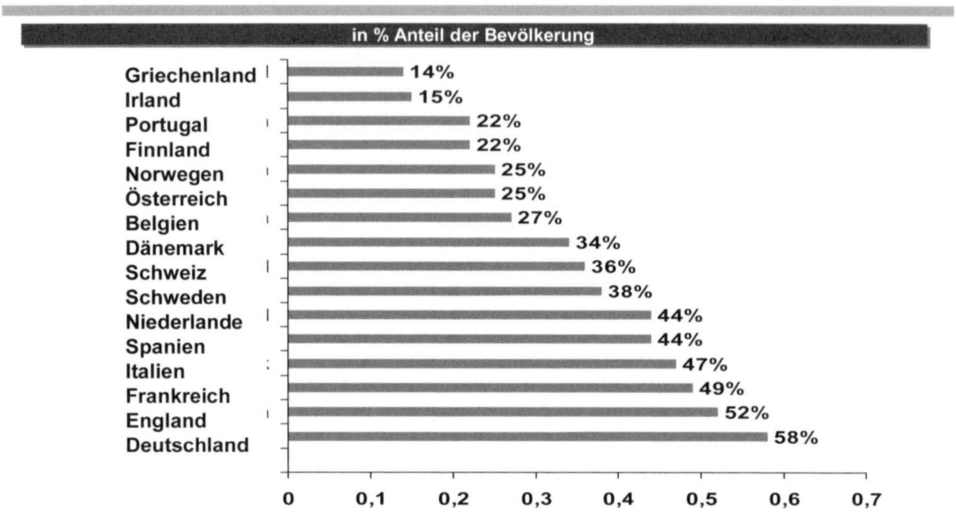

IDC 2000, 2001, PMJ 2003

(Abb. 12.3) Geschätzte Anzahl der Internetanschlüsse (2002-2003)

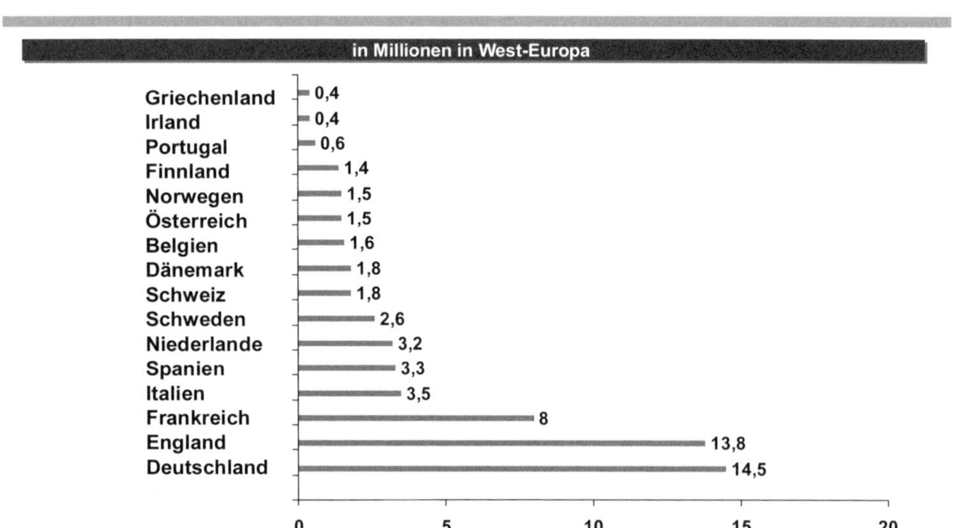

IDC 2000, 2001, PMJ 2003

Angesichts der rasch wachsenden Bedeutung des e-Business stellt sich die Frage nach der zukünftigen Rolle dieses Instrumentes für die Geschäftsprozesse der Gesundheitsindustrie. Vor allem für das Innovative Marketing und die Positionierung neuer Medikamente wird es zum zentralen Element aktiver Kundenbindung. In den USA sind in den letzten Jahren eine Reihe spezialisierter Internet-Unternehmen entstanden. Diese versorgen die verschiedenen Institutionen des Gesundheitswesens mit kundenadaptierten e-Business-Leistungen. Wettbewerbsvorteile werden durch die „Fast Mover" konzentriert und monopolisiert.

Für die Mehrzahl der online vertretenen europäischen Pharmafirmen ist das Internet in erster Linie ein Marketing-Instrument zur Weitergabe undifferenzierter Informationen. Derzeit sind nicht einmal 50 Prozent der Gesundheitsindustrie online. Erst mit nachgeordneter Priorität dient das Internet der Kommunikation. Es ist für weniger als 5 Prozent der Unternehmen ein Interaktionsinstrumentarium zum Management von Kundenbedürfnissen. Der Grund ist darin zu suchen, dass nur wenige Firmen eine konkrete Vorstellung über die Vielfalt der Nutzungsmöglichkeiten im Sinne eines aktiven „Webgeschäftes" haben. Der Wandel der Geschäftsprozesse und die Anpassung der Abläufe an die veränderten Erfordernisse des e-Business-orientierten-Marktes stecken noch in den Anfängen. Eine Studie von Arthur D. Little bestätigt diesen Trend. 91 Prozent der pharmazeutischen Unternehmen gaben an, sich aktiv mit e-Transformation zu beschäftigen. Allerdings messen nur 26 Prozent der Befragten der erfolgreichen Transformation von etablierten Prozessen und Strukturen kurzfristig eine Bedeutung bei. Allerdings sind 53 Prozent der Gesundheitsindustrie der Meinung, dass dieses Feld in den nächsten Jahren eine große Bedeutung erlangt.

Da jeder Wandel auch das „Mitnehmen" von Menschen erfordert, wird sich ähnlich, wie in den USA, die Entwicklung und Etablierung von e-Business-Lösungen verlangsamen. Mittelfristig, das heißt bis in das Jahr 2010, ist der Wandel an die webbasierten Erfordernisse allerdings vollzogen (Brauer 1992, DiBiaso 2000, GfK 2000, Langosch 2000, Schurr 2000, Bahaguna und Perez 2001, Harms/Drüner 2003).

12.1.2 Vom Customer-Relationship- zum Customer-Interaction-Management

Durch die Darstellung in den Medien wird die Medizin zunehmend transparenter. Der Wechsel vom gedruckten Medium hin zum Online-Informationssystem folgt als logische Konsequenz. Die zunehmende Verbreitung eröffnet jedem Benutzer, abgesehen von der Sprachbarriere, das Sammeln hochaktueller Informationen. Was liegt somit näher, als dem Patienten diese Daten am "point of care bzw. point of sale" zu offerieren? Neben der Darstellung des pharmazeutischen Unternehmens wird dem potentiellen Kunden über ein Gesundheitsportal das komplette Leistungsangebot (klinische Studien, innovative Neuentwicklungen, Disease-Management-Konzepte) vermittelt. Vor allem bei chronischen Erkrankungen werden dem Patienten attraktive

Informationen zur Verbesserung seiner Compliance offeriert. Das Behandlungskonzept wird web-basiert diskutiert und die Therapie durch evidenzbasierte Therapierichtlinien optimiert. Das Pharmaunternehmen entwickelt sich vom Pillenproduzenten zum Servicedienstleister komplexer, medizinisch-therapeutischer Leistungen (DiBiaso 2000, Langosch 2000, Bahaguna und Perez 2001, Harms et al. 2001, Harms/Drüner 2003).

Die anhaltende Diskussion um die Qualität und Zuverlässigkeit medizinischer Leistungen, die kritische Einstellung der Patienten gegenüber der Industrie und der steigende Kenntnisstand des „Laien“ führen zu einer veränderten Stellung des Patienten in einem sich ändernden Gesundheitswesen. Somit stellt sich die Frage: Wie können innovative Marketingkonzepte diesen Trend frühzeitig aufnehmen? Mit welchen Instrumenten muss man arbeiten und was kann das Internet zum Aufbau einer konstruktiven e-Beziehung beitragen?

e-Business bietet ungeahnte Möglichkeiten für ein therapeutisches Vertrauensverhältnis. Dabei muss das Unternehmen glaubhaft vertreten, dass es sich als Anbieter einer Leistung versteht, die alle Interessen des Patienten berücksichtigt. Es sollte in Zusammenarbeit mit meinungsbildenden Institutionen indikationsbezogene Entscheidungshilfen aufzeigen. Es gilt, alle Möglichkeiten der digitalen Interactive-Customer-Communication vom Selbstmonitoring, über Distance-Monitoring und 2nd-Opinion bis hin zum Health-Profiling auszunutzen. Gelingt es der Gesundheitsindustrie ein optimal auf den potentiellen Kunden zugeschnittenes e-Business-Modell zu entwickeln, so ist der Einstieg in ein modernes, internetbasiertes und interaktives Patient-Relationship-Management (PRM) gewährleistet.

Hinsichtlich des regulatorischen Rahmens besteht gegenwärtig ein gewisses Vakuum. Aus diesem Grund haben sich eine Reihe gemeinnütziger Einrichtungen mit den Fragen der Informationsqualität auseinandergesetzt und Standards erarbeitet. Vor allem der HON-Code der Health on the Net Foundation verfügt über eine entsprechende Akzeptanz bei den verschiedenen gesellschaftspolitisch relevanten Gremien (HON 1999, Langosch 2000, Bahaguna und Perez 2001, Harms et al. 2001, Harms/Drüner 2003).

12.1.3 e-Services und Gesundheitsmonitoring

Die Akzeptanz und Durchsetzungsfähigkeit von patientenorientierten e-Health-Leistungen setzt voraus, dass emotionale Hindernisse aus dem Weg geräumt werden. Problematisch ist die wachsende Diskussion um das Thema: Daten- und Therapiesicherheit. Hinsichtlich der Sicherheitsparameter webbasierter Gesundheitsserviceleistungen scheinen Bedenken zu bestehen. Primär handelt es sich dabei nicht um Anmerkungen zur Qualität der angebotenen Informationen, sondern um Ressentiments seitens einzelner Interessengruppen. Aus diesem Grund muss bei der Beratung von Patienten über e-Mails oder andere Informationskanäle eine formelle

Zustimmung des einzelnen Patienten (informed-consent) vorliegen, damit persönliche Daten (Anamnese, Krankheitsverlauf, medikamentöse Intervention etc.) elektronisch gespeichert werden können.

Im Gegensatz dazu stellt die Therapiesicherheit des Mediums kein echtes Hindernis bei der Konzeption webbasierter Serviceleistungen dar. In Zukunft werden für chronisch Kranke komplexe e-Services - in enger Kooperation mit niedergelassenen und klinisch tätigen Ärzten und Apothekern - entwickelt. Aus diesem Grund befindet sich eine Vielzahl integrierter Device-Service-Produkte in der Erprobungsphase. Medizinische Verlaufsparameter lassen sich direkt mit dem Computer erfassen, an ein Web-basiertes-Trust-Center übertragen und analysieren. Danach werden die gesammelten Informationen zur besseren Steuerung der Therapie eingesetzt. Vor allem bei Patienten, bei denen episodische Verschlechterungen immer wieder zu stationären Aufenthalten führen, wird eine interessante Hilfestellung in Form eines Personal-Disease-Managements (PDM) offeriert (Mayo Clinic 1999, Schmitz 2000). Aufgrund der zunehmenden Technisierung der Medizin werden patientenorientierte e-Health-Systeme die Positionierung innovativer Dienstleistungen revolutionieren. Diesem Trend folgend, beteiligen sich einige Pharmaunternehmen an verschiedenen e-Health-Companies. Vor dem Hintergrund der anhaltenden Strukturreformdiskussion verharren die meisten Institutionen des Gesundheitswesens allerdings in ihren Prozessstrukturen. In erster Linie konzentriert man sich auf die Verteidigung der abgestammten Partikularinteressen.

12.1.4 Die hohe Schule virtueller Marketingansätze

Zu Beginn des 21. Jahrhunderts „lähmen" die etablierten Versorgungsstrukturen (Old Players) den Übergang vom Althergebrachten zum Neuen. Diesen Umstand nutzen die New Players und entwickeln digitalisierte Geschäftsmodelle. Diese e-Start-Ups werden das Marketing und die Distribution von Pharmaprodukten und Gesundheitsdienstleistungen radikal verändern. Nahezu jedes Leistungssegment ist betroffen. Der große Vorteil der e-Health-Unternehmen liegt darin, dass sie mit ihren Geschäftsmodellen ganze Wertschöpfungsschritte in der Gesundheitsversorgung ändern oder substituieren. Vor allem dann, wenn Ärzte und Apotheker, die mit dem Internet „aufgewachsen" sind, dieses Medium in ihren Alltag integrieren (HON 1999, Langosch 2000, Bahaguna und Perez 2001, Harms et al. 2001, Harms/Drüner 2003).

Die neuen Technologien ermöglichen Vergleiche, Kontrollen und eine standardisierte Qualitätssicherung diagnostischer und therapeutischer Modalitäten. Somit werden Leistungssteigerungen, Prozessoptimierungen, Kosten- und Preissenkungen über die gesamte Wertschöpfungskette erzielt. Die Marketing- und Salesziele der Gesundheitsindustrie lassen sich präzise beschreiben: Positionierung eines Präparates, Erhöhung der Verschreibungsrate und Verbesserung der Patienten-Compliance. Um diese Ziele zu erreichen, versucht man den Markt durch direkte und indirekte Maßnahmen zu beeinflussen. Aktive Kundenbindung durch Lobbying-Konzepte, Erhöhung der Patientenzufriedenheit durch Weiterbildungen, Informationsforen zur Verbesserung des Medical-Outcome und indikationsbezogene Wirtschaftlichkeitsanalysen werden initiiert. Mit der Weiterentwicklung von e-Health-Instrumenten können diese Maßnahmen auf die jeweiligen Zielgruppen zugeschnitten werden. Alle für das Gesundheitssystem entscheidenden Institutionen werden den virtuellen Prozessen zugänglich. Es gilt, bisher noch nicht ausgeschöpfte Verordnungspotentiale zu mobilisieren und über ein verbessertes Serviceangebot auszubauen. Sind die Anforderungen der Zielkunden bekannt, lassen sich die e-Instrumente festlegen, die ein effizientes Targeting, eine Verbesserung der Unternehmenspräsenz und eine Erhöhung der Kontaktfrequenz gewährleisten.

Nach dem Motto „Content sells" sind die Inhalte von ausschlaggebender Bedeutung für die Ausgestaltung der e-Health-Instrumente. Insbesondere der Patient als direkte Zielgruppe gilt als entdeckt und lässt sich umfangreich in virtuelle Marketing- und Sales-Lösungen einbinden. Somit wird das Interaktive-Direct-to-Consumer-Marketing ein wichtiges Thema zur Positionierung innovativer Ansätze. In Zukunft werden Diagnose-, Monitoring- und Health Profiling unter dem Sammelbegriff Interactive-Patient-Communication (IPC) die Kunden-Bindung stark beeinflussen (Jerant 1997, Nold 1997, Kiley 1998, HON 1999, Langosch 2000, Bahaguna und Perez 2001, Harms/Drüner 2003).

12.1.5 Interaktive Patienten-Kommunikation

Die pharmazeutische Industrie entwickelt sich vom reinen Arzneimittellieferanten hin zum Therapie-Distributor. Dieser Trend reicht von der Vermarktung gesundheitsökonomischer Studien, Disease- und Case-Management bis hin zur Etablierung evidenzbasierter Richtlinien. Aufgrund der bestehenden Vergütungssysteme gab es bisher allerdings keinen Anlass, diese Bereiche gezielt anzuwenden.

In den nächsten 5 Jahren werden Gesetzgeber, Versicherungen und vor allem die Patienten diese Anwendungen fordern. Gesundheit wandelt sich zum umfassenden Lifestyle-Thema. Dies wird daran deutlich, dass sich 15-20 Prozent aller Internetaktivitäten auf medizinische und gesundheitliche Fragestellungen konzentrieren. Als Folge darauf schießen Web-Unternehmen, die Gesundheitsinformationen anbieten, wie Pilze aus dem Boden. Durch die verbesserte Informationsbeschaffung verändert der Patient seinen Wissensstand in einem atemberaubenden Tempo.

Zu Beginn des 21. Jahrhunderts begibt er sich auf eine „Intellektuelle-e-Shopping-Tour". Dabei stellen die Web-Sites der pharmazeutischen Unternehmen eine Alternative zu den Daily-Health-News einiger indikationsspezifischer Communities (z.B. Selbsthilfegruppen) dar. Der Patient sucht sich via Web oder Call-Center aktuelle Daten über innovative Produkte und lässt sich durch firmeneigene Gesundheitsportale in die Welt der Medizin einweisen. Er unterzieht die Diagnose des Arztes einer Electronic-Second-Opionion und konfrontiert ihn mit den Ergebnissen (Boese 1997, Friedman 1997, Langosch 2000, Bahaguna und Perez 2001, Harms et al. 2001, Harms/Drüner 2003).

Vor allem die neue Generation der Ärzte und Apotheker integriert e-Business zunehmend in das Tagesgeschäft. Obwohl in Europa bisher nur weniger als 20 Prozent (USA ca. 40 Prozent) dieser Zielgruppe die neuen Möglichkeiten konsequent im Alltag nutzen, werden sich die Zahlen bis zum Jahre 2010 drastisch verändern. Derzeit investiert der einzelne Arzt oder Apotheker maximal eine Stunde pro Tag für seine Weiterbildung. Diese teilt er zwischen Print- und digitalen Medien bzw. den Marketingangeboten der pharmazeutischen Industrie auf. Im Jahre 2003 nutzten 25 Prozent aller Mediziner und Pharmazeuten das Internet weniger als 4,5 Stunden pro Woche. Lediglich 15 Prozent sind permanente Webuser. Dabei beträgt die eigentliche Medical-Webtime weniger als 30 Prozent der gesamten Nutzungsdauer.

Wie ist also diese Zielgruppe vom Sinn der e-Business-Angebote zu überzeugen? In der Regel nur dann, wenn diese Anwendungen in den Tagesablauf integriert werden, keine zusätzliche Zeit erfordern und einen echten Mehrwert hervorbringen. Gelingt die Symbiose aus einer integrativen e-Business-Lösung, den Marketingaktivitäten des Unternehmens und der Mehrwertgenerierung ist der Erfolg vorprogrammiert. In Zukunft ist der Austausch medizinischer Daten über das Internet obligatorisch. Mittelfristig werden die heute angebotenen e-Health-Lösungen zu Commodity-Produkten.

Die Lebenszyklen der angebotenen Leistungen werden kürzer und gleichzeitig komplexer. Diesen Unternehmen, denen es gelingt, das eigene e-Health-Angebot mit einem nachhaltigen und langlebigen Mehrwertdienst zu verknüpfen, zählen zu den Gewinnern des Wettbewerbs. Zumindest solange, bis der Mitbewerber die bessere Lösung offeriert. Aus diesem Grund definiert sich Kundentreue im Zeitalter des Internets vollkommen neu. Entsprechend anspruchsvoll gestaltet sich das Customer-Relationship-Management (HON 1999, Langosch 2000, Bahaguna und Perez 2001, Harms et al. 2001, Harms/Drüner 2003).

12.1.6 Medizinische Information als e-Erfolgsfaktor beim virtuellen Marketing

Der Zugang zu Patientendaten bzw. Trends in der Gesundheitsforschung gewinnen an Bedeutung. Viele dieser Informationen werden unter großen finanziellen und personellen Aufwand generiert. Schon heute ermöglichen mobile Location-Based-Services mit Hilfe von WAP-Portalen die voll- und teilautomatisierte Erhebung dieser Daten. In der Zukunft wird das Wap-Phone, der Palmtop oder der Communicator entsprechend programmierte Anwendungen durchführen. Dabei stellt die Gesundheitsindustrie dem Patienten, Arzt oder Apotheker diese Geräte zur Verfügung und erhält im Gegenzug die notwendigen Informationen.

Hinter diesen mobilen Lösungen stecken komplexe, webbasierte Geschäftsmodelle. Die Daten werden direkt an einen Host gesendet, umgehend verarbeitet und ausgewertet. Studieninhalte, wissenschaftliche und therapeutische Information werden miteinander verknüpft und kundengerecht aufbereitet. Mit Hilfe dieser Technologie lässt sich die ganze Palette interaktiver Relationship-Maßnahmen umsetzen. Der Kunde wird an das Unternehmen gebunden und die Grundlage für ein Personalized- und Customized-Marketing gelegt (Ameldung 1999, Degenhardt 1999, Harms/Drüner 2003).

Eine Erhebung über das Informationsverhalten von Ärzten ergab, dass über 90 Prozent der Befragten Probleme mit der Bewältigung der Informationsflut haben. Deshalb landen 2/3 der durch die Industrie zugesandten Information im Papierkorb. Die Effizienz der Print-Kommunikation wird in weiten Bereichen in Frage gestellt.

Das Wissenschaftsmanagement stellt den einzelnen Arzt oder Apotheker zunehmend vor ein Problem. Aus diesem Grund werden Knowledge-Management-Konzepte helfen, den Circulus vitiosus zwischen der notwendigen Informationsaufnahme und der fehlenden Zeit zu entschärfen. Im klassischen Marketing ist die Industrie der Informationsprovider. Die Informationsweitergabe unterliegt weitgehend dem Mitteilungsbedürfnis des Senders und nicht dem Bedürfnis des Empfängers. Eine Umkehrung dieser Situation (Information-Profiling) wird durch digitale Informations-Management-Konzepte möglich. Eine kleine Anzahl leistungsfähiger Informationsprovider hat sich bereits am Markt etabliert. Sie offerieren „tagesfrische" Informationen aus frei wählbaren Gebieten. Diese Form der Datenweitergabe (customized und personalized) bietet die Möglichkeit, alle 24 Stunden auf dem „Schreibtisch" (Mail-Box) des potentiellen Kunden zu landen. Vor allem die niedergelassenen Ärzte und Apotheker könnten - ohne selbst stundenlang zu suchen - den gesamten Informationsbedarf über diesen Service decken.

Etabliert ein Unternehmen zielgruppenadaptiert seine Business Channells, so werden diese kontinuierlich mit Angeboten versorgt. Durch dieses aktive Zielgruppenmarketing werden individuelle Nutzerprofile erstellt. Der Kunde erfährt einen echten Mehrwert und das pharmazeutische Unternehmen etabliert sich als e-Partner. Die Kombination aus Information und Mehrwert (Value-added-Services) ist beliebig gestaltbar. Relevante Daten werden in Kurzform aufbereitet, das heißt der Nutzer kann bei Bedarf den Volltext anfordern (Headline-based-Marketing). Falls gewünscht, kann er die vollständige Information auf einer eigens für ihn eingerichteten Website bzw. einem Kunden-Portal abrufen. Das Gleiche gilt für firmeninterne Gruppen (Produkt- und Projekt- Management, strategisches und operatives Marketing, Senior Management), die sich über relevante Veränderungen informieren möchten (Asche 1998, HON 1999, Langosch 2000, Schurr 2000, Bahaguna und Perez 2001, Harms et al. 2001, Harms/Drüner 2003).

12.1.7 Virtuelles Marketing: Eine Alternative zum Außendienst?

Ob Außendienstbesuche gewünscht sind und ob sie zur Informations- und Wissenssteigerung beitragen, darüber herrschen unterschiedliche Auffassungen. Ob bei einer durchschnittlichen Gesprächsdauer von 3-4 Minuten das Produkt-Portfolio effektiv besprochen wird, ist allerdings zweifelhaft. Tatsache ist jedoch, dass die Anzahl der Ärzte und Apotheker, die diese Art der Vermarktung als störend empfinden, kontinuierlich wächst. Aus diesem Grund steigt das Interesse an den so genannten Closed-Doc-Shop-Scenarios. Dies bedeutet, dass Versorger- und Ärzte-Netze den Ärzten und Apothekern web-basierte Informationssysteme zur Verfügung stellen. In diesen Systemen können pharmazeutische Unternehmen ihre Produkte mit den entsprechenden Services im virtuellen Wettbewerb (teilweise gegen Bezahlung) darstellen. Mit dieser Technologie eröffnen sich neue Möglichkeiten des pharmazeutischen Vertriebs. Bei den Marketing- und Saleskosten, die in der Regel mehr als 20 Prozent des Gesamtumsatzes verbrauchen, ist diese Alternative ein interessantes Zukunftsszenario. Es würde nicht nur die Ausrichtung der Verkaufsaktivitäten ändern, sondern bei den Ärzten und Apothekern auf positive Resonanz stoßen (Langosch 2000, Schurr 2000, Wick 2000, Bahaguna und Perez 2001, Harms et al. 2001, Harms/Drüner 2003) (Abb. 12.4 - 12.7).

(Abb. 12.4) Welche Maßnahmen haben den größten Effekt auf eine potentielle Verordnung (aus der Sicht der Kunden n=213)?

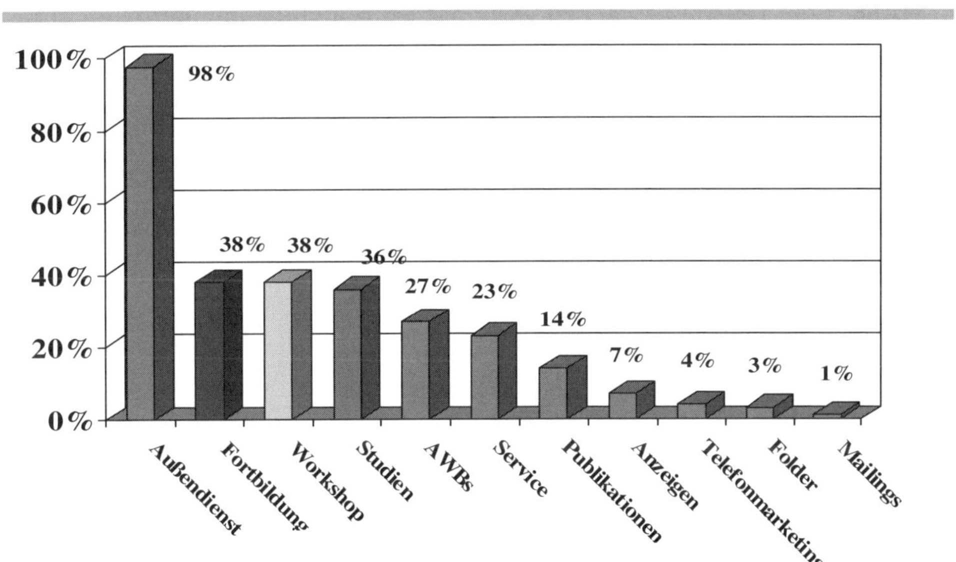

PM-Report 2002

(Abb. 12.5) Wieviele Kontakte benötigt ein Außendienstmitarbeiter zur Positionierung eines Produktes?

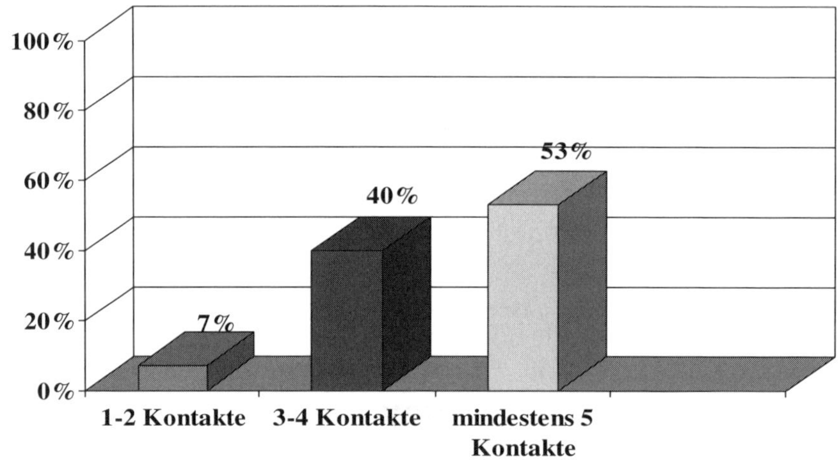

PM-Report 2002

(Abb. 12.6) Teil 1: Wieviel Zeit verbringt ein Außendienstmitarbeiter mit seinen Zielärzten pro Jahr (in Minuten) zur Positionierung von 3 Präparaten?

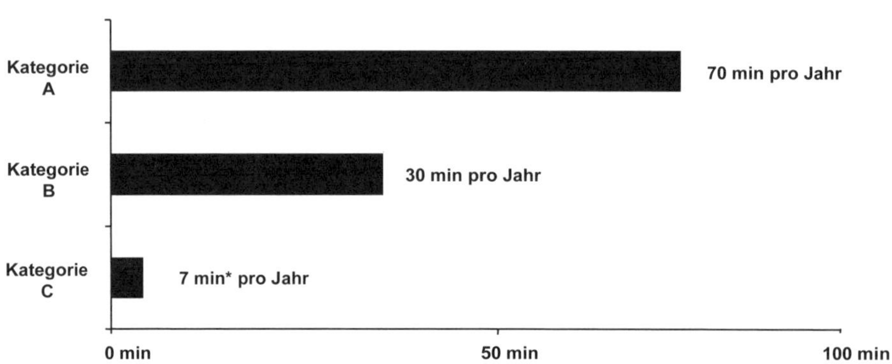

PBJ 1999, PM-Report 2002

(Abb. 12.7) Teil 2: Wieviel Zeit verbringt ein Außendienstmitarbeiter mit seinen Zielärzten pro Jahr (in Minuten) zur Positionierung von 3 Präparaten?

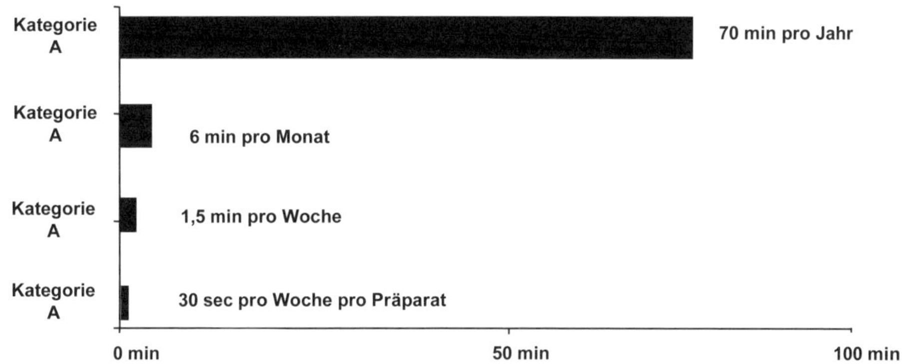

PM-Report 2002

12.1.8 Patienten als Gatekeeper

Mittelfristig avanciert der Patient zum Katalysator der Entscheidungsfindung bei sämtlichen Institutionen unseres Gesundheitssystems. Wie aber soll das Marketing auf diese Herausforderung reagieren? Wie kann die Industrie den Meinungsbildungsprozess beeinflussen um diesen Gatekeeper in Form von Customer-Relationship-Marketing-Konzepten in die eigene Strategie einzubinden?

Die Unternehmen müssen glaubhaft den Evolutionsprozess vom einfachen „Pillenlieferanten" zum Anbieter komplexer und innovativer Leistungen demonstrieren. Sie sollten unter Ausnutzung aller Möglichkeiten der digitalen Interactice-Customer-Communication Entscheidungshilfen anbieten und Problemlösungsstrategien aufzeigen. Aus diesem Grund ist in den Vereinigten Staaten das Patient-Interaktive-Center keine Zukunftsvision mehr. Die Kreativität der e-Solution-Provider wird zum primären Erfolgsfaktor. Gelingt es dem Pharmamarketing, ein optimal auf die Patienten abgestimmtes e-Business-Modell zu entwickeln, rückt ein modernes Relationship-Management in greifbare Nähe (Langosch 2000, Schurr 2000, Wick 2000, Bahaguna und Perez 2001, Harms et al. 2001, Harms/Drüner 2003).

Ebenso wie die Ärzte und Apotheker, so müssen auch die Patienten die Informationsflut bewältigen. Vor allem der chronisch Kranke will und soll mit aktuellen Informationen versorgt sein. Das Gesundheitsmarketing als Informationslieferant erkennt allerdings erst in Ansätzen die Wichtigkeit einer patientenadaptierten Informationsversorgung. Folglich beginnen nur wenige Unternehmen diese Lücke zu schließen. Funktionstüchtige Business-Modelle für ein kontinuierliches Patient-Information-Providing sind am Markt bisher nicht etabliert.

Spezialisierte e-Business-Unternehmen wären in der Lage, die pharmazeutische Industrie täglich mit spezifischen Informationsinhalten zu versorgen. Im Rahmen eines Indikationsportals versenden die Firmen zugeschnittene Informationspakete. Der Patient bedient sich aus seinem individuell definierten „Informationsvorrat" und liest nur das, was ihn interessiert. Ähnlich, wie bei Ärzten und Apothekern gilt es den Umgang mit den interaktiven e-Werkzeugen in den Tagesablauf zu integrieren. Die Möglichkeiten der indikationsbasierten Portale sind nahezu unbegrenzt (Langosch 2000, Schurr 2000, Wick 2000, Bahaguna und Perez 2001, Harms et al. 2001, Harms /Drüner 2003).

Falls die Industrie sich um die direkte Patientenkommunikation bemüht, muss sie das medizinische und pharmazeutische Fachpersonal in diese Prozesse frühzeitig einbinden. Die Situation, dass der Patient besser informiert ist als der behandelnde Arzt ist unbedingt zu vermeiden, denn die Medizin steht dem informierten Patienten schon heute häufig hilflos gegenüber.

Der Mediziner als wichtigste Vertrauensperson zwischen dem Patienten und der Gesundheitsindustrie droht seine Kompetenz kontinuierlich „einzubüßen". Falls das Pharmamarketing die e-Instrumente ohne den Zuspruch der Ärzte und Apotheker am Markt etabliert, läuft es Gefahr, ein über Jahrzehnte aufgebautes Vertrauensverhältnis zu zerstören. Das Marketing sollte dem vorbeugen, indem sämtliche Institutionen unseres Gesundheitssystems mit allen wissenschaftlich fundierten Informationen gleichmäßig versorgt werden (Hone 1999, Netherton 1999, Langosch 2000, Schurr 2000, Wick 2000, Bahaguna und Perez 2001, Harms/Drüner 2003).

Somit lauten die drei goldenen Regeln für die direkte Patientenkommunikation:

(1.) Integration des Arztes und Apothekers in alle Patient-Relationship-Maßnahmen.

(2.) Keine Patienteninformation ohne Arzt- und Apothekerinformation.

(3.) Business Modelle, die kein integratives Arzt/Apotheker und Patienten-Konzept beinhalten, sind auf Dauer zum Scheitern verurteilt.

12.1.9 Health Monitoring und Patientenbindung

Compliance wird zunehmend zu einem Problem, da die Skepsis gegenüber Arzneimitteln kontinuierlich ansteigt. Dieses führt häufig zum frühzeitigen Abbruch der verordneten Therapien. Aus diesem Grund werden bei den Infektionserkrankungen mehr als 70 Prozent der Medikamente nicht ordnungsgemäß eingenommen. Nachweislich lässt sich die Compliance durch gezielte Information über Indikationsportale oder integrierte Drug-Information-Call-Center verbessern. Dabei wird der Zugang via Telefon oder Internet mit Sprache, Bild und Text aufbereitet. In Kombination mit Drug-Monitoring-Services oder Stand-alone-Lösungen werden Health-Profiling- und Health-Monitoring-Programme angeboten. Diese Dienstleistungen basieren auf Patientendatenerhebungen und evidenzbasierten Auswertungen. Obwohl Umfang und Art von der nationalen Gesetzgebung abhängig sind, existieren vielfältige Gestaltungsspielräume für den Aufbau dieser Leistungen (Country-based-Customer-Relationship-Management). Die ersten Beispiele aus Nordamerika zeigen den Erfolg dieser Maßnahmen.

Derzeit haben sich drei Modelle im Bereich Health-Monitoring am Markt etabliert:

- kostenfreie Services der Health-Portal-Betreiber
- kostenpflichtige Services der e-Health-Provider
- allg. Services der pharmazeutischen Industrie

Diese Modelle generieren einen echten Mehrwert für den Patienten, denn er kann seine Gesundheits- und Krankheitsdaten unabhängig vom Arzt führen bzw. kontrollieren. Werden diese Lösungen mit einer Case-based-reasoning-Database gekoppelt, so ist eine schnelle Auswertung der Daten möglich. Der Patient erhält klinisch-relevante Handlungsanweisungen.

Um den Informationsfluss zu gewährleisten, werden alle Ergebnisse einer virtuellen Studie zugeordnet. Der Patient ist Herr seiner Informationen und kann via Internet weltweit auf sein Profil zugreifen und es anderen Ärzten zur Verfügung stellen. Für die forschende Pharmaindustrie ist der Zugriff auf anwendungsrelevante Informationen zur Entwicklung und Verbesserung innovativer Therapien von großer Bedeutung. Aus diesem Grund forciert sie die Freischaltung dieser Daten in direkter Absprache mit den einzelnen Patienten.

Verschiedene Unternehmen bereiten Health-Monitoring- und Health-Profiling-Services für die von ihnen zu bearbeitenden Indikationen vor. Diabetes, Allergien, Erkrankungen der Atemwege, HIV, Onkologie und Herz-Kreislauf sind die Bereiche, in denen ab dem Jahre 2005 verschiedene Business Modelle am Markt etabliert sein werden.

Die professionellen e-Health-Provider-Systeme verwalten die Patientendaten, bewerten die laufende Therapie und bearbeiten das therapeutische Ergebnis mit evidenzbasierten Algorithmen. Direct-Online-Monitoring entwickelt sich zum festen Bestandteil der medizinischen Basisversorgung. Ähnliches gilt für die Location-based-Services, bei denen Standortinformationen (Pollenflugdichte, Ozongehalt) verglichen und ausgewertet werden. Ein Expertensystem fasst die Daten zusammen und versorgt den Sender mit adäquaten Handlungsanweisungen.

Mit Hilfe eines Health-Profilers gibt der Patient seine eigenen Krankheitsdaten (Biopsieergebnisse, Laborparameter, Staging, Grading, Verlaufsparameter etc.) in seine Datenbank ein. Online werden die Informationen innerhalb von Sekunden evaluiert. Danach stehen die therapeutischen Optionen (inkl. Nebenwirkungen) patientenadaptiert zur Verfügung. Ein breites Spektrum zusätzlicher Informationen wird offeriert, die Vor- und Nachteile einer therapeutischen Intervention diskutiert.

Die beschriebenen, teilweise sehr komplexen Systeme werden durch ein Patient-Interaktion-Center geführt. Dieses ist ein wichtiger Meilenstein auf dem Weg ins Zeitalter des virtuellen Marketing. Der Patient wird unter Einbeziehung des Arztes web-basiert geführt. Er erhält Informationen und stellt im Gegenzug seine Krankheits- resp. Gesundheitsdaten zur Verfügung. Geschieht dieses in Form eines Individual-Patient-Approaches, so wird das Patient-Interaction-Center zur zentralen webbasierten Drehscheibe für die Kommunikation mit allen Beteiligten (Lüthy 1997, 2001, Schurr 2000, Jank 2001, Bahaguna und Perez 2001, Harms/Drüner 2003).

12.1.10 Vom Konzept zur Realisierung virtueller Marketingkonzepte

Die beschriebenen Ansätze lassen sich auf nahezu jede Interessengruppe im Gesundheitswesen ausdehnen. Das eigentliche Problem besteht in der Anpassung der Abläufe und Strukturen an derzeitige Marketingkonzepte. Nur durch Veränderungen in der Betrachtungsweise des Marktes und der Markteilnehmer werden virtuelle Ansätze erfolgreich realisiert. Grundsätzlich sind beim Wandel vom klassischen Marketing zum innovativen, virtuellen Ansatz folgende Fragen zu beantworten:

- Wie kann das Unternehmen neue Modelle in Zusammenarbeit mit den verschiedenen Institutionen unseres Gesundheitssystems sinnvoll und kosteneffizient einsetzen?
- Wie gestaltet sich das e-Step-in, das heißt wie findet man die passenden Business-Modelle zu den eigenen Produkten?
- Wie identifiziert man innerhalb des eigenen Unternehmens Synergien und wie definiert sich die virtuelle Kern-Kompetenz?
- Wie wird die richtige Symbiose bestehend aus dem aktuellen Stand der Medizin, dem therapeutischen Verständnis der Ärzte und Apotheker, der Erwartungshaltung der Patienten, des Sozialsystems und dem eigenen Produkt-Portfolio erarbeitet?
- Was passiert mit der Unternehmensphilosophie und Strategie?

- Reflektieren diese die Notwendigkeit zum Wandel und zur Anpassung an die Veränderungen des Gesundheitssystems zu Beginn des 21. Jahrhunderts?

Erst mit der Beantwortung dieser Fragen beginnt der erste Schritt zum virtuellen Marketing. Interessant ist dabei, dass im Zeitalter des Internets nicht der Große den Kleinen frisst, sondern der Schnelle den Langsamen überholt (James 1998, Deloitte Research 1999, James 1999, Harms und Grosse-Wichtrup 2000 a,b, Langosch 2000, Harms/Drüner 2003).

In den letzten 5 Jahren brachte das Internet auf eine besondere Art Bewegung in die Landschaft. Daten- und Informationsströme wurden in vielen Leistungsbereichen transparenter und für einen größeren Personenkreis verfügbar.

Die Entwicklung vollzieht sich in folgenden, parallelen Schritten:

- Der Austausch von Wissen über das www zwischen zumeist wissenschaftlichen Nutzergruppen revolutioniert die klassische Datenakquirierung.
- Die Verfügbarmachung von medizinischen Informationen für die breite Öffentlichkeit wird Realität.
- Eine Entwicklung, die erst in den nächsten 5-10 Jahren ihr volles Ausmaß zeigt, - der emanzipierte e-Patient - nimmt Gestalt an.
- In diesem Umfeld entsteht eine Vielzahl patientenorientierter Lösungen, die von unabhängigen Anbietern, medizinischen Leistungserbringern, Kostenträgern und der Gesundheitsindustrie entwickelt werden.
- Ein Nachziehen von ausgewählten Meinungsbildnern, die die Bedeutung von e-Health erkennen und ihr Wissen - nicht zuletzt aus Wettbewerbsgründen - zur Verfügung stellen, katalysiert die Entwicklung (e-Push-Effekt).

Alle Stoßrichtungen zielen auf eine Überwindung der sektoralen Grenzen ab. Über die Beherrschung von Datenströmen und Netzwerken versuchen die für unser Gesundheitssystem wichtigen Institutionen die Informations- und Leistungstransparenz zu kontrollieren. Dies geschieht aus folgendem Beweggrund: Wer die Netze kontrolliert, bestimmt die Teilnehmer, die Inhalte und das, was abgewickelt wird. Daher werden die Daten der Arzneimittelversorgung - z. B. der pharmazeutischen Industrie – nur sehr eingeschränkt zur Verfügung gestellt.

Medizinische Informationen aus der ambulanten und stationären Versorgung werden wie ein Staatsgeheimnis gehütet. Dabei verspielt die Unterbrechung der Informationströme wertvolle Optimierungspotentiale. Hier könnte das Internet seine Stärken ausspielen und einen sinnvollen Umgang mit den limitierten Ressourcen forcieren (Deloitte Research 1999, Langosch 2000, Bahaguna und Perez 2001, Harms et al. 2001, Harms/Drüner 2003).

An vorderster Front der e-Realisierungen befinden sich nach wie vor Marketing und Vertrieb. Hier stehen Projekte, die den direkten Kontakt mit Patienten und Angehörigen, sowie die gezielte Ansprache der verschiedenen Berufsgruppen des Gesundheitswesens ermöglichen im Vordergrund. Die komplexe Thematik des Customer-Relationship-Managements wird immer häufiger diskutiert, doch ist sie nur selten das Ziel konkreter e-Aktivitäten. Fragestellungen hinsichtlich einer verbesserten Integration des Pharma-Außendienstes (e-Sales-Force-Automation) und Customer-Contact- bzw. Patient-Interaction-Center werden selten adressiert. Hierzu gehört der Verkauf von Arzneimitteln über das Internet bzw. das Anbieten individueller (personalisierter) Produkte und Services für den einzelnen Patienten. Erfahrungen werden im liberal-regulativen amerikanischen Markt gesammelt und auf das sich konsolidierende, europäische Pharmageschäft übertragen.

Ein Vorreiter innovativer Konzepte ist das US-Unternehmen Merck&Co, das mit Medco nicht nur die größte amerikanische Online-Apotheke betreibt, sondern darüber hinaus mit VaccinesbyNet.com ausgewählte Produkte (Impfstoffe) direkt an die Ärzte vertreibt. Außerdem bietet das Unternehmen patienten- und arztfokussierte Dienstleistungen an. Merck Sharp und Dohme Schweden richtet seinen Ärzten personalisierte Portale zur Unterstützung der täglichen Praxis-Aktivitäten ein.

Auf diese Weise etabliert sich ein neuer Kommunikationskanal jenseits von Symposien und Außendienstbesuchen, mit wesentlich höherer Akzeptanz als herkömmliche Websites oder Massensprints. Die Bindung des Patienten und die Durchführung von e-Compliance-Monitoring-Konzepten ist der nächste Schritt.

Für Forschung und Entwicklung werden interne und externe Projektmanagement- und Kollaborationsplattformen in Form des Intra- bzw. Extranets (Knowledge-Management-Systeme) umgesetzt. Mitarbeiter in der klinischen Entwicklung sehen sich durch e-Trialing mit völlig neuen Prozessen konfrontiert. e-Business-Aktivitäten zur Unterstützung der Dokumentationspflichten klinischer Prüfungen für die Abwicklung von Zulassungsverfahren nehmen zu.

Trotzdem zeichnet sich dieser Bereich durch eine hohe e-Resistenz aus. Entsprechend schwierig gestaltet sich die Einführung von e-Health-Konzepten. Zusammenfassend gilt: Die steigende Komplexität der Abläufe wird zum Haupttreiber der zunehmenden e-Aktivitäten (Langosch 2000, Bahaguna und Perez 2001, Fisher und Wang 2001, Harms et al. 2001 b,c, Harms/Drüner 2003).

Literatur

1. Ameldung, V. (1999): Managed Care: Organisationen im Wandel, ZfB-Ergänzungsheft: 51-79.
2. Asche, P. (1998): Vernetzung von Krankenhaus und Praxis - Chancen und Risiken von Managed Care -, Stuttgart, Berlin, Köln-Verlag: 44-52.
3. Bahaguna, V., Perez, R. (2001): The Outlook of Virtual Pharmaceutical Companies, Decision Resources, Spectrum, Waltham, Massachusetts, 4: 1-11.
4. Boese, J., Deutsch, C. (1997): Letztendlich geht es um die Verbesserung der Qualität. Das Arbeitsfeld des Arztes wird sich verändern. Telemedizin, Kulmbach, Krankenhausvorschau Spezial 11.
5. Brauer, G. (1992): Telehealth: The delayed Revolution in Health Care, Med Prog Technol, 18 (3): 151-163.
6. Degenhardt, C. (1999): Vernetzte Strukturen im Gesundheitswesen. Chancen, Risiken, Erfahrungen, f&w, H.3, 16 Jahrg.: 222-225.
7. Deloitte Research (1999): The Emergence of the e-Health Consumer, a Health Study, Deloitte Research Consulting and Deloitte & Touche, NC.
8. DiBiaso, P. A. (2000): Disease Management: An Industry Taking Advantage of E-Technology, Decision Resources, Spectrum, Waltham, Massachusetts, 14: 1-21.
9. EG (2000): Richtlinie 2000/31/ EG des Europäischen Parlaments und des Rates vom Juni 2000 über rechtliche Aspekte der Dienste der Informationsgesellschaft im Binnenmarkt, Richtlinie über den elektronischen Geschäftsverkehr, Artikel 2 der Richtlinie 2000/31/.
10. Eysenbach, G. (1999): The Impact of Informatics. Shopping around the Internet Today and Tomorrow, Towards the Millennium of Cybermedicine. BMJ (1999): 1294.
11. Friedmann, B., Mitchell, W. (1997): Community Health Information Networks (CHINs) and their relationship to Telemedicine, Telemedicine: 53-76.
12. GfK (2000): Pressemitteilung vom 24.02.2000, Internet-Boom hält weiterhin an, Nürnberg.
13. Harms, F., Grosse-Wichtrup, L. (2000a): Direct-to-Consmer -Möglichkeiten und Grenzen in Europa-, PMJ 5: 150-154.
14. Harms, F., Grosse-Wichtrup, L. (2000b): Direct-to-Consmer -Möglichkeiten und Grenzen in Europa-, PMJ 6: 204-206.
15. Harms, F., Heinrich, M., Rohmann, S., Druener, M., Trommsdorff, V. (2001): Changes in the Pharmaceutical Marketing & Selling or the New P´s of Marketing, 5th Workshop on Challenges for Pharmaceutical Policies in the 21st century, European Institute for Advanced Studies in Management, EIASM, Brüssel, Chapter 9: 1-20.

16. Harms, F., Drüner M (2003): Pharmamarketing – Innovationsmanagement im 21. Jahrhundert -, Lucius-Verlag, Stuttgart.

17. Hill, R., Poulsen, M., Gaberman, I. (2000): The Implications of e-Business for the Pharmaceutical Industry, Pharmaceutical Industry Dynamics, Decision Resources, Spectrum, Waltham, Massachusetts, 1: 1-11.

18. HON (Health On the Net Foundation), HON Code of conduct for Medical an Health Websides (http://www.hon.ch).

19. James, B. (1999): The Pharmaceutical Industry in 2005: A Strategic Reality Check, Pharmaceutical Industry Dynamics, Decision Resources, Spectrum, Waltham, Massachusetts, 5: 1-20.

20. Jank, J. (2001): Service im Internet, Deutsches Ärzteblatt, Ausgabe C, 14. Sept.: 1869-1873.

21. Langosch, P. (2000): Unternehmenswandel in Zeiten des e-Business, Unternehmensbefragung e-Transformation, Arthur D. Little International, Inc, ADL Transformationsstudie, Düsseldorf.

22. Lüthy, A. (1997): Nutzungsmöglichkeiten des Internet im Krankenhaus, f&W, H.2: 121-128.

23. Mayo Clinic, Online Employee Health Management: An Emerging Corporate Health Strategy (http://www.intel.com/intel/e-health/mayoclinic.htm.

24. Schmitz, M. (2000): Management chronisch kranker Patienten durch Internet-basierte Technologien: Auf dem Weg zum Electronic-Health-Management, Diplomarbeit Universität München, Lehrstuhl Prof. Dr. Dr. Arnold Picot.

25. Schurr, M., Brucksch, M., Lenz, C. (2000): E or Out im Krankenhaussektor? E-Business als Antriebsfaktor des wirtschaftlichen Erfolgs, Krankenhaus, 8: 631-635.

26. Wick, G. (2000): Herausforderungen und Chancen von e-Commerce in der Pharmaindustrie, Pharmazeutische Industrie, Pharm. Ind., 62: 169-173.

Kapitel 13

Neue Kommunikationsstrategien

Fred Harms, Frank Rittinghaus, Sabine Zoller

Keywords

- Telefonmarketing
- 5-Phasenmodell
- Auswahl Servicepartner
- Effektivität von Telefonmarketing
- multimediales Dialog-Marketing

Inhalt

13.1 Grundlagen Telefonmarketing

Das sich die Erwartungshaltung auf Kundenseite radikal verändert, bekommt die Gesundheitsindustrie seit einiger Zeit zu spüren. Jahrzehntelang gab es keine tief greifenden Veränderungen, doch seit einigen Jahren ist die relative Ruhe vorbei. Während in den 80er und 90er Jahren Veränderungsprozesse von den eigenen Organisationen angestoßen wurden, um zum Beispiel durch straffe Vorgaben die Rentabilität des Außendienstes zu steigern, erscheinen die pharmainternen Maßnahmen als Banalität im Vergleich zu dem, was zu Beginn des 21. Jahrhunderts die Veränderungen des Marktes bestimmt. Veränderte Marktbedingungen, innovative Technologien und der gesellschaftliche Wertewandel verlangen neue Lösungsansätze in Bezug auf Kundenorientierung, Kundenzufriedenheit bzw. Kundenbindung. Wer von seinen Kunden Loyalität erwartet, muss sich um sie kümmern. Somit wandelt sich mit den neuen Formen der Kommunikation das Massenmarketing zum Individualmarketing (Harms und Grosse-Wichtrup 2000 a,b, Harms/Drüner 2003).

Die dem Individualmarketing zugrunde liegende Strategie fußt auf einer möglichst genauen Kenntnis der Kundenbedürfnisse. Die Umsetzung ist nur mit einer adäquaten Informationstechnologie realisierbar. Der Einsatz moderner Kommunikationsmittel erfordert den Zugriff auf alle verfügbaren Kundendaten, damit Synergieeffekte (Verhältnis zwischen Kundenbedürfnis und Problemlösungskompetenz des Angebots) identifiziert werden. Auch Bagatellinformationen (Versand von Mustern, Informationsmaterial und Warenproben) müssen in der zentralen Datenbank eingepflegt sein. Daraus resultiert, dass das Datenbankmanagement maßgeblich zum Geschäftserfolg beiträgt. Mehr Wissen über den Kunden ermöglicht gezieltere Angebote, eine höhere Verordnungs- und Absatzwahrscheinlichkeit bzw. messbare Kundenzufriedenheitsparameter. Aus diesem Grunde müssen Marketing und Kommunikation-Center-Management (KCM) eng zusammenarbeiten.

Das Kommunikationszentrum muss einerseits wissen, welche Aktionen durch das Marketing geplant sind, um die Kapazitäten dementsprechend einzurichten. Umgekehrt ist es das „Ohr am Puls des Kunden" und dient demnach der Früherkennung von Trends. Wenn es gelingt, die Informationen schnell an das Marketing weiterzuleiten, ist eine marktadaptierte Anpassung der Produktmerkmale bzw. mehrwertsteigender Dienstleistungen möglich. Grundlage ist der Aufbau verschiedener Kommunikations- und Vertriebskanäle (Wertschöpfungsketten oder Value Chains). Der Kommunikationskanal sollte sich nach dem bevorzugten Kommunikationsmedium des Kunden richten (Response-Optimierung). Hierbei hat er jederzeit die Möglichkeit über die unterschiedlichen Kanäle Informationen zum Unternehmen, den Produkten oder Dienstleistungen zu beziehen. Passives und aktives Informationsmanagement entwickeln sich daher zur lohnenden Core-Kompetenz (Tomczak und Karg 2001, Dornach 2001, Baumgärtner 2001, Harms/Drüner 2003).

Kommunikation per Telefon ist die einfachste Methode, um neben dem eigentlichen Geschäft Sympathiewerte zu vermitteln. Es lohnt sich in Kundenbeziehung zu investieren! Langfristig weist eine gute, dauerhafte Kundenbeziehung nachweislich zusätzliche Gewinnpotentiale auf und hilft die Wettbewerbsposition des Unternehmens zu stärken. Das Kommunikations-Center als Organisationseinheit für den serviceorientierten Dialog ist ein ideales Instrument hierfür.

Umgekehrt birgt der Telefonkontakt manche Tücken in sich, deren Nichtbeachtung dem Unternehmen erhebliche Antipathien einbringt. Erfolgt die personelle Ausstattung gemäß der Maxime „Telefonieren kann jeder", sind Katastrophen vorprogrammiert. Telemarketing ist, wenn man es richtig und gewissenhaft praktiziert, ein komplexes System, das modernste Telekommunikations- und Computertechnik, Marketingmethodik bzw. menschliche Kommunikationsfähigkeiten kombiniert.

Die besondere Charakteristik des Telemarketing ist die Vielfalt seiner Möglichkeiten. Wenn ein Call-Center für eingehende Anrufe eingerichtet wird (passives Telemarketing oder Inbound Telemarketing), ermöglicht das die permanente Erreichbarkeit. Dabei werden potentielle Kunden professionell empfangen und ihre Wünsche in die Datenbank eingepflegt. Angeforderte Unterlagen werden am gleichen Tag versandt und Nachfasstelefontermine oder weitergehende Maßnahmen vereinbart (Tomczak und Karg 2001, Dornach 2001, Baumgärtner 2001).

Telemarketing ist nicht nur ein Instrument, um die Vertriebskosten zu senken oder den Servicegrad zu erhöhen. Es ist ein wichtiges Zusatzelement zu den klassischen Marketingwerkzeugen wie: Werbung, Public Relation und Marktforschung. Alle diese Aktivitäten dienen dazu, den »Propheten zum Berg«, also Interessenten z. B. zum pharmazeutischen Unternehmen zu bringen, ohne dass der Außendienst zunächst aktiv werden muss. Mit aktivem Telemarketing (Outbound Telemarketing) wird der Kunde direkt via Telefon angesprochen.

Der Anruf dient oft als Ersatz oder zur Ergänzung für den kostenintensiven Besuch bzw. für den nicht sehr effektiven Brief. Den aktiven und kreativen Marketing-Managern sind keine Grenzen gesetzt, die beste, kostengünstigste und effektivste Kommunikationsstrategie in Zusammenarbeit mit den Kunden ausfindig zu machen. Gerade diese Vielfalt löst bei Vertriebs- und Marketing-Managern, die eine schnelle Antwort für ihre Geschäftsprobleme wollen, Wohlwollen für dieses Medium aus.

Leider hat die übertriebene Vorstellung von der Effektivität dieser sinnvollen Einrichtung, nach dem Motto - Telefonieren ersetzt den Außendienst - verschiedenen Unternehmen auch in Deutschland viel Geld gekostet (Albers und Kraft 2001, Schögel 2001, Greff 2001, Harms et al. 2002, Harms et al. 2003).

13.2.5. Phasenmodell der Telefonmarketing-Implementierung

Phase 1: Ausarbeitung Geschäftsleitungsstrategie (GL-Strategie)

Erfolgreiches Telemarketing hängt von vielen unterschiedlichen Faktoren ab, insbesondere vom Engagement der Geschäfts- und Vertriebsleitung, von der Planung sowie von der operativen Umsetzung. Telemarketing ist ein wichtiges Erfolgsinstrument für den Verkauf innovativer Leistungen. Allerdings ist es für Schnellschüsse wenig geeignet. Die Geschäftsleitung muss bereit sein, Telemarketing als langfristige Strategie zu sehen (Harms et al. 2003).

Die Einrichtung eines Call-Centers mit qualifizierten Mitarbeitern, die Auswahl des geeigneten Standorts und der richtigen technischen Einrichtung sind kostenintensiv. Beim Telefonmarketing handelt es sich um ein komplexes Informationssystem, das fast alle Bereiche des Unternehmens, den Betriebsrat eingeschlossen, berührt. Deshalb muss das Senior-Management den Prozess aktiv begleiten, und zwar nicht erst dann, wenn das Call-Center arbeitet, sondern besonders während des Aufbaus und der Implementierung der neuen Kommunikationsstrukturen (Albers und Kraft 2001, Schögel 2001, Greff 2001, Harms et al. 2003).

Die Zeiten, als Aushilfsmitarbeiter (»Hausfrauen-Telemarketing«) am Telefon saßen, sind vorbei. Das Unternehmen muss bei der Personalauswahl die gleiche Messlatte anlegen, wie bei der Einstellung und Ausbildung von Außendienstmitarbeitern. Leider widersetzen sich erfahrungsgemäß sowohl große Teile des Innen- als auch des Außendienstes den durch das TM initiierten Veränderungen, vor allem, wenn diese strategisch (längerfristig) angelegt sind. Ganz gleich, ob es in einem kleineren Unternehmen oder in einem Großkonzern zum Einsatz kommen soll (Greff 2001).

Phase 2: Informationsanalyse

Folgende Punkte sollten analysiert werden (Brockdorff 2001, Greff 2001, Haupt et al. 2001, Somm 2001, Sydow 2001, Tietges 2001, Harms/Drüner 2003):

- Welche Vertriebs- und Marketingstrategien existieren für die einzelnen Produkte?
- Welches sind die Kundengruppen und wie ist deren Struktur beschaffen?
- Welche Vertriebsinformationssysteme werden eingesetzt?
- Was sind die Stärken und Schwächen des Produktangebots?
- Wie hoch sind die jeweiligen Marktanteile?
- Wie teilt sich die Außendienstmannschaft auf die einzelnen Verkaufsgebiete auf?
- Wie stellt sich die Identifizierung des Kunden- und Interessentenpotentials dar?
- Wie hoch sind die Vertriebskosten pro Auftrag?

Innerhalb dieser Analyse sollte der Arbeitsweise des Außendienstes besondere Aufmerksamkeit gewidmet werden.

Folgende Punkte sind zu untersuchen:

- Wie funktioniert die Zusammenarbeit zwischen Außen- und Innendienst?
- Was sind die definierten Vertriebsziele für die Verkäufer?
- Wie sind die Besuchsfrequenzen - je nach Kundenklasse für die Neukundengewinnung und die Bestandskundenbetreuung - definiert?
- Welche Maßnahmen für die Vertriebsunterstützung werden durchgeführt?
- Existieren regionale Besonderheiten?

Phase 3: Projektentwicklungsstrategie
In der Phase der Projektentwicklung werden unterschiedliche Strategien eingesetzt. Diese bestehen aus folgenden Unterpunkten (Brockdorff 2001, Greff 2001, Haupt et al. 2001, Somm 2001, Sydow 2001, Tietges 2001, Harms et al. 2003):

- Bestandskundenbetreuung mit dem Zusatzziel „Schlummerkunden“ zu reaktivieren bzw. Gesprächstermine für den Außendienst zu vereinbaren (General-Customer-Relationship-Management)
- Neukundengewinnung mit dem Ziel der Bedarfsermittlung und anschließender Terminvereinbarung (Potential-Customer-Relationship-Management)
- Sonderprogramme zur Kundenbindung durch Messen, Seminare, Weiterbildungen (Service-based-Customer-Relationship-Management)
- Direktverkauf von Arzneimitteln, Medizinprodukten und Wartungsverträgen (Selling-based-Customer-Relationship-Management)
- Netzwerkbildung (Network-based-Customer-Relationship-Management)
- Imagebildung (Image-based-Customer-Relationship-Management)
- Innerbetriebliche Projektabstimmung (In-house-based-Customer-Relationship-Management) (Abb. 13.1)

Dabei muss jede Phase des Projekts mit folgenden Bereichen (kritische Erfolgspositionen) abgestimmt sein:

- Geschäftsleitung / Betriebsrat / Marketing / Vertrieb
- Werbung / Außendienst / Kundendienst / IT-Bereich

(Abb. 13.1) Projektentwicklungsstrategie

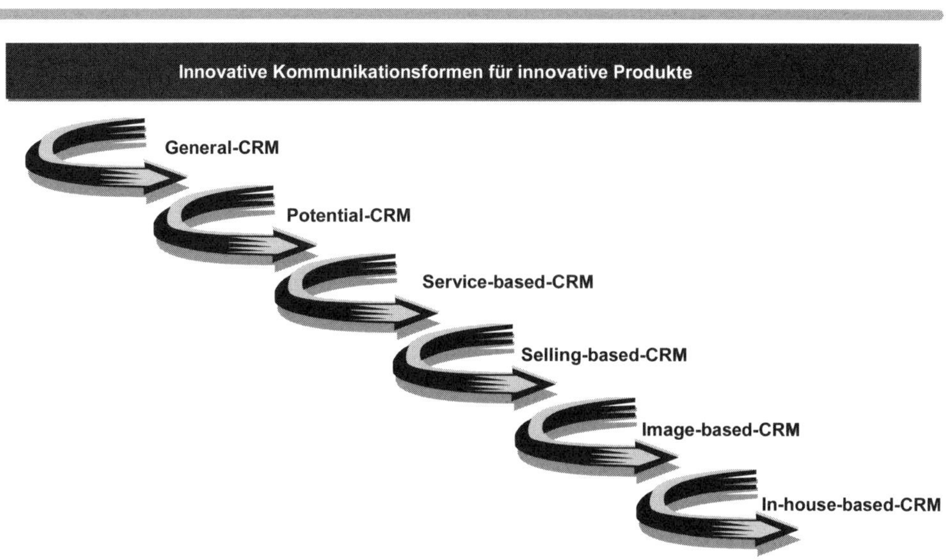

Phase 4: Personalauswahl und Ausbildung

Gesucht werden Telemarketer für das aktive Telefonieren und Teamleiter zur Koordinierung. Diese sollten täglich vier Stunden mit dem Telefonieren verbringen und einen halben Tag für administrative Arbeiten aufwenden.

Zum Ausbildungsprogramm, für das auf jedem Fall ein professioneller Trainer engagiert werden sollte, gehören (Brockdorff 2001, Greff 2001, Haupt et al. 2001, Somm 2001, Sydow 2001, Tietges 2001):

- Produkttraining
- Telemarketing-Training
- Einzeltraining am Computerarbeitsplatz
- Spezielles Sprech- und Argumentationstraining

Phase 5: Kampagnen-Entwicklung

Die Entwicklung jeder Kampagne sollte auf folgende Fragen abgestimmt sein (Brockdorff 2001, Greff 2001, Haupt et al. 2001, Somm 2001, Sydow 2001, Tietges 2001, Harms et al. 2003):

- Was ist das Gesprächsziel Nummer 1?

- Was sind die Kampagnenziele?
- Welches sind die geeigneten Zielgruppen?
- Wer sind die Zielpersonen?
- Wie sieht der Zeitplan aus?
- Wer muss wann, wie informiert werden?
- Was soll operativ innerhalb welcher Zeitlinie mit welchen Ressourcen erreicht werden?
- Welche Produkte und Dienstleistungen werden angeboten?
- Wie groß ist der Aktionsumfang?
- Sind flankierende Maßnahmen notwendig und wenn ja, welche?
- Wer ist der Kampagnenverantwortliche?
- Wer erarbeitet den Kampagnenentwurf (Skript, Ablaufplan usw.)?
- Wer weißt die betroffenen Fachabteilungen ein?
- Wer organisiert das Training der Telefonverkäufer?
- Wer plant die Durchführung und Analyse der Testanrufe mit tatsächlichen Kunden?
- Wer beobachtet die Testkampagne?
- Wer analysiert die Ergebnisse?
- Wer erstellt den Bericht?
- Wer optimiert das Telemarketing-Programm?

In halbtägigen Workshops werden alle einbezogenen Mitarbeiter informiert und motiviert. Insbesondere dem Außendienst müssen die „Ängste“ genommen werden, da Telemarketing die persönliche Arbeit beim Kunden nicht ersetzt, sondern nur unterstützt und ergänzt (Greff 2001, Harms et al. 2003) (Tab. 13.1).

(Tab. 13.1) Zeitplan zur Durchführung von Telefonmarketingaktivitäten

Innovative Kommunikationsformen für innovative Produkte

Maßnahme	**Dauer***
Phase1: Erarbeitung GL-Strategie und Verabschiedung	3 Monate
Phase 2: Informationsanalyse	3 Monate
Phase 3: Projektabstimmung	3 Monate
Phase 4: Personalauswahl und Ausbildung	3 Monate
Phase 5: Kampagnenentwicklung	3 Wochen
* in der Regel verlaufen die Phasen 2-5 parallel	

13.3 7 goldene Regeln bei der Auswahl des Servicepartners

Regel 1: Kontaktaufnahme

- Schon bei der Beantwortung der ersten Anfrage scheidet sich häufig die Spreu vom Weizen. Eine Agentur erfüllt die nötige Beratungsleistung, wenn aus vorhergehender Projekterfahrung Hintergrundinformationen zum Marktsegment existieren.
- Dabei geben Kundenreferenzlisten mit Firmennamen, Produktbezeichnungen, Zielsetzungen der durchgeführten Aktionen und Zielgruppenanalysen Aufschluss über die Erfahrungen der Agentur in bestimmten Tätigkeitsbereichen und Branchen (Albers und Kraft 2001, Schögel 2001, Greff 2001).

Regel 2: Leistungsangebot

- Es spricht für die Serviceagentur, wenn der potentielle Kunde ein nach seinen Vorgaben maßgeschneidertes Leistungsangebot erhält. Noch besser ist es allerdings, wenn die Agentur nicht nur das einfach Umsetzbare anbietet, sondern aufzeigt, was an Verkaufs- oder Marketingergebnissen möglich ist und was nicht.

- Viele Auftraggeber, die zunächst an eine simple Telefonmarketingaktion dachten, konnten nach kompetenter Beratung Leistungen in Anspruch nehmen, die entweder bei der Umsetzung der Marketingstrategie halfen, strategische Wettbewerbsvorteile sicherten oder mittelfristig Kosten einsparten (Albers und Kraft 2001, Schögel 2001, Greff 2001, Harms et al. 2003).

Regel 3: Präsentation

- Der Erstkontakt und alle weiteren Gespräche müssen mit einer qualifizierten Beratung verbunden sein.
- Somit sollte man die Agentur vor Ort besuchen und ein detailliertes Gespräch mit der Führung und den Mitarbeitern führen.
- Dabei kommt es nicht nur auf die Präsentation der Leistungen an.
- Es gilt, die Kontakter zu kennen und sich einen Eindruck von der Art der Abwicklung eines Projektes zu verschaffen. Man erfährt etwas über die Kernkompetenz der Telemarketingagentur und kann sich ein Bild davon machen, inwieweit die Agentur zu den eigenen Produkten oder Dienstleistungen passt (Albers und Kraft 2001, Schögel 2001, Greff 2001, Harms et al. 2003).

Regel 4: Reporting

- Die Agentur muss einen Aufschluss darüber geben können, wie sich die Dokumentation und die Statistik gestaltet, wie die Ergebnisübermittlung erfolgt, woher die Adressen kommen und welcher selektive Mix ein repräsentatives Ergebnis ermöglicht.
- Wichtig ist, dass zu jedem Zeitpunkt für jeden Teilschritt ein kompetenter Ansprechpartner in der Agentur zur Verfügung steht (Albers und Kraft 2001, Schögel 2001, Greff 2001, Harms et al. 2003).

Regel 5: Software

- Um die Qualität und Quantität der Dienstleistung zu gewährleisten, ist der Einsatz entsprechender Technik unerlässlich.
- Nur wer unterschiedliche Gesprächsergebnisse in kurzen Abständen messen und auswerten kann, ist auch in der Lage, zeitnah korrigierend einzugreifen, falls ein Mitarbeiter signifikant schlechter ist als alle anderen (Albers und Kraft 2001, Schögel 2001, Greff 2001, Harms et al. 2003).

Regel 6: Follow-up

- Um durch Telefonmarketing gewonnene Kunden langfristig binden und vorhandene Potentiale ausschöpfen zu können, bieten viele Agenturen eine mittel- oder langfristige Zusammenarbeit bei besonderen Anlässen, wie zum Beispiel Seminare, Produktergänzungen und Neueinführungen an. Dieses Follow-up zeichnet eine gute Telefonmarketingagentur aus, denn letztlich müssen neue Kundenkreise intensiv beraten, informiert und betreut werden (Albers und Kraft 2001, Schögel 2001, Greff 2001, Harms et al. 2003).

Regel 7: Transparente Abrechnung

Mann muss erkennen:

- Welcher Teil der Leistungen welche Kosten verursacht?
- Ob die Start-Up-Kosten pauschal oder nach Stunden berechnet sind?
- Die administrativen und operativen Kosten nach Zeit oder Anruf kalkuliert werden?
- Was die Erstellung von Dokumentationen, möglichen EDV-Anpassungen und Vorbereitungen der Schulungen von Kontaktern und Projektleitern kostet?

13.4 Telefonmarketingtrategie

Telemarketing bietet heute eine Fülle von Möglichkeiten. Per Telefon werden:

- Informationen eingeholt
- Adressen qualifiziert
- Termine für die Außendienstmitarbeiter vereinbart
- Produkte und Dienstleistungen direkt verkauft
- Aufträge entgegengenommen
- Informationsdienste bereitgestellt
- Cross-Selling betrieben
- Verträge vereinbart oder verlängert

Obwohl sich Telemarketing dazu eignet, ein bestimmtes Ziel schnell und effektiv zu erreichen, funktioniert es am besten als Baustein einer übergreifenden nationalen oder internationalen Marketingstrategie. Somit stellt sich die Frage: Wie und mit welchen Mitteln spreche ich meine Kunden am effektivsten und kostengünstigsten an?

Herzstück der Marketingsysteme sind Datenbankprogramme, die Zielgruppen und Kunden identifizieren und bewerten. Meist reichen sechs Bewertungskriterien aus:

- A-Kunden mit hohem Umsatzvolumen
- A-Interessenten mit hohem Umsatzpotential

- B-Kunden mit mittlerem Umsatzvolumen
- B-Interessenten mit mittlerem Umsatzpotential
- C-Kunden mit kleinem Umsatzvolumen
- C-Interessenten mit kleinem Umsatzpotential

Die erste Gruppe muss, je nach Angebot, vom qualifizierten Außendienst gehegt und gepflegt werden. Für die beiden letztgenannten Gruppen lohnt sich in der Regel keine aktive Vertriebsmaßnahme, selbst ein Telefonanruf kann schon zu teuer sein. Aber was ist mit den übrigen Gruppen? Die richtige Kombination von Außendienstbesuch, Telemarketing und schriftlichen Informationen (Mailing oder Fax) kann die Vertriebskosten senken und gleichzeitig die Kundenzufriedenheit erhöhen. Die folgende Tabelle zeigt die Entwicklung der Kostensituation, falls ein pharmazeutisches Unternehmen von einem rein außendienstorientierten Vertrieb auf ein integriertes Telefonmarketingkonzept umsteigt (Albers und Kraft 2001, Schögel 2001, Greff 2001, Harms et al. 2003) (Tab. 13.2).

(Tab. 13.2) Kostensituation - Pharma-Außendienst versus Telefonmarketing

Innovative Kommunikationsformen für innovative Produkte

Pharma-Außendienst	Telefonmarketing
A-Kunde • 6 Besuche = 750,- €	A-Kunde • 4 Besuche, 8 Anrufe, 8 Briefe = 600,- €
B-Kunde • 2 Besuche = 250,- €	B-Kunde • 1 Besuch, 4 Anrufe, 8 Briefe = 200,- €
C-Kunde • 1 Besuch = 125,- €	C-Kunde • 4 Anrufe, 4 Briefe, Besuch nach Bedarf = 75,- €

Walter Gesundheitsforum 2002

Warum Telemarketing als Baustein so wichtig ist, zeigt das folgende Beispiel.

➢ Was passiert beispielsweise mit den Anrufen, die in einem pharmazeutischen Unternehmen eingehen?

- Wie lange dauert es, bis der Anrufer den gewünschten Ansprechpartner sprechen kann?
- Annahme 1: Ein Pharmaunternehmen wirbt mit Responseelementen, beispielsweise Antwortkarten, die Werbebriefen beigelegt sind.
- Annahme 2: Die Nachbearbeitung wird nur dem Außendienst überlassen.

Was passiert?

- aus den eingehenden Antwortkarten werden vom Verkäufer per »Zufallsgenerator« die Karten ausgewählt, die er für sinnvoll hält, denn schließlich kennt er sein Gebiet am besten
- die anderen Rückläufer bleiben liegen, und der Zahn der Zeit nagt an ihnen

Erfahrungen zeigen:

- 11 Prozent der teuer erkauften Antworten (Leads) werden vom Verkäufer relativ gut nachgearbeitet (per Telefon, durch persönliche Besuche)
- 18 Prozent werden maximal zweimal angerufen, dann zur Seite gelegt
- 71 Prozent werden gar nicht oder höchstens einmal telefonisch kontaktiert

Dabei muss bei der Bearbeitung von Werberückläufern folgendes bedacht werden:

- nur 10 Prozent der Ärzte und Apotheker sind in der Regel überzeugte Interessenten, die sofort kaufen/verordnen wollen
- 25 Prozent haben mittelfristig einen Bedarf und müssen permanent gepflegt werden
- 60 Prozent kaufen/verordnen innerhalb eines Jahres und müssen permanent angesprochen sein
- der Rest kauft/verordnet später oder gar nicht

Außerdem:

- über 60 Prozent der Ärzte und Apotheker erhalten die Informationen viel zu spät, somit ist das Kauf- bzw. Verordnungsinteresse erloschen
- nur etwa 20 Prozent erhalten Informationen, die durch eine Bedarfsanalyse exakt auf die Wünsche der Kunden abgestimmt sind
- die anderen werden mit Informationen zugeschüttet, die sie nicht benötigen, allerdings regelmäßig verärgern (Grell 2001, Harms et al. 2003)

13.5 Beispiele zur Effektivität von Telefonmarketingaktivitäten

13.5.1 Segment: Pharma-Neueinführung (Phytotherapeutika)

- Produktgruppe: Phytotherapeutikum zur Behandlung von Zyklusanomalien
- Aufgabenstellung: Verordnungsstimulierung
- Zielgruppe: Niedergelassene Gynäkologen
- Durchführung: drei Anrufwellen im Abstand von 6-8 Wochen
- gefolgt von tagesaktuellen Mailings (Tab. 13.3)

(Tab. 13.3) Wie effektiv ist Telefonmarketing - Pharma-Life-Cycle-Management

	1.		2.		3.	
Vorgegebene Arztadressen	**2976**		**2180**		**1886**	
Nicht erreicht	90		56		62	
Tel. angesprochene Ärzte	2886	100,0 %	2124	100,0%	1824	100,0%
Verweigerungen	165	5,7 %	45	2,2%	25	1,4%
Ausführl. Telefon-Gespräch	2721	**94,3 %**	2078	**97,8%**	1799	**98,6%**
Selektiert lt. Vorgabe	541		192			
Einverständnis mit Wiederanruf	2180		1886			

Call Center Profi 2003

Ergebnisbetrachtung (aus Gründen der Geheimhaltung können die Namen der Kunden leider nicht genannt werden):

- Die Anzahl der nicht erreichten Ärzte lag in allen Wellen unter 3,5 Prozent.
- Die Ärzte sind durchaus bereit telefonisch informiert zu werden.
- Entscheidend für den Erfolg ist ein konsequentes Kontaktmanagement, welches auf die Bedürfnisse der Zielgruppe zugeschnitten sein muss.
- Von besonderer Bedeutung ist dabei die Mehrwertgenerierung (Qualität der vermittelten Botschaft).

- In der anschließenden Aufbereitung des RPM's wurde die Verordnerstimulierung nachgewiesen.

13.5.2 Segment Pharma (Neueinführung-Opthalmologika)

- Produktgruppe: Augen-Gel
- Aufgabenstellung: Einführung ohne Außendienst
- Zielgruppe: Opthalmologen (vom Auftraggeber selektiert)
- Zusätzliche Aufgabenstellung: Platzierung, Betreuung und Rückholung einer Anwendungsbeobachtung bei 250 Opthalmologen (Tab. 13.4)

(Tab. 13.4) Wie effektiv ist Telefonmarketing - Neueinführung -

Zielgruppe:	1484 Opthalmologen	%
Nicht erreicht:	25 Opthalmologen	100,0
1.Telefon-Kontakt:	1459 Opthalmologen	44,0
Mailing mit Muster-Abruf-Karte:	1369 Opthalmologen	100,0
Muster angefordert:	1175 Opthalmologen	80,5

Call Center Profi 2003

- Durchführung: Konzeption der Drug-Monitoring Unterlagen
- Versand der Unterlagen und Nachfassbriefe
- Eingangskontrolle

Ergebnisbetrachtung (aus Gründen der Geheimhaltung können die Namen der Kunden leider nicht genannt werden):

- Die angesproche Zielgruppe sprach auf diese Kommunikationsvariante an.
- Die Ziele wurden bereits nach kurzer Zeit deutlich übertroffen.
- Die zusätzliche Aufgabenstellung verschaffte zusätzliche Daten zum Einsatz des Arzneimittels und führte zu weiteren Verordnungen.
- Dieses Ergebnis wurde durch den RPM bestätigt.

13.5.3 Segment Pharma (Drug-Monitoring)

- Segment: Pharma Therapeutika
- Produktgruppe: Topisches Corticosteroid

  Aufgabenstellung:

  Platzierung, Betreuung und Rückholung einer Anwendungsbeobachtung
- Zielgruppe: Niedergelassene Dermatologen (vom Auftraggeber selektiert)
- Durchführung: Konzeption der Drug-Monitoring Unterlagen
- 6 Telefonkontakte je Arzt
- Versand der Unterlagen und Nachfassbriefe
- Eingangskontrolle
- Ergebnisbetrachtung (aus Gründen der Geheimhaltung können die Namen der Kunden leider nicht genannt werden)
- im Rahmen der Studienplatzierung hat sich das Unternehmen zu einem engmaschigen Monitoring entschieden, mit dem Erfolg, dass 80 Prozent der versandten Patientenbögen zum festgelegten Termin auswertbar waren
- etwa 20 Verordnungen pro Teilnehmer unterstreichen die Effektivität der Mehrkanal-Konzepte
- die Verordnung des Präparates wurde anhand des RPMs bestätigt (Tab. 13.5)

(Tab. 13.5) Wie effektiv ist Telefonmarketing: Phase IV bei Neueinführung -

Zielgruppe:	1850 Dermatologen	%
Telefonisch angesprochene Dermatologen:	1799 Dermatologen	100,0
Teilnehmer am Drug-Monitoring:	784 Dermatologen	44,0
Versandte Patientenbögen:	16680	100,0
Auswertbare Patientenbögen (zum festgelegten Termin):	12540	75,0

Call Center Profi 2003

13.6 Aufbau eines multimedialen Dialog-Marketing

Forderungen nach höherer Erreichbarkeit der Unternehmen führen dazu, dass verstärkt Call Center eingerichtet werden. Besondere Bedeutung gewinnt in diesem Zusammenhang die rasante Entwicklung des Internets und die steigenden Anforderungen an eine professionelle Bearbeitung digitaler Kundenanfragen.

Hierdurch ergeben sich - besonders für reaktionsschnelle Unternehmen - Chancen zur Erschließung neuer Erfolgspotentiale.

Die Entwicklung spezifischer Servicekonzepte unter kunden- und marketingorientierten Gesichtspunkten bietet die Möglichkeit, Wettbewerbsvorteile zu erarbeiten um damit einen wichtigen Beitrag für den langfristigen Unternehmenserfolg zu leisten. Verschiedene Online-Studien unterstreichen diese Entwicklung.

Viele Unternehmen reagieren hierauf, indem sie umfangreiche Internet-Sites entwickeln. Häufig jedoch ohne zu berücksichtigen, mit welchen Zielen sich die Kunden und Interessenten an sie wenden. Die Konsequenz ist, dass die User eine Vielzahl von Sites durchsuchen müssen, bevor sie die gesuchten Informationen finden.

Aus diesem Grund ist der kundenorientierte Aufbau des Internet-Auftritts von entscheidender Bedeutung für die Kommunikation mit Kunden und Geschäftspartnern. Somit sollten sich eMail-Marketingkonzepte zum zentralen Bestandteil innovativer Dialogsysteme zwischen Online-Nutzern und pharmazeutischen Informationsprovidern entwickeln.

Untersuchungen zur Nutzung des Internets zeigen, dass das Netz am häufigsten zum versenden und empfangen von Informationen genutzt wird. Kunden und Interessenten suchen zunehmend den schnellen Dialog mit den Unternehmen über eMail-basierte Kommunikationskanäle und erwarten eine zeitnahe Bearbeitung und Beantwortung ihrer Anfragen. Wird diese Erwartungshaltung erfüllt, so zeigen sich die Kunden in der Regel dankbar und kooperativ.

Literatur

1. Albers, M., Krafft, M. (2001): Optimale Segmentierung von Kunden: Verfahren, Bewertung, Umsetzung, Gabler Wirtschaftspraxis, Kundenmanagement, 01.17: 1-25.
2. Baumgärtner, F. (2001): Das Call Center als Instrument der Kundenbindung, (2001): Die Kundenakquisition, Gabler Wirtschaftspraxis, Kundenmanagement, 01.010: 1-27.
3. Dornach, F. (2001): Rigorose Kundenorientierung durchsetzen, Gabler Wirtschaftspraxis, Kundenmanagement, 01.03: 1-15.
4. Greff, S. (2001): Telefonmarketing, Gabler Wirtschaftspraxis, Kundenmanagement, 05.03: 1-27.
5. Harms, F., Grosse-Wichtrup, L. (2000a): Direct-to-Consmer -Möglichkeiten und Grenzen in Europa-, PMJ 5: 150-154.
6. Harms, F., Grosse-Wichtrup, L. (2000b): Direct-to-Consmer -Möglichkeiten und Grenzen in Europa-, PMJ 6: 204-206.
7. Harms F, Rittinghaus F, Baukmann M, Drüner M. (2002): Evolution zum innovativen Marketing – Neue Kommunikationsstrategien -, PMJ 03: 97-102
8. Harms F, Rittinghaus R, Zoller S. (2003): Auf der Suche nach neuen Kommunikationsstrategien für die pharmazeutische Industrie, Sonderheft Pharma, CallCenterProfi: 6-9
9. Harms F, Drüner M. (2003): Pharmamarketing, Lucius-Verlag, Stuttgart
10. Haupt, U., Ansorge, P., Frick, G. (2001): Fehlkicks kosten Geld: Gestaltung des E-Commerce Auftritts, Gabler Wirtschaftspraxis, Kundenmanagement, 06.04: 1-18.
11. Schrögel M (2001): Das Management mehrerer Vertriebskanäle, Gabler Wirtschaftspraxis, Kundenmanagement, 05.01: 1-22.
12. Somm, F. (2001): E-Commerce aus der Sicht des Verkaufs, Optimale Segmentierung von Kunden: Verfahren, Bewertung, Umsetzung, Gabler Wirtschaftspraxis, Kundenmanagement, 06.01: 1-20.

13. Sydow, J. (2001): Die aktuelle Alternative: Netzwerke im Verkauf, Optimale Segmentierung von Kunden: Verfahren, Bewertung, Umsetzung, Gabler Wirtschaftspraxis, Kundenmanagement, 05.06: 1-22.

14. Tietges, V. (2001): One-to-one-Kommunikation: Personalisierte Websides auf dem Vormarsch; Gabler Wirtschaftspraxis, Kundenmanagement, 05.07: 1-19.

15. Tomczak, T., Karg, M. (2001): Die Kundenakquisition, Gabler Wirtschaftspraxis, Kundenmanagement, 01.01: 1-19.

Autoren

Frank Rittinghaus war Vertriebsleiter Pharma beim seka-team Hamburg. Als Pharmareferent nach § 75 AMG arbeitete er lange Jahre im Vertrieb namhafter Firmen. Nach dem Studium der Betriebswirtschaft übernahm er Führungsaufgaben mit dem Schwerpunkt Prozessoptimierung im Vertrieb. Seine Schwerpunkte liegen auf der Erarbeitung, Entwicklung und Implementierung individueller Problemlösungen im strategischen Verkaufsmanagement pharmazeutischer Unternehmen. Im Vordergrund steht dabei die ganzheitliche Optimierung der Prozesse in Vertrieb, Marketing und Customer Service zur Verbesserung der Kundenbindung, Kundentreue und Kundenzufriedenheit. Derzeit ist er bei der Organon als Pharmamanager im Bereich Marketing und Sales beschäftigt.

Sabine Zoller M.A. ist Leiterin Marketing bei der Walter TeleMedien Holding GmbH in Ettlingen. Als Historikerin waren die wissenschaftlichen Erkenntnisse geprägt von Planung, Konzeption und Aufbau diverser Marketingstrategien begleitet von medienwirksamen Verkaufsförderungsmaßnahmen. In Ihrer Position als Marketingleiterin beim größten Deutschen Telekommunikationsanbieter beschäftigt sich Sabine Zoller verstärkt mit dem Thema Direktmarketing im Pharmavertrieb, Gesundheitswesen und Healthcare.

Kapitel 14

Gesundheit im Internet; Innovatives Gesundheitsmanagement am Beispiel der Vitanet

Björn Wallacher, Matthias Quinger, Silke Bruder

Keywords

- Apotheke im Umbruch
- Gesundheit im Internet
- Rezeptabwicklung und Beratungskompetenz
- Selbstmedikation
- Patienten-Betreuung
- Online-Marketing
- DTC und Markenführung
- Gesünder leben on- und offline -

Inhalt

14.1 Die Apotheke im Umbruch - Ein Image gerät ins Wanken -

Glaubt man den aktuellen Verbraucherstudien, dann rangieren das Ansehen und der erlebte Service der deutschen Apotheke 2004 in der Beliebtheitsskala noch immer auf Platz zwei gleich nach den Friseuren. Schaut man in die Wochenmagazine oder achtet auf Tests von Verbrauchermagazinen und Fernsehsendern, in denen die Beratungsfähigkeit und -willigkeit der Apotheken per Stichprobe geprüft wurde, verschiebt sich dieses positive Bild erheblich. Auch wenn die Tests keinen Anspruch auf Vollständigkeiten erheben, bedeuten sie doch einen echten Imageschaden für diesen Berufsstand (Abb. 14.1).

(Abb. 14.1) Apothekenimage 2004

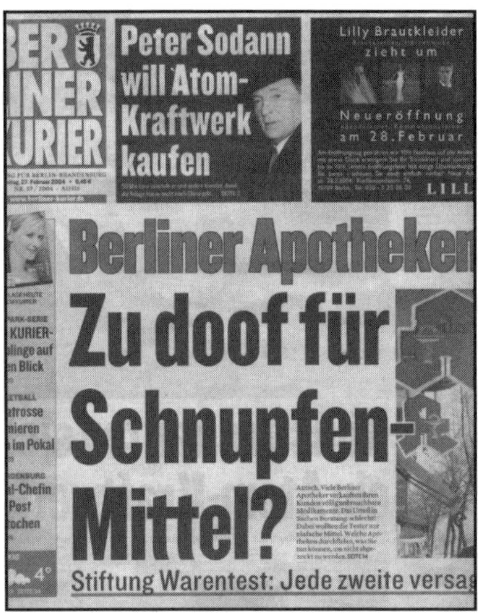
Peter Sodann will Atom-Kraftwerk kaufen
Berliner Apotheken
Zu doof für Schnupfen-Mittel?
Stiftung Warentest: Jede zweite versa

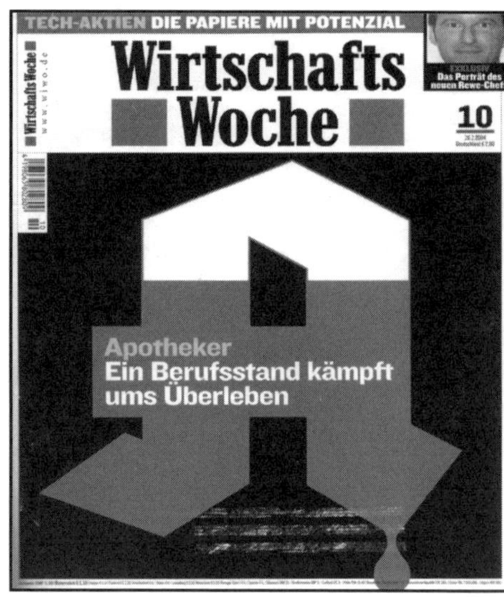
TECH-AKTIEN DIE PAPIERE MIT POTENZIAL
Wirtschafts Woche
10
Apotheker
Ein Berufsstand kämpft ums Überleben

Noch können sich die Apotheken auf ihr seit Jahrhunderten gewachsenes Ansehen einigermaßen verlassen. Doch neben dem immer noch existierenden Bonus für Vertrauen und Glaubwürdigkeit haben sich auch die so genannten Apothekerpreise in den Köpfen festgesetzt. In Zeiten, in denen „Geiz ist geil" zum wirtschaftlichen Credo erhoben wird, muss diese Berufsgruppe früher oder später einen Imageschaden erleiden, denn mit Inkrafttreten der Gesundheitsreform war klar: Alle Beteiligten müssen finanziell zurückstecken - auch die Apotheker. Und je lauter die Apotheker-Verbände sich über diese Ungerechtigkeit beklagen, desto mehr schwindet die öffentliche Glaubwürdigkeit.

14.1.1 Gesundheit im Internet - mehr als virtuell

Gesundheit, was ist das eigentlich? Folgt man der Definition der WHO, als „Zustand des völligen körperlichen, geistigen und sozialen Wohlbefindens", so muss sich wohl fast jeder eingestehen, dass er hiervon mal mehr, mal weniger weit entfernt ist. Diesen hier definierten Idealzustand zu erreichen, erfordert entweder einen längeren Aufenthalt bei tibetischen Mönchen oder die Abwendung von jeder Form von Kompromissen, die man tagtäglich im Interesse seiner sozialen und geistigen Unversehrtheit eingeht.

Sowohl der Einzelne als auch die verschiedenen Institutionen können sich diesem formulierten Ideal nur annähern. Ständig im Blick haben sollte man bei allen Bemühungen um Gesunderhaltung oder -werdung aber das Zusammenspiel der verschiedenen Faktoren, die in der Definition der WHO angesprochen sind.

Wo das Vertrauen in die Medizin bei zunehmender Technologisierung schwindet, bekommt Prävention und Information des Einzelnen einen immer größeren Stellenwert. Der zunehmende Kostendruck des Gesundheitswesens rückt das eigene Bewusstsein um die Gesunderhaltung immer stärker in den Vordergrund der allgemeinen Betrachtung. „Frage nicht, was dein Arzt für dich tun kann, sondern frage dich, was du selbst für dich tun solltest" wird zum Motto der neuen Gesundheitsbewegung.

Information ist die Basis für eine gesündere Lebensweise und die Korrektur eingefahrener Verhaltensmuster. Dabei ist das Internet die erste wirklich umfassende Plattform für jede Form einer medizinischen Themenrecherche. Neue Therapieformen, alternative Heilmethoden, Medikamentenvergleiche: Alles ist auffindbar und - mehr oder weniger leicht - für den medizinischen Laien nutzbar. Somit stellt sich die Frage: Werden wir alle zu Hobbymedizinern, die jedem Arzt oder Apotheker künftig Misstrauen entgegen bringen sollten?

Diese Entwicklung wäre sicher kontraproduktiv und brächte den Einzelnen im Ernstfall in eine missliche Lage. Was zählt, ist der Aufbau offener Netzwerke, die für jeden, die für ihn passenden Anlaufstellen und Vertrauenspersonen bereithalten. Diese abzubilden und transparent zu machen, sollte sich das Internet zum Ziel setzen. Innerhalb dieses Gesundheitsnetzwerkes werden sowohl etablierte Berufsgruppen - wie die Apotheker oder auch die Pharmaindustrie - eine neue Rolle einnehmen.

Während die einen sich vom reinen Pharmazeuten zum Gesundheitsberater entwickeln werden, sollten die anderen noch stärker als bisher ihrer Aufklärungs- und Informationspflicht nachkommen. Für beide Gruppen bietet das Medium Internet den idealen Zugang zum Kunden bzw. Patienten.

14.1.2 Rezeptabwicklung oder Beratungskompetenz

Das Erstattungssystem der Krankenkassen wurde auf den Kopf gestellt und damit wird sich -mittel- oder langfristig - auch die Umsatzstruktur der Apotheken drastisch verändern. Der typische Apothekenkunde war vor dem GMG - in ca. 7 von 10 Fällen - der Überbringer eines Rezeptes. Beratung fand vor allem im Entziffern der handschriftlichen Notizen des ausstellenden Arztes statt. Mehr war meist auch nicht nötig. Doch der Anteil der Versicherten, die den Gang zum Arzt noch antreten, wenn sie genau wissen, dass sie das Medikament ohnehin nicht erstattet bekommen, sinkt rasant.

Wie viele Patienten sich noch wegen des geplanten grünen Rezeptes als Behandlungsempfehlung zu ihrem Hausarzt bemühen, bleibt abzuwarten. Doch genau hier liegt künftig die Chance des Apothekers, wenn er seinen Beratungsauftrag annimmt und sein Kapital an Glaubwürdigkeit beim Kunden gezielt einsetzt.

Jene Kunden, die zur Selbstmedikation bereit sind, sollten in Zukunft automatisch den Apotheker ihres Vertrauens ansteuern. Deshalb sollte neben dem Ruf nach einem Wiederaufleben des Hausarztes auch ein neues Modell der Hausapotheke ins Leben gerufen werden. Nicht in Form eines tragbaren Arzneimittelschranks, sondern in Person des Apothekers um die Ecke, der seine Kunden begleitet und über Jahre hinweg betreut und der im Idealfall auch das soziale Umfeld seiner Kunden kennt.

14.1.3 Selbstmedikation gewinnt an Bedeutung

Die ca. 21.000 Apotheken in Deutschland teilten sich im Jahre 2003 einen Umsatz von rund 30 Mrd. Euro (ABDA). Grundsätzlich profitierten die Apotheken von dem steigenden Gesundheitsbewusstsein. Solange die Erstattungspolitik der Krankenkassen sich nicht veränderte, waren die Apotheken klar unter den Gewinnern der Gesundheitsbewegung.

Doch mit der allgemeinen Nachfrage nach Gesundheitsprodukten stieg der Anteil der verschreibungspflichtigen Arzneimittel, die einen Höchststand von rund 70 Prozent des Gesamtumsatzes repräsentierten. Bei einzelnen Apotheken lag dieser Anteil teilweise bei über 80 Prozent. Im Vergleich dazu beziffert sich der Umsatzanteil freiverkäuflicher Gesundheitsprodukte auf ca. 15 Prozent, obwohl Gesundheitstees, Nahrungsergänzungspräparate oder Hausmittel einen Umsatzplus von 15 Prozent innerhalb des Jahres 2003 verbuchen konnten (Gong-Studie Selbstmedikation).

Obwohl eine Reihe von freiverkäuflichen Medikamenten inzwischen auch in Drogeriemärkten, Reformhäusern oder Supermärkten angeboten werden, sehen 90 Prozent der 1.000 Befragten der Emnid-Untersuchung 2003 die Apotheke als bevorzugten Kaufort für nicht verschreibungspflichtige Medikamente an. Das Vertrauen auf die gute Beratung eines Pharmazeuten wiegt offensichtlich noch immer schwerer, als der Wunsch nach günstigen Preisen (Abb. 14.2).

(Abb. 14.2) OTC-Empowerment 2003: Kauforte von OTC-Präparaten in %
(Basis n=1000)

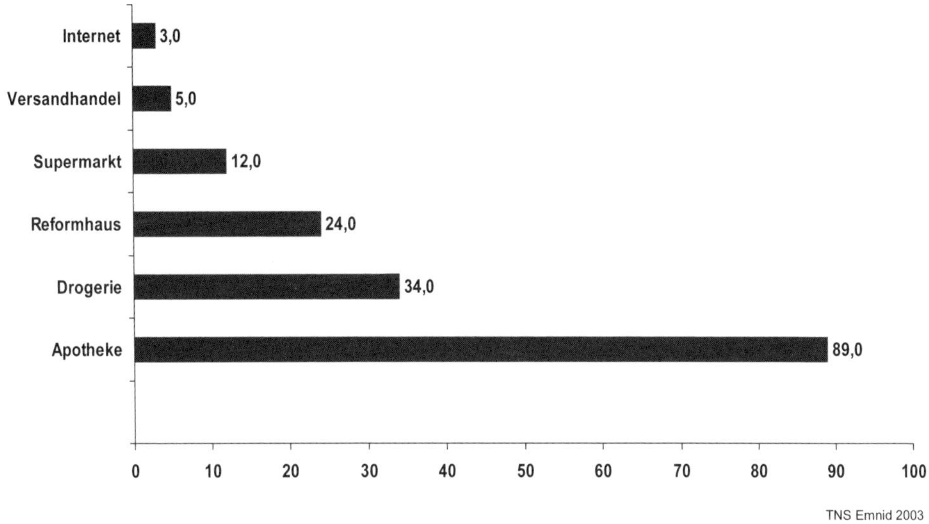

14.1.4 Neue Partner für mehr Marketing

Jede Apotheke ist spätestens seit dem 1. Januar 2004 bemüht, sich durch Kooperationen mit Großhandel, Verbänden und Dienstleister, die richtigen Partner im Kampf um sinkende Margen zu sichern. Die Energien werden künftig verstärkt für Kundengewinnung und -bindung aufgewendet.

Angesichts der heterogenen Kundenklientel der Apotheke stellt sich die Frage nach Splittung oder Bündelung der Kommunikationsmaßnahmen. Während das Interesse an OTC-Produkten auf Kundenseite ganz vorne liegt, sind auch Serviceleistungen wie z.B. Blutzucker- und Blutdruckmessungen oder spezielle Aktionen zum Thema Osteoporose oder ein Venencheck gefragt. Besonders interessant wird für den Apotheker künftig die langfristige Betreuung chronisch Kranker sein. Sich hier neben dem behandelnden Arzt als wichtige Vertrauensperson des Patienten zu behaupten, schafft somit eine starke Kundenbindung und schärft das individuelle Profil der Apotheke.

Basis für die Kundenansprache ist in jedem Fall eine gut geführte Kundendatenbank, die gezielt bei Marketingaktionen zum Tragen kommt. Kundenkarten kommen bisher relativ selten zum Einsatz, werden sich aber in der Zukunft als wichtige Informationsquelle erweisen, will man große Streuverluste bei geplanten Verkaufs- und Beratungsaktionen vermeiden. Das Thema Kundenkommunikation darf in der Apotheke künftig nicht mehr nebenbei erledigt werden. Sein Stellenwert muss auch in Punkto Personaleinsatz zum Ausdruck kommen.

Um heute alle Bereiche einer marketingaktiven Apotheke von der Betreuung der eigenen Homepage über die Pflege der Kundendatenbank bis zur Abwicklung von Mailing- und Verkaufsaktionen abzudecken, bedarf es sowohl der entsprechenden Fachkenntnis als auch der Bereitschaft, dafür ausreichend Zeit und Mittel aufzuwenden.

14.1.5 Kundenprofile erfassen - Neue Kommunikationswege besetzen

Der Verbraucher wird heute durch die Medien ständig über aktuelle Gesundheitsthemen auf dem Laufenden gehalten. Ob Heuschnupfen im Frühjahr, spezielle Gesundheitstage wie der Welt-Aids-Tag, brandaktuelle Entwicklungen des Gesundheitswesens oder die grassierende Grippewelle: Immer mehr populäre Fachtitel erscheinen auf dem Markt, die von Fußpilz bis Migräne alle relevanten Themen aufgreifen und verbrauchergerecht aufarbeiten. Vom Apotheker wird erwartet, dass er sich flexibel und professionell der Trends annimmt und seine Kunden hierzu überzeugend berät.

Was sich früher oft auf das Auslegen der Apothekenzeitschriften beschränkte, sollte sich in Zukunft auf den täglichen Umgang mit den Kunden auswirken. Hier ist die Bereitschaft gefordert, Kommunikation als permanenten Austausch zu begreifen. Dies kann von der Erfassung allgemeiner Eckdaten bis zu ausgefeilten DMP-Programmen reichen, bei denen der Apotheker eine wichtige Rolle einnehmen kann.

Auch die Pharmaindustrie hat den neuen Stellenwert der Apotheke erkannt und ist darum bemüht, diese starke Position für sich zu nutzen. Der Dialog zwischen Industrie und Apotheke wirkt sich deshalb sowohl auf die Markenpositionierung am POS, als auch auf die Einbindung der Apotheke bei Anwendungsbeobachtungen von innovativen Gesundheitsleistungen aus.

Durch die breite Nutzung von Gesundheitsinformationen im Internet wird sich die Apotheke auch hier als Ansprechpartner positionieren müssen. Der Trend der nächsten Jahre zeigt in Richtung Regionalisierung des Internets. Damit werden auch jene ihre Scheu vor dem virtuellen Einkauf verlieren, die bisher die damit verbundene Anonymität ablehnten. Grundsätzlich geht es für die Apotheke darum, ihre spezifische Position gegenüber ihren Kunden zu finden und diese durch die Nutzung aller Kommunikationswege und Netzwerkpartner auszubauen.

14.1.6 Gesundheit boomt - Internet als Info-Pool -

Wer sich krank fühlt sucht Antworten: Was fehlt mir? Ist es was Ernstes? Wer kann mir am Besten helfen? Wo finde ich die richtigen Informationen? Was kann ich jetzt tun?

Diese und ähnliche Fragen beschäftigen jeden Menschen, wenn er merkt, dass etwas nicht stimmt. Grundsätzlich kann der Einzelne mehr für seine Gesundheit tun, als er selber glaubt. Nicht nur präventiv, sondern auch falls sich eine leichte Erkältung, der jährliche Heuschnupfen oder eine Magenverstimmung ankündigt. Selbst wenn man bei näherer Beschäftigung mit den eigenen Symptomen merkt, dass man selbst keinen Rat weiß und schließlich doch den Arzt oder Apotheker aufsuchen sollte, ist es in jedem Fall von Vorteil, Bescheid zu wissen, um die richtigen Fragen stellen zu können.

Laut ACTA-Untersuchung (Allensbach) erhöhte sich die Zahl der Internetnutzer im Umfeld des Themas Gesundheit zwischen 2001 und 2003 von 5 auf 7,2 Mio. Ähnlich verhält es sich mit der Bereitschaft zum Online-Medikamentenkauf: waren es 2001 noch ganze 120.000 lag die Zahl im Jahre 2003 bereits bei 1 Mio. Online-Käufen.

Wer sich am Liebsten von Fachleuten unabhängig macht, kann heute per Internetrecherche fast lückenlos Informationen zu allen möglichen Medikationsgebieten einholen und die passenden Medikamente gleich dazu bestellen. Der Nicht-Medizinkundige ist jedoch sehr schnell überfordert, sobald er den Bereich der Bagatellerkrankungen verlässt. Die Kunst ist es künftig, die selbstbehandelbaren Unpässlichkeiten von den ernstzunehmenden Beschwerden zu unterscheiden.

Neben den elektronischen Gesundheitsportalen haben aber auch die Printmedien im Zuge der Gesundheitsreform das Thema Gesundheit ins Visier genommen. Gerade große Publikumszeitschriften und die überregionale Tagespresse veröffentlichen inzwischen regelmäßig umfangreiche Gesundheits-Spezialausgaben.

Die Stichworte Wellness und Fitness werden immer stärker von konkreten Krankheits- und Gesundheitsthemen verdrängt. Das Bewusstsein hat sich dahin gehend gewandelt, sich auch mit tiefer gehenden Fragestellungen zu beschäftigen und nicht bei der Wahl des Fitness-Studios stehen zu bleiben.

Selbst Unternehmen haben sich die Gesundheit ihrer Mitarbeiter auf die Fahnen geschrieben. Waren es vor Jahren die jungen Dot-Com-Firmen, die angesichts übermäßiger Arbeitszeiten ihren Programmieren und Internetexperten das Training im firmeneigenen Fitness-Studio ermöglichten, so ziehen inzwischen arrivierte Großunternehmen und agile Mittelständler nach.

Nicht zuletzt um die Ausfallquoten zu verringern und damit dem Unternehmen Kosten zu sparen, investiert man heute lieber frühzeitig in die körperliche und seelische Fitness der Belegschaft. Neben dem üblichen Betriebsarzt werden z.B. in Kooperation mit Krankenkassen individuelle Programme entwickelt, um gesundheitliche Risiken am Arbeitsplatz zu minimieren. Auch das firmeneigene Intranet gewinnt als Gesundheitsplattform zunehmend an Bedeutung.

14.1.7 Ein Patient weiß heute mehr

Für den größten Teil der Bevölkerung ist das Internet eine willkommene Ergänzung zum fachmännischen Rat. Das bedeutet, dass Ärzte und Apotheker einem immer besser informierten Kunden und Patienten gegenüber stehen, d.h. Fragen und Anregungen akzeptieren müssen, die nicht immer auf Gefallen stoßen. Somit sollten sich beide Seiten auf einen offeneren Diskurs einstellen und neue virtuelle Informationsquellen als Ergänzung oder Anregung in das Beratungsgespräch einbeziehen.

Der von der Politik geforderte mündige Bürger wird in Zukunft seine Gesundheit stärker selbst in die Hand nehmen, denn wer zahlt, will auch wissen wofür. Der Einzelne vertraut sich dabei immer öfter dem Apotheker seines Vertrauens mit speziellen Problemen an. Dieser sollte sich der neuen Situation bewusst werden, denn der Bedarf an ausführlichen und längeren Beratungsgesprächen nimmt weiter zu.

Der Apotheker bekommt somit eine vorher nicht gekannte Routing-Funktion, nämlich dem Kunden im richtigen Moment den passenden Fachmann zu empfehlen (Abb. 14.3 – 14.5).

(Abb. 14.3) Selbstmedikation: Gründe dafür…

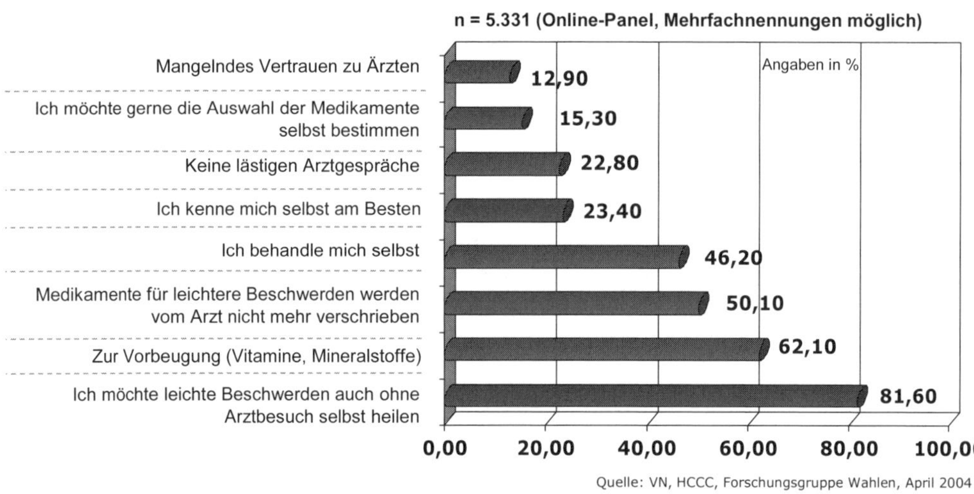

(Abb. 14.4) Selbstmedikation: Internet als Informationsquelle

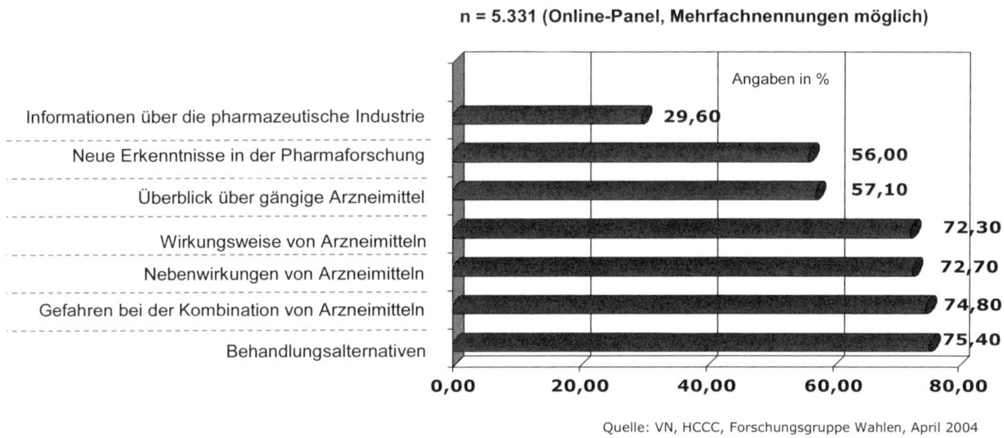

(Abb. 14.5) Selbstmedikation: Kauf heute... Kauf morgen?

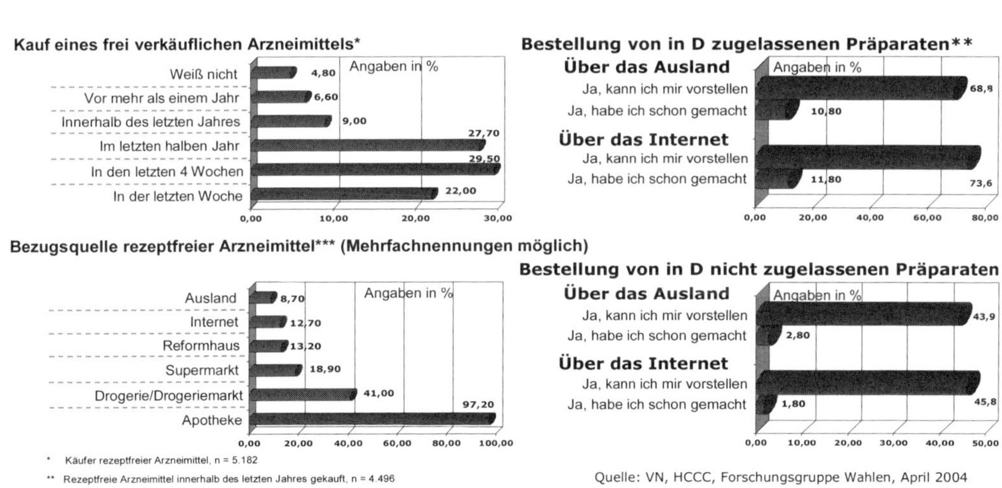

14.1.8 Patienten-Betreuung durch die Apotheke

Um diese Funktion zu erfüllen, sind kundenadaptierte Informationen, die von Gesundheitsportalen aus dem Internet bezogen werden können oder direkt von der Pharmaindustrie stammen, von elementarer Bedeutung.

Insbesondere, wenn es um die Wirkungsweise von Medikamenten geht, ist der direkte Kontakt zur Industrie nötig, um gegenüber dem Kunden Kompetenz zu beweisen (Abb. 14.6-14.8).

Durch gezielte Verbraucher-Informationen werden Wissenslücken geschlossen und eine höhere Sensibilität für medizinische Sachverhalte erzielt.

Insbesondere bei älteren Patienten ist die intensive Betreuung durch die Apotheke gefragt, will man Therapieprobleme erkennen und gemeinsam in den Griff bekommen.

Checklisten und Manuale können hier den Apothekenalltag erheblich erleichtern.

(Abb. 14.6) Was will der Apothekenmarkt 2004; Umfrage bei 100 Apotheken in Berlin (HCCC: 17-22 Nov. 2003)

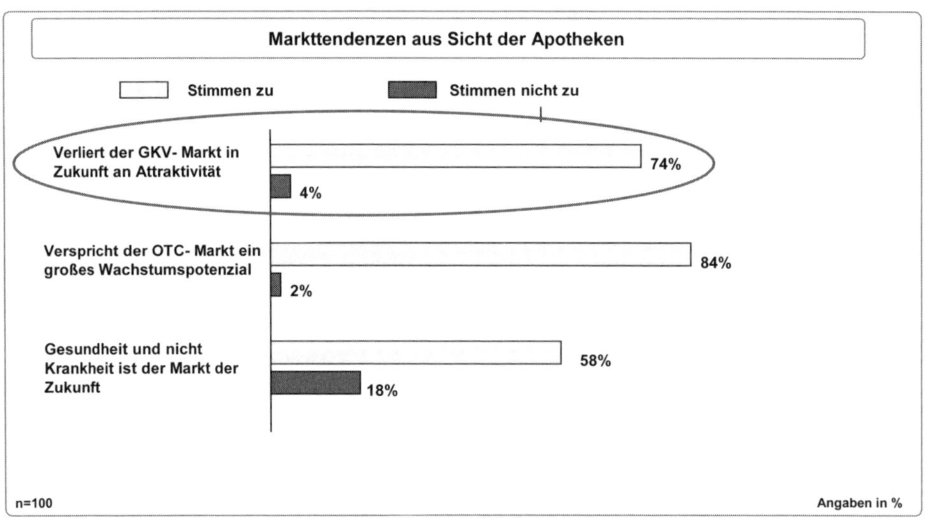

(Abb. 14.7) Was will der Apothekenmarkt 2004; Umfrage bei 100 Apotheken in Berlin (HCCC: 17-22 Nov. 2003)

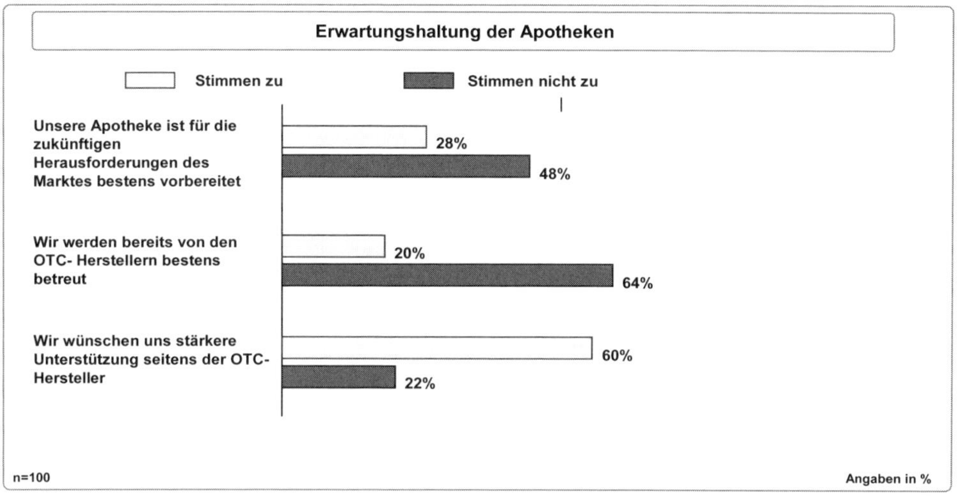

(Abb. 14.8) Was will der Apothekenmarkt 2004; Umfrage bei 100 Apotheken in Berlin (HCCC: 17-22 Nov. 2003)

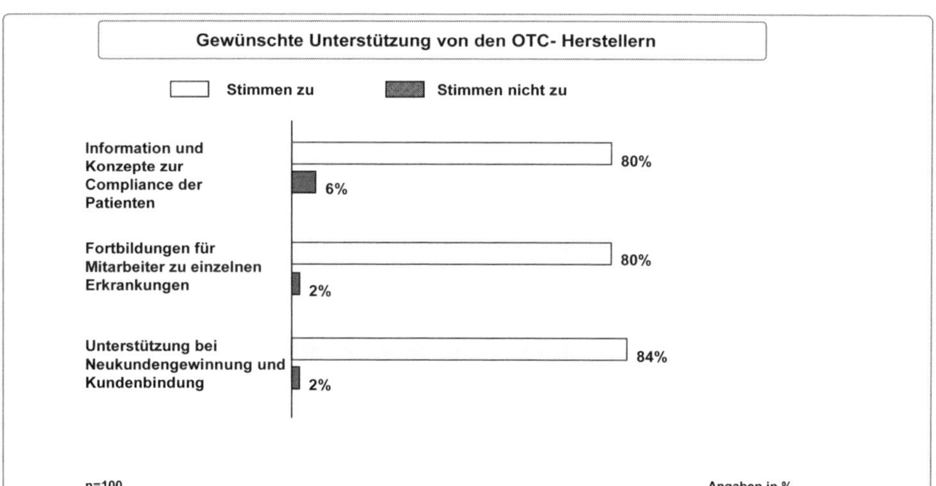

14.2 Online-Marketing – mehr als Werbung

14.2.1 DTC: Von den klassischen Medien über das Internet zum POS

Patientenempowerment ist Teil unserer Informationsgesellschaft, in der das Internet eine zunehmend wichtige Rolle spielt. Zwar hat es nicht gemäß früheren Prognosen die Zeitung verdrängen können, aber es hat sich einen festen Platz unter den täglichen Informationskanälen erkämpft.

Mittlerweile sind rund 26 Mio. Deutsche online und nutzen dieses Medium regelmäßig (ORM 2003 II); das entspricht ca. 48 Prozent der Bevölkerung zwischen 14 und 69 Jahren. Bei den 14 – 49-jährigen liegt die Reichweite sogar bei 61 Prozent. Man kann also guten Gewissens vom Internet als einem Massenmedium sprechen, wobei die Nutzerzahlen, als auch die Nutzungsfrequenzen kontinuierlich zunehmen. Das Stichwort Gesundheit nimmt inzwischen bei der Internet-Statistik der meistbesuchten Themen den zweiten Platz ein.

Wo also, wenn nicht hier, lassen sich jene Menschen finden, die sich zu einem exakt definierten Thema Informationen holen. Einen direkteren Weg zum Kunden kann es kaum geben und gerade deshalb sind erfolgreiche DTC-Strategien ohne das Internet nicht denkbar.

Es lassen sich leicht Response-Aktionen einbauen, die in einer klassischen Anzeigen-Kampagne Platz- oder Konzept-Probleme bereiten. Denn die Hürde erst zum Telefon greifen oder per Post antworten zu müssen, lässt sich auch durch zusätzliche Gewinnchancen oder Dankeschön-Präsente nur mühsam überwinden.

Die Interaktion mit dem PC ist dagegen ein Verfahren, das wenig Zeit und noch weniger Aufwand kostet. Der Trend weg von störenden Bannern hin zu informativen Microsites schafft die ideale Plattform für intelligente Informationskampagnen, die den Verbraucher mit seinen ganz individuellen Interessen auffangen. Hier ist Platz für spezielle Themen-Hotlines, Experten-Sprechstunden oder Aktionsforen. Hier kann Kommunikation in beiden Richtungen wirken.

Werbestrategen sehen beim Stichwort Aufklärungskampagnen weiterhin die klassischen Medien wie Print und TV im Fokus. Um die Sensibilität und Aufmerksamkeit für ein spezielles Thema zu erhöhen, mag dies auch zutreffen. Sobald es jedoch darum geht Patienten-Informationen und -Kontakte zu generieren, fehlen die geeigneten Instrumente. Hier sind integrierte Kampagnen gefragt, die in der Lage sind verschiedene Medien sinnvoll miteinander zu kombinieren.

DTC-Kampagnen richten sich nicht nur an ein Millionen-Publikum. Gerade kleinste Patientengruppen können mittels gezielter Ansprache erreicht und durch die Industrie mit Informationen versorgt werden. Dabei lässt sich die Apotheke durch gezielte Kundenansprache über Verkaufs- und Beratungsaktionen sinnvoll einbinden.

Apotheken, die heute verstärkt zur Nutzung ihrer Kundendaten übergehen, können somit eine individualisierte Direkt-Ansprache betreiben. Insbesondere chronisch Kranke sind hierfür die richtige Zielgruppe. Sie sind offen für neue medizinische Entwicklungen und besondere Serviceleistungen der Apotheke ihres Vertrauens.

Zurzeit sind werbliche DTC-Kampagnen noch auf den OTC-Bereich beschränkt. Doch eignet sich gerade das ethische Pharmageschäft für integrierte Kommunikationskampagnen, die sich direkt am Informationsbedürfnis der Patienten orientieren.

DTC ist somit für die Industrie eine Herausforderung, die es gilt wissenschaftlich korrekt und glaubwürdig umzusetzen. Gerade Selbsthilfegruppen informieren sich online über neue Therapieformen oder wissenschaftliche Fortschritte. Betroffene gehen immer öfter den Weg, sich gegenseitig Ratschläge in Chatrooms zu geben.

14.2.2 DTC und Markenführung: Kleine Etats geschickt einsetzen

DTC bietet den starken OTC-Marken die Möglichkeit das verdichtete Profil ihrer Marke in den Köpfen der Verbraucher mit den richtigen Informationen über Internet und Printmedien bis hin zum POS in der Apotheke zu ergänzen, denn Information und Beratung sind langfristig der Schlüssel zum Erfolg.

Dies ist aber auch die Chance für etatschwache Kampagnen, die auf eine gut durchdachte Produktkommunikation setzen, mit einem spitz formulierten Ziel im Fokus. Hier greifen intelligent vernetzte Konzepte auf Basis gezielter PR-Arbeit mit Cross-Media-Streuung unter Einbindung des Internets. Im Vergleich ist ein erklärungsbedürftiges Produkt leichter Online zu kommunizieren, als in klassischer Print- oder TV-Werbung.

Als zusätzliche Informationsmedien kommen auch die Apothekenzeitschriften verstärkt den Informationsanforderungen des Verbrauchers nach. Die Industrie wird also noch mehr als bisher Zeitschriften wie die „Apotheken-Illustrierte" oder die „Apotheken-Umschau" in ihre Kampagnen einbinden. Doch auch die Pharmazeutische Fachpresse rüstet sich für den neuen Beratungsumfang auf Apothekenseite.

Alle großen Fachtitel werden in Zukunft mehr Platz für ergänzende Beiträge zur Darstellung von Indikationen und chronischen Erkrankungen einräumen. Vorausgesetzt, die Gesundheitsindustrie unterfüttert ihre Produkte mit entsprechend umfassenden Kommunikationsmaßnahmen und unterstützt die Apotheker beim Abverkauf - nicht nur bei den großen Marken, sondern auch bei den weniger bekannten Produkten.

Der beliebteste POS von OTC-Produkten ist unumstritten die Apotheke, auch wenn inzwischen Drogerie- und Supermärkte ihre Angebote den rechtlichen Möglichkeiten entsprechend aufstocken. Dort, wo man umfassende Beratung erwarten kann, hat der Verbraucher noch immer das größte Vertrauen.

Gerade bei der Eigenbehandlung möchten die meisten ihre Kaufentscheidung kompetent bestätigt wissen. Der Apotheker avanciert somit zum primären Multiplikator einer DTC-Kampagne. Als Gesundheitsberater und persönlicher Coach wird seine Position beim Verbraucher in den kommenden Jahren gestärkt, falls die Industrie ihn aktiv in ihre Kommunikationspläne integriert.

Folgt man den Umfragen der letzten Jahre, verringert sich die Bedeutung des Preises als Ausgangspunkt der Kaufentscheidung. Im Verhältnis dazu verstärkt sich das Gewicht einer vertrauensvollen Beratung. Somit werden auf den Online-Versandhandel fokussierte Apotheken künftig eine eher untergeordnete Rolle spielen.

Nur die 21.500 niedergelassenen Apotheken werden die breite Versorgung sicherstellen können. Derzeit werden in Deutschland statistisch 3832 Einwohner von einer Apotheke versorgt (EU-Durchschnitt: 3229). Im Vergleich dazu, wird das Marktpotential des Versands in Zukunft auf höchstens 10 Prozent geschätzt. Nach Prognosen von Europas größtem Arzneimittelversand Doc Morris (Holland) liegt der derzeitige Marktanteil bei nur 0,2 Prozent (ca. 60 Mio. Euro Umsatz / Jahr).

14.2.3 Kommunikation nach Wunsch: Gesünder leben on- und offline

Was der Verbraucher heute will, ist vor allem Wahlfreiheit. Dies ist die Stärke des Internets: Der geübte User sucht sich seinen Browser, setzt seine Cookies und bestimmt, welche e-Mails seine persönliche Firewall passieren dürfen und welche nicht. Unerwünschte Pop-Ups werden weggeklickt und Newsletter nach Wunsch abonniert. Wir stellen uns unsere individuelle Palette an Informationen zusammen, selektieren aktiv, was wir konsumieren und was uns interessiert.

Diese Tendenz hat das Hamburger Trendbüro so ähnlich bereits 1995 als signifikantes Merkmal des virtuellen Marktplatzes festgestellt. Für die Zukunft ist eine Form des Relationship-Marketing gefordert, das sich zusammensetzt aus Information, Kommunikation, Transaktion und – wo es hinpasst – auch ein bisschen Entertainment.

Mit Beginn der Gesundheitsreform sind viele Eckpfeiler des deutschen Gesundheitswesens in Frage gestellt worden. Vom Verbraucher und Patienten wird eine höhere Eigenbeteiligung, vor allem aber mehr Verantwortungsbewusstsein und Informationsbereitschaft gefordert. Das Internet bietet hierzu eine Fülle von Informationen, die dem Nutzer aber mitunter einiges abverlangt, um die nützlichen von den nutzlosen Informationen zu trennen. Die von den Medizinern und Pharmazeuten verfassten Fachtexte zu verstehen und dann die richtigen Schlüsse für sich selbst zu ziehen, ist eine Anforderung, die für viele eine ernst zu nehmende Hürde darstellt.

Doch das Internet ist nicht nur als passives Informationsmedium akzeptiert. Auch Gesprächsforen haben sich inzwischen als Kommunikationsplattform unter den Usern etabliert. Besonders, wenn es um heikle Tabuthemen geht, über die man sich lieber erst anonym mit anderen Leidensgenossen austauscht, als gleich zum Arzt oder Apotheker zu gehen. Das Internet hat somit in den letzten Jahren dazu beigetragen, verschiedenste Themen wie z.B. Demenz oder Erektionsschwierigkeiten zu enttabuisieren (Abb. 14.9).

(Abb. 14.9) Compliancemanagement: Eine Kombination aus...

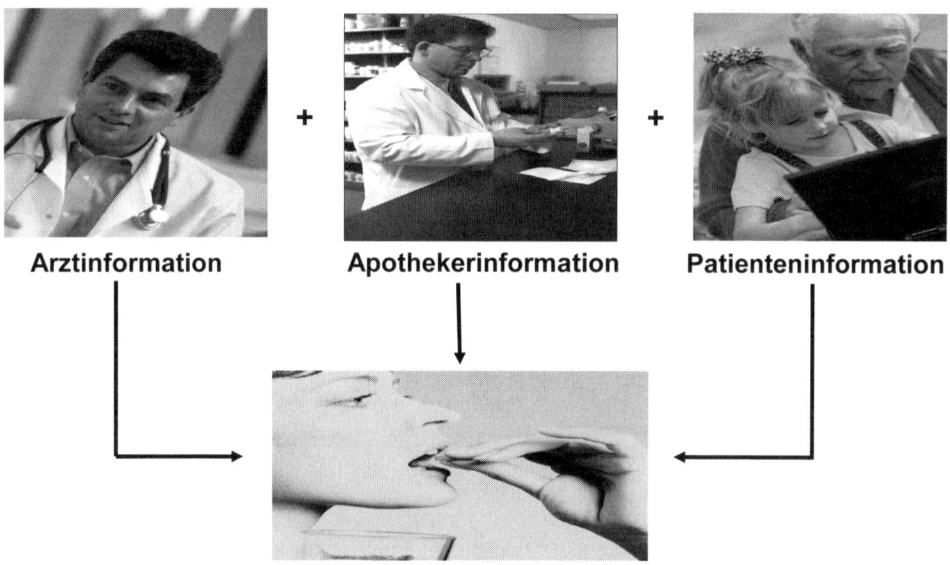

14.3 Das Gesundheitsnetzwerk der Vitanet

Die Vitanet GmbH verfolgt seit ihrer Gründung 2001 mit ihrem Gesundheitsportal das Ziel, den mündigen Bürger über das Medium Internet alles Wichtige rund um das Thema Gesundheit zukommen zu lassen. Alle Informationen unter www.Vitanet.de sprechen den Nichtfachmann an und sind für jeden gesundheitsbewussten Internetnutzer von Medizinern und Apothekern verständlich aufbereitet. Fachbegriffe werden wo nötig erklärt, Querverweise zu ähnlichen Themen gegeben und auf weiterführende Literatur z.B. zur Kontaktaufnahme mit Selbsthilfegruppen hingewiesen. Auf über 30.000 Seiten sind fast alle wichtigen Themen von Alzheimer über Diabetes bis Parkinson und Zervixkarzinom erfasst.

Außerhalb des Internets bewegt sich der mündige Bürger heute zwischen Hausarzt, Facharzt, Apotheker und vielen weiteren Zusatzanbietern. Von der Prävention bis zur Therapie bietet sich ihm eine Vielzahl von Möglichkeiten, mit seiner Gesundheit verantwortungsbewusst umzugehen. Das Angebot der Vitanet (VN) bleibt deshalb nicht bei der bloßen Informationsvermittlung via Internet stehen. Sie vermittelt Betroffenen und Ratsuchenden den passenden Fachmann (Abb. 14.10).

(Abb. 14.10) Vitanet Gesundheitsportal

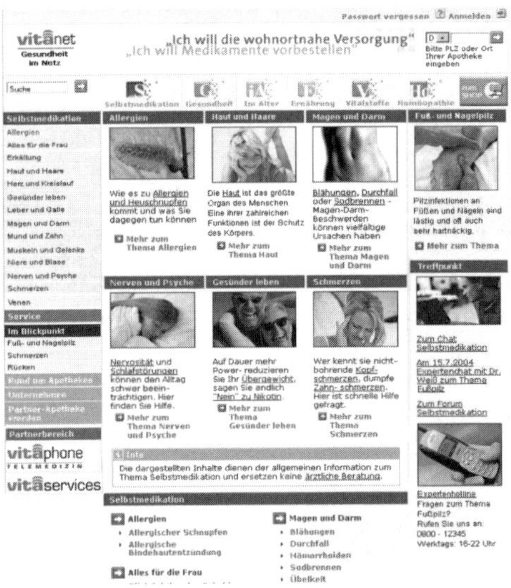

www.vitanet.de

- richtet sich an gesundheitsorientierte Menschen
- ist in Sprache und Bild auf den Endverbraucher abgestimmt
- umfasst rund 30.000 Seiten
- keine Bannerwerbung
- keine aufdringlichen Werbeformen

Seit der Entstehung des Gesundheitsportals bilden die Partner-Apotheken der VN die wichtigste Gruppe innerhalb des Gesundheitsnetzwerkes der Vitanet. Diese Apotheken sind über ihre eigene Homepage in diese Internetplattform eingebunden. Über diese bieten sie den Internet-Surfern Informationen und Termine ihrer Apotheke sowie einen eigenen Online-Shop an. Bis zur entscheidenden Gesetzesänderung konnten hier Medikamente lediglich vorbestellt werden. Seit dem 1.1.2004 ist nun auch der Direktversand durch die einzelnen Partner-Apotheken möglich.

14.3. 1 Der Apotheker auf Kundensuche

Nicht zuletzt seit Verabschiedung des GMG spielen die Apotheken eine neue Rolle im Gesundheitsmarkt. Ging es früher um die Rezeptabwicklung und die Optimierung interner Arbeitsabläufe beantwortete sich die Frage nach mehr Umsatz vor allem über den Rezeptblock des Arztes, als über die Annäherung an den Kunden. Im Jahre 2004 ist der Apotheker allerdings verstärkt als kundenorientierter Unternehmer gefragt.

Diese Entwicklung, die sich seit den 90er Jahren abzeichnete, hat die Vitanet GmbH mit ihren Informations- und Verkaufskonzepten aufgegriffen. Die angeschlossenen Partner-Apotheken greifen zurück auf ein komplettes Portfolio zur Kundenbindung und Neukundenansprache. Ob neueste Informationen für chronisch Kranke, Einladungs-Mailings für die nächste Apotheken-Veranstaltung, Plakate für das Schaufen-ster oder Checklisten für Verkaufsaktionen: alles wird direkt im Apotheken-Intranet der VN bereitgestellt. Mit dem Ziel, den Dialog zwischen Apotheke und Kunden zu intensivieren, sowohl online als auch offline, von Dialog Konzepten für Chroniker bis zu aktuellen Themen wie Anti-Aging oder Selbstmedikation.

Im Zentrum stehen die sich verändernden Ansprüche des Apothekenkunden sowie die Verbesserung der Kundenorientierung auf Apothekenseite. Insbesondere jene Apotheken, die seit Jahren Kundendatenbanken pflegen und Kunden über Aktionen zur Prävention oder Krankheitserkennung ansprechen, sind interessante Partner.

14.3.2 Krankenkassen als Netzwerkpartner

Auch Krankenkassen gehören zum Netzwerk, soweit diese die Apotheken als wichtigen Teil eines funktionierenden Gesundheitsnetzwerkes betrachten. Durch Gesundheitsinformationen sensibilisiert man die potentiellen Kunden sowohl für ein gesundheitsbewusstes Handeln als auch für die Möglichkeiten der selbstinitiierten Eigenmedikation.

Die Kooperation schlägt sich deshalb auch in der redaktionellen Zusammenarbeit nieder. Durch die Vernetzung des Internetportals und verschiedenen Beiträgen in den Mitgliederzeitschriften greifen die Kassen auf das medizinisch-journalistische Know-how der Vitanet zurück.

14.3.3 Reichweite nutzen

Die wichtigste Plattform, von der aus man den Apotheken neue Kunden zuführen will, ist für die VN nach wie vor das Internet. Alle Studien der letzten Jahre belegen, dass das WorldWideWeb als Informationsquelle rund um die Gesundheit für den Verbraucher nicht mehr wegzudenken ist.

Die Vitanet hat sich hierauf mit ihrem Kooperationspartner WEB.DE und dem gemeinsamen Apotheken-Portal zum Thema Selbstmedikation neu ausgerichtet. WEB.DE - als eines der meistbesuchten deutschen Internetportale - ist die ideale Verbindung um mehr Reichweite zu erlangen und so die VN als Gesundheitsportal beim Endverbraucher noch prominenter zu positionieren.

14.3.4 Gesundheitsinfos über Mobile-Marketing

Kundenbindung durch erwünschte Informationsübermittlung ist auch das Ziel von e-Mail- und Mobile-Marketing. Ein Thema, das die Vitanet bereits konzeptionell in neuen strategischen Kooperationen aufgreift. Ziel gerichtet jedem Handy- und Internetnutzer die Meldungen zuzuleiten, die er in diesem Moment zum Thema Gesundheit benötigt, ist eine der wichtigsten Kommunikations- und Marketingstrategien der Zukunft. Ob die aktuelle Pollenflugvorhersage für den Allergiker, der auf dem Weg ins Wochenende ist oder der Apothekennotdienstkalender für den akuten Notfall unterwegs: über ein WAP-fähiges Handy werden solche Informationen bald problemlos abrufbar sein.

14.3.5 Unternehmen setzen auf Gesundheit

Auch Arbeitgeber haben inzwischen erkannt, dass die Investition in die Fitness ihrer Mitarbeiter sich für ein Unternehmen sehr schnell auszahlt. Da inzwischen fast jedes Großunternehmen über ein firmeninternes Intranet verfügt, das je nach Angebot regelmäßig genutzt wird, existiert hier eine ideale Plattform zur Weitergabe von Gesundheitsinformationen.

Die Vitanet ist dabei, ihr Gesundheitsportal - ergänzt mit firmenspezifischen Gesundheits-Specials - deutschen Unternehmen für die interne Kommunikation zur Verfügung zu stellen. Ein zusätzliches Angebot wäre ein House-Service der nächstgelegenen VN Partner-Apotheke, die die via Internet bestellten Medikamente direkt ins Unternehmen liefert.

14.3.6 Mehr Information im ethischen Bereich

Prävention, Selbstmedikation und populäre Gesundheitsthemen nehmen im Internet einen gewichtigen Stellenwert ein. Doch wie sieht es mit jenen schwergewichtigen Krankheitsthemen aus, die bei den Betroffenen noch viel brennendere Fragen aufwerfen? Vereinzelt werden Bereiche von der forschenden Pharmaindustrie und deren Verbänden abgedeckt, aber ein umfassendes Informationsportal aller verschreibungspflichtigen Medikamente im Hinblick auf die großen Volkskrankheiten wie Diabetes, Krebs oder Rheuma existiert derzeit noch nicht.

Hier will die Vitanet in einem gemeinsamen Projekt mit dem Health Care Competence Center in Basel Abhilfe schaffen. Unter Einbindung der angeschlossenen Apotheker bzw. der Gesundheitsindustrie entsteht eine umfassende Internetplattform, die den Ratsuchenden mit keiner Frage alleine lässt. Dabei werden über elektronische Newsletter individuelle Informationspakete für spezielle Zielgruppen bedarfsgerecht zusammengestellt. Somit wird aus dem passiven Informationsmedium Internet ein Medium zur aktiven und regelmäßigen Patientenansprache (Abb. 14.11).

(Abb. 14.11) Multi Channel Ansatz der Vitanet

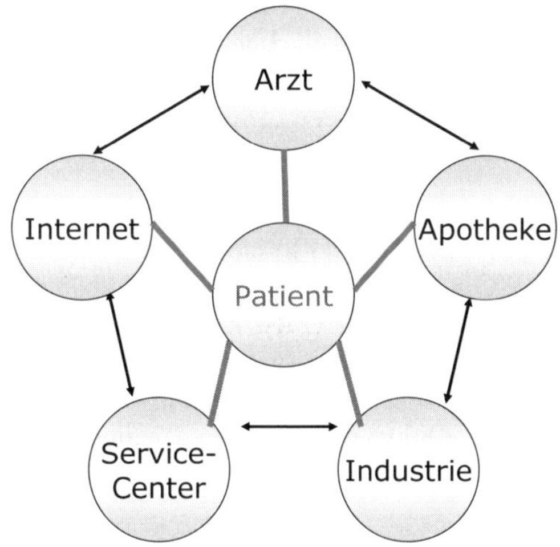

Literatur

1. Mathias Horx, Peter Wippermann; Markenkult. Wie Waren zu Ikonen werden. Düsseldorf 1995
2. Gong-Studie `Selbstmedikation 2003' (April 2003), Emnid-Befragung im Auftrag des Gong-Verlages
3. Online Reichweiten Monitor (ORM) 2003 II, im Auftrag der Arbeitsgemeinschaft Internet Research e.V. (AGIREV)

Autor

Björn Wallacher ist seit 2001 Geschäftsführender Gesellschafter der Vitanet GmbH Walldorf. Der gelernte Kaufmann verfügt über langjährige Erfahrungen im Gesundheitsbereich. Berufliche Stationen waren Anbieter von Informationstechnologien, pharmazeutischer Großhandel sowie die Tätigkeit für den Marktführer in Apotheken-Warenwirtschaftssystemen, bei dem Herr Wallacher 4 Jahre Geschäftsführer war. Im Jahr 2001 entwickelte Björn Wallacher gemeinsam mit anderen Partnern das Portal www.virtuelle-apotheke.de, das heute zu den umfassendsten Gesundheitsportalen im Internet zählt.

Nach dem Studium an den Universitäten Mannheim und Heidelberg begann **Matthias Quinger** zunächst als Außendienstmitarbeiter in einem Herzanalysezentrum. Im gleichen Unternehmen wurde Matthias Quinger dann Verkaufsleiter, später Prokurist und bekleidete danach bis zu seinem Ausscheiden für einen Zeitraum von 5 Jahren die Geschäftsführerposition. Weitere Geschäftsleitungspositionen folgten, bevor Matthias Quinger sich 1991 mit einem Medizintechnikunternehmen selbständig machte, welches er bis heute betreibt. 1999 gründete Matthias Quinger mit seinen Partnern das Unternehmen Vitaphone und ist dort bis zum heutigen Zeitpunkt, sowie auch bei der Firma Vitanet, Geschäftsführender Gesellschafter.

Silke Bruder leitet die Abteilung Marketing und Unternehmenskommunikation bei der Vitanet GmbH. Sie studierte Geschichte, Literaturwissenschaft und Publizistik in Berlin und Amsterdam und war dann als Texterin und Account Managerin in PR- und Werbeagenturen in Berlin, Frankfurt und Karlsruhe tätig. In dieser Zeit hat sie u.a. diverse Pharma-Kunden aus den Bereichen Homöopathie und Phytotherapie betreut. Bei der Vitanet ist sie zuständig für das gesamte Spektrum des Marketing sowohl für das Apotheken-Marketing als auch für die Unternehmenskommunikation der Vitanet.

Kapitel 15

Apotheker im Aufbruch: Ergebnisse einer aktuellen Marktuntersuchung

Anja Schweitzer, Jörg Plumanns-Maas

Keywords

- Apotheker im Aufbruch
- Stimmungslage Apotheker
- Steigende Kundenansprüche
- Veränderten Marktbedingungen
- Marketing in der Apotheke
- Marketingaffinität zahlt sich aus
- Visionen von mehr Service und Beratung
- Nutzung von Supportangeboten

Inhalt

15.1 Apotheker im Aufbruch

In diesen Tagen wird viel über Reformen im Gesundheitswesen diskutiert: Was an Veränderungen nötig ist, wen diese betreffen und wann welche Schritte umgesetzt werden sollen. Eines ist klar: Vom Verbraucher wird analog zur gesetzlichen Rentensituation mehr Eigenverantwortung gefordert, sprich: Er wird stärker zur Kasse gebeten. Gleichzeitig - in gewisser Weise sicherlich auch als Folge dieser Entwicklung - nehmen sowohl das Gesundheitsbewusstsein als auch die aktive Gesundheitsvorsorge in der Bevölkerung stetig zu. Selbstmedikation ist selbstverständlicher geworden und ersetzt immer häufiger den Besuch beim Arzt. Infolgedessen verändern sich rasant die Anforderungen, die an den Apotheker gestellt werden. Gab er früher in erster Linie Medikamente auf Rezept hin aus, sieht er sich heute immer aufgeklärteren Patienten und Konsumenten gegenüber, die ihn als Berater, Arztersatz und Servicekraft beanspruchen. Dabei geht es nicht mehr nur um medizinische, sondern im Sinne eines erweiterten Gesundheitsbegriffs vermehrt auch um ernährungswissenschaftliche, kosmetische und Wellness-betreffende Fragen und Produkte. Wie gehen die Apotheker mit diesem Rollenwandel sowohl innerhalb der persönlichen Kundeninteraktion als auch als Player auf dem Gesundheitsmarkt um?

Im Health Care Monitoring (s. Anmerkung 1.) der psychonomics AG kommen neben Verbrauchern auch Apotheker zu Wort: In der kürzlich abgeschlossenen Befragungswelle 2003 - dem Startschuss für eine kontinuierlich angelegte Untersuchungsreihe - wurde ihre aktuelle Stimmungslage ergründet sowie die Reaktionen auf die anstehenden Reformen, wie z. B. die Freigabe des Versandhandels und die Aufhebung des Mehrbesitzverbots, hinterfragt. Der inhaltliche Fokus der Apothekerbefragung liegt jedoch auf ihren Marketing- und Vertriebsschwerpunkten, um Informationen zum aktuellen Stand der Zusammenarbeit zwischen der pharmazeutischen Industrie, institutionellen Einrichtungen und Apotheken liefern zu können. Damit bietet sich zugleich auch die Chance, Potenziale in der Verbesserung der Zusammenarbeit aufzuzeigen.

Der folgende Aufsatz gibt zentrale Ergebnisse dieser Befragung wieder. Nach einer kurzen Skizzierung des Untersuchungsdesigns wird zunächst der Status quo der Kundenbetreuung in deutschen Apotheken beschrieben: Der Apotheker muss auf kompetenter gewordene Kunden reagieren, was in vielfältiger Weise auch bereits geschieht. Davon ausgehend wird der Themenkomplex Marketing in der Apotheke diskutiert. Zur Messung der Marketingaffinität dient ein Index, der sowohl die kognitive Beschäftigung der Apotheker mit dem Thema Marketing als auch die tatsächliche Umsetzung und Planung von Marketingaktivitäten berücksichtigt. Die Befragungsergebnisse unterstreichen die Bedeutung des Apothekenmarketing, zeigt sich doch, dass sich marketingaktive Apotheken in puncto Geschäftsentwicklung, Kundenberatung, Ausschöpfung von Cross-Selling-Potenzialen oder OTC-Abverkauf teils deutlich unterscheiden.

15.1.1 Untersuchungsdesign

Im Rahmen des Health Care Monitoring wurden 192 Apothekeninhaber, die über eine im Internet öffentlich zugängliche e-Mail-Adresse verfügen, online befragt. Die e-Mail-Adressen der eingeladenen Apothekeninhaber wurden per Internet-Recherche gewonnen und die Befragungsdaten anhand der Merkmale zur Apothekenlage (s. Anmerkung 2) (Region, Straßentyp sowie Anzahl der Ärzte im Haus) gewichtet (s. Anmerkung 3.).

15.1.2 Aktuelle Stimmungslage unter Apothekern

Die befragten Apotheker sind zum Großteil über die aktuellen Entwicklungen auf dem Gesundheitsmarkt besorgt. Sie sehen starke Belastungen auf sich zukommen und befürchten, die anstehenden Veränderungen könnten sich negativ auf die Beschäftigungssituation auswirken. Besonders kleinere, umsatzschwächere Apotheken fühlen sich dem verstärkten Druck aufgrund der Veränderungen des Marktes weniger gewachsen. Je stärker jedoch die Aufgeschlossenheit gegenüber dem Thema Marketing ist, desto besser fühlt man sich für die Zukunft gewappnet.

15.1.3 Steigende Ansprüche der Apothekenkunden an Beratung und Service

Analog zu den Ergebnissen der hier beschriebenen Apothekerstudie zeigt auch die Verbraucherbefragung im Rahmen des psychonomics Health Care Monitoring: Der Apothekenkunde von heute kommt sehr viel informierter in die Apotheke als früher. Er hat sich vorab mit seinen Beschwerden auseinander gesetzt und weiß so zumeist schon vor dem Besuch der Apotheke, welches rezeptfreie Präparat er kaufen möchte.

Besonders in Ballungsgebieten lässt sich dieser hohe Informationsstand der Kunden nach Einschätzung der befragten Apotheker beobachten. Bessere Informiertheit bedeutet jedoch nicht zugleich gestillter Wissensdurst, ganz im Gegenteil: Die Ansprüche an die Beratung steigen an, zumal - zumindest bei kleineren Beschwerden - 56 Prozent der Verbraucher erst gar nicht mehr einen Arzt aufsuchen und der Apotheker so in dessen Beraterrolle schlüpft.

Für das wachsende Beratungsbedürfnis der Verbraucher erscheinen mehrere Aspekte bedeutsam.

- Auf dem Arzneimittel- und Nahrungsergänzungsmittelmarkt tragen Sicherheitsaspekte stärker als auf anderen Märkten zur Kaufentscheidung bei. Die Gesundheit wird von den Verbrauchern als ein sehr wichtiges Gut betrachtet ("Hauptsache gesund!"). Dementsprechend verlangen sie nach mehr Beratungsleistungen rund um pharmazeutische Produkte, um sicherzugehen, auch "das Richtige" einzunehmen.
- Das Informationsbedürfnis der Verbraucher bezieht sich heutzutage nicht nur auf Basisdaten wie z. B. die Wirksamkeit von Präparaten. Vielmehr werden weitere

Aspekte wie Nebenwirkungen für die Verbraucher immer wichtiger und ziehen zunehmende Produktvergleiche und einen steigenden Beratungsaufwand nach sich (Abb. 15.1).

(Abb. 15.1) Informiertheit der Endverbraucher

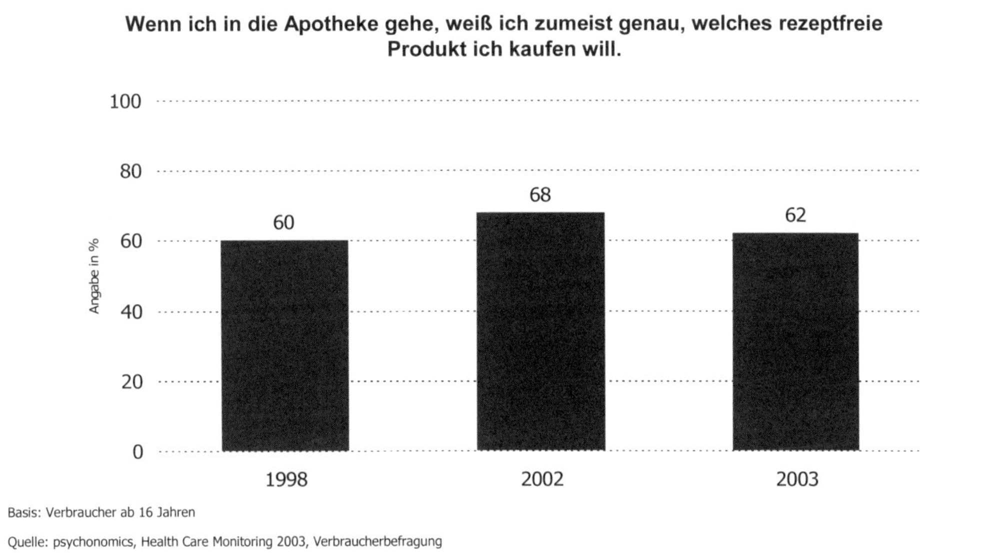

15.1.4 Reaktionen des Apothekers auf die veränderten Marktbedingungen

Für den Apotheker bedeutet dieses gestiegene Beratungsbedürfnis nicht nur mehr Arbeit, sondern zugleich eine große Positionierungschance - auch oder gerade vor dem Hintergrund des sich wandelnden Gesundheitsmarktes: So geben 70 Prozent der befragten Apotheker an, bei ihren Kunden auf "offene Ohren" zu stoßen, wenn sie zusätzliche OTC-Produkte vorschlagen.

Viele Apotheker nutzen diese Chance, gehen offensiv auf ihre Kunden zu und machen ihnen vielfältige, oftmals auch kostenlose Angebote, wie z. B. die Hauslieferung von Medikamenten, Beratungen zu medizinischen Geräten, telefonische und Online-Vorbestellung von Medikamenten, Beratung zur Homöopathie u. v. m.

Vor dem Hintergrund des steigenden Informationsinteresses der Verbraucher könnten hier auch spezielle Informationsveranstaltungen, die von der Apotheke gemeinsam mit Ärzten oder anderen Leistungserbringern angeboten werden, zur Positionierung der Apotheke als 'Gesundheitszentrum' beitragen.

Inzwischen setzt jede zweite Apotheke Schwerpunkte in der Kundenberatung. Dabei geht es nicht mehr nur darum, sich von der Konkurrenz abzuheben (Unique Selling Proposition), sondern inzwischen vielmehr darum, im Wettbewerb überhaupt bestehen zu können: Kundenberatung erstreckt sich zum einen auf die Intensiv-Betreuung einzelner Patientengruppen, aber auch auf Beratung zu Sonderthemen wie Körperpflege oder Ernährung (Abb. 15.2).

(Abb. 15.2) Schwerpunkte in der Kundenberatung

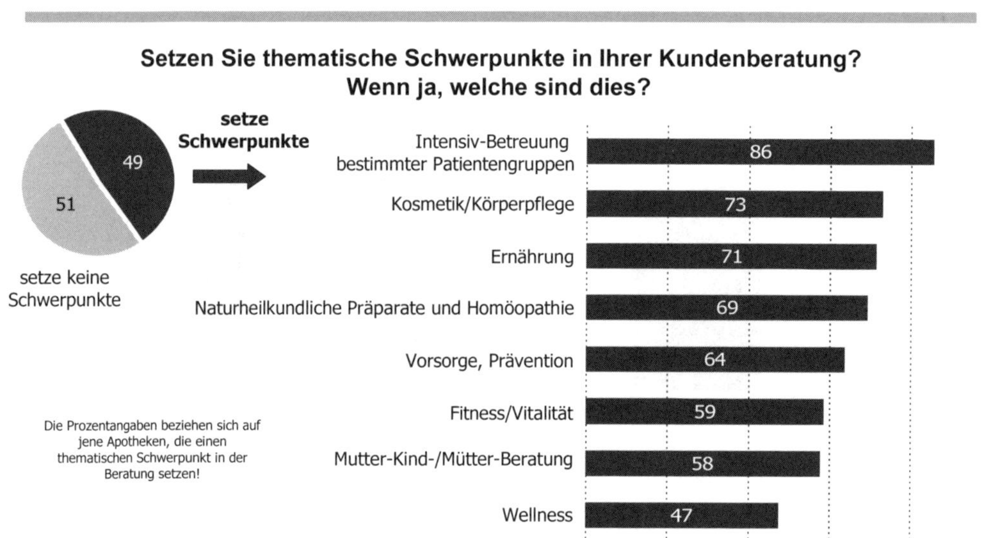

Basis: Apothekeninhaber (Gesamt: n = 172; Schwerpunktsetzende Apotheken: n = 86). Mehrfachantwort möglich. Alle Angaben in Prozent.

Quelle: psychonomics, Health Care Monitoring 2003, Apothekerbefragung

Wer seine Kunden gezielt ansprechen und binden will, muss sie kennen: Dabei hilft die Speicherung kundenbezogener Informationen in einer entsprechenden Datenbank. Richtig genutzt und kommuniziert kann ein solches Instrument von Verbraucherseite durchaus auch als Service-Angebot wahrgenommen werden.

Nahezu jede Apotheke verfügt mittlerweile über eine Kundendatenbank, deren Leistungsfähigkeit jedoch oftmals nicht komplett ausgeschöpft wird. Die Befragungsergebnisse lassen vielmehr den Schluss zu, dass das diesbezügliche Nutzungsverhalten von den Apotheken optimiert werden könnte; vorausgesetzt das Medium wird up to date gehalten.

Diejenigen Apotheker, die ihre Kundendatenbank in starkem Maße nutzen, tun dies in erster Linie bzgl. der folgenden Aspekte:

- Überwachung von Arzneimittel-Wechselwirkungen (Interaktions-Check)
- Direktmailing (Aktionen, Einladungen, gezielte Informationen)
- Versand von Glückwünschen (z. B. zum Geburtstag).

Analog offeriert ein Großteil der Apotheken eine Kundenkarte, die nach Einschätzung von zumindest 44 Prozent der Kunden auch intensiv genutzt wird. Besonders die umsatzstarken Apotheken bieten diese Dienstleistung an.

Der Hauptnutzen für den Kunden liegt dabei aus Sicht der Befragungsteilnehmer in gewährten Rabatten bzw. Prämien, aber auch im Nachweis von Zuzahlungen sowie der Überwachung von Arzneimittel-Wechselwirkungen.

15.1.5 Marketing in der Apotheke: Neuland oder bestelltes Feld?

Wie eingangs schon ausgeführt, zeigen sich die befragten Apotheker insgesamt sehr aufgeschlossen für das Thema Marketing, das - so unsere Hypothese vor dieser Erhebung - für viele Apotheker eher Neuland bedeutet und nicht zu ihren traditionellen Handlungsfeldern gehört(e) (Abb. 15.3).

(Abb. 15.3) Beratung und Serviceorientierung als wichtigste Alleinstellungsmerkmale

Wodurch versuchen Sie konkret, sich von anderen Apotheken abzusetzen?

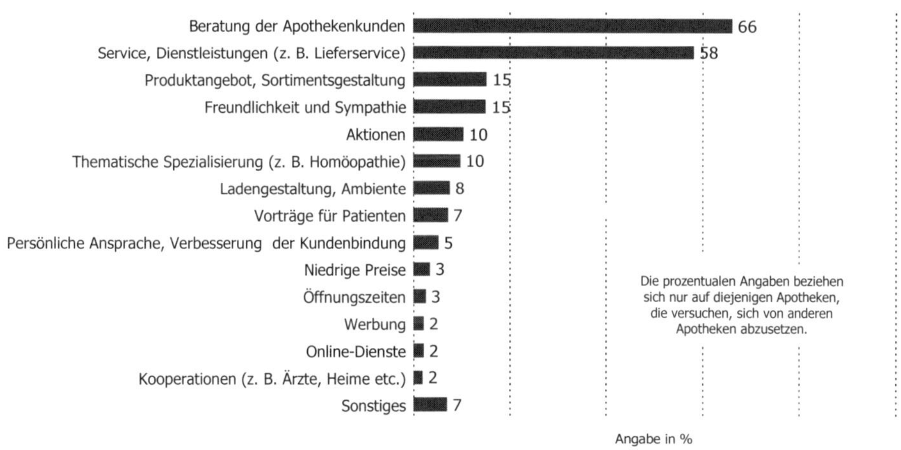

Basis: Apothekeninhaber, die einen Schwerpunkt setzen (n = 138). Die Frage wurde offen gestellt und die Antworten kategorisiert. Mehrfachzuordnung möglich.

Quelle: psychonomics, Health Care Monitoring 2003, Apothekerbefragung

Innerhalb dieser Stichprobe hat man sich jedoch häufig bereits intensiv mit Marketingüberlegungen auseinander gesetzt und ist bemüht, sich auf diesem Weg von konkurrierenden Apotheken abzuheben. Dabei bleibt es nicht beim alleinigen Vorhaben: Ein Großteil hat bereits konkrete Vorstellungen über die Marketingaktivitäten innerhalb des kommenden Jahres. Als wichtigste Alleinstellungsmerkmale gelten unter den Befragten spezielle Beratung der Apothekenkunden und Service- bzw. Dienstleistungsorientierung.

15.1.6 Marketingaffinität: Index-Bildung

Als objektives Maß für die Affinität zum Apothekenmarketing wurde im Zuge der Datenanalyse ein spezieller Index entwickelt, der sowohl die theoretische Beschäftigung der Apotheker mit dem Thema Marketing als auch die tatsächliche Umsetzung und Planung von Marketingaktivitäten umfasst.

15.1.7 Marketingaffinität zahlt sich aus

Nachvollziehbares, aber zentrales Ergebnis dieser Befragung: eine hohe Marketingaffinität schlägt sich konkret in Zahlen nieder! Apotheken, in denen Marketing fester Bestandteil der Planung und des operativen Geschäfts ist, haben größeren Geschäftserfolg: Sie verzeichnen einen höheren Umsatz und sehen sich eher in der Lage, auf die Herausforderungen des sich wandelnden Gesundheitsmarktes zu reagieren. Zudem ist hier eine Scherenbildung zu erwarten. Marketingaffine Apotheken wollen auch zukünftig ihre diesbezüglichen Aktivitäten forcieren (Abb. 15.4), drohen also diejenigen mit (sehr) niedriger Marketingaffinität weiter hinter sich zu lassen.

Die Analyse zeigt darüber hinaus, je marketingaffiner eine Apotheke ist, desto ambitionierter ist sie, ihr Beratungsangebot auszubauen, desto eher legt sie einen speziellen Schwerpunkt auf die Kundenberatung und verfügt überdurchschnittlich häufig über eine Kundendatenbank, die stark genutzt wird (Abb. 15.5).

Grund für ihren größeren Geschäftserfolg ist darüber hinaus die effektive Nutzung von Cross-Selling-Möglichkeiten: Apothekenkunden werden gezielt angesprochen, wenn sich Ansatzpunkte zur Komedikation bieten. Auch planen gerade die marketingaffinen Apotheken, den Verkauf von OTC-Präparaten in Zukunft stärker zu forcieren und damit dem zunehmenden Trend zur Selbstmedikation zu begegnen (Abb. 15.6).

Ein weiteres Erfolgsrezept der marketingaffinen Apotheker: Sie sind bedeutend aufgeschlossener gegenüber externen Beratungsleistungen. Um ihr Marketing zu verbessern, greifen sie deutlich häufiger auf die Unterstützung von professionellen Dritten zurück als diejenigen mit (sehr) niedriger Marketingaffinität.

(Abb. 15.4) Marketingaffine Apotheken wollen auch künftig Aktivitäten ausbauen

Ich möchte die Marketingaktivitäten meiner Apotheke stärker ausbauen als bisher.

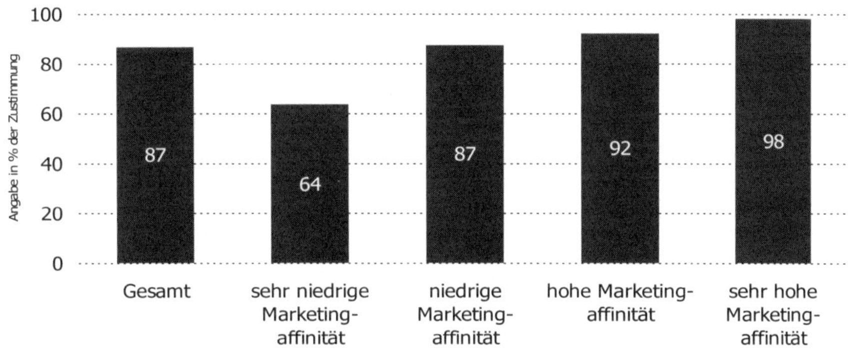

Basis: Apothekeninhaber (Gesamt: n = 188; Marketingaffinität: sehr niedrig: n = 36, niedrig: n = 47, hoch: n = 57, sehr hoch: n = 46)

Quelle: psychonomics, Health Care Monitoring 2003, Apothekerbefragung

(Abb. 15.5) Marketingaffine Apotheken setzen auf thematische Schwerpunkte in der Beratung

Setzen Sie in Ihrer Apotheke thematische Schwerpunkte in der Kundenberatung?

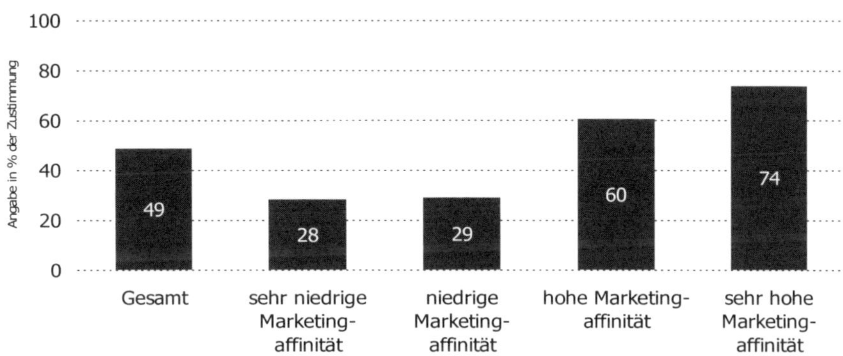

Basis: Apothekeninhaber (Gesamt: n = 172; Marketingaffinität: sehr niedrig : n = 34, niedrig: n = 42, hoch: n = 51, sehr hoch: n = 41)

Quelle: psychonomics, Health Care Monitoring 2003, Apothekerbefragung

(Abb. 15.6) Insbesondere marketingaffine Apotheken wollen den OTC-Bereich weiter ausbauen

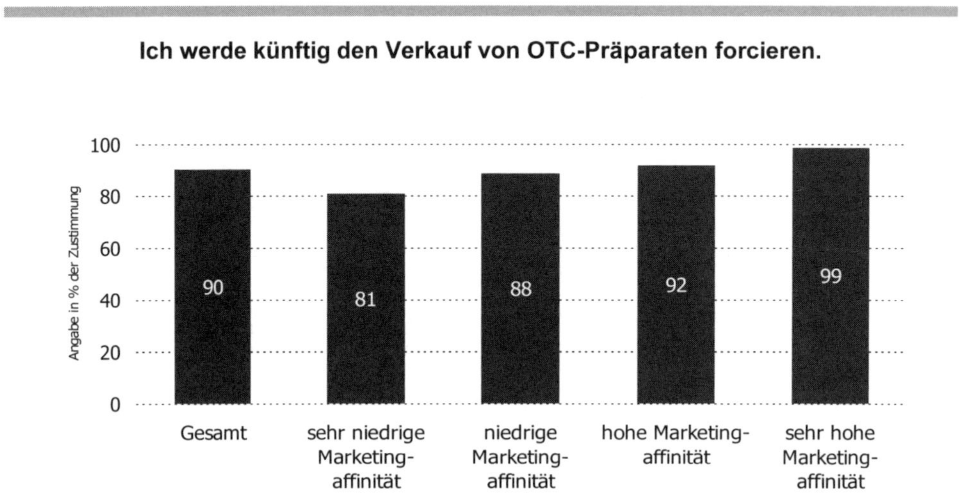

Basis: Apothekeninhaber (Gesamt: n = 191; Marketingaffinität: sehr niedrig : n = 36, niedrig: n = 47, hoch: n = 57, sehr hoch: n = 47)

Quelle: psychonomics, Health Care Monitoring 2003, Apothekerbefragung

15.1.8 Visionen von mehr Service und Beratung, aber auch mehr Wettbewerb

Befragt nach einer Marketingvision für die Apotheke in der Zukunft skizzieren die Befragten das folgende Bild. Die Apotheke wird sich als Gesundheitszentrum zum Austausch von Gesundheitsfragen, für Wellness und vitale Lebensführung entwickeln. Eine fundierte und vor allem gezielte Beratung einzelner Patientengruppen steht dabei im Fokus.

Die Apotheker streben danach, sich in ihrem Angebot in besonderer Weise von Mitbewerbern abzuheben und so einen eigenen Kompetenzbegriff zu kreieren, der sie eindeutig charakterisiert. Andere Unternehmen streben nach Eingliederung in große, leistungsfähige Kooperationen „unter Beibehaltung der Individualität".

Wirtschaftliche Interessen liegen vor allem im Ausbau des OTC-Bereichs. Hier ist man bestrebt, durch geeignete Maßnahmen künftig größere Umsätze zu erzielen.

15.1.9 Marketingsupport: Charakteristika und Erwartungen

Was verstehen die befragten Apotheker in erster Linie unter – den nach eigenen Angaben umfassend genutzten - Marketingunterstützungsangeboten durch die Arzneimittelhersteller?

Die Teilnehmer erwarten hier zunächst die Generierung von Werbemaßnahmen und deren entsprechende Koordination mit dem Apothekenverkauf: (OTC-)Produkte und deren Verkaufsstätte Apotheke sollten in den Medien hoch präsent sein!

Des Weiteren wünscht man sich Hilfestellungen bei der Durchführung konkreter Verkaufsaktionen – z. B. durch die Mitlieferung von Informationsmaterialien für die Patienten – sowie Unterstützung bei der Schaufenster- und Ladendekoration. Auch hier ist an die Bereitstellung von Stimulus-Materialien am Point of Sale gedacht.

Gerade in Zeiten verschärften Wettbewerbs ist die Schaffung attraktiver Einkaufskonditionen für Apotheker – wie z. B. Mengenrabatte oder verlängertes Zahlungsziel – gewichtig; nicht zuletzt werden Schulungsangebote für Apotheker und ihre Mitarbeiter als unterstützend wahrgenommen, um den beschriebenen gestiegenen Beratungsbedarf der Verbraucher befriedigen zu können (Abb. 15.7).

(Abb. 15.7) Enge Verzahnung von Werbung und Apothekenverkauf ganz oben auf der Wunschliste

Was verstehen Sie in erster Linie unter Marketingunterstützung von Arzneimittelherstellern für Apotheken?

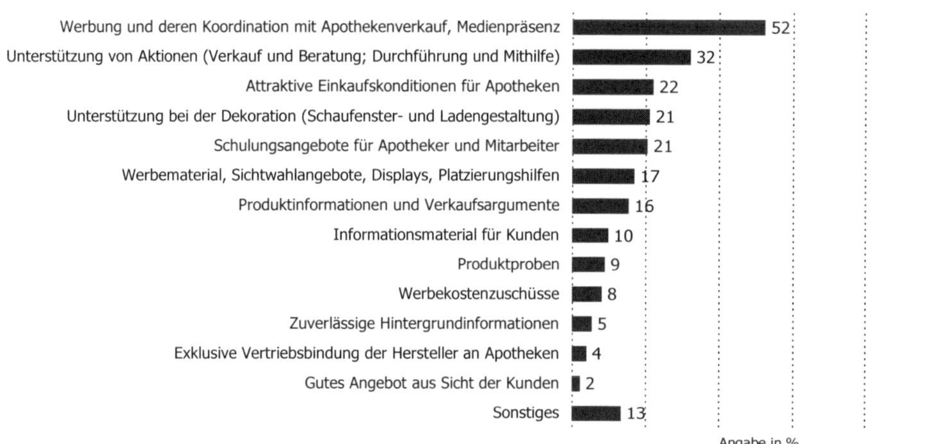

Basis: Apothekeninhaber (n = 149). Die Frage wurde offen gestellt und die Antworten kategorisiert. Mehrfachzuordnung möglich.

Quelle: psychonomics, Health Care Monitoring 2003, Apothekerbefragung

15.1.10 Weitverbreitete Nutzung von Support-Angeboten

Die Notwendigkeit des aktiven Verkaufs von OTC-Präparaten wird von den Apothekern klar gesehen; diese hat sich seit Januar dieses Jahres durch die Streichung der Erstattungsfähigkeit zahlreicher Medikamente noch verschärft.

Hier beackert man häufig jedoch ziemliches Neuland und kann auf sich allein gestellt nur wenig ausrichten; insofern nehmen die Apotheker diesbezügliche Unterstützungsangebote von außen gerne an. Man kann sich vielfältiger Möglichkeiten bedienen. Nahezu jeder Befragungsteilnehmer nimmt entsprechende Offerten von Arzneimittelherstellern und Großhändlern in Anspruch.

Auch Hilfestellungen von Seiten der Marketinggesellschaft Deutscher Apotheker mbH, der Bundesvereinigung Deutscher Apothekenverbände sowie der Landesapothekenverbände werden vielfältig genutzt – wenn auch deutlich seltener als das Angebot der pharmazeutische Industrie und der Großhändler (Abb. 15.8).

(Abb. 15.8) Marketing-Support von Arzneimittelherstellern und Großhändlern mit der höchsten Nutzung

Es gibt eine Reihe von Möglichkeiten, wo Apotheken Unterstützung im Hinblick auf ihre OTC-Marketingaktivitäten erhalten können. Wie stark nehmen Sie die Leistungen der folgenden Unternehmen und Institutionen in Anspruch?

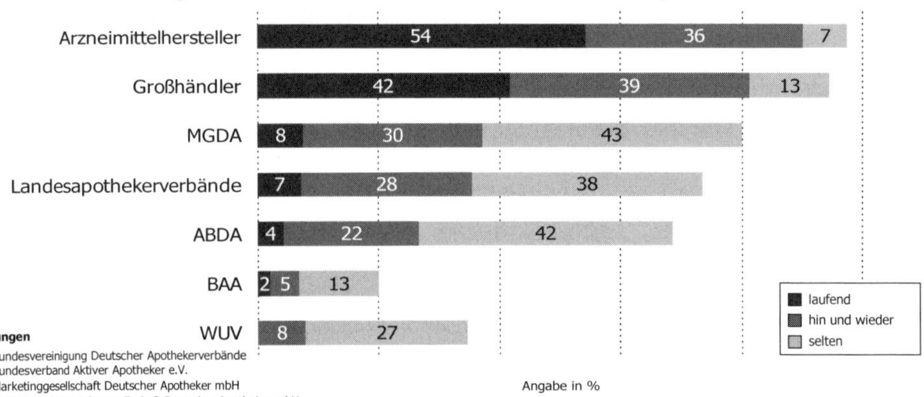

Abkürzungen
ABDA: Bundesvereinigung Deutscher Apothekerverbände
BAA: Bundesverband Aktiver Apotheker e.V.
MGDA: Marketinggesellschaft Deutscher Apotheker mbH
WUV: Werbe- und Vertriebsgesellschaft Deutscher Apotheker mbH,

Basis: Apothekeninhaber (Arzneimittelh.: n = 184, Großhändler: n = 191, ABDA: n = 191, Landesapothekerverbände: n = 190, MGDA: n = 191, WUV: n = 184, BAA: n = 183)

Quelle: psychonomics, Health Care Monitoring 2003, Apothekerbefragung

15.1.11 Support existiert, aber nur mäßige Zufriedenheit mit dem Angebot

Die größte Zufriedenheit seitens der Apotheker erfährt der – wie oben beschrieben am häufigsten genutzte – Marketingsupport seitens der Arzneimittel-Hersteller; dieser entspricht am ehesten den vorliegenden Bedürfnissen.

Insgesamt zeigen die Untersuchungsergebnisse jedoch, dass die Zufriedenheit der Befragten mit der Qualität der Marketingunterstützung durch die verschiedenen Unternehmen und Institutionen durchweg optimierbar ist, denn: Fast alle Instanzen weisen recht hohe Beurteilungen im Bereich ‚mittelmäßig' auf.

Die Beurteilungen „ausgezeichnet" und „sehr gut" – Einschätzungen, die wirklich für Zufriedenheit stehen -, werden im Hinblick auf die Marketingunterstützung jedoch so gut wie gar nicht vergeben (Abb. 15.9 – 15.10).

(Abb. 15.9) Qualität der Marketingunterstützung aus Sicht der Apotheker durchweg optimierbar

Wie beurteilen Sie die Unterstützung, die Ihnen folgende Unternehmen und Institutionen bieten?

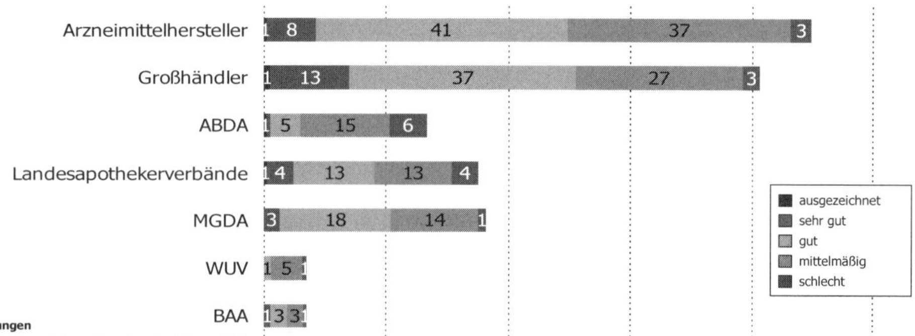

Abkürzungen

ABDA: Bundesvereinigung Deutscher Apothekerverbände
BAA: Bundesverband Aktiver Apotheker e.V.
MGDA: Marketinggesellschaft Deutscher Apotheker mbH
WUV: Werbe- und Vertriebsgesellschaft Deutscher Apotheker mbH,

Angabe in %

Basis: Apothekeninhaber, die Marketingleistungen der genannten Unternehmen oder Dienstleistungen mindestens "hin und wieder" in Anspruch nehmen (Arzneimittelh. : n = 176, Großhändler: n = 191, ABDA: n = 191, Landesapothekerverbände: n = 189, MGDA: n = 188, WUV: n = 182, BAA: n = 183)

Quelle: psychonomics, Health Care Monitoring 2003, Apothekerbefragung

(Abb. 15.10) Trotz intensiver Inanspruchnahme ausgeprägter Wunsch nach weiterer Marketingunterstützung

Die pharmazeutische Industrie sollte die Apotheken in ihren Marketingbemühungen intensiver unterstützen.

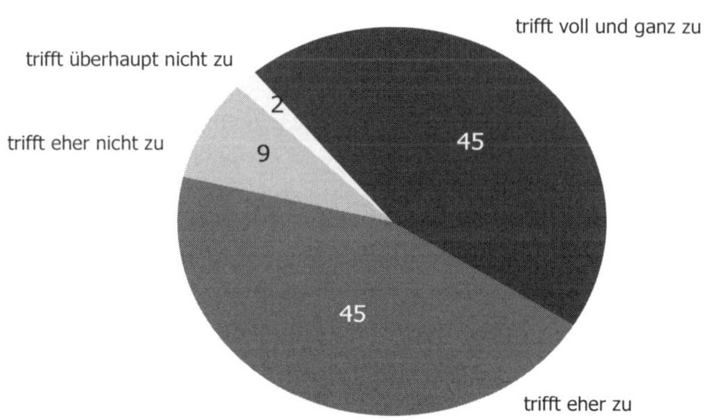

Basis: Apothekeninhaber (n = 186)

Quelle: psychonomics, Health Care Monitoring 2003, Apothekerbefragung

Die beschriebene mäßige Zufriedenheit mit dem aktuell gebotenen Support ist als ein Hauptgrund dafür anzusehen, dass sich die große Mehrheit der Apotheker – nämlich 90 Prozent - trotz ihrer bereits recht intensiven Nutzung von bestehenden Unterstützungsangeboten noch weitere Hilfestellungen wünscht.

Hier empfiehlt es sich für die diversen Support-Anbieter durchaus, die direkte Kommunikation mit den Apotheken zu suchen und spezifische Bedürfnisse zu erfragen. Dies könnte etwa anhand von Marktforschungsuntersuchungen oder über den Außendienst der Hersteller geschehen.

15.1.12 Optimaler Support vollzieht sich auf mehreren Ebenen

Die von den Apothekern gewünschte Unterstützung durch Arzneimittelhersteller, Großhändler und Verbände sollte als Best Practice verschiedene Bereiche miteinbeziehen: Neben einem stark ausgeprägten Informationsbedarf (z. B. wissenschaftliche Hintergrundinformationen für den Apotheker oder Preis- und Marktvergleiche für bestimmte Produktgruppen) sind es vor allem Schulungsveranstaltungen für Apotheker und Personal, die auf starke Resonanz stoßen.

Insbesondere gefragt sind diesbezüglich die Themenfelder Kundenberatung und Kundenbetreuung, Verkaufsförderung sowie Produktschulungen (beinhalten Anwendungsgebiete der verschiedenen Präparate sowie deren spezielle Charakteristika und Nebenwirkungen).

Besonders der letzte Aspekt Produktschulungen verweist erneut auf die gestiegenen Verbraucheranforderungen und das neue Selbstverständnis der Apotheker als Berater hin.

Darüber hinaus ist auffällig, dass vor allem Ideen- und Know-how-Transfer (z. B. Ideenlieferung für Aktionen mit und von der Apotheke, Ideenlieferung für Cross-Selling) zumeist auf größere Resonanz stoßen als die Ausstattung der Apotheke mit Elementen für Schaufenster- und Verkaufsraumgestaltung.

Diese Ergebnisse bestätigen die von den Befragten genannten wichtigsten Alleinstellungsmerkmale ihrer Apotheke, wo dem Aspekt Beratung der Apothekenkunden ein bedeutend höherer Stellenwert zugeschrieben wird als dem Kriterium Ladengestaltung und Ambiente (Abb. 15.11).

Aus diesen Ausführungen lässt sich schließen: Die Apotheker sind offen für verkaufsgerichtete Hinweise und Anregungen; diese Aufgeschlossenheit hat nicht nur mit eher gering einzustufen Erfahrungswerten auf diesem Gebiet zu tun, sondern auch mit dem Wunsch, von ihren Bezugsquellen wie Hersteller und Großhändler als wichtige Vertriebspartner mit ins Boot geholt zu werden und Motivation und Anschub zu erhalten. Sicherlich falsch wäre hier eine Zurückhaltung auf Anbieter-Seite, dem Handelspartner nicht reinreden zu wollen; ebenso wenig richtig wären belehrende Ratschläge, sondern die Vermittlung von Kompetenz und zentralem Stellenwert für den Verkauf der eigenen Produkte.

(Abb. 15.11) Beratung und Serviceorientierung als wichtigste Alleinstellungsmerkmale

Wodurch versuchen Sie konkret, sich von anderen Apotheken abzusetzen?

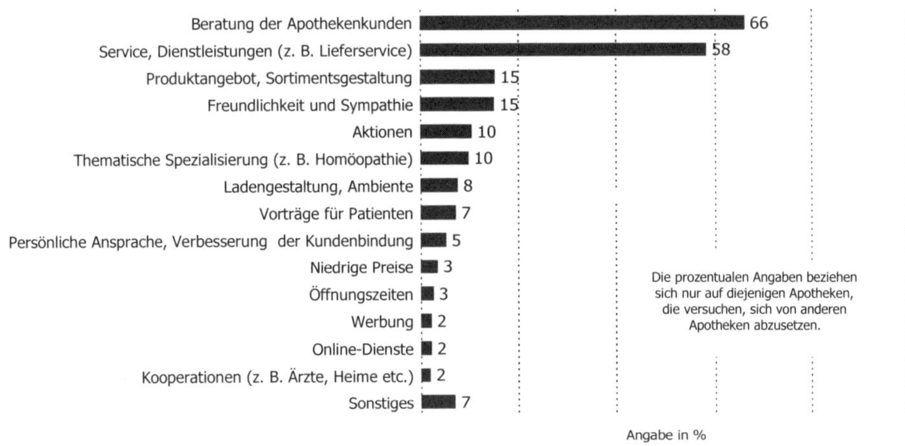

Basis: Apothekeninhaber, die einen Schwerpunkt setzen (n = 138). Die Frage wurde offen gestellt und die Antworten kategorisiert. Mehrfachzuordnung möglich.

Quelle: psychonomics, Health Care Monitoring 2003, Apothekerbefragung

Fazit: Die Anforderungen an die Apotheker haben sich geändert und viele befinden sich auf gutem Wege, die sich bietenden Positionierungschancen zu nutzen: Sie haben die gewandelten Anforderungen als Allround-Ansprechpartner in ihr Rollenverständnis integriert und legen verstärkten Wert auf Marketingmaßnahmen sowie Beratungs- und Serviceangebote. Die sich gegenwärtig vollziehenden Wandlungen im Gesundheitssektor fordern jedoch, sich im rasanten Tempo auf die neuen Marktbedingungen einzustellen, was nicht wenige Apotheker – bleiben sie auf sich allein gestellt – überfordert. Daher zeigen sie sich aufgeschlossen gegenüber Support seitens von Arzneimittelherstellern, Großhändlern und Verbänden. Ein wichtiges Ergebnis der hier beschriebenen Untersuchung ist jedoch, dass ihnen die gegenwärtigen Offerten hinsichtlich Marketingsupport nicht zufrieden stellend zusagen, das heißt: Die Marketingunterstützung der Apotheker ist deutlich optimierbar! Letztere nehmen die bestehenden Angebote zwar in Anspruch, wünschen sich aber darüber hinaus umfassendere medizinische Information sowie Mitarbeiterschulungen für eine verbesserte Kundenberatung, Unterstützung bei Verkaufsfördernden Maßnahmen sowie bei der technischen Abwicklung des Alltagsgeschäfts. Ein – auch und gerade in psychologischer Hinsicht – zentraler Angebotswunsch stellt der Ideentransfer dar: Die Apotheker wünschen sich Anstöße zur Gestaltung spezieller Aktionen mit und von der Apotheke zur effektiveren Nutzung von Cross-Selling-Möglichkeiten. Hier sind vor allem Arzneimittelhersteller gefragt, da ihr Unterstützungsangebot von nahezu allen Apothekern genutzt wird.

Autoren

Anja Schweitzer, geboren 1968 in Köln, Diplom-Volkswirtin. Nach Ausbildung zur Bankkauffrau Studium der Volkswirtschaftslehre an der Universität zu Köln (1990 - 1996). Dort Mitarbeiterin am Institut für Wirtschafts- und Sozialpsychologie (1994 - 1996). 1996 Einstieg bei der psychonomics AG - ein Marktforschungs- und Beratungsinstitut mit Hauptsitz in Köln. Seit 2001 Leitung des Ressorts Zielgruppenforschung und in dieser Funktion Betreuung zahlreicher Auftrags- und Eigenstudien für den Gesundheits- und Selbstmedikationsmarkt.

Jörg Plumanns-Maas studierte nach einer Ausbildung zum Buchhändler Wirtschafts- und Sozialwissenschaften (Dipl. oec.) an der Universität Augsburg mit den Schwerpunkten Organisations- und Wirtschaftspsychologie, Diplom 1995. Anschließend Promotion (Dr. rer. pol.) ebd. in einem empirisch-qualitativen Forschungsprojekt (1999). Von 1995-1999 freie Mitarbeit bei den Marktforschungsinstituten GP Forschungsgruppe und acos, beide München, sowie Basis Kontakt und Kehrmann, beide Hamburg. Daneben drei Semester Lehrbeauftragter an der Universität Bremen in empirischer Sozialforschung. Seit 1999 ist er Projektmanager mit dem Schwerpunkt qualitative Marktforschung bei der psychonomics AG.

Anmerkungen

1. Die einschneidenden Veränderungen auf dem Gesundheitsmarkt waren für psychonomics Anlass für das neue "Health Care Monitoring", das ab sofort in regelmäßigen Untersuchungen umfassend das Verbraucherverhalten und in einer separaten Erhebung die Marketing- und Vertriebsschwerpunkte der Apotheker erfragt. Für weitere Informationen über das "Health Care Monitoring" wenden sie sich bitte direkt an die Autoren: anja.schweitzer@psychonomics.de und joerg.plumanns-maas@psychonomics.de.

2. Die Daten der regionalen Merkmale wurden von Consodata Marketing Intelligence GmbH bereitgestellt.

3. Auf Grund von Befragungsmethode (Online-Interview) und Rekrutierung (die Chance, an der Befragung teilzunehmen hatten prinzipiell alle Apothekeninhaber, deren e-Mail-Adresse im Internet öffentlich zugänglich ist) kann davon ausgegangen werden, dass die Stichprobe einen überdurchschnittlich aktiven und aufgeschlossenen Ausschnitt der gesamten Apothekerschaft repräsentiert, so dass die hier dargestellte Ausprägung der Marketingaffinität im Vergleich zum Gesamtmarkt überdurchschnittlich sein dürfte.

Kap 16

Muss es immer die Apotheke an der Ecke sein?

Ralf Däinghaus

Keywords

- Compliance
- Co-Medikation
- Cross-Selling
- Over-the-Counter (OTC)
- Patient Empowerment

Inhalt

16.1 „Muss es immer die Apotheke an der Ecke sein?“

Apotheken sind eigentlich nichts Besonderes. Eigentlich. Doch wenn eine junge Apotheke Arzneien per Internet anbietet und per Post versendet, dann ist das eine Innovation, die neue Wege aufzeigt. Zahlreiche etablierte Apotheker beobachten die Entwicklung skeptisch, viele denken bereits darüber nach, wie sie die neuen Möglichkeiten nutzen können, einige betreiben bereits einen eigenen Versandhandel. Die Kunden reagieren erfreut, greifen zu, nutzen den neuen Service. Die Rede ist von DocMorris, der ersten europäischen Apotheke, die das World Wide Web für ihre Kunden einsetzt. Die Argumente für diesen neuen Weg zum Kunden sind überzeugend.

September 2000: Stiftung Warentest bewertet in einem internationalen Praxistest Pillenversender. Das Urteil ist erschütternd: Pillenanbieter aus dem Web sind unseriös. Mehr noch: Pillen per Web zu bestellen ist gefährlich. Die Begründung: Wer im Internet Medikamente einkauft, bezahlt zu viel, muss sich mit miserablem Service zufrieden geben und kann auch gepantschte Pillen und Pasten zugeschickt bekommen.

Drei Jahre später: Im Juni 2003 erhält DocMorris für die Idee, mit einer Internet-Apotheke zu starten, den Deutschen Gründerpreis in der Kategorie „Visionär“. Die Jury der Start up Initiative: “Diese Öffnung des Marktes bringt viele Chancen mit sich – unter anderem die Möglichkeit für viele Unternehmen, neue Wege im Medikamentenhandel in Deutschland zu gehen.“ DocMorris bietet heute Service- und Preisvorteile für Kunden und Krankenkassen, hält über eine bisher einzigartige Datenbank wichtige Informationen für Pharmahersteller bereit und kann als Disease-Management-Partner wertvolle, anonymisierte Daten erheben und liefern.

Was war in der Zwischenzeit passiert? Die erste Internet-Apotheke hatte bewiesen, dass der Medikamentenversand über das Web sicher und seriös sein kann. Außerdem hatte sich gezeigt, dass die Kombination von Internet und Apotheke viele Vorteile hat: Für den Kunden, der Zeit und Geld spart und neue, sinnvolle Zusatzdienste nutzen kann. Aber auch für das arg gebeutelte deutsche Gesundheitssystem. Die junge Versandapotheke hat maßgeblich dazu beigetragen, dass bei der Diskussion um die Reformierung des Gesundheitssystems alternative Vertriebswege von Arzneimitteln geöffnet werden.

16.2 Mehr Leistungen für den Kunden für weniger Geld

Die Versandapotheke DocMorris ist dem Grundsatz der Apothekenpflichtigkeit von Medikamenten treu. Was heißt das? Hinter diesem Begriff steht die Beratung des Patienten durch qualifizierte Pharmazeuten wie in jeder Vor-Ort-Apotheke auch. Bei DocMorris geschieht das per Telefon, Fax oder e-Mail. Diese Kommunikationsmedien sind mittlerweile fester Bestandteil des Arbeitsalltags. Selbst im Privatleben sind Telefon, Fax und Computer selbstverständlich geworden. Und im Geschäftsleben gibt es heute kaum noch ein Unternehmen, das ohne diese elektronischen Werkzeuge existieren kann. Viele Betriebe quer durch alle Branchen nutzen das Internet zur Ansprache von Kunden, zum Verkauf von Produkten und um zusätzliche Serviceleistungen anzubieten.

In der deutschen Apotheken-Branche hat es seit Jahrzehnten nur wenige Veränderungen gegeben. In Deutschland war der Versand von Medikamenten verboten, als DocMorris mit seinen Services startete. Aber ein europäisches Gesetz erlaubte dem einzelnen Bürger, Arzneimittel „ohne gewerbs- oder berufsmäßige Vermittlung in einer dem üblichen persönlichen Bedarf entsprechender Menge“ (Koenig 2000) aus einer Apotheke seiner Wahl auch in anderen EU-Staaten zu beziehen.

Diese Lichtung im Wald des Gesetzes nutzte DocMorris. Der Medikamentenbezug bei der Apotheke im niederländischen Kerkrade war damit bereits schon lange vor dem Jahreswechsel 2003/2004 legal. Und DocMorris wurde durch die Nutzung des weltumspannenden Datennetzes Vorreiter in Sachen multipler Kanalnutzung im Apothekenbereich, die über Telefon- und Faxbetrieb hinaus geht. Ziel der innovativen Apotheke: Mehr Leistungen für den Kunden und das für weniger Geld.

16.3 Die Zukunft begann am 8. Juni 2000

„DocMorris & Co.“ steht mittlerweile als Synonym für Versandapotheken. Die Apotheke steht mit ihrem Konzept für eine erfolgreiche Neuerung der Branche. Das ist inzwischen unstrittig. Aber von vorn: Ende 1999 beschließen der niederländische Apotheker Jacques Waterval und der deutsche Informatiker Ralf Däinghaus, gemeinsam die erste europäische Internet-Apotheke zu gründen – im Städtchen Kerkrade, unweit der deutsch-niederländischen Grenze.

Jacques Waterval hatte bereits in den Jahren zuvor deutsche Kunden in seiner Apotheke bedient, weil er viele Medikamente erheblich günstiger anbieten konnte als seine Kollegen in Deutschland. Deutsche Apotheken waren durch staatlich festgelegte Festpreise gebunden. Damit war es ihnen nicht möglich, dem Wettbewerber mit einem eigenen Angebot entgegen zu treten. Vor diesem Hintergrund stieg die Zahl der Kunden aus Deutschland kontinuierlich. Jacques Waterval plante, den kleinen Grenzverkehr auszubauen. Aber wie? Mit Hilfe des Internets. Gedacht, gesagt, getan. Am 8. Juni 2000 eröffnete die Apotheke von Jacques Waterval und Ralf Däinghaus unter der Adresse www.DocMorris.com im Internet ihre virtuellen Türen. Das Startsortiment umfasste rund 350 Medikamente.

Die Geschäftsidee der beiden Entrepreneure ist simpel, innovativ und – erfolgreich. Preisvorteile, die DocMorris über einen günstigeren Einkauf erzielen kann, werden an die Kunden und an die Krankenkassen weiter gegeben.

16.4 Ein-Blick in die Apotheke

Was ist gleich und was ist anders? Um den reibungslosen Betrieb in der Versandapotheke sicherstellen zu können, wurden alle Aufgaben in einer stationären Apotheke genau analysiert und den veränderten Prozess-Strukturen einer Versandapotheke angepasst. Aus diesem Ergebnis ergibt sich eine Struktur, die aus mehreren Prüf- und Kontrollschritten besteht:

Abgabe der Bestellung:
Der Kunde übermittelt seine Bestellung per Online-Bestellformular via Internet, per Fax oder per Brief. Bestellungen von rezeptpflichtigen Medikamenten werden erst bearbeitet, wenn das Original-Rezept vorliegt.

Pharmazeutische Bearbeitung (Eingangs-Kontrolle):

Jede Bestellung wird von Fachkräften kontrolliert. In diesem Schritt werden sowohl das Rezept (Arzt, Kunde, Medikation, Rezeptlaufzeit, etc.) als auch die bestehende Medikationshistorie oder andere Angaben des Kunden geprüft. Eine etwaige Kontraindikation oder Übermedikation wird hier festgestellt. Die Freigabe der Bestellung für die weitere Bearbeitung erfolgt durch Apotheker (Arzt, Bestellung, Rezept).

Zusammenstellung durch Logistiker:

Die meisten Medikamente (Stationär-Sortiment ca. 12.000 Artikel, 150.000 Präparate) sind in der Apotheke vorrätig. Andere Medikamente werden beim Großhandel nachbestellt, der täglich Ware liefert. Die Bestellungen werden in Versandkartons kommissioniert und für die Endkontrolle bereitgestellt.

Ausgangs-Kontrolle:
Hier wird das Medikament durch Aufbringung eines Aufklebers (bedruckt mit Namen des Patienten, Dosierungsanweisung des Arztes, etc.) eindeutig einem Patienten zugeordnet. Im Anschluss an diesen Schritt erfolgt nochmals eine Stichprobenkontrolle durch Apotheker.

Abholung per Paketdienst oder persönlich:
DocMorris stellt die Pakete in der Apotheke für die Abholung durch die Paketdienste bereit. Der Patient kann seine Medikamente nach Absprache auch persönlich abholen.

Abgabe/Empfang gegen Quittung (Abgabe-Kontrolle):
Die Medikamente werden nur gegen Unterschrift des Kunden persönlich überreicht, entweder zu Hause oder am Arbeitsplatz. Eine Abgabe an Kinder ist untersagt.

Erst wenn die Übergabe an den Kunden dokumentiert ist, ist der Auftrag für DocMorris abgeschlossen. Für jeden Auftrag werden alle Belege und Kontrollzettel archiviert. Eine nachträgliche Überprüfung jedes Auftrags ist von der Bestellannahme bis zur Abgabe an den Kunden vollständig nachvollziehbar. Dieses System wurde den niederländischen Behörden im Zuge der Apotheken-Zulassung vorgelegt und in allen Punkten abgenommen (Abb. 16.1)

(Abb. 16.1) Der Weg des Rezeptes

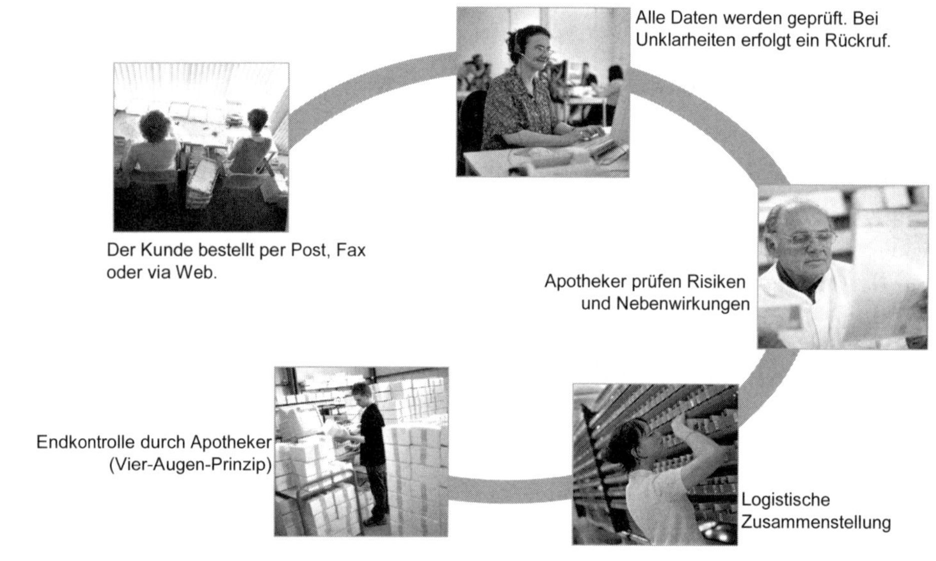

16.5 „Wir lassen andere die Trommel schlagen“

Nach einer Analyse des Marktes entwickelten die beiden Unternehmer eine langfristige Strategie. Mehrere Meilensteine wurden festgelegt. Schon die erste Phase war schwierig.

Zunächst galt es, sich von den Schwarzen Schafen der Internet-Branche abzugrenzen. Davon gab es viele. Die dubiosen Anbieter hatten sich jahrelang auf dem Medikamenten-Markt getummelt – und verbrannte Erde hinterlassen. Ihnen „verdankte“ DocMorris Skepsis und zahlreiche Vorurteile, bevor überhaupt das erste Geschäft gemacht wurde. Die junge Apotheke musste zunächst Vertrauen und Sympathie gewinnen. Dafür war es wichtig, sich stark am Patienten zu orientieren. Der Kunde erhielt die gleichen Arzneimittel wie in der Apotheke vor Ort ab sofort bequem und günstig nach Hause geliefert. Gleichzeitig suchte DocMorris den Dialog mit den Krankenversicherungen. Ziel war es, die Kassen von der Seriosität des neuen Anbieters zu überzeugen, ihnen die Vorteile für die Krankenkassen deutlich zu machen und weitere Perspektiven aufzuzeigen. Damit nicht genug. Es galt auch, den Kritikern mit sachlichen Argumenten entgegen zu treten. Die Apotheken fürchteten DocMorris, weil der Umfang des Geschäftes nicht einschätzbar war. Die niederländische Versandapotheke betrieb auch hier Aufklärungsarbeit. Auf zahlreichen Informationsveranstaltungen wurde dargelegt, dass Versandapotheken das Angebot erweitern und sehr gut als Alternative neben konventionellen Apotheken arbeiten können. In Ländern mit einem liberalisierten Apothekenmarkt liegt der Marktanteil von Versandapotheken stabil zwischen 5 und 8 Prozent. Im Zuge der juristischen Auseinandersetzungen mit den Apothekerverbänden bekam DocMorris Recht vor dem Europäischen Gerichtshof. Der Aufbau der Marke konnte beginnen. Parallel dazu gab es zahlreiche junge Apotheker, die sich bei DocMorris über den Versandweg informierten. Sie kündigten an, bei einer Änderung der Gesetzgebung ebenfalls ein Versandangebot aufbauen zu wollen. Sowohl Krankenkassen als auch Arzneimittel-Hersteller waren zu Gast in der Versandapotheke, um sich ein Bild über die Abläufe, die Logistik und die Qualität des Service zu verschaffen.

16.6 Qualität ist oberstes Gebot

Für jede Apotheke ist Qualität ein wichtiger Erfolgsfaktor. Für eine junge Apotheke, die neue Wege geht, muss Qualität sogar oberstes Gebot sein. DocMorris hat sich das vom ersten Tag an auf die Fahne geschrieben. Die Kommunikation der niederländischen Apotheke musste sich deshalb weniger um die günstigen Preise drehen, die DocMorris bietet, als vielmehr um die Qualität der Leistungen. DocMorris musste sich als seriöse Apotheke etablieren.

Die Kriterien, nach denen in Deutschland Arzneimittel abgegeben werden, sind streng. Der Grund: Der Gesundheitsschutz der Verbraucher soll gewährleistet sein. Schnell etablierte DocMorris Qualitätsstandards und ließ sich sämtliche Arbeitsabläufe von der Annahme des Rezeptes bis zur Übergabe des Paketes an den Kunden nach internationalen Standards mit einem Gütesiegel zertifizieren, der so genannten ISO 9000. Damit dokumentierte die Apotheke, dass sie verschreibungspflichtige Arzneimittel nur gegen Originalrezept abgibt und alle erforderlichen Regularien und Bedingungen genau einhält. Und nicht nur das: Unterscheiden sich zum Beispiel die Rezeptpflichten im Herkunftsland und im Bestimmungsland, hält DocMorris die jeweils strengere Richtlinie ein.

Neben der Versorgung mit Medikamenten ist die Beratung zu Risiken und Nebenwirkungen eine wesentliche und wichtige Aufgabe einer Apotheke. Kann eine Apotheke, die im Web auftritt, diese Anforderungen erfüllen? Vor allem der Aspekt der persönlichen Beratung durch die vermeintlich anonyme Internet-Apotheke wurde immer wieder in Frage gestellt.

DocMorris nahm diese Herausforderung ganz bewusst an. Die beiden Gründer wollten beweisen, dass auch eine moderne Apotheke, die das Internet nutzt, ihre Kunden zu Risiken und Nebenwirkungen von Arzneimitteln beraten kann – vielleicht sogar besser als bisher üblich. Was hat DocMorris getan, um umfassende Beratung anzubieten? Eine wesentliche Voraussetzung für eine gute Beratung ist eine gründliche Kenntnis des Patienten. Dazu gehört es zu wissen, welche Arzneimittel dieser einnimmt. Auch über Alter, Geschlecht, Lebensgewohnheiten und mögliche Allergien oder Überempfindlichkeiten muss der Apotheker informiert sein. Anders als bei einem Arzt, der für eine Diagnose den Patienten vor sich sehen muss, sind die Informationen in der Apotheke nicht von der physischen Präsenz des Verbrauchers abhängig. Tag für Tag werden in jeder Apotheke vor Ort Rezepte von Menschen eingelöst, die die darauf verordneten Medikamente nicht selbst einnehmen. Ein Sohn holt Pillen für seine Mutter, eine Schwester Tropfen für ihren Bruder (Abb. 16.2).

(Abb. 16.2) Der Kunde ist nicht immer Medikamenten-Konsument

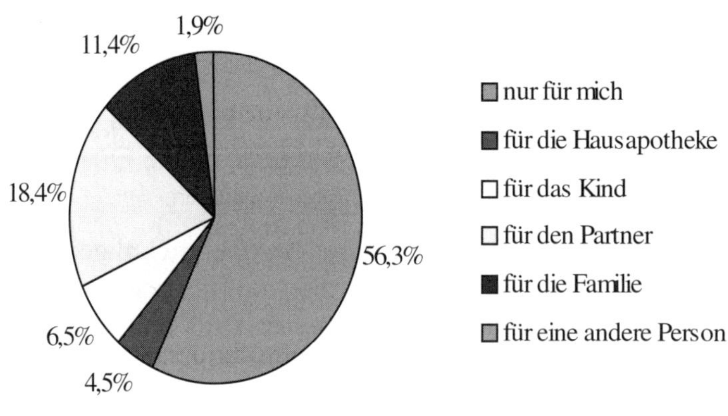

GPI medic*scope 2000, permanente Tagebuchstudie mit 10.000 Patienten (OTC)

Die Apotheke muss jedoch in der Lage sein, wichtige Informationen zum Kunden zu recherchieren und zu Beratungszwecken aufzubereiten. Das kann eine Apotheke, die das globale Netz nutzt, sehr gut. Sie kann diskret und zeitlich unbegrenzt für ihre Kunden arbeiten und dafür eine Wissensdatenbank einrichten. Das ist ein erheblicher Vorteil gegenüber der lokalen Apotheke. DocMorris sammelt die freiwilligen Informationen des Kunden und seine Medikationshistorie. Das geschieht unabhängig vom Mitarbeiter, der gerade diesen Kunden bedient, zentral in Datenbanken. Diese Informationen stehen jedem pharmazeutischen Mitarbeiter bei der Beratung wieder zur Verfügung.

Die Mitarbeiter der niederländischen Apotheke DocMorris kümmern sich intensiv um ihre Kunden. Dabei nutzen sie professionelle Kommunikationsinstrumente. Auf Wunsch erhält der Kunde regelmäßig sein individuelles Medikations-Profil. Die DocMorris-Apotheker prüfen auf mögliche Fehl- oder Überversorgung und weisen Arzt und Patient auf vorliegende Doppelverordnungen hin. In Situationen wie der Lipobay-Krise hat sich dieser strukturelle Vorteil der Versandapotheke deutlich gezeigt: Als einzige Apotheke hat DocMorris seine Kunden umgehend über den aktuellen Stand der Dinge informiert.

Die Möglichkeiten moderner Kommunikation kombiniert mit dem pharmazeutischen Wissen, der Erfahrung und der Verantwortung von Apothekern garantiert, dass gerade die vermeintlich anonyme Internet-Apotheke die Arzneimittelsicherheit und den Verbraucherschutz sehr gut gewährleistet.

DocMorris ist als Apotheke auch nicht nur ausschließlich für junge Menschen mit Home-PC und Internet-Erfahrung da. Viele Kunden der Versandapotheke sind ältere Menschen, die ihre Medikamente per Telefon oder Brief bestellen. Mittlerweile nutzen nahezu ein halbe Millionen Patienten das Angebot von DocMorris.

Sie sparen mit jeder Bestellung die Hälfte der Zuzahlung oder profitieren von den niedrigen Preisen. Eine Analyse des Kundenstamms hat ergeben, dass die Klientel von DocMorris weitgehend dem der klassischen Apotheke entspricht. Der Stammkunde von DocMorris hat folgendes Profil: 55 Jahre alt und chronisch krank. Doch es gibt auch 24-jährige und 78-jährige Kunden. Die Akzeptanz von DocMorris ist breit – bei Patienten und Krankenkassen (Abb. 16.3).

(Abb. 16.3) Kundenstruktur DocMorris

DocMorris hat seit Start fast eine halbe Million Kunden gewonnen.

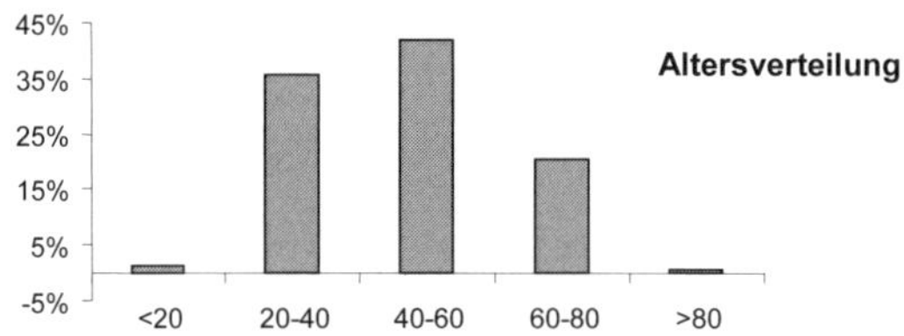

- Mehr als die Hälfte der Kunden sind über 40 Jahre.
- Die Kunden sind vorwiegend chronisch Kranke.
- Die meisten kommen aus Ballungsräumen.
- 80 Prozent der Kunden nutzen die traditionellen Kommunikationswege (Post und Telefon).

Die Internet-Apotheke wurde zur Versand-Apotheke.

16.7 Konkurrenz belebt den Markt

Im Zuge der Diskussion um die Liberalisierung des Arzneimittel-Versandhandels in Deutschland hat DocMorris Bekanntheit erlangt. Die niederländische Apotheke wurde immer wieder als Parade-Beispiel genannt, wenn es darum ging, wie sich Apotheken für den zunehmenden Wettbewerb auf dem Markt fit machen können. Nach den ersten Erfolgen galt es, den Vorsprung zu sichern. Dazu war es wichtig, relativ rasch profitabel zu arbeiten und die Kunden an die Apotheke zu binden, denn Umfragen zufolge ist auf die Treue der Kunden zu einer Apotheke nur bedingt Verlass. Gerade in wirtschaftlich angespannten Zeiten achten die Verbraucher besonders auf den Preis. Das kommt DocMorris entgegen. Warum? Bei der Aussicht von zehn Prozent günstigeren Preisen bei der Versandapotheke bleiben nur sechs Prozent aller Verbraucher anderen Anbietern hundertprozentig treu. Das hat eine Untersuchung der Unternehmensberatung Sempora ergeben. 29 Prozent der Kunden können sich vorstellen, zu einer Versandapotheke zu wechseln, 65 Prozent in beiden Apothekenformen einzukaufen (Welt am Sonntag, 20. Juli 2003).

Mit dem Erfolg ist DocMorris erwachsen geworden. Das belegt ein Blick auf die Produktpalette. Heute ist die Versandapotheke ein Vollsortimenter. Morgen für Morgen kommen Dutzende Postboxen mit Bestellungen und Rezepten. Jeden Tag werden rund 4.500 Arzneimittelpakete gepackt und abends per Paketdienst auf die Reise geschickt. Versandkosten fallen für den Kunden nur an, wenn ein einzelnes Präparat bestellt wird.

Auch als Wettbewerber in der Apothekenbranche spielt DocMorris eine größere Rolle. Nichtsdestotrotz müssen sich die etablierten Apotheker keine Sorgen machen: Die rund 21.500 stationären Apotheken in Deutschland machen einen Umsatz von etwa 30 Milliarden Euro im Jahr. DocMorris schneidet sich aus diesem Kuchen lediglich ein winziges Stück heraus. Mit einem Umsatz von 51 Millionen Euro in 2003 ist das ein Krümel vom Gesamtmarkt in der Größe von nur knapp 0,2 Prozent. Sollte in den nächsten Jahren die eine oder andere Apotheke von der pharmazeutischen Landkarte Deutschlands verschwinden, liegt das sicher nicht an der Versandapotheke aus Holland (Abb. 16.4).

(Abb. 16.4) Marktstruktur Apothekenmarkt

Marktvolumen in Deutschland: rund 30 Mrd. Euro
Potenzial Versandhandel: **8 Prozent**
(laut Statistischem Bundesamt)

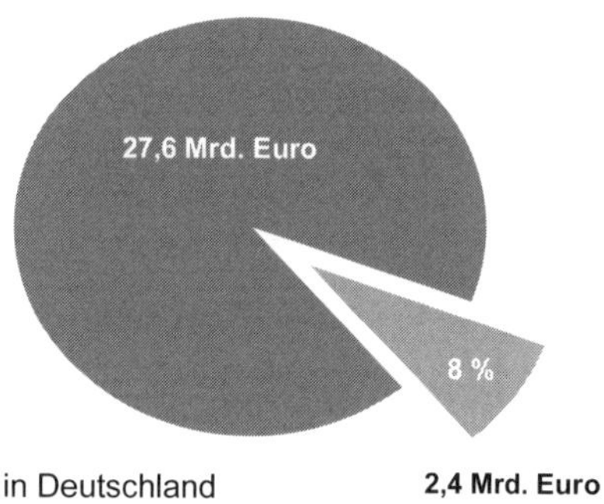

Versandhandel ist erlaubt, aber immer noch bestehen **Marktblockaden**
- Arzneimittelpreisverordnung
- Fremdbesitzverbot

➔➔ Konkurrenzfähige Versandapotheken können in Deutschland nicht flächendeckend existieren

Deregulierung fördert **fairen Wettbewerb** (Preis und Qualität):
- Volkswirtschaftlicher Vorteil (Beitragssätze und Arbeitgeberanteile)
- Neue Standards führen zur besseren pharmazeutischen Beratung

16.8 Sicherheit wird groß geschrieben

Als DocMorris gegründet wurde, herrschte in Deutschland noch große Verunsicherung gegenüber den Angeboten aus dem Web. Laufen wir nicht Gefahr, beim Bezug von Arzneimitteln oder medizinischen Informationen über das Internet „Quacksalbern" auf den Leim zu gehen? Das fragten sich viele Verbraucher.

Mittlerweile hat sich das Bild gewandelt. Die Verbraucher sind aufgeklärt, wissen um die Seriosität des Arzneimittel-Versandhandels. Doch schon im Jahr 2000 galten strenge Regeln. Sie gelten auch noch im Jahr 2004: Ein Apotheker muss auf seiner Homepage nicht nur nachweisen, dass hinter der Online-Präsenz eine staatlich zugelassene Apotheke mit einer real existierenden geografischen Adresse und Telefonnummer steht. Er muss zusätzlich seine genaue Berufsbezeichnung angeben. Es muss eindeutig kontrollierbar sein, dass die Homepage auch tatsächlich von einer niedergelassenen Apotheke stammt. Denn: Der Patient muss seriöse von unseriösen Angeboten unterscheiden können.

Ein anerkanntes Qualitätslabel indes gibt es für Versand-Apotheken nicht. Das ist bedauerlich, denn es würde das Geschäft via Internet noch transparenter und einfacher machen. Wünschenswert wäre ein Gütesiegel, vergleichbar einem "TÜV-Prüfsiegel", mit dem Unternehmen oder Produkte ausgezeichnet werden.

DocMorris hat sich nach dem internationalen Standard ISO 9000 zertifizieren lassen. Das ist für die Krankenversicherungen und für die Verbraucher ein eindeutiger Beweis, dass DocMorris hohe Qualitätsstandards einhält. Die Pharmazeuten der mittlerweile vier Jahre alten Apotheke garantieren eine fundierte individuelle Beratung. Intern werden alle Geschäftsprozesse regelmäßig überprüft und ständig optimiert. DocMorris arbeitet täglich für die Sicherheit des Kunden und an der Qualität des Angebotes.

16.9 Es gab Vorbilder im Gesundheitsmarkt

Die beiden DocMorris-Gründer sind nicht die ersten Rebellen, die in Deutschland eine Branche durcheinander wirbelten. Ein anderer, der es mit einer starken Konkurrenz aufgenommen hat, war Optiker Günther Fielmann. 1972 eröffnete er in Hamburg sein erstes Brillengeschäft. Seine Idee Brillen zu erschwinglichen Preisen zu verkaufen („Und keinen Pfennig dazu bezahlt") und ihnen gleichzeitig das Stigma von billigen „Kassengestellen" zu nehmen, sorgte für einen gewaltigen Wirbel in der Szene der Augenoptiker.

Mehr als 30 Jahre und ungezählte gerichtliche und persönliche Auseinandersetzungen später, verkauft das Unternehmen Fielmann mit mehr als 10.000 Mitarbeitern immer noch Brillen: fünf Millionen jedes Jahr. Inzwischen ist Fielmann Marktführer in Deutschland und größter Augenoptiker Europas. Weltweit ist Fielmann die Nummer drei der Branche.

Fielmann und DocMorris haben etwas gemeinsam. Beide Unternehmen wurden bei der Vergabe des Deutschen Gründerpreises 2003 mit einem ersten Preis bedacht. In der Kategorie „Lebenswerk" erhielt Günther Fielmann diese Auszeichnung für seine unternehmerische Idee, „modische Brillen günstig zu verkaufen. Eine Idee, mit der er einen völlig neuen Markt schuf. DocMorris-Initiator Ralf Däinghaus bekam den ersten Preis in der Kategorie „Visionär". Begründung der Jury unter anderem: „Durch den günstigeren Verkauf von Medikamenten leistet die Versandapotheke einen wichtigen Beitrag zur Kostensenkung im Gesundheitswesen."

DocMorris steht jetzt vor der klaren Aufgabe, zunächst das bestehende Marktvakuum zu füllen. Die Etablierung eines flächendeckenden Versandhandels in Deutschland wurde von Beginn an heftig diskutiert.

Das Gesundheitsministerium geht davon aus, dass rund acht Prozent des Apothekenmarktes im Versandhandel bedient werden können. Bei dieser Prognose handelt es sich um ein Marktpotenzial von 2,5 Milliarden Euro. Zum Vergleich: Laut Statistischem Bundesamt werden rund fünf bis sechs Prozent des Umsatzes im Einzelhandel per Versand abgewickelt.

Diese Zahl kann überboten werden, weil sich Medikamente sehr gut für den Versand eignen. Im Vergleich beispielsweise zu Kleidung gibt es keine emotionale Entscheidungsbasis, eine unmittelbare Inaugenscheinnahme ist nicht nötig, sogar die direkte Kaufentscheidung übernimmt nicht der Kunde, sondern – zumindest bei rezeptpflichtigen Mitteln – der Arzt durch seine Verordnung.

In den USA hat sich nach 25 Jahren der Marktanteil des Versandhandels bei rund 13 Prozent eingependelt. Nach den USA und Japan ist Deutschland der drittstärkste Versandhandelsmarkt der Welt. Wie aus der Versandhandelsbranche bekannt, sind nur bestimmte Kundengruppen für den Distanzhandel zu sensibilisieren. Kunden, die nicht bei Quelle, Otto, Sport-Scheck und Co. bestellen, werden sich auch nur schwer für den Distanzhandel bei DocMorris begeistern lassen. So ist die Versandapotheke auf Patienten mit planbarem rezeptfreiem und rezeptpflichtigem Medikamentenbedarf spezialisiert, die zum Beispiel im Rahmen einer Langzeitmedikation die Bequemlichkeit des Fernbezugs genießen wollen.

Für andere Gruppen, zum Beispiel Patienten mit akutem Bedarf, kann die Versandapotheke höchstens eine sinnvolle Ergänzung sein, keinesfalls Ersatz der Apotheke „um die Ecke". Die Phänomene DocMorris und Fielmann zeigen, dass sich gute Ideen durchsetzen können. Bald wird DocMorris ein selbstverständlicher Bestandteil des Alltags sein.

Für 2004 plant das Unternehmen 140 Millionen Euro Umsatz, für 2005 rund 250 Millionen Euro. Immerhin kennt schon jeder dritte Bundesbürger, nach DocMorris befragt, die Versandapotheke zumindest dem Namen nach (Gesellschaft für Konsumforschung, Februar 2004) (Abb. 16.5).

(Abb. 16.5) Umsatz-Dynamik DocMorris

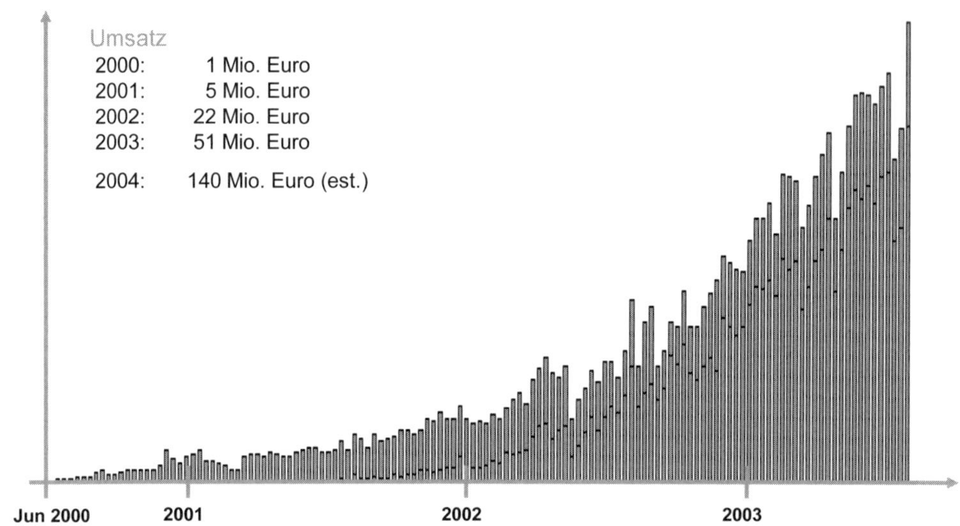

16.10 Gründungsidee mit Erfolgsrezept

Im Dezember 2003 bestätigten die Richter des Europäischen Gerichtshofs das Geschäft von DocMorris. Und seit dem 1. Januar 2004 ist der Versandhandel mit Arzneimitteln auch nach bundesdeutschem Recht erlaubt. Die Festpreisbindung für rezeptfreie Arzneimittel aus der Apotheke ist gefallen, ebenso das Mehrbesitzverbot. Wettbewerb entsteht und die am Markt Beteiligten werden sich mit langfristigen Strategien behaupten müssen. Hier allerdings zählt nicht nur der Preis, sondern auch die Qualität der Angebote.

DocMorris – der Pionier von einst – ist längst Vorbild für andere geworden. Schon in den vergangenen Jahren fanden mehr und mehr traditionelle Apotheker den Weg ins Internet. Der Apothekerverband bot seinen Mitgliedern das Portal aponet.de als Plattform für den Versand an. Hier registrierten sich nach Angaben des Betreibers mehrere tausend Apotheken.

Auch die pharmazeutischen Großhändler entwickelten Internet-Portale. Innerhalb von nur sechs Monaten nach der Einführung des Versandhandels in Deutschland haben bereits 600 Apotheken eine Lizenz zum Versand beantragt. Denn auch für den Pharmamarkt gelten die gleichen Regeln wie in anderen Märkten: die Nachfrage bestimmt das Angebot.

Aufgrund des hohen Bedarfs drängen mehr und mehr Anbieter auf den Markt. Hier wird die Zukunft zeigen, wer sich mit guter hoher Qualität, günstigen Preisen und guten Service-Ideen behaupten kann. Es wird nach wie vor Apotheken mit und ohne Internetpräsenz geben, die – mehr oder weniger regional – ihren Lieferdienst anbieten. Branchenkenner schätzen, dass sich mittelfristig drei bis fünf Versandapotheken am Markt behaupten werden, die gestützt durch Informationstechnologie und Versandlogistik ihre Services flächendeckend anbieten.

Um den eigenen Vorsprung im noch auszubauenden Markt zu nutzen, hat DocMorris Konzepte für die pharmazeutische Industrie erstellt, von denen bereits eine ganze Reihe als Pilotprojekte in der Praxis erprobt wurden.

16.11 Marktpotenziale entdecken und entwickeln

DocMorris ist längst mehr als nur eine Apotheke, die Arzneimittel an Endverbraucher abgibt. Sie bietet mehr als nur das eindimensionale B-to-C-Geschäftsmodell. Denn die Versandapotheke vereint neben den klassischen Vorteilen für den Kunden – wie diskrete Bestellung und Beratung, bequeme Belieferung oder günstige Preise – auch durchaus Vorteile im B-to-B-Segment: DocMorris ist Marktpartner der pharmazeutischen Industrie. In nur vier Jahren hat sich aus der kleinen Apotheke ohne Namen und ohne Kunden ein Unternehmen entwickelt, das einen Kundenstamm von einer halben Million Patienten zählt.

Dabei handelt es sich um 500.000 hochaktuelle Einträge quer durch alle Altersstrukturen und quer durch die Republik. Allein seit dem 1. Januar 2004 haben sich fast 200.000 neue Kunden von den Vorteilen, die DocMorris ihnen bietet, überzeugt. Doch nicht nur die Zahl der Kunden ist entscheidend. Viel wesentlicher ist der Fakt, dass DocMorris seine Kunden sehr genau kennt.

16.12 Marktforschung auf valider Datenbasis

Die pharmazeutischen Mitarbeiter der Versandapotheke wissen sehr präzise über das Krankheitsbild der Kunden Bescheid. Ein Blick in die Datenbank zeigt: Exakt 185.744 Kunden haben einen Schlaganfall oder einen Herzinfarkt erlitten. 166.660 Kunden leiden an Hypertonie. 151.492 Kunden sind Diabetiker vom Typ I und Typ II (Abb. 16.6).

(Abb. 16.6) Wer kauft bei DocMorris? Verteilung nach Indikationen

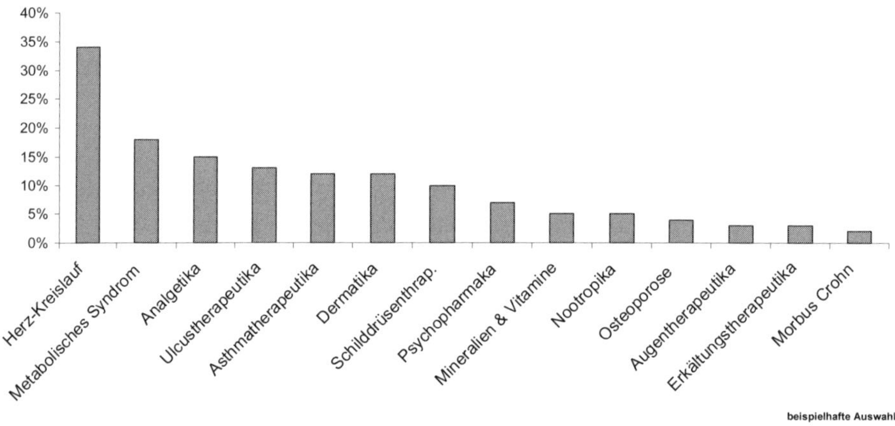

Die DocMorris-Apotheker wissen, was die Kunden wann bestellen und sehen, wann es zu Versorgungslücken oder Medikationsänderungen kommt. Die Stichworte sind hier „Patient-Empowerment“ und „Compliance“. Die pharmazeutischen Fachleute können gezielt das Einnahmeverhalten der Patienten steuern und können Chroniker-Programme kompetent unterstützen. Praktische Tipps und schriftliche Informationen (z. B. Informationsbroschüren als Paketbeileger) unterstützen die Medikationstherapie und stärken das Vertrauen zu Arzt und Apotheke. Zudem wird die Bindung an die Marke verstärkt, wenn die Präparate von vertrauensvoller, kompetenter Seite befürwortet werden. „Zu Risiken und Nebenwirkungen fragen Sie Ihren Arzt oder Apotheker.“ Die Versandapotheke bietet neben der umfassenden Beratung des Einzelnen durch ihre Struktur vollkommen neue Möglichkeiten für die Marktforschung und das Direktmarketing.

Die Versandapotheke ist im Besitz von validen Daten. Anders als im gängigen Versandhandel oder Internetgeschäft, wo von den Nutzern beispielsweise Geburtsdaten oder Vornamen bewusst nicht angegeben werden, sind DocMorris die echten Daten vollständig bekannt. Der Grund liegt auf der Hand: Der Patient reicht sein Rezept als „Berechtigungs-“ oder „Bezugsschein“ für die Präparate ein. Diese Daten sind authentisch: Vom Vor- und Nachnamen über die Adresse, das Geburtsdatum, das Geschlecht. Zudem sind neben den Arzneimitteln auch der verschreibende Arzt und die Krankenkasse vermerkt. Auf der Basis dieser Daten lässt sich exakte Marktforschung betreiben. DocMorris kennt nicht nur den Kunden und sein Umfeld (Arzt, Kasse), sondern auch die Indikation, die Medikationshistorie (bis zu vier Jahren). Man weiß um das Switch-Verhalten der Ärzte, wann Medikationen geändert und ob neue Arzneimittel überhaupt verordnet werden. DocMorris sieht, welche Medikamente wann, in welcher Dosierung und welcher Darreichungsform abgegeben werden. Die Apotheke kennt informelle Ärztenetze und das detaillierte Verschreibungsverhalten, welche Medikamente von welchen Herstellern in welchen Kombinationen verordnet werden. Sie kennt charakteristische Co-Medikationen genauso wie Off-Label-Use. Das Datenreservoir lässt auch erkennen, welche Over-the-Counter-Produkte der Kunde bezieht, ob er damit verordnete Arzneien ersetzt oder ergänzt, ob also Cross-Selling stattfindet oder Selbstmedikation den Arztbesuch ersetzt.

Neben den detaillierten Informationen, die aus den vorliegenden Daten erhoben werden können – anonymisiert und unter strikter Einhaltung des Datenschutzes – hat DocMorris den direkten Kontakt zu seinen Kunden und den verordnenden Ärzten. Als professioneller pharmazeutischer Dienstleister kann die Versandapotheke erstens den direkten „Draht" (Telefon, Telefax, Mail) zu seinen Kunden nutzen, um die Patienten bei ihren eigenverantwortlichen Entscheidungen zu unterstützen. Sie kann zweitens gezielt ganz individuell die Compliance stützen und fördern. Sie kann drittens durch qualitative Datenerhebungen Ärzte(gruppen) selektieren, die durch den gezielten Einsatz des Außendiensts der Hersteller (Pharmareferenten) aktiv angesprochen werden können. Der pharmazeutischen Industrie bieten sich dabei vielfältige Kooperationsansätze im Segment „Direct to Consumer" (DTC).

Als Apotheke ist es DocMorris erlaubt, Informationen an die Kunden zu geben, zum Beispiel über die Website, durch Newsletter, Telemarketing, Direct Mailings oder auch Paketbeileger. Ausgewählte Produktgruppen können so speziell beworben werden – punktgenau und treffsicher.

16.13 Aktive Steuerung

Ein Beispiel zur Kundengewinnung: Mit DocMorris können Direkt-Marketing-Kampagnen umgesetzt werden. Eine zuvor genau definierte Zielgruppe erhält mit der Arzneimittelbestellung Informationsbroschüren über das zu bewerbende Produkt. So können zum Beispiel Männer im entsprechenden Alterssegment über Haarwuchsmittel informiert oder bestimmte Indikationsgruppen selektiv auf Produkte zur Gewichtsreduktion aufmerksam gemacht werden.

Ein Beispiel zur Kundenbindung: Die Wirkung von einem so genannten Lifestyle-Präparat – also einem Arzneimittel, das rezeptpflichtig ist, aber nicht von der Kasse erstattet wird – tritt oft erst nach mehrmonatiger, dauerhafter Einnahme auf. Allerdings wenden sich die Patienten oft nach kurzer Einnahme enttäuscht zu früh von dem Präparat ab. Anders, wenn hier während der Therapie der Kunde durch Flyer schriftlich oder durch Telefonate mündlich über die langfristig eintretende Wirkung informiert wird. Kunden bleiben so der Therapie länger treu.

Ein Beispiel zum Product-Placement: DocMorris gibt regelmäßig eine ganze Reihe von Produkt-Katalogen heraus. Neben den vierteljährlich veröffentlichten OTC-Katalogen erscheinen weitere Themenkataloge. Spezialkataloge beinhalten exklusiv Informationen zu Präparaten eines Herstellers.

Neben Kampagnen, die das Produkt bekannt machen und die Kunden an eine Marke binden, können auch Aktionen gestartet werden, die in die Preisgestaltung am Markt eingreifen. Mit Sitz in den Niederlanden ist DocMorris nicht an die Vorgaben der deutschen Arzneimittelpreisordnung gebunden, sondern kann jedes Medikament rabattieren. Hierdurch eröffnen sich Möglichkeiten zur stärkeren Marktdurchdringung, da der Preis beim verordneten Arzt vor dem Hintergrund der Budgetierung durchaus eine Rolle spielen kann.

Auch nach der Gesundheitsreform rabattiert DocMorris das mittlerweile völlig anders kalkulierte System. In der Regel entspricht der Rabatt bis zu 5 Euro – entsprechend der halben Zuzahlung – pro verordnetes Arzneimittel. Diese Rabatte können aber auch fallbezogen anders definiert werden. So gibt es beispielsweise die Möglichkeit, die andere Hälfte der Zuzahlung als Werbekostenzuschuss auszuzeichnen und somit attraktiv zu „verkaufen“.

Produkte können zum oder unter dem Reimport-Abgabepreis abgegeben werden. Ärzte müssen dann nicht länger Reimporte verschreiben und können trotzdem ihr Budget schonen. Der Hersteller kann entsprechend die verordnenden (Fach)-Ärztegruppen durch seinen Außendienst über die Preisgestaltung informieren.

Wenn ein Hersteller ein Produkt einführt und es am Markt neu positionieren muss, kann über die Festlegung von Sonderpreisen ein wichtiges Motiv geschaffen werden, damit der Arzt verordnet und die Substitution in der Apotheke entfällt. Die Markteinführung kann somit beschleunigt bzw. geplante Umsatzschwellen schneller erreicht werden.

16.14 Ausblick

Mit den Versandapotheken müssen sich die Apotheken vor Ort dem entstehenden Wettbewerb stellen, der sich nicht allein auf einen „Preiskampf“ beschränken wird. Gefragt sind Konzepte, die nicht nur kurzfristig Verbraucher und die Krankenkassen finanziell entlasten, sondern Mehrwerte erzielen. Gesucht werden Angebote, die über das einfache „Schubladenziehen“ hinausgehen. Die Apotheke der Zukunft wird „pharmazeutischer Dienstleister“ sein – sowohl auf der Ebene

Arzt/Patient also auch auf der Ebene Hersteller/Großhändler und Krankenkasse. DocMorris ist auf dem Weg zum „Gesundheitsberater" im umfassenden Sinn. Je nachdem, welches Angebot die Kunden reizt, muss es eben nicht immer die Apotheke vor Ort sein, auf die die Wahl fällt. Für viele Fälle hat DocMorris noch zahlreiche Ideen „in der Schublade".

Literatur

- Internet-Auftritt einer niederländischen Online-Apotheke. Univ.-Prof. Dr. Christian Koenig. Direktor am Zentrum für Europäische Integrationsforschung der Rheinischen Friedrich-Wilhelms-Universität Bonn. Pmi Verlag, Frankfurt am Main. November 2000.

Autor

Ralf Däinghaus, 37 Jahre, ist CEO der niederländischen Apotheke 0800DocMorris N.V.. Zwischen 1993 und 1995 war er wissenschaftlicher Mitarbeiter am Fraunhofer Institut für Produktionstechnik und Automatisierung, bevor er Leiter des CyberLab bei der Burda New Media GmbH wurde. Vor seiner Tätigkeit bei DocMorris baute er eine Multimedia-Agentur auf, die als Yellow Planet GmbH firmierte und erfolgreich veräußert wurde. Aus dieser Zeit stammen seine unternehmerischen Erfahrungen. Der studierte Informatiker ist Gründer, Geschäftsführer und Gesellschafter von DocMorris.

Kapitel 17

Günter Käfer

Marke! Die Erfolgsinnovation im Gesundheitsmarkt

Keywords:

- Markenführung
- markenprägende Kreativität
- Erfolgsinnovation Marke
- markenfreier Raum
- Markenentwicklung
- markenprägende Zusammenhänge
- Marken-Verbraucher-Beziehung
- Manual zur Marken- und Kommunikationsentwicklung

Inhalt

17. Marke! Die Erfolgsinnovation im Gesundheitsmarkt.

Die Entwicklung und Führung von Marken entwickelt sich zunehmend zu einer Core-Kompetenz der strategischen Marketingplanung innerhalb des Gesundheitsmarktes. Denn in wettbewerbsorientierten Märkten ist Markenprofilierung eine wesentliche Chance, um im wahrsten Sinne des Wortes „Mehrwert“ zu realisieren.

Im Vergleich zu den dicht besetzten Konsumgütermärkten ist das Riesensegment Health Care ein quasi „markenfreier Raum“. Sehen wir uns nur exemplarisch einmal die Apotheken an: Im Sommer 2004 hat sich das erste Franchise-Apothekensystem als Marke formiert und ist nun auf dem Weg der Durchsetzung.

Immense Veränderungen stehen den Apotheken ins Haus; vor allem aber die Ausdifferenzierung dieser Handelsstruktur auf einer Skala von der „klassischen (hoheitlichen) Apotheke der Vergangenheit“ über kundenorientierte Nachbarschaftsapotheken bis hin zu neuen Handelsformen, die in einigen Bereichen sogar Mechanismen der Discounter aufgreifen werden.

Eine Revolution, die ausschließlich bestimmt wird von den Bedürfnissen, Erwartungen und Wünschen der bisherigen „Patienten“, die sich zukünftig als informierte, aufgeklärte Kunden sehen. Sie, die Kunden, sind in der Entscheiderrolle und wollen ernst genommen werden. Dies ist das wesentlich Neue, das die gesamte Vermarktungskette im Health Care Markt verändern wird.

Von was lassen diese mündigen Kunden sich leiten? Von Emotionalem und Rationalem. Von Empfindungen und Fakten. Von Bauchgefühl und eindeutigen Nutzenvorstellungen. Alles Dimensionen, die eine Marke ausmachen. Wie man sieht, lässt sich Marke einfach definieren: Sie ist nämlich nur das, was als Vorstellung bei Menschen existiert. In der Markenentwicklung und Markenführung geht es nur darum, den Zielpersonen einer Marke möglichst einheitliche Empfindungen zu vermitteln.

Die Definition der Marke ist also einfach; markenprägende Vorstellungen aufzubauen hingegen sehr komplex. Fassbar wird die Komplexität von Markenentwicklung und Markenführung durch das Erkennen markenprägender Zusammenhänge, die Veranschaulichung an einem Praxisbeispiel bzw. einem strukturierten und marktadaptierten Vorgehen.

17.1 Erkennen markenprägender Zusammenhänge

Eine Marke agiert stets in einem Kosmos sich ständig verändernder Kräfte. Aktivitäten von Mitbewerbern, Trends, Einstellungen von Konsumenten, Involvements von Verwendern etc. treiben das freie Spiel der Kräfte. Bei der Führung einer Marke in diesem Kosmos geht es deshalb letztlich um das effiziente Management der emotionalen Beziehungen zwischen einer Person und einer Marke. Ziel einer lebendigen

Marken-Verwender-Beziehung muss die ständige Interaktion und gegenseitige Aufladung sein. Um genau diese ständige Interaktion und Aufladung geht es substanziell bei der Führung von Marken. Nukleus ist der Fakt, dass Marken für Menschen nur dann Relevanz haben, wenn ihre charakteristischen Merkmale einen Wert für die Selbstbeschreibung bzw. die individuelle Inszenierung eines Menschen haben.

Klar ist natürlich, dass es verschiedene, sehr unterschiedliche Marken gibt. Bei den einen überwiegen die reinen Nutzendimensionen, bei anderen ist es mehr die emotionale Komponente, bei wieder anderen ist es verstärkt die Ebene der Selbstbeschreibung. Dennoch: Jede Marke spricht alle drei Faktoren an. Dies umzusetzen, ist ausschlaggebend für erfolgreiche Markenführung. Denn nur das Zusammenspiel von Nutzendimensionen, emotionaler Komponente und Selbstbeschreibung kann Marken erfolgreich steuern.

Um Marken in dauerhafte emotionale Nähe zu ihren Verwendern zu stellen, bedarf es markenprägender Kreation. Dazu zählen zum einen markentypische Codes und Bilder, aber auch eine konsistente Formensprache, die die Marke nicht nur erlebbar, sondern auch vertrauensvoll und liebenswert macht. Zum anderen braucht es ein markenadäquates, ebenso kreatives wie innovatives Management der Beziehung zwischen Marke und Mensch. Denn nichts ist – wie im richtigen Leben – langweiliger als eine langweilige Beziehung.

Dieses innovative Beziehungsmanagement zwischen Mensch und Marke benötigt eine immanente Kraft an Kreativität, die jene weit übersteigt, die sich in bunten Werbebildchen ausdrückt. Eine gute Kommunikationsidee ist das eine, Marken-Kreation im Sinne einer langfristigen Markenpflege ist das andere. Und das dritte: Die ständige kontinuierliche Innovationsarbeit an der so sensiblen Grenzlinie zwischen Marke und Zielgruppe. Diese Dreieinigkeit ist der Dreiklang erfolgreicher Marken, den nur erfahrene Markenführungs-Agenturen steuern können.

17.1.1 Beziehung Mensch und Marke

Die Individualität eines Menschen drückt sich maßgeblich über das Set der Marken aus, mit denen er sich umgibt. Eine Marke bietet dafür ihren unverwechselbaren Charakter als eine Form der besonderen Ausdrucksmöglichkeit an. Je profilierter, charaktervoller, eigenständiger eine Marke ist, desto bedeutender und wünschbarer wird sie zur Selbstbeschreibung. Und desto besser ist sie geeignet als Signal zur Selbstdefinition.

Ziel der Marke muss es sein, für ihre Adressaten als möglichst einzigartiger Charakter wahrgenommen zu werden und das möglichst lange. Gelingen kann dies nur, wenn sich die Marke nicht verleugnet, erodiert ihr Profil – ihr innerer Kern – wird sie als Transmitter von charakterlichen Signalen immer weniger akzeptabel.

Es gibt ein unumstößliches Gesetz der Markenführung: Trotz all der permanenten Veränderungen in einem Beziehungsuniversum können weder Mensch noch Marke ihren spezifischen Charakter verleugnen. Beide entwickeln sich in gegenseitiger Interaktion weiter, deshalb ist es geradezu vorprogrammiert und gerade von Marktführern zu beachten, dass sich Marken auch aus dem Relevant Set eines Menschen herausbewegen können. Das mag für Umsatz und Absatz nicht gerade förderlich sein, muss aber akzeptiert werden.

Wer das nicht tut, wer eine Marke über ein gesundes Maß hinaus verbiegt, beugt und sich mutwillig ihrer weiterziehenden Zielgruppe anpasst, anstatt neue Affinitäten aufzubauen und neue Bindungen zu schaffen, der wird seine Marke ruinieren. Wie in einer Partnerschaft gilt: Eine Marke muss auch loslassen können, und zwar bevor sie ihren Charakter verliert.

Der optimale Grad der Markenbindung drückt sich aus über die Intensität der einzigartigen Beziehung zwischen Mensch und Marke in Abhängigkeiten zur Zeit, zum Markenzyklus und zur persönlichen Entwicklung der Zielperson. Bei aller nötigen Kontinuität einer Marke ist dies ein Vorgang ständiger Innovation.

So wie sich Persönlichkeiten weiterentwickeln, müssen zwangsläufig auch Markenbindungen immer wieder neu gestaltet, aufgeladen, geschlossen und eben auch gelöst werden. Markenstrategie und Markenführung als wissenschaftliche Modelle nützen jedoch herzlich wenig, wenn die Umsetzungen im tatsächlichen Wirkungsbereich Mensch/Marke nicht adäquat sind.

17.1.2 Handlungsebenen der Markenentwicklung

Wie bereits beschrieben, ist es die große Kunst der Markenführung, möglichst identische Vorstellungen, Werte und Empfindungen für eine Marke bei einer Vielzahl von Individuen ins Bewusstsein zu bringen. Die Generierung dieser markenspezifischen Kommunikation geht nur über das Zusammenspiel von zwei Handlungsebenen:

- der Generierung von markenrelevantem Wissen und den sich daraus ableitenden Markendefinitionen zur Markeninszenierung

In diese beiden Handlungsebenen ordnen sich alle bekannten Methoden, Praktiken und Vorgehensweisen zur Entwicklung bzw. Inszenierung von Marken ein (Abb. 17.1).

(Abb. 17.1) Handlungsebenen der Markenentwicklung

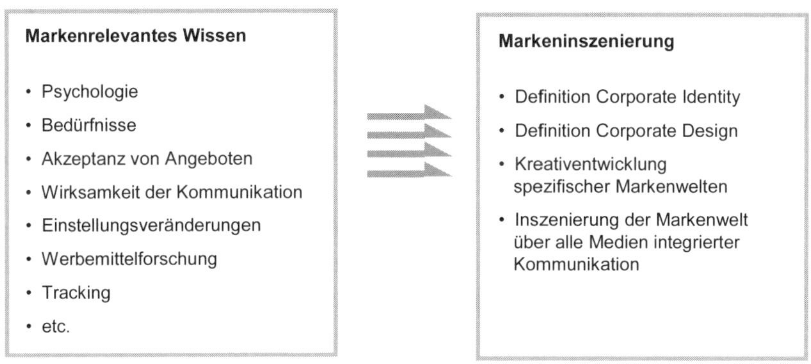
Markenrelevantes Wissen
• Psychologie
• Bedürfnisse
• Akzeptanz von Angeboten
• Wirksamkeit der Kommunikation
• Einstellungsveränderungen
• Werbemittelforschung
• Tracking
• etc.
Markeninszenierung
• Definition Corporate Identity
• Definition Corporate Design
• Kreativentwicklung spezifischer Markenwelten
• Inszenierung der Markenwelt über alle Medien integrierter Kommunikation

Markenrelevantes Wissen beschäftigt sich ganzheitlich mit den Befindlichkeiten der als Zielpersonen identifizierten Individuen, von der grundlegenden tiefenpsychologischen Struktur bis hin zum faktischen Wissen, generiert aus qualitativen und quantitativen Studien. Notwendig ist die ganzheitliche Auseinandersetzung mit den Erwartungs- und Bedürfnisstrukturen des Individuums Mensch, zielgerichtet auf einen bestimmten Markt bzw. eine spezifische Marke.

Von Methoden zur Erforschung der psychologischen Motiv- und Bedürfnisstrukturen, über Verfahren zur Abprüfung der Akzeptanz von Produktangeboten, über Werbemittel- und Medienforschung bis hin zu Werbeerfolgskontrollen subsumiert diese Handlungsebene alle bekannten Ansätze zur Generierung des markenspezifischen Wissens. Die Markeninszenierung baut auf der analytischen Verdichtung der Wissensgenerierung auf und leitet daraus die Definitionen ab zu Corporate Identity, Corporate Design und einer Copy Strategy als Plattformen zur Kreativentwicklung einer spezifischen Markenansprache. Aus diesen Definitionen ergibt sich sodann die Inszenierung der Markenwelt bezogen auf alle Medien integrierter Kommunikation. Es versteht sich von selbst, dass eine Marke in allen Medien, bei allen denkbaren Instrumenten – unabhängig ob above oder below the line, ob klassische Medien oder Sponsoring, Event, Direct Mailing, PR, Internet, Vertrieb, Handel, Services etc. – konsistent und medienadäquat gleichlaufende Impulse auslösen muss. Impulse, die auf ein- und dasselbe Markenkonto einzahlen, ohne Irritationen oder gar gegenläufige Polaritäten zu erzeugen.

17.1.3 Transmission der Markenwünschbarkeit: Markenprägende Kreativität

Strategie und Kreativität sind zwei ungleiche Geschwister eines Ganzen. Doch keine Seite wird ohne die andere Erfolg haben, so unterschiedlich sie auch sein mögen. Der strategische Part lotet die Persönlichkeitsgrenzen einer Marke aus und setzt sozusagen die Leitlinien zur Markenführung. Doch Strategie alleine ist Selbstzweck: Sie kann ihre Kraft nur entfalten über die Transmissionskraft der Kreativität. Kreativität im markenspezifischen Kontext hat die Aufgabe, die strategischen Definitionen in Emotionen zu übersetzen. Dazu müssen eigenständige Signale, eine unverwechselbare Formensprache und eine individuelle Farbwelt geschaffen werden. Auf Basis dieser Matrix werden dann einzigartige Key Visuals, akustische Signale und Codes, aber auch Claims, Headlines und Copytexte entwickelt, die in ihrer Gesamtheit und spezifischen Abstimmung das Einzigartige einer Marke erlebbar machen.

Das Entscheidende sind Signale, die exakt den Markencharakter zum Ausdruck bringen müssen: nicht mehr und nicht weniger. Diese Punktlandung ist die größte Herausforderung an Marken-Kreative. Nur mit viel Erfahrung und kreativer Disziplin können Botschaften so komprimiert werden, dass möglichst wenige aber prägende Signale die Kernbotschaften einer Marke vermitteln – und dies nicht nur einem Einzelnen, sondern möglichst vielen Verwendern und potenziellen Käufern. Die Kunst der auf Markenführung basierenden Markenkommunikation ist es, weitgehend identische Vorstellungen, Werte und Empfindungen für eine Marke bei einer Vielzahl von Individuen ins Bewusstsein zu bringen und auf möglichst lange Zeit zu verankern. Ohne strategisches Gerüst, ohne intensives Involvement und Nachhaltigkeit werden Erfolge und ein entsprechender Return on Investment jedoch nicht möglich sein, denn:

- Markenführung und Markenkommunikation sind die entscheidenden Bestandteile der Investitionen in die Zukunft einer Marke und damit eines Unternehmens. Sie dürfen deshalb nicht auf Zufälligkeiten beruhen.

17.2 Markenkraft erlebbar machen - Das „Abenteuer Menschlichkeit“ -

Eine der weltweit bekanntesten Marken ist das Rote Kreuz. Eine perfekte Komprimierung von Emotionen und Vorstellungen auf einen Farbcode und eine einfache Form. Dieses rote Kreuz steht für alles, was „Menschlichkeit“ beschreibt. Moralisch höchste Werte wie Hilfe leisten, sich für etwas einzusetzen, selbstlos zu sein, Zuwendung zu geben, sich einzulassen auf extreme Situationen anderer; ein breites Spektrum an Vorstellungen und Empfindungen, die durch dieses Markensignal abgerufen werden. Das Problem ist allerdings, dass diese hohe Ethik nicht gleichermaßen das Handeln der Menschen aktiviert. Eine Organisation wie das Deutsche Rote Kreuz braucht, um ihren Kernkompetenzen gerecht werden zu können, die Aktivität vieler. Appelle oder vordergründige Werbung helfen dabei nicht. Eine Erlebnisdimension, die die Kernkompetenz Menschlichkeit so auflädt, dass es wünschbar ist, sie erleben zu wollen, ist der aus der Psychologie abgeleitete strategische Schlüssel. Durch das Zusammenführen der Kernkompetenz „Menschlichkeit" mit dem Anspruch „Abenteuer" ergibt sich eine psychologische Potenz mit hoher Aktivierungskraft. Dies ist die Grundlage für die Positionierung: „Menschlich zu handeln, sich gegenüber anderen Menschen menschlich zu erleben, das ist das größte Abenteuer, auf das du dich einlassen kannst." Das Abenteuer Menschlichkeit wird reportageartig und hochemotional erlebbar – in Momentaufnahmen, mit Fotos, die so intensiv sind, dass sie in diesen Moment hineinziehen. Authentische Szenen mit DRK-Mitarbeitern, in denen diese ihr Abenteuer Menschlichkeit erleben und über ihre Gefühle, Ängste und ihren Stolz berichten. Keine Rambos, keine Helden, sondern einfache Menschen, die ihre Nöte und Schwierigkeiten reflektieren und trotzdem bereit sind, sich aktiv dem Abenteuer Menschlichkeit zu stellen. Durch eine enge visuelle Verknüpfung mit dem Roten Kreuz-Logo entsteht dabei eine intensive Verschmelzung von Markenzeichen und Markenanspruch. Die Vielfalt der Leistungen des Deutschen Roten Kreuzes konkretisiert dabei den positionierten Anspruch „Abenteuer Menschlichkeit". (Abb. 17.2 – 17.5).

(Abb. 17.2) Abenteuer Menschlichkeit I.

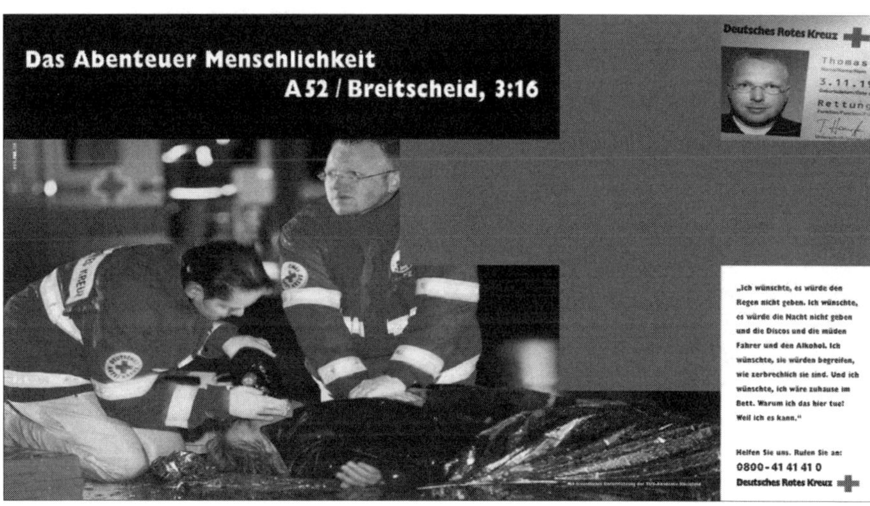

(Abb. 17.3) Markeninszenierung über alle Medien – Beispiel Kinofilm

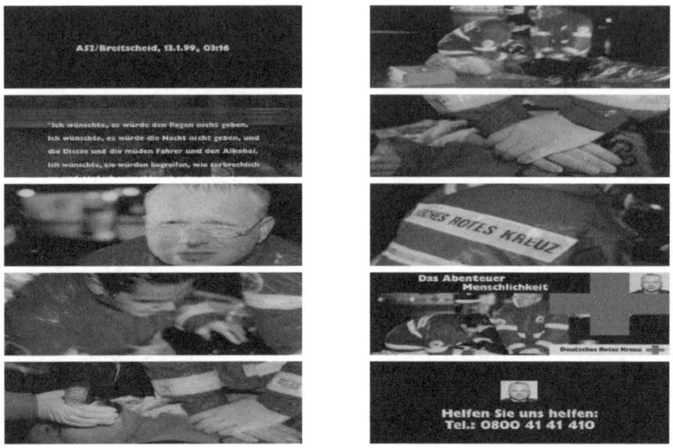

(Abb. 17.4) Abenteuer Menschlichkeit II.

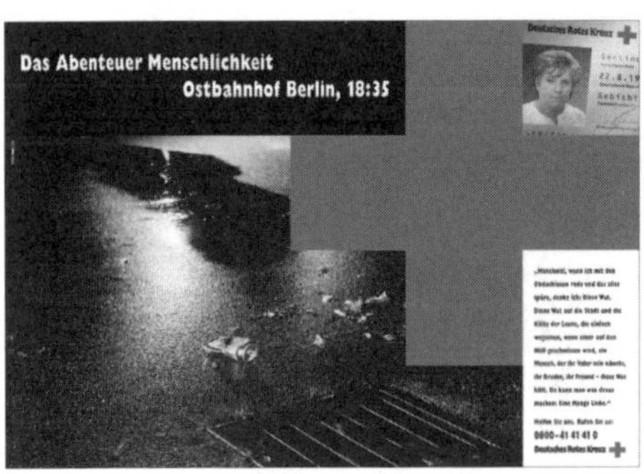

Beweis: Obdachlosenhilfe

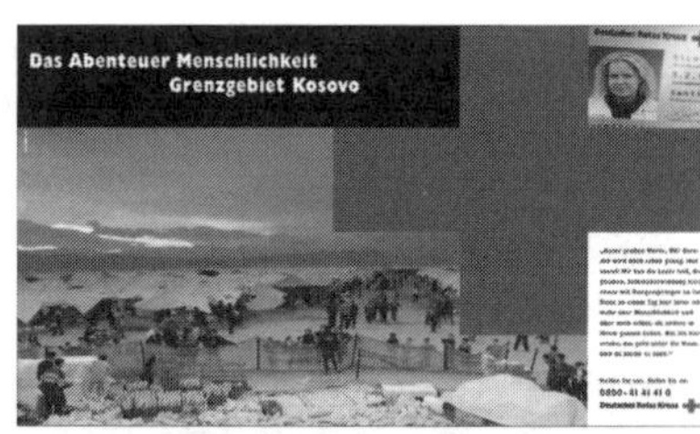

Beweis: Sanitätsdienst

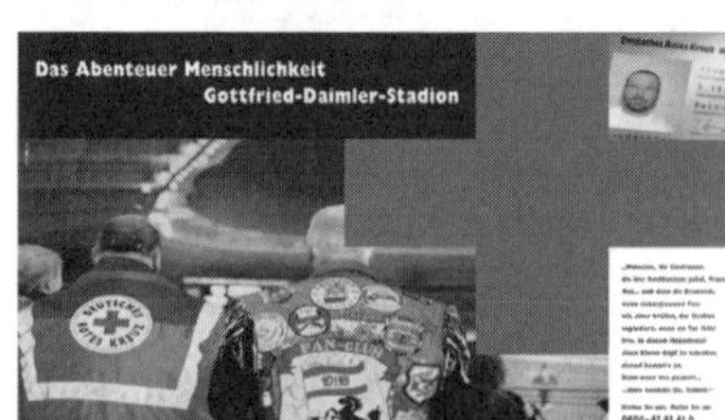

Beweis: Katastrophenhilfe

(Abb. 17.5) Übertragung DRK-Markenkonzeption auf den Bereich „Blutspende"

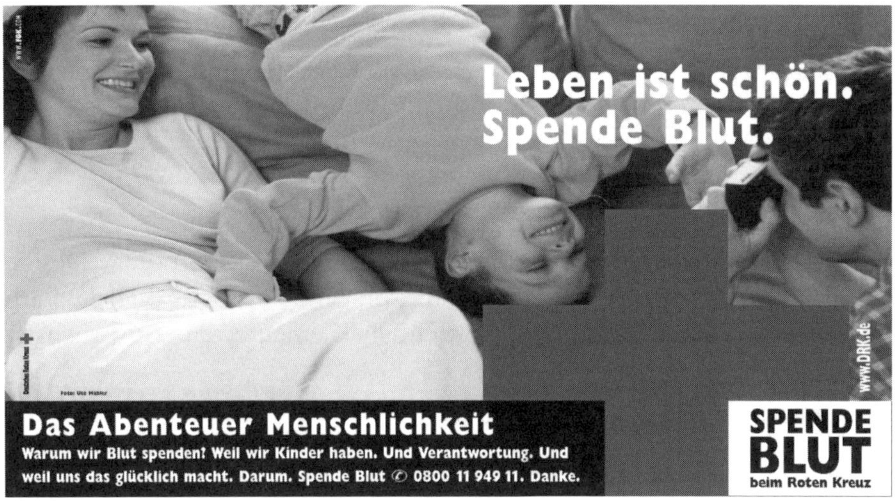
Leben ist schön.
Spende Blut.
Das Abenteuer Menschlichkeit
Warum wir Blut spenden? Weil wir Kinder haben. Und Verantwortung. Und weil uns das glücklich macht. Darum. Spende Blut ✆ 0800 11 949 11. Danke.
SPENDE
BLUT
beim Roten Kreuz
www.DRK.de

17.3 Manual zur Marken- und Kommunikationsentwicklung

Systematik im Entwicklungsvorgehen ist die Voraussetzung erfolgreicher Markenkommunikation. Ein Manual aufeinander aufbauender Entwicklungsschritte ist eine Hilfe, um im Dschungel der kommunikativen Möglichkeiten Marken in ihrer Kommunikation auf das Wesentliche und Profilierende zu fokussieren.

Schritt 1: Definition der alleinstellenden Positionierung

Die Grundlage aller kommunikativen Entwicklungen.

Dieser analytische Schritt ist ausgerichtet auf das konkurrierende Umfeld, auf Ansprüche, die aus der Marke selbst heraus besetzt werden können und - ganz wesentlich - durch das Kennen der Zielgruppenbedürfnisse.

In dieser Analysephase geht es also darum, die Ansprüche, die Positionen, die Aussagen der konkurrierenden Angebote oder Unternehmen zu clustern und hinsichtlich ihrer Relevanz zu beurteilen. Erkennbar wird dabei auch, ob und welche Anspruchsfelder nicht eindeutig besetzt sind. Im Abgleich dazu findet die Auseinandersetzung mit den Anspruchsmöglichkeiten statt, die sich aus dem eigenen Produkt oder Unternehmen ableiten. Kritisch zu hinterfragen ist dabei, ob Ansprüche nutzenorientiert und tragfähig sind. Entscheidend ist vor allem die Auseinandersetzung mit den Bedürfnissen und Erwartungen der Zielpersonen. Dabei führen qualitative, tiefenpsychologische Studien in der Regel zu Erkenntnissen, aus denen heraus Markenpositionen definiert werden können.

Schritt 2: Eine zentrale Aussage

Anspruchswelten werden mit wenigen Begriffen erlebbar gemacht.

Ein Markenanspruch muss mit wenigen, präzisen Worten beschreibbar sein. Hier sind Markenkreative gefragt, denn dies ist eine große Texterkunst.

Schritt 3: Corporate Design

Schlüsselsignale, die Widererkennbarkeit schaffen.

Was ein Claim mit Worten transportiert, ist analog beim Corporate Design die Verdichtung einer Anspruchswelt auf wenige, prägende optische Signale. Farbgestaltung, Formensprache, Typografie – wichtige Elemente, die Anspruchswelten optisch erlebbar machen.

Schritt 4: Alleinstellende Kommunikation

Markenkampagnen durch markenprägende Kreativität.

Entwickeln von Bildern, Worten, Emotionen und Vorstellungen, die exakt den definierten Anspruch und Charakter der Marke zum Ausdruck bringen. Dies ist das Feld markenprägender Kreativität, deren Ergebnisse langfristig tragfähige Markenkampagnen sind.

Schritt 5: Ganzheitlicher Markenauftritt

Konsequente Markenkommunikation ist immer auch integrierte Kommunikation.

Das Kommunikationskonzept inszeniert die Marke wo und wann immer sie wahrnehmbar ist. Dies bedingt, dass die Welt der Marke immer medienspezifisch entsprechend inszeniert werden muss. Kein Medium oder Event, keine Messe, kein Produktflyer, aber auch kein persönliches Gespräch darf andere Vorstellungswelten vermitteln als die, die für die Marke definiert sind. Integrierte Kommunikation ergibt sich also bei konsequenter Markenführung automatisch.

Schritt 6: Nachhaltigkeit

Verankerung der Markenvorstellungen im Bewusstsein der Zielpersonen.

Kein Markenerfolg ohne Nachhaltigkeit. Kontinuität in der Kommunikation bezieht sich auf die Inhalte, auf die Art und Weise und auf die Unterstützung zur Durchsetzung – die Bereitschaft zum nachhaltigen Investment.

Im Sinne der Markenführung ist es nicht zielführend, inhaltliche Ansprüche oder deren Kommunikation, so sie denn den consumer needs entsprechen – nur weil es opportun erscheint, wieder einmal etwas Neues zu machen – zu wechseln. Erfolgreiche Marken agieren langfristig in Strategie und Konzeption. Die Kontinuität im Budgeteinsatz ist nicht vordergründig an dessen Höhe gebunden. Wichtig ist zu allererst, bereit zu sein, kontinuierlich in eine Marke zu investieren. In zweiter Linie hat natürlich die Höhe der Budgetausstattung eine direkte Korrelation zur Penetration sowohl in die Breite als auch in die Intensität.

Dieses Manual zur Marken- und Kommunikationsentwicklung kann nur eine Orientierungshilfe sein. Alle sechs Entwicklungsfelder sind in sich sehr komplex und erfordern fachliches Know-how in unterschiedlichsten Disziplinen.

Die grundsätzliche Erkenntnis: Markenkommunikation bedeutet Verdichtung und Konzentration. Wenn konzentrierte Markeninhalte und wenige Markensignale Anspruchswelten transportieren, dann ist es möglich, eine Marke in ihrem kompetitiven Umfeld durchzusetzen. Je konsequenter die Verdichtung, desto ökonomischer der Mitteleinsatz für die Kommunikation und desto größer der Wahrnehmungseffekt.

Der Health Care Markt entwickelt sich durch die Veränderungen der Rahmenbedingungen und ökonomischen Notwendigkeiten zwangsläufig zum Markenmarkt mit all den Ausprägungen etablierter Märkte. Eine aktive Rolle in der Neugestaltung dieses Marktes übernimmt nur der, der einen beweisbaren, relevanten Anspruch besetzt. Dies sind Marken! Und deshalb ist das Denken in Marke im Gesundheitsmarkt von heute eine relevante Erfolgsinnovation.

Autor

Günter Käfer, Dipl.-Betriebswirt, Geschäftsführender Gesellschafter FGK Agentur für Markenführung, Düsseldorf. Engagiert über Vorstands- und Beiratstätigkeiten in der Kommunikationsbranche (Gesamtverband Kommunikationsagenturen, Kommunikationsverband). Das persönliche Know-how ist die kommunikative Entwicklung und Führung von Marken. Erfolgreiche Entwicklungen von Konzernmarken, Organisationsmarken, Dienstleistungsmarken und klassischen Konsumgütermarken beweisen diese Kompetenz.

Kapitel 18

Zeit für Taten; direkte Patientenkommunikation als Herausforderung

Florian Schmittgall, Winfried Krenz, Doerthe Besse

Keywords

- Patient-Empowerment
- Werbung für verschreibungspflichtige Medikamente
- Innovative Werbekonzepte
- Viagra
- Fosamax
- Jethaler
- Tip-on-Card-Anzeigen
- Welcome- und Nachfass-Mailing
- Patienten-Hotline

Inhalt

18.1 Zeit für Taten; direkte Patientenkommunikation als Herausforderung

Die in den letzten 10 Jahren zugelassenen Medikamente wurden zu einer Zeit entwickelt als sich das Gesundheitssystem noch nicht dem massiven Kostendruck ausgesetzt sah. Aus diesem Grund hat die pharmazeutische Industrie unter zum Teil großem finanziellem Aufwand Therapiekonzepte erarbeitet, welche die zeitgemäßen Bedürfnisse eines kundenadaptierten Markts nur bedingt befriedigen.

Neben den Herausforderungen der Positionierung und Penetrierung neuer Therapiekonzepte und der eingeschränkten Möglichkeit, für die bereits im Markt etablierten Präparate Preiserhöhungen durchzusetzen, sind es vor allem die auslaufenden Schutzfristen vieler umsatzstarker Medikamente, die die Margen des ethischen Geschäfts in den nächsten Jahren deutlich verringern. Zwar sind kleinere Gewinnspannen noch keine Katastrophe, allerdings verdeutlichen sie zwei wichtige Entwicklungen:

- Die klassischen Möglichkeiten zur Kostenreduktion haben sich langsam aber sicher erschöpft und sind bereits durchgeführt. Somit gilt es jetzt, die Kostenstruktur sämtlicher Bereiche der medizinischen Versorgung zu optimieren, ggf. Teilbereiche zu reduzieren.
- Die wirklich drastischen Kosteneinsparungen zur Konsolidierung der westlichen Gesundheitssysteme werden erst noch erfolgen.

Die Finanzmärkte werden den Pharmamarkt zusätzlich zu diszipliniertem Wirtschaften zwingen. Die jahrzehntelange Quasi-Immunität der pharmazeutischen Industrie gegen konjunkturell bedingte Schwankungen ist nur noch Geschichte. Obwohl sich einige Pharmafirmen zu Beginn des neuen Jahrtausends auf einem wirtschaftlichen Höhenflug befinden, könnte die Freude nur von kurzer Dauer sein, denn mit der allmählichen Angleichung der Gewinnmargen an die anderer Industriezweige, verlieren die Unternehmen einen großen Teil ihres Anreizes für Investoren.

Aus diesem Grund wird das Gesamt-Leistungsbild des Unternehmens immer wichtiger. Das bedeutet, dass das Vertrauen des Marktes zum mitentscheidenden Kriterium der allgemeinen Zukunftssicherung avanciert.

Dies setzt jedoch eine frühzeitige Einbindung der verschiedenen Institutionen unseres Gesundheitssystems in die übergeordnete Konzeption voraus. Ohne diese Einbeziehung des Marktes in die strategische Marketingplanung wird die alleinige Sicherung des Unternehmenserfolgs durch neue Medikamente immer schwieriger.

Blindes Vertrauen auf Produktinnovationen ist in einem kundenbestimmten Markt gefährlich. Noch vor 10 Jahren war die Nachfrage nach Innovationen unersättlich und die Kunden pharmakologisch unbedarft. Aus diesem Grund wurden bis zu 20 % des Umsatzes in die Erforschung innovativer Therapiekonzepte investiert.

In der Vergangenheit wurde dieser Aufwand mehr als belohnt, da neu am Markt positionierte Medikamente beeindruckende Gewinne erzielten.

Zwar liegen auf dem Gebiet der innovativen Forschungs- und Entwicklungsarbeit immer noch die größten Chancen zur Umsatzsteigerung, allerdings hat das Marketing zunehmend Probleme, innovative Präparate gleicher Wirkstoffklassen oder ähnlicher Indikationsgruppen von einander abzugrenzen. Informationen über die Veränderungen und Zusammenhänge des Gesundheitssystems werden somit immer wichtiger.

Dennoch wird das strategische Denken der meisten Firmen nach wie vor von prall gefüllten Innovations-Pipelines, hohen F&E-Aufwendungen und stattlichen Außendienstgrößen geprägt. Zwar werden diese Faktoren auch in den nächsten 10 Jahren entscheidend zum Erfolg beitragen, trotzdem nehmen bei der Beurteilung zukunftssichernder Core-Kompetenzen organisatorische Flexibilität, fundierte IT-Kenntnisse, innovative Marketingkonzepte, aktive Kundenbindung und vor allem patientenadaptierte Kommunikationskonzepte an Bedeutung zu.

18.2 Patient-Empowerment

In einer Zeit, in der die Menschen ihr Leben individuell gestalten, wirkt sich dieser Gestaltungswille auch auf die medizinische Versorgung aus. Die Medizin wird in immer stärkerem Maße zu einem normalen Bestandteil unseres Lebens.

Es ist längst kein Geheimnis mehr: Der Pharma- und Gesundheitsmarkt befindet sich in einer dramatischen Umbruchphase. Patienten schlucken nicht länger bereitwillig, was man ihnen verschreibt, sondern sie verstehen sich mehr und mehr als selbstbewusste Manager der eigenen Gesundheit.

Sie beschäftigen sich intensiv mit ihrer Erkrankung, haben ein großes Interesse an Gesundheitsthemen und - daraus resultierend - ein stark wachsendes Informationsbedürfnis: Folglich hat auch in Deutschland das Pharma-Marketing diese „neue" Zielgruppe entdeckt. Direct-to-Consumer - oder auch DTC-Kommunikation ist deshalb das neue Schlagwort für innovative Marketingkonzepte in der Pharmain-dustrie.

Allerdings wird der Begriff DTC gegenwärtig in Deutschland fälschlicherweise häufig rein auf PR Konzepte reduziert. DTC ist wesentlich weiter zu fassen und beschreibt ungebrandete Aufklärungskampagnen für verschreibungspflichtige Medikamente.

Dabei kommen je nach Aufgabenstellung unterschiedliche Kommunikationskanäle wie Print, TV, Internet und PR zum Einsatz. Da auch beim Thema Gesundheit nur ein mehrmaliger Anstoß zur gewünschten Bewusstseins- und Verhaltensänderung führt, ist eines der wichtigsten Ziele die Adressgenerierung von Patienten als Basis für einen weiterführenden, dauerhaften und individuellen Dialog.

Begleitet werden sollte jegliche DTC Kampagne von der entsprechenden Arztinformation. DTC-Kampagnen sind als ein ganzheitlicher Kommunikationsansatz zu sehen, der die folgenden drei Hauptziele verfolgt:

- Steigerung der Awareness für ausgewählte Erkrankungen
- Motivationsoptimierung für das Arzt-Patientengespräch zur Darstellung einer frühzeitigen Diagnose und Initiierung einer adäquaten Therapie
- Förderung der konsequenten Medikamenteneinnahme zur Verbesserung der Compliance

Schon heute benutzen chronisch Kranke in zunehmendem Maße das Internet als Informationsquelle. Man geht davon aus, dass trotz einer möglichen Sprachbarriere nicht nur HIV-Patienten, sondern auch mehr als die Hälfte der Patienten mit Asthma, Diabetes, neuro-degenerativen Erkrankungen und Krebs dieses Medium zur Suche nach Informationen direkt (persönlich) oder indirekt (Angehörige, Freunde etc.) nutzen.

Der Einsatz von Kommunikationskonzepten, mit denen die Kunden/Patienten direkt angesprochen werden, verstärkt diese Entwicklung noch. Daher hat man in den USA - nach ersten Schätzungen - im Jahr 2004 ca. 3 Milliarden US$ für Maßnahmen aus dem Bereich Direct-to-Consumer (DTC) investiert.

Blickt man in die USA so haben sich dort mittlerweile 3 Ansätze für innovative DTC-Konzepzte etabliert:

- Werbung zur Sensibilisierung für Symptome (Help-Seeking or Disease-Education)

  Hier wird der Name (Brand) des Medikamentes nicht genannt. Im Mittelpunkt des Interesses steht nicht das Therapeutikum, sondern die Erkrankung. Es geht darum, ein Bewusstsein für bestimmte Symptome, die auf eine besondere Indikation hinweisen, zu schaffen. Eine derartige Kommunikationsmaßnahme soll die Patienten soweit schulen, dass sie den Beginn einer Erkrankung frühzeitig erkennen können.

- Werbung zur Bewusstseinsvertiefung (Reminder Ads)

  Dabei wird der Name des Medikamentes genannt, ohne dass auf eine konkrete Indikation eingegangen wird. Es geht darum, das Bewusstsein für ein bestimmtes Therapeutikum bei potentiellen „Kunden“ zu vertiefen. Wie Ärzte und Apotheker immer wieder anmerken, ist trotz der bisherigen Kommunikationsmaßnahmen vielen Patienten oft nicht klar, für welche Erkrankung sie ein Medikament einsetzen können. Aus diesem Grund sollten laut FDA nur Brands beworben werden, deren Indikationsfeld eindeutig umschrieben und der Bevölkerung hinlänglich bekannt ist.

- Medikamenten-spezifische Werbung (Brand-Specific Ads)

  Hier wird sowohl der Name des Medikamentes genannt, als auch seine Indikation beschrieben. Dabei wird ebenso auf den Zweck des Einsatzes als auch auf die entscheidenden Risiken und Nebenwirkungen einer Therapie eingegangen; die Vorteile eines Arzneimittels werden diskutiert und Kontraindikationen dargestellt.

Experten sind sich einig: In Zukunft rückt der Patient nicht nur in den USA, sondern insbesondere in Europa zunehmend ins Zentrum der Marketing-Aktivitäten. Leider herrscht weitaus weniger Übereinstimmung darüber, wie Konzepte auf den Patienten zugeschnitten und umgesetzt werden sollen.

Viele grundlegende Fragen, wie z.B. „Wie gewinnt man auf direktem Weg die Gunst der Umworbenen“ bzw. „Welches DTC-Konzept führt das Produkt oder die Marke zum Erfolg und sichert den ROI“ sind noch nicht beantwortet.

DTC ist keine Einbahnstrasse. Deshalb gilt es, eine vom ersten Moment an durchgängige Kommunikationskampagne zu initiieren, in der die Patienten jene Informationen erhalten, die für sie von Interesse sind und die ihren persönlichen Bedürfnissen entsprechen. Dabei hat sich gezeigt, dass die gezielte Nutzung von Elementen des Dialogmarketing sich auch im Gesundheitsbereich auszahlt.

Auch in Deutschland setzt sich zunehmend die Erkenntnis durch, dass die Mehrzahl der Patienten einen individuellen und dauerhaften Dialog wünscht. Die Menschen wollen nicht mehr in verschiedenen Publikationsorganen nach der sprichwörtlichen Stecknadel im Heuhaufen suchen, sondern gezielt mit relevanten Fakten versorgt werden.

In Zusammenarbeit mit der auf Pharma- und Healthcare spezialisierten Agentur Schmittgall, zeichnet sich die TOWER 5 GmbH verantwortlich für die ersten bundesweit initiierten DTC Kampagnen zum Thema Asthma, Osteoporose und erektile Dysfunktion.

In diesem Zusammenhang lautet die neue Erfolg versprechende Stragegie: Generate-Differentiate-Activate-Confirm (GEDIAC). Dahinter verbirgt sich ganz im Sinne der DTC Definition: Aufmerksamkeit generieren, nach Interesse differenzieren, die Patienten aktivieren, und die geweckten Erwartungen erfüllen.

Der Vorteil dieses Ansatzes ist klar: GEDIAC liefert einen strategischen Rahmen für unterschiedlichste DTC-Projekte. Was relativ einfach klingt, erfordert jedoch in der Praxis ein genau geplantes und konsequent umgesetztes Zusammenspiel von Strategie, maßgeschneiderter Kreation, Dialog-Marketing Know-how und modernem Database-Management. Nur wenn diese verschiedenen Disziplinen perfekt ineinander greifen, werden die Potentiale entsprechender Kampagnen synergistisch genutzt und zwar präzise, effizient und vor allem auch messbar.

18.3 Werbung für verschreibungspflichtige Medikamente in Europa

Man weiß, dass 50 % der Europäer gezielte medizinische Informationen zu ausgesuchten Indikationen durch die pharmazeutische Industrie begrüßen würden. Im Vordergrund stehen hier patientenrelevante Daten zu Wirkungen und Nebenwirkungen etablierter und innovativer Therapiekonzepte.

Einige aktuelle Umfragen haben gezeigt, dass Patienten bzw. deren Angehörige zunehmend kostenlose Informationshotlines zu verschiedenen Unternehmen als sinnvolle Ergänzung zu bestehenden Informationsquellen wünschen.

Auf der anderen Seite existieren jedoch auch klare Vorbehalte gegen Industriebasierte Informationskampagnen. Am häufigsten werden die folgenden inhärenten Risiken genannt:

- 76% der Bevölkerung befürchtet, dass die Industrie vor allem die Wirkungen ihrer Präparate in den Mittelpunkt stellt und die Nebenwirkungen verheimlicht.
- 63% der bisher befragten Europäer glauben, dass - ungeachtet der amerikanischen und neuseeländischen Erfahrungen - pharmazeutische Werbekonzepte die Kosten für das Gesundheitssystem erhöhen, da einseitig, d.h. vor allem über innovative Medikamente informiert wird.

Diese Haltung spiegelt sich auch in der europäischen Gesetzgebung wieder.

Im März 1992 hatte das „Council of the European Communities“ mit seiner Direktive 92/28/EEC die Werbung für verschreibungspflichtige Arzneimittel (Product-Awareness) eindeutig untersagt.

Nur wenn es um indikations-basierte Informationskonzepte (Disease-Awareness) geht, bei der nicht die Problemlösungskompetenz des Produktes, sondern die Beschreibung der Symptome und Aufklärung über eine Erkrankung im Mittelpunkt der Betrachtung steht, darf die Industrie ausgesuchte Informationen vertreiben. Hierbei werden die Menschen mit einem erhöhten Risiko zur Ausbildung einer entsprechenden Erkrankung darauf hingewiesen, einen Arzt oder Apotheker zu konsultieren.

Diese Regelung entspricht - bis auf wenige Ausnahmen - der Vorgehensweise in den USA, bevor im August 1997 die amerikanische Zulassungsbehörde (FDA) ihre „draft guidance“ publiziert hat. Da jedoch auch in Europa die Tendenz zur individuellen medizinischen Informationsbestimmung kontinuierlich zunimmt, wurde in der europäischen Kommission die bisher rigide Haltung zu industriebasierten Informationskonzepten inzwischen erneut aufgegriffen und kontrovers diskutiert.

Während in den Vereinigten Staaten bereits seit mehr als 20 Jahren Erfahrungswerte zu patienten-adaptierten Werbekonzepten bestehen, ist diese Form der pharmazeutischen Wissensvermittlung für Europa relativ neu.

Somit existieren nur wenige singuläre Studien, die dieses Themenfeld entsprechend beleuchten. Interessant ist hierbei, dass die heute zur Verfügung stehenden Daten eindeutig belegen, dass derartige Gesundheitsinformationen sich einer großen Aufmerksamkeit von Seiten des Marktes erfreuen.

Auch wenn der Produktname nicht genannt wird, können sich in einigen Studien mehr als 30 % der Angesprochenen an eine entsprechende Botschaft erinnern.

Vor allem in Frankreich (36 %) werden an Patienten gerichtete Informationen besonders intensiv beobachtet und aufgenommen, während Deutschland mit 12 % das Schlusslicht dieser derzeitigen Entwicklung bildet (siehe Tabelle 18.1).

Allerdings weiß man, dass auch hier zu Lande das Bewusstsein für das Bedürfnis nach relevanten Gesundheitsinformationen über verschreibungspflichtige Arzneimittel kontinuierlich zunimmt.

(Tab. 18.1) Wahrnehmung von Werbemassnahmen für verschreibungspflichtige Arzneimittel in Europa (Nonbranded)

Awareness der Werbebotschaft in %	Amerika	Finnland	Frankreich	Deutschland	England	Polen
Mann	37 %	18 %	37 %	12 %	21 %	14 %
Frau	31 %	16 %	35 %	12 %	19 %	15 %
Alter 18-35	39 %	15 %	48 %	14 %	26 %	14 %
Alter 36-45	34 %	14 %	28 %	15 %	19 %	12 %
Alter 46-54	28 %	14 %	34 %	10 %	20 %	14 %
Alter 55-73	29 %	20 %	26 %	11 %	13 %	21 %
Alter über 74	42 %	35 %	26 %	10 %	17 %	----

Prevention Magazine

Auch wenn der europäische Verbraucher immer noch sehr skeptisch auf die Gesundheitsinformationen der pharmazeutischen Industrie reagiert, nimmt die ablehnende Haltung ab.

Vor allem chronisch Kranke äußern zunehmend ihre Missbilligung, wenn man ihnen Informationen über klinisch relevante diagnostische und therapeutische Innovationen vorenthält. Es zeigt sich, dass mit zunehmender Schwere der Erkrankung sowohl das Bedürfnis nach Patienteninformationen als auch die Bereitschaft zur Zusammenarbeit mit der pharmazeutischen Industrie steigt.

Im Gegensatz zu diesen eindrucksvollen Daten über chronisch Kranke, wurde die allgemeine Einstellung der Bevölkerung gegenüber DTC bisher nur in Ansätzen untersucht.

Da sich die europäische Politik dieser Form der medizinischen Wissensvermittlung immer noch verschließt und viele Ärzte und Apotheker sich eher verhalten zum Patienten-Empowerment äußern, wurde die breite Meinungsbildung auf der Ebene der Patienten bisher unterbunden.

Auch wenn diese Einschränkungen nur limitierte Erfahrungswerte über die Einstellung der europäischen Bevölkerung zu DTC-Kampagnen liefern, so zeigen die vorhandenen Daten ganz deutlich, dass eine entsprechende Implementierung dieser Konzepte in der Zukunft nur dann gewünscht wird, wenn folgende fünf Punkte beachtet werden:

1. Die an den Patienten gerichtete Werbe- oder Informationsbotschaft muss sowohl die Wirkung als auch die Nebenwirkung eines Arzneimittels ausgewogen darstellen.
2. Entsprechende Risiken sollten dezidiert genannt und auf eventuelle Kontraindikationen patientenadaptiert hingewiesen werden.
3. Unabhängig von der Werbe- oder Informationsbotschaft sind die Unternehmen verpflichtet, ihren Ansprechpartnern die Möglichkeit zur weiteren Informationsgenerierung (Website, kostenlose Informationshotline, etc.) zur Verfügung zu stellen.
4. Eine Zusammenarbeit mit meinungsbildenden medizinischen oder pharmazeutischen Institutionen wird angeraten.
5. Eine Kontrollinstanz sollte die Qualität der Konzepte begutachten und bei eventueller Missachtung der genannten Punkte einschreiten.

Interessant ist, dass diese fünf Punkte regelmäßig genannt werden und zwar unabhängig davon, ob der Befragte grundsätzlich eine positive oder negative Einstellung gegenüber DTC äußert (Tab. 18.2).

(Tab. 18.2) Soll die pharmazeutische Industrie Informationen über verschreibungspflichtige Arzneimittel weitergeben dürfen?

Option %	Finnland	Frankreich	Deutschland	England	Polen	Durchschnitt
Ja	25 %	26 %	34 %	37 %	37 %	32 %
Nein	59 %	71 %	62 %	57 %	41 %	58 %
Abhängig vom Einzelfall	11 %	2 %	1 %	3 %	12 %	6 %
Ich weiß es nicht	5 %	1 %	3 %	3 %	10 %	4 %
Anzahl Interviews	504	1,001	1,001	1,000	500	801
gesamt						4.006

Prevention Magazine

Besonders erwähnenswert ist, dass kein anderes, allgemein verfügbares Produkt auf dem Markt existiert, bei dem die Marktteilnehmer derartige ‚Sicherheitsvorkehrungen' fordern. Vergleicht man allerdings Arzneimittel hinsichtlich ihres gesundheitlichen Gefahrenpotentials mit gängigen Konsumgütern, so schneiden diese sicherlich nicht schlechter ab, als andere Gegenstände des täglichen Lebens.

Zwar kann man mit einem handelsüblichen Kleinwagen wesentlich mehr Unheil anrichten als mit einer Tablette gegen Kopfschmerzen oder einem innovativen Osteoporosepräparat, trotzdem fühlt sich aber niemand veranlasst, die Automobilwerbung einzuschränken oder zu unterbinden.

Auch würde es sich zum Beispiel die Spirituosenindustrie verbitten, wenn auf die Flaschen ein „Beipackzettel" geklebt würde, auf dem die Risiken des Alkoholkonsums dezidiert dargestellt sind, obwohl Alkohol hierzulande neben Tabak das Suchtproblem Nr. 1 darstellt.

Basierend auf unabhängig voneinander durchgeführten Untersuchungen geht man davon aus, das in Deutschland in der Bevölkerungsgruppe ab 18 Jahren ungefähr 1,6 Millionen Menschen an Alkoholismus erkrankt sind, 2,65 Millionen einem schädlichen bzw. 11 Millionen Einwohner einem riskanten Alkoholkonsum unterliegen. Daher ist es leicht nachzuvollziehen, dass 17 % aller tödlichen Verkehrsunfälle unter Alkoholeinfluss stattfinden.

Schätzungen zufolge liegt die Sterberate von Alkoholikern über einen Zeitraum von 10 Jahren betrachtet um das Zehnfache über der Normalsterblichkeit.

Darüber hinaus fördert Alkohol die Gewaltbereitschaft. In den letzten Jahren standen ca. 30 % der Tatverdächtigen für gefährliche und schwere Körperverletzung unter Alkoholeinfluss; bei den Totschlagdelikten (ca. 40 %) und den Sexualmorden (ca. 50 %) ist der Anteil sogar noch höher.

Vor diesem Hintergrund ist es schwer nachvollziehbar, dass z.B. der Verzehr alkoholischer Getränke beinahe uneingeschränkt durch die Hersteller beworben werden darf, während die bloßen Informationen zu einer medikamentösen Therapie bei Alkoholmissbrauch durch die pharmazeutische Industrie so gefährlich sein sollen, dass sie unbedingt unter Verschluss gehören.

Angesichts der bisherigen Erfahrungen mutet die Aufrechterhaltung des kategorischen DTC Verbots für ethische Arzneimittel als bürokratische Willkür an. Nach unserem heutigen Wissensstand ist es unvertretbar, Patienten wichtige Informationen über Wirkungen und Nebenwirkungen einer Therapie vorzuenthalten, die z. B. in kontrollierter Art und Weise durch die pharmazeutische Industrie vermittelt werden könnten.

Vor allem dann nicht, wenn bisher kein durch DTC verursachter Schaden in Europa publiziert wurde.

Stattdessen wissen wir, dass ausreichende Kenntnisse über die Krankheitsentstehung zu einer frühzeitigen Diagnose führen, so dass rechtzeitig mit einer relevanten Therapie begonnen werden könnte. Außerdem verbessert das Wissen über Wirkungen und Nebenwirkungen eines Arzneimittels nachweislich den Therapieerfolg. Dabei ließen sich über ein verbessertes Compliance-Management die Gesundheitskosten senken. Denn eines ist absolut klar: das teuerste Medikament ist jenes, welches gar nicht oder nicht entsprechend eingenommen wird.

Laut WHO beginnt Gesundheit, Gesunderhaltung und Gesundheitsgestaltung mit relevanten, Evidenz-basierten Gesundheitsinformationen. Somit darf zu Beginn des 21. Jahrhunderts dieser Gestaltungswille nicht vor der individuellen Gesundheit halt machen.

Daher sollten die Patienten und ihre Angehörigen die Möglichkeit besitzen, sich in direkter Absprache mit meinungsbildenden medizinischen und pharmazeutischen Institutionen über alle relevanten Gesundheitsthemen sachlich richtig informieren zu dürfen.

Auf der anderen Seite wird von der Industrie der Mut gefordert, dem gesundheitsaffinen Publikum nicht nur die Wirkung, sondern auch die Nebenwirkung eines Therapiekonzeptes näher zu bringen.

Berechtigterweise fordern mehr als 90 % der Europäer, dass bei einer Legalisierung von DTC die Nebenwirkungen eines Arzneimittels dezidiert dargestellt werden (Abb. 18.1).

Auch wenn derzeit noch relativ wenige Daten über die Bedürfnisstrukuren vorliegen, kann man davon ausgehen, dass ähnlich wie in den USA, auch die Europäer auf patientenrelevante Werbe- und Informationskonzepte sensitiv reagieren werden. Immerhin ist die Gesundheit bei allen Menschen im Alter zwischen 35–70 Jahren das Thema Nr. 1.

Interessant ist, dass offensichtlich mehr Europäer den Arzt auf ein bestimmtes Arzneimittel ansprechen würden, als es derzeit Amerikaner tun. Fast 60 % der Bevölkerung möchten eine entsprechende Botschaft diskutieren (Abb. 18.2).

Aber nicht nur in der direkten Arztansprache scheinen europäische Patienten aktiver zu sein. Auch wenn es darum geht, ein bestimmtes Medikament einzufordern, sind sie stärker ‚empowert' als die Amerikaner.

Während in den USA nicht einmal 30 % der Patienten den Arzt auf eine bestimmte Verschreibung ansprechen, suchen in Europa mehr als 40 % der Patienten mit einer entsprechenden Erkrankung mit genauen Vorstellungen das Gespräch (Abb. 18.3).

(Abb. 18.1) Wie wichtig sind Informationen zu den Nebenwirkungen von Arzneimitteln für die Europäer? (n=4.006)

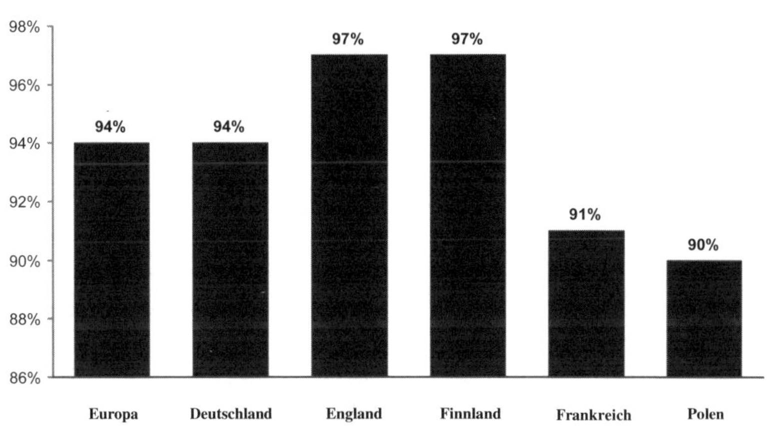

Prevention Magazine

(Abb. 18.2) Anzahl der Europäer, die den Arzt auf eine werbliche Botschaft ansprechen würden? (n=4.006)

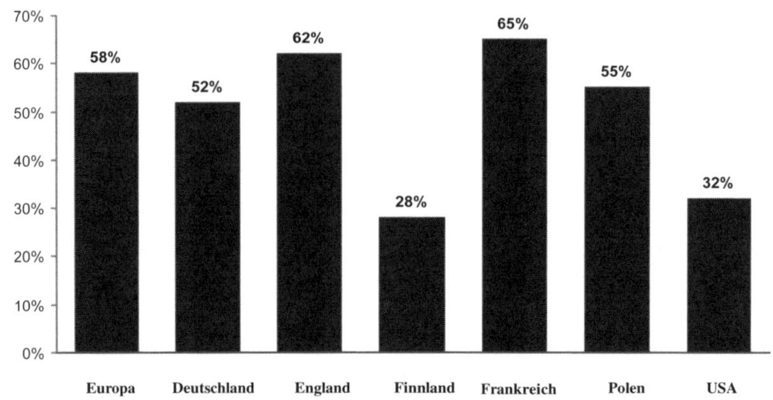

Prevention Magazine

(Abb. 18.3) Anzahl der Europäer, die den Arzt auf eine entsprechende Verschreibung ansprechen würden? (n=4.006)

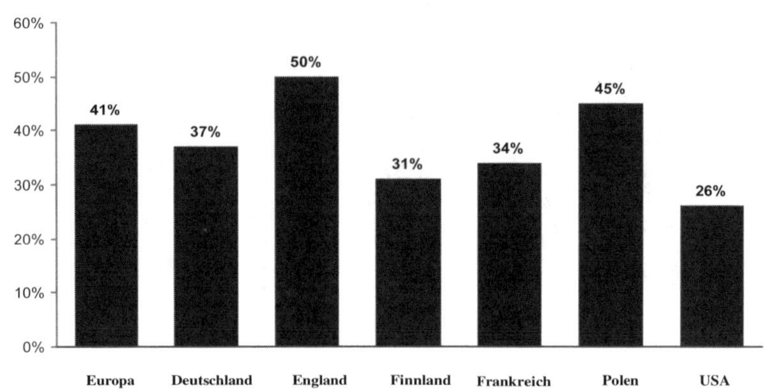

Prevention Magazine

Auch die deutsche Bevölkerung ist durchaus bereit, Werbe- und Informationskonzepte, die direkt an den Verbraucher bzw. Patienten gerichtet sind, zu unterstützen. Voraussetzung ist allerdings, dass diese Daten die Möglichkeit eröffnen, eine aktivere Rolle bei der Gestaltung unseres zukünftigen Gesundheitssystems einzunehmen.

Diese Tendenz zu einer stärker selbstbestimmenden Medizin ist wohl die Grundlage dafür, dass bis zu 60 % der Deutschen derartige DTC-Kampagnen befürworten würden.

18.3.1 Innovative Werbekonzepte in Deutschland; Viagra und Fosamax

Unsere praktischen Erfahrungen im Bereich DTC beschränken sich inzwischen nicht mehr nur allein auf die Vereinigten Staaten von Amerika. Denn, obwohl das Heilmittelwerbegesetz (HWG) Werbekonzepte für verschreibungspflichtige Arzneimittel in Deutschland verbietet, sind Informationskampagnen möglich, bei denen zwar nicht der Name des Medikamentes, wohl aber das pharmazeutische Unternehmen genannt wird.

Im Mittelpunkt dieser Kampagnen stehen dabei die entsprechenden Indikationen, für die die Präparate ein therapeutisches Konzept darstellen. Derartige DTC-Kampagnen tragen dazu bei, das Bewusstsein für eine Krankheit zu schärfen und den Patienten, unabhängig davon, ob er bereits diagnostiziert wurde oder ein noch nicht diagnostizierter Risikopatient ist, auf unterstützende therapeutische Maßnahmen hinzuweisen, zum Arztbesuch zu motivieren und weitere Informationen anzufordern.

Durch diese Möglichkeit konnten innerhalb der letzten 5 Jahre auch in Deutschland grundlegende Erfahrungen gesammelt werden. Derartige DTC-Kampagnen wurden somit bereits bei einigen multi-faktoriellen systemischen Erkrankungen durchgeführt.

Das Schulbeispiel ist die in Zusammenarbeit mit Pfizer und TOWER 5/Schmittgall initiierte Aktion zum Thema: sexuelle Funktionsstörungen. Hierbei wurde der Betrachter – ähnlich wie in den USA – auf das „Tabuthema“ der erektilen Dysfunktion (ED) angesprochen.

Zur Umsetzung einer bundesweiten Informationskampagne griff das Team von TOWER 5/Schmittgall auf eine Vielzahl medienwirksamer Instrumente zurück. So wurden Anzeigen mit Response-Elementen geschaltet und durch Fernsehspots begleitet.

Unterstützt wurde die Kampagne durch Mailings, einem entsprechenden Internet-Auftritt und einer Promotionstour. Hierdurch konnten an dieser Erkrankung leidende Männer und deren Partnerinnen in eine breite Diskussion eingebunden werden.

Da der Name des Arzneimittels ‚Viagra' nicht genannt werden durfte, wurde die Aktion unter der Initiative „Der gesunde Mann“ lanciert (Abb. 18.4a-18.5).

(Abb. 18.4a) Der gesunde Mann: DTC-Anzeigen von Pfizer

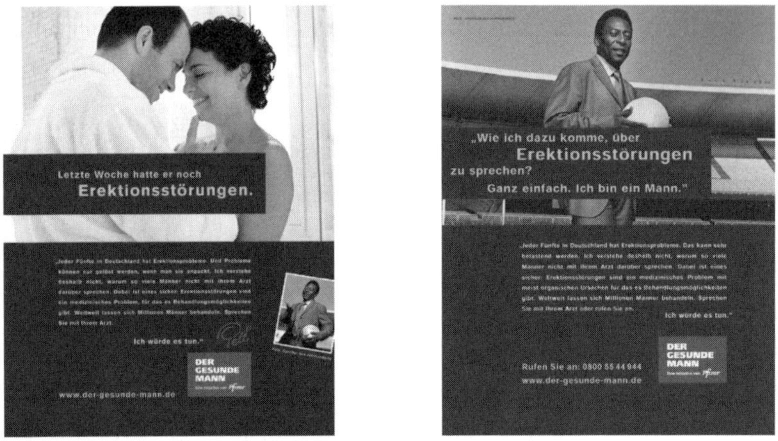
Letzte Woche hatte er noch
Erektionsstörungen.
Ich würde es tun."
DER GESUNDE MANN
www.der-gesunde-mann.de
„Wie ich dazu komme, über
Erektionsstörungen
zu sprechen?
Ganz einfach. Ich bin ein Mann."
„Jeder Fünfte in Deutschland hat Erektionsprobleme. Das kann sehr belastend werden. Ich verstehe deshalb nicht, warum so viele Männer nicht mit ihrem Arzt darüber sprechen. Dabei ist eines sicher: Erektionsstörungen sind ein medizinisches Problem mit meist organischen Ursachen für das es Behandlungsmöglichkeiten gibt. Weltweit lassen sich Millionen Männer behandeln. Sprechen Sie mit Ihrem Arzt oder rufen Sie an.
Ich würde es tun."
Rufen Sie an: 0800 85 44 944
www.der-gesunde-mann.de
DER GESUNDE MANN

Tower 5 / Schmittgall / Pfizer

(Abb. 18.4b) Der gesunde Mann: DTC-Anzeigen von Pfizer

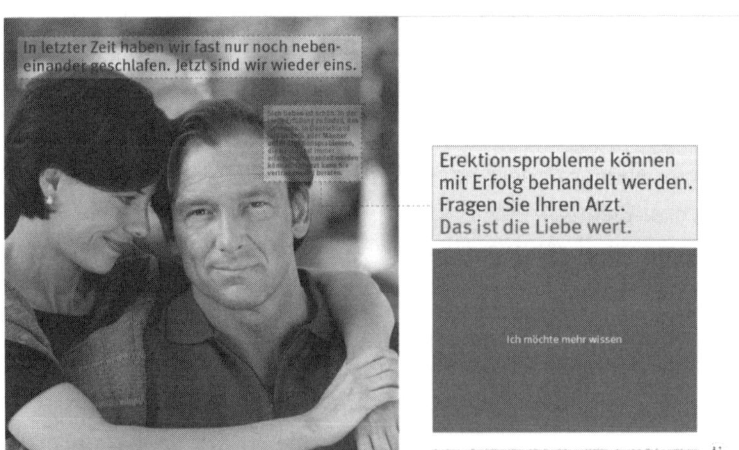
In letzter Zeit haben wir fast nur noch nebeneinander geschlafen. Jetzt sind wir wieder eins.
Erektionsprobleme können
mit Erfolg behandelt werden.
Fragen Sie Ihren Arzt.
Das ist die Liebe wert.
Ich möchte mehr wissen

Tower 5 / Schmittgall / Pfizer

(Abb. 18.5) Der gesunde Mann: Promotionstour von Pfizer

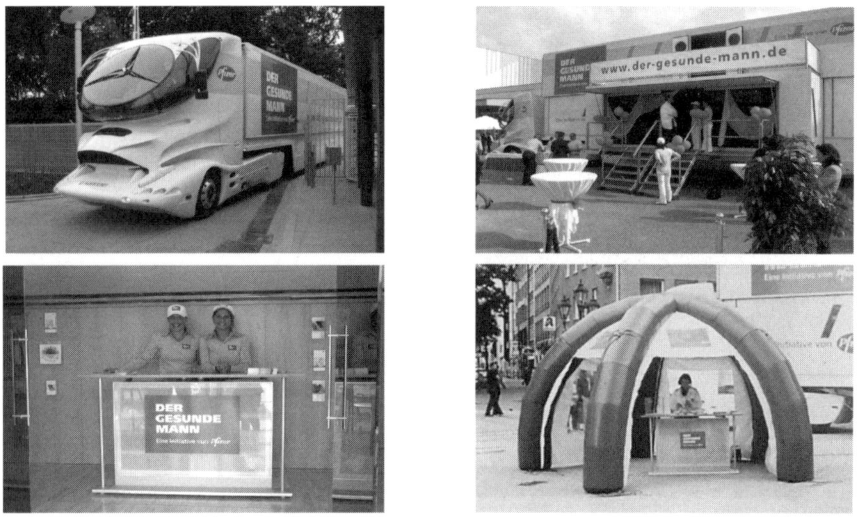

Tower 5 / Schmittgall / Pfizer

Ein weiteres prominentes Beispiel ist die Osteoporose-Kampagne im Zusammenhang mit dem Präparat Fosamax, die durch TOWER 5/Schmittgall mit MSD erarbeitet wurde. Im Unterschied zu Viagra standen bei dieser DTC-Kampagne in erster Linie Print Anzeigen und das individuelle Betreuungsprogramm unterstützt durch Internet und Hotline im Mittelpunkt der Aktivitäten. Begleitet von einer durch Alida Gundlach, Viktoria Brams und vor allem Rosi Mittermaier getragenen PR-Kampagne wurde vorab Basisaufklärung für die Indikation Osteoporose – die nicht im medizinischen und gesellschaftlichen Fokus steht – geleistet.

Da bis zu diesem Zeitpunkt keine relevanten Adressen von betroffenen Patientinnen vorlagen, wurden diese über eine DTC-Anzeige in Zusammenarbeit mit Rosi Mittermeier generiert. Frauen, die auf die Anzeige reagierten, erhielten in der ersten Dialogstufe ein Willkommensmailing mit Fragebogen. In den weiteren Stufen des Dialogs wurden sie dann, je nach Interesse, individuell angesprochen und informiert.

In der letzten Dialogstufe wurde abschließend mittels eines Feedback-Fragebogens Zufriedenheit sowie Erfolg des Programms abgefragt und beispielsweise ermittelt, wie viele der Betroffenen Frauen nach Durchlaufen des Programms Fosamax nahmen. So konnten, zusätzlich zur Erfolgsmessung, wichtige, marktrelevante Informationen zur strategischen und operativen Marketingplanung für das Präparat Fosamax generiert werden (Abb. 18.6).

(Abb. 18.6) Rosi Mittermaier: Osteoporose-Anzeigen von MSD

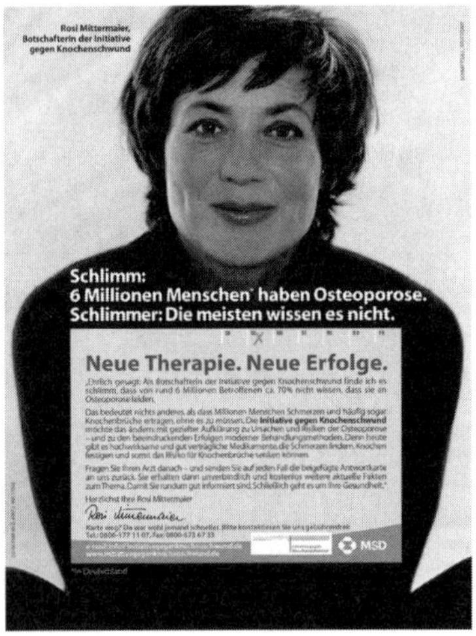
Rosi Mittermaier,
Botschafterin der Initiative
gegen Knochenschwund
Schlimm:
6 Millionen Menschen haben Osteoporose.
Schlimmer: Die meisten wissen es nicht.
Neue Therapie. Neue Erfolge.
MSD

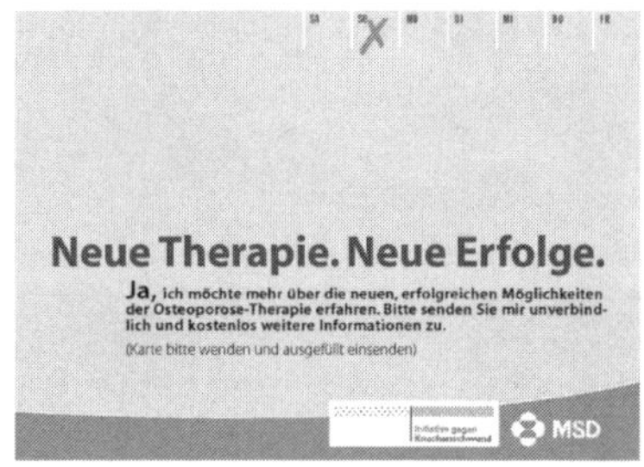
Neue Therapie. Neue Erfolge.
Ja, ich möchte mehr über die neuen, erfolgreichen Möglichkeiten der Osteoporose-Therapie erfahren. Bitte senden Sie mir unverbindlich und kostenlos weitere Informationen zu.
(Karte bitte wenden und ausgefüllt einsenden)
MSD

Tower 5 / Schmittgall / MSD

18.3.2 Response - Paradebeispiel Viagra und Fosamax -

Nachdem in den USA entsprechende DTC-Kampagnen Responseraten von 0.1-0.3 Promille zeigten, wurden bei den deutschen Kampagnen sowohl bei der sexuellen Funktionsstörung (durchschnittlich1.2 Promille) als auch bei der Osteoporose (bis zu 6 Promille in einzelnen Titeln), die Erwartungen bezüglich der Responserate deutlich übertroffen. Auch die bundesweite Promotionstour mit dem „Der-gesunde-Mann-Truck" lockte innerhalb von 3 Monaten, z.B. bei den Leichtathletik Europameisterschaften, der Formel 1 oder am Timmendorfer Strand mehr als 1 Million Menschen an. Davon wurden 20 % weitergehend mit Informationen versorgt und beraten.

Im Dialogprogramm Fosamax wurde gezeigt, das genau wie bei den durch die amerikanische Zulassungsbehörde (FDA) erhobenen Daten (s. Kapitel 2, Harms et al.), in der Regel nur Betroffene auf die Werbe- und Informationskampagnen der pharmazeutischen Industrie reagierten. Auch bei der Osteoporose Kampagne waren 90 % der Teilnehmerinnen an Osteoporose erkrankt, wobei mehr als 80 % der Frauen den Arzt bereits aufgesucht hatten.

Die von TOWER 5/Schmittgall generierten Daten widerlegen somit eindrucksvoll die häufig von Seiten der Politik vorgebrachte Behauptung, dass DTC gesunde Menschen krank macht und nach industriellen Informationskampagnen vor allem gesunde „Patienten" den Arzt aufsuchen. Es zeigte sich vielmehr, dass sich genau die Patientinnen von dem durch TOWER 5/Schmittgall entwickelten Dialogprogramm angesprochen fühlten, die angesprochen werden sollten. Somit untermauern die Daten der Fosamax-Kampagne die Vermutung, dass DTC selektives Kontrahieren ermöglicht. D.h., kostensteigernde medizinisch sinnlose Bedürfnisse werden nicht geweckt oder gar geschürt, sondern es werden gezielt Informationsdefizite abgebaut. Dieses führt dazu, dass mittelfristig die Kosten nicht explodieren, sondern über ein Mehr an Informationen der Einsatz der limitierten Ressource „Arzt-Zeit" effizienter genutzt werden kann, was langfristig – wie in der Vereinigten Staaten – „sinnlose" Ausgaben reduziert.

18.4 Jethaler ratiopharm-Kampagne

Ähnlich wie bei Fosamax wurden auch bei der von TOWER 5/Schmittgall entwickelten Jethaler ratiopharm-Kampagne die Adressen für eine direkte Patietenansprache durch eine Anzeige mit entsprechenden Responseelementen (Tipp On Card, Internet und Call Center) generiert. Die Reagenten - in der Regel direkt Betroffene oder deren Angehörige - wurden über einen Fragebogen aus dem Willkommensmailing der ersten Betreuungsstufe qualifiziert.

Im Namen von ratiopharm wurden die Interessenten dann in den nachfolgenden Mailings in einem Zeitraum von 7 Monaten über Asthma allgemein, Asthma und Sport, Asthma und Reise, Asthma und Schule bzw. entsprechende Notfall-Hilfen informiert. Darüber hinaus wurde eine Telefon-Hotline eingerichtet, über die Asthma-Patienten bzw. Eltern betroffener Kinder in direkter Absprache mit medizinischem Fachpersonal weitergehende Informationen über individuelle Behandlungsmöglichkeiten einholen konnten.

18.4.1 Key-Learnings - Auswertung der Tip-on-Card-Anzeigen

In einer breit angelegten DTC-Kampagne wurden Anzeigen mit Tipp On Cards in verschiedenen Publikumszeitschriften geschaltet. Dabei lag der Rücklauf der Karten aus den Printanzeigen bei durchschnittlich 1.42 Promille auf die gesamte Auflage. 40 % der Responder waren Männer und 60 % Frauen.

Was die Altersverteilung betraf, so waren:

- 9 % der Responder 29 Jahre und jünger
- 25 % waren 30-49 Jahre
- 26 % waren 50-65 Jahre
- 24 % älter als 65 Jahre
- 16 % machten keine Altersangabe (Abb. 18.7 – 18.9)

(Abb. 18.7) DTC bei Asthma: Anzeige Tip on-Cards

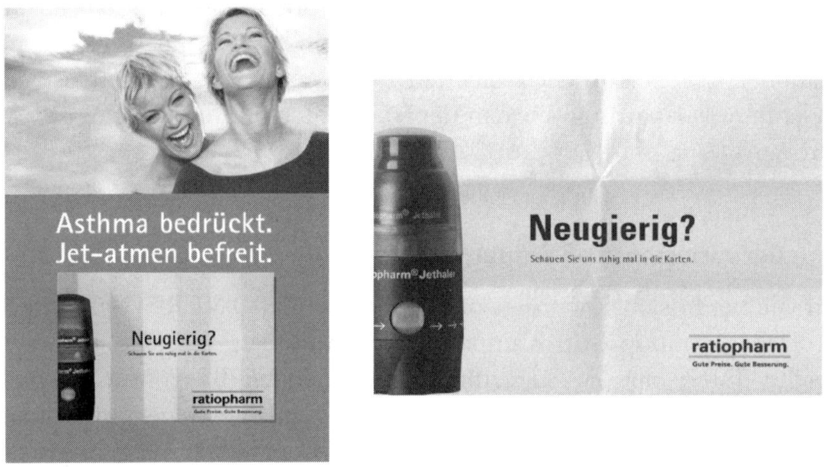

Tower 5 / Schmittgall / ratiopharm

(Abb. 18.8) DTC bei Asthma: Response nach Rücklauf (in Promille)

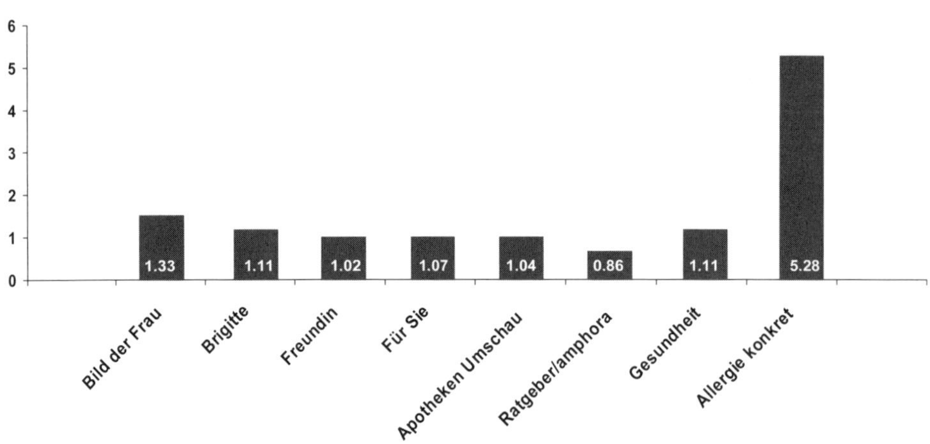

Tower 5 / Schmittgall / ratiopharm

(Abb. 18.9) DTC bei Asthma: Altersverteilung

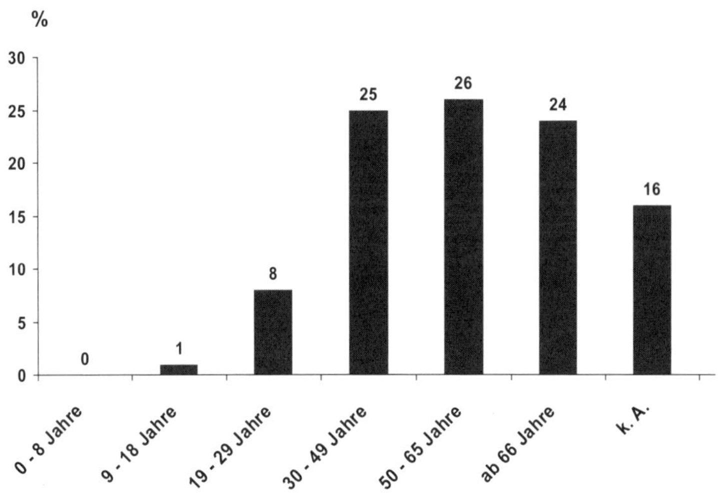

Tower 5 / Schmittgall / ratiopharm

18.4.2 Fragebögen aus Welcome- und Nachfass-Mailings

Basierend auf den gesammelten Adressen aus Print, Call Center und Internet wurden in der ersten Betreuungsstufe so genannte Welcome Mailings versand. Diese enthielten neben der Vorstellung des Betreuungsprogramms bzw. Produktinformationen einen Fragebogen, der die Qualifizierung nach Bedürfnissen und Wünschen ermöglichte.

Das Interesse der Angesprochenen war enorm. Über die Hälfte, genau 53 % der Personen, denen ein erstes Welcome Mailing geschickt wurde, beantworteten den beiliegenden, doch recht ausführlichen Fragebogen.

Ähnlich zu den Ergebnissen bei Fosamax reagierten auch hier nahezu ausschließlich Menschen (91%), die unmittelbar von der Erkrankung betroffen waren. Obwohl grundsätzlich ein großes Informationsangebot zur Volkskrankheit Asthma für die Öffentlichkeit zugänglich ist, wünschten sich insgesamt 76 % dieser Teilnehmer weitergehende Informationen.

Dieses hohe Informationsbedürfnis erklärt sich daraus, dass 50 % der Patienten angaben, bisher keine ausreichenden Daten zur Bewältigung ihrer Erkrankung erhalten zu haben (18.10 – 18.12). Oder anders gesagt: Patienten wollen konkrete Antworten auf ihre Fragen. Allgemeinplätze reichen nicht aus.

(Abb. 18.10) DTC bei Asthma: Betroffenheit

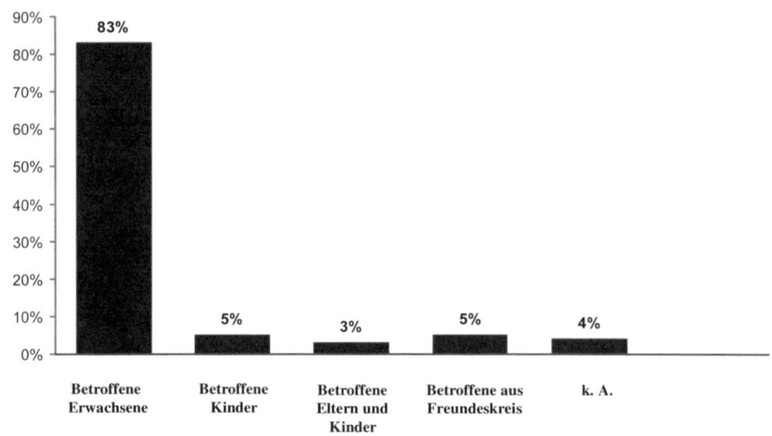

Tower 5 / Schmittgall / ratiopharm

(Abb. 18.11) DTC bei Asthma: Medikamentengebrauch

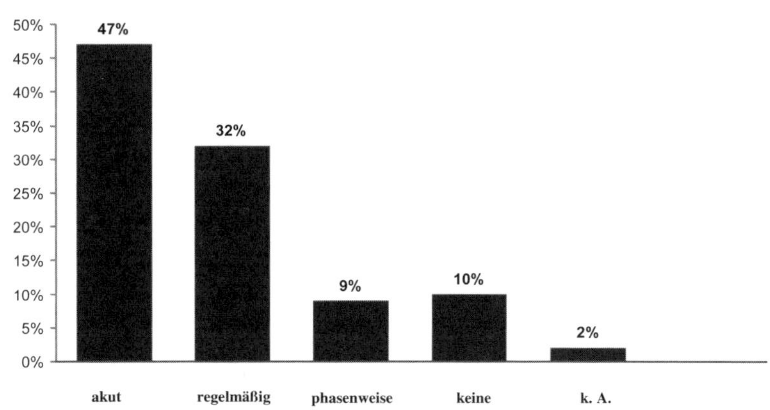

Tower 5 / Schmittgall / ratiopharm

(Abb. 18.12) DTC bei Asthma: Informationsstand

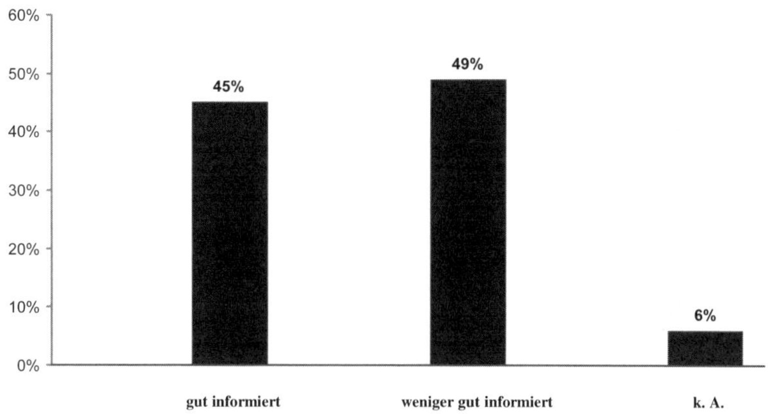

Tower 5 / Schmittgall / ratiopharm

18.4.3 Key-Learnings: Patienten-Hotline

Im Rahmen des von TOWER 5/Schmittgall entwickelten ratiopharm Mailing-Programms konnten die Teilnehmer des Betreuungsprogrammes auch spezielle Fragen an ein Ärzteteam stellen.

Zur Legitimation und Identifikation wurden gesonderte Infokarten mit einer persönlichen Indentifikationnummer verschickt.

- Von den Teilnehmern blickten 50 % auf eine fünfjährige Krankheitsgeschichte zurück.
- Bei 25 % der Patienten wurde eine Erkrankung des Stadiums Grad 3 diagnostiziert.
- 41 % der Befragten nahmen zum Zeitpunkt der Datenerhebung Kortikoide.

Ähnlich wie bei den Fragebögen zeigte sich auch bei der Telefon-Hotline das große Informationsbedürfnis der Asthma-Patienten, denn lediglich 26 % der Betroffenen gaben an, bereits ausreichend informiert zu sein (18.13).

(Abb. 18.13) DTC bei Asthma: Schulungsbedarf unter Patientenhotline

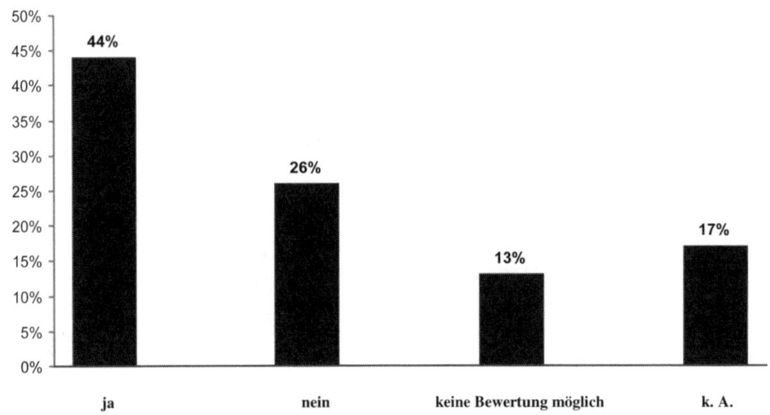

Tower 5 / Schmittgall / ratiopharm

18.5 Fazit

Mit der breiten Diskussion über die Budgetierung unseres Gesundheitswesens und dem Erfolg der Anwendung innovativer Arzneimittel entsteht ein neues gesundheitspolitisches Bewusstsein. Daraus resultiert die häufig gestellte Frage: Wird durch den finanziellen Aufwand ein entsprechender Gegenwert generiert?

„Value for Money" avanciert somit zunehmend zum entscheidenden Maßstab für die Legitimation pharmazeutischer Innovationen. Noch vor einigen Jahre lautete die Frage: Was wird eine Gesundheitsleistung kosten? Im Jahre 2005 ist die ausschlaggebende Frage: Was ist das Gesundheitssystem - also wir alle - bereit, für klinisch und pharmazeutisch relevante Ansätze zu investieren.

Da die medizinische Versorgung in immer stärkerem Maße den Gesetzen einer Kosten-Nutzen-Relation unterworfen ist, wird die Kosten-Nutzen-Optimierung zum wesentlichen Faktor für die Überlebensfähigkeit innovativer Dienstleistungen. Dieser Prozess wird durch die Politik, die die Austauschbarkeit von Medikamenten zur allgemeinen Kostenreduktion propagiert, noch verstärkt. Somit entwickelt sich der Wertbegriff zum zentralen Kriterium gesellschaftspolitischer Entscheidungen. Basierend auf diesen Veränderungen muss das Marketing die relevanten gesellschaftlichen Entwicklungen pro-aktiv in seine strategische Planung implementieren.

Das zunehmende Selbstbewusstsein der Marktteilnehmer führt dazu, dass die Kunden - egal ob Ärzte oder Apotheker bzw. zunehmend die Patienten selbst - zwischen den Unternehmen differenzieren, die nur Medikamente verkaufen und denen, die den Servicegedanken in den Vordergrund stellen.

Durch diese Ausrichtung - z.B. einer am Patienten orientierten Informationspolitik - sollten sich die Unternehmen im Markt positionieren. Das Marketing könnte sich als konstruktiver Dienstleister etablieren, wenn es betroffenen Menschen aktuelle Informationen über wichtige Indikationen und deren therapeutische Optionen zur Verfügung stellt. Ziel einer direkt an den Kunden gerichteten Kommunikationspolitik ist es daher, die bestehenden Informationsbedürfnisse zu befriedigen und gleichzeitig das Verständnis für innovative Therapiekonzepte zu fördern.

Im Zusammenhang mit dem Bild des informierten Patienten und der wachsenden Bedeutung dieser Gruppe für die Positionierung innovativer Gesundheitsleistungen wird von einer neuen Informationskultur gesprochen. Vor allem für pharmazeutische Unternehmen, die sich als Dienstleister begreifen, wird das Relationship-Management auf der Basis patientenadaptierter Informationskonzepte zunehmend wichtiger. Aufgabe ist es, aus Kunden Partner zu machen.

Was die gesellschaftlichen Veränderungen zum Thema Gesundheit und Gesunderhaltung betrifft, so haben die Studien der letzten zwei Jahre folgendes eindeutig belegt: Gesundheit ist schon lange nicht mehr ein Thema, das ausschließlich von Ärzten und Apothekern besetzt wird. Vor allem die letzte Emnid-Untersuchung zur Miteinbeziehung der Patienten bei allgemeinen Gesundheitsfragen unterstreicht diesen Sachverhalt in beeindruckender Art und Weise: von den 1.000 Befragten verlangten 85 % ein mehr an Mitbestimmung.

Diese entscheidenden Veränderungen erklären die beeindruckende Resonanz auf die durch TOWER 5/Schmittgall in Zusammenarbeit mit Pfizer, MSD und ratiopharm durchgeführten DTC-Kampagnen. Die Erfahrungen legen nahe, dass weitere Kampagnen bei anderen Indikationen eine ähnlich positive Resonanz zeigen würden, denn:

- Themenaffine Patienten scheinen gerne bereit zu sein, uns die Informationen zu geben, die wir dringend zur Optimierung unseres Gesundheitssystems benötigen.
- Somit kann DTC Informationsbrücken zwischen den verschiedenen Gesundheits-Multiplikatoren schlagen.

Diese Form der Informationsvermittlung hilft uns, Synergien zu identifizieren, von denen nicht nur die Industrie, sondern auch Ärzte und Apotheker, die Kassen und vor allem die Gesundheitspolitik profitieren könnten.

Autoren

Nach seinem BWL-Studium in Saarbrücken und Colorado/USA war **Florian Schmittgall** zwischen 1997 und 2000 als Marketing Manager für den internationalen Ausbau der Telekommunikationsaktivitäten bei der Mannesmann Eurokom GmbH zuständig. Als Kundenberater arbeitete er von 2000 an auf verschiedenen Gesundheitsetats der Schmittgall Werbeagentur, bevor er sich ab 2002 als Geschäftführer der Tower 5 GmbH verstärkt um den stetig wachsenden Bereich Direct to Consumer und Relationship Marketing kümmerte. Seit 2004 ist Florian Schmittgall Mitglied der Geschäftsführung der Schmittgall Werbeagentur.

Winfried Krenz hat in Köln Germanistik und Philosophie studiert. Erste Erfahrungen in Richtung Pharma-Kommunikation sammelte er bei einem Reuters-Korrespondenten, bei dem er ab 1982 als medizinischer Journalist und PR-Berater ausgebildet wurde. 1985 dann der Einstieg in die Pharma-Werbung bei Medical Innovation in Solingen. Zunächst als Kontakter, später als Etat-Direktor. Seit 1995 arbeitet Winfried Krenz bei der Schmittgall Werbagentur. Ab 1995 auch als Geschäftsführer der Schmittgall Pharma Marketing Message GmbH und zudem ist er seit 2004 Geschäftsführer der Tower 5 GmbH, einer weiteren Tochter der Schmittgall Werbeagentur.

Nach ihrem Chemiestudium 1991 war **Dr. Doerthe Besse** fünf Jahre als Biochemikerin am Max Planck Institut in München tätig. Danach, in den Jahren 1997 bis 1999, arbeitete sie bei der ecomed Verlagsgesellschaft als Wissenschaftliche Redakteurin für verschiedene Fachmagazine. Seit 1999 betreut Dr. Doerthe Besse als Account Director bei der Schmittgall Werbeagentur auf nationaler und internationaler Ebene verschiedene Pharmaunternehmen wie Pfizer, Roche und MSD. Zur ihren Projekten gehören u.a. Viagra®, Fosamax® und Pegasys®. Seit 2004 ist sie Geschäftsführerin der Tower 5 GmbH, einer Tochter der Schmittgall Werbeagentur GmbH.

Kap. 19

Online Marketing in der ethischen Patientenkommunikation

Jochen Drechsel

Keywords

- Online Marketing
- ethische Patientenkommunikation
- customer insight
- mass customization
- wissenschaftlich-korrekte medizinische Informationen
- direkte Patientenansprache
- Informationsgesellschaft
- Gesundheitsprophylaxe
- from cure to care
- n-seitige Kommunikationsmöglichkeiten
- Internettechnologie
- Demokratisierung medizinischen Wissens
- Arzt-Patienten-Beziehung
- Compliance
- Internet-Rückkanal
- Patientenloyalität
- Segmentierung
- eHealth-Sites
- Nutzungsgewohnheiten
- Special-Interest-Sites
- Online-Beziehungsmanagement

Inhalt

19.1 Online Marketing in der ethischen Patientenkommunikation; Aufgabe in einer im Wandel begriffenen Informationsgesellschaft

Die Internettechnologie hat das Potential, die öffentliche Gesundheit positiv mitzugestalten und Prävention durch multimediale und interaktive Aufklärung zu fördern. „58,8 % der Deutschen zwischen 14 und 64 Jahren nutzen das Internet. Informationen zu Gesundheitsthemen werden bereits zu 40 % online bezogen. Eine deutliche Zunahme der Medikamentenrecherchen von 7,3 % im Jahr 2001 auf knapp 20 % (2004)" (ACTA 2004) belegt das wachsende Gesundheitsinformationsbedürfnis breiter Bevölkerungsschichten.

Der erste Teil dieses Beitrages zeigt auf, warum das Internet der eigentliche Katalysator „der Kristallisationskeim" im Emanzipationsprozess vom devoten Patienten hin zum partizipierenden, selbstbewussten Patienten ist. Im zweiten Teil werden Grundzüge eines zielführenden internetbasierten Gesundheitsmarketings besprochen.

„Direct-to-Consumer Advertising" – ja, das kennen wir!

Das ist ein Baustein unserer Marktwirtschaft, ein Treiber für unseren täglichen Konsum und damit für einen nachfrageorientierten Markt. Werden die Konsumentenerwartungen nicht getroffen, hält das Produkt nicht, was versprochen wurde, sinkt oder fehlt die Nachfrage. Das betroffene Gut wird gemäß freier Marktregularien weiterentwickelt bzw. verschwindet gänzlich (wirtschaftlicher Darwinismus).

Die Voraussetzungen für diese Verbrauchersouveränität sind ein hoher Informationsstand beim Konsumenten und barrierefreie Zugänge zu primären Informationsquellen. Dies befähigt den Konsumenten zu eigenverantwortlichem Handeln.

Im Gesundheitssystem greift diese Marktdynamik bislang nicht.

Das kurative Gesundheitssystem ist ein Anbietermarkt, es herrscht ein Sachleistungsprinzip. Versicherten Patienten werden medizinische Leistungen verordnet i.e. zugeteilt. Die Eigenverantwortlichkeit im Umgang mit Ressourcen aus dem Gesundheitsmarkt wurde über Jahrzehnte nicht gefordert, der mediale Zugang zu medizinischen Fachinformationen für Laien war nicht vorgesehen und das Verständnis, etwaiger habhaft gewordener Literatur durch die medizinische Fachterminologie erschwert.

„Direct-to-Patient Information" – nur ein Trend?

Zwei Beispiele sollen aus klinischer Sicht die Sinnhaftigkeit leicht zugänglicher und verständlicher medizinischer Informationsquellen für Ratsuchende verdeutlichen:

(1) Wollten sich Eltern noch vor sechs bis sieben Jahren über Vor- und Nachteile von Kinderschutzimpfungen informieren, so konnten sie dies nahezu ausschließlich bei ihrem Kinderarzt. Zugang zu gesundheitsbehördlichen Empfehlungslisten

(z.B. der Ständigen Impfkommission) bzw. das Wissen über die Existenz amtlicher Empfehlungen war eigentlich nur ausgewiesenen Medienexperten möglich. Die Problematik einer asymmetrischen Informationsverfügbarkeit zeigte sich z.B. 2002 in der Region um Coburg: Vorbehalte ansässiger Kinderärzte bzgl. Schutzimpfungen, ungenügende ärztliche Empfehlungen an die Eltern sowie Verharmlosungstendenzen aus Unwissenheit führten zu einer Impfmüdigkeit. Die resultierenden niedrigen Durchimpfungsraten begünstigten den Ausbruch einer Masernepidemie: „Zwischen November 2001 und Juni 2002 wurden dem zuständigen Gesundheitsamt 1191 Masernerkrankungen in Stadt und Landkreis Coburg gemeldet. Ausgangspunkt war eine anthroposophische Schule. Von hier aus breiteten sich die Masern auf das Stadtgebiet und die Gemeinden im Landkreis aus" (Arenz 2003). Die allein in diesem Beispiel erkennbar hohen gesundheitlichen wie auch gesundheitsökonomischen Risiken einer patriarchalischen Informationshoheit lassen sich im Jahre 2004 bei entsprechend einfacherem Zugang zu medizinischen Fachinformationen und einem validierten Angebot via Gesundheitsdienstleistungen im Internet für Laien minimieren (als Beispiele an dieser Stelle seien die Websites www.gesundes-kind.de oder www.kinderärzte-im-netz.de genannt).

(2) In Deutschland leiden 4,8 Mio. Menschen an Asthma bronchiale. Der Anteil der bundesdeutschen Kinder, die an Asthma leiden liegt bei 10 Prozent. Asthma stellt damit die häufigste chronische Krankheit im Kindesalter überhaupt dar. Weltweit ist ein Trend zur Zunahme der Prävalenz des Asthma bronchiale zu beobachten, insbesondere bei Kindern und Jugendlichen.

Wichtige Ziele von eHealth-Dienstleistungen liegen somit in der Aufklärung und frühzeitigen Erkennung der Erkrankung. Aber auch die 100%ige Therapietreue ist ein wesentlicher Punkt für das Wohlergehen des Patienten.

Eigenmächtiges Absetzen von ärztlichen Verordnungen kann zu Verschlimmerungen des Krankheitsbildes führen. Die Folge sind zusätzliche Behandlungsaufwände. Durch Einsicht und Verständnis in den ärztlichen Therapieplan (Testimonials, Online-Edutainment-Angebote) beim Patienten und durch die Bereitstellung von Tools zur Erinnerung an die Einnahme von Medikamenten (SMS-Reminder) kann eine optimale Therapietreue erreicht werden. Zusätzliche Behandlungskosten durch Fortschreiten des Krankheitsprozesses, ausgelöst durch eigenmächtiges bzw. unwissentliches Handeln, können gesenkt bzw. vermieden werden. Als realisiertes Beispiel sei hier auf das sog. Asthma-Fon auf www.luft-zum-leben.de verwiesen. Das Asthma-Fon ist ein internetbasiertes Instrument zur netzgestützten Patientenführung und zur Verbesserung der Therapietreue. So können sich Patienten per SMS täglich an die Inhalation ihres Medikamentes oder an einen Arzttermin erinnern lassen.

Beide Beispiele zeigen Notwendigkeiten und auch Möglichkeiten einer interaktiven und ethischen Patientenansprache auf.

19.2 „Direct to Patient“ via Internet – mehr als ein Trend?

Patientenbroschüren wie sie bis heute über Arztpraxen verteilt werden, gehen am differenzierten Informationsbedarf einer ständig wachsenden Generation von sog. informierten oder aufgeklärten Patientengruppen vorbei.

Gedruckte Informationen erreichen zum großen Teil Patienten nur INDIREKT, Printbroschüren nutzen nur den Push-Kanal, Wünsche und Bedürfnisse der Patienten können mit diesem Instrument kaum eruiert werden, Reichweite und Effizienz bleiben häufig im Unklaren. Print-Kampagnen haben somit schnell den Ruf Teil eines Geldverbrennungsmarketings zu sein.

In der ethischen Pharmakommunikation werden die Möglichkeiten und Chancen der direkten Patientenansprache auch aufgrund der gesetzlichen Vorgaben traditionell eher zurückhaltend bewertet.

Das Heilmittelwerbegesetz (§§10–12) verbietet Publikumswerbung für verschreibungspflichtige Medikamente. Dies gilt insbesondere für §11 HWG, wonach etwa die Werbung gegenüber Endverbrauchern mit Gutachten oder fachlichen Veröffentlichungen, mit der Wiedergabe von Krankengeschichten mit bildlichen Darstellungen des Krankheitsverlaufs oder mit Anleitungen zur Selbstdiagnose und -behandlung untersagt ist. Ob diese Verbote noch zeitgemäß sind und eine unsachliche Beeinflussung, Irreführung bzw. Verunsicherung der Verbraucher tatsächlich verhindern, scheint vielfach fraglich. Doch geht es nicht ausschließlich um Informationen über Arzneiprodukte, sondern ebenso um die Vermittlung und Verfügbarmachung von medizinischen Fachinformationen und Präventivmaßnahmen für breite Bevölkerungskreise (z.B. Asthmaschulungen, Schutzimpfungen oder verständliche Informationen zu Krankheiten wie AIDS, Krebs, Diabetes, Herz-Kreislauferkrankungen). Dem wachsenden öffentlichen Interesse von Patienten in Bezug auf frei zugängliche medizinische Sachinformationen wird durch ein aktuelles Urteil am Oberlandesgericht München Sorge getragen: So entschied letztinstanzlich das OLG Mitte des Jahres 2004, dass Packungsbeilagen (i.e. Gebrauchsinformation) von verschreibungspflichtigen Medikamenten begrifflich keine Werbung darstellen. Sie würden auch dann nicht zur Werbung, wenn sie im Internet von Patienten, die das Medikament kennen bzw. einnehmen, abrufbar seien.

Die Richter am OLG München beziehen sich auf das Recht der Informationsfreiheit (Artikel 5 Grundgesetz). „Es ist nicht möglich, dem mündigen Bürger die rein sachliche Information über verschreibungspflichtige Medikamente vorzuenthalten... Dagegen kann auch nicht eingewandt werden, dass der verschreibende Arzt davor geschützt werden muss, dass ein Patient ihn um die Verschreibung eines Medikaments gegen bessere ärztliche Einsicht bedrängt“ (OLG München Az.: 6 U 5565/03).

19.2.1 Internet mit der einzigartigen n-seitigen Kommunikationsmöglichkeit

Obwohl ausschließlich für den Patienten geforscht und produziert wird, ist er aus Marketingsicht das unbekannte Wesen der Arzneimittelhersteller. Es liegen deutlich mehr differenzierte Daten über Ärzte vor als über den einzelnen Patienten und seine individuellen Bedürfnisse. Im klassischen Pharmamarketingansatz erfolgt Patientenkommunikation über einen Mittler (Arzt). Diese Indirektheit in der Kommunikation zwischen Pharmaunternehmen und Patient führt zu einer undifferenzierten Zielgruppenansprache. Response-Instrumente werden selten genutzt. Die Aktivitäten verblassen häufig. Printmedien haben bekanntlich nur eine begrenzte Halbwertszeit.

Die Internettechnologie hingegen eröffnet allen Beteiligten im Gesundheitswesen erstmals den DIREKTEN Zugang zueinander. Die direkte Zielgruppenansprache ist somit erstmals ohne Übertragungsverluste möglich. Als Produktanbieter in der Life-Science-Industrie sollte es ein strategisches Ziel sein, sich möglichst frühzeitig den Kundenbedürfnissen (Patienten) anpassen zu können. Grundvoraussetzung hierfür ist es jedoch, die Bedürfnisse der (zukünftigen) Patienten zu erkennen und verstehen zu lernen. Damit rückt der individuelle Patient in den Mittelpunkt von digitalen Patientenbeziehungskonzepten.

Das seit Jahrzehnten vorherrschende Informationsungleichgewicht auf dem Gesundheitsmarkt konnte in den letzten 50 Jahren durch Print- und Funkmedien nicht gebrochen werden. Dies liegt daran, dass TV-Produktionen den Nachteil haben, dass sie zum einen in der Realisation teuer sind und zum anderen die Zuschauer nicht frei im zeitlichen Abruf der Sendungen sind. Auch gut konzeptionierte Direct-to-Consumer (DTC)-Kampagnen (z.B. mit gekoppelten Roadshows und einer hohen Mediencoverage) bleiben weitgehend ohne nachhaltigen Effekt für die Beteiligten. Hauptmanko aller bisherigen DTC-Kampagnen ist die punktuelle und sehr kurze Halbwertszeit der vermittelten Gesundheitsinfos. Kommt die Zielperson nur wenige Minuten, nachdem die kostenintensive Roadshow-Karawane weitergezogen ist, zum Ort des Geschehens, hat sie keinen Zugriff mehr auf die dargebotenen Informationen. Die Botschaften sind verpufft, d.h., es fehlt ein „Basislager“, das auch noch nach Monaten „on demand“ Informationen bereitstellt.

Aufgrund der Anytime-, Anywhere-, Anyhow-Verfügbarkeit des Internets können breite Bevölkerungsschichten mit Informationen versorgt werden. Über 58 % der Deutschen verfügen über einen Internetzugang. Das Internet wird meiner Meinung nach zukünftig DAS „Informationsbasislager“ für erfolgreiche DTC-Kampagnen im Gesundheitssektor darstellen. Die Investitionskosten zur Erstellung einer Website sind unabhängig von der zu erreichenden Masse. Der internettypische Skaleneffekt sorgt somit für einen effizienten Einsatz von Ressourcen.

Das Internet, das sich in unserem jetzigen Informationstechnologiezeitalter zu einem weltumspannenden Kommunikationsmedium entwickelt, bietet alle Voraussetzungen für eine optimale Wissensverteilung und -vermittlung. Durch digitale Datenübertragung wird eine echte Multimedialität ermöglicht, d.h. eine Verknüpfung von Schrift, Ton und Bewegtbild. Mit über 300 % (1999: 19 %; 2004: 62 %; ACTA 2004) entwickelte sich seit 1999 das WorldWideWeb, in der Altersgruppe der 20 – 29jährigen zum zweitwichtigsten Informationsmedium, gleich nach Fernsehberichten mit 67 % (Abb. 19.1).

(Abb. 19.1) Mediale Informationsnutzung der 20-29jährigen - ACTA 2004 -

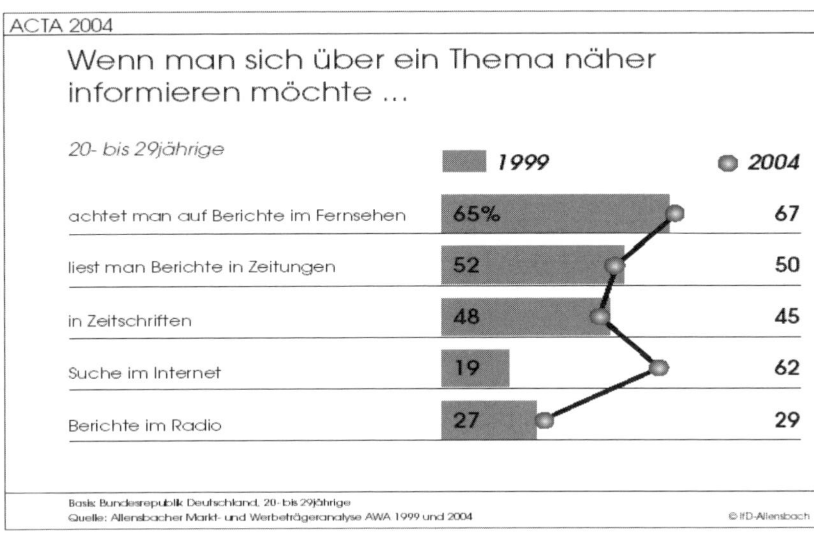

19.2.2 Demokratisierung von medizinischem Wissen

Dem Patienten bietet sich nun zum ersten Mal in der Medizinhistorie ein mächtiges Kommunikationstool bei der Suche nach Gesundheitsfakten. Speziell für den Gesundheitsmarkt, in dem das Informationsungleichgewicht traditionell tief verwurzelt ist, bedeutet dies in seiner Reichweite noch nicht vollständig absehbare Umwälzungen im Gesundheitssystem.

Das Internet schafft eine ubiquitäre Verfügbarkeit, Verständnis und Symmetrie von Informationen, was eine grundlegende Voraussetzung für jeden funktionierenden Markt darstellt. Dies ermächtigt Individuen, Mitgestaltungs- und Wahlmöglichkeiten im Gesundheitsmarkt verantwortungsvoll wahrnehmen zu können.

Der Patient wird zum aufgeklärten Konsumenten medizinischer Dienstleistungen.

Er hat direkten Zugang zu Primärdaten. Die Informationen werden gezielt gesucht und nachgefragt, was eine gedanklich hohe Aufnahmebereitschaft erwarten lässt. Je höher der Leidensdruck, desto stärker ist die Nachfrage nach umfassenden Informationen. Der immanente Rückkanal des Internets bietet Patienten die einzigartige Möglichkeit, über ihre Bedürfnisse zu berichten und sich in Echtzeit mit anderen Betroffenen auszutauschen. Mass Customization Services, wie Experten- und Diskussionsforen, können zum Aufbau von Communities auf Websites genutzt werden. (Mass Customization = Zuschneiden von Services auf die individuellen Bedürfnisse einzelner Kunden). Dieser Interaktivitätskanal ist ein wesentlicher Baustein für Customer Insights und somit die Grundlage erfolgreicher Direct-to-Patient (DTP)-Kommunikation.

19.2.3 Erwecktes medizinisches Informationsbedürfnis

Die wachsende Nutzung und Akzeptanz der Internettechnologie schafft ein größeres Bewusstsein für das vergängliche Gut Gesundheit und spiegelt den Zeitgeist unserer Informationsgesellschaft wider.

Über die Hälfte der Deutschen verfügt über einen Internetanschluss. Sie nutzen diesen u.a. um gesundheitliche Wissensdefizite auszugleichen:

- 25 % der Befragten haben vor bzw. nach einem Arztbesuch das Internet genutzt, um sich über die Krankheit zu informieren (TNS Emnid 2003)
- 53 % der Befragten können sich vorstellen, vor/nach dem nächsten Arztbesuch das Internet zu nutzen (TNS Emnid 2003)
- 62 % diskutierten die Ergebnisse ihrer Internetrecherche mit dem Arzt (HON 2002)
- 49 % nutzten das Internet, um eine Zweitmeinung zur medizinischen Diagnose einzuholen (HON 2002)
- 76 % holten sich Informationen über Medikamente im Internet ein (HON 2002)

Bei der aktuellen repräsentativen Health Care Monitoring Studie der Psychonomics AG im Mai/Juni 2004 wurde u.a. gefragt:

„Wenn Sie einmal an die vergangenen 12 Monate denken: Wo haben Sie sich da über gesundheitliche Themen und Fragestellungen informiert?“ Es waren Mehrfachnennungen erlaubt. 48 % der telefonisch Befragten gaben an, sich in der Apotheke zu informieren, 56 % nutzen das Internet und 60 % der Studienstichprobe fragen ihren Arzt um Rat.

Das Internet als Gesundheitsratgeber steht zweifelsohne ganz weit oben in der Gunst der Ratsuchenden.

Diesem Vertrauensvorschuss gilt es nun jedoch auch gerecht zu werden. Forschenden Arzneimittelunternehmen kommt hierbei eine besondere Verantwortung zu. Sie verfügen über profunde wissenschaftliche Kenntnisse zur Krankheitsentstehung und deren Behandlungsfähigkeiten in den jeweiligen Indikationen. Im Sinne eines „good corporate citizen" wird es als Selbstverständlichkeit erachtet, medizinische Kenntnisse und Erfahrungen allen Interessengruppen verständlich und kostenfrei, gemäß den nationalen Gesetzen verfügbar zu machen. Das Augenmerk muss hierbei immer auf einer validen und wissenschaftlich abgesicherten Informationsvermittlung im Internet liegen. Die Anforderungen an Qualitätsstandards der adressierten medizinischen Webcontents sollten exakt den gleichen unbeugbaren Kriterien unterliegen, die auch bei der Herstellung von Arzneimitteln penibel eingehalten werden. Der Absender sollte immer prima vista erkennbar sein, da er mit seinem guten Namen für die Qualität der Inhalte bürgen kann und nur so zur Glaubwürdigkeit beiträgt – oder welches Vertrauen genießt ein Medikament bei Ihnen, bei dem auf der Verpackung kein Hinweis auf den Hersteller zu finden ist?

Die Nachfrage nach gesundheitsrelevanten bzw. krankheitsbezogenen Informationen steigt (Anderson 2003).

Die Auslöser sind vielschichtig und erfassen nahezu alle Gesundheitstypen, vom „gut informiert-körperbewußten" über den „risikoscheuen, arztorientierten" bis hin zum „desinteressierten, unbekümmerten Bürger" (Psychonomics AG, Köln).

Als Hauptgründe sind ein Wertewandel und die zunehmenden Einschränkungen aus Leistungen der Solidarkassen zu sehen. Ein riesiges medizinisches Wissensdefizit im Vergleich zu nordamerikanischen Bürgern, aber auch innerhalb der Europäischen Union belegt die Notwendigkeit nach validen medizinischen Informationsquellen in Deutschland (Abb. 19.2).

Die Einsicht vieler Bürger steigt, dass Gesundheit ein hohes (zu bewahrendes) Gut ist, ein Grundwert aus dem sich sozio-ökonomische Vorteile ziehen lassen. Mit steigenden Zuzahlungen und Eigenleistungen wächst auch das Streben nach Mitsprache und somit der Bedarf nach fundierten Informationen. Der Patient entwickelt sich zum mündigen Patienten.

Ein gutes Verständnis zwischen Arzt und Patient ist somit gewünscht.

(Abb. 19.2) INMAR-Studie 2003 - Views on Health and Self-Medication -

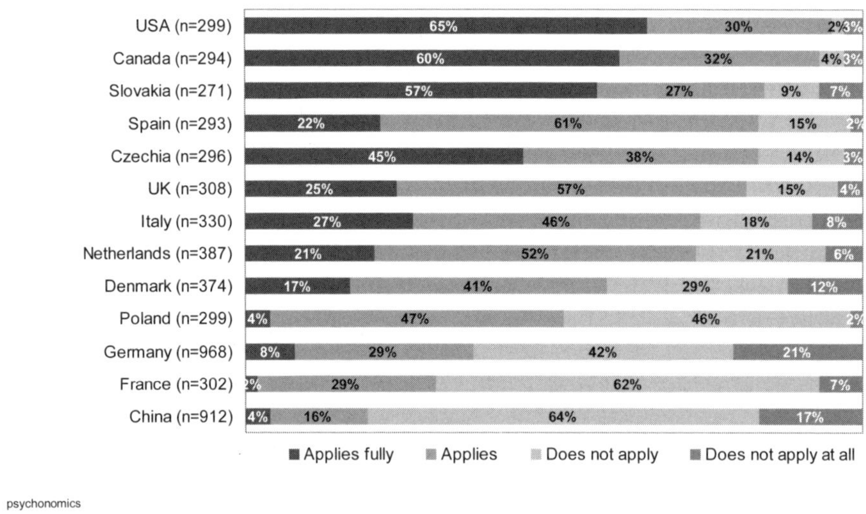

19.2.4 Arzt-Patientenbeziehung

Die Kommunikation zwischen Arzt und Patient ist oft von Spannungen überlagert:

Der Arzt kann das gestiegene Informationsbedürfnis kaum auffangen, so dauert eine durchschnittliche Konsultation beim Hausarzt 7,6 Minuten (Deveugele 2002). Eine gehetzte Stimmung ist für ein empathisches und patientenzentriertes Gespräch nicht förderlich. Rigide ärztliche Kommunikationsformen können Unbehagen und Angst auslösen und tragen eher zur Verunsicherung des Patienten bei. Soziokulturelle Unterschiede zwischen Sender und Empfänger können eine partnerschaftliche Verständigung zusätzlich erschweren. So bringen nur wenige Patienten den Mut auf, kritisch nachzufragen.

Hier liegt der kausale Ansatz begründet, dem Patienten standardisierbare Basisinformationen auch via Internet anzubieten. „Eine den Bedürfnissen des Patienten entsprechende Beteiligung an medizinischen Entscheidungen – auf Grundlage valider Informationen und einer gelungenen Arzt-Patient-Beziehung – kann die Indikationsstellung für oder gegen eine Therapie, die Therapietreue, die Behandlungsergebnisse und die berufliche Zufriedenheit der Ärzte verbessern" (Klemperer 2003). Im zitierten Artikel von Klemperer erscheint auch eine Fragenübersicht, die üblicherweise vom Patienten gestellt werden. So können allgemeingültige Antworten auf grundlegende Fragen wie z.B.: Warum Impfen?, Asthma – was ist das eigentlich…?, Warum soll ich regelmäßig meine Asthmamedikation nehmen?, Asthma und Sport – geht das überhaupt?, Patienten auf das bevorstehende Arztgespräch vorbereiten. Diese Aufklärungsarbeit fördert das Verständnis für komplexe Krankheitsverläufe bzw. stärkt die Einsicht in den Nutzen von Gesundheitsförderungsprogrammen. Ziel ist es, eine partnerschaftliche Arzt-Patienten-Beziehung durch gezielte Vorabinfos herbeizuführen. Der Patient wird als gut informierter Mensch selbstbewusst seine Wünsche und Sorgen vortragen, und der Arzt hat nun Zeit, sehr individuell (und das ist das Wesentliche) mit dem Patienten einen Therapieplan zu entwickeln.

Diese partizipative Entscheidungsfindung (shared decision making) im ärztlichen Behandlungsablauf trägt durch die Einsicht und das Verständnis in den medizinischen Behandlungsablauf (z.B. warum genau das Medikament im Zusammenspiel möglicher weiterer Faktoren das richtige ist) zu einer nachhaltigeren Therapietreue beim Erkrankten bei – „compliance becomes concordance" (Mullen 1997).

(Anmerkung des Autors: „Der Patient als Partner im medizinischen Entscheidungsprozess" ist Förderschwerpunkt des Bundesministeriums für Gesundheit und Soziale Sicherung. Per Ausschreibung wurden im Jahr 2001 zehn Projekte aus über 150 Einreichungen ausgewählt und für jeweils drei Jahre gefördert. Ergebnisse werden auf einer Abschlusstagung im Mai 2005 vorgestellt.)

19.2.5 Compliance

Asthmapatienten, die auf eine antientzündliche Basistherapie mit inhalativen Corticoiden eingestellt sind, vernachlässigen diese Therapie häufig, vor allem wenn die Symptome gut unter Kontrolle erscheinen. Eine Ursache hierfür ist die Angst vor Cortison. Da die therapeutische Wirkung der inhalativen Corticoide vom Patienten nicht unmittelbar wahrgenommen wird, besteht ein weiterer Grund, die Anwendung mitunter zu unterlassen. In der Regel nimmt die Therapietreue mit der Zahl der verschiedenen für die Bedarfstherapie und Basistherapie verordneten Inhalationssysteme ab.

Dem Patienten fehlen also die Einsicht und wahrscheinlich auch das Verständnis, was eine unregelmäßige Einnahmefrequenz für die Genese seiner chronischen Asthmaerkrankung bedeutet. Das Anbieten von kombinierten Fertigarzneimitteln durch die Hersteller ist eine Maßnahme zur Unterstützung der Therapietreue. Dies kann durch positivere Therapieverläufe belegt werden (Bateman 2004). Des Weiteren bewahrt eine hohe Compliance öffentliche Gesundheitskassen vor zusätzlichen Ausgaben, da Klinikeinweisungen infolge eines akuten Krankheitsverlaufes seltener werden.

Das teuerste Medikament ist jedoch jenes, welches verschrieben, in der Apotheke abgeholt, aber nicht oder nicht gemäß ärztlicher Verordnung eingenommen wird. Die meisten Patienten mit chronischen Erkrankungen nehmen gerade mal die Hälfte der ihnen verschriebenen Medikamente ein (Morris 1992).

Wie oben bereits ausgeführt, erreichen wir den Patienten direkt online – er sucht sogar den Kontakt. Die Entwicklung und Durchführung von 1:1-Compliance-Programmen via online-/mobile-Channels (z.B. Einnahmeerinnerungen per SMS) kann die Grundlage eines intensiven Patientenbeziehungsmanagements sein. Dies geht über Verständnis-Einsicht-Erinnerungen und trägt zur gesundheitsökonomischen Wertschöpfung aller Leistungsträger der Gesundheitsbranche bei.

Dass informierte und involvierte Bürger nicht nur zufriedene Patienten sind, sondern auch mit besseren klinischen Resultaten rechnen dürfen, ist auf jeden Fall schon seit über 20 Jahren bekannt (Mazzuca 1982).

19.2.6 „From cure to care“

Unsere Schulmedizin ist durch naturwissenschaftliches Denken geprägt. Alles, was nicht messbar ist, wird als zweitrangig, unwichtig oder irreal angesehen. Die untrennbare Triade zwischen Körper, Seele und Geist geht weitgehend verloren.

Die heutige Medizin lässt bisweilen einen ganzheitlichen Ansatz bei der Suche nach Ursachen von Krankheiten vermissen. Es wird der Frage nachgegangen: „Warum werden wir krank?“. Eine Behandlung bzw. der Gang zum Arzt ist demzufolge ein reaktiver Vorgang. Nur wenn wir ein Problem haben, ein Leiden verspüren suchen wir nach professioneller Hilfe. Derzeit betreiben wir also eine kurative Medizin (Pathogenese).

Für Hippokrates war der Arzt ein Lotse, der die Menschen im Sinne einer gesunden Lebensweise beriet. Medizin war die Kunst einer gesunden Lebensführung und dabei wurde nicht nur der Körper beobachtet, sondern auch Gefühle sowie die natürliche und soziale Umwelt.

Die historische Auffassung des medizinischen Handelns sah also eine (pro)aktive und ganzheitliche Gesundheitsfür- und vorsorge als opportun an (meines Erachtens eine sehr moderne, wenn nicht sogar postvisionäre Haltung).

Der Kernunterschied zwischen „Krankheits- und Gesundheitsmedizin“ (Salutogenese) ist: Die erstere hat sich darauf spezialisiert, Krankheiten zu kurieren –

sie versteht unter Gesundheit das Nicht-Vorhandensein von Krankheit – während die andere sich um die Gesundheit sorgt – sie versteht unter Gesundheit das Vorhandensein und den Erhalt von Lebensqualität.

Sie wirft die Frage auf: „Was hält uns gesund (Abb. 19.3)?“

(Abb. 19.3) From Cure to Care – vom Reagieren zum Agieren – vom Kurieren zum Gesundhalten

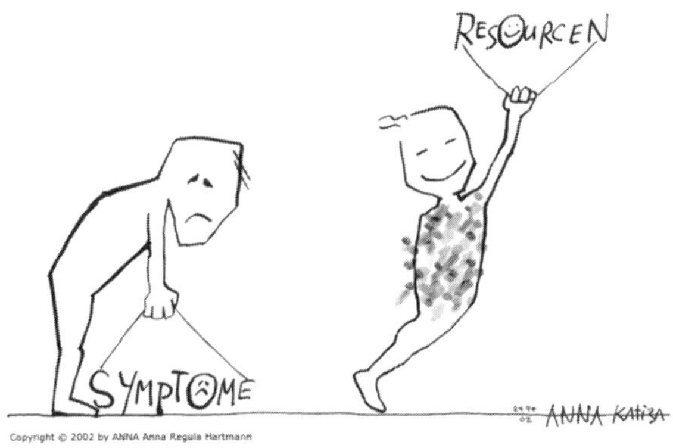

Von der „Pathogenese zur Salutogenese" lautet die Maxime, die Aaron Antonovsky vertritt (1993).

Danach sollten sich Ärzte von der bloßen Reparaturfunktion lösen und sich zunehmend wieder als Gesundheitsberater ihrer Patienten verstehen.

Gesundheit sollte ganzheitlich, also in ihrer körperlichen psychischen und sozialen Komponente gesehen werden. 2002 fielen gerade mal 3,6 % der deutschen Gesundheitsausgaben der Gesundheitsförderung zu (Statistisches Bundesamt 2002).

Kein anderes Medium eignet sich so hervorragend wie das multimediale Internet, um präventive Maßnahmen und Anleitungen zu einer gesünderen Lebensführung breiten Bevölkerungsschichten eingängig, kostengünstig und nachhaltig vermitteln zu können.

Mit Hilfe von Testimonials können Szenarien einer normalen Lebensführung trotz chronischer Erkrankung überzeugend vermittelt werden, z.B. Spitzensport trotz Asthma (vgl. Schwimmweltmeisterin Sandra Völker auf www.luft-zum-leben.de).

Als ein Beispiel für reisemedizinische Prävention bietet der Online-Gesundheitsdienst www.fit-for-travel.de verbindliche Informationen bzgl. Malariaprophylaxe und Schutzimpfungen für über 200 Länder der Welt aktuell und zuverlässig an.

Zur Vertiefung der klassischen Vor-Ort-Asthmaschulungen in den jeweiligen Zentren konnte www.forum-telemedizin.de in einer zweiarmigen Studie Nachschulungen im Internet als therapiefördernde und therapiekostensenkende Methode evaluieren.

19.2.7 Der sechste Kondratieff – ein visionärer Aspekt

Der russische Volkswirtschaftler Nikolaj Kondratieff (1892 – 1938) beschreibt sog. lange Wellen der Konjunktur und ihre jeweiligen Basisinnovationen (Abb. 19.4). Demnach hat es bisher fünf dieser Kondratieffs gegeben. Im ersten Kondratieff um 1800 wurde der gesellschaftliche Bedarf nach Bekleidung erfüllt. Die Basisinnovation Dampfmaschine und die Neuerungen in der Verarbeitung von Baumwolle in Fabriken kennzeichnen die erste lange Welle. Es folgte eine schwere Rezession. Eine Ausdehnung der Industrie war durch mangelnde Infrastruktur (Fuhrwerke, Feldwege) nicht möglich.

Durch das Entstehen der Stahlindustrie und die Erfindung der Eisenbahn konnte diese Wachstumshürde im zweiten Kondratieff überwunden werden. Im Mittelpunkt der dritten Konjunkturwelle stand die Entwicklung von zahllosen elektrotechnischen und chemischen Produkten und deren Massenproduktion. Die Weltwirtschaftskrise Ende der 20er, Anfang der 30er Jahre brachte diesen Zyklus jäh zum Erliegen. Wiederum war die geringe Mobilität von Waren und Personen der Antrieb für Innovationen. So bescherten die Petrochemie und die damit einhergehende Entwicklung der Automobil- und Flugzeugindustrie den Aufschwung im vierten Kondratieff. Die stetig steigenden Rohölpreise führten zu einer Abflauung des vierten Konjunkturzyklus.

Der gesellschaftliche Bedarf nach Wissen und Informationen sowie der Wunsch nach kommunikativen Austauschmöglichkeiten auch über große Entfernungen führte die Weltwirtschaft in das Informationstechnologiezeitalter. Geprägt durch anhaltende Miniaturisierungen, kostengünstige Massenproduktionen in der Siliziumhalbleiterherstellung sowie deren innovativer Einsatz an sich, erreichte diese Basisinnovation ihren Höhepunkt in der zweiten Hälfte der 90er Jahre. Gegenwärtig erleben wir eine erste Sättigung in der Durchdringung der Haushalte mit Personalcomputern.

Die noch fortschreitende Digitalisierung von bisher nur analog verfügbaren Informationen (gerade auch von medizinischem Fachwissen) sowie die immer noch steigende Nachfrage bzgl. Online-Anbindungen ins Internet – nun vor allem in den älteren Bevölkerungsschichten >50 Jahre – verdeutlichen die Wichtigkeit dieses Mediums. 2001 nutzten erst 25 % der über 50jährigen das Internet, im Jahre 2004 haben bereits 45 % der 50-59jährigen Deutschen einen Zugang ins WorldWideWeb (ACTA 2004).

Das Internet trägt zur nachhaltigen Individualisierung und Demokratisierung von Informationen im Allgemeinen und auf dem Gesundheitsmarkt im Besonderen bei.

Nach Leo Nefiodow stehen wir heute vor dem sechsten Kondratieff:

„Die größte Wachstumsbarriere am Ende des fünften Kondratieff sind die hohen Kosten der sozialen Entropie (Angst, Mobbing, Aggressionen, Neid, Drogen, Kriminalität) also seelische und soziale Störungen und daraus resultierende Erkrankungen und Folgen. Die sechste Welle wird ihren Antrieb aus dem Streben nach ganzheitlicher Gesundheit beziehen" (2000).

In unserem Wirtschaftssystem kommt es auf die produktive Nutzung von Informationen an.

Im Sinne einer ganzheitlichen Medizin bedingt die psycho-soziale Stabilität das somatische Gesundheitsgleichgewicht sowie vice versa. Immer häufiger auftretende seelisch-geistige Störungen, getriggert durch die gesellschaftlichen Umwälzungen (Wegfall von familiär geprägten Rückzugsmöglichkeiten, stärkere soziale Eigenverantwortung als noch vor wenigen Jahren, verrohende Mediendarstellungen), blockieren eine produktive und kreative Zusammenarbeit und somit einen wesentlichen Faktor für Innovationen.

Gefestigte, allgemein akzeptierte, soziale wie auch persönliche Handlungsmuster bilden sich jedoch nur in einem intakten, „gesunden" Lebensmilieu aus. Persönliche und soziale Kompetenzen (nach Daniel Golemann „Emotionale Intelligenz") sind Qualifikationen, die heute zu den wichtigsten Softskills im Berufsleben zählen.

(Abb. 19.4) Kondratieff Zyklen; Basisinnovationen und ihre wichtigsten Anwendungsfelder

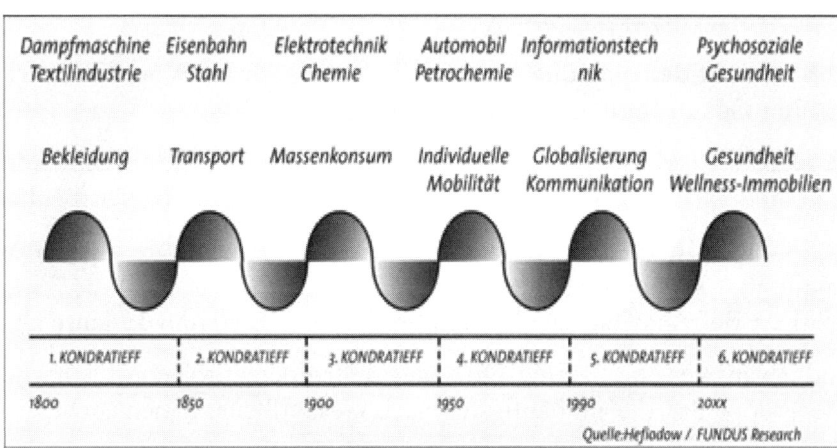

Fazit: Ja! „Direct-to-Patients“ ist mehr als nur ein Trend.

Aufgrund der direkten Ansprachemöglichkeit des Patienten via Internet, der hohen Akzeptanz und des systemimmanenten Rückkanals bieten sich online basierte Präventions-, Gesundheitsförderungs- und Compliance-Programme für DTC-Kampagnen geradezu an.

19.3 Wann ist eine Website eine erfolgreiche eHealth Site?

Grundsätzlich muss man zwischen Gesundheitsportalen und Indikationswebsites unterscheiden. Gesundheitsportale (www.netdoktor.de, www.lifeline.de, etc.) bieten unter einem Dach, i.e. unter einer Webadresse, eine große Bandbreite an Informationen zu den häufigsten Krankheitsentitäten an.

Indikationswebsites hingegen beschäftigen sich mit nur einem Krankheitsbild (z.B. www.luft-zum-leben.de mit obstruktiven Atemwegserkrankungen).

Die vermittelten Inhalte weisen jedoch eine hohe Informationsdichte auf, haben einen vertikalen Charakter und richten sich entsprechend an spitze Zielgruppen.

Die nachfolgenden Ausführungen beziehen sich primär auf Indikationswebsites.

Um eine erfolgreiche und patientenzentrierte Website aufbauen zu können, sollte eine eingehende soziodemographische Nutzeranalyse sowie eine klare Typologisierung zur Einstellung zum Themenkomplex Gesundheit, Krankheit, Prävention etc. erfolgen.

Die Klassifizierung der Bauer Media KG Hamburg kennt sechs Typen:

Die Konservative, die Lebensfrohe, der Spontane, der Erfolgreiche, der Zufriedene und die Aufgeschlossene.

19.3.1 Wie sieht der typische Mensch aus, der sich im WorldWideWeb über Gesundheitsthemen informiert?

Frauen zeigen sich deutlich aktiver im Einholen von Gesundheitsinformationen. Dieses gesundheitsaffine Verhalten lässt sich über alle Medienkanäle beobachten.

Knapp 18 % der befragten Männer, aber nur 12 % der Frauen gaben an, sich nicht aktiv über Gesundheitsthemen zu informieren (Abb. 19.5). 34 % einer repräsentativen Befragung auf lifeline.de waren zwischen 26 und 35 Jahre alt.

Die End-Zwanziger und Anfang-Dreißiger stellen demzufolge in Deutschland die Personengruppe dar, die am häufigsten nach Gesundheitsthemen sucht.

Auf den ersten Blick mag dies verwundern, da in dieser Gruppe keine ausgeprägten Morbiditätszahlen zu erwarten sind.

Die Gründe hierfür liegen zum einen wohl eher in der starken Internetaffinität dieser Gruppe (ca. 70 % haben einen Online-Zugang).

Zum anderen ist in dieser Altersgruppe die Familiengründung sehr ausgeprägt, d.h., diese Gruppe wird verstärkt nach Informationen zum Wohle ihrer Babys und Kinder suchen (Abb. 19.6).

Knapp die Hälfte der Nutzer von eHealth-Websites besitzen eine (Fach-) Hochschulreife, über 30 % die mittlere Reife. Der informierte Patient zeichnet sich demnach durch eine gehobene Schulbildung aus.

Das verfügbare Haushaltsnettoeinkommen scheint hingegen keine signifikante Rolle beim Nutzungsverhalten zu spielen.

Es soll jedoch darauf hingewiesen sein, dass die Usergruppe, die Gesundheitsportale am häufigsten nutzt (Frauen im Alter von 26- 35 Jahren) über ein Haushaltsnettoeinkommen von mehr als 2000 Euro verfügt (Abb. 19.7; 19.8).

(Abb. 19.5) T-Online Panel; Käufer von OTC Produkten (2002)

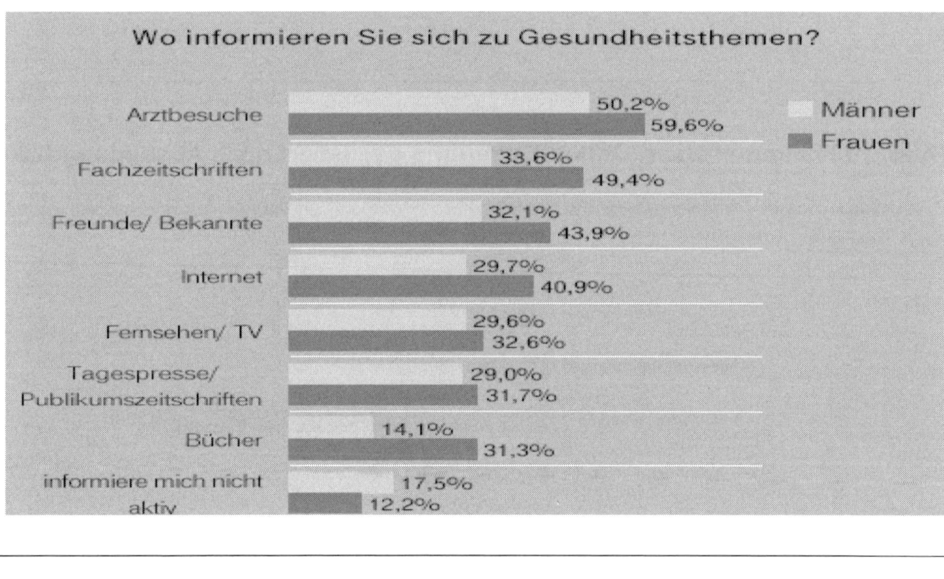

(Abb. 19.6) Internet-User; Online-Befragung gegliedert nach Alter (2003)

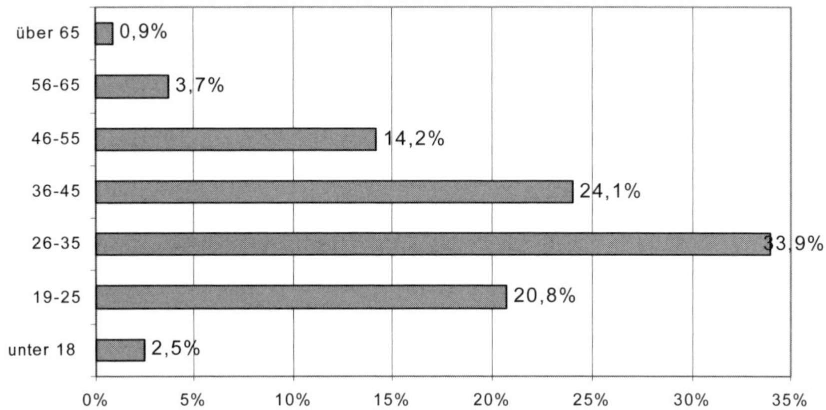

Lifeline – BSMO - metrinomics

(Abb. 19.7) Internet-User; Online-Befragung gegliedert nach Ausbildung (2003)

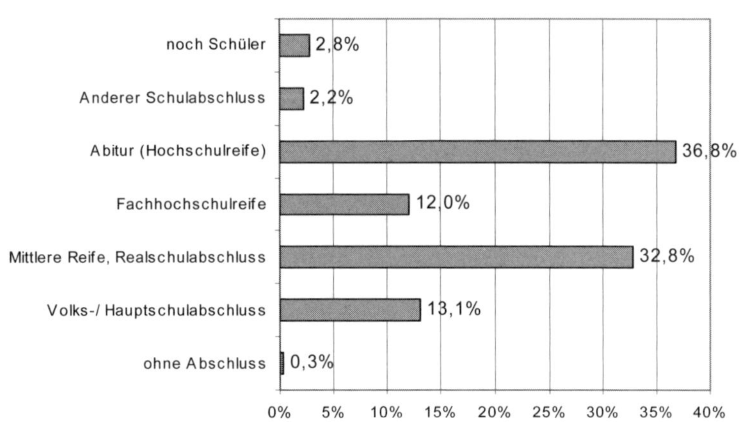

Lifeline – BSMO - metrinomics

(Abb. 19.8) Internet-User; Gegliedert nach Monatseinkommen (2003)

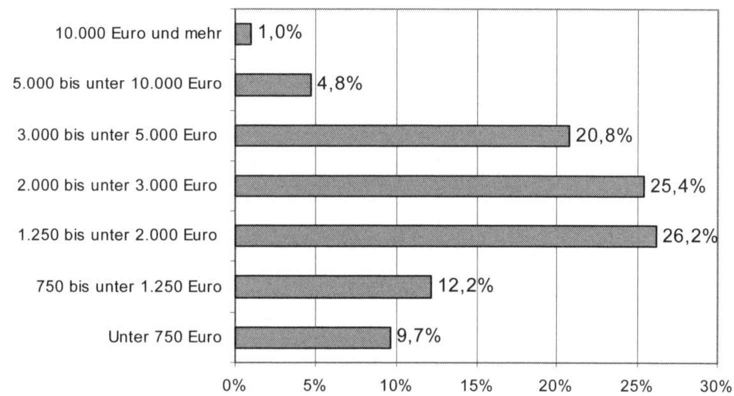

Lifeline – BSMO - metrinomics

19.3.2 Was wird gesucht?

Sieben von zehn Patienten suchen die direkte Interaktivität mit ihrem Arzt via eMail (PSL Research 2001). „Email consultations have the potential to play an important role in delivery of preventive health care and in facilitating self management of chronic disorders" (Car 2004).

Medizinische Informationen zu chronischen Krankheitsbildern stehen im Mittelpunkt des Interesses. Bei bestimmten medizinischen Themen zeigen sich deutlich saisonale Korrelationen. So ist zum Beispiel der Abruf von Informationen in Bezug auf Pollenallergien v.a. im Frühsommer evident.

Ebenfalls hohe Nutzungszahlen sieht man auf Websites mit Angeboten zu Krankheiten, die mit einem hohen intrinsischen Leidensdruck einhergehen (z.B. multiple Sklerose, Parkinson). Dank seiner Anonymität wird das Internet gerade auch bei Recherchen zu psychiatrischen Erkrankungen (Depressionen) sehr geschätzt und entsprechend stark genutzt.

Die Forschungsgruppe Wahlen fand in einer Umfrage Anfang 2004 heraus, dass Informationen zu Behandlungsmöglichkeiten, aber auch zu Wechselwirkungen, Nebenwirkungen und Wirkungsweisen von Medikamenten auf Gesundheitswebsites für Patienten sehr wichtig sind (Abb. 19.9).

(Abb. 19.9) OTC-Markt 2004 (n=5182);
Internet ist für mich "sehr wichtig" für Informationen über...

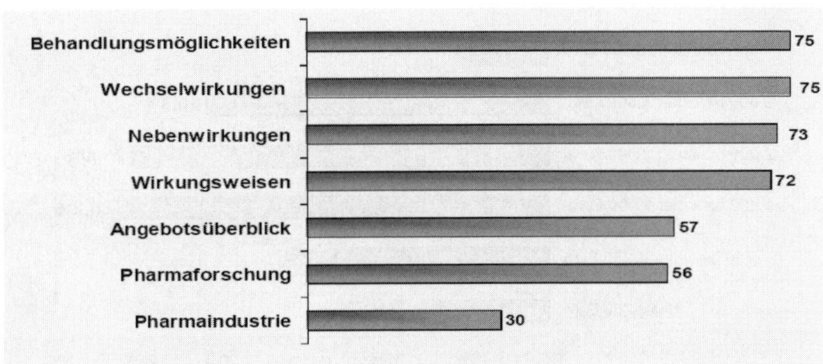

Vitanet – HCCC- Forschungsgruppe Wahlen

19.3.3 Stellschrauben erfolgreicher eHealth-Sites

19.3.3.1 Marktsegmentierung

Bei der erfolgreichen Konzeption einer eHealth-Site ist neben den demographischen Daten der gesundheitliche Zustand wie auch die technische Ausstattung der Nutzer ein wichtiges zu beachtendes Attribut. Eine fundierte Segmentanalyse ist hier ein kritischer Erfolgsparameter. So sollte im Hinblick auf den Aufbau einer erfolgreichen Online-Community auf Indikationswebsites die jeweilige Target-Zielgruppe (Chronischkranke, Angehörige, Selbstbetroffene, etc.) mit dem technografischen Profil abgeglichen werden. Es sollte entsprechend bekannt sein bzw. evaluiert werden mit welcher Bandbreite die gewünschte Zielgruppe online geht (Modem, ISDN, DSL), welche Browserversion im Einsatz ist, wie internetaffin der potentielle User ist, d.h. wie häufig und wie lang er das Internet nutzt und wie viel Online-Erfahrung er hat etc.

19.3.3.2 Strategische Investition

Die Entwicklung einer Website hat einige Gemeinsamkeiten mit der Aufzucht eines Apfelbaumes:

Es liegt in der Natur aller erfolgreichen Evolutionen, dass diese Zeit benötigen. Vom Website-Betreiber - ähnlich dem Obstbauer - wird ein gutes strategisches Planungsvermögen, ausreichende Ressourcen und auch Geduld erwartet.

Der Apfelbaumsteckling wie auch die neue Website bedürfen immerwährender Pflege und regelmäßiger Wässerungen. Erst nach einigen Jahren werden beide „messbare“ Früchte tragen. Diskontinuität an Wasser bzw. an kreativem wie auch finanziellem Engagement lässt die junge Pflanze vertrocknen, die Website verliert an Attraktivität. Bis die kritische Masse an Stamm-Usern für eine Online-Community akquiriert ist, bedarf es eines kontinuierlichen und ernsthaften Engagements. Danach erst können ggf. zyklische Investitionen erfolgen. Gesundheitsangebote im Internet müssen gehegt und gepflegt werden, was mit regelmäßigen Investitionskosten einhergeht. Ein Mangel an finanzieller Kontinuität und damit an adäquaten Services zur Kundenbindung führt zu einem Attraktivitätsverlust und macht vorausgegangene Investitionen womöglich zunichte. Verprellte Patienten strömen mit einem Klick zum attraktiveren Mitbewerberangebot. Gerade bei der spitzen Zielgruppenansprache kann dies fatale Folgen für die Website und damit auch für das eigentliche Produkt, die Marke und das Unternehmen nach sich ziehen.

19.3.3.3 Kundentreue auf Special-Interest-Sites

Der Nutzungsgrad (Wert, Reichweite) einer Website wird z.Zt. in Visits und Pageimpressions pro Zeiteinheit angegeben. Dies ist sicherlich eine wichtige Richtgröße für die Bekanntheit einer Website. Visits und Pageimpressions sind ein gutes Maß für die Response eingesetzter Promotionaktionen. Eine großformatige Anzeige zur Bewerbung der Internetsite in einer reichweitenstarken Zeitschrift, wird die Messgrößen in die Höhe schnellen lassen. Da Pageimpressions und Visits technische Messwerte sind, lassen sie jedoch keinen Rückschluss darauf zu, ob die Botschaften der Website angekommen sind und ob die Akzeptanz der Site so hoch ist, dass die Besucher wiederkommen. eHealth-Sites, die Informationen nur in Form von Texten anbieten und dem Nutzer keine Möglichkeiten zur Interaktion im Rahmen des systemimmanenten Rückkanals ermöglichen, nutzen aus Marketingsicht die umfassenden Wertschöpfungsmöglichkeiten der Internettechnologie noch nicht aus.

Die Loyalität von Besuchern lässt sich demzufolge aus der Analyse der herkömmlichen Messgrößen (Visits und Pageimpressions) nicht ablesen. Ein Marketingleiter kann die Visits nicht für weitere Aktionen nutzen. Die gängigen Messwerte zeigen also nur, ob die Website „handwerklich“ – also technisch und inhaltlich – gut gemacht ist. Sie lassen Rückschlüsse darauf zu, wie viele User erreicht und akquiriert wurden, die das Gesundheitsangebot im Internet nutzen. Eine hohe Reichweite lässt jedoch keine Rückschlüsse bzgl. der Kundentreue zu. Dies ist jedoch eine Grundvoraussetzung für ein patientenorientiertes Beziehungsmanagement (sozusagen die Blüten unseres Apfelbaumes).

Gerade für den Aufbau von Online-Communities sind wiederkehrende Besucher das Elixier für den Erfolg. Referenzangebote müssen demzufolge eine Stickiness erzeugen, d.h. Mehrwert für den User bieten. Die Herausforderung eines Websitebetreibers ist es, Erstbesucher zu treuen, wiederkehrenden Stammnutzern aufzubauen, sie aus der Anonymität des WorldWideWeb zu heben und via mass customization services zu gesundheitsorientierten Handlungen auf dem Online-Dienst anzuregen.

Besucherströme lassen sich sodann mittels der Inanspruchnahme personalisierter Angebote sehr gut messen und beurteilen. Die Dankbarkeit der loyalen Patienten sowie die steigende Akzeptanz personalisierter Dienste sind meines Erachtens die wahren „Früchte" des indikationsspezifischen Online-Marketings (vgl. Patientenmeinungen in den Foren von www.luft-zum-leben.de).

19.3.3.4 Aufbau eines Online-Beziehungsmanagements in vier Schritten

1) **Reach**
   Die Informationssuchenden müssen vom Web-Angebot Kenntnis erhalten – d.h., der Websitebetreiber muss seine zukünftigen Nutzer in Bezug auf Gewohnheiten und soziodemografische Daten analysieren. Um die potentiellen User erreichen bzw. abholen zu können, werden gemäß Zielgruppenanalyse und Marktsegmentierung die Promotionaktivitäten konzeptioniert.

2) **Acquire**
   Der Patient muss zum Surfen auf der Website angeregt werden – d.h., die geweckten Erwartungen des Patienten aus dem ersten Schritt sollen nun erfüllt, im Idealfall übertroffen werden.
   Dieser Schritt ist mindestens von zwei Ebenen geprägt

   a) technische und medienspezifische Ebene
   Ist die Ladezeit (Aufbau der Website) für den individuellen Nutzer zu lange, werden Plugins benötigt, die der User nicht standardmäßig hat, ist die Navigation gewöhnungsbedürftig bzw. entspricht nicht den gängigen Usability-Richtlinien u.ä., wird der Kontakt abgebrochen. Das nächste Angebot liegt ja nur einen Klick weiter!

   b) inhaltliche Ebene
   Entspricht die Tonalität und Verständlichkeit nicht den Erwartungen und der Vorbildung des Users wird er ebenfalls nicht weiter auf dieser Website surfen und sein Glück auf einer anderen Website suchen.

3) **Convert**
   Der durch das Angebot surfende Informationssuchende muss zu Response-Actions angeregt werden – d.h. die textliche wie auch mediale Aufbereitung muss

so überzeugend sein, die angebotenen Services echten Mehrwert versprechen, dass der Patient weitere (messbare) Handlungen auf der Website ausübt (z.B. Abonnements von eMail- Newsletter, Medikamenteneinnahmeerinnerungen per SMS, Anforderung von Broschüren per Briefpost, aktive Teilnahme in Foren und an Edutainmentangeboten …)

4) **Retain**
Die vom Patienten initial ausgewählte Website und die abonnierten Gesundheitsdienstleistungen müssen die Erwartungen des Informationssuchenden längerfristig erfüllen. Die regelmäßige Nutzung ist das Ziel – d.h., die Dienste müssen als wertvoll und nicht austauschbar erkannt werden. Sie sollen den Patienten im Gesundheits- bzw. Krankheitsmanagement und bei der Erfüllung seiner alltäglichen Bedürfnisse nachhaltig unterstützen. Erst wenn die Nutzerzahlen der Gesundheitsservices kontinuierlich steigen, kann man von einer loyalen Usergruppe sprechen. Diese quantitativ wachsenden Bestandskunden sind der eigentliche Schatz (die Früchte) einer ethischen Gesundheitswebsite.
Mit dem überzeugenden Webangebot ist es gelungen, aus einer anonymen spitzen Zielgruppe eine fein segmentierte und v.a. loyale Community zu selektieren, deren Bedürfnisse und Nutzungsverhalten nun marketinggerecht aufbereitet werden können.

Mit der zentralen Aussage einer Studie des Instituts für Journalistik und Kommunikationswissenschaften der Universität Hamburg möchte ich meinen Aufsatz beenden: „Wer krank ist, geht ins Netz.

Diese Aussage kann als Kernbefund der Studie und zugleich als Prognose für zukünftige Entwicklungen gelten: Menschen, die erkranken, werden sich, ergänzend zum Informationsgespräch mit den behandelnden Ärzten, aus dem Internet informieren. Für die Anbieterseite – Ärzte, Kliniken, Verbände, Initiativen, Pharmaunternehmen – empfiehlt sich daher, nutzerfreundliche Angebote im Internet zur Verfügung zu stellen“ (Brichta 2004).

Die großen Herausforderungen der kommenden Jahre liegen jedoch in der Entwicklung und Bereitstellung von attraktiven gesundheitsprophylaktischen Angeboten. Wachsende Bevölkerungsgruppen werden gerne in die ERHALTUNG und FÖRDERUNG ihrer Gesundheit investieren. War die Internettechnologie bislang der Katalysator in der Aufklärung des Patienten, so wird sie künftig Mediator einer gesunden Lebensweise.

19.4 Zusammenfassung

- Die Erkenntnis, dass Gesundheit ein hohes Gut ist, das es zu bewahren gilt, und die tiefgreifenden Gesundheitsreformen, die verstärkte Eigenleistungen von Patienten fordern, sind die Treiber für ein wachsendes medizinisches Informationsbedürfnis.

- Erst die Internettechnologie ermöglicht Patienten einen DIREKTEN ubiquitären demokratischen Zugang zu medizinischen Informationen.
- Aufgrund der direkten Ansprachemöglichkeit des Patienten via Internet, der großen Reichweite, des Skaleneffektes, der messbaren Akzeptanz und des systemimmanten Rückkanals bieten sich online-basierte Präventions-, Gesundheitsförderungs- und Compliance-Programme für dieses Medium gerade zu an.
- Direkte Patientenansprachekonzepte via Internet können somit zu einer Kostenreduktion im therapeutischen Bereich beitragen. Responsequoten können aufgrund des digitalen Mediums direkt gemessen werden.
- Der medienimmanente Rückkanal (direkt vom Patienten) lässt hierfür noch ungeahnte Möglichkeiten für telemedizinische, aber auch marktforscherische Anwendungen offen.
- Der ehemals devote Patient entwickelt sich zum fordernden, gesundheitsorientierten Menschen und wird ein kritischer Konsument, der bereit ist, in individuelle und zusätzliche Gesundheitsdienstleistungen zu investieren.
- Der Arzt wird zum Lotsen „zum Sparringspartner“ des mündigen Patienten. Im Idealfall vermittelt der Hausarzt das Verständnis, die Einsicht und Akzeptanz in ärztliche Therapiepläne. Er hat den ganzheitlichen Blick über Soma, Psyche und soziales Umfeld. Das durch den partizipierenden Patienten reifende Arzt-Patienten-Verhältnis fördert die Compliance, sichert die Qualität der Medizin und trägt zur Kostentransparenz bei.
- Der typische Mensch, der Gesundheitsinformationen im Internet sucht ist z.Zt. weiblich, zwischen 26–35 Jahre alt, verfügt über eine gute Schulbildung und kann auf ein Haushaltsnettoeinkommen von deutlich über 2000 Euro monatlich zurückgreifen.
- Die Grundbausteine erfolgreicher ethischer Gesundheitsdienstleistungen im Internet sind:
  exakte Zielgruppensegmentierung, patientenverständliche wie auch wissenschaftlich belegbare Inhalte, Nutzung des systemimmanenten Rückkanals, Kontinuität in Pflege und Weiterentwicklung (vgl. Apfelbaum).
- Das Internet
  Heute der Katalysator zur Demokratisierung medizinischen Wissens – morgen der Mediator zu einer präventiven Lebensführung.

Literatur

1. ACTA 2004, Allensbacher Computer und Technikanalyse.
Köcher, Renate; Das Internet in der Konkurrenz mit anderen Medien; Repräsentative Befragung der Deutschen Bevölkerung zwischen 14-64 Jahren, disproportionale Stichprobe, 10.287 Befragte, Januar – August 2004
2. Anderson JG et al.; The Impact of CyberHealthcare on the Physician-Patient Relationship, Journal of Medical Systems 2003; 27: 67-84
3. Arenz S et al.; Der Masernausbruch in Coburg: Was lässt sich daraus lernen?, Dtsch Arztebl 2003; 100: A 3245–3249 [Heft 49]
4. Antonovsky A ; Gesundheitsforschung vs. Krankheitsforschung. In: Franke, A., Broda, M. (Hrsg.): Psychosomatische Gesundheit. Versuch einer Abkehr vom Pathogenese-Konzept (S. 3 – 14), dgvt, Tübingen, 1993
5. Bateman E et al.; Can Guideline-defined Asthma Control be Achieved? The Gaining Optimal Asthma Control study, Am J Respir Crit Care Med 2004; 170: 836-844
6. Bauer Media KG, Hamburg, OTC Typologie 2001/2002; in Zusammenarbeit mit dem ISBA Institut Hamburg
7. Brichta M et al.; Wer krank ist, geht ins Netz, Eine empirische Untersuchung über medizinische Medienangebote sowie Medien- und Internetnutzung im Krankheitsverlauf, Institut für Journalistik und Kommunikationswissenschaften der Universität Hamburg sowie Neurochirurgische Klinik des Universitätskrankenhaus Hamburg-Eppendorf, Hamburg, März 2004
8. BSMO, BusinessSolutions Medicine Online, Berlin, online Befragung auf lifeline.de, März-Mai 2003, 1500 Teilnehmer
9. Car J, Sheikh A; eMail consultations in health care: scope and effectiveness - acceptability and safe application, BMJ, Aug 2004; 329: 435-442
10. Deveugele M et al. ; Consultation length in general practice: cross sectional study in six European Countries, BMJ 2002; 325: 472
11. Vitanet, HCCC, Forschungsgruppe Wahlen Online GmbH, Mannheim, Der OTC-Markt und das Internet, Online-Befragung, Februar/März 2004, 5182 Befragte
12. HON (Health on the Net Foundation); 8th. HON's Survey of Health and Medical Internet Users, Internationale online Befragung, Mai/Juni 2002, 1.318 befragte Patienten
13. Klemperer D; Arzt-Patient-Beziehung: Entscheidung über Therapie muss gemeinsam getroffen werden, Dtsch Arztebl 2003; 100: A 753–755 [Heft 12]
14. Mazzuca SA; Does patient education in chronic disease have therapeutic value? J Chron Dis 35/1982, 521-529
15. Morris LS et al.; Patient Compliance – an overview, J Clin Pharm Ther 1992, 17:283-95

16. Mullen PD; Compliance becomes concordance, BMJ 1997; 314: 691–692

17. Nefiodow LA.; Der sechste Kondratieff: Wege zur Produktivität und Vollbeschäftigung im Zeitalter der Information, Rhein-Sieg Verlag, 2000

18. PSL Research; A Modular Study to Undertstand the Impact of the Internet on i-Healthseekers, April 2001, 11.924 Befragte

19. Psychonomics AG, Köln, Health Care Monitoring 2004 – Themen: Gesundheitsmentalität, Selbstmedikation, Krankenversicherung, Repräsentative Befragung von 2000 Personen ab 16 Jahren im Zeitraum vom 6. Mai – 15. Juni 2004

20. Psychonomics AG, Köln, Views on Health and Self-Medication - An International Study by INMAR Network, Sommer 2003

21. T-Online Panel; Käufer rezeptfreier Gesundheitspräparate – Surfverhalten im Internet, Befragung von 1.385 Internetnutzern, September 2002

22. TNS Emnid; Repräsentative Befragung aller Internetnutzer in Deutschland, Befragungszeitraum, 21.01 – 27.01.2003, 1.776 Befragte

Autor

Herr Dr. Drechsel studierte Medizin an der Ludwig-Maximilians-Universität München und promovierte am Institut für chirurgische Forschung am Klinikum Großhadern, München. Bereits während des Medizinstudiums gründete er 1994 die Dienstleistungsagentur mediTalk® zur medizinisch-pharmazeutischen Vertriebs- und Produktberatung. Der Schwerpunkt lag zum einen im Betrieb eines Outbound- CallCenters zur Vertriebsunterstützung und Durchführung von Direktmarketingmaßnahmen für mittelständische Pharmaunternehmen und zum anderen in der Realisierung von multimedialen CD-ROMs (z.B. Roche Lexikon Medizin, Sobotta „Atlas der Anatomie", MSD Manual), die bei Urban & Fischer (heute Elsevier) verlegt werden.

Sein medizinisches Fachwissen und die mehrjährige Qualifikation als selbstständiger Unternehmer im Marketing und NewMedia-Management führten Herrn Dr. Drechsel Anfang 2001 zum forschenden Arzneimittelunternehmen GlaxoSmithKline GmbH & Co. KG in München. Als Manager eBusiness trägt er Verantwortung für die Implementierung der sog. Neuen Medien zur weiteren Optimierung der Geschäftsprozesse bei GlaxoSmithKline Deutschland. Die strategische Ausrichtung umfasst die Entwicklung und Realisierung von digitalen Kommunikationskonzepten für die relevanten (internen/externen) Kundengruppen.

Kontakt:
Dr. Jochen Drechsel
GlaxoSmithKline GmbH & Co. KG, Theresienhöhe 11, D-80339 München,
Tel: 089-36044-8659, eMail: jochen.drechsel@gsk.com

Kapitel 20

Vernetztes Gesundheitswesen – Technologie als Enabler -

Markus Fuchslocher

Keywords

- Patient-Arzt-Verhältnis
- Informationen über Krankheiten
- Diagnostische und therapeutische Interaktion
- Krankenhaus im Innen- und Außenverhältnis
- Arzt-Apotheke-Patient-Verhältnis
- Pharmaindustrie
- Zielgruppenspezifische Kommunikation
- Technologiegestützter Außendienst
- Verbesserungspotential Datenqualität
- Collaborative Value Chain

Inhalt

20.1 Gesundheitssytem im Wandel

In Deutschland, aber auch in anderen Ländern plant die Regierung eine Strukturreform des Gesundheitswesens. Ziel ist vor allem durch Modernisierungsmaßnahmen der Kostenexplosion im Gesundheitswesen entgegenzusteuern. Finanziert werden soll die medizinische Versorgung künftig nicht zuletzt durch mehr Wettbewerb zwischen den Leistungserbringern und den Krankenkassen. Das erhöht den Druck auf alle Akteure.

Im deutschen Gesundheitswesen verursachen etwa 20 Prozent der Versicherten rund 80 Prozent der Kosten. Vornehmlich handelt es sich dabei um chronisch Kranke, deren Zahl aufgrund der Überalterung der Bevölkerung noch zunehmen wird. Bedenkt man zudem, dass je nach durchgeführter Studie und Krankheitsgruppe etwa 50 - 75 Prozent der Patienten nicht compliant sind – ihre Medikamente also nicht oder nicht wie vorgeschrieben einnehmen, so ergibt sich ein gigantischer Hebel zur Kostensenkung.

In Deutschland will man – nach amerikanischem Vorbild – für bestimmte chronische Krankheiten strukturierte Programme aufsetzen, die leistungserbringerübergreifend den Patienten über seinen Disease Lifecycle begleiten – also von Prävention über Behandlung bis zur Nachsorge.

Gerade bei diesen Disease Management Programmen werden sich die Rollen aller Beteiligten wandeln:

- Die Patienten werden zu Kunden und Kennern ihrer Krankheiten.
- Ärzte zu Disease-Managern, die kundenspezifisch agieren und Unter- und Überversorgung minimieren.
- Pharmaunternehmen werden neben innovativen Produkten auch disease-spezifische Dienstleistungen anbieten.
- Apotheken werden sich zu Spezialisten in bestimmten Disease Groups entwickeln ohne dabei die Breite eines One-stop-shopping-Anbieters aufzugeben.
- Krankenversicherungen werden erweiterte Verwaltungsaufgaben und die Kontrolle der Finanzen übernehmen.

Letztlich rankt sich auch im Gesundheitswesen alles darum, Produkte respektive Dienstleistungen und Prozesse schneller, besser oder billiger zu machen. Geschwindigkeit, Qualität und Kosten bekommen – je nach Akteur – ein anderes Gewicht. Zum Teil handelt es sich dabei um komplementäre zum Teil aber auch um gegensätzliche Interessen.

Patienten wollen schnellen Heilungserfolg ohne Nebenwirkungen oder am besten – und das wünschen sich auch die Krankenversicherer – gar nicht erst krank werden.

Ärzte brauchen Zugang zu aktuellen Studienergebnissen und neuen Entwicklungen, Apotheken müssen sich durch qualitativ hochwertige Beratung von der Masse differenzieren etc.

Es wird zu vernetzten Wertschöpfungssystemen im Gesundheitswesen kommen. Informations- und Kommunikationstechnologie werden dabei einerseits Enabler andererseits vor allem Schrittmacher sein. Völlig neue Business Modelle werden durch sie erst möglich.

Dieses Kapitel soll einen kurzen Abriss darüber geben, wie moderne Informations- und Kommunikationstechnologie bereits heute, vor allem aber in der Zukunft das Gesundheitswesen beeinflussen, ja sogar in Richtung höherer Effektivität und Effizienz treiben werden.

20.2 Patienten-Arzt-Verhältnis

Der Patient wird zunehmend mündiger und versteht sich mehr und mehr als Herr seiner Gesundheit und seines persönlichen Wohlbefindens. Ärzte werden schon seit geraumer Zeit nicht mehr als „Götter in weiß" angesehen. Die Bandbreite seitens der Patienten reicht von reiner Selbstmedikation bis zu vermehrtem Dialog zwischen Patient und Arzt. Dabei kommt es neben fachlich tiefgreifenderen Fragen auch zu Behandlungswünschen und Therapievorschlägen, von denen der Patient unter anderem im Internet erfahren hat.

Es mag zukünftig sicherlich in dem einen oder anderen Fall möglich sein, sich der Herausforderung zu verschließen, den Patienten als gleichwertigen Partner zu akzeptieren; in der breiten Masse ist diese Entwicklung aber nicht aufzuhalten.

Doch gerade hierin liegt auch eine der größten Chancen für unser Gesundheitswesen: Telemedizin als Ergänzung zur traditionellen Behandlung. Neben dem Austausch von Dokumenten im Rahmen der elektronischen Patientenakte sind die Anwendungsfelder reichhaltig, wie nachfolgende Abschnitte zeigen werden.

20.2.1 Informationen über Krankheiten und deren Linderung oder Heilung

Patienten wollen und werden sich informieren. Der Anspruch dabei ist, medizinische Sachverhalte in einer für Laien verständlichen Sprache dargelegt und Fundiertes von Scharlatanerie separiert zu bekommen.

Davon profitieren nicht nur die Patienten, sondern die meisten Beteiligten im Gesundheitswesen. Deshalb wird es zu einem sehr viel ausgereifteren Partnering kommen, als sich das heute zum Teil schon abzeichnet. Es werden sich beispielsweise verstärkt Disease-Group-Allianzen bilden. An diesen webbasierten Communities werden sich neben Pharmaunternehmen, Selbsthilfegruppen und Verbänden auch Krankenkassen, Ärzte und Apotheken beteiligen, um sich untereinander und vor allem mit den Patienten zu vernetzen. Die Interessen sind freilich sehr unterschiedlich, aber gerade darin liegt der Charme, wobei die Informationstechnologie der Türöffner zu einer wegweisenden Symbiose darstellt.

Chronisch Kranke lernen mit Ihrer Krankheit richtig umzugehen. Sie erhalten valide Informationen oder erfahren durch altersgruppenspezifische, medizinische (Online-) Spiele mehr über ihr Krankheitsbild. Sie haben die Möglichkeit, sich mit Betroffenen und Experten auszutauschen. Sogar die Behandlung durch einen Arzt ist über das Internet möglich.

Dadurch erhöht sich die Compliance der Patienten und damit ceteris paribus ihr Wohlbefinden.

Das kann sich positiv auswirken auf:

- Die Arbeitskraft und den Krankenstand, was die Arbeitgeber freut.
- Die Krankenkassen, weil Kontinuität in der Therapie gewahrt bleibt, weil Routineuntersuchungen allemal billiger sind als akute Interventionen, da häufigere Krankenhausaufenthalte auf ein Mindestmass reduziert werden können.
- Die Loyalität zu einem Medikament und damit zu einem bestimmten Pharmaunternehmen aufgebaut wird. Das schützt zum einen vor einem Wegbrechen von Umsätzen und trägt zum anderen zu einem Markenimage bei, das zunehmend wichtiger wird, in einer Branche, in der selbst das Marketing reguliert wird.

Durch ein Überdenken tradierter Geschäftsmodelle und ein Aufbrechen verkrusteter Strukturen können zusätzliche Anreize geschaffen werden, um weitere Mitstreiter oder auch Zielgruppen zu gewinnen. So gibt beispielsweise Asthmax[1] für ein Schulungsprogramm für junge Asthmapatienten bis zu 30 Euro pro Patient an die Ärzte als Anmelde- und Abschlussvergütung für die Dokumentationserstellung weiter.

Der Anreiz: Die Vergütung für das Ausfüllen des Eingangs- und Abschlussfragebogens erfolgt gemäß dem „Schulungsparagraphen" § 43 SGB V außerhalb der Budgetdeckelung. Den Patienten wird die Teilnahme dadurch schmackhaft gemacht, dass etwa 70 Prozent aller Krankenkassen die Teilnahmegebühr von 150 Euro für das sechsmonatige Programm übernehmen. Der Nutzen für die Kassen liegt auf der Hand, denn in Deutschland sind etwa 10 Prozent der Kinder und 5 Prozent der Erwachsenen Asthmatiker. Durch gezielte Verhaltensschulungen können Anzahl und Schweregrad von Asthmaanfällen sowie Krankenhausaufenthalte gesenkt werden.

---

[1] Zu dem nachfolgenden Beispiel siehe www.asthmax.de.

20.2.2 Diagnostische und therapeutische Interaktion

Neben dem Austausch von Informationen wird durch Telemedizin die Interaktion zwischen Patient und Arzt verbessert. Patienten werden künftig online sehr viel häufiger und intensiver von einem Arzt betreut. Je nach Risikograd der Krankheit sind unterschiedliche Szenarien denkbar. Für bestimmte Patientengruppen ist es ausreichend, ihre krankheitsrelevanten Daten in einer Art Internettagebuch zu pflegen, auf das der Arzt zugreifen kann. Bei Risikopatienten werden rund um die Uhr die wichtigsten Biowerte gemessen und drahtlos per Bluetooth über ein mobiles Endgerät an die behandelnden Ärzte gesendet. UMTS stellt dabei zum einen eine permanente Verbindung zwischen Patient und arztseitiger Datenbank sicher und liefert zum anderen eine ausreichende Bandbreite zur Übertragung von Bildern und Videos.

Der behandelnde Arzt kann somit auf eine lückenlose Historie zugreifen. Dadurch kann er schneller auf mögliche Veränderungen im Krankheitsbild reagieren und Prävention und Therapie anpassen – entweder, weil er selbst regelmäßig im Sinne einer Televisite kontrolliert oder weil er beim Überschreiten von vorher definierten Schwellenwerten elektronisch informiert wird. So können beispielsweise Herzinfarkte frühzeitig erkannt und dauerhafte Schäden vermieden werden. Mögliche notwendige Klinikaufenthalte werden ebenfalls sehr viel effizienter gemanagt, weil die Patientenhistorie vollständig verfügbar ist und einige Voruntersuchungen entfallen können, was den gesamten Prozess beschleunigt. Die Verweildauer im Krankenhaus kann in manchen Fällen ebenfalls verkürzt werden, weil durch mobile Bild- und Videoübertragung von zu Hause oder der Hausarztpraxis aus die Heilung per Televisite überwacht werden kann.

Neben diesen Basisdiensten sind noch eine Reihe von Value-Added-Services in der Patient-Arzt-Interaktion möglich: automatisches Vereinbaren von Vorsorge- oder Arztterminen, vorheriger Erinnerungsservice per SMS oder e-Mail, compliance-wirksame Überwachung der Medikamenteneinnahme und automatisches Ausstellen von Rezepten. In Summe wird insbesondere für den chronisch Kranken seine Krankheit viel kalkulierbarer, was sein Sicherheitsgefühl und damit seine Lebensqualität deutlich anhebt. Außerdem entsteht ein Zeitgewinn durch den Wegfall einiger Arztbesuche.

20.3 Krankenhaus im Innen- und Außenverhältnis

Bereits heute befinden sich die Krankenhäuser im Wettbewerb zueinander. Patienten fühlen sich als Kunden und diese sind bekanntermaßen König und wollen auch so behandelt werden. Dabei ist die Qualität der Ärzte und des Pflegepersonals allenfalls eine notwendige Voraussetzung, aber keineswegs eine hinreichende. Krankenhäuser müssen modern ausgestattet – eben wohnlich sein. Dazu sind Investitionen notwendig, deren Umfang an anderer Stelle eingespart werden muss. Hierbei kann innovative Informationstechnologie helfen. Auf diese Weise lassen sich die Logistikkosten in Krankenhäusern um etwa 20 Prozent reduzieren. Im Einkauf dürfte das Einsparpotential noch höher liegen, denn manche Krankenhäuser beziehen ihre oft mehr als 15.000 Produkte und Dienstleistungen von zum Teil über 1.000 Lieferanten. Häufig sind Liefervereinbarungen intransparent, der Papierwust undurchsichtig und von klinikübergreifenden Bündelungseffekten kann überhaupt keine Rede sein. Moderne e-Procurement-Lösungen, wie sie sich bereits in vielen Industrieunternehmen bewährt haben, werden auch in Krankenhäusern das erforderliche Einsparpotential heben.

Weiterer Optimierungsdruck entsteht für die Krankenhäuser durch die Einführung der neuen Fallpauschalenabrechnung (DRG)[2] und der angestoßenen Disease-Management-Programme. Hierfür reicht eine Optimierung in den Stützprozessen kaum aus, denn dadurch lässt sich die Verweildauer von Patienten kaum verkürzen. Hier gilt es die gesamten Abläufe im medizinischen und pflegerischen sowie im administrativen Bereich zu optimieren und miteinander zu vernetzen.

Lag der Fokus früher vor allem auf der Effizienzsteigerung in der Verwaltung, so rückt künftig die eigentliche Krankenhaus-Wertschöpfung also der medizinische und pflegerische Bereich in den Vordergrund. Dabei wird die vornehmliche Perspektive „Patient" dafür sorgen, dass alte, verkrustete Strukturen und Prozesse aufgebrochen werden und klinikübergreifend gedacht und gehandelt wird. Das schließt nicht nur die eigentliche Kernwertschöpfung „von der Einlieferung ins Krankenhaus bis zur Entlassung des Patienten" ein, sondern auch Prävention auf der einen und Rehabilitation und Home Care auf der anderen Seite. Mit der Nachsorgeuntersuchung schließt sich dann der Kreis.

Das klassische Krankenhausinformationssystem hat vornehmlich verwaltungstechnischen Charakter und soll durch Speicherung der Patientenstammdaten insbesondere den Abrechnungsprozess verbessern. An seine Stelle wird eine elektronische Personalakte rücken. Neben den administrativen Daten beispielsweise zur Patientenverwaltung oder Leistungsabrechnung werden alle für die ärztliche Tätigkeit notwendigen patientenbezogenen und selbst patientenübergreifenden Dokumente strukturiert abgelegt und Befugten jederzeit und allerorts zur Verfügung gestellt. Bei den zur ärztlichen Tätigkeit notwendigen Informationen sind das neben der Befundungs- und Leistungshistorie auch Röntgenbilder und Studienmaterialien mit Referenz- bzw. Best-Practice-Charakter.

---

[2] Diagnosis Related Groups - Krankenhäuser erhalten je nach Diagnose lediglich eine bestimmte Fallpauschale unabhängig von der Verweildauer eines Patienten im Krankenhaus.

Mit Hilfe dieser durch Informations- und Kommunikationstechnologie flankierten neuen Prozesslandschaft kann die interdisziplinäre Zusammenarbeit zwischen Ärzten verschiedener Fachrichtungen, dem Pflegepersonal und der Verwaltung sichergestellt werden. Daneben wird Transparenz bei Kosten und der Qualität der erbrachten Leistungen geschaffen. Daran kann sich ein kontinuierlicher Verbesserungsprozess anschließen, der beispielsweise die Dauer einer Leistungserbringung misst, mit einem Sollwert vergleicht und die Verantwortlichen bei Überschreitung informiert. Das kann konventionell per Piepser, per SMS auf ein Handy oder über andere mobile Endgeräte wie Handhelds oder Tablet PC erfolgen.

Dadurch ergeben sich enorme Einsparpotentiale durch eine Effizienzsteigerung im gesamten klinischen Ablauf sowie klinikübergreifend eine bessere Betreuung durch umfassende Informationen im niedergelassenen und im Home Care Bereich. All diese Schritte sind nicht zuletzt auch deshalb notwendig, weil der Privatisierung von Krankenhäusern künftig verstärkt auch der Weg an die Börse folgen wird. Dort wird man allerdings nur noch bedingt als Teil des Zukunftsmarktes „Gesundheit“ gesehen. In erster Linie buhlt man als ganz normales Unternehmen unter Shareholder Value Gesichtspunkten um die Gunst der Anleger.

Moderne (Informations- und Kommunikations-) Technologie kann im Krankenhausbereich aber neben einer Effektivitäts- und Effizienzsteigerung in den Stütz- und Kernbereichen ein drittes Verbesserungspotential heben. Viele Behandlungsmethoden und Leistungen werden durch Technologie überhaupt erst möglich, so dass die Qualität der Versorgung aus Patientensicht deutlich erhöht wird. Innovative medizinische Systeme ermöglichen hervorragende Diagnostik und Therapie bei gleichzeitig im Vergleich zu früher deutlich geringerer Belastung für Patient und Personal. Darüber hinaus lassen sich durch moderne Medizintechnik Krankheiten früher erkennen, besser therapieren und damit Kosten im Gesundheitssystem reduzieren. Einige Beispiele zur technologiegestützten Diagnose und Behandlung sind nachfolgend aufgeführt.

Gerade in der Radiologie wird durch verbesserte Informationstechnologien die Untersuchungskapazität um teilweise mehr als 50 Prozent gesteigert. Gleichzeitig steigt die Patientenzufriedenheit. Das liegt erstens daran, dass der eigentliche Vorgang des Röntgens um etwa ein Viertel der Zeit kürzer und qualitativ besser wird, was die Aussagekraft der Diagnose deutlich erhöht. Zweitens muss weniger häufig geröntgt werden, da die Bilder allen behandelnden Ärzten zur Verfügung stehen. Dabei werden drittens unnötige Wartezeiten vermieden, da diese Bilder (aber auch CT- oder Ultraschallbilder etc.) an jedem Behandlungsort sofort per Knopfdruck zur Verfügung stehen und nicht erst die logistischen Herausforderungen eines Krankenhauses oder gar zwischen verschiedenen Häusern bewältigt werden müssen. Dadurch können auch schneller Zweitdiagnosen von weltweit verteilten Experten eingeholt werden. Auf ähnliche Weise kann die Untersuchung einer Gewebeprobe, die im Rahmen einer Operation genommen wird, sehr viel schneller erfolgen – insbesondere dann, wenn diese in ein ferngesteuertes Mikroskop einlegt wird und der Pathologe ggf. ein Experte aus einem anderen Krankenhaus die Aufgabe der Befundung übernimmt. Selbst die ferngesteuerte Durchführung von Operationen durch Roboter ist bei weitem keine ferne Zukunftsmusik mehr.

20.4 Arzt-Apotheke-Patieten-Verhältnis

Aufgrund der Fülle an Medikamenten und ihren jeweils unterschiedlichen Eigenschaften ist es beim Verordnen kaum möglich alle Neben- oder Wechselwirkungen zu kennen und diese mit der Krankheits- und Medikamentenhistorie des Patienten in Einklang zu bringen. Hier kann Technologie sinnvoll unterstützen. Der Arzt wählt in einer Benutzeroberfläche das seiner Meinung nach passende Medikament aus. Dieses wird anschließend mit den vollständigen Patientendaten verglichen. Bei Wechselwirkungen mit anderen Medikamenten oder ähnlichen Kollisionen (z.B. Allergien auf bestimmte Bestandteile etc.) alarmiert das System und schlägt Alternativen vor.

Nachdem ein Arzt ein Medikament verschrieben hat, wird dieses entweder auf einer Patientenchipkarte gespeichert, von einer Apotheke abgerufen oder der Bestellprozess direkt vom Arzt bei der Wunsch-Apotheke des Patienten ausgelöst. In der Apotheke kann dann automatisch eine Verfügbarkeitsabfrage durchgeführt, bei Verfügbarkeit eine Lagerbestandskorrektur vorgenommen oder eine Bestellung beim Großhandel oder der Pharmaindustrie initiiert werden.[3]

Dabei erfolgt die Abrechnung mit den Krankenkassen ebenfalls elektronisch.

20.5 Pharmaindustrie im Innen- und Außenverhältnis

Eines kann man vom Pharmamarkt sicherlich nicht behaupten – er sei trivial, denn:

- Konsument, Kaufentscheider bzw. -vorentscheider und Bezahler sind nicht identisch.
- Der Markt ist stark reguliert, die Regulierung zudem dynamisch und landesspezifisch.
- Umsätze brechen massiv weg, sobald andere Originalpräparate oder Generika auf den Markt kommen und, und, und ...

---

[3] Die Versand- oder Internet-Apotheke ist dabei nur eine Spielart für den „letzten Kilometer“ zum Patienten und soll trotz reger öffentlicher Diskussion über pro und contra hier nicht weiter betrachtet werden.

Diese Herausforderungen sind keineswegs völlig neu und ausschließlich durch das Gesundheitsmodernisierungsgesetz entstanden. Neu ist aber die Verschiebung von Machtverhältnissen und Entscheidungskompetenzen und damit die Notwendigkeit nicht nur Ärzte, Meinungsbildner und ggf. noch den Großhandel zu adressieren, sondern mit weiteren Beteiligten im Gesundheitswesen zu kooperieren.

Neue Formen des Partnering werden tief greifende Veränderungen herbeiführen und zum Teil die Marktspielregeln verändern. Auch die Pharmaunternehmen werden sich ändern – weg vom reinen Medikamentenhersteller und hin zu einem ganzheitlichen Dienstleister für Gesundheit und Lebensqualität.

Die folgenden Abschnitte zeigen beispielhaft auf, wie mit Hilfe von Informations- und Kommunikationstechnologie direkt und indirekt an den folgenden Grundzielen gearbeitet wird bzw. werden könnte:

- Erhöhung von Verschreibungsquote und Compliance.
- Erzeugung von Markenbewusstsein und Kundenloyalität.
- Stärkere Kontrolle der eigenen Wertschöpfungskette vor allem aber des gesamten Wertschöpfungssystems.
- Verhinderung von Lieferengpässen entlang des Lebenszykluses eines Medikaments über das gesamte Produktportfolio hinweg.
- Schnellere Markteinführung neuer Therapieoptionen.

20.5.1 Zielgruppenspezifische Kommunikation

Wie bereits kurz in Abschnitt „Arzt-Patient-Verhältnis" angeklungen, werden Pharmaunternehmen zukünftig das Internet sehr viel effektiver nutzen, um den einzelnen Zielgruppen genau das Wissen zur Verfügung zu stellen, das sie brauchen um besser informiert zu sein über:

- die eigene Krankheit und die Art und Weise der Medikation
- fachspezifische Daten beispielsweise Wechselwirkungen, aber auch Kosten-Nutzen- und Wirtschaftlichkeitsanalysen einzelner Therapien
- Preise, Rabatte und Boni

Beim traditionellen Pharmaaußendienst wird der Adressat per Push-Prinzip mit Informationen versorgt. Die Pharmareferenten verfügen allerdings häufig nicht über das notwendige medizinische Fach- bzw. Detailwissen. Das führt zum einen dazu, dass Pharmareferenten bei Ärzten zu einem großen Teil erst gar keine Termine bekommen oder dass ihnen eine durchschnittliche Besuchsdauer von etwa zwei bis drei Minuten eingeräumt wird. In der webbasierten Kommunikation rufen die einzelnen Zielgruppen die für sie relevanten Informationen ab (Pull-Prinzip) und zwar genau dann, wenn sie wollen. So sind beispielsweise rund zwei Drittel der niedergelassenen Ärzte online und zwar außerhalb ihrer Sprechstunde. In den durchschnittlich drei Stunden pro Woche suchen sie in erster Linie nach Fachartikeln, Webseiten für Patienten und informieren sich über Medikamente.[4]

Das Customizing kann dabei soweit gehen, dass Ärzte regionalbezogene Informationen - beispielsweise über Ärztekammern und Kassenärztlichen Vereinigungen - bekommen. Auch elektronische Newsletter sind hochgradig personalisierbar.

Neben dem oben beschriebenen Asset Layer, in dem zielgruppenpezifisches und vor allem aktuelles Wissen strukturiert abgelegt ist, wird es darüber hinaus eine Art Urgent Request Board geben. Dieses geht über eine reine Chat-Funktion insofern hinaus, als beim Pharmaunternehmen über eine Wissensmanagement-Organisation, welche dringende Anfragen in weniger als ein bis zwei Stunden - ganz egal wann und in welcher Sprache die Anfrage eingeht - beantwortet.

Bis heute subventionieren Pharmaunternehmen große Ärztekongresse, die zum Teil hohe Kosten verursachen. Es ist zwar technologisch möglich, aber sicher nicht zielführend, auf alle Veranstaltungen zu verzichten, weil sie gerade für Ärzte eine beliebte Plattform zur Vernetzung darstellen. Dennoch können webbasierte Kongresse und Fortbildungen traditionelle Formen der Weiterbildung unterstützen und optimieren. So kann beispielsweise die Veranstaltungsfrequenz aus Sicht eines Pharmaunternehmens deutlich erhöht werden. Ferner könnten eigene Beiträge, die aufgrund von Parallelveranstaltungen nicht von allen Teilnehmern gesehen werden konnten, dennoch allen per Video-Download zur Verfügung gestellt werden.

Außerdem stimmen die Termine der in der Regel jährlich stattfindenden Fachkongresse meistens nicht mit dem Zeitpunkt von Produktneueinführungen überein, weshalb ebenfalls e-Treffen sinnvoll sein könnten. Die Ärzte wiederum sind heute aus Termin-, Reisekosten- oder Reisezeitgesichtspunkten oft auf Rosinenpicken angewiesen und könnten daher in Zukunft an e-basierten Fortbildungen teilnehmen.

20.5.2 Technologiegestützter Außendienst

Fast schon State-of-the-art sollte eigentlich eine moderne Außendienststeuerung sein. Das beginnt mit Kundendatenbanken, die aktuelle Kundeninformationen enthalten - von Stammdaten angefangen über Besuchshistorien bis hin zu Vorlieben, Erwartungen etc.

Mobile Endgeräte wie Notebooks oder wie zukünftig sicherlich sehr viel stärker, Tablet PC oder Handheld Computer helfen Wartezeiten zur Vor- und Nachbereitung zu nutzen, dienen als Termin- und Routenplaner sowie Navigationssystem, ermöglichen die kurzfristige Recherche in der Wissensdatenbank oder stellen im Apotheken-

[4] Vgl. Ärzte Zeitung, 17.4.2003: Für niedergelassene Ärzte wird das Internet immer wichtiger.

vertrieb die Online-Verfügbarkeitsabfrage oder –bestellung sicher. Neben Produktinformationen in konsumentenfreundlicher Weise sind Zusatzinformationen als Videosequenzen möglich.

All das sind sicherlich keine Killerapplikationen, allerdings lassen sich zum Teil beachtliche Effizienzsteigerungen im Pharmaaußendienst realisieren. Es geht aber weniger darum, durch sinnvolle Routenplanung oder das Schreiben von Besuchsberichten zwischen zwei Terminen ein oder zwei zusätzliche Termine pro Tag abzuwickeln. Es geht vielmehr darum, durch qualitativ höherwertige Informationen für Ärzte und andere Zielgruppen interessanter zu werden – sich vom Pharmareferenten zum Pharmaberater zu entwickeln.

20.5.3 Verbesserungspotential Datenqualität

Ein sehr viel größeres Potential für Pharmaunternehmen steckt im innerbetrieblichen Umgang mit den marketing- und vertriebsseitig gewonnenen Daten bzw. in deren Rückkopplung. Informations- und Kommunikationstechnologie automatisiert nicht nur Prozesse, sie kann vor allem Informationsflüsse sicherstellen, diese auswerten und die Qualität ständig kontrollieren und verbessern.

Pharmaunternehmen werden sich der Herausforderung stellen müssen, eine unternehmensweit einheitliche Sicht auf ihre einzelnen Zielgruppen herzustellen. Das erfordert die Integration einer Vielzahl autarker, mit Medienbrüchen arbeitenden Abteilungen sowie verschiedenster Applikationen und Datenquellen. Sie reicht von handschriftlichen Zetteln, über Excel-Listen bis hin zu unterschiedlichen Datenbanksystemen.

Nur mit Hilfe moderner Informations- und Kommunikationstechnologie ist die strukturierte Ablage und Weiterverarbeitung dieser immensen Datenmengen unter den erforderlichen hohen Security- und Rückverfolgbarkeitsanforderungen überhaupt möglich. Durch die Konsolidierung sowie unternehmensweite Integration der Daten kann das Unternehmen sehr viel kundenorientierter gesteuert werden als bisher, denn:

- Die Daten sind konsistent und die Qualität nimmt kontinuierlich zu.
- Der Pharmareferent profitiert von den zusätzlichen Informationen über seine Kunden, die über die verschiedenen Touch-Points wie Call Center oder das Urgent Request Board im Internet, bei Pharmareferenten anderer Business Units, Experten, die im Rahmen von klinischen Studien Kontakt zu den eigenen Zielgruppen/Kunden hatten, gesammelt werden.
- Spezifische Key Performance Indicators werden definiert und ständig IT-gestützt kontrolliert und somit die Forecastgenauigkeit des Außendienstes stetig erhöht.

- Die aus dem Vertrieb stammenden extrapolierten Vergangenheitsdaten werden ergänzt und durch computer-simulierte Ex-ante-Szenarien verifiziert. Das hat zur Folge, dass die mit Hilfe moderner IT-gestützter Analysetools vorausgesagten Trends und Prognosen über Kundenverhalten und Absatzentwicklungen genauer definiert werden.
- Durch die zunehmende Vernetzung des Gesundheitswesens und einem intensiveren Partnering werden zusätzliche Erkenntnisse über das Verschreibungsverhalten der Ärzte gewonnen. Es wird also möglich sein, Ärzte gezielter zu coachen bzw. zu beraten.

20.5.4 Collaborative Value Chain

Eine erhöhte Datenqualität ist die Basis für die meisten Wertsteigerungspotentiale in der Pharmabranche. Die marktgetriebene Steuerung des Unternehmens beginnt bei einer lückenlosen horizontalen Integration der Informationsflüsse vom Pharmaaußendienst bzw. Großhandel über ein Enterprise Resource Planning (ERP) System bis zu den Lieferanten. Mit Hilfe eines Produktionsplanungstools wird die Transparenz bei der Produktionsplanung erhöht. Unterdeckungssituationen und Reichweitenunterschreitungen von Zwischen- und Endprodukten selbst in komplexen mehrstufigen Kuppelproduktionen werden schnell erkannt und visualisiert, so dass rechtzeitig Gegenmaßnahmen eingeleitet werden können.

Die nahtlose, medienbruchfreie vertikale Integration verschiedener Informationssysteme zwischen Anlagensteuerung, Anlagenleit-[5], Produktionsplanungs-/-steuerungs-[6] und Unternehmensleit-Ebene[7] schließt darüber hinaus die Lücke zwischen Management und Execution. So herrscht nicht nur Transparenz in den einzelnen Unternehmensteilen, sondern alle Beteiligten haben die selben Produktionsplanungsdaten, kennen den Rohstoffbedarf, sehen die Verfügbarkeit der verschiedenen Produktionskapazitäten (Anlagen (-teile) und Personal mit der vorgeschriebenen Ausbildung) etc. Theoretisch möglich und für manche Medikamente sicherlich auch praktikabel, ist so die Anpassung der Produktion an die tatsächlich vom Markt nachgefragte Menge realisierbar (Make to Order). Zumindest wirkt sich die erhöhte Forecast-Genauigkeit unmittelbar positiv auf das Out-of-stock-Risiko nach einer Markteinführung oder einer unvorhergesehenen Nachfrageveränderung aus. Die Notwendigkeit und die Größe an Medikamenten-Beständen zur Sicherstellung einer hohen Verfügbarkeit mit Reichweiten von teilweise einem knappen Jahr werden geringer. Dadurch wird die zum Teil hohe Kapitalbindung deutlich reduziert.

---

[5] Manufacturing Execution Systeme - MES

[6] ERP-Systeme mit verschiedenen Modulen

[7] ERP-Systeme mit verschiedenen Modulen und konsumentenfreundliche Darstellung im Rahmen eines Management Informationssystems - MIS

20.6 Zusammenfassung

Die Informations- und Kommunikationstechnologie wird auf das Gesundheitswesen großen Einfluss nehmen und dieses zum Teil fundamental verändern. Getrieben wird der Prozess vor allem durch die Notwendigkeit, die systemimmanenten Probleme im Gesundheitswesen schnellstmöglich in den Griff zu bekommen. Das betrifft das System als Ganzes, aber auch den Handlungsbedarf einzelner Akteure. Die jeweiligen Beteiligten müssen in der Zukunft sehr viel intensiver darüber nachdenken, wie sie ihre Prozesse schneller, besser oder billiger gestalten können.

Technologie hat dabei zwei wichtige Funktionen: eine Enabler- und eine Schrittmacher- bzw. Treiberfunktion und beide kann und wird sie ausfüllen.

Literatur

- ÄRZTE ZEITUNG (HRSG.) (2003): Für niedergelassene Ärzte wird das Internet immer wichtiger. München, 17.04.2003.
- Online in Internt, URL:
- http://www.aerztezeitung.de/docs/2003/04/17/073a0102.asp?cat=/politik/gesundheitssystem_uns

Autor

Markus Fuchslocher studierte Wirtschaftsingenieurwesen an der Technischen Universität Darmstadt. Anschließend promovierte er dort berufsbegleitend bei Professor Dr. h.c. Dr. Bert Rürup am Lehrstuhl für Finanzwissenschaft. Nach zehn Jahren in verschiedenen Stationen als Strategieberater - bei einem der Top 5 Beratungshäuser der Welt, in der internen Beratung bei einem Unternehmen aus der Prozessindustrie sowie bei Siemens Business Services Management Consulting - ist er heute als Competence Leader für die Prozessindustrie bei Siemens Business Services verantwortlich.

Kapitel 21

Telemedizin - Realität und Vision -

J. Schweitzer, J. Schlund

Keywords

- Telemedizin
- Telemedizinische Informationsdienste
- Telemedizin und e-Health
- Telemedizin für chronisch Kranke
- Telemedizin und Krankheitsbewusstsein
- Praktische Anwendung der Telemedizin

Inhalt

21.1 Telemedizin - Realität und Vision

Das Teilwort Tele stand Jahrzehnte für seinen Wortsinn: etwas übertragen. Daran hat sich im Kern nichts geändert. Nur die Dimensionen dessen, was, wohin, womit und wie schnell übertragen wird, haben sich fundamental gewandelt. Selbst der Terminus global ist längst nur ein winziger Punkt im Koordinatensystem der Datenkommunikation im Universum. Die digitalen Kommunikationstechnologien auf der Basis miniaturisierter Mikrosysteme befinden sich in einem nie gekannten dynamischen Prozess, und ein Ende ist nicht abzusehen.

Die Dialektik von Wissenschaft, Erkenntnisgewinn im Kontext eines praktischen und humanen Nutzens war seit je her eine Triebkraft der Entwicklung. Nicht immer haben diese Prozesse dem Wohle des Menschen gedient. Oft wurden und werden die Gefahren am Abgrund unserer menschlichen Existenz uns bewusst vor Augen geführt und fordern verantwortliches Handeln heraus. So gesehen stellt sich stets die Frage nach dem Sinn und dem Nutzen modernster Technologien. Zu erleben ist diese, oft kontrovers geführte Debatte bspw. im Umgang mit Möglichkeiten der Gen-Technologie. Hier werden ethische Fragen berührt, deren Beantwortung mit dem weiteren Voranschreiten der technischen und technologischen Möglichkeiten nicht leichter werden dürfte.

Und die Telemedizin? Ist das auch eine grenzwertige, neue Entwicklung, der man eher mit Skepsis begegnen sollte? Ganz allgemein sagt die Wortverbindung von Tele und Medizin etwas darüber aus, dass verschiedenste medizinisch relevante Informationen auf unterschiedlichste Wege übertragen bzw. ausgetauscht werden. Die Definition dessen, was wir heute alles unter Telemedizin bzw. Telematik im Gesundheitswesen verstehen, verlangt zunächst nach einer Differenzierung.

Der Begriff wird heute zumeist in zwei Hauptgruppen verwendet.

21.1.1 Telemedizinische Informations- und Datendienste

Dabei handelt es sich um sehr unterschiedliche Strukturen, in denen medizinische Daten auf der Basis modernster Kommunikations- und Speichertechnologien ausgetauscht, gespeichert, weitergeleitet und zugeordnet werden. Die riesigen Mengen medizinischer Informationen gilt es zu bewältigen. Dabei geht es strukturell um Systeme innerhalb eines Krankenhauses, zwischen verschiedenen Krankenhäusern, zwischen Einzelpraxen und Krankenhäusern, zwischen Krankenhäusern und Gesundheitsämtern bzw. zwischen Krankenkassen und Krankenhäusern, d.h. um nationale und internationale Informationsströme.

Es geht um patientenbezogene Daten des Einzelpatienten, Daten von Patientengruppen oder altersspezifischen Strukturen. Hier existieren in vielen Ländern Anstrengungen, um geeignete, vereinheitlichte und auch vereinfachte Datenspeicher-Strukturen zu schaffen. Dazu gehören die Patientenakte (oder auch Patientenkarte) und Patientenchipkarte eines einzelnen Patienten, auf denen alle relevanten Daten gespeichert werden ebenso, wie Datennetzstrukturen und deren Applikationen je nach Erfordernis.

Das entscheidende Merkmal im Unterschied zu früheren Systemen ist die elektronische, digitale Speicherung sämtlicher, auch bildgebundener Informationen, die je nach Medienkonzept und strategischer Zielstellung , Benutzerstruktur und Benutzerrechte ggf. an jedem Ort der Welt über das Internet elektronisch transportiert bzw. bildhaft dargestellt werden können. In jedem Falle handelt es sich bei medizinischen Daten um höchst sensible Informationen, die die Persönlichkeitsinteressen als auch nationale Hoheiten berühren. So gesehen gibt es mannigfaltige Gesetzgebungen und Anwendungsvorschriften, die diese Art des Umgangs mit diesen Daten regeln und strukturieren.

21.1.2 Telemedizinische Diagnostik und Befundungssysteme

Das betrifft die Anwendung telemedizinischer Systeme für Diagnostik, Befundung, Meinungs- und Expertenaustausch, Bewertung bzw. Beurteilung vorwiegend bildgebender Verfahren in verschiedenen nationalen und transnationalen Maßstäben. Im Mittelpunkt steht dabei aufgrund des Einsatzes modernster Kommunikationssysteme die Fähigkeit, über alle räumlichen und zeitlichen Grenzen hinweg, aktuelle medizinische Sachverhalte und Handlungen zu bewerten, ggf. durch Meinungsaustausch zu beeinflussen und zu verändern. Auch ein dienstleistender Aspekt spielt eine immer größere Rolle, indem hochspezialisierte Kompetenzzentren verschiedenste Vorgänge für andere Einrichtungen und verschiedene Ärzte auswerten, darstellen und weiterleiten (ausgeprägt bei pathologischen Befunden, radiologischen Verfahren, allen statischen und dynamisch darstellenden Diagnostikverfahren bspw. MRT, CT, KST, - also sehr kostenaufwändigen Geräten sowie labortechnischer Analysetätigkeit und vieles mehr).

Nicht zuletzt fliesen diese gewonnenen Erkenntnisse, Therapiehinweise etc. in den Kreislauf der Datenspeicherung ein. Die entscheidende Prämisse ist der Zugewinn an Schnelligkeit, Qualität und somit medizinischer Leistungsfähigkeit zum Wohle der Gesundheit der Menschen. Viele lebensrettende Maßnahmen und Verbesserungen wären ohne den Einsatz telemedizinischer Systeme und Dienstleistungen nicht möglich. Rasches Erkennen, Übermitteln, Entscheiden und Reagieren sind in nahezu allen Bereichen heute wesentliche Anforderungen an eine moderne Gesellschaft.

Natürlich ist das Schaffen der technischen, technologischen und teilweise apparativen Voraussetzungen mit Investitionen verbunden. Dieser Themenkreis begleitet die moderne Medizin seit Jahren. Dennoch war die Weiterentwicklung stets mit einem Zuwachs der Lebenserwartung, der Lebensqualität der Menschen und auch der Arbeitsbedingungen der im Gesundheitsbereich Beschäftigten verbunden. Es geht darum, dass vorhandene elektronische Datenplattformen sinnvoller und effizienter zu nutzen sind.

Um eine verbesserte Qualität der gesundheitlichen Betreuung zu erreichen, sind zwangsläufig der Einsatz und das Anwenden moderner Kommunikationstechnologien unumgänglich. Das Beispiel der Implementierung der Mobilfunksysteme in vielen Ländern, vor allem Entwicklungsländern, macht dies deutlich. Ganze Stufen technischer Entwicklungen werden übersprungen und somit rascher internationale Standards erreicht. Das gilt besonders für große Flächenländer und deren medizinische Versorgungsnetze. Hier entwickeln sich neue Strukturen medizinischer Bewertungsverfahren aufgrund telemetrisch übertragener Vitaldaten bzw. bildgebender Darstellungen, wo in Kompetenzzentren Routinebewertungen stattfinden als auch akut-medizinische Hilfestellungen gegeben werden.

Übrigens nicht nur in den großen Ländern wie Russland, China u.a. verlaufen Prozesse in diese Richtungen, sondern auch in Staaten mit geringer Bevölkerungsbesiedlung wie Norwegen. Dass heute in Sekundenschnelle über tausende von Kilometern in Form von spezifischen Videokonferenzen beachtliche Ergebnisse in der Anleitung bei chirurgischen Eingriffen realisiert werden, mag als spektakuläres Versinnbildlichen von Telemedizin gelten. Dennoch darf man keineswegs die vielen Anwendungen in der alltäglichen Praxis der Befundungen, in der Prävention und Rehabilitation übersehen, die das breite Anwendungsspektrum telemedizinischer Systeme heute darstellen.

21.1.3 Telemedizin und e-Health - Bausteine der integrierten Versorgung -

Gesundheit gehört zu den Infrastruktur- und Dienstleistungsbereichen, die durch die Entwicklung und Verbreitung von Informations- und Kommunikationstechnologien beeinflusst und neu strukturiert werden, aber auch selbst Impulse für die technische, wirtschaftliche und gesellschaftliche Entwicklung zur Informations- und Wissensgesellschaft geben. Durch Anwendung moderner Informations- und Kommunikationstechnologien können wesentliche Effizienzsteigerungen und Qualitätsverbesserungen erreicht und Kosten im Gesundheitswesen eingespart werden.

Durch das umfangreiche diagnostische und therapeutische Spektrum wird die Indikationsstellung immer komplexer. Aus diesem Grund entwickelt sich gleichzeitig eine Unter-, Über- und Fehlversorgung bei vielen Krankheitsbildern. Dabei wäre die Umsetzung von Rationalisierungspotentialen ohne eine Verschlechterung der gesundheitlichen Versorgung durch den Einsatz von e-Health durchaus möglich, da mehr als 20 Prozent der Aufwendungen unseres Gesundheitswesen für Datenerfassungs- und Kommunikationsleistungen erbracht werden, welche durch innovative e-Health-Leistungen koordiniert und somit optimiert werden könnten.

21.2 Telemedizin - eine Option für chronisch Kranke

Telemonitoring bietet die Möglichkeit für eine qualitativ bessere Versorgung und Betreuung von chronisch Erkrankten bei einer gleichzeitigen Erhöhung der Selbstständigkeit und Unabhängigkeit des Patienten. Wesentlich für die Verbreitung der neuen Technologien werden neben dem technisch Machbaren die Akzeptanz der Anwender und Patienten sein. Das Berliner Institut für Sozialforschung beschäftigt sich seit vielen Jahren mit innovativen Technologien und deren Akzeptanz durch potenzielle Nutzer. Im Zentrum der Forschungstätigkeit stehen ältere Menschen, die als Zielgruppe besonders relevant sind. Der Anteil Älterer an der Bevölkerung der Industriestaaten wächst, die Lebenserwartung steigt, im Alter nehmen Behandlungshäufigkeiten und -dauer zu. Nicht zuletzt im Hinblick auf die Kostenentwicklung stellen sich hier neue Anforderungen an das Gesundheitswesen. Leider liegen bislang kaum Daten zur Akzeptanz von Telemonitoring aus Nutzersicht vor.

Erste Ergebnisse liefert allerdings die Untersuchung "Akzeptanz und Anforderungen der Generationen 50 +" des Berliner Institutes. Die Untersuchung umfasst eine Probe von 307 Personen ab 50 Jahren, die detailliert zu ihren Einstellungen zum Einsatz innovativer Technik im Wohn- und im Gesundheitsbereich sowie zu ihren Nutzungsabsichten für Anwendungen aus dem Bereich Telemonitoring befragt wurden.

Den Probanden wurden die Anwendungen im Rahmen von Studiogesprächen vorgestellt und erläutert. Im Anschluss daran erfolgte eine standardisierte Fragebogenerhebung. Im Ergebnis zeigte sich, dass Gesundheit eine hohe Priorität, vor allem im fortgeschrittenen Lebensalter hat.

- Für 80 Prozent der über 55-jährigen handelt es sich um den Lebensbereich, dem die meiste Bedeutung für dieses Thema beigemessen wird. Besonders attraktiv erscheinen Anwendungen im häuslichen Bereich für chronisch Kranke. Gründe für die positive Bewertung sind erhöhte Sicherheit, Zeitersparnis sowie mehr Selbstständigkeit und Mobilität für Patienten.

- 70 Prozent der Probanden zeigten Interesse an Patientenüberwachung für chronisch Kranke in Form eines mobilen Kleingerätes, über das Patientendaten ermittelt und zur Kontrolle an medizinisches Fachpersonal gesendet werden kann.

- 60 Prozent haben Interesse an einem Gesundheitsportal im Internet. Attraktiv ist ein solches Angebot u.a. zur Vorbereitung eines Arztbesuches und zur Klärung offener Fragen nach einer Konsultation.

- Jeweils mehr als 50 Prozent könnten sich vorstellten, intelligente Kleidung zu tragen, die in Notfällen professionelle Hilfe alarmiert oder gesundheitsbezogene Daten von zu Hause an den behandelnden Arzt überträgt.

- Für rund 40 Prozent käme eine Video-Konferenz in Frage, um Kontakt mit einem Arzt oder Therapeuten aufzunehmen.

Die Ergebnisse machen deutlich, dass den persönlichen Kontakten zu Ärzten, Therapeuten oder Pflegenden eine hohe Bedeutung beigemessen wird. Falls jedoch gravierende Einschränkungen vorliegen, die z.B. zu einer starken Mobilitätseinbuße führen, kommen auch technische Lösungen in Betracht. Dabei werden von den Probanden Technologien wie Nutzung von Service-Robotern, Nutzung von Telefon- bzw. Bildkommunikation sowie Nutzung eines Notfallsystems präväriert.

21.2.1 Telemedizin und Herzinsuffizienz

Die chronische Herzinsuffizienz ist die einzige Herzerkrankung mit einer wachsenden Insidenz in Europa. In einer Bevölkerungsgruppe von 80 Millionen Einwohnern ist jährlich mit 200.000 Neuerkrankungen zu rechnen. Mangelndes Wissen des Patienten über die Erkrankung, fehlende Compliance und eine unzureichende medikamentöse Substitution im Kontext mit einer inadäquaten und lückenhaften Erfassung gesundheitsrelevanter physiologischer Messparameter führen zu einer überdurchschnittlich häufigen Rehospitalisierung dieser Patienten.

Die Situation kann und wird durch entsprechende Management Care-Programme verbessert. Dabei erweist sich ein multidisziplinärer Ansatz unter Einbeziehung von Klinik, niedergelassenem Facharzt und Hausarzt unter Anwendung der Telemedizin als viel versprechend.

Der Telemedizin wird dabei eine entscheidende Funktion als zentrales Service- und Informationswerkzeug zukommen, das den Informations- und Datenfluss zwischen Patienten, Krankenhaus und Hausarzt steuert und optimiert. Die Auswertung der internationalen Literatur berechtigt zu der Annahme, dass ein telemedizinisches Monitoring zu einer Abnahme der Hospitalisierungsrate, der Liegedauer, der Wiederaufnahmerate sowie der Häufigkeit wiederholter kardialer Dekompensationen führt.

21.2.2 Telemedizin und akutes Koronarsyndrom

Die meisten epidemiologischen Studien, z.B. die ADMIRAL-Studie haben gezeigt, dass bis zu 33 Prozent der Patienten nach Myocardinfarkt innerhalb von 6 Monaten trotz Maximaltherapie erneut ein kardiologisches Ereignis, wie Tod, Myocardinfarkt, Re-Intervention und Re-Hospitalisierung erfahren. Dabei reduzieren die modernen, interventionellen und pharmakologischen Möglichkeiten deutlich die Mortalität und verbessern die Prognosen, wie die MONICA-Daten von 2002 belegen konnten, wobei ein transtelefonisch übermitteltes EKG Verzögerungen der hospitalen Therapie positiv beeinflusst.

21.2.3 Telemedizin und Herzrhythmusstörungen

Ein häufiges praktisches Problem in der Betreuung und Behandlung von Patienten stellen Palpitationen, Schwindelattacken und intermittierende Herzrhythmusstörungen dar, die durch Ruhe-, Belastungs- oder Langzeit-EKG nicht abgeklärt werden konnten. Die großen Studien MADIP I und MADIP II haben gezeigt, dass dem plötzlichen Herztod Phasen von zwischendurch auftretenden Herzrhythmusstörungen vorausgehen können, die teilweise von den Patienten bemerkt werden, und zwar in Form von Herzstolpern, Herzrasen, Herzstechen, Brustdruck und Angina pectoris. Auch hier zeigt sich das große diagnostische Dilemma: Herzrhythmusstörungen können oft nur sehr schwer erfasst werden und häufig sind das EKG, was danach aufgezeichnet wird bzw. das 24-h-EKG ohne weiterführende diagnostische Aussage. Oft treten die Rhythmusstörungen tagelang, sogar wochenlang nicht auf und können somit nicht erfasst werden. Mit einem Ereignisrecorder, der eine mehrfache Aufzeichnung von Herzrhythmusstörungen ermöglicht, wie z.B. die Rhythm Card sensor mobile, lassen sich auch weniger häufig auftretende Arrhythmien erfassen. Dabei gestattet die Übertragung der Aufzeichnung an ein telemedizinisches Zentrum eine rasche Auswertung der Informationen für den behandelnden Arzt.

21.2.4 Telemedizin und Krankheitsbewusstsein

Die Patienten, die z. B. die medizinischen Dienste des telemedizinischen Zentrums vitaphone in Anspruch genommen haben, zeigten sich mit der Handhabbarkeit der EKG-Aufzeichnungen sowie mit der Serviceleistung zufrieden. Etwa die Hälfte der Patienten fühlte sich durch das Telefonmonitoring stärker als vorher für die individuelle Situation und für die eigene Gesundheit verantwortlich. Das Krankheitsbewusstsein der Patienten wurde explizit gestärkt. Diese Rhythm Card half mit, einen eigenverantwortlichen Patienten mit dem Willen, mögliche Komplikationen zu vermeiden zu erziehen, denn alle betreuten Patienten hatten das Gefühl, dass das Telemonitoringsystem die Sicherheit erhöht und die Versorgung verbessert.

21.2.5 Validierung der Telemedizin für die kardiologische Rehabilitation

Schon 1995 wurde in Israel unter dem Thema "Impact off shahal, new cardiac emergency service" Daten veröffentlicht, die zeigten, dass durch ein per Telefon übertragenes EKG die Prähospitalzeit beim akuten Myocardinfarkt erheblich verkürzt werden kann. Roth und Mitarbeiter konnten demonstrieren, dass sich die Reaktionszeiten um bis zu 215 Minuten verringern ließen.

Die trans European Network Home Monitoring Study (TEN-HMS) befasste sich mit dem Telemonitoring bei Patienten mit chronischer Herzinsuffizienz. In dieser randomisierten Studie wurde das übliche Verfahren mit einer Betreuung über Telefonanrufe durch eine Schwester und einem Telemonitoring verglichen. In den ersten 100 Tagen waren die Gruppen, was Überlebenszeit und Krankenhausbehandlung betraf, vergleichbar. Ab dem Zeitpunkt von 200 Tagen nach Einschluss in die Studie zeigten sich bei den durch die Schwestern betreuten und durch das Telemonitoring versorgten Patienten erheblich bessere Ergebnisse, als bei den Patienten mit der üblichen Behandlungsmethode. Nach 500 Tagen gab es in der konservativen Behandlungsgruppe 65 Prozent, in der durch Schwestern betreuten Gruppe 77 Prozent und in der Gruppe Telemonitoring 78 Prozent überlebende bzw. noch nicht stationär behandelte Patienten.

Es handelt sich hier bei um die erste große randomizierte, kontrollierte Studie, die das Telemonitoring-Verfahren integriert hatte. Leider ist diese Studie bislang nicht veröffentlicht und nur als Vortrag auf dem Kongress der European Society of Cardiology (ESC) 2002 in Berlin vorgestellt worden. Im Vergleich zum konventionell erstellten EKG scheint für das telefonisch übertragene EKG auf Grund der Studienlage eine gute Qualität und eine hohe Sicherheit vorzuliegen. Mischke und Mitarbeiter konnten in einer Studie an 50 Patienten mit Myocardinfarkt zeigen, dass das parallel geschriebene konventionelle und telefonisch übertragene EKG bei sämtlichen Patienten eine korrekte Diagnose zuließ.

In Studien zur Telemedizin in der kardiologischen Rehabilitation wurden bisher Patienten mit Zustand Infarkt mit und ohne PTCA sowie Patienten nach Bypassoperation eingeschlossen. Eine Randomizierung in eine Interventionsgruppe mit Telemedizin und in eine Kontrollgruppe, die mit bisher üblichen Verfahren betreut wurde, ist erfolgt. Wichtige Messdaten sind: das akute Ereignis, der Beginn und das Ende der Rehabilitationsbehandlung bzw. der Beginn der telemedizinischen Übertragung.

Weiterhin werden alle Vorkommnisse im Verlauf eines Jahres erfasst, d.h. neue Krankheitsereignisse, Anrufe im Servicecenter und die Konsequenz aus den Anrufen. Die TEN-HMS-Studie zeigte deutlich, dass nach Abschluss der Akutbehandlung durch eine Intensivierung der Nachbehandlung mit Telemedizin die Mortalität verringert und Krankenhauseinweisungen reduziert werden können. In der Erstauswertung scheint es unerheblich zu sein, ob die Betreuung durch Krankenschwestern übers Telefon oder durch ein telemedizinisches Verfahren geschieht. In der Auswertung wurde zusätzlich evaluiert, welche Methode zu einer Verbesserung der Lebensqualität beiträgt, da davon die Akzeptanz einer Methode mit abhängt.

Dass eine Nachbetreuung nach Rehabilitationsmaßnahmen erfolgreich sein kann, wurde auch schon auf anderen Gebieten gezeigt. Die Motivation zur Teilnahme an der ambulanten Herzgruppe z.B. durch Telefonaktionen und Hausbesuche konnte im Vergleich zu dem üblichen Vorgehen deutlich von 27 auf 57 Prozent gesteigert werden. Ein Programm einer intensivierten Nachsorge für arbeitsunfähig aus der Rehabilitationsklinik entlassene Patienten trug mit dazu bei, die berufliche Integration von Arbeitern über einen Zeitraum von 2 Jahren signifikant zu verbessern.

An der technischen Qualität der zurzeit genutzten Systeme zur EKG-Übertragung besteht nach der Studienlage kein Zweifel mehr. Bemerkenswert ist, dass herzkranke Patienten in kardiologischen Rehabilitationseinrichtungen ein großes Interesse an der Telemedizin zeigten. Dabei wurde deutlich, dass die Patienten mit Interesse frühzeitig bei Komplikationen das Servicecenter kontaktierten und entsprechende Krankenhauseinweisungen eingeleitet wurden. Die Studie TEN-HMS belegt, dass telemedizinisch übertragene Daten zur Verbesserung der Lebensqualität und zur Verminderung der Komplikationsrate bei Patienten mit Herzinsuffizienz und eingeleiteten Rehabilitationsmaßnahmen beitragen.

21.3 Praktische Anwendung der Telemedizin in der Rehabilitationsmedizin

Der Trainingseinfluss auf Herz und Kreislauf wird in der Rehabilitation mit über die Herzfrequenz beurteilt. Durch körperliches Ausdauertraining nimmt diese noch während submaximaler Belastung ab. Auch bei Herzkranken kommt es zur Abnahme der Herzfrequenz falls ausreichend hoch und ausreichend lange trainiert werden kann. Dieses wichtige Kriterium der Herzfrequenz-Variabilität kann über das telemedizinische Monitoring beobachtet, ausgewertet und interpretiert werden.

Über die Auswertung des Herzfrequenzverhaltens vor, während und nach dem Training wird die Reaktionslage des vegetativen Nervensystems sowie der Trainingseinfluss während der Rehabilitationsmaßnahmen beurteilt. So wurde von Gadermann und Jungmann beobachtet, dass bei Patienten, die eine deutliche Bradykardie zu Beginn der Rehabilitationsmaßnahmen hatten, nach einigen Wochen eine Zunahme der Herzfrequenz während des Trainings zu verzeichnen war, die mit einem Anstieg des Herz-Minuten-Volumens einherging. Dieser Effekt konnte über telemedizinisches Monitoring beobachtet werden. Patienten mit Zustand nach Herzinfarkt oder Bypassoperation, die sich nach der Rehabilitationsmaßnahme selbstständig weiter konditionieren, werden daher angehalten, eine Trainingssteuerung über die Herzfrequenz vorzunehmen. Dabei wird den Patienten ein Trainingskorridor, der durch die minimale und maximale Herzfrequenz gekennzeichnet ist, vorgegeben. Dieser Korridor kann telemedizinisch über die Ermittlung der Herzfrequenz-Variabilität sehr gut beobachtet werden.

21.3.1 Telemedizinische Anwendungen in der Bewegungstherapie

Ob und in welchem Ausmaß eine Bewegungstherapie bei einem Patienten mit linksventrikulärer Dysfunktion durchgeführt werden kann, hängt vor allem von den folgenden Punkten ab: - Funktionszustand des gesamten kardiovasculären Systems - Gefahr des Auftretens von lebensbedrohlichen Rhythmusstörungen - Langzeitrisiko einer Progression der linksventrikulären Dysfunktion. Dabei erweist sich als der wichtigste Faktor der momentane funktionelle Zustand des Patienten. Die Entscheidung für oder gegen die Bewegungstherapie muss jeweils individuell abgewogen werden, es handelt sich in keinem Fall um eine einfache Entscheidung zwischen ja oder nein. Weitere wichtige Faktoren sind Art, Umfang und Intensität der Bewegungstherapie, die Qualität der Überwachung und die Langzeitkontrolle.

Die Telemedizin ermöglicht:

- eine gezielte, individuell abgestimmte Bewegungstherapie bei ausgewählten Patienten mit schwerer linksventrikulärer Dysfunktion
- durch die Kontrolle der Herzfrequenz eine Steigerung der körperlichen Leistungsfähigkeit und damit eine Verbesserung der Lebensqualität
- bzw. durch frühzeitige Beobachtung eventuell auftretender Arrhythmien eine Überwachung der Bewegungstherapie für Risikopatienten mit eingeschränkter linksventrikulärer Funktion.

21.3.2 Telemedizinische Anwendung in der Sporttherapie

Die im Einzelfall ausgewogenen Empfehlungen populärer Freizeitsportarten, wie Bergwandern, Radwandern, Krafttraining, Schwimmen und Skiwandern für koronare Patienten in der Rehabilitation setzen die genaue Kenntnis von akuten Herz-Kreislauf-Reaktionen, Überlastungsquellen und eventuell chronisch-negativer Anpassungen voraus. Informationen über die erforderliche Belastbarkeit des Koronarpatienten sowie Dosierungshinweise lassen sich über die Telemedizin gewinnen.

Der Zusammenhang zwischen Herzfrequenz und Katecholamine wurde inzwischen weitgehend aufgeklärt. Es konnte gezeigt werden, dass durch Aktivierung des Sympathikus in Folge einer linksventrikulären Volumenüberlastung eine unzureichende Steigerung des Schlagvolumens auftritt, die gleichzeitig eine ineffektiv erhöhte Herzfrequenz zeigt.

Des Weiteren wurde gezeigt, dass ein deutlicher Anstieg der Katecholamine, z.B. beim Laufen in einem überlasteten Bereich dazu führt, dass bei Koronarpatienten deutlich mehr Rhythmusstörungen auftreten. Auch akute myocardiale Veränderungen in Folge der erhöhten Volumenbelastung des Herzens sind eine Quelle für die Entstehung von Rhythmusstörungen. Auch hier besteht die Notwendigkeit einer Trainingssteuerung, die über telemedizinische Rhythmusbetreuung und Herzfrequenzbeurteilung erfolgen kann.

21.4 Organisationsmöglichkeit der Rehabilität im Zeitalter der Telemedizin

Nach einer Definition der Weltgesundheitsorganisation (WHO) versteht man unter Rehabilitation in der Kardiologie die Gesamtheit aller Maßnahmen, die erforderlich sind, um für einen Herz-Patienten die bestmöglichen körperlichen, seelischen und sozialen Bedingungen zu schaffen, die ihn aus eigener Kraft befähigen, einen möglichst normalen Platz in der Gesellschaft wieder zu gewinnen, um so ein aktives und produktives Leben führen zu können. Nach den Empfehlungen der European Society of Cardiology (1992) kann die Organisation der kardiologischen Rehabilitation von Land zu Land mit Rücksicht auf sozioökonomische Strukturen, gesetzliche und versicherungsrechtliche Vorschriften und nationale Traditionen differieren. Empfehlungen zu den Standards der kardiologischen Rehabilitation müssen flexibel und anpassungsfähig für die Organisation in jedem einzelnen europäischen Land sein.

Bei der kardiologischen Rehabilitation bestehen allgemein folgende Zielsetzungen:

- Unter einem medizinisch-physiologischen Aspekt stellt sich für die Rehabilitation die Aufgabe der Kompensation für reparable Folgezustände durch noch vorhandene Funktionsmöglichkeiten des Organismus.
- Unter dem sozial-psychologischen Aspekt zielt die Rehabilitation auf die Wiederherstellung der Leistungsehre in einer Leistungsgesellschaft ab.
- Unter dem edjucatorischen Aspekt schließlich strebt die Rehabilitation eine möglichst breite Informationsvermittlung an, mit dem Ziel eine Bewusstmachung, insbesondere der koronaren Risikofaktoren und der Verhinderung des Re-Infarktes, denn hierdurch wird die Rehabilitation auch zur Sekundärprävention.

In der Bemühung um eine Standardisierung der Rehabilitationsmaßnahmen haben Expertenkommissionen der WHO bereits 1973 in Verbindung mit der Internationalen Gesellschaft für Kardiologie detaillierte Empfehlungen herausgearbeitet.

Der Phasenablauf der Rehabilitation wurde folgendermaßen vorgeschlagen:

Phase 1:

- Die Phase 1 umfasst den Klinikaufenthalt im unmittelbaren Anschluss an das Akutgeschehen. Sie dauert bis zur Entlassung aus dem Akut-Krankenhaus.

Phase 2:

- Sie endet mit der Rückkehr in den Beruf bzw. mit der Wiedererlangung der Fähigkeit zum Vollzug der täglichen Lebensaktivitäten, soweit dies unter den gegebenen Umständen im Hinblick auf die verbliebene Restfunktion des Herzens und seiner Leistungsbreite möglich ist.

Phase 3:

- Die Phase 3 bezieht sich auf den weiteren Lebenslauf nach der völligen beruflichen und sozialen Wiedereingliederung. Nach Übereinkunft der Experten der Fachgesellschaften gelten folgende Patientengruppen als Kandidaten für kardiovasculäre Rehabilitation:

- Patienten mit koronarer und stabiler koronarer Herzerkrankung
- Post-Herzinfarkt-Patienten, Post-koronare Bypass-Patienten und Post-PTCA-Patienten
- Herzklappenpatienten und Patienten mit angeborener Herzkrankheit
- Patienten nach Herz- und Lungentransplantation
- Patienten mit chronischer Herzinsuffizienz
- Patienten nach Schrittmacherimplantation

Heute gebräuchliche organisatorische Prinzipien der Rehabilitation sind die stationäre Rehabilitation in einem spezialisierten Rehabilitationszentrum oder die ambulante Betreuung in einer speziellen Rehabilitationsabteilung. Kernstück in den Rehabilitationsmaßnahmen ist und bleibt die Bewegungstherapie. Dabei zeigt sich als die wichtigste Aufgabe der Rehabilitation eine der jeweiligen Belastbarkeit angepasste und stufenweise gesteigerte Mobilisation des Patienten im Rahmen eines exakt dosierten und engmaschig überwachten bewegungstherapeutischen Programms. Intensität und Dauer der täglichen Bewegungstherapie stehen in Abhängigkeit einerseits von der subjektiven Symptomatik, andererseits von den Ergebnissen objektiver Kontrollparameter, wie sie z.B. mit Belastungs- und Langzeit-EKG-Registrierung über Telemedizin gewonnen werden.

Gerade die exakte Programmierung und Überwachung der Bewegungstherapie im Hinblick auf die rechtzeitige Erkennung einer Überlastung wird in optimaler Weise in Rehabilitationszentren unter Nutzung der Telemedizin möglich. Nach dem jahrzehntelang der Nutzen einer kardiologischen Bewegungstherapie hinsichtlich der Mortalität nach Herzinfarkt und/oder Intervention von vielen Seiten immer wieder in Frage gestellt wurde, kann heute auf Grund der Ergebnisse der Meta-Analysen aus 22 randomisierten kardiologischen Langzeit-Trainingsstudien gefolgert werden, dass nicht nur die Lebensqualität, sondern auch die Lebensquantität durch langjährig durchgeführtes, systematisches kardiologisches Bewegungstraining verbessert werden kann.

Ein wesentlicher Bestandteil der Rehabilitation stellt die psychosoziale Betreuung des Patienten sowie das Bemühen um eine möglichst breite Gesundheitserziehung dar. Hauptaufgabe der psychosozialen Betreuung ist die Selektion von Problempatienten. Nach Beckmann konnte bereits 1994 nachgewiesen werden, dass bei durchschnittlich 75 Prozent der befragten Patienten in der Anschlussheilbehandlung positive psychosoziale Veränderungen erreicht werden. Eng verzahnt mit der Psychotherapie ist die Frage der Resozialisierung sowie der Gesundheitserziehung. Parallel mit den positiven Auswirkungen des Leistungserlebnisses im Gefolge der Bewegungstherapie muss die Einsicht geweckt werden, dass die weiteren Lebenschancen von der Eigenverantwortung abhängen, die der Patient für seine Gesundheit zu übernehmen bereit ist. Diese wird nachweislich durch die Einbeziehung von telemedizinischen Maßnahmen gestärkt.

Der Einsatz telemedizinischer Diagnostik- und Befundungsmethoden wird voranschreiten und medizinischer Alltag. Parallel zum EKG werden heute weitere Daten wie Blutdruck, Blutzuckerwerte, CTG, EEG und vieles andere eingesetzt bzw. in Kombination angewandt. Wer heute die Zeichen der Zeit in der Anwendung der Kommunikationstechnologien nicht sinnvoll einzusetzen beginnt, wird die großen Möglichkeiten einer Verbesserung der Volksgesundheit verpassen.

Autoren

Prof. Dr. Johannes Schweizer ist Chefarzt am Klinikum Chemnitz, Klinikum für Innere Medizin I. Er ist Spezialist für Kardiologie und Angiologie und ApL Professor in Dresden bzw. Honorarprofessor an der TU-Chemnitz.

Anschrift:

Klinikum Chemnitz gGmbH, Krankenhaus Küchwald, Klinikum für Innere Medizin I, Bürgerstraße 2, 09113 Chemnitz

Joachim Schlund, geb. 27.03.1946, ist Geschäftsführer der TMS Telemedizinischen Systeme GmbH in Chemnitz. Hier wurde das Tele- EKG System „sensor mobile" entwickelt und produziert. Er war viele Jahre als Geschäftsführer im Medizintechnikbereich tätig. Seit 1997 vorrangig im Bereich diagnostischer Verfahren in der Tele- Kardiologie. Neben seiner Tätigkeit bei der TMS ist er am Aufbau des Lehrstuhls für telemedizinische Technologie der Russischen Akademie für medizinisch- soziale Rehabilitation in Moskau beteiligt.

Kapitel 22

Mit Verbänden in die Zukunft?*

Ulrich Opherk

Keywords

- Verbände-Struktur
- zielgruppengerechtes Themenmanagement
- Gesundheitspolitik
- Wahrnehmung von Einzelinteressen
- Spitzenverbände
- Meinungsbildung und Beziehungsgepflechte
- Multi-Voice-Lobbying

* Vortrag Seminarreihe Pharmainnovationsmarketing und Gesundheitsmanagement des Health Care Competence Centers, 13. Mai 2004

22. Mit Verbänden in die Zukunft?

Die Verbände-Struktur in der Pharmaindustrie ist die beste, die wir in Deutschland haben. Oder? VFA, der Verband der Forschenden Arzneimittelhersteller, BPI, der Bundesverband der Pharmazeutischen Industrie, BAH, Bundesverband der Arzneimittel-Hersteller in Bonn und, last but not least, Deutscher Generika-Verband. Es gibt keine andere. Oder doch?

Vergangene Woche meldete die Arzneimittelzeitung, dass die großen Generika-Hersteller, ratiopharm und Partner, sich in Berlin neu und außerhalb des Deutschen Generika-Verbandes, aufstellen wollen.

„Pro Generika“ wird der fünfte Verband im Pharma-Bereich heißen. Schon der Name denkwürdig: programmatisch, zielgerichtet.

Der Name lässt ahnen, wie wertig und motorisch die kommunikative Kraft dieses neuen Netzwerkes von den Mitgliedern eingeordnet und unterstützt werden wird.

Ist „Pro Generika“ vielleicht gar kein richtiger Verband? Vielleicht mehr eine Interessengemeinschaft? Oder eine neue Art gemeinsamer Unternehmensrepräsentanz?

Gesundheitspolitisches, maßgeschneidertes, zielgruppengerechtes Themenmanagement ist von dort zu erwarten, klar strukturiert, klar fokussiert, klar ausgesprochen.

„Pro Generika“ als Gegenentwurf zu den so genannten Bundesverbänden, die sich bei der Suche nach dem allseits bekannten, aber nur beschwerlich zu findenden, kleinsten, gemeinsamen Nenner für ihre Mitglieder aufopfern?

In die Steinbrüche der gesundheitspolitischen Sonntagsredner, die die Gemeinsamkeit aller Anliegen immer wieder und immer wieder postulieren, wird sich „Pro Generika“, so darf vermutet werden, nicht so einfach mit kollegialen Grüßen einreihen.

Mit „Pro Generika“ läuft, so ist es einzuschätzen, ein weiteres, verbandliches Lobby-Schnellboot auf Kurs, das um die Interpretations- und Definitionsmacht in der Gesundheitspolitik streiten wird. Antriebsstark, mit großer Reichweite und wahrnehmbar im Einfluss, konfliktbereit.

Wahrscheinlich zeigt diese jüngste Verbandsgründung den großen Verbänden auch, dass die Idee der Dachverbände, der Spitzenverbände, für die Zukunft mindestens kritisch hinterfragt werden muss, wenn nicht schon obsolet ist.

Die großen Pharmakonzerne treffen ihrerseits Vorsorge. Gehen mit Kapitalkraft eigene, adäquate Wege. Sie steuern ihre Interessenvertretung und die Beschaffung von Frühinformationen über eigene Verbindungsbüros von Berlin aus. Allein im Monat Mai 2004 eröffnen zwei Konzerne, Bayer und Aventis, ihre Repräsentanzen offiziell.

Ein deutliches Zeichen für die verstärkte, professionelle Wahrnehmung von Einzelinteressen bei den Unternehmen, auch ein Zeichen für Pluralisierungs- und Individualisierungsprozesse in unserer Gesellschaft.

Ein deutliches Zeichen auch dafür, dass bei zunehmend komplexen Problemen die Spitzenverbände aus Unternehmenssicht oft viel zu viel Zeit brauchen, um Positionen zu bilden, um dann am Ende doch nur zu Kompromisslösungen fähig zu sein.

Und wenn beispielsweise zur Eröffnung des Bayer-Büros auch der Bundeskanzler zusagt, zeigt das auch, dass der Bedarf der Politik an direkten Informationen und an direkter Beratung erheblich gestiegen ist und die Dialogangebote der Politik an die Wirtschaft spürbar zugenommen haben.

Erkennbar ist der zunehmende Wunsch nach Konkretisierung in der Politikberatung, weniger nach Formelkompromissen, die meist nur vertagen und nicht entscheiden.

Je konkreter, zielgerichteter, lösungsorientierter die An- und Aussprache zwischen Politik, Administration und Wirtschaft in Zukunft von den Beteiligten eingefordert wird, desto mehr ist die Fragmentierung der Interessenvertretung der Pharmaindustrie per se kein Nachteil.

Eine Vielzahl von Pharmaunternehmen bedient sich temporär oder projektbezogen externer Berater, um detaillierte Kenntnisse der politischen Prozesse auf nationaler und europäischer Ebene in ihre Zukunftsüberlegungen mit ein zu bringen.

Dazu nutzen sie die direkten und oftmals persönlichen Kontaktnetzwerke ihrer Berater zu den Entscheidern in Legislative und Exekutive, und sie platzieren ihre Informationen danach auch mit den Mitteln der Öffentlichkeitsarbeit in den für sie relevanten Teilöffentlichkeiten, beziehungsweise den Medien.

Was bedeuten diese Nachrichten aus meiner Sicht für die deutschen und europäischen Wirtschaftsverbände im Allgemeinen - und auch und gerade der Pharmaindustrie in Deutschland im Besonderen und für was stehen sie stellvertretend?

Es ist mehr als ein Grußwort, soll Mut machen und Orientierung darüber geben, wo die deutschen Pharma-Verbände im Jahre Eins GMG in der Qualität der Interessenswahrnehmung ihrer Mitglieder sich befinden.

In einem Jahr 2004 also, dass für die Pharmaindustrie wie kein anderes durch einen Paradigmenwechsel gekennzeichnet ist. Aus dem gewohnten Innovations- und Wettbewerbsdruck wird jetzt mehr: Verdrängungswettbewerb.

Nach dem Gesundheits-Modernisierungs-Gesetz können die meisten Mitglieder der Pharma-Verbände nicht wieder zur gewohnten Tagesordnung übergehen. Für viele Pharma-Unternehmen geht es dabei mittelfristig betrachtet sogar um Sein oder Nichtsein.

Für die Verbände bedeutet dies ohne jede zeitliche Verzögerung, daß die Solidarität ihrer Mitglieder mit der Auflösung der Reservate der Pharmaindustrie für alle Zeiten entschwunden ist. Abruptes Ende von Freundschaften. Divergierende Interessen auf allen Ebenen.

Untereinander auf der Unternehmensebene, aber auch auf der Arbeitsebene zwischen Mitgliedern und ehrenamtlicher und hauptamtlicher Verbandsführung.

Verbände in der Legitimationskrise zwischen Emotio und Ratio. Nach dem Jahr Eins GMG darf gemutmaßt werden, dass die Ratio siegt. Im Ergebnis heißt das am Ende des Jahres 2004 zusammengefasst:

Auch Verbände stehen im Wettbewerb. Die heterogenste Struktur bietet der BPI mit Doppelmitgliedschaften auch von Mitgliedern des VFA und des BAH, der wiederum die klarsten Profile für den Bereich der Selbstmedikation zeichnet.

Dazu die Konzernrepräsentanzen, die selbstständigen Public Affairs-Berater und der VFA, in dem die so genannte LAWG, die Local American Working Group, ein zunehmend profiliertes Eigenleben führt.

Diese Fakten führen zu folgenden Überlegungen:

1. Auch für die Verbände wird in dieser Gemengelage der Wettbewerb so hart wie nie.

2. Verbände nutzen ihren Mitgliedern nur dann, wenn sie die Dynamik der Märkte widerspiegeln, wenn sie helfen, die Zukunft der Märkte mit zu gestalten.

3. Die Zeit einer abstrakten, vom langen Atem geprägten, eher strategisch orientierter Verbandspositionierung, festgebunden an einer zumeist heterogenen Mitgliederstruktur, ist vorbei. Für die Selbstbeschäftigung durch Binnenkommunikation in den Kuschelgremien der Verbände verschenkt keiner mehr seine Zeit.

4. Damit hat auch die operative Hektik im Pepita des täglichen Zynismus ausgedient. Gegendarstellungen zur gesundheitspolitischen Tagesarbeit bzw. die begleitende Kommentierung von politischen und gesetzgeberischen Entwicklungen in den Verbandsnachrichten sind nicht mehr ausreichend für die Stärkung der Mitgliederloyalität.

5. Die job discription der Verbände lautet vielmehr: Lobby und Kommerz.

6. Das heißt für die Verbände: Streben nach verbesserten Rahmenbedingungen, nach Marktmacht im Interesse der Mitglieder. Das muss wirkungsvolle, in- und extern wahrnehmbare, taktische Hilfe beim Business der Mitglieder mit einschließen.

7. Das bedeutet für die Verbände: Aufbruch in unsere Mediengesellschaft mit erkennbaren und berechenbaren Positionierungen ohne überkommene Berührungsängste.

8. Wandel und Neuausrichtung des Selbstverständnisses der Verbände und ihrer ehrenamtlichen und hauptamtlichen Mitarbeiter vom Typ des Bewahrers und/oder Nachlassverwalters hin zum Verbandsunternehmer, streng ausgerichtet an den Marktinteressen der Mitglieder

9. Das impliziert für die Verbände: Wenn sie selbst in guter intellektueller und ökonomischer Performance bleiben wollen, werden sie Allianzen, Kooperationen und Verschmelzungen anstreben müssen.

10. Daher lautet das Motto für die Zukunft: Tempo, Tempo, Tempo oder machen, machen, machen……

Die Agenden der Verbände, ihrer Ausschüsse, Working-Groups, Vorstände, Präsidien und ihrer Mitgliederversammlungen werden sich auf Landes- und Bundesebene sehr schnell zu Agenden des Wandels verändern.

Keine Frage: dabei werden sich selbstverständlich auch die Verbände selbst verändern. In ihren Strukturen und Entgeltsystemen. Wer Mitglieder als Kunden betrachtet und von der klassischen Mitgliederorientierung, gelebt in den Tagungszyklen der Ausschüsse, die proaktive Begleitung der Märkte anstrebt, muss prinzipiell auch über den Solidarbeitrag und zusätzliche, dynamische Honorierungen nachdenken.

Eine Arbeit, die die Verbände im Vorfeld, wenn sie nachhaltigen, erlebbaren Nutzen für ihre Mitglieder stiften wollen - als Zukunftswerkstätten mit folgenden thematischen Schwerpunkten darstellen sollten – sind:

1. Wie produziere ich Services und mit wem tue ich das in welchen denkbaren Allianzen?

2. Wie beeinflusse ich veröffentlichte und öffentliche Meinung?

Verbände mit Management-Expertise, mit quer denkenden und nach vorne tragenden nationalen, paneuropäischen und internationalen Netzwerken.

Raus aus den selbst verordneten Ghettos, hinaus in die Arenen der Gesellschaft. Zum Start gesellschaftlicher Dialoge. Mit Zielgruppen, die Pharma möglicherweise bislang nicht als solche definierte, mit Zielgruppen, die aber mit ihren verdeckten Fragestellungen meinungsbildend für die Pharmaindustrie sind.

Angefangen bei, beispielsweise, den Kirchen, über die Hochschulen, die Schulen, die Gewerkschaften, die Parteien, die Regierungen bzw. die Parlamente befreundete und konkurrierende Verbände bis hin zu den Medien.

Public Affairs als Fenster in die Gesellschaft, mit der Bitte, es weit zu öffnen, um sensorisch Gesellschaft zu spüren und zu betrachten und eigene Botschaften in der Gesellschaft zu platzieren. Verbesserte Profile garantieren verbesserte Interpretationen von zukünftigen gesellschaftlichen, wirtschaftlichen, technologischen und politischen Entwicklungen, d.h. legitime Einflussnahme zugunsten verbesserter Wahrnehmung.

Eine Arbeit im Vorfeld von ritualisierten Kommunikationsabläufen in einer Gesellschaft, die sich zum großen Teil über Medien und Medien-Wissen definiert, die höchste Ansprüche an das Wahrnehmungsmanagement von Unternehmen und ihrer Verbandsorganisationen stellt.

BILD, Focus, Stern, Beckmann, Christiansen, Kerner und Maischberger, das sind die Foren dieses Landes. Da gehören sie hin: die Köpfe der Pharma-Industrie, die Spitzen der Verbände, die Gesundheitsmanager, die Heilungsindustrie.

Nur die Wahrnehmung von Realität ist in dieser Gesellschaft real. Was Wahrnehmung der Realität ist, bestimmen die Medien. Oder, ganz einfach: was nicht berichtet wird, wird nicht wahrgenommen, wer nicht wahrgenommen wird, ist ein Niemand.

Das kann dem Verband der Forschenden Arzneimittelhersteller im Jahr Eins GMG nicht passieren. Immerhin ist zu lesen, dass er in diesen Wochen mit einer Informations-Kampagne in den Medien startet, die angeblich Investitionen von 30 Mio. Euro erfordert.

Markenartikler im Genussmittelbereich wissen, dass dies etwa die Größenordnung ist, die benötigt wird, um eine Marke im ersten Anlauf für größeres Publikum in Deutschland sichtbar zu machen. Ob eine Marke dann eine Marke ist, ist danach selbstverständlich immer noch ein ganz offener Prozess.

Dieses angebliche Budget hat denn auch im ersten Medienanlauf für Verblüffung gesorgt.

Was hat der VFA jetzt für Botschaften, dass er dafür mit einer solchen Summe geradestehen muss?

Und, Sozialpsychologie, Theorie der Vorurteile: Wer soviel Geld in eine Dachkampagne Pharma steckt, ist der nicht doch wahrscheinlich einer der Gewinner der ersten Runde der Reformen?

Und, war da nicht schon einmal etwas, mit viel Geld? Mit so viel Geld, dass, so konnte man lesen, die so genannte Forschende Pharmaindustrie angeblich gar nicht wusste, auf welches Konto es eigentlich überwiesen werden soll?

Bertolt Brecht würde sagen: Die Mühen der Gebirge liegen hinter uns. Vor uns liegen die Mühen der Ebenen. Oder anders ausgedrückt:

Die neuen Herausforderungen an die organisierte Interessenvertretung werden uns deshalb so nachhaltig beschäftigen, weil sich schleichend ein Wandel der Kooperationsstrukturen zwischen Staat und Verbänden abzeichnet.

Die bestehenden und etablierten Quasi-Vertretungsmonopole wie wir sie zu Zeiten der Bonner Republik kannten, sind bereits, oder werden mehr und mehr, aufgeweicht. Die Berliner Republik zeichnet sich zusätzlich seit dem Regierungsumzug 1999 durch unübersichtlichere Prozesse und Strukturen aus.

Meinungsbildung im Beziehungsgeflecht zwischen Politik, Wirtschaft und Medien ist in Berlin facettenreicher, komplexer und lebendiger geworden, schon allein deshalb, weil die Handlungsmuster zwischen Politik und Wirtschaft seit 1998 nicht mehr so eingespielt waren, wie das vorher 16 Jahre lang der Fall war.

Wie sagt der BPI in seinem Claim: Leben ist Vielfalt.

Weil die meisten Verbände sich auf diesen lebendigen Wandel aber leider nur mit Verzögerungen einließen, ist es eigentlich kein Wunder, wenn sie heute von den Unternehmen auf den Prüfstand geschickt werden. Die Kündigungstermine der Verbandsmitgliedschaften sind für viele Verbände angstbesetzte Daten.

Die Berliner Agentur Plato hat im Sommer des vergangenen Jahres Ergebnisse einer Untersuchung zu den Anspruchshaltungen von Unternehmen an ihre Verbände vorgelegt. Auf die Frage, ob im Zuge der Konjunkturschwäche die Unternehmen ihre Verbandsausgaben kritisch prüfen und mindestens sichtbar bessere Leistungen von ihren Verbänden einfordern, antworteten 64 Prozent mit: trifft voll zu.

Gleichzeitig sehen die Unternehmen auch die veränderte Ausgangslage ihrer Verbände. Auf die Frage, ob die Individualisierung des Lobbying, also die direkte Kommunikation zwischen Unternehmen und Ministerien bzw. dem Parlament ohne die Verbände einzuschalten, eine kritische Herausforderung an die Verbände seien, antworteten 50 Prozent der Unternehmen mit Zustimmung.

Zusätzlich fordern die Unternehmen ihre Verbände auf, verstärkt auf Brüssel und den dortigen Ministerrat, die Kommission und das Parlament zu achten.

Rund ein Drittel aller befragen Unternehmen antwortet auf die Frage, wie hoch der Prozentsatz der für den Verband relevanten Entscheidungen, die aus Brüssel gekommen sind, mit einer Quote von 60 bis 80 Prozent.

Ein weiteres Drittel schätzt, dass rund 60 Prozent aller Entscheidungen vom politischen Tatort Brüssel kommen, für ein weiteres Drittel sind es etwa 40 Prozent. Und sieben von hundert Unternehmen erklären, dass zwischen 80 bis 100 Prozent aller für den Verband relevanten Entscheidungen aus Brüssel stammen.

Während für die meisten Unternehmen auf der nationalen Ebene die politischen Entscheidungen nachvollziehbar und die Entscheidungsträger zumeist klar zu identifizieren sind, beklagen die Unternehmen auf der Ebene der Europäischen Union Intransparenz und langsamere Informationsflüsse.

Wie die Verbände ihre Mitgliedsunternehmen durch dieses politische Europa mit 20 Amtssprachen lotsen, das wird auch in Zukunft eine der großen Herausforderungen an die deutschen Wirtschaftsverbände sein.

Rahmengesetzgebung und mehr Freiraum für nationale Besonderheiten ist die Losung in Brüssel nach dem 1. Mai. Weniger Reglementierung und dafür mehr neue Politikinstrumente wie Selbstverpflichtungsabkommen. Aktuelles Beispiel: die „Freiwillige Selbstkontrolle für die Arzneimittelindustrie“ vom April dieses Jahres.

Die Kommission der EU möchte durch frühzeitigen Dialog die unterschiedlichen Interessen im Vorfeld sondieren, um ihre Vorschläge zügiger durch den Gesetzgebungs-Prozess zu bringen und häufige Novellierungen zu vermeiden. Die aktive Mitgestaltung dieses Dialogs und die Suche nach dem jeweiligen, koordinierten, europäischen Standpunkt wird maßgeblich die Arbeit der Verbände in Zukunft bestimmen.

Wer so eng mit der Politik lebt wie die Pharmaindustrie, wer in einem Markt agiert, der wie kaum ein anderer von politischen Rahmenbedingungen einbetoniert ist, der kann von der Politik auch lernen.

Kann lernen wie Politik und Parteien sich situativ auf Wählergruppen einstellen. Wie Politik und Parteien situativ Themen managen und damit Wählerbündnisse auf Zeit eingehen: Wahlbezogen, Projektbezogen, Personenbezogen.

Also immer festgemacht an Einzelnen, die in der Spitze die Verantwortung für die Umsetzung tragen. Der Chef als ganz wesentlicher integraler Bestand-Teil der Marke, als ihr ranghöchster Diplomat.

Nikolaus Schweickart, seit 1990 Vorstandsvorsitzender der Altana AG, auch engagiert im Verband der Forschenden Arzneimittelhersteller, lebt das vor. Schweickart ist der lebende Teil der Marke Pharma in Deutschland. Er streitet wie kein anderer Botschafter in den Medien für den Pharmastandort Deutschland und gibt der Politik Denkaufgaben auf, wenn er über mögliche Alternativen spricht. Forschung und Produktion, Kosten und Gewinne, Steuern, Investitionen und Bürokratie im so genannten Heimatland Deutschland.

Schweickart ist immer authentisch, bleibt nachvollziehbar und sympathisch, auch wenn er dem Kanzler mit den USA, China oder Indien droht.

Er bedient sich zur Meinungsbildung professionell aller ihm zur Verfügung stehenden Distributionskanäle: Multi-Voice-Lobbying, mal mit der Kompetenz des internationalen Unternehmens, mal mit der Kompetenz der Konzernrepräsentanz in Berlin, mal mit der Absenderkompetenz des VFA. Ein zeitgemäßes, ganzheitliches Konzept der Interessenwahrnehmung, dass Schweickart zum Wohle dieses Wirtschaftszweiges durchsteht.

Das brauchen die Verbände der Pharmaindustrie, gleich ob sie zu fünft sind oder eines Tages gar im Six-Pack: sie brauchen Menschen, Mythen und Messages.

Und sie brauchen Ressourcen und Willenskraft, um Interpretations- und Definitionsmacht in den realen wie den Meinungs-Märkten auszuüben.

Unter vielerlei Aspekten betrachtet werden die alten Kennziffern der Verbände, wie beispielsweise die möglichst hohe Zahl von Mitgliedern, längst nicht mehr die Rolle spielen, wie das bislang der Fall war, wenn Verbände ihre Gestaltungsmacht ausloten.

Denn auch für die Verbände gilt: die Schnellen fressen die Langsamen – und manchmal auch die Großen. Die zukünftigen Kennziffern sind andere: Kapital, Kreativität, Ressourcenpotential und die Interessengleichheit der Mitglieder, wenn neue Märkte auffällig und aufgeschlossen werden. So betrachtet haben Netzwerke, Kooperationen und Verbände ihre Zukunft erst noch vor sich.

Autor

Ulrich Opherk – Consulting
Public Affairs - Industriepolitik – Verbände
Goebenstrasse 16, 42115 Wuppertal
Mobil: +49 - 172 - 97 32 42 7
Fon +49 - 202 - 97 67 88 4
Fax +49 - 202 - 97 67 88 6

Kapitel 23

Die Bedeutung von Venture Capital für medizinische Innovationen

Sven Rohmann, Felix Hofstetter, Alfred Scheidegger

Keywords

- Venture Capital
- Rendite als Motor
- Biotechnologie
- Product Gap
- Kapitalmarkt
- Finanzierungslücke

Inhalt

23.1 Venture Capital

23.1.1 Was ist Venture Capital?

Venture Capital ist Eigenkapital gepaart mit Managementunterstützung für junge, rasch wachsende Unternehmen, welche das Potential haben, maßgeblich zur Wirtschaft beizutragen. Man unterscheidet prinzipiell zwischen dem eigentlichen Venture Capital (Frühphase: Seed, Early Stage) und dem Private Equity (spätere Finanzierungsphasen: Expansion, Turnaround, Buyout, Pre-IPO). Allein in den letzten Jahren wurden in den USA ca. 15,0 Milliarden Euro VC pro Jahr investiert. In Europa beliefen sich die Investitionen auf 7 Milliarden Euro. Der Schwerpunkt der europäischen Finanzierungen liegt mehrheitlich bei Expansionen und Übernahmen. Etwa 14 Prozent sind in Technologieunternehmen geflossen, davon die Hälfte in die frühe Phase einer Unternehmung.

Eine VC-Finanzierung unterscheidet sich grundlegend vom üblichen Bankkredit. Sie ist meist nicht nur eine Finanztransaktion, sondern schöpft ihren Mehrwert aus dem Coaching der finanzierten Firmen. Die Investoren, wie Banken, Pensionskassen, aber auch Private, beteiligen sich normalerweise nicht direkt an einem Unternehmen. Sie investieren vielmehr in Beteiligungsgesellschaften oder Fonds, die sich auf das VC-Geschäft spezialisiert haben. Die meisten erfolgreichen VC-Gesellschaften haben sich auf Branchen spezialisiert, die ein hohes Wachstumspotential aufweisen. Typische Spezialisierungsgebiete sind Biotechnologie, Elektronik, Internet, Medizintechnik, Software oder Telekommunikation. Heute geht der Trend der VC-Gesellschaften allerdings in Richtung Interdisziplinarität, da die technologische Entwicklung ebenfalls dahingehend weist.

Es werden die folgenden vier Typen von Produkten unterschieden:

- revolutionäre
- innovative
- evolutionäre
- substituierende

Da die revolutionären Projekte mit sehr hohem Risiko und hohem Finanzbedarf verbunden sind, ist eine Finanzierung schwer zu erhalten. VC-Gesellschaften sind auf Gewinnmaximierung aus und streben raschmöglichst einen Ausstieg aus der Beteiligung an. Ein solcher Exit wird vorteilhafterweise durch ein Initial Public Offering (IPO) oder einem Verkauf der Firma realisiert.

Die Business Angels sind nebst den VC-Gesellschaften ein wichtiges Element des VC-Marktes. In den USA beträgt der Wert der Investitionen der ca. 250 000 Business Angels mindestens das Doppelte wie derjenige der VC-Gesellschaften. Diese Privatinvestoren nehmen damit eine ganz entscheidende Rolle beim Aufbau neuer Unternehmen ein. Für die Business Angels gelten bei Investitionen ähnliche Rahmenbedingungen wie für VC-Gesellschaften. Wie der Venture Capitalist, so gibt auch der Business Angel aktive Managementunterstützung in das Beteiligungsverhältnis ein.

Die VC-Finanzierung von Unternehmen wird üblicherweise in Form einer Beteiligung und nicht als Darlehen zur Verfügung gestellt. Auf eine feste Verzinsung des eingesetzten Kapitals wird verzichtet. Als Aktionär trägt der Kapitalgeber das Risiko des Unternehmens voll mit. Der Risikoausgleich wird mittels eines Investitionsportfolios von mehreren Firmen erreicht. VC-Gesellschaften beschränken sich oft sowohl auf bestimmte Branchen als auch auf geographische Märkte und bestimmte Entwicklungsstadien, in denen sich die Unternehmen befinden (Seed-, Start-up- oder Wachstumsphase).

Vor einer Beteiligung wird das Unternehmen auf "Herz und Nieren" geprüft (Due Diligence). Mit einem Aktionärsbindungsvertrag wird die Beteiligung abgesichert. Typische Vertragsklauseln sind Vorkaufsrecht, Mitverkaufsrecht, Vetorecht und Ausstiegsszenarien. Der Kapitalgeber begleitet und unterstützt das Unternehmen meist aktiv in seiner weiteren Entwicklung und nimmt Einsitz im Verwaltungsrat. Da eine Beteiligung an einem privaten Unternehmen nicht ohne weiteres verkauft werden kann, wird die Frage des Ausstiegs (Exit) schon zu Beginn des Engagements geregelt.

23.1.2 Von Elefanten, Mäusen und Gazellen

Die Gesellschaft dieses Jahrhunderts wird Technik und Wissenschaft in hohem Masse benötigen. Innovationen im Biotechnologiebereich bieten große wirtschaftliche Möglichkeiten und bilden das Rückgrat eines international wettbewerbsfähigen Industriestandortes. Sie sind jedoch aufgrund der Komplexität der Produkte und Märkte besonders kapitalintensiv und risikoreich. Die großen traditionsreichen Konzerne, die Elefanten, haben zwar ein überragendes Innovationspotential, verfügen jedoch oft nicht über die Wendigkeit, welche im heutigen sich rasch wandelnden Umfeld erforderlich ist.

In den USA entsteht etwa alle sechs Sekunden ein neues Unternehmen, und auch in Europa zeichnet sich eine ähnlich dynamische Entwicklung ab. Diese Mäuse oder Rennmäuse, je nach Wachstumsdynamik, beschäftigen eine bis 50 Personen und spielen durch die Schaffung der Mehrheit der neuen Arbeitsplätze volkswirtschaftlich eine tragenden Rolle. Mäuse betätigen sich hauptsächlich im Mitteltechnologie- und Dienstleistungsbereich und haben eine beschränkte Abhängigkeit von wirtschaftspolitischen Rahmenbedingungen und Managementfähigkeiten. Ihre Kapitalbedürfnisse werden meist nicht durch VC abgedeckt, da sie dessen Anforderungen nicht genügen.

Die großen Stars unter den Neugründungen sind Firmen, die durch eine Phase des Hyperwachstums eilen. In den USA sind dank VC Hunderte von neuen, erfolgreichen Hochtechnologiefirmen in Biotechnologie, Mikroelektronik und Kommunikationstechnologie entstanden. Solche Gazellen, wie beispielsweise Microsoft, Compaq, Amazon oder Amgen, bieten neuartige Produkte oder Dienstleistungen in Wachstumsindustrien an. Täglich wird eine potentielle Gazelle gegründet. Die Ortung und der Aufbau dieser sehr dynamischen, risikobehafteten und kapitalintensiven Unternehmen wird Dank der Venture Captialists ermöglicht. Von 1000 Bewerbern um VC-Geld nehmen 10 Firmen die Hürde und erhalten Finanzierung - dann tritt das 2-6-2-Prinzip in Kraft: 2 Firmen sind sehr erfolgreich, 6 sind Living Deads (funktionierende Firmen, doch keine börsenfähigen Aufsteiger) und 2 gehen bankrott. Durchschnittlich erhalten diese Firmen $ 11 Millionen VC. Das Motto der Gazellen lautet: Das Gras am Rande des Abgrundes ist saftiger.

23.1.3 Rendite als Motor

Die heute führende US-Biotechnologieindustrie mit über tausend Firmen steht als Beispiel für die ausschlaggebende Rolle, welche VC für den Aufbau einer wettbewerbsfähigen Hochtechnologieindustrie einnimmt. Durchschnittlich werden in den USA durch VC 134 Arbeitsplätze pro Firma geschaffen und indirekt weitere 2-3-mal soviel - bei Investitionen von US$ 30-45 000 pro Arbeitsplatz. Neue Arbeitsplätze werden vorwiegend von den kleinen und mittleren Unternehmen (KMU) aufgebaut, während Grossunternehmen weltweit netto Arbeitsplätze abbauen. Die "Grossen" der 500-Liste der Zeitschrift Fortune haben in den letzten Jahren bis zu 18 Prozent ihrer Beschäftigten abgebaut.

Das VC-System amerikanischer Prägung hat in seiner 50-jährigen Aufbauzeit hoch effiziente Strukturen für das Management von Beteiligungsgesellschaften hervorgebracht. Dadurch haben sich VC-Finanzierungen zu einer attraktiven, weit verbreiteten Anlageform sowohl für Privatinvestoren, als auch für institutionelle Anleger entwickelt. Die entsprechenden Performancestatistiken illustrieren dies eindrücklich.

In Europa ist zwar genügend Investitionskapital vorhanden, doch fehlt die Tradition und Kultur im Umgang mit Risikofinanzierungen bzw. eine leistungsfähige, professionelle und institutionalisierte Struktur für ein erfolgreiches VC-Management ist erst im Aufbau. Zur Schaffung einer effizienteren Innovationskultur braucht es handlungsfähige Netzwerke von Spezialisten und Institutionen, die bereit und fähig sind, die hier bestehenden Hürden zu überwinden, beziehungsweise die Rahmenbedingungen dafür zu schaffen.

Der oft zitierte gesellschaftliche und individuelle Wertewandel hin zur Risikokultur wird dadurch nicht zur Kurzzeitveranstaltung. Dieser beschleunigt, wie europäische Performancestatistiken belegen, dass die Bereitstellung von VC nicht nur volkswirtschaftlich wünschenswert ist, sondern ein attraktives Investitionssegment darstellt.

23.2 Biotechnologie

23.2.1 Biotechnologie im Überblick

Die Biotechnologie hat als Schlüsseltechnologie in die unterschiedlichsten Industrien Einzug gehalten und ist seit Anfang der 90er Jahre auch in Deutschland zu einem relevanten Wirtschaftsfaktor herangewachsen. Als bedeutende Einflussgrößen werden die Novellierung des Gentechnik-Gesetzes im Jahr 1993 und der BioRegio-Wettbewerb des Bundesministeriums für Forschung und Technologie von 1995 angesehen.

Insbesondere der Wettbewerb schuf die nötigen Voraussetzungen für eine florierende Biotechnologie-Industrie, die da wären:

- gesteigerte Akzeptanz dieser Zukunftstechnologie
- aufkeimendes Unternehmertum in der wissenschaftlichen Biotechnologie-Szene
- Technologietransfer aus den universitären und außeruniversitären Forschungseinrichtungen in kleine Start-up-Unternehmen
- Bereitstellung von Wagniskapital durch Venture Capital- und klassische Kapitalbeteiligungsgesellschaften mit der Exit-Möglichkeit des Neuen Marktes (Ernst & Young, 2001)

23.2.2 Segmente der modernen Biotechnologie

In der Betrachtung des deutschen Wirtschaftssektors werden unter "moderner Biotechnologie" alle innovativen Methoden, Verfahren oder Produkte verstanden, die die wesentliche Nutzung von lebenden Organismen oder ihrer zellulären und subzellulären Bestandteile beinhalten und dabei im Rahmen eines ursächlich verständnisbasierten Ansatzes von Erkenntnissen der Forschung auf den Gebieten Biochemie, Immunologie, Mikrobiologie, Molekularbiologie, Zellbiologie oder Umwelt- und Verfahrenstechnik Gebrauch machen. Dies umfasst demnach auch die innovativen Produkte und Verfahren, die nicht mit gentechnischen Methoden arbeiten, wie Naturstoffbibliotheken, Immunoassays und solche, die nicht im engeren Sinne "bio"-technologisch sind, aufgrund ihrer engen Vernetzung mit der Biotechnologie aber Bausteine in der Wertschöpfungskette der Life Sciences Industrie darstellen.

Beispiele hierfür sind:

- Bioinformatik
- Biosensorik
- kombinatorische Chemie
- Hochdurchsatz-Screening

- Biomaterialforschung und galenische Entwicklung (Ernst & Young, 2000a)

Die Biotechnologie kann grob in drei Segmente eingeteilt werden: die rote, die grüne und die graue Biotechnologie. Diese Segmente unterscheiden sich z.T. erheblich in ihren Rahmenbedingungen wie z.B. Marktvolumen, gesellschaftliche Akzeptanz und auch Finanzierbarkeit von Firmengründungen durch Venture Capital. Allerdings lässt diese grobe Einteilung nicht in allen Fällen eine eindeutige Zuordnung zu, wie z.B. im Bereich der Plattformtechnologien. Diese Technologien sind breit einsetzbare Verfahren und Techniken, die in mehreren Segmenten zum Einsatz kommen können. Oft sind sie die technische Voraussetzung für die Entwicklung von neuen Produkten.

Neben den drei großen Segmenten der roten, grünen und grauen Biotechnologie darf die als blaue Biotechnologie bezeichnete Meeresbiotechnologie nicht vergessen werden, die ein hohes wirtschaftliches Potential beinhaltet, aber bisher in Deutschland noch eine untergeordnete Rolle spielt. Hier gilt es, die Bioressourcen aus dem Meer einer wirtschaftlichen Anwendung zu erschließen.

23.2.2.1 Rote Biotechnologie

Die rote Biotechnologie umfasst alle medizinischen Anwendungen. Diese schließen die entsprechenden Produkte (Diagnostika, Impfstoffe, Therapeutika etc.) ein. Zu diesen Technologien zählen Modellorganismen aus dem tierischen Bereich (Maus,Wurm, Zebrafisch), die zur Entwicklung neuer Therapeutika benötigt werden.

Ebenfalls zur roten Biotechnologie zählt die Produktion von Wirkstoffen durch genetisch veränderte Tiere (z.B. Impfstoffe, die aus der Milch von transgenen Schafen isoliert werden) oder die Transplantation von "artfremden" Organen (z.B. Organe von Affen oder Schweinen).

23.2.2.2 Grüne Biotechnologie

Mit der grünen Biotechnologie sind biotechnologische Anwendungen im Agrarsektor gemeint. In der Landwirtschaft umfasst sie z.B. transgene Pflanzen mit Herbizidtoleranzen, verbesserten Ertrags- und Verzehreigenschaften oder Klimatoleranz, aber auch die biologische Schädlingsbekämpfung. Die Anwendung der Biotechnologie in der Ernährungsindustrie schließt Bereiche wie Nahrungsmittelveredelung und Nutraceuticals (z.B. Novel- und Functional Food) ein.

Ein relativ neues Feld der grünen Biotechnologie ist die Herstellung von Feinchemikalien und Therapeutika mit Hilfe transgener Pflanzen. Auch der Bereich Tiergesundheit (Nutztiere) und die Produktion von genetisch optimierten Tieren im Nahrungsmittelbereich fallen in das Segment der grünen Biotechnologie.

23.2.2.3 Der "Product Gap" in der Pharma-Industrie

Die großen Pharmaunternehmen setzen auf ihre historisch belegte Innovationskraft und wollen die Wachstumslücke mit erfolgreichen Neueinführungen schließen. Pfizer und Glaxo SmithKline investieren mehr als 3,5 Milliarden US Dollar in die Entwicklung neuer Medikamente. Insgesamt 269 Entwicklungskandidaten befinden sich in jedem Unternehmen in ihrer Entwicklungspipeline, davon ungefähr 20 in der klinischen Entwicklungsphase 3 und weitere 10 vor der Registrierung.

Aber ist das ausreichend? Der von IMS Health ermittelte Umsatz von Pfizer und Glaxo SmithKline betrug mehr als 20 Milliarden US Dollar pro Unternehmen im Jahr 2003. Das bedeutet, dass beide Firmen, um einen realen Umsatzzuwachs von 12 Prozent zu erzielen, einen Umsatzzugewinn von 2,4 Milliarden US Dollar pro Jahr erwirtschaften müssen. Rechnet man mit der pharmaspartenspezifischen Erfolgsrate, dass von 10 Entwicklungskandidaten, die in die klinische Entwicklung eingeschleust werden können, eine Substanz den Markt erreicht, so könnten rein statistisch 27 Substanzen aus der GlaxoSmithKline Pipeline in den nächsten 2-6 Jahren den Markt erreichen. Statistisch gesehen erzielt jedes neueingeführte Medikament ein Spitzenumsatz von ca. 200 Millionen US Dollar, in Realität sind aber nur 3 von 10 Neueinführungen profitabel. Damit würde GlaxoSmithKline statistisch einen Umsatzzugewinn von 5,4 Milliarden US Dollar in sechs Jahren erwirtschaften können, was ungefähr 900 Millionen US Dollar pro Jahr entspricht.

Der Bedarf liegt aber bei 2,4 Milliarden US Dollar. Entweder GlaxoSmithKline verdoppelt seine Forschungsanstrengungen oder das Unternehmen optimiert seinen Erfolg im Markt. Gelänge es GlaxoSmithKline mit jedem seiner Neueinführungen einen durchschnittlichen Umsatz von 500 Millionen US Dollar zu erzielen, wäre das Wachstumsziel über Innovationen realisierbar. Eine Verdopplung der Kandidaten in der Entwicklungspipeline ist sehr unwahrscheinlich. Mit einem Investitionsvolumen von fast vier Milliarden US Dollar pro Jahr sind die Grenzen erreicht, denn:

- Die Anforderungen an die Sicherheit und die Wirksamkeit eines Medikamentes nehmen drastisch zu. Die Zeitspanne von der Synthese bis zur Zulassung hat sich auf zwölf Jahre verlängert. Statistisch wird von 5000 untersuchten Substanzen nur eine zugelassen. Die Forschungs- und Entwicklungskosten (F&E) für innovative Präparate liegen bei 350-500 Millionen US Dollar mit einer jährlichen Steigerungsrate von 7,5 Prozent. Somit sind diese Ausgaben seit Mitte der achtziger Jahre weltweit von 11 Milliarden auf mehr als 49 Milliarden US Dollar im Jahre 2003 angestiegen.

Trotz der beeindruckenden Kosten werden mehr als 11000 Wirkstoffe entwickelt. In der Regel handelt es sich um Medikamente mit hohem medizinischen Bedarf. Für den Bereich Neurologie, Herz-Kreislauf, HIV und Onkologie wurden zu Beginn des 21. Jahrhunderts mehr als 3400 Forschungsprojekte initiiert. Allein in

Deutschland befinden sich 150 Arzneistoffe in derklinischen Phase III oder im Zulassungsprozess (VFA 2000, Handelsblatt 2004) (Abb. 23.1).

(Abb. 23.1) F&E Kosten steigen, die Zulassung neuer Medikamente nicht

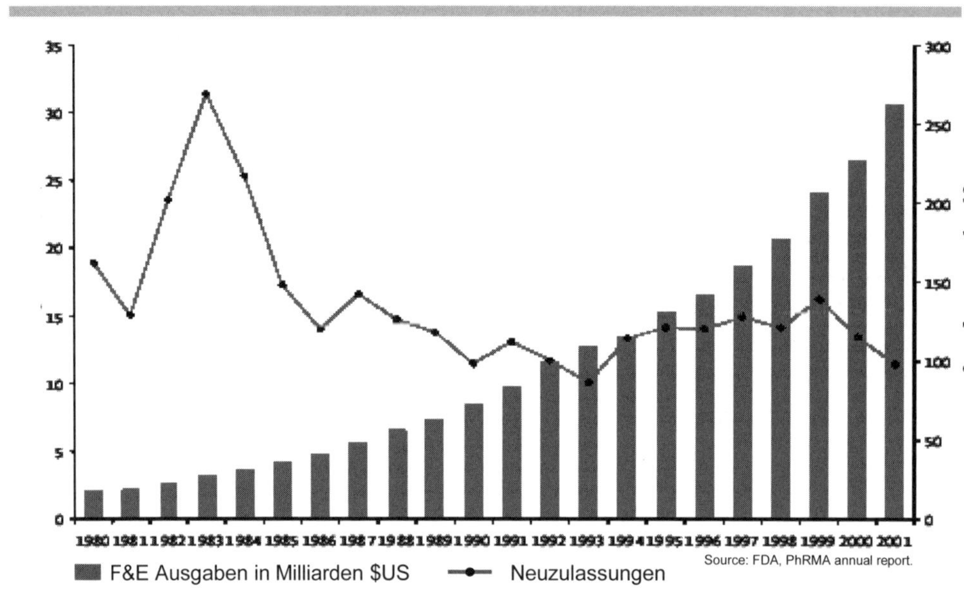

23.2.2.4 Die Innovationskraft der Biotechnologie

Die rasche Entwicklung in der Biotech-Industrie und das neue Verständnis des menschlichen Genoms haben zu einem erhöhten Innovationstempo geführt. Dank innovativer Ansätze sehen wir eine Verdopplung der so neu entwickelten Arzneimittel innerhalb der letzten sieben Jahre. Mehr als 15 der insgesamt 45 biotechnologisch entwickelten Medikamente, die auf dem Markt sind, sind innerhalb der letzten drei Jahre neu auf den Markt gekommen. Aber das ist erst der Anfang. Laut Pharmaceutical Research and Manufacturers of America (PhRMA) befinden sich mehr als 300 biotechnologisch entwickelte Substanzen in der Entwicklung bzw. in klinischen Studien. Gerade diese Dynamik und das daraus abgeleitete Interesse der Börse haben dazugeführt, dass die Biotech-Industrie als Segment für sich etabliert und beurteilt wurde. An der US-Börse werden große Biotech-Titel mit rund dem 60fachen des letztjährigen Nettogewinns bewertet, dies ist doppelt so viel wie bei vergleichbaren Pharmawerten. Der Markt honoriert die stärkere Innovationskraft und unterstellt damit, dass die Branche weiterhin überproportional expandiert - was ihr in den vergangenen Jahren auch gelungen ist. Die führenden zehn im Pharmageschäft tätigen US Biotech-Unternehmen steigerten ihre Umsätze im Jahr 2002 um durchschnittlich ein Fünftel und ihren Reingewinn um knapp ein Drittel. Sie legten damit doppelt so stark zu wie die großen Pharmakonzerne. Das zeigt auch ein direkter Vergleich mit etablierten Konkurrenten: So werden die führenden zehn Biotech-Firmen heute rund doppelt so hoch bewertet, wie der mehr als 100 Jahre alte Arzneimittelhersteller Eli Lilly (die Nummer Zwölf der Pharmaindustrie) (Tab. 23.1).

(Tab. 23.1) Biotech und Shareholder Value

[Mio USD]	Umsatz	Profit	Market Kap. (`000)
Amgen	3.629	1.138	72
Genentech	1.736	319	33
Immunex	861	154	18
Alza	988	223	10
Biogen	926	333	9
Chiron	838	162	8
Medimmune	540	145	8
Biochem	217	199	4
Gilead	195	-43	3

PhRMA 2002

Ein solches Gefälle lässt sich nur durch die längerfristigen Perspektiven rechtfertigen. Die großen Biotech-Firmen investieren rund ein Viertel ihrer Erlöse in die Forschung. Sie bearbeiten annähernd 90 Entwicklungsprodukte in verschiedenen Stadien der klinischen Prüfung - etwa dreimal so viel wie vergleichbar große Pharmakonzerne. Etlichen Neuentwicklungen, darunter potenzielle Medikamente gegen Krebs, Asthma und Rheuma, trauen Experten Milliarden-Umsätze zu. Viele dieser Experten erwarten, dass die Generierung neuer Substanzen und die frühen Phasen der Entwicklung mehr und mehr außerhalb der großen Pharmaunternehmen stattfinden. Im Grossunternehmen werden die beweisenden (pivotalen), internationalen Studien durchgeführt, die Registrierung parallel für die unterschiedlichsten Regionen vorbereitet und die globale, simultane Vermarktung geplant und umgesetzt. Diese Vorgehensweise dürfte die Struktur von Pharmakonzernen nachhaltig verändern.

Es wird erwartet, dass die Biotech-Industrie mit ihren vielen kleinen Start-up-Unternehmen mehr noch als bisher den kreativen Nukleus der Pharmaindustrie bilden wird. Basierend auf den Erkenntnissen von Genomics, Proteomics, Pharmaconomics, Cellomics und Metabolomics werden neue mögliche Ansatzpunkte für Arzneimittel erforscht und auf dieser Basis neue innovative Therapiekonzepte entwickelt.

23.3 VC und Biotechnologie

23.3.1 Die Bedeutung des Kapitalmarktes

Insbesondere im europäischen Raum wird die Entstehung bzw. Ansiedlung von jungen Biotech-Unternehmen staatlich gefördert. Über Antragsverfahren können öffentliche Gelder mehr oder weniger standardisiert (und bürokratisiert!) eingeworben werden, was z.B. in Deutschland zu einem starken Zuwachs von kleinen Jungunternehmen geführt hat. Die Expansion der neugegründeten Unternehmen allerdings erfolgt fast ausschließlich mit Risikokapital (VC) (vermutlich wegen des inherenten Risikos haben sich die Banken mittlerweile komplett aus diesem Bereich zurückgezogen). Die VC-geber erwarten in der Regel ihren Return of Investment (RoI) innerhalb von 5 (+/-1) Jahren (Abb. 23.2).

(Abb. 23.2) Exits von VC finanzierten Biotech-Firmen (2001)

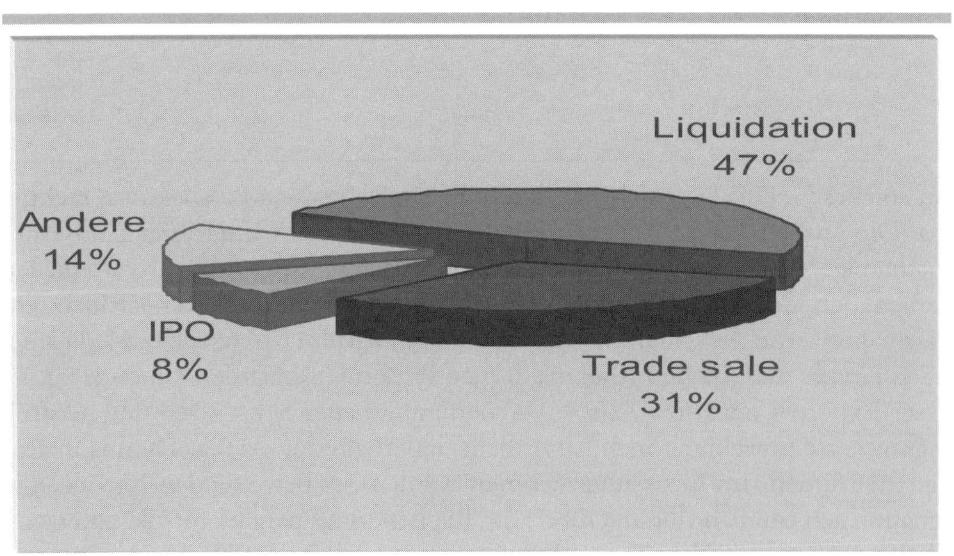

PhRMA

In der Vergangenheit war der bevorzugte Exit der Börsengang (IPO). Angesichts des geschlossenen Börsenfensters und der seit mehr als 3 Jahren anhaltenden

Schwierigkeiten am Kapitalmarkt wird die Wahrscheinlichkeit für die Risikokapitalgeber immer geringer einen RoI mit frisch gegründeten Firmen zu erzielen. In logischer Konsequenz zieht sich das Risikokapital aus den frühen Expansionsphasen in spätere Phasen, in denen der Unternehmenserfolg abschätzbarer und die Marktnähe größer ist, zurück.

Ein Beispiel: Während 2001 noch 54 Prozent der Investoren bereit waren in Erstrunden zu investieren, taten dies nur noch 39 Prozent in 2002 (Ernst & Young, 2003) und in 2003 ist die Bereitschaft noch dramatischer gesunken. Ein zweites Beispiel kommt aus dem Diagnostikbereich – dort nahm die Investitionstätigkeit von 2001 auf 2002 von 4 Prozent auf 11 Prozent aller Lifescience Investments zu, da dort die Investoren eine stärkere Produkt- bzw. Marktnähe sahen als in anderen Bereichen.

Die Situation am Kapitalmarkt beeinflusst auch die zweite Finanzquelle der expansionswilligen Jungunternehmen - die börsennotierten Pharma- und Biotechunternehmen:

- Bedingt durch die reduzierten Gewinnerwartungen und den Einbrüchen am Aktienmarkt werden auch die Grossunternehmen risikoscheuer und kooperieren lieber mit Biotechfirmen, die sich nicht mehr in der frühen Expansionsphase befinden. Damit haben sich die Geschäftsaussichten junger Biotech-Unternehmen massiv verschlechtert. Im Vergleich zu 1997 haben Pharma-Firmen im Jahre 2003 nur noch gut ein Fünftel soviel Geld in präklinische Kooperationen investiert. Diese sind aber oft die einzige Möglichkeit eines Biotech-Startups in Kontinentaleuropa Geld zu verdienen.
- Da die größeren Unternehmen die Hauptkunden für den zweiten Exit der VC-geber - dem Verkauf des Unternehmens (Trade Sale) - sind, können heute nur sehr schwer technologielastige Jungunternehmen oder Unternehmen mit Produktideen, die den Proof of Principle am Menschen noch nicht gezeigt haben, in den Verkauf gebracht werden. Trotzdem steigt die Nachfrage nach klinischen Entwicklungskandidaten, am besten mit Wirksamkeitsnachweis, da die Pharmaindustrie nach wie vor davon überzeugt ist, dass die Biotech-Industrie der ideale Zulieferer von klinischen Projekten ist. Arzneimittelkandidaten in der klinischen Phase II, wie sie nur expandierte Biotech-Unternehmen im Portfolio haben können, sind sehr begehrt - der Wert von Deals mit klinischen Projekten hat sich in den letzten fünf Jahren verdreifacht.

23.3.2 Die Finanzierungslücke

Damit tut sich für junge, wachsende Unternehmen eine Finanzierungslücke auf, die sie genau dann trifft, wenn eine rasche nachhaltige Expansion notwendig wäre. Gerade in der Medikamentenentwicklung, wo die Phasen der Wirkstofffindung, -beschreibung und - charakterisierung als auch die Präklinik Zeit und Ressourcen verbraucht, sehen sich die kleinen Jungunternehmen einer ausweglosen Situation gegenüber, wenn sie bei dem Geschäftsmodell einer fokussierten Medikamentenentwicklung bleiben. D.h. das Geschäftsmodell der Jungunternehmen muss durch Komponenten erweitert werden, die laufende Einnahmen aus dem Markt erlauben (z.B. aus Servicevereinbarungen bzw. Kooperationen mit Big-Pharma oder Big-Biotech).

Damit werden die Anforderungen an das Management des frühen Jungunternehmens schlagartig komplexer und diffiziler. Während es Mitte der 90 Jahre in den Frühphasen erfolgreicher Biotech-Unternehmen ausreichend war, über erstklassige Wissenschaft und Technologie zu verfügen und diese in Produktideen übersetzen zu können, muss das Management heute mit Start des Unternehmens professionelle Kenntnisse im Bereich des Innovationsmanagements und des Innovationsmarketing besitzen und zur Anwendung bringen können.

Damit geraten Schlüsselbereiche wie:

(1) die korrekte Positionierung des Unternehmens und seiner Produktideen

(2) die Kundenorientierung

(3) ein kompetetiver Marketing-Mix des Serviceangebots

(4) eine professionelle Innen- und Aussenkommunikation in den Fokus

Eine Studie von Ernst & Young aus dem Jahre 2003 unterstreicht dies. In 2001 mussten 26 Biotech-Unternehmen mit 531 Mitarbeitern in Deutschland Insolvenz anmelden. Während nur 12 Prozent der Firmen ein Alter von weniger als 2 Jahren aufwiesen (d.h. der Kill-it-Early Effekt ist dank der staatlichen Förderung minimal), waren 64 Prozent zwischen 3 und 5 Jahren alt, also genau in der Expansionsphase zur Eigenständigkeit. Dies impliziert, dass als Hauptursache für das Scheitern eine nicht erfolgte zweite oder dritte Finanzierungsrunde verantwortlich ist.

In der Tat befanden sich die meisten insolventen Firmen in diesem Stadium. Auch Kooperationen mit Big-Pharma schützten vor diesem Schicksal nicht. Manche insolvent gewordenen Unternehmen konnten durchaus Kooperationen vorweisen: mice & more aus Hamburg hatte z.B. eine Kooperation zur Targetvalidisierung mit dem Pharmakonzern Schering, dito Elegene aus München mit Astra Zeneca. Die Novaspin aus München zählte mit Bayer, Roche und Schering sogar mehrere Pharmariesen zu ihren Kunden.

Es herrscht Einigkeit bei den VC-gebern darüber, dass dem „Management" eines Unternehmens eine Schlüsselrolle zukommt. Wurde dieser Faktor bei Investitionsentscheidungen in Mitte der 90 Jahre noch mit 20 - 40 Prozent gewichtet, so ist er heute mit 50 - 70 Prozent zum dominanten Kriterium avanciert. Die Erfahrung lehrte die VC-geber, dass so gut wie kein Biotechunternehmen mit der Technologie und mit den Produktideen an die Börse gegangen ist, mit der sie gegründet wurde, d.h. die Flexibilität des Managements das Potential des Unternehmens am Markt auszurichten war der entscheidende Erfolgsfaktor.

(Abb. 23.3) Finanzierungslücke = Entwicklungslücke

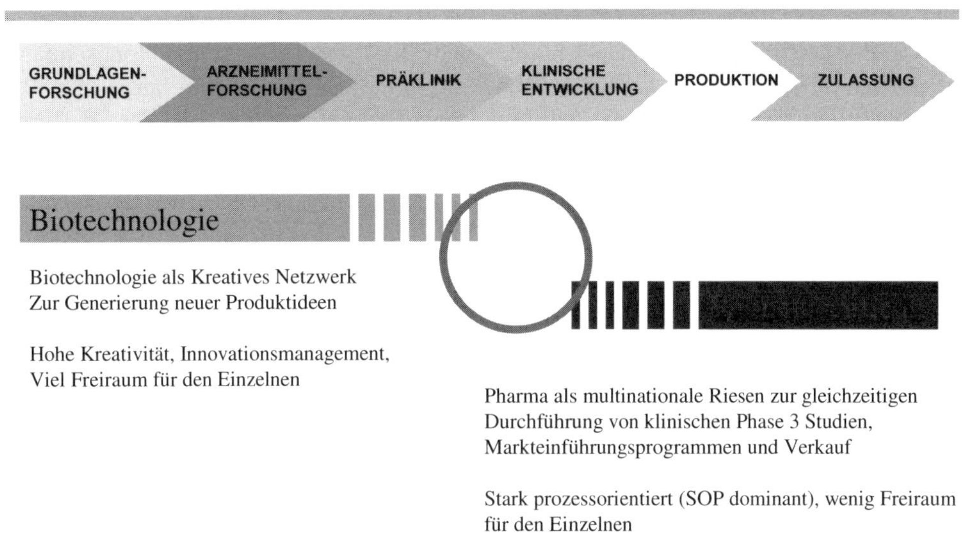

23.4 Ausblick

Europa bietet als Standort für innovative Unternehmen gute Voraussetzungen. In bestimmten Sektoren steht ein hervorragender Nährboden bereit, mit hochqualifizierten Forschern, einem unterstützenden, etablierten industriellen Umfeld sowie einer ausgewiesenen leistungsfähigen Infrastruktur in Wissenschaft und Wirtschaft. Zu den besonders aussichtsreichen Technologien zählen vor allem Life Sciences, Biotechnologie, Mikrotechnologie, Nanotechnologie, Optik sowie interdisziplinäre Technologien. Wenn es zukünftig gelingt nachhaltig Jungunternehmern mit dem Know-how von Innovationsmanagement und -marketing einen Wettbewerbsvorteil zu vermitteln, werden dadurch andere europäische Standortnachteile ausgeglichen (die englische VC-Landschaft ist ein gutes Beispiel).

Die Entwicklung des VC in Europa kann heute als bedeutend bezeichnet werden und wird die technologische und wirtschaftliche Stellung Europas grundlegend verändern. Damit die jungen Wachstumsunternehmen ein günstiges Umfeld für VC vorfinden und Wachstum finanzieren können, sind robuste Kapitalmärkte notwendig. Ob Europa ein technologisches und wirtschaftliches Leapfrogging gelingt, muss sich noch zeigen. Eine rasche und erfolgreiche Etablierung eines effizienten VC-Systems wird somit unter anderem zur Überlebensfrage für die Entwicklung innovativer Arzneimittel in Asien, USA und Europa (s. Anhang 1: Innovative Arzneimittel).

Literatur

1. GEP - Gesellschaft Ehemaliger Studierender der Eidg. Technischen Hochschule Zürich (Hrsg.) (1994): Die Zukunft beginnt im Kopf, Wissenschaft und Technik für die Gesellschaft von morgen, Festschrift zum 125-jährigen Bestehen der GEP, Sticher Printing AG Luzern
2. Sonja Sidler (1996): Risikokapital-Finanzierung von Jungunternehmen, Bank- und Finanzwirtschaftliche Forschungen Band 227, Verlag Paul Haupt Bern Stuttgart Wien
3. Thomas Kubr, Heinz Marchesi, Daniel Ilar / McKinsey & Company, Inc., Switzerland (1997): Planen, gründen, wachsen / Mit dem professionellen Businessplan zum Erfolg, Druckerei Neidhart + Schön AG Zürich
4. Heinrich Ursprung (1997): Die Zukunft erfinden, Wissenschaft im Wettbewerb, vdf Hochschulverlag AG an der ETH Zürich
5. Salvatore Belardo, Udo Koppelmann, Reinhart Schmidt, Albert Stäheli, Godwin Wong, Ralph Berndt (Hrsg.) (1998): Unternehmen im Wandel - Change Management (Band 5), Springer Verlag Berlin Heidelberg New York
6. Alfred Scheidegger, Helmut Hofer, Gerhard Scheuenstuhl (1998): Innovation - Venture Capital - Arbeitsplätze, Antworten zu Kernfragen, Verlag Paul Haupt Bern Stuttgart Wien
7. Gerrit Volk (Hrsg.) (1998): Going Public / Der Gang an die Börse (2., aktualisierte und erweitert Auflage), Handelsblatt, Schäfer-Poeschel Verlag Stuttgart
8. Alfred Scheidegger, Ulrich Geilinger, Claus Niedermann: Swiss Venture Capital 2000 / 01, Beschaffung von Eigenkapital für Neuunternehmen und KMUs, Bilanz Zürich
9. Fred Harms, M. Heinrich, Sven Rohmann, Marc Drüner, V. Trommsdorff (Volume 5, 2002): Challenges for Pharmaceutical Polices in the 21st Century, Pharmaceuticals Policy and Law, IOS Press Amsterdam
10. Sven Rohmann, Fred Harms, Alfred Scheidegger, Gustav King (2002): Entwicklungen im Pharmamarkt unter besonderer Berücksichtigung der Biotechnologie, Managementbuch Biotechnologie, Schäfer-Poeschel Verlag Stuttgart: 63-76
11. Alfred Scheidegger (2002): Prinzipien eines erfolgreichen Venture-Capital-Systems, Meilensteine im Management, Manz Wirtschaft Verlag Vahlen: 563-572
12. Fred Harms, Marc Drüner: Pharmamarketing, Innovationsmanagement im 21. Jahrhundert (2003), Lucius & Lucius Verlagsgesellschaft mbH Stuttgart

13. G. Steven Burrill, Burrill & Company (2003): Biotech 2003, 17th Annual Report on the Industry, Life Sciences - Revaluation and Restructuring, Published by Burrill & Company LLC San Francisco

14. Ernst & Young (2003): Zeit der Bewährung – Deutscher Biotechnologie-Report 2003

Autor

Sven Rohmann (geboren 19.04.1962) ist Managing Partner der Venture Capital Gesellschaft Nextech Venture AG in Zürich und seit Mai 2003 Vorstandsvorsitzender der BioVisioN AG, Hannover. Er hat BWL und Medizin studiert und blickt u.a. auf eine mehr als 10-jährige Berufserfahrung in leitenden Stellungen bei dem Pharmaunternehmen Merck KGaA zurück, er war maßgeblich an dem Aufbau des strategischen, biotechnologischen Geschäftsfeldes "Onkologie" beteiligt. Von 2001 bis 2003 war er der „Founding CEO“ der Ganymed Pharmaceuticals AG, Mainz. Sein Publikationsschwerpunkt ist das Innovationsmanagement in der Pharmaindustrie. http://www.nextechventure.com

Kapitel 24

Summary (English)

Fred Harms, Dorothee Gänshirt

Keywords:

- State of Pharma Marketing
- Innovation Marketing
- Impact on R&D
- Drug Development
- Players and Positioning
- Future Strategies
- Communication and Cooperation
- Direct-to-Consumer
- DTC in the USA
- Perspectives in Europe

Inhalt

24.1 Pharmaceutical Marketing

Innovations form the basis of successful enterprises. Durable growth and occupation can only arise in companies that continuously offer new products and services meeting the requirements of the market at the best possible rate. In order to keep pace with the rising individual and social needs, pharmaceutical companies have increased their expenses for research and development from 11 billion to approximately 49 billion US$ during the last 20 years. Simultaneously, the average time for development of a new drug extended from 2 to 12 years within the last 3 decades. Statistically only one in 5000 substances that was initially screened for development is finally approved. As a result the development costs for pharmaceutical innovations average 350 – 450 million US$, with an annual increase rate of 7,5 % (Best Practices Benchmarking 2000; Howard 2001, BPI 2003).

At the same time, the competition around therapeutics is continuously increasing, in particular in common diseases. As for the field of cardiovascular diseases, neurology and oncology, more than 3000 research projects were initiated in 2003. In Germany currently more than 150 drugs are in the clinical phase III or in the approval process. To achieve priority and to guarantee a 1-year privilege for a patent application, the application for a substance must be submitted at a very early stage. Consequently, the pre-clinical and clinical investigation as well as the evaluation of the study results for approval takes place within the life span of the patent. In addition, the approval process itself, which according to law is not supposed to take more than 7 months, in reality usually requires more than 2 years. The time for exclusive marketing of a drug is therefore considerably shorter than the actual patent life span of 20 years. In the case of Propranol in 1968 this meant 12 years, while in the case of Saquinavir the period of exclusive marketing was only 3 months.

Additional innovation pressure arises from a duplication of medical knowledge every 5 years, generally resulting in more costly diagnostic and therapeutic procedures. These will put the national health care systems, which are already fighting with increasing bottlenecks, under a heavy financial strain. Therefore, it is to be supposed, that the previously observed development of budgeting and fixed amounts combined with service exclusion and additional payments will be reinforced in future (Decision Resources Inc 1999; James 1999; Basset 2001).

Beyond this the pharmaceutical market is characterised by a lack of customer sovereignty: The decision-makers are not those receiving the service and/or paying for it. A comprehension of the health care system and its different values is a prerequisite for development of suitable tools to cope with these aspects. The system is currently in a stage of a radical revolution (James 1998; 1999; Kreyher 2001, Harms et. al 2003).

In many cases intensification of marketing only means augmenting the field sales force with the objective of improving this relationship. Frequently this relationship is the major determinant of the drug chosen by the physician.

While up to now the physician was the deciding opinion leader with respect to certain medications, the pressure of the patients on the prescription habits is continuously increasing. Especially patients suffering from chronic diseases no longer appear as individuals but are rather part of well-informed and -organised associations. These national and international associations gain increasing impact on the forming of opinion. Patients are leaving their passive position; they do not want to be merely consumers of prescribed drugs but rather want to become involved in the discussion and decision of their therapy with their physician (Harms et. al 2003).

In response to this risk-benefit-ratio, physicians are forming communication networks to improve the information exchange. Up to now approximately 1000 of such networks are under construction in Europe. Sixty percent of these projects have not yet exceeded the informal stage; however, 10 % already operate in the intended way (Goutier 2001; Harms 2001; Harms et al. 2001).

Evidence Based Medicine (EBM), providing databases with up-to-date research results and state-of-the-art therapies, contributes considerably to the construction of such networks. The decisive factors for prescription habits will increasingly be based on (i) these information ii) on the extended communication between physicians, iii) on the existence of network internal lists of recommended drugs (positive lists), iv) on economic demands of the network manager, and (v) on the realization of high-quality circles of certain drugs (Decision Resources Inc 1999; Datamonitor 2001; Goutier 2001; Lewis 2001).

The rising costs of innovations cause increasing social discussions exceeding the doctor-patient relationship. Market acceptance and success no longer merely depends on the directly involved participants, but rather on the impact of different lobbies. Next to physicians, patients, and health insurances particularly politics, the jurisdiction, temporal and spiritual communities of interest proved to be factors of wide influence. The far reaching impact of genetic research, consumer protection movements and health services through electronic media will further increase the number of parties involved (Harms et al. 2002a;2002b, Harms et. al 2003).

Consequently, innovative drugs are no longer fast-selling items - their value must prove as a debt to be unambiguously discharged at creditor's domicile. Considerations about the social demands and therapeutic relevancy of the expected treatment outcome must precede the actual study.

Even though debates about positive and negative lists, price and profit controls, fixed prices and additional payments by patients run counter to the general values, one should strive for the communication with institutions that are important for the forming of political opinion. Due to the increasing pressure of politics onto the pharmaceutical market, the close contact to all politically active communities of interest is crucial. The typical challenges of a modern innovation management are perfectly mirrored in the pharmaceutical field (Harms et al. 2002b, Harms et. al 2003).

24.2 Innovative Marketing Strategies

Innovation marketing must consider relevant future developments in due time: direct customer contact, creation of confidence, set-up of pharmaceutical brands, and competition oriented positioning. The customer plays a pivotal role for product design, and the satisfaction of market demands will be a hallmark of the overall strategic planning. The principal marketing tools are communication and co-operation.

Unlike inventions, which are time-related e.g. creation of a new idea, innovations are development processes with the aim of making an invention a commercial success. In view of the various managerial functions during this process, it is useful to divide innovative processes into typical phases, requiring different communication and cooperation strategies. The existing phases of pharmaceutical innovations need to be transferred to marketing now. This includes the definition of a communication- and marketing concept for early phases of the innovations, the clinical phases and the launch, respectively, in order to build up the targeted market positioning in parallel to development.

A new consciousness was created through the rise of budgeting in conjunction with a broad discussion about the advantage of specific medications and therapies (evidenced based medicine). "Value for money" is advancing to the decisive model of the survivability of whole sections. In a time of decreasing product differentiation the key for success is an improved understanding of the customers' demands. Currently more than 80 % of all activities of the pharmaceutical industry are addressed to physicians, pharmacists, hospitals, and wholesale. In future this spectrum will extend to various patient groups, national and international authorities, insurance companies, social associations, political parties, and any form of medical interest associations. It becomes important to comprehend the health care system and its values from the market perspective.

Unlike the 70ies and 80ies this system is no longer prepared to support medical progress with all consequence. In the past the crucial question was: What will a new medication cost, whereas in the commencing 21st century the question reads: How much is the social system willing to pay for a new drug (Kreyher 2001; Lewis 2001; Harms et al. 2002b, Harms et al. 2003).

24.2.1 Communication and Cooperation

Innovative marketing must be ready to tackle with critical questions of the market. Only companies contributing constructive solutions may successfully extend their market shares. Companies establishing a close-partnered relationship with their clients attain the necessary renown to cope with the challenges and the increasing complexity of the pharmaceutical market.

Due to the increasing self-confidence the customer selects between different companies when deciding about a purchase, namely between those, that only sell medications and those that give special emphasis to the service idea. This service idea will satisfy the customers' demands to a much greater extend and will lead to a continuous creation of a positive image. This continuity will create a form of social prestige imparting the advantage of innovative therapies (Harms 2001; Harms et al. 2002a; 2002b).

Future chances can only be met successfully, when the changing environment is integrated into the marketing strategy as a comprehensive communication process. Equivalently, up-coming tasks will only be solved by integration of the three additional fields. Since the implementation of new concepts is not corresponding to the size of a company, it will rather be the faster displacing the slower, than the larger displacing the smaller (Hill 1999; Harms et al. 2001; Harms 2003).

The medical supply is increasingly subject of a cost benefit analysis. The advantage of established therapies, medications, diagnostic procedures and surgical interventions is crucially scrutinized. For this reason health care economics becomes the second central player of positioning besides the product itself. Consequently the cost-benefit-optimization is the crucial success factor for the survivability of innovative product design. Due to the increasing political pressure the close contact to all politically active associations of interests will have a far-reaching impact.

Starting in the 90ies the budget restricted distribution competition became a typical feature of the structurally reformed health care system in Europe. With respect to the marketing of innovative products the changing political environment leads to a new product understanding. It is no longer a matter of producing a good product in a sensible quality for a high price; instead it is only important providing an acceptable cost/benefit ratio. Marketing is challenged to include social trends into its development plans. Politics propagate the exchangeability of drugs in order to achieve cost minimization; therefore the concept of value creation is a pivotal factor for political decisions (Harms 2001; Harms et al. 2002a; 2002b, Harms et al. 2003).

At the outset of the 21st century pharmaceutical marketing is going through a time of upheaval. The above mentioned increasing influence of the patient on decisions about medication and therapies requires a flow of information, which is no longer restricted to pharmaceutical companies and physicians. If this information is made available to the patients in posted form in agreement with specialized medical organizations, marketing of innovative substances can be established as a constructive service provider in the market. Through these electronic service exchanges marketing may demonstrate its obligation and responsibility for the reasonable use of limited resources within our health care system.

The patients' confidence allows propagating the benefit of new therapeutic options. Furthermore marketing should be eager to make close contact with its potential customers. Thus conversation platforms could be established for all institutions of our health care system with the focus on the patients. One should proceed with informational activities and advertising measures in cooperation with different opinion leaders. A patient adapted means of communication would satisfy concrete demands and obtain the understanding of innovative therapies and/or present a platform for the necessity of their application. For this reason an advertising campaign set directly to the customer could help to satisfy these information demands (Harms 2001; Harms et al. 2002a; 2002b, Harms et al. 2003).

Communication and cooperation in all innovation and market phases is decisive about flop or top. Many impulses for innovations arise from informal communication among employees, e.g. between R&D and marketing specialists, or between customers and service persons. Particularly, in the initial phases of an innovation the communication must not be regularized. As for the pharmaceutical field this is especially valid for service-oriented extra options. In the course of further development a transition to structured information supply should proceed in order to minimize the costs of superfluous communication. During the entire process information should not only flow top down, but rather within a network.

Investigation of success factors of new products indicates that the strategic competitive advantage remains the key prerequisite for innovative achievements. And also in the pharmaceutical industry success is no longer generated solely through the effectiveness of a product. In this field this includes not only cooperation with patients in the clinical stages, but also the well-timed cooperation with all players subsequently implicated in the innovations, including health insurances, physicians, health departments, etc. The integration of target customers in the sense of "Lead Users" or "Lead Cooperation" may simultaneously be considered as measure of and impact on the engendered acceptance.

Pharmaceutical companies provide their most important market partners with problem solving services. The services to be produced include education, support during construction of physician networks, information services and communication- and advertising partnerships. Particularly pharmacies already need this communicative support, because with respect to prices 50 % of their product range is already competing with self-service department stores, discounts, and drugstores (Best Practices Benchmarking 2000; NICHM-Foundation 2000a; Basset 2001, Harms et al. 2003).

24.3 Direct-to-Consumer in the USA

More than half of the 50 medications with the highest investment for DTC are among the top selling products. More so there is apparently a direct correlation between investment and market penetration given recent evidence that the intensity of advertising is directly sales-correlated. According to the NIHCM (National Institute of Health Care Management Foundation) 95 % of the total budget are invested for the 50 top-selling products, the products in position 1-15 making up about 50 % of these resources. Interestingly, DTC campaigns are only performed for innovations concerning chronic diseases. Within the last 3 years less than 10 % of the DTC campaigns among the 50 top-selling products targeted drugs for acute diseases. Instead, more than 80 % of the pharmaceutical advertising investments include chronics diseases such as allergies, arthritis, asthma, cardiovascular diseases, depression, neurodegenerative diseases, oncology and sexual dysfunctions (Datamonitor 2001; FDA 2002a; 2002b; NIHCM-foundation 2000a; 2000b; 2002, Harms et al. 2003).

Advertising campaigns targeting the patients' needs proved to be one of the core-competences of strategic marketing planning. Although the influence of the media on positioning of innovative therapeutic concepts is continuously increasing, about 80 % of the patients still consider communication with family and friends the decisive factor for initiating a discussion with their physician. However, this classical cascade of forming of opinion is currently shifting.

Recent investigations revealed that patients' decisions are influenced similarly by radio and television (40 %), print media (35 %) and direct discussion with a doctor (30 %). This is the result of an inquiry by Weissman Web Executive, Project Hope – People to People Health Foundation, cooperation with the Harvard University Massachusetts General Hospital and Harris Interactive including 3000 adults. Surprisingly, the role of pharmacists as the medication specialists is continuously decreasing. If these results come true – and experts assume that this investigation reflects the forming of opinion of 2004 – then media influence the patient's decision to the same degree than the trusting patient-doctor relationship that has been built up for years.

Robert Leitman published the trend-setting results of this "Consumer's Report on the Health Effects of Direct-To- Consumer Drug Advertising" on February 26, 2003. It is interesting that 86 % of the participants (n=1.500) remembered a DTC campaign on the radio or – mostly – on TV within the last 12 months. As a consequence, 30 % of these patients discussed a prescription or a potential change to this medication with their doctor. The perception of the DTC campaign was obviously selective, since half of these patients had been diagnosed with the associated disease within the last 6 months.

The most frequent indications discussed with the physician were:

- Allergies (13 %)
- Arthritis (10 %)
- Cardiovascular diseases and Diabetes (7 %)
- Asthma (5 %)

It is remarkable in this context that not only patients already diagnosed with the disease seek medical advice, but also the number of undiagnosed patients at risk that consulted a doctor was increasing. In this group of patients important therapies were initiated for cardiovascular diseases (13 %), allergies (9 %), gastrointestinal diseases (8 %), arthritis (6 %), diabetes and depression (5 %). It is most important to note that in this group, 45 % were high-risk patients. Consequently the frequently expressed suspicion that DTC leads to unnecessary visits of healthy patients and increasing costs, did not prove true. In contrast the study showed that only 19 % of the patients responding to a DTC campaign did not need medical support. Thus this study showed very clearly that DTC contributes to prevention and thereby supports the funding of our health care system.

Not only medical specialists but also patients increasingly judge DTC as good. Ninety-five percent of the patients noted that their doctor's feedback to the DTC-initiated discussion was positive, which means that DTC improves the patient-doctor relationship. Eighty percent of the patients who visited the doctor in response of DTC gained a better comprehension of the necessity of the prescribed medication and their compliance improved. Obviously the assumption that DTC has a positive influence on compliance comes true (NIHCM-foundation 2000a; 2000b; 2002; Harms 2003).

In the year 2003 about 23 billion US$ were invested for all promotional activities, 2.8 billion US$ of these were spent for DTC. Compared to R&D with a relatively constant volume of spending of about 35-49 billion US$, spending for advertising is continuously rising. It has tripled between 1997 and 2003.

Two large investigations clearly demonstrated the attitude of the US Food and Drug Administration (FDA) towards DTC. The GAO report 03177 of the US General Accounting Office for Congressional Requesters, titled "Prescription Drugs – FDA Oversight of Direct-To-Consumer Advertising has Limitations" – published in October 28, 2002, offers a comprehensive overview of all activities. Also Kathryn J Aikin ("FDA's Physician Survey on DTC Rx Drug Ads shows Health Benefits" from

February 21, 2003) inquired 500 physicians about their attitude towards DTC. On the basis of the American Medical Association Masterfile the Division of Drug Marketing, Advertising and Communications (DDMAC), part of the FDA Center for Drug Evaluation and Research (CDER) chose 250 general practitioners and 250 specialists (NIHCM-foundation 2000a; 2000b; 2002; Harms 2003).

In the first report the DDMAC defined the regulations for the promotion of prescribed drugs. Following the first version "Sources 21 C.F.R. § 202; FDA Guidance for Industry: Consumer-directed Broadcast Advertisements" dated August 1997, pharmaceutical companies are required to submit all drug advertisements to FDA when they are first disseminated to the public (that is broadcast, published or otherwise distributes). The only exceptions are Help-Seeking-Advertisements focusing a disease (disease Awareness) and not a medication. According to this regulation the FDA defined a code of conduct for print-, radio-, and television advertising requiring that product claim advertisements (1) cannot be false or misleading (2) must present a fair balance between the risks and the benefits of a drug product; (3) must reveal facts that are material to the representations made in the advertisement or the consequences of using the product as advertised; and (4) must, depending on the medium, either disclose all risks listed in the product labeling through other means to the advertisement's audience. For broadcast advertisements the pharmaceutical company must also provide additional sources where consumers can find complete information, such as a toll-free telephone number, a Web site, and a print advertisement in a magazine. When these requirements are not met, FDA may issue a regulatory letter requesting that the advertisement be withdrawn or revised (NIHCM-foundation 2000a; 2000b; 2002; Harms 2003).

Within the last years the number of regulatory letters issued by the FDA was continuously decreasing. From 1997 to 2002, the FDA issued 88 of such Regulatory Letters for Violative DTC Advertisements (44 for broadcasting-, 35 for print- and 9 for broadcasting- and print promotion). These regulatory letters are of two types – untitled letters and warning letters. Untitled letters address violations such as overstating the effectiveness of the drug, suggesting a broader range of indicated uses than the drug has been approved for, and making misleading claims because of inadequate context or lack of balanced risk information. Warning letters address more serious violations, including safety or health risks, or continued violations of the act. Warning letters advise a pharmaceutical company that FDA may take further enforcement actions, such as seeking judicial remediation, without notifying the company, and generally ask to conduct a new advertising campaign to correct inaccurate impressions left by the advertisement. A company that receives any type of letter from FDA is asked to submit a written response to the agency within 14 days describing the remedial actions it has taken.

Within the last 5 years only 5% of the advertising campaigns led to letters from the FDA. Of these letters 95% concerned minor notes, only 4 letters (3 for broadcasting-, 1 for print promotion) were warning letters (NIHCM-foundation 2000a; 2000b; 2002; Harms 2003). This positive trend indicates that the quality of DTC promotion is continuously improving and DTC campaigns are generally accepted by the FDA. Negative examples such as the promotion for Lescol leading to a FDA warning letter dated January 21, 1999, to date merely serves as a case study for training purposes. In the year 2004 no pharmaceutical firm would claim that the promoted medication is more effective than that of a competitor – unless there is scientific evidence.

As opposed to the first report, that described the trend in DTC, the second investigation points out the effect of these advertising concepts on physicians. This investigation revealed the following results:

- 92 % of the physicians report that they do not feel compelled by DTC to prescribe medications against their wishes.
- 88 % of the patients, who mention a certain medication during their doctor's visit, are either affected with the respective disease or are at risk.
- 82 % of medical professionals assume that the patients know when they need to consult a physician and recognize that only the physician can initiate a therapeutically relevant option.
- 80 % of the physicians believe that patients may selectively differentiate whether an advertised drug is a therapeutic option.
- 72 % of the physicians think that DTC creates an improved awareness of the importance of compliance.
- 58 % of the medical professionals state that DTC motivates patients to play a more active role in coping with their disease.

In summary the physicians gave their opinion that DTC has a positive effect on the doctor-patient relationship and patient's comprehension of the disease (NIHCM-foundation 2000a; 2000b; 2002; Harms 2003).

24.4 Perspectives in Europe

To date advertising campaigns for ethical medications are banned in Europe according to the Directive 92/28/EEC from March 31, 1992. Herein each form of advertising mentioning a name of a medication is explicitly prohibited. In 1999 Patrick Deboyser - Head of the EC commission's Pharmaceutical Committee - stated that this ban is possibly outdated. He expressed his opinion that patients have the right to receive more information about the selective application of ethical medications. In view of this position it is hard to understand that in October 23, 2002 the European parliament decided to ban a 3-year test phase in which patients were to be informed about medications against AIDS, asthma and diabetes. Considering that up to 60% of the patients regularly use the internet directly or indirectly, this form of European information policy quite obviously does not reflect the patients' need (Fig. 5).

Particularly given of the fact that 70-90 % of our European patients with chronic diseases have no idea of the efficacy and side effects of the medications they consume every day. It is therefore not astonishing that only 25% of the patients comply with their doctors' and pharmacists' advice (NIHCM-foundation 2000a; 2000b; 2002; Harms 2003).

However, compliance follows from conviction, which in turn may only arise when information is freely available. Considering that costs resulting from inadequate compliance exceed 30 billion € in 2003 it appears bizarre that European politicians ban a concept that could decrease these costs by improved patient information. According to the WHO and their conception of a self-determined patient our politicians should no longer patronize patients and restrict their need of information. Particularly since these DTC campaigns were to be performed in close cooperation with physicians and pharmacists, it was clearly shown that DTC is not merely accepted, but increasingly propagated by physicians, patients and regulatory agencies in the western hemisphere (NIHCM-foundation 2000a; 2000b; 2002; Harms 2003).

24.5 Which Future Product Profiles Does Marketing Expect from R&D?

The future of pharmaceutical marketing depends on the ability to achieve recognition from a much broader customer constituency encompassing clinicians, pharmacists, patients, politicians, insurance companies, media, general public and all health care professionals. The increasing self-confidence of all customers in combination with the tightening ancillary conditions requires reconsidering the marketing of innovative substances.

For long-lasting success, marketing must permanently analyze the enterprise's environment. Such a situational analysis will identify future business areas – a prestage for the initiation of innovative processes. Basically, the idea for a new product, service, or innovative procedure may arise inside or outside (on the part of the customers or competitors) the enterprise.

As for the internal generation of ideas, the creativity of the Research & Development Department is vitally important (classical R&D management). The market demand for future developments (innovative R&D management) argues in favor of external impulses, although this demand is not yet quantifiable in most cases. Operative marketing (sales representatives, product managers, etc) is trained in customer relationship. It will therefore take the initiative for the development of market-adapted approaches, and it should cooperate pro-actively with the R&D department.

The developmental and marketing success of potential innovations can hardly be estimated in advance. This particularly applies for approaches with a high degree of novelty. As a consequence such innovations usually experience strong resistance within the enterprise. Therefore all trend-setting research activities should permanently be synchronized between research and marketing in terms of a superior management function. This strategy will avoid unnecessary investments for research activities resulting in products not suited for the market demand.

Through superior coordination products with high potential of market success may be focused at a very early stage. Developmental projects with low market-adaptation will be terminated before or at the latest after the clinical phase I to make the limited resources available for market-adapted research approaches.

The assessment and selection of these projects is to be made in close cooperation of preclinical-, clinical-, regulatory-, and strategic marketing departments. Only through a strong alliance of specialists and executive stuff of different entrepreneurial areas market flops can be avoided. These marginal innovations although being developed and approved do not offer a clinically relevant benefit. As a result they have to be penetrated into the market by conflicting measures to regenerate the great R&D efforts.

In future market success will be achieved where team-work between R&D and marketing is taking the centre stage of all activities from the very beginning of the developmental process. Even though innovations my be considered the blood in the circulation of the pharmaceutical industry, we increasingly realize that only those substances add to the return of investment and hence the maintenance of the enterprise that are not merely innovative, but at the same time satisfy the market demands. The need for this strategy is accentuated by the fact that 60% of the innovations approved in 2004 proved a flop on the market.

Literature

- Bassett, P. (2001): Drug Delivery Industry Mergers, Acquisitions, and Alliances: 2000 in Review, Decision Resources, Spectrum, Waltham, Massachusetts, 4: 1-21
- Best Practices Benchmarking (2000): Launching Pharmaceutical Megabrands: -Best Practices in Marketing Blockbusters-, Best Practices, LLC, Chapel Hill, NC.
- BPI (2003): Annual Report 2003, Bundesverband der pharmazeutischen Industrie, Berlin

- Datamonitor (2001): Direct-to-Consumer Marketing 2001 – Converting patient Awareness into drug prescriptions in the US and Europe, DMHC 1591, Datamonitor, New York
- Decision Resources, Inc. (1999): The Future of Disease Management: Analyzing and Implementation Successful Strategies, A Special Report, Decision Resources, Spectrum, Waltham, Massachusetts
- FDA (2002 a) - GAO-Report 03-177
- FDA (2002 b)-Oversight of Direct-to-Consumer - GAO-Report 03-177
- Goutier, M.H.J. (2001): Patienten-Empowerment. In: Kreyher, V.J. (Hrsg.): Handbuch Gesundheits- und Medizinmarketing. Heidelberg: 53-82
- Harms F, S. Rohmann, M. Heinrich, M. Drüner, V. Trommsdorff (2001): Innovative Marketing – Direct to Consumer (DTC) or the new P´s of Marketing, Challenges for Pharmaceutical Policies in the 21st Century, Pharmaceuticals, Policy and Law 5: 135-149
- Harms, F. (2001): Gesundheitsmarketing -Innovationsmarketing in der Pharmaindustrie-, R.v.Decker: 93-112
- Harms F, Drüner M (2002a): DTC – Eine Herausforderung für unser Gesundheitssystem –, Deutsche Krebsgesellschaft, Forum 5: 28-32
- Harms F, Drüner M, Rohmann SM (2002b): DTC - Zwischen Ablehnung und Erfolg – PMJ 6: 200- 205
- Harms F (2003): DTC – USA 2003 -, PMJ 6:212-213
- Harms F, Drüner M (2003): Pharmamarketing – Innovationsmanagement im 21. Jahrhundert -, Lucius-Verlag, Stuttgart
- Hill, R. (1999): Is Bigger Better? Addressing the Question of Scale in the Pharmaceutical Industry, Pharmaceutical Industry Dynamics, Decision Resources, Spectrum, Waltham, Massachusetts, Spectrum 6: 1-12.
- Howard, R. (2001): Getting on the Curve: Are You Ready for the New Pharma Future?, Decision Resources, Spectrum, Waltham, Massachusetts, 1: 1-12.
- James, B. (1998): Pharmaceutical Marketing and Selling in the 21st Century, Pharmaceutical Industry Dynamics, Decision Resources, Spectrum, Waltham, Massachusetts, 16: 1-16.
- James, B. (1999): The Pharmaceutical Industry in 2005: A Strategic Reality Check, Pharmaceutical Industry Dynamics, Decision Resources, Spectrum, Waltham, Massachusetts, 5: 1-20.
- Kreyher, V.J. (2001): Gesundheits- und Medizinmarketing – Herausforderung für das Gesundheitswesen. In: Kreyher, V.J. (Hrsg.): Handbuch Gesundheits- und Medizinmarketing, Heidelberg: 1-51

- Lewis, A. (2001): How Pharmaceutical Companies Can Succeed in Disease Management, Decision Resources, Spectrum, Waltham, Massachusetts, 2: 1-12.
- NIHCM-Foundation (2000 a): Prescription Drug Expenditures: The Upward Trend Continues), National Institute for Health Care Management, Washington DC
- NIHCM-Foundation (2000 b): Prescription Drugs and Mass Media Advertising, National Institute for Health Care Management, Washington DC
- NIHCM-Foundation (2002): Prescription Drug expenditure in 2001: Another Year of Escalating Costs, National Institute for Health Care Management (NIHCM-Foundation), Washington DC

Anhang: Innovative Arzneimittel

Arbeitsgruppe von Professor Dr. Hans-Dieter Höltje, Universität Düsseldorf; die Bewertungen 1997 und 1998 stammen von PZ-Chefredakteur Professor Dr. Hartmut Morck.

Arzneistoffe 2003	
Stoffname/Handelsname	Gruppe
Adefovirdipivoxil (Hepsera®) Tabletten	Antibiotika/Chemotherapeutika
Dutasterid (Avodart®)	Urologika
Enfuvirtid (Fuzeon®)	Antibiotika/Chemotherapeutika
Laronidase (Aldurazyme®)	Enzympräparate
Miglustat (Zavesco®)	Enzympräparate
Pegfilgrastim (Neulasta®)	Immunmodulatoren
Tadalafil (Cialis®)	Urologika
Valdecoxib (Bextra®)	Analgetika/Antirheumatika
Vardenafil (Levitra®)	Urologika
Arzneistoffe 2002	
Anakinra (Kineret®)	Analgetika/Antirheumatika
Arsentrioxid (Trisenox®)	Zytostatika
Bexaroten (Targretin®)	Zytostatika
Bimatoprost (Lumigan®)	Ophthalmika
Bosentan (Tracleer®)	Antihypertonika
Caspofungin (Caspofungin®	Antimykotika
Drotrecogin-a (Xigris®)	Antihämorrhagika
Ebastin (Ebastel®)	Antiallergika
Eletriptan (Relpax®)	Migränemittel
Ertapenem (Invanoz®)	Antibiotika/Antiinfektiva

Ezetimib (Ezetrol®)	Lipidsenker
Frovatriptan (Allegro®)	Migränemittel
Fondaparinux Natrium (Arixtra®)	Antikoagulantien
Methyl-(5-amino-4oxopentanoat) (Metvix®)	Zytostatika
Olmesartan (Olmetec®)	Antihypertonika
Oseltamivir (Tamiflu®)	Antibiotika/Antiinfektiva
Oxaprozin (Danaprox®)	Analgetika/Antirheumatika
Parecoxib (Dynastat®)	Analgetika/Antirheumatika
Pegyliertes Interferon alfa-2a (Pegasys®)	Immunmodulatoren
Pimecrolimus (Elidel®)	Dermatika
Tegafur (UFT®)	Zytostatika
Temoporfin (Foscan®)	Zytostatika
Tenofovir Disoproxil (Viread®)	Antibiotika/Antiinfektiva
Tiotropiumbromid (Spiriva®)	Broncholytika
Valganciclovir (Valcyte®)	Antibiotika/Antiinfektiva
Voriconazol (Vfend®)	Antimykotika
Ziprasidon (Zeldox®)	Psychopharmaka
Arzneistoffe 2001	
Stoffname/Handelsname	Gruppe
(Almogran®Almotriptan)	Migränemittel
Apomorphin (Ixense®)	Urologika
Artemether und Lumefantrin (Riamet®)	Antibiotika/Chemotherapeutika
Botulinumtoxin Typ B (NeuroBloc®)	Muskelrelaxantia
Capecitabin (Xeloda®)	Zytostatika
Darbepoetin alfa (Aranesp®)	Antianämika

Desloratadin (Aerius®)	Antiallergika
Galantamin (Reminyl®)	Nootropika
Levocetirizin (Xusal®)	Antiallergika
Lopinavir (Kaletra®)	Antibiotika/Chemotherapeutika
Nateglinid (Starlix®)	Antdiabetika
Meningokokken-Konjugatimpfstoff (Meningitec®)	Sera, Impfstoffe
Pneumokokken-Konjugatimpfstoff (Prevenar®)	Sera, Impfstoffe
Rasburicase (Fasturtec®)	Gichtmittel
Sirolimus (Rapamune®)	Immunmodulatoren
Tenecteplase (Metalyse®)	Fibrinolytika
Zoledronsäure (Zometa®)	Osteoporosemittel
Arzneistoffe 2000	
Stoffname/Handelsname	
Amprenavir (Agenerase®)	Antibiotika/ Antiinfektiva
Atosiban (Tractosile®)	Gynäkologika
Becaplermin (Regranex®)	Wundbehandlungsmittel
Brinzolamid (Azopt®)	Ophthalmika
Bupropion (Zyban®)	Entwöhungsmittel
Celecoxib (Celebrex®)	Analgetika/ Antirheumatika
Drospirenon (Petibelle®,Jasmin®)	Gynäkologika
Esomeprazol (Nexium®)	Magen-Darm-Mittel
Etanercept (Enbrel®)	Analgetika/ Antirheumatika
Etonogestrel (Implanon®)	Gynäkologika

Exemestan (Aromasin®)	Zytostatika
Ganirelix (Orgaluton®)	Gynäkologika
Lercanidipin (Carmen® und Corifeo®)	Calciumkanalblocker
Levetiracetam (Keppra®)	Antiepileptika
Levodropropizin (Levopront®)	Antitussiva
Lomefloxacin (Okacin®)	Antibiotika/ Antiinfektiva
Insulin glargin (Lantus®)	Antidiabetika
Natriumphenylbutyrat (Ammonaps®)	.
Oxcarbazepin (Trileptal®)	Antiepileptika
Quetiapin (Seroquel®)	Psychopharmaka
Quinupristin-Dalfopristin (Synercid®)	Antibiotika/ Antiinfektiva
Pioglitazon (Actos®)	Antidiabetika
Risedronat (Actonel®)	Osteoporosemittel
Rosiglitazon (Avandia®)	Antidiabetika
Sevelamer (Renagel®)	.
Trastuzumab (Herceptin®)	Onkologika (Antikörper)
Verteprofin (Visudyne®)	Ophthalmika
Arzneistoffe 1999	
Stoffname/Handelsname	Gruppe
Abacavir Ziagen®	Antibiotika/Chemotherapeutika
Amisulprid Solian®	Psychopharmaka
Cetrorelix Cetrotide®	Gynäkologika
Daclizumab Zenapax®	Immuntherapeutika
Dexketoprofen Sympal®	Analgetika/Antirheumatika

Efavirenz Sustiva®	Antibiotika/Chemotherapeutika
Emedastin Emadine®	Ophthalmika
Eptifibatid Intregrillin®	Thrombozytenaggregations-hemmer
Finasterid Propecia®	Sexualhormone
Fomivirsen-Na Vitravene®	Antibiotika/Chemotherapeutika
Imidapril Tanatril®	ACE-Hemmer
Infliximab Remicade®	Magen-Darm-Mittel
Interferon alfacon-1	Immuntherapeutika
Insulin Aspart	Antidiabetika
Leflunomid Arava®	Analgetika/Antirheumatika
Lornoxicam Telo®	Analgetika/Antirheumatika
Mifepriston Mifegyne®	Kontrazeptiva
Moroctocog alpha Refacto®	Antihämorrhagika
Moxifloxacin Avalox®	Antibiotika/Chemotherapeutika
Oxaliplatin Eloxatin®	Zytostatika
Palivizumab Synagis®	Antibiotika/Chemotherapeutika
Ribavirin Rebetol®	Antibiotika/Chemotherapeutika
Rimexolon Vexol®	Ophthalmika
Rofecoxib Vioxx®	Analgetika/Antirheumatika
Sibutramin Reductil®	Abmagerungsmittel
Tasonermin Beromun®	Zytostatika
Telmisartan Micardis®	Antihypertonika
Temozolomid Temodal®	Zytostatika

Tibolon Liviella®	Gynäkologika	
Zanamivir Relenza®	Antibiotika/Chemotherapeutika	
Zaleplon Sonata®	Hypnotika/Sedativa	
Arzneistoffe 1997-1998		
Aceclofenac Biofenac®	Analgetka/Antirheumatika	1997
Atorvastatin Sortis®	Lipidsenker	1997
Basiliximab Simulect®	Immuntherapeutika	1998
Brimonidin Alphagan®	Ophthalmika	1998
Budipin Parkinsan®	Parkinsonmittel	1997
Candesartan Atacand®	Antihypertonika	1997
Cerivastatin Lipobay®	Lipidsenker	1997
Cidofovir Vistide®	Antibiotikat / Chemotherapeutika	1997
Cladribin Leustatin®	Zytostatika	1997
Clopidogrel Iscover®	Thrombozyten-aggregationshemmer	1998
Cysteamin Cystagon®	Antidota	1998
Danaparoid-Natrium Orgaran®	Antikoagulantia	1998
Desirudin Revasc®	Antikoagulantia	1998
Dolasetron Anemet®	Antiemetika / Antivertiginosa	1997
Donepezil Aricept®	Psychopharmaka	1997
Entacapon Comtess®	Parkinsonmittel	1998
Eprosartan Teveten®	Antihypertonika	1997
Fexofenadin Telfast®	Antiallergika	1997

Fludarabin Fludara®	Zytostatika	1997
Formoterol Foradil®	Antiasthmatika	1997
Gadobenat Dimeglumin®	Diagnostika	1998
Grepafloxacin Vaxar®	Antibiotika / Chemotherapeutika	1997
Hämin Normosang®	Neuropathiepräparate	1997
Imiglucerase Cerezyme®	Enzympräparate	1998
Imiquimod Aldara®	Dermatika	1998
Interferon beta-1a Avonex®	Immuntherapeutika	1997
Irbesartan Karvea®	Antihypertonika	1997
Irinotecan Campto®	Zytostatika	1998
Lacidipin Motens®	Calciumantagonisten	1998
Latanoprost Xalatan®	Ophthalmika	1997
Lepirudin Refludan®	Thrombozyten-aggregationshemmer	1997
Letrozol Femara®	Sexualhormone und Hemmstoffe	1997
Levacetylmethadol Orlaam®	Analgetika / Antirheumatika	1998
Levofloxacin Tavanic®	Antibiotika / Chemotherapeutika	1998
Lodoxamid Trometamol Alomide®	Ophthalmika	1997
Mangafodipir Teslascan®	Diagnostika	1997
Mibefradil Cerate®, Posicor®	Calciumanatgonisten	1997
Miglitol Diastabol®	Antidiabetika	1998

Mizolastin Mizollen®	Antiallergika	1998
Modafinil Vigil®	Psychopharmaka	1998
Moexipril Fempress®	ACE-Hemmer	1997
Montelukast Singulair®	Antiasthmatika	1998
Naratriptan Naramig®	Migränemittel	1997
Nebivolol Nebilet®	Beta-Blocker	1997
Nefazodon Nefadar®	Psychopharmaka	1997
Nelfinavir Viracept®	Antibiotika / Chemotherapeutika	1998
Nevirapin Viramune®	Antibiotika / Chemotherapeutika	1998
Orlistat Xenical®	Abmagerungsmittel	1998
Oxycodon Oxygesic®	Analgetika / Antirheumatika	1998
Pegaspargase Oncaspar®	Zytostatika	1997
Penciclovir Vectavir®	Antibiotika / Chemotherapeutika	1997
Pramipexol Sifrol®	Parkinsonmittel	1998
Rabeprazol Pariet®	Magen-Darm-Mittel	1998
Raloxifen Evista®	Osteoporosemittel	1998
Reboxetin Edronax®	Psychopharmaka	1998
Repaglinide NovoNorm®	Antidiabetika	1998
Rituximab MabThera®	Zytostatika	1998
Rivastigmin Exclon®	Antidementiva	1998
Rizatriptan Maxalt®	Migränemittel	1998

Ropinirol ReQuip®	Parkinsonmittel	1997
Ropivacain Norapin®	Lokalanästhetika	1997
Sertindol Serdolect®	Psychopharmaka	1997
Sertralin Gladem®	Psychopharmaka	1997
Sildenafil Viagra®	Sexuelle Dysfunktion	1998
Sparfloxacin Zagam®	Durchblutungsfördernd	1997
Spirapril Quadropril®	ACE-Hemmer	1997
Thr. Wachstumsfaktoren PDWHF®	Wundbehandlungsmittel	1998
Tiagabin Gabitril®	Antiepileptika	1997
Tirofiban Aggrastat®	Thrombozyten-aggregationshemmer	1998
Tolcapon Tasmar®	Parkinsonmittel	1997
Topiramat Topamax®	Antiepileptika	1998
Topotecan Hycamtin®	Zytostatika	1997
Tolterodin Detrusitol®	Urologika	1998
Trovafloxacin Trovan®	Antibotika / Chemotherapeutika	1998
Zolmitriptan AscoTop®	Migränemittel	1997

Ausgewählte weitere Marketingliteratur Harms F / Gänshirt D

1. Harms F, Grosse-Wichtrup L. (2000) Direct-to-Consumer, Möglichkeiten und Grenzen in Europa (Teil 1). PMJ 5:150-154.

2. Harms F, Grosse-Wichtrup L. (2000) Direct-to-Consumer. Möglichkeiten und Grenzen in Europa (Teil 2). PMJ 6:204-206.

3. Harms F, Heinrich M, Rohmann SM, Druener M, Trommsdorff V. (2001) Changes in the Pharmaceutical Marketing & Selling or the New Ps of Marketing. 5th Workshop on Challenges for Pharmaceutical Policies in the 21st Century. European Institute for Advanced Studies in Management (EIASM), Chapter 9:1-20.

4. Harms F, Brucksch M, Drüner M, Rohmann SM (2001). Innovatives Marketing; Visionäre Konzepte für die nächste Generation im Gesundheitswesen (Teil 1). PMJ 2:42-47.

5. Harms F, Brucksch M, Drüner M, Rohmann SM. (2001) Innovatives Marketing; Visionäre Konzepte für die nächste Generation im Gesundheitswesen (Tei 2). PMJ 3:84-90.

6. Harms F. (2001) Innovative Arzneimittelentwicklung von Bio-Therapeutika am Beispiel der Onkologie. GDCh-Kolloquim, Gesellschaft Deutscher Chemiker, University of Applied Sciences Oldenburg-Emden-Wilhelmshaven, GDCh-News:Agenda 21.

7. Harms F, Rohmann SM, Drüner M. (2001) Innovatives Pharmamarketing - Wo sind die Visionäre? Medizin 2000 (Medizinisches Internetportal).

8. Harms F. (2001) Dienstleistungsfeld Hochschulmarketing, oder wie kann ich die besten Mitarbeiter gewinnen. Top 100 Unternehmen in Deutschland, FAZ-Institut für Management-, Markt- und Medieninformationen:65-92.

9. Harms F. (2001) Welche Chancen und Risiken birgt die Entschlüsselung des menschlichen Genoms? Möglichkeiten der Biotechnologie am Beispiel der Onkologie. GEHE Pharma, 2. Forum Pharmaceuticum:22-32.

10. Harms F. (2001) Trends in der onkologischen Versorgung. Forum Institut für Management 1:1-65.

11. Harms F. (2001) Innovative Marketing - Changes in the 21st Century. High Technology Entrepreneurship Program: Economics of Biotechnology & Innovative Strategies in R&D-Management & Marketing, 2:54-58.

12. Harms F, Brucksch M, Drüner M, Rohmann SM. (2001) Innovatives Marketing - Visionäre Konzepte für die nächste Generation im Gesundheitswesen (Teil 3). PMJ 3:123-124.

13. Harms F, Rohmann SM, Drüner M. (2001) Pharmamarketing- Innovationsmarketing. Medizin 2000 (Medizinisches Internetportal).

14. Harms F, Rittinghaus F, Baukmann M, Drüner M. (2002) Evolution zum innovativen Marketing – Neue Kommunikationsstrategien. PMJ 3:97-102.

15. Harms F. (2002) Zukunftsinvestition DTC. Pharma Relations, August12-13.

16. Kreyher V, Harms F. (2002) Pharmamarketing – Gesundheitsmarketing als Managementkonzept. Der Markt, Zeitschrift für Absatzwirtschaft und Marketing 161/162:64-80.

17. Kreyher V, Harms F. (2002) Kooperation als Strategie - Auf dem Weg in die Netze. (2002) PMJ 5:172-175.

18. Harms F, Drüner M, Rohmann SM, Gänshirt D. (2002) Pharmaceutical Marketing – Solving future problems with past experience? Society for Marketing Advances, Global Marketing for a New Century, SMA-Book:1-9.

19. Harms F, Rittinghaus F, Baukmann M, Drüner M. (2002) Evolution zum innovativen Marketing - Neue Kommunikationsstrategien. Reprint, Pressespiegel TeleMedien 1:44-45.

20. Harms F. (2002) Geschäftsprozesse im Wandel - Internet Substrat einer neuen Geschäftswelt. ANZAG Magazin Oktober/November:44-46.

21. Harms F, Rohmann SM. (2002) Sind unsere Anstrengungen für die Zukunft ausreichend? (Teil 1) Pharma Relations 11:24-25.

22. Harms F, Drüner M. (2002) DTC – Eine Herausforderung für unser Gesundheitssystem. Deutsche Krebsgesellschaft, Forum 5:28-32.

23. Harms F, Drüner M, Rohmann SM. (2002) DTC - Zwischen Ablehnung und Erfolg. PMJ 6:200-205.

24. Harms F, Drüner M. (2002) Zukunftsperspektiven für pharmazeutisches Marketing – vermehrter Druck auf das Innovationsmarketing. Pharmind 12:1217-1224.

25. Harms F, Rohmann SM, Heinrich M, Drüner M, Trommsdorff V. (2002) Innovative Marketing - Direct to Consumer (DTC) or the New P´s of Marketing, Challenges for Pharmaceutical Policies in the 21st Century. Pharmaceuticals, Policy and Law 5:135-149.

26. Harms F, Drüner M. (2003) Direct-to-Consumer - Neue Konzepte für innovatives Pharmamarketing. Medizin 2000 (Medizinisches Internetportal).

27. Harms F, Kreyher V, Drüner M. (2003) Kooperation als Strategie in der Gesundheitsindustrie, Medizin 2000 (Medizinisches Internetportal).

28. Harms F, Rohmann SM, Drüner M. (2003) Innovationsmanagement in der pharmazeutischen Industrie - Märkte im Wandel. Medizin 2000 (Medizinisches Internetportal).

29. Harms F, Drüner M. (2003) Pharmainnovationsmarketing – Geschäftsprozesse im Wandel. Medizin 2000 (Medizinisches Internetportal).

30. Harms F, Drüner M, Rohmann SM. (2003) Sind unsere Anstrengungen für die Zukunft ausreichend? (Teil 2) Pharma Relations 2:43-44.

31. Harms F, Rohmann SM. (2003) eEmpowerment als Teil des Pharmainnovationsmanagements, Pharma Relations 3:44-46.

32. Harms F, Drüner M. (2003) DTC stärkt Prävention. Pharma Relations 4:32-34.

33. Harms F, Drüner M. (2003) Direct-to-Consumer Marketing (DTC) = Patient-Empowerment. Medical Communities (Medizinisches Internetportal).

34. Harms F, Drüner M. (2003) Vermehrter Druck auf das Innovationsmarketing. Medizin 2000 (Medizinisches Internetportal).

35. Harms F, Drüner M. (2003) Direct-to-Consumer – Eine Herausforderung für innovative Pharmamarketingkonzepte. Medizin 2000 (Medizinisches Internetportal).

36. Harms F. (2003) Bereich Pharmazeutisches Marketing - Vermehrter Druck auf das Innovationsmarketing. NetSkill, Fraunhofer Gesellschaft (Internetportal).

37. Harms F. (2003) Bereich Pharmazeutisches Marketing – Geschäftsprozesse im Wandel, NetSkill, Internet-Forum, E-Business-Wissenspool, Fraunhofer Gesellschaft

38. Harms F. (2003) Bereich Pharmazeutisches Marketing – Neue Kommunikationsstrategien. NetSkill, E-Business-Wissenspool, Fraunhofer Gesellschaft (Internetportal).

39. Vuaroqueaux V, Labuhn M, Eppenberger-Castori S, Küng W, Zanetti R, Wight E, Harms F, Fürstenberger G, Eppenberger U. Erstellung eines molekularen Profils wichtiger prognostischer und prädiktiver Marker in primären Brusttumorbiopsien mittels quantitativer RT-PCR, Abstract Q 1004, Senologie-Kongress 19-21 Juni 2003, München.

40. Harms F, Drüner M. Druck auf´s Management. Pharma Relations 7:28-29.

41. Harms F, Rittinghaus R, Zoller S. (2003) Auf der Suche nach neuen Kommunikationsstrategien für die pharmazeutische Industrie. Sonderheft Pharma, CallCenterProfi:6-9.

42. Harms F, Drüner M. (2003) Direct-to-Consumer - Status Quo 2003. Medical Communities, (Internetportal)

43. Harms F, Drüner M. (2003) Massenmarketing ist out. Pharma Relations 10:43.

44. Harms F, Drüner M. (2003) Direct-to-Consumer vor dem Durchbruch? - Patientenempowerment als Basis innovativer Pharmamarketingkonzepte. Medizin 2000 (Medizinisches Internetportal)

45. Harms F. (2003) DTC überzeugt mit rosigen Zukunftsaussichten. Arzneimittel Zeitung 9:10.

47. Harms F, Drüner M. (2003) DTC fördert Prävention. Pharma Relations 11:28-29.

48. Harms F, Drüner M. (2003) Lebensqualität und Patientenorientierung. PMJ 4:138-139.

49. Harms F. (2003) DTC - USA 2003. PMJ 6:212-213.

50. Harms F, Drüner M. (2003) Direct-to-Consumer: Innovative Marketingkonzepte mit präventivem Potential, pharmind, 11:1097-1101.

51. Harms F, Graf A. (2003) Pharma-Branche im Umbruch. White Paper, HVDDirekt.

52. Harms F (2003) Branchenreport Pharma; Pharmavertrieb im Umbruch. Sales Business:8-11.

53. Harms F, Zoller S, Rittinghaus F (2003) Pharma-Industrie; Neue Wege zum Kunden, Call Center Profi Extrabeilage: 6-9.

Harms F (2003) Jetzt wird es ernst. Pharma Relations 12:6-7.

53. Bündgens M, Harms F (2004) Von Banken lernen. Pharma Relations 4:22-23.

54. Lonsert M, Harms F (2004) Management im Umbruch. Pharma Relations 4:20-21.

55. Harms F (2004) DTC hilft heilen. Pharma Relations 5:23-24.

56. Harms F (2004) Warum Call Center jetzt auf die Pharma-Branche zugehen sollten. Call Center Profi 4:24-25.

57. Lonsert M, Harms F. (2004), pharmind.66, 12:1475-1478.

58. Harms F, Gänshirt D, Mayer LA. (2004) The Future of Pharma R&D; Challenges and Trends, Perspectives for Innovation Marketing and their Impact on R&D:10-24.

60. Lonsert M, Harms F (2005) Wissen Pharmaindustrie – Innovative Therapiekonzepte erfordern Paradigmenwechsel im Marketing. 1:30

61. Harms F, Gänshirt D (2005) Pharma bestimmt Status. Pharma Relations 2:16-17.

Index

A

B

C•

E•

H•

Abkürzungen•

AABG	Arzneimittel-Begrenzungsgesetz
ACCP	American College of Clinical Pharmacy
ADL	Arthur D. Little
AMA	American Medical Association
AMG	Arzneimittelgesetz
BAH	Bundesverband der Arzneimittelhersteller
BfArM	Bundesinstitut für Arzneimittel und Medizinprodukte
BGA	Bundesgesundheitsamt
BGM	Bundesgesundheitsministerium
BIP	Bruttoinlandsprodukt
BPI	Bundesverband der Pharmazeutischen Industrie e. V.
CBC	Customer Buying Cycle
CMS	Concerned-Member-States
CP	Centralised-Procedure
CPMP	Committee-for-Proprietary-Medicinal-Products
CRM	Customer-Relationship-Management
CTD	Common-Technical-Dossier
DAK	Deutsche Angestellten Krankenkasse
DfC	Direct from Consumer
DGVP	Deutsche Gesellschaft für Versicherte und Patienten
DMP	Disease Management Programm -
DNS	Desoxyribonukleinsäure
DRC	Direct-Response-TV-Campaign
DRG	Disease Related Group
DRK	Deutsches Rotes Kreuz
DTC	Direct to Consumer
EAI	Enterprise Application Integration
EBM	Evidence Based Medicine
ED	Erektile Dysfunktion
EFPIA	European Federation of Pharmaceutical Industry Associations
EM	Economical-Marketing

EMEA	European-Medicines-Evaluation-Agency
EPAR	European-Public-Assessment-Reports
EU	Europäische Union
F&E	Forschung und Entwicklung
FBAG	Festbetragsanpassungsgesetz
FDA	Food and Drug Administration
GCP	Good Clinical Practice
GKV	Gesetzliche Krankenversicherung
HMO	Health Maintenance Organization
HON	Health on the Net Foundation
HUGO	Human-Genom-Project
HWG	Heilmittelwerbegesetz
i.d.R.	in der Regel
ICH	International-Conference-of Harmonization
IFPMA	International Federation of Pharmaceutical Manufacturer Associations
IM	Innovationsmarketing
IPC	Interactive-Patient-Communication
IPO	Initial Public Offering
ISG	Informationszentrums für Sexualität und Gesundheit
IT	Information-Technology
JPMA	Japan Pharmaceutical Manufacturer Association
KAM	Key-Account-Management
KBV	Kassenärztliche Bundesvereinigung
KCM	Kommunikation-Center-Management
KNA	Kosten-Nutzenanalyse
KPI	Key Performance Indikator
LAWG	Local American Working Group
LpA	Leser pro Ausgabe
LpE	Leser pro Exemplar
LpN	Leser pro Nummer
MDM	Multi-Dimensionales Marketing
MRFG	Mutual-Recognition-Facilitation-Group
MRP	Mutual-Recognition-Procedure

MSD	Merck Sharp und Dohme
NCE	New Chemical Entity
NIHCM	National Institute for Health Care Management
OTC	Over the Counter
PDM	Personal-Disease-Management
PEI	Paul-Ehrlich-Institut
PhRMA	Pharmaceutical Research and Manufacturers Association
PM	Political-Marketing
PMB	Pharmaceutical-Benefit-Manager
PRM	Patient Relationship Management
RMS	Remember-State
ROI	Return-On-Investment
SBA	Summary-Basis-of-Approval
SM	Service-Marketing
SmPC	Summary of Product Characteristics
SoA	Share of Advertising
SoM	Share of Mind
SoV	Share of Voice
SPOI	Single Point of Information
TM	Telefonmarketing
VFA	Verband forschender Arzneimittelhersteller
WHO	World Health Organization
WWW	World-Wide-Web

Carola Meier-Seethaler
Ursprünge und Befreiungen

Carola Meier-Seethaler

Ursprünge und Befreiungen

Eine dissidente Kulturtheorie

Arche

1. Auflage 1988
2. Auflage 1989
Lektorat: Barbara von Bechtolsheim und Anna Holzhausen

Umschlag: Max Bartholl, Frankfurt (unter Verwendung einer Abb.
der Kultstandarte aus Alaca Hüyük, 3. Jahrtausend)
Satz: Uhl + Massopust, Aalen. Druck und Bindung: Wilhelm Röck, Weinsberg
Printed in Germany
ISBN 3-7160-4003-7

Meinen beiden Töchtern Andrea und Martina
und allen Töchtern und Söhnen.

Inhalt

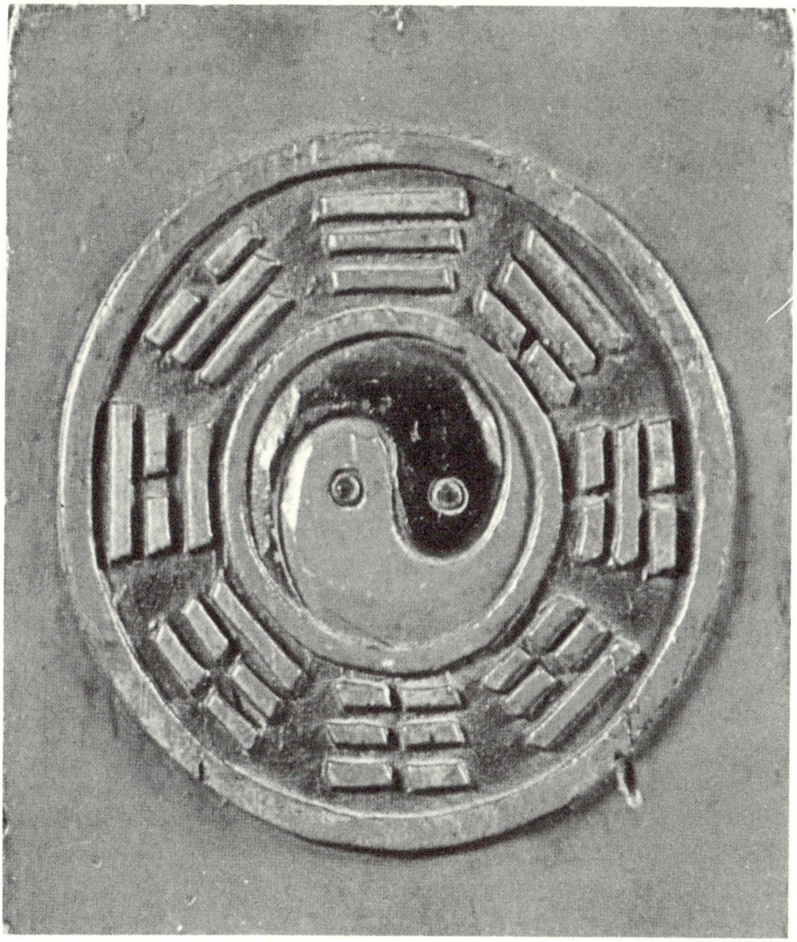

Yin-Yang Symbol, umrahmt von den acht Trigrammen der Wandlung. Alte chinesische Lackarbeit auf Holz.

Vorwort

Die kulturkritischen Werke des letzten Jahrzehnts sind voller berechtigter Anklagen gegen unsere gewalttätige und naturentfremdete Welt, in welcher der Mensch zunehmend »antiquiert« (Günther Anders) ist und zwischen den Produkten seiner instrumentellen Vernunft nur noch einen funktionellen Platz einnimmt. Bei der Rede von der Selbstentfremdung des Menschen rückt das Schlüsselwort »Patriarchat« immer mehr ins Zentrum, und zwar am klarsten in der feministischen Kultur- und Gesellschaftskritik, die diesen Begriff nicht nur soziologisch faßt als sexistische Vorherrschaft der Männer über die Frauen, sondern darüber hinaus als ein Herrschaftssystem, das mit seinem Denken in den Kategorien der Macht dem gesamten kulturellen Leben von der Theologie und Philosophie bis zur Wissenschaft, Technik und Kunst seinen Stempel aufdrückt.

Nun bleibt aber trotz aller scharfsinnigen Analysen ein Problem als ungelöstes Rätsel zurück: Wie und aus welchen Gründen hat sich die Gewaltherrschaft des Patriarchats in der Geschichte der Menschheit etabliert? Waren es wirtschaftliche oder organisatorische Zwänge, war es eine den Menschen eingeborene Gier nach Reichtum und Überlegenheit?

Seit Bachofen die gottgegebene oder naturgegebene Priorität des männlichen Geschlechts für die Kulturentwicklung in Frage gestellt hatte, rückten zum erstenmal die vorpatriarchalen, matrizentrischen Kulturen ins Blickfeld der Historiker. Diejenigen, die eine solche Form des nichtherrschaftlichen Zusammenlebens und die ursprünglich starke gesellschaftliche Stellung der Frau überhaupt für möglich hielten, kannten für den kulturellen Umbruch im Grunde nur zwei Erklärungsmodelle. Dasjenige Bachofens selbst, der die matriarchale Frühstufe der Menschheit als notwendiges Durchgangsstadium für die Entstehung des menschlich-männlichen Geistes sah, eine Interpretation, der Erich Neumann im wesentlichen folgte, und das marxistische Modell von Friedrich Engels, das die ökonomischen Bedingungen der Produktionsweise zum Angelpunkt der menschlich-männlichen Herrschaft über die Natur und über die Frauen machte. So unvergleichbar die romantisch-evolutionäre und die marxistisch-sozialrevolutionäre Weltsicht auch sind, so ist doch beiden gemeinsam, daß jede auf ihre Weise den Herrschaftsanspruch der Ratio als eine Höherentwicklung der Menschheit bewertet. Erst durch die feministische Patriarchatskritik und die feministische Wiederentdeckung der matriarchalen Kulturen kommt es zur Umkehr dieser Wertung. Nun werden dem Patriarchat die heute sichtbaren verhängnisvollen Kulturentwicklungen angelastet, und der patriarchale Mann wird als Übeltäter der Weltgeschichte dingfest gemacht, allerdings ohne daß dafür ein plausibles Tatmotiv angegeben würde. Ohne ein solches Motiv aber könnte nur ein biologisch verankertes Aggressionspotential der Männer als Ursache aller Übel gelten, eine wenig hoffnungsvolle Perspektive, welche die Frauen erneut zum schwachen Geschlecht deklariert und sie in die zwiespältige Opferrolle der unfreiwillig Duldenden oder der tugendhaften Märtyrerinnen drängt.

Mein eigener Erklärungsversuch zur Ursprungsgeschichte des Patriarchats ist ohne die Psychoanalyse als Schlüssel zur Aufklärung menschlicher Motivationszusammenhänge – individueller und kollektiver Art – nicht denkbar. Allerdings erweist sich dieser Schlüssel erst dann als wirklich brauchbar, nachdem seine androzentrischen Prägungen wie auch seine ethnozentrischen Prägungen abgeschliffen sind, d. h., wenn die einseitig männliche und einseitig europäische Kultursicht, von der die Psychoanalyse ausging, um die feministische und die ethno-psychoanalytische Perspektive erweitert wird.

Ist damit der theoretische Ansatz meines Buches punktuell bezeichnet, so schildere ich in der Einleitung den empirischen Zugang zu meinem Thema.

Hier schulde ich zunächst denjenigen ein persönliches Wort des Dankes, von denen ich geistige Anregung und menschliche Unterstützung empfing. Dabei müßte ich als erstes eine ganze Reihe großer Namen nennen, denen ich meine geistigen Grundlagen verdanke. Neben den Psychoanalytikern Freud, Adler, Jung und Erich Neumann die Philosophen und Philosophinnen Max Scheler, Karl Jaspers, Hannah Arendt, Susanne Langer, Max Horkheimer und, als eine Verbindung zwischen psychoanalytischer, soziologischer und philosophischer Weltsicht, das Werk Erich Fromms.

Dazu kam relativ spät meine Entdeckung der feministischen Denkerinnen wie Betty Friedan, Kate Millet, Marielouise Janssen-Jurreit, Heide Göttner-Abendroth, der Bielefelder Kreis und andere Autorinnen der »beiträge zur feministischen theorie und praxis«.

Nach jahrelangen einsamen Studien traf ich Anfang 1986 auf eine Gruppe junger Philosophinnen an der Universität Bern, die sich systematisch mit der neueren feministischen Literatur auseinandersetzen. Ihnen verdanke ich eine Fülle von Denkanstößen, u. a. die Begegnung mit dem gegenwärtigen französischen Feminismus und seinen philosophischen Hintergründen, wobei ich Stefanie Brander, Angelika Baum, Heidi Lauper und Marianne Ulmi verpflichtet bin, und nicht zuletzt Prof. G. Jánoska, unter dessen Ägide das Colloquium stattfand, und der auch eines seiner Hauptseminare unserem Thema widmete. Für die Anteilnahme an meinem Buch danke ich auch Prof. Esther Fischer-Homberger und Marie-Louise Könneker, für wichtige Hinweise auf ethnologische Literatur Prof. W. Marschall, für die Einführung in die feministische Kunstkritik Ursula Eggenberger.

Hinzu kommt die wesentliche Horizonterweiterung, die ich durch das politische Engagement meiner Tochter Martina erfuhr, die mir den Einblick in die Umweltbewegung und die politische Alternativszene ebenso eröffnete wie den Zugang zu wichtigen politischen und feministischen Schriften.

Nicht zu vergessen sind die vielen Hinweise auf einschlägige Literatur und deren unermüdliche Beschaffung durch den Frauenbuchladen Bern (Irene Candinas und ihre Mitarbeiterinnen) und das Entgegenkommen der öffentlichen Bibliotheken (Stadtbibliothek Burgdorf und Stadt- und Universitätsbibliothek Bern, Landesbibliothek und Bibliothek des Historischen Museums Bern).

Menschliche Unterstützung fand ich in hohem Maße bei meiner inzwischen verstorbenen alten Freundin Liselotte Adam (München), bei meinen beiden Töchtern Andrea und Martina und Ruth Baumgartner, wie auch durch Stella Janko, ohne deren unbegrenztes Engagement für die Fertigstellung des Manuskripts dieses Buch nie zustande gekommen wäre.

Dank gebührt schließlich dem Arche Verlag und den beiden Verlegerinnen Elisabeth Raabe und Regina Vitali, die mit ihrem bewundernswerten Elan eine ungewöhnlich rasche Veröffentlichung ermöglichten und mit ihrem ganz persönlichen Stil meine Intentionen unterstützten.

Die unmittelbarsten Anstöße zum vorliegenden Buch erhielt ich freilich von meinen Patientinnen und Patienten, die mich an ihren persönlichen Problemen teilnehmen ließen und für die es immer um sehr reale Leidenserfahrungen ging. Deshalb ist Ausgang und Ziel meiner Überlegungen die konkrete Situation des weiblichen und männlichen Menschen und steht über allem theoretischen Interesse das Eintreten für konkrete Schritte in Richtung echter Partnerschaft und zur realen Veränderung der kulturellen und politischen Situation.

Bern, Mai 1988

Einleitung

Der Impuls zu diesem Buch entsprang meiner praktischen Arbeit als Psychotherapeutin. Durch sie wurde mir zunehmend bewußt, daß die psychischen Schwierigkeiten von Frauen und Männern nicht nur das Ergebnis einer gestörten Individualentwicklung sind, sondern ebenso stark von kollektiven Rahmenbedingungen abhängen, die zu überschreiten dem Einzelnen nur sehr bedingt möglich ist. Eine der offensichtlichen Rahmenbedingungen bildet die hergebrachte *Arbeitsteilung zwischen den Geschlechtern*, die mir im Laufe meiner Erfahrungen immer grotesker erscheinen mußte: Nicht selten wurden Ehepaare unabhängig voneinander und oft von den gleichen Ärzten an mich überwiesen, bei denen der Mann infolge von Überbeanspruchung im Berufsleben psychosomatische Störungen entwickelt hatte, während die Ehefrau – seit vielen Jahren zurückgeworfen auf das Ghetto des Haushalts – an ihren brachliegenden Potentialen schier erstickte, was ebenfalls nervöse Symptome hervorrief. In einigen Fällen gelang es, die Lebensumstände zu verändern, d. h. die Männer hinsichtlich beruflicher Verantwortung zu entlasten und den Frauen einen teilweisen Wiedereinstieg in ihren alten Beruf zu vermitteln – dies mit verblüffendem Erfolg und dem spontanen Verschwinden massiver psychischer und somatischer Symptome. Wo dies aus äußeren oder inneren Gründen nicht möglich war, mußte ich mich ernsthaft fragen, wie lange es sich eine Gesellschaft rein wirtschaftlich wird leisten können, ihre überbelasteten Männer je länger je früher zu Herzinfarkt-Kandidaten zu machen und die dazugehörigen Frauen wegen der Folgen ihres Begabungs- und Produktivitäts-Staus mit Psychopharmaka und stützender Gesprächstherapie über Wasser zu halten. Ganz abgesehen von den persönlichen Leiden solcher Paare und den Schäden, welche die Kinder davontragen.

Andere, weniger sichtbare kollektive Bedingungen bestehen in *psychischen Rollen-Stereotypien*, die zwangsläufig zu Paar- und Lebenskonflikten führen. So etwa die Zuweisung des gesamten Gefühls- und Beziehungsbereiches an die Frau: Sie hat das »Herz« der engeren und weiteren Familie zu sein und trägt damit die Gesamtlast der psychischen Probleme aus ihrer Umwelt, während der Mann ausschließlich um materielle Dinge kämpft. Unter anderem kann dies zur »Vererbung« chronischer seelischer Überforderung von den Müttern auf die Töchter führen; hier hilft dann auch die persönliche Abnabelung von der individuellen Mutter nicht weiter, solange die kollektive »Mutter-Imago« die überfordernde Erwartungshaltung der Umgebung nährt und die krankmachende Selbstüberforderung suggeriert.

Parallel dazu sind Väter und Söhne noch stärker in kollektiven Rollenmustern befangen, weil psychische Probleme ganz allgemein beim Mann tiefer verdrängt und daher völlig unbewußt sind; die Folge davon ist, daß Männer nur äußerst selten eine Psychotherapie direkt aufsuchen, und wenn überhaupt, erst über den Umweg somatischer Leiden.

Im besonderen ist das Ablösungsproblem des Sohnes von der Mutter ein die Generationen übergreifendes Problem, weil häufig die Mutter in der Beziehung zum Sohn die entbehrten emotionalen Anteile aus der ehelichen Partnerschaft nachzuholen versucht und gerade dadurch den Sohn in seiner Fähigkeit behindert, seinerseits eine reife Partnerschaft einzugehen. In seiner späteren Ehe muß dies wiederum zur Enttäuschung der Partnerin führen, worauf sich der Teufelskreis schließt und die Frau sich als Mutter möglicherweise wieder zu eng an den Sohn bindet.

Der komplementäre Mechanismus einer ungelösten Vater-Tochter-Beziehung ist dagegen deshalb seltener, weil im allgemeinen die Väter in der Familie viel weniger präsent sind und dadurch die Erziehung der Kinder einseitig den Müttern überlassen bleibt.

Je stärker also der gesellschaftliche Hintergrund in die psychologische Erhellung der persönlichen Situation einbezogen wird, desto deutlicher erkennt man auch die kollektiven Wurzeln der Partnerschaftskonflikte. Für die psychologische Betrachtung geht es dabei nicht in erster Linie um die Emanzipation der Frau in einem politisch-rechtlichen Sinn – so dringend nötig diese auch ist –, sondern um eine *psychische Emanzipation aus den Rollenverkrustungen*, bei der die Emanzipationsleistung des Mannes mindestens ebenso fundamental gefordert ist wie diejenige der Frau. Müssen die politischen Bestrebungen zunächst den »Geschlechterkampf« notgedrungen verschärfen, so besteht die psychisch-geistige Emanzipationsleistung für beide Geschlechter darin, die *unbekannten Wurzeln für das Zustandekommen der heutigen Geschlechterrollen und die unbewußten Motivationen für deren Aufrechterhaltung rückhaltlos aufzudekken.*

Wer sich auf diesen mühevollen Weg begibt, wird sich bald mit einer *Überfülle kulturhistorischer Fakten* konfrontiert sehen, die immer weiter in die Menschheitsgeschichte zurückführen, und mit *Kulturtheorien*, die einander aufs heftigste widersprechen. Freud war bei seinem Versuch, den individuellen Ödipuskomplex in urgeschichtlichen Konstellationen zu verankern, ganz von patriarchalen Vorstellungen ausgegangen. Anders C. G. Jung und, ihm folgend, E. Neumann: Sie griffen auf die Forschungen J. J. Bachofens (1815–1887) zurück, der mit seiner Behauptung einer frühgeschichtlichen matriarchalen Kulturphase der Menschheit ebenso viel Aufsehen wie Ablehnung bei seinen Zeitgenossen erregt hatte.

Die »Analytische Psychologie« trieb in ihrer Rezeption Bachofens vor allem die *Mythenforschung* voran und sah in der Mythengeschichte den Niederschlag der kollektiven Bewußtseinsentwicklung. Demgegenüber weigerten sich Historiker und Anthropologen größtenteils bis heute, der Frage nachzugehen, inwieweit den frühen Mutterreligionen auch eine gesellschaftliche Realität entsprochen hat, die vom patriarchalen Schema abweicht. Die Befangenheit fast aller männlichen Wissenschaftler im patriarchalen Denkschema war und ist so stark, daß sie allein die Vorstellung einer weiblich dominierten oder auch nur weiblich inspirierten Kultur in eine völlig unreflektierte Abwehrhaltung versetzt. So lehnte es etwa der Mythenforscher J. G. Frazer (1854–1941), dem wir profunde Erkenntnisse über das sakrale Königtum und seine Verbindung mit den großen Muttergöttinnen verdanken, a priori ab, die Mythengeschichte in irgendeinen soziologischen Kulturzusammenhang zu bringen und dies, obwohl er die »mutterrechtliche« Organisation der frühen Kulturen als Faktum anerkannte. Er erklärt vielmehr kategorisch, »daß die Menschheit in der Vergangenheit durch männliche Kraft und männliche Intelligenz regiert worden ist und daß dies, wenn die menschliche Natur dieselbe bleibt, auch in Zukunft so bleiben wird«. An gleicher Stelle nennt er die Idee »chimärisch«, d. h. ungeheuerlich oder absurd, »daß die Vorherrschaft von Göttinnen unter einem System der Mutterverwandtschaft eine Schöpfung des weiblichen Geistes ist ... Die Männer machen Götter, und die Frauen verehren sie«.[1]

Mehr als 40 Jahre später äußert sich der Vor- und Frühhistoriker G. Smolla zwar sehr viel positiver über den Beitrag der Frau zu den frühen Kulturleistungen, wenn er die Kultivierung der Pflanzen und eine Reihe früher Kulturtechniken zu den Schöpfungen der Frau rechnet. Dann aber spielt Smolla solche gewichtigen Aussagen fast ängstlich wieder herunter, um nicht in den Verdacht zu kommen, matriarchalen Kulturvorstellungen das Wort zu reden. Er warnt im Gegenteil vor Begriffen wie Mutterrecht oder Matriarchat mit der Begründung, daß »solche Stichwörter jedes Gespräch zur heftigen Diskussion werden lassen«. »Hier gibt es«, fährt er fort, »keine Neutralität im Sinne einer eigenständigen ›dritten Position‹, erst recht keinen Pluralismus«.[2] Der Artikel endet dann mit einem zynischen Heine-Zitat, wonach die Weiber heimlich die Männer regieren und damit indirekt auch die Geschichte.

Solche Auslassungen zeigen bereits genügend, daß es sich bei diesen profunden kulturhistorischen Fragen keineswegs nur um einen theoretischen Gelehrtenstreit handelt. Sie sind mit einem so hohen Maß an affektivem Potential aufgeladen, daß der Psychologe oder die Psychologin darunter einen Komplex unbewältigter Probleme vermuten muß, und zwar nicht bloß persönlich unbewußte, sondern kollektiv unbewußte Konflikte. Mit anderen Worten, es steht zu vermuten, daß die *Entstehungsbedingungen für den Geschlechterkampf mit schmerzhaften, aber verdrängten kollektiven Erinnerungen verknüpft* sind und daß die männliche oder weibliche »Natur«, auf die man sich so gerne beruft, ohne die Kenntnis dieser Bedingungen nicht zu analysieren ist. Simone de Beauvoir, die in ihrer großangelegten Untersuchung über »Das andere Geschlecht« (1949) eine solche Analyse unternahm, war noch zu sehr in den Konstruktionen und Projektionen des männlichen Denkens befangen, als daß sie dem patriarchalen Denkschema entkommen wäre. So hat sie zwar den Weg zur Befreiung der Frau sehr klar als Protest gegen die männlichen Zumutungen gesehen, nicht aber das grundsätzlich einseitige Kultur- und Menschenbild des patriarchalen Mannes durchschaut.

Aber gerade weil jede Kulturkritik, die erst beim etablierten Patriarchat ansetzt, soziologisch und psychologisch zu kurz greift, kann ich Marielouise Janssen-Jurreit und anderen Feministinnen nicht zustimmen, welche den Zankapfel der angeblich nicht belegbaren Frühgeschichte beiseitelassen wollen. Immerhin haben einige wenige Historiker aus ihrer detaillierten Kenntnis der Frühgeschichte heraus zum Problem Stellung genommen, u. a. E. Kornemann, der 1946 die von ihm so benannte »afrikanisch-eurasische Grundkultur« folgendermaßen umrissen hat: »Sie war familienrechtlich, gesellschaftlich und sozial jahrhunderte- vielleicht jahrtausendelang anders organisiert als die ausschließlich mit dem Manne, dem Mannesrecht, der Manneskraft und der Mannesdeszendenz aufgebaute spätere Welt, aus der unsere heutige europäische Kultur entstanden ist... In dieser mediterranen, mutterrechtlich aufgebauten alten Welt nahm die Frau eine ganz andere Stellung in Familie, Staat und Gemeinschaft ein als später. Sie war die Schwester und Gefährtin des Mannes, war nicht nur die Gebärerin, sondern auch die Erzieherin der Kinder, denen sie ihren Namen und ihren Erbteil gab. Sie war im Sport gleichberechtigt mit dem Manne, stand gesellschaftlich auf einer hohen Stufe und war stellenweise am Staat, ja sogar am Kriege aktiv beteiligt.«[3]

Auch gibt es unter den Publikationen einer jungen Generation von Historikern, Archäologen und Ethnologen wichtige Bestätigungen und

Ergänzungen dieser Sicht der Frühzeit. Gerade *die archäologische Forschung ist geeignet, einen einseitigen Geschichtsbegriff aufzubrechen*, der nur die schriftliche Überlieferung als historischen Quellenbeweis anerkennt und somit die Menschheitsgeschichte vor der Erfindung der Schrift in ein unbestimmtes Dunkel der sogenannten »vorhistorischen Zeit« verweist. Nach diesem Kriterium beginnt die menschliche Geschichte rund 3000 v. Chr. mit der sumerischen Schrift, bzw. mit der Aufzeichnung zusammenhängender Texte, während der homo sapiens mit seiner heutigen körperlichen und hirnanatomischen Ausstattung mindestens 35 000, wenn nicht 70 000 Jahre alt ist. Diesen ganzen Zeitraum als »terra incognita« zu betrachten, läßt sich nach den gewaltigen Fortschritten in der Archäologie der letzten Jahrzehnte nicht mehr rechtfertigen. Bis zurück zum Jungpaläolithikum, das in Europa mit der Eiszeitkultur zusammenfällt, also bis vor rund 30 000 Jahren, verfügen wir über eine solche Fülle von archäologischen Fakten, daß wir dadurch über Gräberkultur und kultische Kunst, Siedlungs- und Wirtschaftsformen, Werkzeuge, Kleidung und Lebensweise des frühen Menschen ein höchst anschauliches Bild erhalten. Besonders reich an archäologischen Zeugnissen ist das Neolithikum, also die Jungsteinzeit, die sich etwa vom 10. bis zum 4. bzw. 2. Jahrtausend v. Chr. erstreckt. Im Vorderen Orient sind bereits ab dem 8. Jahrtausend v. Chr. Städtegründungen bekannt, als erste Jericho, gefolgt von Çatal Hüyük und anderen Städten in Anatolien, woran sich dann die frühen Hochkulturen im 4. und 3. Jahrtausend v. Chr. in Mesopotamien anschließen.

Sobald aber die frühgeschichtlichen Zeiträume in die Betrachtung mit einbezogen werden, kann das Patriarchat nicht länger als die selbstverständliche Grundlage der menschlichen Gesellschaft gelten. Es mehren sich vielmehr ständig die Hinweise auf eine zusammenhängende *matrizentrische Kulturtradition* über viele Jahrtausende hinweg von der Eiszeitkultur bis in die Periode der frühen Hochkulturen, was nichts Geringeres heißt, als daß am *Beginn unserer heutigen Kulturbasis ein tiefgreifender gesellschaftlicher Wandel* gestanden hat. Eine solche Umwälzung muß aber von großen sozialen und psychischen Spannungen begleitet gewesen sein, deren Spuren nur deshalb so weitgehend verwischt werden konnten, weil sie *bewußt gelöscht oder unbewußt verdrängt* worden sind und man bis heute der Erinnerung an sie Widerstände entgegensetzt.

Im Zeichen solcher *Verdrängungen* stand bis vor kurzem auch die Ethnologie bzw. – im angelsächsischen Bereich – die »cultural anthropology«, die sich vor allem mit der Beschreibung der sogenannten »Naturvölker« befaßt. Dabei war L. H. Morgan als einer der ersten großen Vertreter dieser relativ jungen Wissenschaft ein ausgesprochener Pionier, dessen Werk »Ancient Society« (1877) allerdings ein ähnliches Schicksal beschieden war wie dem Werke Bachofens. Seine Entdeckung der matrilinealen Gesellschaftsordnung bei den nordamerikanischen Indianern, die sich in bezug auf die Stellung der Frau so grundlegend von der europäischen unterschied, wurde – jedenfalls in der westlichen Welt – nur als Kuriosum zur Kenntnis genommen und in ihrer großen Tragweite nicht erfaßt.

Während rund 100 Jahren gingen die soziologischen Analysen ganz vom Mann aus, und wo man interessante Einzelheiten über das weibliche Leben schilderte, wurde sorgfältig vermieden, daraus irgendwelche prinzipiellen Schlüsse zu ziehen. Erst die jüngsten Veröffentlichungen, zu denen Frauen einen nicht unerheblichen Beitrag leisten, sprengen diesen von sexistischen Vorurteilen beengten Rahmen. Dennoch wird die ethnologische Forschung – jedenfalls innerhalb der Hauptströmungen der westlichen Schulen – durch eine methodische Selbstbeschränkung eingeengt, die prinzipiell jeden evolutionistischen Ansatz ablehnt, wie ihn Morgan angeregt und R. Briffault fortgeführt hat. Dies bedeutet bewußte Beschränkung auf reine Feldforschung, die den gegenwärtigen Zustand einer Ethnie möglichst exakt zu erfassen versucht, hingegen historische und damit langzeitliche Entwicklungen weitgehend außer acht läßt.

Immerhin sind auch die klassischen amerikanischen Untersuchungen über matrilineal lebende Völker der Gegenwart (1974) aufschlußreich, obwohl sie evolutionistische Gesichtspunkte nur sehr am Rande berücksichtigen. Zunächst zeigt allerdings das dogmatisch-patriarchale Vorwort des männlichen Herausgebers, daß der Vorsatz streng empirischer Wissenschaftlichkeit mit unbewußten ideologischen Voraussetzungen durchaus Hand in Hand gehen kann. Wenn ich einen Teil dieses Vorworts hier zitiere, so deshalb, weil an ihm deutlich wird, wie stark die richtige Einschätzung der Geschlechterrollen und ihre tatsächliche Gewichtung von der Definition des Autoritätsbegriffes abhängt. D. M. Schneider scheint Autorität ganz selbstverständlich mit physischer Überlegenheit und äußerer Machtausübung gleichzusetzen, wenn er schreibt: »Ein zweiter Gesichtspunkt zur Unterscheidung der Geschlechter hat mit Autorität zu tun. Die Rolle der Frauen als Frauen wurde als die der Verantwortlichkeit für die Kinderpflege definiert. Ich füge nun hinzu, daß die Rolle der Männer als Männer dadurch definiert ist, daß sie Autorität über Frauen und Kinder haben. (Ausgenommen vielleicht bei ganz speziellen Bedingungen, unter denen sie auf ganz wenige Frauen übertragen werden kann.) Die Ränge der höchsten Autorität innerhalb der matrilinealen Verwandtschaftsgruppe werden deshalb normalerweise von Männern besetzt sein.«[4]

Ganz abgesehen davon, daß Schneiders Prognose durch die Einzeluntersuchungen der mit diesen Worten eingeleiteten Studie nicht bestätigt wird, handelt es sich hier um einen höchst einseitigen Autoritätsbegriff, der hierarchisch gedacht ist im Sinne von Vorherrschaft über eine untergeordnete Gruppe. Wir können aber die *Eigenart nicht-patriarchaler Kulturen* nur dann erfassen, wenn wir berücksichtigen, daß zu anderen Zeiten und in anderen Gesellschaften ganz *andere Autoritätsvorstellungen* Geltung hatten und haben. Der Medizinmann oder Schamane »primitiver« Stämme bezieht seine Autorität weder aus physischen Machtmitteln noch aus einer festgelegten gesellschaftlichen Rangstellung. Seine Autorität ist einzig und allein eine magisch-religiöse, zu der er sich aufgrund persönlicher Erfahrungen berufen fühlt oder die er mittels eines Initiationsweges als Jünger eines Meisters erwirbt. Der »primitive« Mensch ist der Überzeugung, daß bestimmte Menschen in einer besonderen Nähe zum Göttlichen stehen und daher über außergewöhnliche Kräfte verfügen, denen die Gemeinschaft sich anvertraut. Mit Herrschaft im späteren Sinn hat dies nichts zu tun, viel aber mit Einfluß und Charisma im Sinne von magischer Ausstrahlung.[5]

Im ersten Teil meines Buches werde ich darstellen, wie die *Kultur der menschlichen Frühzeit* von dem Bewußtsein durchdrungen war, daß das weibliche Geschlecht in besonderem Maße magische Kräfte besitzt, was mit der *Fruchtbarkeit der Frau* in Zusammenhang steht. Ihre Fähigkeit, Leben hervorzubringen, verlieh ihr den Nimbus des Heiligen und prädestinierte sie zur Mittlerin zwischen den göttlichen Mächten und der menschlichen Gemeinschaft. Kulturen, in denen der weibliche Einfluß dominiert, sollten deshalb streng genommen nicht als »Matriarchate« bezeichnet werden, weil in diesem Begriff das Wort »Herrschaft« steckt und er daher die These suggeriert, in der vorpatriarchalen Gesellschaft hätten die Frauen »geherrscht« im Sinne eines hierarchischen Machtgefälles. Eine solche Vorstellung aber wäre nichts anderes als die Rückprojektion des patriarchalen Herrschaftsstils in die Vergangenheit, nur mit umgekehrten Vorzeichen. Ich bevorzuge daher die Wortprägung *»matrizentrisch«*, wie Erich Fromm sie vorgeschlagen hat, um damit auszudrükken, daß in solchen Kulturen die magisch-mütterlichen Kräfte der Frau im Zentrum der Gemeinschaft und im Zentrum des kultischen Lebens stehen. Dabei ist nicht zu übersehen, daß auch dieser charismatische Einfluß unter den Mitgliedern der Gemeinschaft starke innere Abhängigkeiten schafft und daß die matrilineale[6] Sippenordnung immer dann, wenn die Frauen die Hauptträgerinnen der Subsistenzwirtschaft sind, auch zur materiellen Abhängigkeit der Männer von ihren Matriclans führt. Doch sind im Gegensatz zu den späteren Herrschaftsverhältnissen des Patriarchats solche Macht- und Abhängigkeitsverhältnisse nicht bewußt geschaffen, sondern die natürliche Folge der mutterzentrierten Familie.

Das matrilineale Sippenmodell, das mit größter Wahrscheinlichkeit sehr viel älter ist als das patriarchale Familienmodell, weist zunächst dem Ehemann und Vater nur eine marginale Rolle im Leben der Sippe zu. Dabei fiel ursprünglich die (weitgehend unbekannte) Erzeugerrolle nicht mit der sozialen Vaterrolle zusammen. In den matrilinealen Verwandtschaftsgruppen übernimmt der Bruder der Mutter die soziale Vaterrolle für deren Kinder, d. h. für seine Nichten und Neffen, während er als Vater seiner leiblichen Kinder lange Zeit kaum eine Rolle spielt. So merkwürdig uns heute eine solche Konstellation erscheint, so entspricht sie von den Gefühlsbeziehungen her durchaus der menschlichen Entwicklung: Neben der Mutter-Kind-Beziehung stellt ursprünglich die Geschwister-Beziehung den stärksten emotionalen Zusammenschluß innerhalb der Gruppe dar, so daß der Bruder bei seiner Schwester die Liebe und Fürsorge für die nächste Generation kennenlernt. Die Geschlechtspartner, die aus zwei fremden Sippen zueinander kommen, stehen sich hingegen gefühlsmäßig sehr viel ferner. Deshalb war ein familiäres Zusammengehörigkeitsgefühl auf der Basis der »Kernfamilie« (Vater-Mutter-Kind) über lange Zeiträume nur schwach ausgebildet.

Durch meine Beschäftigung mit ethnologischem Material wurde mir überhaupt erst klar, in welch komplizierten Schritten die menschliche Familienbildung vor sich ging, wie relativ jung die Kernfamilie als selbständiges Gebilde eigentlich ist und wie groß die Spannungen zwischen den beiden Herkunftsfamilien der ehelichen Partner seit jeher gewesen sind. Weltweite historische und ethnologische Beobachtungen führen sogar zu dem Schluß, daß es bis heute *kaum je ein allseitig befriedigendes Ehe- und Familienmodell* gegeben hat. Dies wahrzunehmen, war für mich als Psychotherapeutin in gewissem Sinne entlastend, weil dabei ins Bewußtsein tritt, daß wir uns heute noch mit uralten Problemen herumschlagen, deren Lösung nicht einfach vom guten Willen der individuellen Partner abhängt und deren Schwierigkeiten nicht auf individuelle »Schuldkonten« zu buchen sind. Aber auch für die kollektive Gesellschaftsentwicklung sind bis jetzt die psychosozialen Spannungen innerhalb der frühen Sippenbildung viel zu wenig in Rechnung gezogen worden. Dabei müssen wir davon ausgehen, daß sich die *Frau als Mutter* von jeher bereits *in die Gemeinschaft mit anderen Müttern und Kindern eingebunden fand*, während der Mann sich seine soziale Position in der Großfamilie erst erobern mußte. Mit dieser ursprünglichen *Outsider-Position des Mannes* hängt aber entscheidend zusammen, daß der *Geschlechterkampf* überhaupt je entbrannte und daß er eindeutig von der Männerseite ausging. Wenn ich diese Zusammenhänge herauszuarbeiten versuche, so nicht deshalb, um für den männlichen Herrschaftsanspruch oder gar für die Unterdrückung der Frau eine nachträgliche Rechtfertigung zu geben. Wir können aber viele verhängnisvolle Entwicklungen im Zuge der Konstituierung des Patriarchats nicht bis an ihre Wurzeln verfolgen, wenn wir die ursprünglichen Motivationen nicht erfassen. Ich bin im Gegenteil der Überzeugung, daß die Interpretation des Geschlechterkampfes als Auswirkung realer sozialer Spannungen sehr viel weniger zu ideologischen Fehlinterpretationen verleitet, als wenn wir ihn, wie Erich Neumann, als notwendige Folge der menschlichen Bewußtseinsentwicklung betrachten. So reich Neumanns »Ursprungsgeschichte des Bewußtseins« an psychologischen Erkenntnissen ist und so entscheidend sie auch zum Verständnis weiblicher Erfahrungswelten beigetragen hat, bleibt sie letzten Endes doch einem Kulturraster verhaftet, das die Prinzipien des Weiblichen und des Männlichen in eine hierarchische Ordnung zueinander bringt. Wenn man das Weibliche mit der Natur und dem Unbewußten gleichsetzt und das Männliche mit Bewußtwerdung und Geist, so wird das Weibliche zwangsläufig zu etwas, das überwunden bzw. erhöht werden muß.[7]

Zu Beginn der Kultur standen sich aber nicht die Natur in Gestalt der Frau und der zur Geburt drängende Geist in Gestalt des Mannes gegenüber, sondern beide Geschlechter standen im *Überlebenskampf in der Natur* und waren in einer *existentiellen Auseinandersetzung mit ihren Lebensbedingungen* begriffen, die zu den typisch menschlichen Kulturschöpfungen führte. Dabei waren weder die psychischen Schöpfungen von Mythos und Kult noch die materiellen Kulturinnovationen dem männlichen Geschlecht vorbehalten, vielmehr spricht alles dafür, daß sowohl *im sozialen wie im kulturellen Bereich zunächst ein Ungleichge-*

wicht zugunsten der Frau bestanden hat, was zu vielschichtigen Kompensationen auf der Seite des Mannes führte.

Die kulturhistorische Entwicklung von der matrizentrischen Gesellschaft zur patriarchalen Überherrschung[8] läßt sich meines Erachtens überhaupt nur aus diesem anfänglichen Ungleichgewicht plausibel machen. Alle anderen Erklärungen, welche ökonomische Gründe geltend machen wie den technischen Fortschritt und die Steigerung der Produktion oder soziologische Gründe wie die Entstehung komplexer Gesellschaftskörper und die daraus resultierenden Organisationsprobleme usw., decken nur Teilaspekte dieser Entwicklung ab. Sie können vor allem nicht begründen, warum es bei der angeblich aus Sachzwängen entstandenen Etablierung des Patriarchats zu so großen *Unterschieden in der Rigidität dieser Herrschaft* kam. Sowohl unter den Naturvölkern als auch innerhalb der Hochkulturen gibt es unter patriarchalem Vorzeichen ein beachtliches Gefälle zwischen einer mehr oder weniger verdeckten Patt-Situation der Geschlechter bis hin zur rigorosen Unterdrückung der Frau durch den Mann. Würde dahinter eine strukturelle Eigendynamik stehen, so bliebe der Tatbestand völlig ungeklärt, daß wir gesellschaftlich und kulturell hochentwickelte Staaten – wie etwa das alte Japan – kennen, deren Kultur weitgehend matrizentrisch geprägt blieb, und andererseits »primitive« Pflanzerkulturen, die trotz überschaubarer Größe ausgesprochen männerherrlich bzw. frauenfeindlich organisiert sind.

Demgegenüber kann der geschlechterpsychologische Ansatz, der ein ursprüngliches Spannungsverhältnis zwischen den Geschlechtern als ein wesentliches Agens gesellschaftlicher Veränderungen erkennt, mehr Licht in solche Kulturentwicklungen bringen. Aus dieser Sicht lassen sich die verschiedenen *gesellschaftlichen Systeme* als Versuche verstehen, auf irgendeine Weise – durch entsprechende Arbeitsteilung, durch Regelung der Teilnahme am Kult, an der Regierung usw. – ein *labiles Gleichgewicht zwischen den Geschlechtergruppen* herzustellen bzw. dort, wo dies nicht gelingt, durch physische Gewalt einerseits und durch ideologische Diskriminierung der Frau andererseits eine scheinbar endgültige Lösung zugunsten des Mannes zu erzwingen.

So fand ich mich also, nachdem ich von individualpsychologischen Problemen ausgegangen war, durch das Einbeziehen kollektiver Verflechtungen und historischer Entwicklungen unversehens mitten in fundamentale Kulturbetrachtungen gestellt, die ihrerseits zum Versuch einer umfassenden Kulturtheorie herausfordern. Eine solche zu entwerfen ist freilich ein Unterfangen, das eigentlich einer interdisziplinären Teamarbeit bedürfte, von der wir aber leider weiter denn je entfernt sind. Meine Recherchen zu der vorliegenden Arbeit haben mir im Gegenteil deutlich vor Augen geführt, wie spezialisiert und voneinander abgeschirmt die heutigen Einzelwissenschaften voranschreiten. So scheint dem Vertreter oder der Vertreterin einer Einzelwissenschaft nur die Alternative zu bleiben zwischen dem resignierten Rückzug auf den unverfänglichen eigenen Leisten und dem *Wagnis eines Gesamtentwurfs*, der sich mit seinen Lücken und unausbleiblichen Fehlern zur Zielscheibe der Kritik macht.

Wenn ich die zweite Möglichkeit der ersten vorziehe und meine kulturtheoretische Konzeption zur Diskussion stelle, so sehe ich mich durch bedeutende Ansätze auf diesem Gebiet aus dem wachsenden Kreis feministischer Wissenschaftlerinnen ermutigt. Leider wurden diese Ansätze bis jetzt von der offiziellen, männlichen Wissenschaft mehr oder minder ignoriert und damit ins Abseits gedrängt, was die Gegenposition auf Seiten der Feministinnen zwangsläufig verschärft. Dies hat positive Effekte insofern, als radikale Fragen gestellt und zu frühe und zu oberflächliche Harmonisierungen vermieden werden. Es birgt aber auch die Gefahr in sich, daß ein weiblicher Gegenmythos geschaffen wird, der dem entlarvten patriarchalen Mythos nun seinerseits einen absoluten Anspruch entgegenstellt.

Tatsächlich läuft in der jungen Generation dem neuen Selbstbewußtsein der Frau zum Teil eine Verunsicherung im Selbstbewußtsein des Mannes parallel. Diese Einbuße an männlicher Selbstsicherheit ist so lange nötig und positiv, als sie einen selbstkritischen Prozeß in Gang bringt und die alte Selbstverblendung und Arroganz abbauen hilft. Sie wird aber dann bedenklich, wenn dadurch der männlichen Identität jeder Boden entzogen wird. Dies kann im Endeffekt nur zu erneuten Kompensationen führen.

Dennoch bilden die fundamentale Kritik an der patriarchalen Ideologie und die Analyse der Fehlentwicklungen, die sich unter ihrer Regie vollzogen haben, die unabdingbare Voraussetzung dafür, das menschliche Zusammenleben auf privater wie auf politischer Ebene auf eine neue Basis zu stellen.

Dazu kommt die dringende Notwendigkeit, das Verhältnis des modernen Menschen zur Natur zu revidieren. Wenn sich die heutige geistige Linke aus *Feminismus, Pazifismus und Ökologiebewegung* zusammensetzt, so ist dies keineswegs ein Zufall: Diese scheinbar grundverschiedenen politischen Strömungen haben ihre gemeinsame Wurzel in der Kritik an der patriarchalen Kultur.

Der *gesellschaftlichen Konstituierung des Patriarchats* und ihrer ideologischen Entsprechung in Theologie und Philosophie ist der zweite Teil meines Buches gewidmet. Es geht dabei u. a. um die Auseinandersetzung mit den patriarchalen Begriffen der Macht und der Gewalt, um die patriarchale Definition von Arbeit, Familie und Sexualität und nicht zuletzt um die spekulative Definition des Weiblichen durch die männliche Philosophie.

Simone de Beauvoir hat philosophisch formuliert, was die Theoretikerinnen der ersten Frauenbewegung um die Jahrhundertwende schon ausgesprochen hatten: daß nämlich die Frau in den Augen des Mannes zum willkürlichen Projektionsgefäß wurde, zum *»anderen« Geschlecht*, das sich als komplementäres Traumgebilde sowohl mit den Ergänzungswünschen des Mannes als auch mit seinen Ängsten und Erniedrigungswünschen füllen ließ. Die Spaltung des Weiblichen in ein *idealisiertes Mutterbild*, das mit allen Attributen des Heiligen ausgestattet ist, und in ein *verworfenes Geschöpf*, das in seiner Primitivität und Amoralität der strengen Zucht des Mannes bedarf, gehört zu den spezifischen Widersprüchen der patriarchalen Ideologie. Ich bezeichne das weibliche Zwitterwesen, das aus diesen entgegengesetzten Projektionen entsteht, als *»Muttersklavin«*. Damit will ich ausdrücken, daß man der Frau alle seelischen Bürden des Lebens auflädt – was voraussetzt, daß sie die Stärkere ist – und ihr zugleich alle untergeordneten Arbeiten zumutet, die ihrem inferioren Wesen zu entsprechen scheinen. Eine geradezu geniale Einrichtung für diejenigen, die ihren Nutzen daraus ziehen, ohne sich dessen überhaupt bewußt zu sein.

An der Fiktion der »Muttersklavin« wird aber auch offenbar, was sich hinter der glänzenden Fassade des Patriarchats immer verbergen ließ: daß dem Mann auf der psychischen Ebene die Emanzipation aus dem Reiche der Mütter nur selten gelang und daß sein *Machtanspruch über die Frau* vielfach nichts anderes ist als der *infantile Allmachtsanspruch des Kindes*, den Freud in dem Bestreben sah, die wunscherfüllende Mutter zu tyrannisieren.

Sobald die Wurzeln der Frauenunterdrückung freigelegt sind, stoßen wir auf das ganze Geflecht der *patriarchalen Ideologie*: auf die geistige Abwehrhaltung der Philosophie gegenüber den Urgründen des Lebens und der Natur, auf den Versuch der Wissenschaft, nicht nur die Macht der Natur, sondern auch ihre Spontaneität zu brechen, indem sie zur vorausberechenbaren und manipulierbaren Materie degradiert wird, und auf die illusionistische Herrschaftsattitüde des Mannes, sich durch seine Erfindungsgabe von den Notwendigkeiten des Lebens und der Arbeit zu befreien. Dabei erweist sich die *philosophische Gleichsetzung von Mann und Geist bzw. von Frau und Natur* als eine Spaltung mit gleichermaßen tragischen Konsequenzen für die Frau wie für die Natur. Deshalb müssen im Namen der Menschlichkeit und im Namen des Lebens auf unserer Erde die Grundlagen unserer gesamten Geisteskultur radikal in Frage gestellt werden.

Das eigentliche Thema meines Buches, die *Befreiung zur Partnerschaft*, kann erst nach dieser Analyse konkrete Gestalt annehmen. Erst wenn die ursprünglich kompensatorischen Motivationen erkannt sind, die zur Errichtung des Patriarchats führten, erst wenn wir große Teile des patriarchalen Geisteslebens als Trugbilder durchschauen, die den Mann den Traum von seiner Suprematie über die Frau träumen ließen, wie auch den Traum von seiner Allmacht über eine unerschöpfliche Natur – Muttersklavin auch sie –, wird eine echte *Emanzipation des menschlichen Bewußtseins* möglich. Erst jenseits der Illusionen kann die Menschheit als Ganzes und können beide Geschlechter zu einer realistischen Einschätzung ihres menschlichen Potentials gelangen: der Mann zur Absage an seinen Macht- und Machbarkeitswahn, die Frau zur Zurückweisung des betörenden Angebots, eine alles verstehende – und selbstlos dienende – Göttin zu sein. Ebenbürtige Partnerschaft setzt sowohl das *Bewußtsein der eigenen Stärke* als auch das *Wissen um die eigenen Grenzen* voraus.

Wer aber befürchtet, mit den Illusionen auch die erotische Spannung zwischen den Geschlechtern zu verlieren, muß sich die Gegenfrage gefallen lassen, ob denn die romantische Spannung jemals zu einer wirklichen erotischen Befriedigung geführt hat. Um an einer besseren partnerschaftlichen Zukunft zu bauen, werden wir sehr weit von vorne beginnen müssen. Wir werden die Fragen der Sexualität ebenso neu zu stellen haben wie die Frage nach der Ehe oder anderen dauerhaften Gemeinschaften. Glücklicherweise gibt es unter den jungen Menschen solche, die für grundsätzlich neue Fragestellungen offen sind und auch bereit, jenseits von ideologischen Vorstellungen authentische Gefühls- und Lebenserfahrungen zu sammeln. Es existieren ja bereits Ansätze für *neue Partnerschafts- und Familienmodelle*, wenn sie auch noch zerbrechlich sind, weil sie nicht in die starren Umrisse des bisherigen bürgerlichen Rahmens passen. Das Schicksal der Zerbrechlichkeit teilen sie mit allen neuen Strukturen auch der biologischen Evolution, allerdings mit dem Vorteil, daß kulturelle Innovationen von Beispielen lernen können, die weit zurück oder weit entfernt in einem anderen Kulturkreis liegen. Es ist ja nicht so, daß in den vergangenen Jahrtausenden zwischen den Geschlechtern nur Kampf und Leiden stattgefunden hätten. Trotz ungerechter Gesetze und trotz einengender Ideologie gab es zu allen Zeiten *Beispiele geglückter Partnerschaften*, die sich, durch besondere Umstände begünstigt, über die Konventionen ihrer Zeit hinwegsetzten.

Freilich kann die Befreiung zur Partnerschaft nicht nur im individuellen Raum stattfinden. Wenn sie jemals eine breitere Wirkung erreichen soll, ist sie an grundlegende *gesellschaftliche Veränderungen* gebunden: vor allem an ein *neues Verständnis der Arbeit und deren gesellschaftliche Aufteilung*, aber auch an ein neues *partnerschaftliches Verhältnis zur Natur* – das weder ausbeuterisch noch romantisch ist. Beides zusammen führt unweigerlich zur *Neudefinition unseres Kulturbegriffs*. Das nun schon geflügelte Wort des Feminismus »Das Persönliche ist politisch« birgt eine weit größere revolutionäre Kraft, als man oberflächlich vermuten würde. Es rüttelt an der Basis der gesamten patriarchalen Kultur und entlarvt deren Säulen als tönerne Füße. Dies gilt im besonderen für den Eckpfeiler der Herrenkultur: für das künstliche Auseinanderreißen des menschlichen Lebenszusammenhanges in eine »höhere« Welt der *»Transzendenz«* oder des sogenannten objektiven Geistes einerseits, in welcher die produktiven Tätigkeiten in Beruf, Kultur und Politik den Männern reserviert sind, und in die häusliche Welt der Frau bzw. die *»Immanenz«* des Lebens andererseits, die als zur Natur und nicht zur Kultur gehörig definiert wird und deren Tätigkeiten deshalb nur als reproduktiv und nicht als produktiv gelten. Dabei führt die Trennung der menschlichen Lebenswelt in Immanenz und Transzendenz nicht nur zur Diskriminierung der Frau und zu unerträglichen Spannungen in der Kleinfamilie, sondern auch zur *Schizophrenie des patriarchalen Kulturkonzepts* mit seiner säuberlichen Trennung zwischen Macht- und Kapitalinteressen, harter Wissenschaft und Technik auf der einen Seite und erbaulichen Sonntagspredigten, esoterischem Geistesleben und elitärer Kunst auf der anderen Seite. Um diese für die Gesellschaft tödliche Schizophrenie zu überwinden, bedarf es nicht nur der *Öffnung der »transzendenten« Kulturräume für die Frau*, sondern ebensosehr des *Wiedereintritts des Mannes in den immanenten Lebenszusammenhang* und des Verzichts auf seine illusionären Fluchtmechanismen. Dazu gehört auch der Verzicht auf die männlich-heroische Weltsicht, welche eine echte Friedensdiskussion immer noch mehr behindert als alle Sachzwänge. Heute sind es die Frauen, welche die Forderung »Zurück zu den Sachen« stellen, und zwar im ursprünglichen, phänomenologischen Sinn: die Forderung nämlich, die Dinge in ihrem immanent gegebenen, lebendigen Lebenszusammenhang zu erfassen und nicht spekulativ oder manipulativ über sie hinwegzuschreiten, wohinter sich immer irrationale Motive und illusionäre Zielsetzungen verbergen.

Aber gerade weil die zentralen Begriffe der patriarchalen Ideologie als Folgen irrationaler psychischer Komplexe entschlüsselt werden können, besteht die Hoffnung ihrer prinzipiellen Überwindbarkeit. Es gibt die *Vision einer menschlicheren Zukunft*, die sich keineswegs in eine Traumwelt unerfüllbarer Wünsche flüchtet, sondern die sowohl die menschliche Existenz als auch das kreatürliche Leben als Ganzes in seiner Totalität realistisch erfaßt. Eine Vision, welche die verdrängten Anteile der menschlichen Gefühlswelt und der Lebenswerte zum erstenmal rational in die Gesellschaftsplanung einbezieht und sich weigert, die verkürzte Sicht des rationalistisch-mechanistischen Denkstils zum Maß aller Dinge zu machen. Nur lebensbezogenes und d. h. *partnerschaftliches Denken und Fühlen* im weitesten Sinn enthält die Chance zur Abwendung der drohenden ökologischen Katastrophen ebenso wie zur Rettung aus der immer weiter um sich greifenden psychischen Verelendung der Menschen inmitten ihres materiellen Wohlstands.

Kapitel I
Die matrizentrische Frühzeit

Vorbemerkungen zur Datierung und zu den Quellen der Vorgeschichte

Wir wissen heute, daß die Entstehung des Menschen sehr viel weiter in erdgeschichtliche Zeiträume zurückreicht als man noch um die Jahrhundertwende annahm. Nach wie vor schwanken die Zeitangaben unter den namhaften Forschern noch immer beträchtlich, doch ist das Auftreten des sogenannten »homo habilis« – wörtlich: des befähigten, d. h. des Werkzeuge herstellenden Menschen – auch nach vorsichtigen Schätzungen mindestens 2 Mio. Jahre vor unserer Zeitrechnung anzusetzen. Es folgt der »homo erectus«, der aufrecht gehende Mensch ab 1 Mio. Jahren, dessen Hirnvolumen dann zwischen 200 000 und 100 000 Jahren mit steigender Beschleunigung zunimmt. Am Ende dieser Periode ist bereits vom »homo sapiens«, also vom einsichtsvollen, denkenden Menschen zu sprechen, dessen wichtigster Vertreter in Europa der »homo sapiens neandertalensis« ist. Die Verbreitung des Neandertalers fällt in die Zeit zwischen ca. 70 000 und 35 000 Jahre v. Chr. Von da an wird er von einem anderen Menschentypus abgelöst. Die ältesten sorgfältigen Bestattungen auf europäischem Boden finden sich in französischen Höhlen um 70 000 v. Chr. Der Gebrauch des Feuers ist aber sehr viel älter und läßt sich schon um 600 000 nachweisen.

Es war lange Zeit umstritten, ob der homo sapiens neandertalensis der Sprache schon mächtig gewesen sei, doch gibt es dafür gewichtige Hinweise seit den Sprachforschungen R. Festers.[1] Unter den 150 Sprachen, die er nach gemeinsamen Wortstämmen untersuchte, fand er einige wenige Urworte, die auf allen Kontinenten anzutreffen sind, u. a. die Worte für das Runde und das Hohle, für Berg und Tal, für Feuer und Wärme, für Mutter und Kind. Daraus wäre zu schließen, daß die menschliche Sprachfähigkeit zu einer Zeit entstanden sein muß, als es noch eine relativ kleine, zusammenhängende Gruppe des homo sapiens gab, bevor dessen Nachkommen bei ihrer Verbreitung die gemeinsamen Urworte in alle anderen Weltgegenden mitnahmen. Was wir mit Sicherheit wissen, ist die Tatsache, daß der Mensch bereits während der letzten Eiszeit zwischen 30 000 und 20 000 v. Chr. den größten Teil der Erde besiedelt hatte und auf allen Kontinenten anzutreffen war, wobei man annimmt, daß die Vergletscherung während der Eiszeiten und die dadurch bedingte Senkung der Meeresspiegel mehr Landbrücken zwischen den Kontinenten hervortreten ließen, was die Wanderungen wesentlich erleichterte.

Aus dieser letzten Eiszeit stammen bereits die großartigen Höhlenmalereien von Altamira in Spanien und einer großen Zahl ähnlicher Kulthöhlen in Frankreich, Nordafrika und Südosteuropa. Als der spanische Geologe Vikanova auf dem Prähistorikerkongreß in Lissabon 1880 Nachzeichnungen von Altamira zeigte, wurden sie als Fälschungen abgetan, und keiner der Gelehrten fand sich bereit, die Felsbilder auch nur zu besichtigen, für so unmöglich hielten sie eine derart großartige Leistung in jener frühen Menschheitsepoche. Heute wissen wir, daß die Eiszeitkultur zwischen 30 000 und 10 000 Jahren v. Chr. die eigentliche Grundlage unserer heutigen Menschheitskultur darstellt: Seit dieser Zeit haben sich Körpergestalt und Hirnvolumen des Menschen nicht mehr wesentlich verändert, und die heutigen Eskimos, die unter vergleichbaren klimatischen Bedingungen leben, sind in allen ihren kulturellen Äußerungen mit denjenigen der Eiszeit vergleichbar. Sie benutzen noch immer die nahezu identischen Harpunen, Fellschaber und Tranlampen wie damals, sind ähnlich gekleidet, und ihre Kunst ist thematisch und stilistisch der damaligen verwandt. So müssen wir also bereits den Eiszeitmenschen als den »homo sapiens sapiens« ansprechen, wie die Gelehrten den heutigen Menschen bezeichnen.

Seit ca. 10 000 Jahren v. Chr. nimmt das kulturelle Entwicklungstempo der Menschheit außerordentlich zu, und es setzen grundlegende Veränderungen in den Lebens- und Wirtschaftsformen ein, die der Archäologe Gordon Childe als die neolithische, d. h. jungsteinzeitliche Revolution bezeichnet hat. Gemeint ist damit die Ablösung des sogenannten »Wildbeutertums« (Sammeln und Jagen) durch die systematische Bearbeitung des Bodens und die Züchtung von Wildgetreide sowie durch die Zähmung der Haustiere. Die Bearbeitung immer härterer Metalle und die Erfindung des Eisenpfluges hat dann zur Intensivierung des Ackerbaus und zur Produktion von Nahrungsüberschüssen geführt, die innerhalb weniger Jahrtausende die Gründung von Großsiedlungen und Städten erlaubte.

Homo habilis ab 3–2 Mio. Jahren	**Altpaläolithikum** (untere Altsteinzeit)
Homo erectus ab ca. 1 Mio. Jahren	**Altpaläolithikum** (untere Altsteinzeit)
Homo sapiens neanderthalensis ab ca. 100 000 – 35 000	**Mittelpaläolithikum** (mittlere Altsteinzeit)
Homo sapiens sapiens ab ca. 35 000 Jahre	**Jungpaläolithikum** (jüngere oder obere Altsteinzeit)
Homo sapiens sapiens ab ca. 15 000 Jahre	**Mesolithikum** (Mittelsteinzeit)
Neolithische Revolution und beginnende Agrarkultur ab 10 000	**Neolithikum** (Jungsteinzeit)
Erste Stadtgründungen ab 8 000	**Neolithikum** (Jungsteinzeit)
Erste sumerische Schriftzeichen ab 3 000	**Beginn der** »Historischen Zeit«

Mit den ersten sumerischen Schriftzeichen um 3 000 v. Chr. beginnt die Periode der Geschichtsschreibung, die allerdings nicht schon deshalb als objektive Quelle gelten kann, weil sie lesbare Worte hinterließ. Zu allen Zeiten standen die Historiker unter der Zensur der Mächtigen. Die scheinbar stummen Zeugen der Geschichte sind jedoch nicht weniger zuverlässig, wenn wir sie sorgfältig genug interpretieren. Zu diesen stummen Zeugen der Archäologie zählen neben Grab- und Skelettfunden die Überreste menschlicher Behausungen und Kultbauten, Werk- und Gebrauchsgegenstände, Kult- und Kunstgegenstände, Malereien und ornamentale Symbole, Musikinstrumente, Schmuck und Reste menschlicher Bekleidung.

Zunächst standen bei den Ausgrabungen Gegenstände aus Stein, Horn, Knochen, Keramik und Metall im Vordergrund, alles feste Materialien, welche die Jahrtausende am besten überdauert hatten. So sind wir gewohnt, in Stein- und Metallzeitaltern zu denken, wie Stein-, Bronze- oder

Eisenzeit oder auch in Keramikzeitaltern wie Hallstattzeit, La Tène-Zeit oder Trichterbecherkultur. Erst in jüngster Zeit hat sich die Archäologie von diesen einseitigen Etikettierungen distanziert und sich bemüht, einen kulturgeschichtlichen Zeitabschnitt in der Ganzheit seiner Erscheinungen zu erfassen. Dazu hat die 1947 entwickelte und in jüngster Zeit noch verfeinerte Radiokarbon-Methode viel beigetragen, mit deren Hilfe auch kleinste Reste weniger haltbarer Materialien nachgewiesen werden können wie von Holz, Textilien und Rohrgeflechten oder Reste von Pflanzen und deren Abdrücke in Gefäßen. Mit der Halbzeit des Zerfalls radioaktiver Kohlenstoffe kann dabei das Alter der untersuchten Materialien bis auf plus/minus 50 Jahre genau bestimmt werden.

Eine ganz andere Quelle zur Erschließung der Vorgeschichte stellen mythische Erzählungen, religiöses Brauchtum und der sogenannte Aberglaube dar, Überlieferungen, die zu Recht als »kulturelle Fossilien« bezeichnet wurden, weil sie sich zäh über Jahrtausende hinweg erhalten haben, auch wenn ihre ursprünglichen Bedeutungen und Zusammenhänge längst vergessen sind. Im weitesten Sinn gehört unser gesamter Sprachschatz zur Fundgrube solcher »Konservierungen«, im besonderen die sprachlichen Wendungen zur Bezeichnung von verwandtschaftlichen Verhältnissen, wie sie zu genealogischen Studien herangezogen werden. Auf den Gebieten der Mythologie, der Heldensagen und der Märchen hatten die Gelehrten der Romantik die ersten systematischen Untersuchungen unternommen, nachdem bereits Dichter und Schriftsteller der Antike eine fast unüberschaubare Fülle von mythischen Stoffen gesammelt hatten, worunter Hesiod, Homer, Sophokles, Aischylos und Euripides an erster Stelle stehen. Noch in der Tradition der Romantiker stehend, ist vor allem J. J. Bachofen zu nennen und von den Mythenforschern unseres Jahrhunderts J. Frazer, K. Kerenyi, R. v. Ranke-Graves, L. Lévy-Bruhl, M. Eliade, C. G. Jung und E. Neumann.

Wenn wir davon ausgehen, daß alle mythischen Erzählungen ursprünglich mündlich überliefert wurden, und dies über Jahrhunderte und Jahrtausende hinweg, so kann uns die ständige Veränderung der Orte und Namen und die Vermischung verschiedener Mythenmotive untereinander nicht verwundern. Auch wurden viele Mytheninhalte zur Zeit ihrer schriftlichen Fixierung schon nicht mehr verstanden, oder, wie wir noch sehen werden, bewußt umgedeutet. Mit der Rekonstruktion der ursprünglichen Mythenmotive befassen sich in jüngster Zeit vor allem feministische Forscherinnen wie Heide Göttner-Abendroth, Cillie Rentmeister, Gerda Weiler, Renate Schlesier u. a.

Als dritte (indirekte) Quelle wäre die Erforschung ursprünglich lebender Völker zu nennen, die – wie die schon genannten Eskimos – eine archaische Kultur bewahrt haben, wobei allerdings zu bedenken ist, daß zu der Zeit, als sich die Ethnologen für sie zu interessieren begannen, ihre Traditionen häufig bereits abgebröckelt waren, sei es durch die Berührung mit der Zivilisation der Hochkulturen, sei es durch die Isolation sehr kleiner Gruppen auf deren Rückzug vor fremden Eroberern. Dennoch gibt es zwischen solchen Restvölkern und den archäologisch erschlossenen Frühkulturen verblüffende Übereinstimmungen hinsichtlich ihrer materiellen wie auch ihrer geistigen Kultur.

Was die Auswahl der ethnologischen Literatur betrifft, so fällt diese bei der fast unüberschaubaren Fülle nicht leicht. Einen ersten Überblick bieten die großen Enzyklopädien (»Bild der Völker«, 1974; »Der Mensch«, 1983), detailliertere Informationen die neueren Aufsatzsammlungen (»Matrilineal Kinship«, 1974; »Menschenbilder früher Gesellschaften«, 1983; »Die Braut«, 1985) und einschlägige Monographien. Für den Einstieg in die Matriarchatsproblematik sind J. J. Bachofen, L. H. Morgan und R. Briffault nach wie vor unentbehrlich. Die geringschätzige Art, mit welcher der letztere oft abgetan wird, hat wohl damit zu tun, daß er ein Außenseiter war und sich hartnäckig einem Thema widmete, das die offizielle Wissenschaft verdrängt hatte. Wenn von Briffaults riesigem Werk (2000 Textseiten) »The Mothers« (1927) wiederholt gesagt wurde, es sei nichts als eine Kompilation von unsicheren ethnographischen Quellen, so ist dies eine ebenso diffamierende wie unhaltbare Behauptung. Der Vorwurf der Kompilation kann unschwer gegen jedes Werk erhoben werden, das weitverstreute Quellen sammelt; bei Briffault sind diese aber weder unverarbeitet noch unsicher. Seine ca. 5000 Literaturhinweise, die sich auf alle damals bekannten ethnologischen Arbeiten einschließlich der frühen Missionarsberichte und der Kongreßberichte der großen ethnologischen Gesellschaften beziehen, sind genauestens dokumentiert, und bei unzähligen Stichproben fand ich seine Angaben durch anerkannte Wissenschaftler neuerer Kompendien bestätigt. Das heißt natürlich nicht, daß seine Schlußfolgerungen kritiklos hinzunehmen wären. Wie Bachofen bleibt auch Briffault auf halbem Wege stehen, wenn er in den weiblich geprägten Frühkulturen nur eine Vorstufe für die eigentlich anzustrebende, männliche Kultur sieht und auf typisch romantisierende Weise der Frau den emotional-karitativen Sektor in der Gesellschaft zuweist. Immerhin hat E. Fromm 1933 dem Werk eine faire und kritische Würdigung gewidmet.[2]

Eine der größten Schwierigkeiten, an wichtige Quellen heranzukommen, besteht bis heute darin, daß kaum ein wissenschaftliches Standardwerk systematische Untersuchungen zum Thema matrizentrischer Kulturen anbietet oder im Index entsprechende Stichworte verzeichnet. Erst in jüngster Zeit zeigt sich das Interesse am Thema Frau in der steigenden Zahl wissenschaftlicher Monographien und internationaler Ausstellungen.

Dies aber ist vor allem der Pionierarbeit feministischer Wissenschaftlerinnen zu verdanken, die seit den siebziger Jahren auf allen Gebieten der Humanwissenschaften neue Wege beschreiten und dabei zu höchst beachtlichen Ergebnissen kommen. Dennoch gleicht die Quellensuche zu unserem Thema immer noch der Suche nach weit verstreuten »apokryphen« Schriften, die erst mühsam zusammenzutragen sind, um sie für eine kulturgeschichtliche Gesamtschau fruchtbar zu machen.

Für die beiden ersten Kapitel meines Buches sind allerdings die bildhaften Quellen aus der Kunst der Frühzeit von noch größerer Bedeutung als die literarischen Zeugnisse. Die bildhaft-symbolischen Aussagen waren für mich ein ganz wesentlicher Schlüssel zum Verständnis frühgeschichtlicher Zusammenhänge. Deshalb bezieht sich mein Text auf eine große Anzahl von Bildbänden und Ausstellungskatalogen, von denen leider nur eine sehr kleine Auswahl als Illustrationen wiedergegeben werden kann. Dies aber ist, wie ich hoffe, insofern keine allzugroße Beschneidung, als mir weniger das einzelne Symbol als die Universalität der Bildsymbole über die Jahrtausende hinweg wichtig sind. Eine breite Bilddokumentation würde den Rahmen dieses Buches sprengen und wäre ein groß anzulegendes Unternehmen für sich.

Seit den frühesten Anfängen der Kultur hat die Menschen nichts so sehr beschäftigt wie die Frage nach Geburt und Tod. Daher konnte der Toten- und Gräberkult für uns Spätere zum eigentlichen Kriterium des Menschseins werden. Doch während niemand mit Sicherheit weiß, wohin das rätselhafte Tor des Todes führt, kannte man von Anbeginn als den Ort des werdenden Lebens und als das Tor der Geburt den weiblichen Schoß. Nur die eine Hälfte der Menschheit bringt offensichtlich Leben hervor, und deshalb steht am Beginn der menschlichen Kultur die *Verehrung des Weiblichen* als des Numinosen, welches das *Geheimnis des Lebens* birgt.

Erst im Laufe der Jungsteinzeit, wenn uns in den frühesten Städten Kleinasiens und Mesopotamiens das *Bild der Großen Muttergöttin* in seiner ganzen Erhabenheit entgegentritt, wird dieses Faktum vollkommen deutlich. Aber schon in den Kunst- und Kulturformen des Eiszeitmenschen können wir religiöse Grundmuster entdecken, von denen aus eine direkte Linie bis zu den jungsteinzeitlichen Dorf- und Stadtkulturen führt.

Dieser Entwicklungsbogen zeichnet sich nicht nur im eurasischen Kulturbereich ab, sondern auf allen Kontinenten der Erde. Besonders deutlich wird er in Afrika, wo wir ihn von den mittelsteinzeitlichen Felsmalereien über das vordynastische Ägypten bis weit hinein in das Ägypten des Alten Reiches verfolgen können. Eindrucksvolle Beispiele liefert auch Australien mit seinen berühmten Felszeichnungen im nördlichen Arnhem-Land, wo eine 20 000jährige Tradition matrizentrischer Mythologie noch heute bei den Ureinwohnern weiterlebt. Auch die indianischen Kulturen beider Amerika tradieren bis in die Gegenwart eine uralte Verehrung von Muttergottheiten.

Parallel zur matrizentrischen Religiosität stoßen wir bei den Frühkulturen auf eine vorwiegend *weibliche Priesterschaft*, die sich sowohl für die Primitivkulturen wie für die frühen Hochkulturen nachweisen läßt. Dazu kommt die ursprünglich matrilineale Sippenordnung, das heißt die Verwandtschaftsrechnung nach der Mutter und die mutterrechtliche Erbregelung, wie sie heute noch bei ca. 100 Volksgruppen gilt. Im Laufe der Jahrtausende wurde die Frau zwar in fast allen Teilen der Welt aus ihrer zentralen Stellung im Kult und im Sippenleben verdrängt und durch männliche Priester beziehungsweise patriarchale Gesetze überherrscht, doch wirft auch die Art und Weise dieser Verdrängungsvorgänge ein bedeutendes Licht auf die ursprüngliche Stellung der Frau in Gesellschaft und Kultus.

Nicht zuletzt waren während der unermeßlichen Zeiten des Wild- und Feldbeuterdaseins und während der frühen Ackerbaukulturen die *Hauptträgerinnen der Subsistenzwirtschaft* die Frauen und nicht die Männer, deren Beitrag zur Ernährung der Gruppe durch die Jagd bisher bei weitem überschätzt wurde.

Die Zusammenschau aller dieser Fakten rechtfertigt es, von einer *globalen matrizentrischen Frühphase der Kultur* zu sprechen, und wenn auch bis heute noch viele Einzelheiten fehlen, so bildet sich doch aus einer Unzahl von Mosaiksteinen ein immer deutlicheres Bild einer solchen Frühkultur heraus.

Als Ausgangspunkt für dieses Mosaik wähle ich den kleinasiatisch-europäischen Raum, und zwar zunächst Çatal Hüyük, die Stadt aus der Steinzeit Anatoliens, die, erst 1961 von James Mellaart erschlossen, mit ihren untersten Schichten bis weit ins siebte Jahrtausend zurückreicht. Diese bisher bestbelegte Stadtkultur in so früher Zeit – 4000 Jahre vor den sumerischen und ägyptischen Städten – ist bis jetzt in ihrer Bedeutung noch viel zu wenig bekannt. Sie ist nicht nur eindeutig matrizentrisch geprägt, sondern stellt in vieler Hinsicht eine Brücke dar zwischen den afrikanisch-eurasischen Hochkulturen des dritten Jahrtausends und den archaischen Kulturen der Jungsteinzeit bis zurück zur jüngeren Altsteinzeit.

Çatal Hüyük

50 km südöstlich von Konya in Anatolien (Türkei) erhebt sich das ovale Tell von Çatal Hüyük 17 m über dem heutigen Erdboden und stellt mit seiner Länge von über einem halben Kilometer und seiner Breite von ca. 300 m den bisher *größten Fundplatz aus dem frühen Neolithikum* (Jungsteinzeit) dar.

Die zwölf Siedlungsschichten zwischen 17 m über und 19 m unter der Oberfläche sind zum Teil durch Brände zerstört, im Ganzen aber hervorragend erhalten und dokumentieren die Siedlungsgeschichte von ca. 6500 v. Chr. bis 5700 v. Chr.

Mitten durch die Stadt zieht sich das Bett eines Flüßchens. Die heute fast baumlose Konya-Ebene war während der Jungsteinzeit mit Wäldern bedeckt, und am Ostrand der Ebene erheben sich Vulkanberge, die noch bis ins zweite vorchristliche Jahrtausend tätig waren. Der Ausbruch eines dieser Vulkane ist auf einem Wandgemälde festgehalten, das auf 6200 v. Chr. datiert wird.

Erst der 30. Teil der gesamten Anlage ist ausgegraben. Die Stadt wurde nach sorgfältigem *Bauplan* von viereckigen Grundrissen und mit Lehmziegeln von einheitlichen Maßen erbaut. Die einstöckigen Häuser jeder Schicht, die im Konstruktionstypus stets gleich bleiben, stehen eng aneinandergedrängt, jeweils zwei bis drei Häuser terrassenförmig übereinander und aneinander gebaut. Dabei überragen sich die Flachdächer nur so viel an Höhe, daß Fenster- und Türöffnungen im oberen Teil der Frontwand Platz haben. Der Zugang zu den Häusern war nur über Leitern möglich – auch dies wird auf einem Wandgemälde gezeigt –, was Sicherheit vor Feinden bot. Die Einwohnerzahl muß auf mehrere Tausend geschätzt werden. Schon in den untersten Schichten fanden sich Reste von Emmer, Einkorn, Weizen und Gerste sowie Beweise für Schafhaltung. In den späteren Schichten ist wahrscheinlich auch das Rind domestiziert. Anfangs konnten die Erträge aus *Ackerbau und Viehzucht* den Nahrungsbedarf vermutlich nicht decken, so daß er durch Jagdbeute ergänzt werden mußte, wofür die zahlreichen Jagdszenen in den unteren Schichten sprechen. Im Verlauf der 800jährigen Siedlungsgeschichte wurden 14 verschiedene Kulturpflanzen gezüchtet und angebaut, u. a. Linsen und Erbsen, Leinsamen und Mandeln zur Ölgewinnung, Äpfel und die Frucht des Zürgelbaumes zur Weingewinnung. Auch Bier war als Getränk bekannt.

Unter den *Gebrauchsgegenständen* sind hervorragend gearbeitete Holzgefäße zu nennen, darunter das Urbild der Pokalform, dazu Körbe, Matten und Textilien von erstaunlich feiner Flecht- und Webart. In den späteren Schichten kommen Metallgegenstände hinzu, für die bereits geschmolzenes Kupfer und Blei in einer Art Einlegetechnik Verwendung fanden. Schon in den ersten Schichten tritt einfarbige Gebrauchskeramik auf, die erst in den späten Schichten verfeinert ist.

Die *Werkzeuge* waren zum Teil aus Feuerstein (Flint) und Grün- oder Speckstein gearbeitet, Materialien, die schon aus den eiszeitlichen Funden bekannt sind, zum Teil aus Obsidian, einem dunklen, glasigen Vulkangestein, das wahrscheinlich in den nahen Bergen abgebaut wurde und das, geschliffen, eine spiegelnde Oberfläche erhält. Man fand ganze Säcke mit Obsidiansplittern gefüllt, was für den Handel mit diesem wertvollen Rohmaterial spricht. Als Schmuckstein und zur Herstellung von Spiegeln war es in den folgenden Jahrtausenden im ganzen Orient ein begehrtes Handelsobjekt.

Wir verdanken es dem Zufall, daß bei den Grabungen als erstes das *Kult- und Priesterviertel* ans Tageslicht kam mit insgesamt 139 Räumen, darunter 40 Kulträumen. Die Kultstätten und auch die meisten Wohnräume sind so gut erhalten, daß sie sich bis in alle Details rekonstruieren ließen. Ihre Grundrisse wie auch die reiche Ausstattung der Kulträume mit Wandgemälden, Reliefs, vollplastischen Figuren und anderen sakralen Gegenständen bleiben in allen Schichten im Wesentlichen die gleichen, was auf die Kontinuität der gesellschaftlichen Verhältnisse über mindestens 800 Jahre schließen läßt und ein sehr genaues Bild von der religiösen Vorstellungswelt der damaligen Menschen vermittelt.

1. Die Große Göttin

Figürliche Darstellung der Göttin

Das hervorstechendste an diesem außerordentlichen Zeugnis frühmenschlicher Religiosität ist die Tatsache, daß die *Bildnisse von Gottheiten* in Menschengestalt *nahezu ausschließlich weiblichen Geschlechts* sind. Unter den insgesamt 33 kleinen vollplastischen Figuren in einer Höhe von 4,5 bis 30 Zentimetern befinden sich nur sieben männliche Gottheiten, davon die meisten knabenhaft oder in jugendlichem Alter. Auf die mutmaßliche Bedeutung der letzteren wird noch zurückzukommen sein.

Die 17 erhaltenen großen *Wandreliefs* in einer Höhe von einem bis über zwei Metern zeigen ausnahmslos das Bild der Göttin von Çatal Hüyük, und zwar immer in einer den Kultraum beherrschenden Position. Die aus Gips geformten und bemalten Halbfiguren stellen die Göttin zum Teil nackt, zum Teil bekleidet dar in einer eigenartigen Haltung, die man als
Abb. 1 *Gebärstellung* bezeichnet hat. Sie zeigen die Göttin en face, mehr oder weniger schematisiert mit ausgebreiteten oder angewinkelten Armen und ebenso ausgestreckten oder angewinkelten Beinen und mit betonter Bauchregion. Manchmal ist der schwangere Leib mit einer Spirale bemalt, und mehrmals tritt aus der Leibesöffnung ein Tierkopf hervor, meist der eines Stieres oder der eines Widders.

Stier-, Widder- und Hirschköpfe, vor allem aber Stierköpfe, bilden neben der Göttin das beherrschende Motiv religiöser Verehrung in Çatal Hüyük. Wir finden sie einzeln oder in Gruppen an die Kultwände geheftet, zum Teil als plastische Gipsreliefs, zum Teil mit Originalhörnern des Wildtiers, dazu ganze Reihen von Stierhornscheiden in Gipsbänke eingelassen zu sogenannten Bukranien, wie sie rund 4000 Jahre später auch in den kretischen Palästen gefertigt werden. Stier, Widder, Hirsch und andere gehörnte Tiere als Manifestationen des *männlich-göttlichen Prinzips im Sinne zeugender Fruchtbarkeit* sind universelle Kultsymbole der frühen Religionen, die uns noch häufig begegnen werden. In unserem Zusammenhang ist zunächst wesentlich, daß die *Tiergeburt* die weibliche Kultfigur zu einer wirklichen Göttin macht, zu einer *Gottesgebärerin*, und dies hebt sie weit über irgendein vages Fruchtbarkeitssymbol hinaus.

Dazu kommt, daß die Göttin von Çatal Hüyük nicht als lokale Einzelerscheinung verstanden werden darf, sondern in einer großen mythischen Tradition gesehen werden muß, deren Vorbilder bis weit in die mittlere und jüngere Altsteinzeit zurückreichen und die eine große Reihe späterer Nachfahren hat.

Ihre eindrucksvolle Gebärstellung findet sich schon bei den Muttergottheiten der australischen Felszeichnungen aller Epochen bis vor 20 000 Jahren. Auf den australischen Mythenbildern sehen wir eine Urmutter, häufig auch zwei Schwestern als Urschöpferinnen dargestellt, Abb. 2 zwischen deren angewinkelten Schenkeln das Menschengeschlecht hervorkommt.[1] Auch unter den von E. Anati entdeckten Felszeichnungen aus dem Raum Brescia/Oberitalien befinden sich schematische Figuren, die der Gebärstellung der Göttin auffallend gleichen.[2]

Lange vor der Entdeckung von Çatal Hüyük hat Erich Neumann in seinem Werk »Die Große Mutter« eine umfassende Bilddokumentation zusammengestellt, zu der auch ein sumerischer Siegelzylinder gehört mit der Göttin Inanna oder Ischtar in Gebärstellung und ein Bronzerelief aus dem 6. Jahrhundert v. Chr., das die Gorgo Medusa in Gebärstellung hockend zeigt, die Arme auf zwei Löwinnen gelehnt. Aus dem südamerikanischen Kulturkreis stammt das Bild der aztekischen Erdgöttin Tlazolteotl, die in ebendieser Gebärstellung einen Menschenkopf hervorbringt.[3]

Wer die Fruchtbarkeitssymbole bei heute noch lebenden Naturvolkgruppen studiert, findet darunter ganz ähnliche Konfigurationen. So tragen z. B. die Vornehmen der Dogon, eines Stammes in Mali und Obervolta, noch heute bei bestimmten Fruchtbarkeitszeremonien eine Kopfmaske (Kanaga-Figur), die möglicherweise die Gebärstellung der Göttin in Gestalt ihres heiligen Tieres, der Eidechse, wiedergibt[4] (vgl. S. 274).

Neben den großen Wandreliefs weisen in Çatal Hüyük auch die kleinen *vollplastischen Statuetten* die Göttin als Muttergottheit aus. Sie zeigen sie stehend als schwangere Göttin, sitzend als Gebärende oder sitzend mit Kind auf den Armen. Ein Teil dieser Figuren ist nackt und fettleibig und erinnert an jene fülligen und steatopygen (fettsteißigen) weiblichen Idole, die man schon in den Kult- und Wohnstätten der Eiszeitmenschen fand. Unter diesen wurde die sogenannte »Venus von Willendorf« am bekanntesten, die aus einem Fundort in Kärnten von vor 28 000 Jahren stammt und bei der sowohl Brust und Bauch als auch Scham- und Gesäß-Region stark betont sind.[5] Ähnliche Frauenfiguren, die alle sehr sorgfältig aus Kalkstein, Speckstein oder Elfenbein und später aus Ton gearbeitet sind, wurden zu tausenden aus den prähistorischen Fundstellen vom Jungpaläolithikum (jüngere Altsteinzeit) bis zum späten Neolithikum (Jungsteinzeit) geborgen, was einen *Zeitraum von rund 20 000 Jahren* umfaßt und dies auf einem *riesigen geographischen Gebiet.* Sie gleichen einander in auffallender Weise, ob sie nun aus Spanien oder Frankreich, aus Mittel-, Nord- oder Osteuropa stammen, aus dem Iran, aus Nordindien, Syrien, Palästina, von den Mittelmeerinseln oder aus Ägypten. Von ihren Entdeckern wurden diese Kultfiguren, die man hauptsächlich an Herdplätzen und in Vorratsbehältern fand, allerdings oft nur beiläufig erwähnt und in den Zusammenhang mit irgendeinem Fruchtbarkeitskult gestellt. Daß sie in der Mythengeschichte so lange vernachlässigt wurden, mag unter anderem mit ihrem *Kleinformat* zusammenhängen. Sie alle sind durchschnittlich nur zwischen 10 und 20 cm hoch, doch weist ihre *sorgfältige Bearbeitung* und das zum Teil sehr *kostbare Material* auf ihre hohe Bedeutung hin.[6]

An den Statuetten von Çatal Hüyük zeigt sich eindrücklich, daß auch die kleinen bis sehr kleinen Figuren einen hohen religiösen Stellenwert
Abb. 3 besitzen. Eine der 26 weiblichen Figuren stellt die Göttin während des Geburtsvorgangs dar,[7] wobei sie sich mit den Armen auf zwei Raubkatzen stützt wie später die Gorgo Medusa. Hier begegnen wir zum erstenmal einem Motiv, das bei späteren vorderasiatischen und griechischen Göttinnen unter dem Begriff *»Herrin der Tiere«* bekannt ist. So wird Jahrtausende später die Große Göttin von Mesopotamien, Ischtar, auf dem Löwen stehend dargestellt, in gleicher Weise die hethitische Kubaba, später die phrygische Kybele auf dem Löwenwagen und die griechische Artemis mit zwei gebändigten Löwen in Händen. Dabei ist anzumerken, daß auf allen vorklassischen Bildwerken die Raubkatzen immer als weibliche Tiere abgebildet sind – noch das berühmte Löwentor von Mykene zeigt zwei Löwinnen,[8] während der männliche Löwe als königliches Wappentier erst viel später auftritt.

Hier geht es noch nicht um die inhaltliche Bedeutung dieses Motivs, sondern darum, daß auch sehr kleine Kultfiguren große Göttinnen repräsentieren können. Dies wurde in jüngster Zeit auch für das *Artemisheiligtum in Ephesos* nachgewiesen, wo man sehr wertvolle Gold- und Elfenbeinstatuetten in einer Höhe von nur 10–16 Zentimetern fand. Aus der Art ihrer Kleidung, die den großen Statuen der Artemis genau entspricht, konnten sie eindeutig als Göttinnen identifiziert werden.[9] Eine davon stammt aus einem Vorratsgefäß der Tempelanlage, und auch dieser Umstand wirft ein Licht zurück auf die weiblichen Kultfiguren der vorausgegangenen 25 000 Jahre, die an Feuerstellen und an Vorratsplätzen sicherlich schon damals Schutzgöttinnen repräsentierten.

Eine weitere Parallele zwischen den Kultstatuetten von Çatal Hüyük und den übrigen prähistorischen Mutterfiguren ergibt sich bei der Betrachtung der schematisierten plastischen Figuren. Neben den fülligen Gestalten besitzt Çatal Hüyük auch *schlanke Statuetten*, u. a. eine stehende Figur, bei der die Arme rechtwinklig vor die Brüste gelegt sind, eine Haltung, wie sie für viele jungsteinzeitliche Idole typisch ist. Gekreuzte Arme über den Brüsten, beide Hände oder auch nur eine Hand auf die Brust gelegt, stellen Variationen dieser Haltung dar, die wir noch bei vielen antiken Göttinnen und auch bei den späteren Madonnenstatuen wiederfinden. Es liegt nahe, darin die Betonung des nährenden Charakters der *Mutterbrüste* zu sehen.[10]

Dagegen fehlt in Çatal Hüyük merkwürdigerweise die schematische Betonung des *Schoßdreiecks*, wie sie für die meisten Vorzeitgöttinnen so charakteristisch ist. Das ist bei den Tonfiguren aus Zypern, Kreta und Mesopotamien der Fall, sowie bei den frühen Idolen aus Syrien, Phönizien, Indien und dem vordynastischen Ägypten aus dem 4. bis 2. Jahrtausend v. Chr. Sie alle heben neben den Brüsten das Schoßdreieck sehr deutlich hervor, sei es in Form der ausgezogenen Linien des Dreiecks, der Betonung des Vulvaeinschnittes oder der angedeuteten Schambehaarung in Form von Punkten.[11] Dasselbe gilt für die eiszeitlichen Darstellungen in den französischen Kulthöhlen, bei denen Marie König eine fortschreitende Stilisierung des weiblichen Körpers beobachten konnte, welche das Schoßdreieck immer mehr in den Vordergrund rückt.

Sowohl auf den Felsritzungen wie bei den plastischen Figuren geht die Schematisierung so weit, daß schließlich en face nur noch ein geometrisches Dreieck und von der Seite aus gesehen das Schenkel-Gesäß-Dreieck übrig bleiben.[12] Man fand sogar eine Anzahl rein geometrischer plastischer Dreiecke, die, an einer Ecke durchbohrt, wahrscheinlich als *Amu-*

lette getragen wurden. Auch gehört das abstrakte Dreieck zu den häufigsten sogenannten *Ideogrammen* an den Wänden der eiszeitlichen Kulthöhlen, die zu Tausenden als tiefe Furchen in den Fels geritzt sind. Wir sehen an seiner Amulettfunktion, daß das weibliche Genitale von frühester Zeit an nicht nur als Fruchtbarkeitssymbol verstanden wurde, sondern zugleich eine *symbolische Schutzfunktion* erfüllte. Noch im klassischen Griechenland galt das Delta als apotropäisches, d. h. als Gefahren abwendendes Zeichen, wobei das als Dreieck geschriebene Delta im Griechischen sowohl den Buchstaben »D« wie auch das Schoßdreieck der Frau bedeutet.[13]

Immerhin befindet sich unter den Grabbeilagen in Çatal Hüyük die Halskette einer Priesterin, die sich aus blauen Halbedelsteinen zusammensetzt, welche die hochstilisierte Form einer steatopygen Göttin wiedergeben. Es handelt sich dabei um die Seitenansicht des Schenkel-Gesäß-Dreiecks, wie es nahezu identisch in den Felszeichnungen französischer Kulthöhlen erscheint.[14]

Interessant und beziehungsreich ist eine Figur aus Çatal Hüyük, die aus einer Tropfstein-Kalkablagerung herausgewachsen scheint, wobei nur der Kopf geformt und der Körper als rohe Gesteinsablagerung belassen wurde. Sie kann nur aus einer Höhle stammen, und dies legt den Schluß nahe, daß es in der Umgebung von Çatal Hüyük *Höhlenheiligtümer* gegeben hat.[15] Dies ist schon deshalb wahrscheinlich, weil in den Jahrtausenden nach Çatal Hüyük im ganzen Vorderen Orient, in Kreta und in Griechenland Felsenheiligtümer in großer Zahl bestanden, und die ersten uns bekannten Kultstätten der Eiszeit ebenfalls Höhlenheiligtümer waren. Auch hat man schon in den eiszeitlichen Kulthöhlen den Tropfsteingebilden besondere Aufmerksamkeit geschenkt und solche Ablagerungen in die Gestaltung von Plastiken einbezogen. H. P. Duerr berichtet, daß die Basken noch heute eine Höhlenheilige in Form eines Tropfsteinpfeilers verehren, nämlich die Hirten- und Vegetationsgöttin Andra mari (Herrin Mari), deren Verehrung sich mit dem Madonnenkult vermischt hat. Nimmt man die Tatsache hinzu, daß viele baskische Häuser bis in die Gegenwart von der Herdstelle aus durch unterirdische Gänge mit ehemaligen Kulthöhlen aus der Steinzeit verbunden sind, so ergibt sich daraus jedenfalls für diesen Teil der Welt eine lückenlose Tradierung matrizentrischer Religiosität.[16]

Paar- und Gruppenbilder

Neben den Einzeldarstellungen der Göttin gibt es in Çatal Hüyük auch bedeutende *Paar- und Gruppenbilder* von Gottheiten, darunter das größte Relief der gesamten Anlage. Das 2,20 m hohe Bildwerk zeigt eine *Doppelfigur der Göttin* auf stark schematisierte Art. Wir sehen zwei mächtige vertikale Pfeiler, durch die zwei Körper angedeutet sind, darüber zwei Halbkugeln als stilisierte Köpfe, dann aber nur einen durchgezogenen Querbalken an Stelle zweier ausgestreckter Armpaare. Eine ähnliche Verschmelzung zu einer Doppelfigur wiederholt sich bei einer kleinen Plastik aus weißem Marmor, die aus zwei Köpfen und zwei Abb. 5 Brustpaaren besteht, aber nur aus einem Unterkörper und nur einem Paar Arme. Und nochmals erscheint die Verdoppelung der weiblichen Gottheit an einer Kultwand, wobei diesmal zwei Reliefs in Gebärstellung direkt nebeneinander gesetzt sind, mit dem Unterschied allerdings, daß die etwas größere Gestalt starke Brüste trägt, während die etwas kleinere keine Brustbetonung aufweist. Schon hier liegt die Vermutung nahe, daß es sich bei den Doppel-Göttinnen um eine *Mutter-Tochter-Figuration* handelt, was sich in dem berühmtesten Gruppenbild von Çatal Hüyük zu bestätigen scheint. Diese wundervoll gearbeitete Statuettengruppe aus braun und blau bemaltem Kalkstein stellt zwei Göttinnen dar, beide hinter einem Leoparden stehend. Die braune Figur ist nackt, ihr zugeordnet in der gleichen braunen Farbe ein Knabe, auf einem jungen Leoparden sitzend. Mellaart hat diese Gruppierung als Muttergöttin mit göttlichem Sohn gedeutet und die zweite weibliche Figur, die blau bemalt und mit einem Stück Leopardenfell bekleidet ist, als Tochtergöttin.[17]

Abgesehen von dem uns vertrauten Bild der Muttergöttin mit Kind taucht auch hier eine Mutter-Tochter-Dualität auf, die uns später im *Demeter-Kore-Motiv* in Kreta und Griechenland wiederbegegnet. In den Abb. 6 sogenannten »Knossos-Texten« werden Muttergöttin und jugendliche Tochtergöttin als »die zwei Herrinnen« bezeichnet.[18]

Mit dieser Dualität der Göttin, die sich später in den matrizentrischen Hochkulturen zu einer Trinität erweitert, sind wir auf einen ganz entscheidenden Wesenszug der frühen Muttergottheiten gestoßen. Sie sind niemals nur auf eine Rolle oder auf einen Lebensbereich festgelegt, sondern sind *universale Gottheiten*, die Jugend und Alter, Leben und Tod und auch Wiedergeburt verkörpern.

Den Todesaspekt der Göttin von Çatal Hüyük hat Mellaart sicher zu Recht in den *Geierdarstellungen* gesehen, die zu den größten und ein- Abb. 7 drucksvollsten Wandbildern zählen. In schwarzer Farbe gemalt, mit riesigen ausgespannten Flügeln, bedecken sie meist die Wand des Kultraumes, die dem Relief der Göttin in Gebärstellung gegenüberliegt. Sie stürzen sich auf menschliche Figuren ohne Kopf, die wahrscheinlich als Leichen zu deuten sind.[19] Vermutlich ist diese Symbolgestalt der Göttin kein Zufall, sondern hat auch einen realistischen Hintergrund. Jedenfalls setzt die Bestattungsart in Çatal Hüyük, wo sich die Skelette mehrerer Generationen unter den Lagerstätten befanden oder Skelette in Hockstellung in großen Körben aufbewahrt wurden, eine Entfernung des Fleisches und der Eingeweide vor der Grablegung voraus. Möglicherweise wurde diese den Geiern überlassen, eine Sitte, die sich im alten Iran sehr lange erhalten hat; davon legen die sogenannten »Türme des Schweigens« Zeugnis ab, auf denen man die Leichen aussetzte.[20]

Lange nach dem Untergang von Çatal Hüyük bleibt der Geier über viele Jahrtausende das Kultsymbol der Göttin als Todesgöttin. So tragen die sumerische Lilith und die babylonische Ischtar Geierflügel, ebenso die
Abb. 8 ägyptische Isis, welche die Toten mit ihren Geierflügeln beschützt. Geierflügel tragen die weiblichen Sphingen im hethitischen Hattusa und im griechischen Ephesos, die geflügelten Göttinnen auf etruskischen Vasen, und selbst die christlichen Engel sind noch mit Geierflügeln bekleidet. In Ägypten bleibt die Geierhaube als königlicher Kopfschmuck das priesterliche Hoheitszeichen der Pharaonin bis in die hellenistische Zeit.[21]

Neben dem Geier treten in Çatal Hüyük der Fuchs und das Wiesel als *Todestiere* auf. Als eine merkwürdige Verquickung von Lebens- und Todessymbolik finden sich an den Kultwänden aus Gips geformte Brüste, in die Skelettköpfe von Fuchs und Wiesel eingelassen sind. Später nehmen als Begleittiere der antiken Todesgöttinnen Wolf und Hund die Stelle von Fuchs und Wiesel ein, bei anderen Völkern Schakal und Hyäne, die alle – wie der Geier – zu den *Aasfressern* gehören. Neben dem Hund als Begleittier der Todesgöttin Hekate in Griechenland ist der spitzohrige Anubishund der ägyptischen Mythologie hierfür das bekannteste Beispiel. Aber auch Fuchs und Wiesel blieben in der Fabelwelt und im europäischen Hexen- und Aberglauben als Symboltiere unvergessen. Beide werden im Aberglauben als weibliche Tiere verstanden, die Todesahnungen wachrufen, die aber auch Trägerinnen von Liebeszauber sind. Fuchsschwanz und Hermelin galten bis in die jüngste Zeit als apotropäische Zeichen, der Hermelin sogar am Mantel der Könige.[22]

Wie stark sich im Numinos-Weiblichen der Lebensaspekt mit dem Todesaspekt verbindet, zeigen sehr anschaulich die sogenannten *Gefäßfiguren*, die ab dem 3. Jahrtausend v. Chr. in ganz Kleinasien und im

Mittelmeerraum auftauchen. Es handelt sich dabei um Vorrats-, Weihe- und Urnengefäße, die als weibliche Körper geformt sind, häufig *doppelgesichtig und vierbrüstig*, die Henkel als Arme gebildet, wobei die Formen später abstrakter werden und die Brüste nur noch als Ausbuchtungen angedeutet sind. Schon das Motiv der Doppelgesichtigkeit, das wir vom griechischen Januskopf her kennen, verrät den Doppelaspekt von Leben und Tod.

Vollends deutlich wird der Todesaspekt an den sogenannten »*Gesichtsurnen*«, die eine weibliche Figur mit ernst blickenden Augen zeigen und in deren mütterlichen Leib der tote Körper als Asche wieder zurückkehrt.[23] Schon vor der Sitte der Urnenbestattung stehen Grab und Sarkophag sinnbildlich für den Mutterleib, was durch die Bestattung in embryonaler Hockstellung noch betont wird. Die Skelettkörbe von Çatal Hüyük, die den Toten ebenfalls in Embryonalstellung bergen, sind als unmittelbare Vorgänger der Skelettkrüge und der Keramikurnen zu betrachten, wie ja auch rein handwerklich die Töpferei aus der Korbmacherei hervorging. Daß es die Große Göttin ist, die den Toten wieder umfängt, ist schließlich an den ägyptischen Sarkophagen unmittelbar abzulesen, wo häufig die Innenseite der Sarkophagdeckel das Bild der Göttin Neith-Nut zeigte.[24]

Neben diesem friedlichen Bild der letzten Ruhe im Mutterleib steht allerdings das schreckenerregende Bild der *verschlingenden Todesgöttin*. In Çatal Hüyük tritt es uns im Bild des Geiers entgegen, in Ägypten in der Todesgöttin Tahurt, einer Mischgestalt aus Krokodil, Nilpferd und Löwin, während die indische Kali und die griechische Gorgo Medusa in Menschengestalt mit aufgerissenen Mäulern und geöffneten Schenkeln dargestellt werden, als zugleich oral und genital Verschlingende, wodurch der Mutterleib nicht nur zum Tor der Geburt, sondern auch zur Todespforte wird.[25]

Schon in Çatal Hüyük gibt es aber noch einen dritten Aspekt der Großen Göttin, nämlich ihre Rolle als *Liebesgöttin*. Eines ihrer Wandbilder zeigt sie in einer Haltung, die von der en face-Abbildung in Gebärstellung völlig abweicht. Hier sehen wir die Göttin im Profil mit langen, wehenden Haaren, und, soweit dies die Schematisierung zuläßt, in einer Beinstellung, welche Bewegung andeutet. Mellaart hat darin die *tanzende Göttin* gesehen. Auch aufgrund dieses Kultbildes kommt Çatal Hüyük eine Mittlerrolle zwischen der Eiszeitkultur und den euroasiatischen Hochkulturen zu.[26]

Der berühmte »*Frauentanz*«, eine Felsmalerei aus der Höhle von Cogul/Spanien,[27] auf der neun Frauen in langen Gewändern und in bewegter Pantomimik in erstaunlich gekonnter Manier festgehalten sind, ist ein Zeugnis für die uralte Tradition des kultischen Tanzes, der dann besonders in Kreta zum Mittelpunkt des sakralen Geschehens und des religiösen Theaters wird. Auch die babylonische Ischtar ist eine Göttin des Tanzes, der Musik und der Liebe, und als solche wird sie die göttliche »Hetäre« genannt.

Die göttliche Hetäre in ihrer *Liebesumarmung* mit einem jugendlichen Gott entdeckte Mellaart auf einem besonders wertvollen Fundstück aus Çatal Hüyük, einer Schieferplatte, auf der vier Figuren in erhabenem Relief zu sehen sind: links das sich umarmende Paar als das Urbild der später so oft künstlerisch gestalteten *»Heiligen Hochzeit«*, rechts die Göttin mit dem Kind als der Frucht des heiligen Aktes.[28]

Hier begegnet uns zum erstenmal eine erwachsene männliche Gottheit, allerdings deutlich als bartlose, jugendliche Gestalt, die noch ganz von der Großen Göttin umfangen erscheint. Dies erinnert an die jugendlichen Geliebten der vorderasiatischen Göttinnen, die Erich Neumann als »Sohngeliebte« der Muttergöttin verstanden hat. Jedenfalls steht überall in der Frühkultur der *jugendliche Gott ganz in Abhängigkeit von der Großen Göttin* und wächst erst allmählich in die Rolle des Gefährten und Gatten hinein. Dabei schaltet sich als Zwischenglied häufig die Bruderrolle ein wie beim ägyptischen Horus-Osiris, der zuerst als Sohn, dann als Bruder und schließlich als Gatte der Isis verehrt wird. Eine ähnliche Entwicklungsreihe ist im Verhältnis Apollos zur Artemis und in der Stellung des nordischen Baldurs zur Freya zu beobachten.

Das Fehlen des Vatergottes

Eine Tatsache jedenfalls ist festzuhalten: In der gesamten Frühphase der menschlichen Kultur und ihren religiösen Bildern *fehlt die Gestalt eines Vatergottes*, die in Ägypten und Vorderasien im Laufe des zweiten, in Europa erst im Verlauf des ersten vorchristlichen Jahrtausends in das Pantheon der antiken Welt Einzug hält. Diese erstaunliche Tatsache mag zum Teil damit zusammenhängen, daß der physiologische Prozeß von Zeugung und Vaterschaft lange Zeit im Dunkeln lag.

Noch heute wissen einzelne Naturvolkgruppen nicht, daß bereits ein einmaliger Geschlechtsakt die *Zeugung* bewirken kann, weshalb sich auch die Frage nach der eindeutigen Vaterschaft nicht stellt. Dabei sind diese Menschen natürlich nicht so lebensfremd, wie dies manche Gelehrte annehmen, um nicht vom Zusammenhang zwischen Geschlechtsakt und

Fruchtbarkeit der Frau zu wissen. Nur wird in ihren Augen diese Fruchtbarkeit nicht durch einen einmaligen Akt garantiert und auch nicht allein durch die Kraft des sterblichen Mannes. Für sie sind immer *kosmische Kräfte mit im Spiel*, seien es Mond, Wind oder fließendes Wasser, seien es mythische Tiere oder die Ahnengeister.[29]

Auch geht die sexuelle Aktivität in den frühen Mythologemen deutlich stärker von der Frau als vom Mann aus. In der Mythologie des alten Mesopotamien ist die Göttin die Werbende, ja die Männerhungrige und Unersättliche, die sich ihre Liebhaber wählt, sich zu eigen macht und wieder fallen läßt, was Gilgamesch in dem nach ihm benannten berühmten Epos so bitter beklagt.[30]

Der völlig andere Zugang zur Sexualität in der matrizentrischen Kultur ist ein ebenso wichtiger Unterschied zur patriarchalen Ordnung wie die völlig verschiedene Familienstruktur. Nicht nur die Mutterschaft, auch die *Sexualität als magische Lebenskraft*, als ekstatisches Ereignis, das höchste Lebensfreude und zugleich heiligsten Dienst am Leben bedeutet, steht im Zentrum jeder matrizentrischen Kultur. Deshalb ist es erstaunlich, wenn Mellaart hervorhebt, daß an den Kunsterzeugnissen von Çatal Hüyük keine Spur von erotisch-sexueller Betonung zu entdecken sei und dies dem Umstand zuschreibt, daß diese Kultur rein weiblich geprägt war. Ich kann in dieser Auffassung nur ein puritanisches Mißverständnis erblicken, das merkwürdigerweise auch Erich Fromm in seinem Aufsatz über Çatal Hüyük übernimmt. Auch die bildende Kunst Ägyptens ist äußerst zurückhaltend in der direkten Darstellung erotischer Szenen, und trotzdem war die Ägyptische Kultur eine eminent sinnliche Kultur, wie dies ihre Liebesliteratur bezeugt. Alle matrizentrischen Kulturen, die aus Vergangenheit und Gegenwart bekannt sind, praktizieren Riten oder verehren Kultobjekte, deren sexuelle Symbolik unverkennbar ist. Nicht zuletzt geht dies aus den hellenistischen Mysterienkulten hervor.

Die Konzeption der Kultstätten

Es fällt schwer, sich vorzustellen, daß die Priesterinnen von Çatal Hüyük stellvertretend für die Göttin nur den Todesritus vollzogen, wie dies Mellaart so ausführlich erörtert, und nicht auch den *Ritus des Lebens*. Dafür, daß der Ritus der Heiligen Hochzeit schon in den Kulträumen von Çatal Hüyük gefeiert wurde wie später in den sumerischen Tempeln oder in den kretischen Heiligtümern, gibt es einige wichtige Hinweise aufgrund der räumlichen Konzeption der Kultstätten.

Was den Entdecker von Çatal Hüyük besonders überraschte, ist der

Umstand, daß *Wohn- und Kulthäuser* nach ein und demselben Grundschema konzipiert sind. Beide Male besteht das Haus aus einem großen Hauptraum mit einer durchschnittlichen Fläche von 5 mal 6 Metern, von dem aus durch niedrige Wandöffnungen noch kleine Nebenräume zu erreichen sind, die wahrscheinlich der Vorratshaltung dienten. Ein Drittel des Hauptraumes nimmt jeweils die Küche ein mit der Kochstelle und separaten Backöfen. In den Wohnhäusern wurde der verbleibende Raum als kombinierter Schlaf-Wohnraum benutzt, wozu die sogenannten Plattformen dienten. Dies sind niedrige, gemauerte und sorgfältig verputzte Aufbauten mit gerundeter Einfassung, die das Urbild des türkischen Diwans darstellen. Bei der L-förmigen Anordnung der Lagerstätten entlang zweier aneinanderstoßender Wände fällt auf, daß die größte Plattform, die gegenüber den anderen erhöht ist und von meist rot bemalten Holzpfeilern eingerahmt wird, immer der Hausherrin gehört; unter dieser Hauptplattform fand man in allen Schichten der Siedlung stets Frauen mit ihren Kindern begraben, wogegen die männlichen Skelette immer unter den kleineren Plattformen lagen. Die soziologischen Schlußfolgerungen aus dieser Anordnung werden uns später beschäftigen.

Hier interessiert, daß auch die Kulträume neben ihrer reichen sakralen Ausgestaltung an Wänden und Bänken immer auch mit Plattformen ausgestattet sind, wenn auch nur mit wenigen Schlafplätzen. Jedenfalls fehlt in keinem Kultraum jene Hauptplattform zwischen zwei Pfeilern, die in sämtlichen Häusern immer direkt neben der Herdstelle liegt. Wie in den Wohnhäusern, so bilden auch im Kultraum *die Herdstelle und die Lagerstatt der Hausherrin* – hier als Opferherd und Lagerstatt der Priesterin – die beiden Pole des weiblichen Bezirks. Diese beiden Elemente, das heilige Herdfeuer, das unter dem Schutz der Göttin und unter der Obhut der Priesterin steht, und das geheiligte Lager, auf dem die Priesterin stellvertretend für die Göttin mit dem Priester oder dem sakralen König die Heilige Hochzeit vollzieht, bilden die Grundelemente aller späteren matrizentrischen Kulte, und es ist kaum anzunehmen, daß dies in Çatal Hüyük anders war. Daß unter den Plattformen der Kulträume die Skelette von Priesterinnen und Priestern bestattet waren, spricht für diese These.

2. Das männliche Prinzip und die kosmischen Ursymbole

Parallel zur Verehrung des Weiblich-Mütterlichen verläuft in den frühen Kulturen die *Verehrung des Männlich-Zeugenden*. Allerdings ist das letztere für uns weniger sichtbar, weil das männlich-göttliche Prinzip zunächst *in phallischen Symbolen* und erst relativ spät in menschlicher Gestalt erscheint. Während das weibliche Prinzip seit urdenklichen Zeiten als Mutter- und Liebesgöttin im Bilde der menschlichen Frau sakral gestaltet wurde, begegnet uns die männliche Gottheit über viele Jahrtausende hinweg zunächst im Bilde des Tieres.

In Çatal Hüyük ist es vor allem die Gestalt des Wildstieres mit seinem phallischen Gehörn, der neben der Großen Göttin die höchste kultische Verehrung erfährt. Diese findet ihren Ausdruck in den Stierköpfen und Stierhornscheiden der Kulträume wie auch in den Jagdszenen auf den großen Wandgemälden. Unter diesen fällt ein Bild mit einem riesigen roten Stier ins Auge, der praktisch eine ganze Wand einnimmt, und gegen den sich die winzigen Menschenfiguren, die um ihn gruppiert sind, wie Mücken ausnehmen.

Neben dem Stier figurieren Widder und Hirsch als sakrale Tiere, der letztere auf einem der besterhaltenen Wandgemälde von Çatal Hüyük. Abb. 4
Dieses Bild einer Hirschjagd veranschaulicht sehr gut, daß es sich dabei nicht um eine »profane« Jagd handelt: Die Tiere werden mit Seilen eingefangen, obwohl die Jäger mit Pfeil und Bogen bewaffnet sind. Wahrscheinlich hat Mellaart recht, wenn er die mit Leopardenfellen bekleideten »Jäger« als Priester deutet und die Hirsche als Opfertiere.[1] Hinweise auf eine rituelle Tieropferpraxis fand er in Form von Knochenresten auf den Opferherden. Im übrigen erinnert die ganze Szenerie der großen Wandbilder mit ihren leuchtenden Farben und ihrer dynamischen Bewegtheit stark an die großartigen Tierbilder der französisch-spanischen Eiszeithöhlen, unter denen ja auch die gehörnten Tiere wie Mammut, Bison, Stier und Hirsch am häufigsten auftreten.

Gestirnsymbolik

Den Hintergrund für diese Bevorzugung bildet einerseits wohl die Tatsache, daß das geweihtragende Tier in seiner Männlichkeit besonders gekennzeichnet ist und daß die genannten Tiere zudem die kräftigsten und mächtigsten Tiere der damaligen Fauna vorstellen. Bei Bison und Stier kommt aber noch ein entscheidender Faktor hinzu, nämlich die nicht nur phallische, sondern auch *lunare Bedeutung* ihrer Hörner, d. h. ihr mythischer Zusammenhang mit dem Mond. Marie König hat diese Bedeutung mit großem Scharfsinn bei ihren Untersuchungen französischer Kulthöhlen herausgestellt. Unter anderem beobachtete sie, daß die Darstellung der Hörner immer so erfolgt, daß sie harfenförmig nach innen gedreht sind und zwar unabhängig davon, ob das Tier von vorne oder von der Seite zu sehen ist. Ritzungen von losgelösten Hornpaaren in dieser Stellung scheinen ihre lunare Bedeutung zu bestätigen.

Die Ähnlichkeit des Stierhornpaares mit der abnehmenden und zunehmenden Sichel des Mondes hat in der ganzen antiken Welt die Phantasie beflügelt, und König zitiert einen sumerischen Text, in dem der Mond als Himmelsstier bezeichnet wird, der mit seinen goldenen Hörnern die Zeit bestimmt. Von der Antike bis zu Shakespeare bleibt das Bild vom *Mondhorn* zumindest als *poetische Metapher* lebendig, während wir Späteren gewohnt sind, von der Mondsichel zu sprechen, also in einem Bild, das erst während der Ackerbaukultur entstanden sein kann, als man die Klingen zum Schneiden des Getreides nach dem Bild des Mondes formte.[2]

Es ist evident, daß beide, Stierhorn und Mondhorn, phallischen Charakter tragen und daher Sinnbild der zeugenden Lebenskraft sind. Daraus ergibt sich die *früheste mythologische Bedeutung des Mondes als männliches Gestirn*. Die ersten Mondgottheiten Mesopotamiens, Palästinas und Syriens sind männlichen Geschlechts, und in der Folklore spielte der Mondmann zu allen Zeiten eine Rolle. Auch in vielen Naturvolkmythen ist der Mond ein männliches Gestirn, das die Frauen schwängert, wie auch von jeher der Menstruationszyklus der Frau mit dem Mondzyklus in Zusammenhang gebracht worden ist. Der Mond gilt als Buhle der Frauen wie als Gestirn der Feuchtigkeit, der Fruchtbarkeit und des Wachstums.[3]

Die heilige Zahl Drei erhielt ebenfalls durch ihre Beziehung zum Mond ihre erste sakrale Bedeutung. In allen Frühkulturen wurden die wechselnden *Mondphasen* zum *Zeitmesser*, und lange vor dem Sonnenjahr kannten die Menschen das Mondjahr, das aus Monaten, und das heißt aus »Monden« besteht. Für den frühen Menschen sind Vollmond und Neumond (bzw. Schwarzmond) die beiden Fixpunkte, zwischen denen jeweils die Sichel des zunehmenden oder abnehmenden Mondes erscheint. Noch der englische Ausdruck »a fortnight« für 14 Tage läßt erkennen, daß die dadurch gebildete Zeitphase nach Nächten und nicht nach Tagen gezählt wurde.

Die eigentlich sichtbaren Figuren am Nachthimmel aber sind von *dreierlei Gestalt*: zunehmender Mond, Vollmond und abnehmender Mond. Wie genau bereits der Eiszeitmensch das nächtliche Gestirn beobachtet hat, geht aus einem Mondkalender hervor, den man auf einem langen Tierknochen eingeritzt fand. Diese kalendarische Kenntnis voraussetzend, hat Marie König auch bestimmte Dreiheiten unter den Ideogrammen als Mondzeichen gedeutet. So bemerkte sie unmittelbar neben dem Kopf des größten Stiers im sogenannten »Saal der Stiere« von Lascaux drei senkrechte rote Striche, die offensichtlich mit den ebenfalls rot umrandeten Stierhörnern in Verbindung stehen. Sie hat dann die symbolische Verbindung zwischen Mond, Stier und der Zahl Drei auch in späteren Kulturen verfolgt und Beispiele aus Mesopotamien, Kreta und Ägypten gefunden, bei denen Stiere auf ihren Flanken Mondsicheln tragen, die Mondscheibe zwischen den Hörnern oder das Zeichen des Dreiecks auf der Stirn. Das Dreieck wäre hier als eine der vielen Konfigurationen der lunaren Dreiheit zu verstehen, wie sie in den eiszeitlichen Ideogrammen graphisch variiert werden: als drei senkrechte oder waagrechte Striche, als drei übereinander oder nebeneinander gesetzte Punkte, als in Dreiecksposition gesetzte Punkte oder als Dreieck mit ausgezogenen Linien.[4]

Uns mag dies alles heute weit hergeholt erscheinen, aber offenbar entspricht es der Weltsicht der frühen Menschen, daß sie die Bilder aus ihrer Umwelt in den Himmelsbildern gespiegelt sehen wie das Stierhorn im Mondhorn und daß umgekehrt die Himmelsfiguren mit dem Ablauf des irdischen Lebens in Zusammenhang stehen wie der Mondzyklus mit dem Rhythmus des weiblichen Körpers oder der zeitliche Ablauf der Mondphasen mit der irdischen Lebenszeit. Jedenfalls gehören *Astronomie und Astrologie* mit ihren Sternbildern und Tierkreiszeichen zu den ältesten geistigen Dokumenten der Menschheit überhaupt.

Dabei ist überraschend, wie relativ spät die Sonne zum Mittelpunkt mythischen Denkens wird und welch überragende Rolle der Mond in allen Naturvolksmythen und im Volksbrauchtum spielt; doch hat die Vorstellung mancher primitiver Stämme, wonach der *Mond das mächtigere Gestirn* sei, weil er es wage, in der Nacht zu scheinen, wahrscheinlich einen sehr realen psychologischen Hintergrund.[5] Wenn wir mit Rudolf Otto davon ausgehen, daß das religiöse Gefühl der Menschen in einem heiligen Schauder vor den unheimlichen Mächten der Natur wurzelt, so wird mit einem Mal verständlich, warum die frühesten Religionen nächtliche Mythen hervorbrachten: mehr als der Tag ist die Nacht und mehr als die Sonne ist der Mond von jenem unheimlich-heiligen Fluidum umgeben, das Otto das »Numinose« genannt hat. Noch unsere theologischen Begriffe der »Gottesfurcht« und der »Ehrfurcht« verraten das heilige Erschauern als den Ursprung des Religiösen. Nichts aber erregte die numinose Furcht des Menschen so sehr wie der Tod, und keine Botschaft wurde so schmerzlich ersehnt wie die von der Überwindung des Todes. Der Mond aber schien eine solche Verheißung an den nächtlichen Himmel zu schreiben: das Gesetz des Wachstums von der zartesten weißen Sichel bis zum vollen rötlichen Rund, das Los des Schwindens und Verlöschens durch den abnehmenden bleichen Halbmond bis hin zum Versinken des Gestirns im schwarzen Todesschoß des Himmels. Und dann seine Wiedergeburt im »Neu«mond mit der auferstandenen Sichel des Jungmonds, die von Mondanbetern aller Zeiten mit Jubel begrüßt wurde – ein Freudenfest, dem auch der älteste jüdische Sabbath seine Entstehung verdankt.[6]

Als Symbol für Wachstum und Wiedergeburt hat der Mond aber auch eine enge Beziehung zum Weiblichen, und so überrascht es nicht, wenn in vielen matrizentrischen Kulturen der *Mondmythos* mit der Figur der Großen Göttin verschmilzt. Dann werden die drei Mondgestalten zu Symbolen für die *drei Lebenszyklen der Großen Mutter*: die zunehmende Sichel für die jugendliche Tochtergöttin – in der griechischen Mythologie vertreten durch Artemis mit dem »silbernen Bogen« –, der rote Vollmond für die Liebesgöttin in ihrer vollen Reife und der verlöschende Mond als Wahrzeichen der Todesgöttin.

Durch die Identifizierung der Monddreiheit mit den Gestalten der Großen Göttin verbinden sich dann in der *abstrakten Symbolsprache* zwei trinitarische Zeichen: das lunare Dreieck mit dem weiblichen Delta. In beiden Symbolen wird die numinose Macht des Lebens und des Wachstums eingefangen, und beide stehen in geheimnisvollem Zusammenhang mit Tod und Wiedergeburt.

Schon aus der ambivalenten Beziehung des Mondes zur Geschlechtssymbolik geht hervor, daß die *kosmischen Symbole nicht immer so eindeutig geschlechtsspezifisch* waren, wie uns dies durch eine polarisierende Ideologie suggeriert wird. Weder waren der Himmel und seine Gestirne immer die Symbolträger des Männlichen, noch war die Erde durchgängig Symbolbild des Weiblichen, noch sind Blitz und Regenbogen die angestammten Hoheitszeichen des patriarchalen Hochgottes. Ägypten kennt die Himmelsgöttin Nut und den Erdgott Geb, die hethitische, indische und japanische Mythologie große Sonnengöttinnen, und australische Mythologeme sehen die Muttergöttin als Regenbogenschlange am Himmel.

Auch wäre es ein Fehlschluß zu meinen, die ursprünglich männliche Besetzung des Mondes in seiner Eigenschaft als zeugende kosmische Macht würde das matrizentrische Weltbild des frühen Menschen sprengen. Dem Mond übergeordnet bleibt das nächtliche Himmelsgewölbe, das weiblich gedacht und in der ägyptischen Mythologie durch die Muttergöttin Hathor in Kuhgestalt repräsentiert wird, an deren Bauch Sonne, Mond und Sterne als »Augen« erscheinen. Auch im pelasgischen Schöpfungsmythos ist der Mond das Produkt der Muttergöttin Erynome, die in Gestalt der Taube das nächtliche Gestirn als »Weltenei« hervorbringt. Die Mutter ist immer der Anfang, und ein mutterloses Wesen ist für den frühen Menschen unvorstellbar. So heißt es in altägyptischen Texten von der Göttin Nut/Neith: »Sie, die die Sonne gebar, die zuerst Abb. 15
gebar, ehe denn geboren wurde.«[7]

Der astralen Übergeordnetheit der Himmelsmutter über die Gestirne – noch Maria steht auf dem Mond und trägt das Sternenkleid – entspricht in den Kultbildern von Çatal Hüyük die Beziehung zwischen Muttergöttin und Stier. Überall thront die Göttin über dem Stier, weil sie es ist, die das heilige Tier gebiert. Und wie eine ferne Vorgängerin der Göttin von Çatal Hüyük hält schon die »Venus mit dem Horn«, ein bekanntes Steinrelief aus dem eiszeitlichen Laussel, ein Stierhorn in ihrer Rechten als Herrin der Tiere.[8]

Tiersymbolik

Ähnlich wie bei der Gestirnsymbolik gelingt auch für die Tiersymbolik eine eindeutige Zuteilung bestimmter Tiere zu weiblichen und männlichen Gottheiten nicht, wenn man von der banalen Tatsache absieht, daß von ein und derselben Gattung das weibliche Tier der Göttin und das männliche Tier dem Gott zugeordnet sind wie Kuh–Stier, Schaf–Widder, Ziege–Ziegenbock usw. Versuchen wir aber, die Tiere nach ihren Lebensbereichen oder nach ihrem Charakter zu ordnen, etwa die Vögel als Lufttiere, die Fische und die Schlangen als Unterweltstiere, den Löwen als Raubtier oder das scheue Wild als friedliches Tier, so scheitert eine feste geschlechtsspezifische Zuordnung in den meisten Fällen.

So gehören die *Vögel*, die wir als Geisttiere anzusehen gewohnt sind und mit männlichen Gottheiten zu assoziieren pflegen, in den matrizentrischen Kulturen zu den *Symboltieren der Großen Göttin*, wofür der Geier ein erstes Beispiel war. Im Mittelmeerraum, in Nord- und Osteuropa und in Kleinasien stehen vor dem 2. Jahrtausend v. Chr. praktisch alle bekannten Vogelarten in ihrem Umkreis: Adler und Eule, Falke und Krähe, Taube und Schwalbe, Gans und Ente, Schwan und Kranich, sie alle waren die Symboltiere Großer Göttinnen. Auch die großen *Raubkatzen* als Attribute der Göttinnen wechseln später sowohl ihr Geschlecht als ihren Herrn. Allen voran ist die *Schlange ein zwitterhaftes Wesen*, das sich schillernd zwischen weiblicher und männlicher Symbolik bewegt.

Zwischen Göttinnen und Göttern gibt es bei der Symbol-Zuordnung nur *einen* durchgängigen Unterschied, und dieser liegt darin, daß bei den *weiblichen Gottheiten* der *Akzent primär auf der menschlichen Gestalt* liegt und Tiere oder Gestirne sekundäre Verkörperungen oder Attribute sind, während umgekehrt die *männlichen Gottheiten primär in außermenschlichen Bildern* gedacht werden und erst sekundär menschliche Gestalt annehmen.

Dafür spricht unter anderem die weltweite archäologische Beobachtung, daß an den ältesten Fundstellen neben den *Kleinfiguren der Muttergöttin* fast durchwegs, und zwar aus dem gleichen Material und ebenfalls äußerst sorgfältig gearbeitet, Tierfiguren auftauchen, die zum Teil als Amulette zugerüstet und als sakrale Gegenstände aufzufassen sind.[9] Dagegen fehlen für diese weiten vorgeschichtlichen Zeiträume männliche Götterbilder.

Noch in der gesamten ägyptischen Mythologie steht bei den männlichen Gottheiten die *Tiergestalt* im Vordergrund. So wurde der Apis-Stier als die Verkörperung des Gottes Osiris bis in die hellenistische Zeit als heiliges Tier gehalten und sein feierlicher Prozessions- und Opferweg als eines der größten Feste in Ägypten begangen. Meistens treten die ägyptischen Götter auch mit Tierköpfen auf: Re mit dem Skarabäuskopf, Ammon mit dem Widderkopf, Thot als Pavian oder mit dem Ibiskopf. Und während Horus mit dem Falkenkopf dargestellt wird, behält die Göttin Hathor ihr typisches Gesicht mit den nach außen gebogenen »Hathorlocken«, wenn auch mit Kuhohren und Kuhhörnern bestückt oder, seltener, auf dem gefiederten Körper eines Falken.[10] Eine Ausnahme von dieser Regel bilden nur die Todesgöttinnen. In ihrer Funktion als Todbringende und Verschlingende erscheint die Göttin von Çatal Hüyük in Geiergestalt, die ägyptische Sachmet als Löwin und die verschlingende Tahurt als eine Mischung aus Löwin, Krokodil und Nilpferd.

Wenn wir den Leoparden oder besser die Leopardin als Symboltier von Çatal Hüyük betrachten, das dort als göttliches Begleittier erscheint und dessen Fell zur Kleidung der Göttin und der Priesterschaft dient, so fällt die unterschiedliche Beziehung auf, die Mutter- und Tochtergöttin einerseits und jugendliche Götter andererseits zu ihrem Begleittier haben. Die Muttergöttin stützt sich als Gebärende souverän auf zwei Raubkatzen, Mutter und Tochter stehen frei und ungezwungen vor dem Tier, während männliche Figuren mit den Leoparden, auf denen sie reiten, geradezu verschmelzen, wie später die griechischen Kentauren mit dem Pferd.[11]

Den Primat der Tiergestalt bei den männlichen Gottheiten illustriert unter anderem der römische Bericht über Brennus, den Anführer der Kelten, der schallend gelacht haben soll, als er sah, daß Griechen und Römer ihre Götter in Menschengestalt verehrten. Das kann sich nur auf die männlichen Götter bezogen haben, denn die Kelten verehrten die »Drei Matres« als Muttergottheiten in Menschengestalt, während an oberster Stelle ihres männlichen Pantheons der Hirschgott stand. Dem nordischen Fürsten mag die Kraft des Menschen neben der Kraft des Hirsches oder des Stieres lächerlich erschienen sein. Vielleicht ist auch der griechisch-kretische Mythos von Europa und dem Stier dahingehend zu verstehen, daß Zeus es für nötig gefunden hatte, sich in einen Stier zu verwandeln, um bei der archaischen Göttin Gehör zu finden, weil nur die Tiergestalt seine Göttlichkeit garantierte.

Jedenfalls wird auf diesem Hintergrund das Phänomen der *sakralen Zoogamie*, das im Mythos von Zeus und Europa anklingt, weniger unverständlich, ein Phänomen, dem die meisten Religionswissenschaftler bisher mehr oder weniger hilflos ausgewichen sind. Besonders von Ägypten ist der Ritus der sakralen Zoogamie bis in die griechische Zeit verbürgt. Plutarch erwähnt die Heilige Hochzeit zwischen einer Priesterin und dem göttlichen Ziegenbock als einen festen Bestandteil der Religionsausübung, und auch dem göttlichen Stier wurden auf seiner Reise weibliche Gespielinnen mitgegeben. F. Heiler vermutet einen symbolischen zoogamen Ritus im Zusammenhang mit dem großen Pferdeopfer des vorbrahmanischen Indien, bei dem sich die Priesterin neben das Opfertier legte.[12]

Zudem berichten alle totemistischen Mythologeme der Naturvölker über die sagenhaften Verbindungen ihrer Stammesmütter mit den von ihnen verehrten Totemtieren. Die Eskimomärchen sind voll von Geschichten über die Heiraten legendärer Frauen mit Bären, Hunden, Walen und Vögeln, und noch in unseren Volksmärchen begegnet die Prinzessin manchmal zuerst einem Bären, einem Esel oder einem Frosch, bevor dieser in einen Prinz verwandelt wird. Unsere christlich-puritanische

Märchendeutung, wonach die Jungfrau den Mann aus seiner Triebhaftigkeit erlösen muß, stellt die ursprünglichen Zusammenhänge freilich auf den Kopf. Wie die Göttin als Liebesgöttin, so wird auch die archaische Frau im Märchen nur deshalb Jungfrau genannt, weil sie jung und an keinen Gatten gebunden ist. Sie erlebt die Begegnung mit dem Männlichen zunächst unpersönlich als animalische Naturkraft, und erst wenn ihre emotionale Bindung an den Gefährten stark genug wird, um ihn als Person zu lieben, verwandelt sie ihn in den geliebten Menschen.

Die Menschengestalt der frühen Götter tritt aber nicht nur hinter der Tiergestalt zurück, auch die *männliche Gestirnsymbolik* bleibt relativ lange *ohne anthropomorphe Darstellung*. In Sumer taucht erst Ende des 3. Jahrtausend v. Chr. das Bild des Mondgottes Nanna auf einer Stele in Ur auf, nachdem sein Kult schon mindestens 1000 Jahre vorher in Form von Stieropfern in den sumerischen Tempeln vollzogen wurde. Demgegenüber gibt es einen großartigen Marmorkopf der Göttin Inanna von (Abb. 9) Uruk schon 800 Jahre vor dieser Stele, eine Göttin, die wahrscheinlich auch mit dem Mond in Beziehung stand, wofür die Mondfarben des berühmten schwarz-weiß-roten Mosaiks an ihrem Tempel in Uruk sprechen.[13]

Nach allem, was wir bisher kennen, erhält die *männliche Gottheit erst als Sohn der Großen Mutter ihre Menschengestalt.* Zuerst als der göttliche Knabe auf ihrem Schoß, später als ihr Jünglingsgeliebter, der als Fruchtbarkeits- und Vegetationsgott mit ihr zusammen das Leben auf der Erde garantiert.

Mutter-Tochter-Idole

Alle Vorstellungen von einem »Urelternpaar« sind relativ späten Datums, wie auch der jüdische Schöpfungsbericht von Adam und Eva in der alttestamentlichen Form erst aus dem 1. vorchristlichen Jahrtausend stammt. Groteskerweise werden manche vorhistorischen Paarfiguren von den Forschern als ein solches Urelternpaar gedeutet, obwohl beide Figuren Brüste tragen und eindeutig als Doppelgöttinnen bzw. als *Mutter-Tochter-Gottheit* zu identifizieren sind.[14]

Gerade an den Mutter-Tochter-Idolen wird klar, daß in den frühen mythischen Vorstellungen die göttliche Generationenfolge matrilineal tradiert wird, von der Mutter zur Tochter, und deshalb geht in vielen uns bekannten Kulturen das Demeter-Kore-Motiv dem Isis-Horus-Motiv voraus. Dabei ist die Geburt der göttlichen Tochter als *Parthenogenesis*, also als eine Geburt *aus dem Weiblichen* ohne Verbindung mit einem Vatergott, zu verstehen. Auffallenderweise wird die Tochtergöttin nie als Kleinkind dargestellt, sondern immer schon als junge Frau, gewissermaßen als eine jugendliche Erneuerung und Verdoppelung der Mutter. So zeigt ein ägyptisches Gemälde aus dem Grab Ramses VI. ein Göttinnen-Paar, bei dem die junge Göttin zwischen den emporgehaltenen Händen der Mutter auf deren Kopf steht und ihrerseits mit derselben Geste die neugeborene Sonnenscheibe in Händen hält. Das gleiche Motiv kehrt auf einer ägäischen Marmorstatuette aus dem 2. vorchristlichen Jahrtausend wieder. Auch dort steht die kleinere Tochterfigur auf dem Kopf der Mutter, wie diese nackt und mit verschränkten Armen unter den Brüsten, schon wieder bereit, die nächste Generation an ihren Brüsten zu nähren.[15] Auch die griechische Kore entsteigt als erwachsene Jungfrau im Frühling der Erde,[16] während im alten Zeusmythos der göttliche Knabe als Säugling aufgezogen wird wie auch der ägyptische Horus, den man noch immer auf dem Schoß der Mutter sitzend abbildet, nachdem er längst ägyptischer Hochgott geworden ist. Schließlich findet sich in der kunstvollsten Gruppendarstellung von Çatal Hüyük die später oft wiederholte Kombination von Muttergöttin, Tochtergöttin und göttlichem Sohn, wie sie auf einem berühmten mykenischen Bildwerk und in Griechenland als Gruppe Demeter-Kore-Pluto wiederkehrt. (Vgl. S. 208) Noch Leonardo da Vinci gestaltet in seinem Bild der »Hl. Anna Selbdritt« das uralte Motiv der Mutter-Tochter-Göttin (Anna-Maria) mit dem göttlichen Sohn (Jesus).

Neben der Gestirn- und Tiersymbolik bediente sich die sakrale Kunst aller Kulturen auch der *Pflanzensymbolik*, für die es aber in Çatal Hüyük nur einige wenige Andeutungen gibt und die erst in den frühen Hochkulturen ihre reiche Metaphorik entfaltet.

Architektursymbolik

Hingegen gibt es in Çatal Hüyük konkrete Hinweise für eine *Architektursymbolik*, wie sie im späteren Tempel- und Palastbau hervortritt. Sowohl in der schon genannten Stalagmitenfigur, bei welcher nur der Kopf der Göttin modelliert und der Leib als Natursteinsäule belassen ist, wie auch im großen Doppelrelief der Göttin, wo die Körper der Mutter- und Tochtergottheit als streng parallel verlaufende Pfeiler gebildet sind, haben wir ein Urbild der Pfeiler- und Säulensymbolik vor uns.

Das Haus sowie Pfeiler und Säule als Träger des Hauses sind in allen frühen Kulturen *dem Weiblichen zugeordnet*. Bei zwei bekannten weiblichen Idolen aus Syrien aus dem 3. Jahrtausend v. Chr. sind die Körper als Pfeiler bzw. als Rundsäule gestaltet.[17] In Kreta und im minoischen

Mykene vertritt der Pfeiler als solcher, ohne irgendeine figürliche Gestaltung, die Göttin, so daß auch die Säule am mykenischen Löwentor zwischen den beiden Löwinnen die Anwesenheit der Göttin verkündet. Im klassischen Griechenland wird dieses Symbol dann zur architektonisch-stilistischen Pose, wenn die Karyatiden als Säulenmädchen das Gebälk der Tempel tragen.

Im Gegensatz zu Säule und Pfeiler ist der freistehende *Obelisk ein männlich-phallisches Symbol*, das in Ägypten den Sonnengott repräsentiert. Hingegen ist die symbolische Bedeutung der Pyramidenform bis heute ungeklärt, wenn auch das gleichseitige Dreieck als das Schlüsselelement der Pyramide eher in die Richtung der weiblichen Symbolik bzw. in die der Mondsymbolik weist.[18]

Das Pendant zu den ägyptischen Obelisken bilden in Mittel- und Nordeuropa die Menhire aus der Megalithkultur, Steinsäulen aus einem einzigen Block bis zu 20 Metern Höhe. Dabei haben keineswegs alle megalithischen Steinidole phallische Bedeutung. Cillie Rentmeister weist auf die kegelförmigen Menhire in Sardinien hin, die mit ihren angedeuteten Brüsten eindeutig weiblich gedacht sind, wie ja auch im ältesten Aphrodite-Heiligtum in Paphos auf Zypern die Göttin in Gestalt eines kegelförmigen Steines verehrt wurde.[19]

Phallischen Charakter und zugleich apotropäische Funktion haben die sogenannten *»Mondhörner«*, die in Kreta die Zinnen der Paläste krönten und eine architektonische Entsprechung zu den Bukranien, den Stierhornbänken darstellen. Diese aus Stein geformten, stilisierten Gebilde tauchen auch in den etruskischen Totenstädten und an prähistorischen Fundstellen Mitteleuropas auf.[20] Noch die heutigen matrilineal lebenden Frauen von Minangkabau auf Sumatra tragen einen zeremoniellen Kopfschmuck mit den Hörnern des Wasserbüffels, wie auch der Dachgiebel ihrer Häuser das Gehörn des Büffels symbolisiert.[21]

In welchem Maß der frühe Mensch die beiden Träger der Fruchtbarkeit, den weiblichen Schoß und den Phallus, gemeinsam verehrte, beweist eine in Süddeutschland aufgefundene rötliche Kalksteinstatuette aus der jüngeren Altsteinzeit, die unter dem Namen »Die Rote« bekannt ist. Die Figur stellt eine Kombination der weiblichen und männlichen Genitalien dar, wobei auf ein weibliches Gesäß ein Phallus aufgesetzt ist.[22] Ganz ähnliche, wenn auch viel kunstvollere Kultobjekte gibt es im hinduistischen Indien, wo aus dem stilisierten weiblichen Schoß (yoni) der göttliche Phallus (lingam) aufragt.[23]

Im übrigen hat sich auch in manchen *Alltagsgegenständen* der hochzivilisierten Völker die sexuelle Symbolik erhalten, am deutlichsten in den Gebäckformen, die auf uralte Vorbilder zurückgehen. So geben wir den »Brötchen« den Einschnitt des weiblichen Genitales und formen die »Hörnchen« oder die »flûte« nach dem männlichen Glied.

Abstrakte Formelemente

Die sakrale Bedeutung einer Kultstätte erschöpft sich jedoch nicht in den gegenständlichen Bildwerken der Kunst, sondern ist auch in den abstrakten Formelementen zu suchen, die zunächst nur als stilistisch-ästhetische Nebensächlichkeiten erscheinen. Dies hat M. König anhand der Ideogramme in den eiszeitlichen Kulthöhlen überzeugend dargestellt, in denen sie eine »Zeichensprache des frühen Menschen« entdeckte, die in ungebrochener Tradition in die *ornamentale Symbolik* der späteren Kulturen einging.

Eines dieser uralten »Muster«, die wir Späteren als bloße Verzierung wahrnehmen, ist die *Spirale*. Mehrmals ist auf dem schwangeren Leib der Göttin von Çatal Hüyük eine Spirale aufgemalt, was den Zusammenhang dieses Motivs mit der Lebenssymbolik nahelegt.[24] Wir finden die Spirale in der vorgeschichtlichen Welt von Westeuropa bis nach Rußland, von Nordeuropa bis in den Mittelmeerraum. Sie erscheint auf den Megalithsteinen des Neolithikums, auf Kult- und Gebrauchsgegenständen der Bronzezeit, und immer wieder in der Kretischen und Griechischen Antike.[25] Aus der Art ihrer Verwendung ist abzulesen, daß die Spirale in Form der von innen nach außen sich entfaltenden Linie Zeichen des Wachstums und des Lebens war, als von außen nach innen sich rollendes Band das Symbol der Rückkehr zum Urbeginn und des Todes, wobei sich in den fortlaufenden Bändern des Mäanders und des »laufenden Hundes« (der Hund ist Tier der Todesgöttin!) der ständige Wechsel von Werden und Vergehen spiegelt. Wahrscheinlich liegt auch dem Zickzack-Band und der Wellenlinie, die als Bandmuster einer ganzen keramischen Epoche ihren Namen gaben und die auch in Çatal Hüyük als Ornamente häufig sind, die Lebens- und Todessymbolik zugrunde.

Schon in den Kulthöhlen der Eiszeit hat M. König ein anderes unsterbliches »Muster« entdeckt, eine tannenzweigartige Figuration, die als »*Fischgratmuster*« in den englischen Stoffen weiterlebt. Seine Verwendung auf jungsteinzeitlichen Grabstelen macht den Sinn dieses Zeichens klar. Der »Tannenzweig« mit den aufstrebenden »Nadeln« steht für das Leben, die Form mit den abfallenden Schrägstrichen für den Tod.[26] Diese Sinngebung ist in der germanischen Lebens- und Todesrune erhalten, und auch der Pfeil als eiszeitliches Ideogramm ist nicht nur die tödliche Waffe des Jägers, sondern auch ein universelles Symbol für den Tod.

Vom Symbolgehalt des Dreiecks als Zeichen für das Weibliche und als eine Variante der heiligen Zahl Drei war schon die Rede. Neben dem Dreieck zählen Viereck, Quadrat und Netzmuster zu den häufigsten eiszeitlichen Ideogrammen, wobei das Viereck vielfach von senkrechten oder diagonalen Linien durchkreuzt ist. Die letztere Konfiguration kennen wir als »Union-Jack«-Muster von der englischen Fahne. M. König deutet diese Abwandlung der Vierecks-Konstellation als Raumorientierungs-Symbol mit den 4 Himmelsrichtungen als Eckpunkten. Daß auch das Netz aus quadratisch sich kreuzenden Linien mit der Weltordnung zu tun hat, geht aus dem sogenannten »magischen Quadrat« hervor, das in China jahrtausendelang die heilige Ordnung des Kosmos symbolisierte. Weil die Schildkröte diese Ordnungslinien auf ihrem Panzer trägt, galt sie in China und in anderen Frühkulturen als heiliges Tier.[27]

Ähnliches gilt für das Rautennetz, das auf den Kaisermänteln des Mittelalters und auf Fahnentüchern als Nationalsymbol bis in unsere Zeit seine Aussagekraft behalten hat, während wir das »Karo« nur noch als »Farbe« im Kartenspiel oder als triviales Stoffmuster wahrnehmen.

In den matrizentrischen Kulturen gehören alle diese *Zeichen in den Umkreis der Göttin*. So sind auch die Bemalungen der Göttin von Çatal Hüyük, die eine Bekleidung andeuten, mit Dreiecken, Vierecken und Rauten versehen. Eine ebenfalls jungsteinzeitliche Tonfigur aus Thrakien zeigt identische Zeichen als Gravierungen, dazu eine doppelt gewundene Spirale im Schoßdreieck.[28] Bei den sogenannten *Inkrustationen*, die als tiefe Furchen den ganzen weiblichen Körper bedecken, zeigen die Idole aus Rumänien, Griechenland und Cypern des 4. und 3. vorchristlichen Jahrtausends ebenfalls die Raute, das Viereck und Dreieck, sowie die Spirale. Dazu aufstrebende und abfallende Linien, die möglicherweise dem Tannenzweigmuster entsprechen.[29]

Als immer wiederkehrendes Wandornament nimmt in Çatal Hüyük das »Union-Jack«-Muster einen hervorragenden Platz ein, oft in den Mondfarben schwarz-weiß-rot oder blau-weiß-rot gehalten, Muster und Farben, die häufig noch heute auf unseren Nationalflaggen erscheinen.[30]

Ebenso alt wie die schon genannten Zeichensymbole ist das *Zeichen des Kreuzes*. In den Kulthöhlen tritt es aufrecht oder diagonal auf, oder, wie schon geschildert, als Unterteilung des Vierecks. Es fanden sich dort aber auch plastisch gearbeitete Kreuzesformen, die den plastischen Dreiecken entsprechen und wie diese Durchbohrungen aufweisen, die ihre Verwendung als Amulette wahrscheinlich machen. Die Funktion des Kreuzes als apotropäisches Zeichen deutet an, daß in ihm von Anbeginn mehr gesehen wurde als abstrakte Weltordnungskoordinaten. Flache plastische Anhänger in Kreuzesform, sog. Kreuzidole, die aus archäologischen Funden von Zypern stammen (3. Jahrtausend v. Chr.),[31] verraten diesen zusätzlichen Sinngehalt: sie zeigen deutlich die Formung eines Kopfes am oberen Ende des Längsbalkens und die durch eine Kerbe angedeutete Zweiteilung der Beine am unteren Ende des Längsbalkens. Nimmt man den Querbalken als Andeutung ausgebreiteter Arme hinzu, so haben wir im Kreuz das schematisierte Bild der Großen Göttin vor uns, wie es bereits in Çatal Hüyük am großen Doppelrelief der Göttin angedeutet ist, wenn auch dort mit zwei Köpfen und zwei Längsbalken.

Das Zeichen des Kreuzes als bildliche Kurzformel für die Göttin begegnet uns wieder in der sumerisch-babylonischen und in der ägyptischen Sakralkunst, wo diese Konfiguration in der Fachliteratur als »Anch«- oder Lebenszeichen, als Lebensschleife oder Henkelkreuz bezeichnet wird. Wir sehen es immer wieder gewissermaßen als Lebensschlüssel, den die babylonischen, vor allem aber die ägyptischen Göttinnen in Händen halten und der auch zum Hoheitszeichen der Pharaonen geworden ist.

Eine Variante dieses Zeichens taucht in der Astrologie als Signet für den Ischtar- oder Venus-Stern auf, welches bis heute das Symbol für den Planeten Venus und das Zeichen für »weiblich« geblieben ist. Auch darin können wir unschwer das Bild der Göttin erkennen mit dem Kopfrund und den ausgebreiteten Armen.

Auch die sogenannten »Steckkreuze« aus dem Mittelalter, die man aus Naturheiligtümern und aus römischen Ruinen barg und die auf heidnische Traditionen zurückgehen,[32] zeigen vorchristliche Kreuzesformen, bei denen der oder die Querbalken als Andeutungen ausgebreiteter Arme bzw. ausgebreiteter Beine verstanden werden können. Und selbst Varianten christlicher Kreuze zeigen eine Formgebung – wie das Doppelkreuz der griechisch-orthodoxen Kirche oder das Lothringerkreuz –, die aus der christlichen Ikonographie nicht zu verstehen ist. Das Doppelkreuz hat seine Entsprechung nur in der Gebärstellung der Großen Göttin, und so ist es wohl auch kein Zufall, daß die französischen Ethnologen das sakrale Fruchtbarkeitssymbol der Dogon (die sog. Kanaga-Figur) als eine Art Lothringerkreuz bezeichneten.

Interessant in diesem Zusammenhang ist schließlich die keltische Darstellung eines Kruzifixus, der eindrucksvolle Spiralornamente auf Brust und Bauch trägt wie als Erinnerung an die uralten Unsterblichkeitssymbole der Großen Göttin.[33]

Vermischung der Symbolbereiche

Nun gibt es aber auch eine *Vermischung der verschiedenen Symbolbereiche*, vor allem eine Kombination von Natursymbolen mit abstrakter Ornamentalsymbolik, die in der Sakralkunst aller frühen Hochkulturen einen großen Teil der künstlerischen Motive ausmacht und von großer geistiger Aussagekraft ist. Als Beispiel dafür sei eine sogenannte Kultstandarte aus dem 3. Jahrtausend v. Chr. erwähnt, die aus dem nordostanatolischen Fundort Alaca Hüyük stammt. Sie besteht aus einer Hirschfigur aus Bronze, über der in großem Bogen eine riesige, zweiköpfige Schlange sich windet. Der linke Kopf der Schlange ist betont nach links außen gedreht, ihr rechter Kopf ebenso betont nach rechts außen (s. Titelbild).[34] Eine ähnlich janusköpfige Schlange ist auf einem bekannten
Abb. 17 spartanischen Wassergefäß aus dem 6. Jahrhundert v. Chr. zu sehen, die sich ebenfalls horizontal am oberen Rand der plastischen »Verzierung« befindet. In deren Mitte steht eine geflügelte Göttin, die oben und unten von einem Löwenpaar flankiert wird. Dabei wenden sich die Löwen oben voneinander ab, unten einander zu, wobei ihre Schwänze jeweils zu einer linksdrehenden bzw. rechtsdrehenden Spirale aufgewickelt sind, eine Gegenläufigkeit, die sich im Spiralornament zu Füßen der Göttin wiederholt. Daß jeder dieser Gegensätze den Lebens- und Todesaspekt symbolisiert, wird vollends deutlich an den beiden Hasen, welche die beiden unteren Löwen in ihren Pfoten halten, wobei der linke mit dem Kopf nach oben, der rechte mit dem Kopf nach unten zeigt.[35]

Möglicherweise sind alle doppelköpfigen Tiere der Mythologie in diesem Sinne zu deuten: der zweiköpfige Adler, auf dem die Göttinnen von Hattusa stehen, die zweiköpfigen Enten aus Ägypten, das doppelköpfige mykenische Pferd und der Hund der Hekate als der Herrscherin über Leben und Tod, der allerdings meist in seiner in den Mondfarben gehaltenen dreiköpfigen Variante zu sehen ist.[36]

Auch das berühmte chinesische *Yin-Yang*-Zeichen, welches wir gewohnt sind, als *das* Symbol für männlich-weiblich zu betrachten, hat
Abb. S. 9 ursprünglich wohl einen anderen Sinngehalt. Auf den alten Bildern, die reliefartig gearbeitet sind, können wir deutlich *einen nach oben und einen nach unten gerichteten Schlangenkopf* erkennen.[37] Der nach aufwärts gerichtete ist in heller, der nach abwärts gerichtete in dunkler Farbe gestal-

tet, wobei die komplementären Farbtupfer als die beiden Augen aufzufassen wären. In der Einleitung zum I Ging von Richard Wilhelm ist nachzulesen, daß der Ursinn der Worte »Yin« und »Yang« im Chinesischen *nichts mit »weiblich« oder »männlich« zu tun* hat. »*Yin*« ist in seiner Urbedeutung das »Wolkige, Trübe, Dunkle«. »*Yang*« bedeutet das »Helle, Beleuchtete« und bezieht sich ursprünglich auf »in der Sonne wehende Banner«. Beide Bilder sind also aus der Anschauung des Himmels gewonnen und legen in keiner Weise die Polarisierung Himmel-Erde nahe. Die Deutung des Zeichens als Kontrapunkt Erde-Himmel und, parallel dazu, als weiblich-männlich kommt weder im Text des I Ging noch in einem der frühen Kommentare vor. Sie ist erst während der ersten vorchristlichen Jahrhunderte durch philosophische Gelehrtenspekulationen in das Yin-Yang-Symbol hineininterpretiert worden, während dieses selbst und auch das Buch der Wandlungen sehr viel älter sind.[38]

Höchstwahrscheinlich war auch das *Tai-Gi* genannte Zeichen (was so viel bedeutet wie das Eine, das Allererste) *ursprünglich ein Lebens- und Todessymbol* wie die übrigen zweiköpfigen und gegenläufigen Tiersymbole (vgl. S. 202f.).

Was aber die *zweiköpfige Schlange* anbelangt, so finden wir dieses Motiv nicht nur bei den schon erwähnten Beispielen aus Anatolien und Sparta, sondern in den verschiedensten frühen Hochkulturen. In Indien taucht es an Arm- und Halsringen in Form von gegenständigen Schlangenkopf-Enden auf.[39] Außerdem bilden in der brahmanischen Symbolik zwei Schlangen in abwärts und aufwärts gerichteter Bewegung das Sinnbild für den göttlichen Schlaf und das göttliche Erwachen in den Nächten und Tagen Brahmas, des obersten Gottes des Pantheons.[40] In Mexiko war die doppelköpfige Schlange eines der großen Staatssymbole der Azteken, welches Macht, Magie und Klugheit verkörperte,[41] doch ist anzunehmen, daß auch dieses patriarchal annektierte Symbol ursprünglich eine umfassendere Bedeutung hatte. Schließlich kennt auch die keltische Ornamentik die doppelköpfige Schlange, wie sie noch an keltisch beeinflußten frühchristlichen Gräbern, Handschriften und Kirchen Süddeutschlands zu sehen ist. Dabei verweist ihre Verbindung mit dem Kreuz auf die dahinterstehende Lebens- und Todessymbolik.[42]

3. Die Priesterin

Parallel zur Dominanz der Großen Göttin stoßen wir in Çatal Hüyük auf eine Priesterschaft, deren höchste Ämter in den Händen von Priesterinnen lagen.

Gehen wir von den Skelettfunden aus, so zeichnen sich die *Bestattungen* in den Kulträumen dadurch aus, daß sie mit besonderer Sorgfalt vorgenommen und daß allen männlichen und allen weiblichen Personen Grabbeilagen von besonderer Art mitgegeben wurden. Bei Bestattungen in den Wohnhäusern fehlen vielfach solche Beilagen, und wo sie auftauchen, sind sie von ganz unterschiedlicher Qualität. Es handelt sich dabei um Gebrauchsgüter aller Art, um Werkzeuge und Waffen, Tonsiegel und Schmuck.

Unter den Skeletten aus den Kulträumen, welche Mellaart für bestattete Priester und Priesterinnen hält, fallen elf durch eine besondere *Präparierung der Gebeine und des Schädels mit Rotacker* auf, eine bevorzugte Behandlung, die bei allen übrigen – im Ganzen ungefähr 400 aufgefundenen Skeletten aus Wohn- und Kulträumen – nirgends vorkommt. Diese elf Skelette sind mit größter Wahrscheinlichkeit alle ausnahmslos weiblichen Geschlechts, und deshalb hat der Entdecker in ihnen die sterblichen Überreste von *Hohepriesterinnen* gesehen.[1] Wenn diese Interpretation richtig ist – und es gibt keinen plausiblen Einwand gegen sie –, so haben wir hier in Çatal Hüyük eine frühe Form jener weiblichen Dominanz in der Priesterschaft vor uns, die 4000 Jahre später in Sumer und Babylon historisch aktenkundig geworden ist. Erst der babylonische König Hammurabi, der von 1793–1750 v. Chr. regierte, hat das Amt der Hohenpriesterin für sein Land offiziell abgeschafft. Als historische Zwischenglieder könnten schriftlose Zeugnisse aus Nordgriechenland und dem Mittelmeergebiet gelten. Es sind dies kleine Tonmodelle von Kultplätzen, auf denen Kultszenen aus dem 4. und 3. vorchristlichen Jahrtausend festgehalten sind und die als *Kultakteurinnen ausschließlich Priesterinnen* zeigen.[2]

Kultattribute

Neben der Rotackerbestattung einiger weniger fällt bei den weiblichen Bestattungen in Çatal Hüyük eine Grabbeilage auf, die sich in den Wohnhäusern sonst nirgends fand und die deshalb als Charakteristikum für die

Priesterin gelten kann, nämlich der *Obsidianspiegel*.[3] Zu diesem Attribut der Priesterin kommen Schminkplatten und Schminkkörbchen, gefüllt mit Rouge, sowie besonders wertvolle Halsketten, Arm- und Fußringe.

Bei den männlichen mutmaßlichen *Priestern* fand man ebenfalls *Halsketten* und *Amulette*, allerdings weniger zahlreich und aus bescheidenerem Material. Die Stelle der Obsidianspiegel nehmen hier die *Obsidiandolche* ein, oft mit sehr kunstvollen Griffen versehen, so daß sie als Zeremonialdolche verstanden werden können. Dazu fein polierte Gürtelschnallen und Ösen, die wahrscheinlich dem Zusammenhalten der zeremoniellen Leopardenfellkleidung dienten, wie sie auf einem der großen Wandbilder abgebildet ist.

Bereitet die Deutung der männlich-priesterlichen Grabbeilagen kaum Schwierigkeiten, weil Zeremonialdolche und andere kultische Waffen wie auch die Leoparden- oder Löwenfellbekleidung als Attribut der Opferpriester aus anderen Kulturkreisen bekannt sind, so ist die Bedeutung der weiblichen Grabbeilagen als Zeichen priesterlicher Würde weniger offensichtlich. Hier macht Mellaart den Fehler vieler Archäologen vor ihm, den Spiegel, die Schminkutensilien und den Schmuck lediglich für die Requisiten der weiblichen Schönheitspflege zu halten. Dies werden sie erst lange Zeit später, nachdem man den Frauen von Stand kein anderes Betätigungsfeld mehr übriggelassen hatte.

Daß diese Gegenstände ursprünglich einen völlig anderen Sinn gehabt haben, geht unter anderem daraus hervor, daß *Halsketten und Ringe* sowohl in den alten Hochkulturen wie bei den Naturvölkern *auch von Männern getragen* werden, und daß noch die mittelalterlichen Kaiser, ja noch die Bürgermeister unserer Tage den Siegelring oder die Amtskette zum *Zeichen ihrer Würde* anlegen.

Die Kostbarkeit und die besondere Art des Schmuckes bestimmten aber nicht nur den gesellschaftlichen Rang einer Person, wie dieser etwa an den keltischen Halsgeschmeiden, den sogenannten Torques, ablesbar war. Sie sind vielmehr für den frühen Menschen zugleich *Ausdruck seiner mythisch-magischen Vorstellungswelt*. Halsketten und Amulette sind als Grabbeilagen bereits für die Altsteinzeit verbürgt, bestehend aus Muscheln, Tierzähnen und Knochenperlen, und diese einfachen Materialien finden sich noch in den Gräbern der Wohnanlagen von Çatal Hüyük. Wahrscheinlich hatten sie sowohl apotropäischen Charakter, weshalb sie auch Kindern beigegeben wurden, als auch die Rolle der magischen Aufladung ihres Trägers wie noch die Zauberringe in unseren Märchen.

Auch das *Schminken des Gesichts* – als Teil der Körperbemalung – ist weder bei den Naturvölkern noch bei den alten Hochkulturen den Frauen vorbehalten. Der ägyptische Pharao, der indianische Schamane und die Magier aller Völker bis hin zu deren letztem kleinen Verwandten, dem Zirkusclown, sie alle schminken ihr Gesicht nicht aus Eitelkeit, sondern um ihre *magische Ausstrahlung* zu betonen.

Wenn also in Çatal Hüyük die Gräber der Priesterinnen sowohl mit Schminkpaletten als auch mit reichem Schmuck ausgestattet sind – unter ihnen Halsgeschmeide aus Elfenbein, Kupfer oder Halbedelsteinen wie die schon erwähnte Kette mit den schematisierten Figuren der Göttin –, so kann dies nur heißen, daß die Priesterin als Mittlerin göttlich magischer Kräfte hervorragende Funktionen ausübte.

Das spezifische Hoheitszeichen der Priesterinnen aber ist der *Spiegel.* Um dieses Phänomen erfassen zu können, müssen wir weit verstreute Kulturerscheinungen heranziehen. Einen ersten Hinweis für seine *magische Bedeutung* gibt der Spiegel in der Hand der sibirischen und vieler anderer Schamanen, die ihn als Hilfsmittel für ihre seherische und weissagende Tätigkeit benutzten. Zudem ist im Volksaberglauben die Verwendung des Spiegels zur Weissagung universell, wobei hier auffällt, daß sich vor allem Frauen dieses Mittels bedienen. Das Handwörterbuch des Deutschen Aberglaubens liefert eine ganze Kulturgeschichte des Spiegels. Schon aus den sprachlichen Verwandtschaften geht hervor, daß der älteste Spiegel die Wasseroberfläche ist. Die Spiegelung des Mondes im See bildet wahrscheinlich die mythisch-zauberhafte Atmosphäre, die zur Wahrnehmung außersinnlicher Erfahrungen im Spiegel führte.

Bekanntlich befragt die böse Königin im Märchen von Schneewittchen einen Zauberspiegel über fernliegende Dinge, wenn es ihr auch scheinbar nur darum geht, wer die Schönste im Lande sei. Freilich wäre zu sagen, daß auch Schönheit ursprünglich mehr bedeutet hat als ästhetischen oder erotischen Reiz: nämlich Charisma, Faszination und damit auch Macht.

Im übrigen kann es kein Zufall sein, daß der Spiegel in allen frühen Hochkulturen zu den »Kunst«-Gegenständen mit vollendeter Ausführung und reichsten *mythologischen »Verzierungen«* gehört. Man denke an die Spiegel der ägyptischen Pharaoninnen oder an die etruskischen Spiegel, die für die Nachwelt zu einzigartigen Zeugen für die Mythengeschichte der Etrusker geworden sind. Eine Ahnung von der ursprünglichen Bedeutung des Spiegels lebt noch in den Rokokofiguren, wo er in der Hand der weiblichen Heiligen nicht »Vanitas« (Eitelkeit), sondern ausdrücklich »Prudentia«, also Weisheit symbolisiert.

Auf diesem Hintergrund wird klar, warum den Priesterinnen von Çatal Hüyük der *Obsidianspiegel* ins Grab folgte. Er ist Zeichen ihrer Funktion als *Seherin* und möglicherweise auch als *Orakelpriesterin*, Funktionen, die uns von den priesterlichen Frauen der späteren Hochkulturen durchaus vertraut sind. Das Alte Testament verzeichnet die Priesterin und Prophetin Debora, die durch ihre Sehergabe das Volk leitete, ehe es noch Könige in Israel gab, Homer schildert in seiner Ilias Kassandra als die große Seherin Trojas, die Orakelpriesterin von Delphi weissagte den Herrschern der Antike ihr persönliches und politisches Geschick, und die römischen Sybillen als Nachfolgerinnen kleinasiatischer und etruskischer Prophetinnen beeinflußten durch ihre heiligen Bücher maßgeblich die römische Politik. Wie wir aus den römischen Kriegen gegen die Nordprovinzen wissen, spielten auch keltische und germanische Priesterinnen wie Bondicca (Boadicca) und Veleda als Seherinnen und Führerinnen ihres Volkes eine historische Rolle.

Feuer und Wasser

Gehen wir von den Opferherden aus, die, wie schon erwähnt, ihren Platz immer direkt neben der Lagerstatt der Priesterin hatten, so scheint schon in Çatal Hüyük das *Bewahren des sakralen Feuers ein Amt der Priesterin* gewesen zu sein, was später zur vornehmsten Aufgabe der römischen Vestalinnen wird.

Bei allen Völkern der Erde gilt der *häusliche Herd als ein sakrales Zentrum*, deren Vestalin die Frau des Hauses ist, und diese Tradition geht vermutlich bis in die Altsteinzeit zurück, wo man Figurinen der Göttin an den Herdplätzen der ältesten menschlichen Behausungen fand. Nach der Vorstellung einiger Naturvölker haben die Frauen das Feuer als ein Geschenk vom Himmel erhalten,[4] sei es vom Blitz, der als Regenbogenschlange vom Himmel niederfährt, oder vom Mond, wie die australischen Ureinwohner glauben. Das glimmende Holzscheit, das die australischen Frauen auf ihren Streifzügen von Lager zu Lager mit sich tragen, hat sein Pendant in der mythischen Deutung der Mondflecken, in denen der Mondmann mit einem glühenden Holzscheit gesehen wird.[5]

Wenn die Eskimofrauen sich bis vor kurzem ihre Tranlampen aus Speckstein ausschnitten und sie wie kleine Boote formten, in die sie Tran und Moosdochte füllten, so waren diese *Unakrits* dem Mond nachgebildet und dienten nicht nur als Herdflamme, sondern, wie ihr Urbild, auch als *Lichtquelle*.[6] Ganz ähnlichen Tranlampen begegnen wir bereits in den eiszeitlichen Kulthöhlen,[7] und es ist wahrscheinlich, daß sie schon damals von (priesterlichen?) Frauen gehandhabt wurden, wie viele Jahrtausende später die Öllämpchen der klugen und törichten Jungfrauen im Alten Testament. Die Bedeutung des Feuers als Lichtquelle in den Händen der Frau spiegelt sich auch im Feuer- und Lichtaspekt der Göttinnen früher Hochkulturen. So werden Kybele und Demeter und die Priesterinnen der Eleusinischen Mysterien mit der Fackel in der Hand dargestellt.[8]

Neben dem Feuer gilt seit jeher das *Wasser* als *heiliges Element*, zu dem die Frau in besonderer Beziehung steht. In Çatal Hüyük, wo wir die Naturheiligtümer nicht kennen, gibt es dafür kaum einen Hinweis, es sei denn, man bringe die aufgefundenen Kultgefäße mit Libationsopfern in Verbindung. Daß diese Trankopfer in den frühen Hochkulturen bevorzugt von Frauen dargebracht wurden, ist bekannt. Bei den Zigeunern, die noch viele alte Bräuche tradieren, reicht in den Tagen der Trauer ein junges Mädchen den anwesenden Verwandten Wasser aus einem eigens dafür bestimmten Krug. Und wenn ein Kind geboren wird, geht die Hebamme mit einem Eimer Wasser von Zelt zu Zelt, besprengt die Männer damit und beglückwünscht sie zu ihrem Nachwuchs.[9]

Die »*Taufe*« mit Wasser als magischer Segen ist unter den Naturvölkern universell und *sehr viel älter als das Christentum.* Auch Taufe im Sinne von Namengebung ist bei ursprünglich lebenden Völkern Sache der Frauen. Bei den Eskimos war es vor der Christianisierung meist die Hebamme der Mutter, die dem Neugeborenen den Namen eines Stammesangehörigen ins Ohr flüsterte; heute übernimmt die Hebamme die Rolle der christlichen Taufpatin.[10]

Bei nahezu allen Naturvölkern sind die *Frauen Wasserträgerinnen*, wobei dies immer auch einen religiösen Hintergrund hat. Dies geht aus einem alten phönizischen Text hevor, in welchem der »guten Tochter« drei Aufgaben überantwortet werden: Sie sieht nach den Vorräten, holt das Wasser und verfügt über die Gabe der Weissagung.[11]

Schon die Kulthöhlen der Eiszeit wurden bevorzugt in der Nähe unterirdischer Quellen angelegt, die man wahrscheinlich als Pforten zur Unterwelt verstand wie die Seen und »Opferteiche«, in welche der Mensch der Altsteinzeit seine Tieropfer versenkte.

Die Antike kannte eine große Zahl von *Quellenheiligtümern*, die alle zu göttlichen Nymphen in Beziehung standen und von Priesterinnen gehütet wurden, woraus sich auch die Benutzung von *Heilquellen und Heilbädern* entwickelte.[12]

Totenkult

Wie wir oben gesehen haben, liefert die Kultszene von Çatal Hüyük auch Anhaltspunkte dafür, daß hier die Priesterinnen im Zentrum von Liebes- und von Todeskulten standen. Den Totenkult entdeckte Mellaart in einem Sakralraum, in dem menschliche Totenschädel rituell aufgestellt sind und auf dessen Wandgemälden eine Geiergestalt zu sehen ist, an deren Vogelkörper er menschliche Füße zu erkennen glaubte. Er hat dies als Darstellung einer Kulthandlung gedeutet, bei der eine Priesterin das Geiergefieder als Kultmaske trägt und darin die Göttin in ihrer Gestalt als Todesgöttin vertritt.[13] Diese spekulative Deutung erhält einige Wahrscheinlichkeit, wenn wir zwei einander sich stützende Argumentationen bedenken. Zum einen erscheinen in den frühesten Bildwerken der Hochkulturen wie auch in ihren Dichtungen stets Frauen als die Trauernden, die den Tod eines Menschen beweinen. Homer berichtet, daß bei der Totenklage die Frauen die Gesänge anführten, und aus dem 2. vorchristlichen Jahrtausend gibt es eine hethitische Quelle, die das Totenritual für die Könige beschreibt. Auch hier leitet eine hochgestellte Priesterin das Bestattungszeremoniell.[14] Daß seit der Neandertalerzeit Kinder liebevoll begraben wurden[15] – eines davon liegt auf einen Schwanenflügel gebettet – und sich in Çatal Hüyük sogar das bestattete Skelett einer Frühgeburt befand,[16] macht die These wahrscheinlich, daß der *Totenkult ursprünglich in weiblichen Händen* lag.

Zum andern wurde in der Antike der *Geier* als eine rein weibliche Art betrachtet, die sich durch Windbefruchtung fortpflanzt, so daß sich wohl kaum ein männlicher Priester in die Maske dieses Tieres gehüllt hätte.

Das Ritual der Heiligen Hochzeit

Den zweiten Hinweis, den Mellaart übersah, liefert die obligate Lagerstatt der Priesterin im Kultraum, woraus wir bereits folgerten, daß die *Priesterinnen* von Çatal Hüyük wahrscheinlich auch *im Zentrum von Fruchtbarkeitsriten* standen. Vom Ritus der Heiligen Hochzeit wissen wir Genaueres jedoch erst von den sumerischen Kulten.[17] Dort befand sich auf der obersten Stufe der sogenannten »Zikkurat«, des sumerisch-babylonischen Stufentempels, das Brautgemach der Hohenpriesterin. Man nimmt an, daß der Stufentempel die Nachbildung eines Berges und damit eine würdige Stätte für die Große Göttin der Sumerer, Inanna, war, die wie ihre babylonische Schwester Ischtar auf Berggipfeln verehrt wurde. Hier oben empfing die Hohepriesterin als Stellvertreterin der Göttin im Frühling den sakralen König, um ihn und das Land mit lebensspendenden Kräften zu segnen. Gleichzeitig vollzogen die übrige Priesterschaft und ein Teil des Volkes in ekstatischen Riten die Heilige Hochzeit mit. Von ähnlichen Riten berichtet das Alte Testament aus Kanaan, dem alten Phönizien, zu Ehren der Göttin Astarte.

Nun liegen zwischen den sumerischen Quellen und der Kultur von Çatal Hüyük rund 3000 Jahre, aber dieser Abstand verringert sich wesentlich, wenn wir bedenken, daß die Anfänge der mesopotamischen Städte lange vor der Entwicklung der Keilschrift zu suchen sind und bis ins 5. Jahrtausend v. Chr. zurückgehen. Zudem befinden sich zwischen Anatolien und der mesopotamischen Ebene noch Hunderte von ungehobenen Tells, unter denen jungsteinzeitliche Siedlungen verschüttet sind, die einst eine Kulturbrücke darstellten.[18]

Für die universelle Geltung der matrizentrischen Kulte aber ist wesentlich, daß das Ritual der Heiligen Hochzeit nicht nur in allen frühen Hochkulturen weiterbestand, sondern daß es auch bei den Naturvölkern und möglicherweise schon in der Altsteinzeit *im Zusammenhang mit Schamanenkulten* eine Rolle gespielt hat. Diese bislang kaum oder überhaupt nicht beachtete Seite des Schamanenpriestertums hat H. P. Duerr herausgearbeitet. In seiner detaillierten Studie über den indianischen Schamanismus konnte er nachweisen, daß in den alten indianischen Legenden von Alaska bis Mexiko der männliche Schamane immer in Beziehung zu einer Mutter- und Fruchtbarkeitsgöttin stand, die in Höhlen oder auch in Gewässern als Herrin der Tiere verehrt und angerufen wurde. Dabei spielen diese Überlieferungen entweder auf seine imaginierte Vereinigung mit der Göttin an oder auf die sakrale Vereinigung des Schamanen mit einer »Heiligen Frau«, d. h. mit einer Schamanenpriesterin. Duerr bringt mehrere Fassungen der Erzählung vom legendären Schamanen namens »Aufrechte Hörner«, der zusammen mit seiner »Heiligen Frau« eine Höhle besucht, von der es in der späteren Version heißt, daß darin der Große Geist wohne, während frühere Fassungen von der »Mutter der Büffel« oder der »Herrin der Bisons« sprechen. In jedem Fall waren, bevor der Schamane in die Höhle eintrat, die Hörner seiner Büffelkappe schlaff, und wenn er die Höhle mit seiner Begleiterin verließ, standen diese aufrecht. Dem Paar aber folgte eine riesige Büffelherde nach. Das kann nichts anderes heißen, als daß dort im Berg eine Heilige Hochzeit vollzogen wurde, bei welcher die »Heilige Frau« als Priesterin die Göttin vertrat, deren Lebenskraft und Fruchtbarkeit auf das Paar und zugleich auf die Herde überging.[19]

Im übrigen haben bis in die jüngste Zeit auf den großen indianischen

Stammesfesten sexuelle Gruppenorgien stattgefunden, bei denen die führenden Männer des Stammes mit einer priesterlichen Frau den rituellen Beischlaf vollzogen. Erst in den zwanziger Jahren unseres Jahrhunderts wurden solche Feste von der amerikanischen Regierung endgültig verboten.[20]

Ausgehend von den Höhlenheiligtümern der Indianer, aber auch von den sogenannten »Gebärhöhlen« der Australier, welche diese als Uterus der Muttergöttin auffassen,[21] wirft Duerr die Frage auf, ob nicht bereits die eiszeitlichen Kulthöhlen der Schauplatz von Fruchtbarkeitsriten gewesen sein könnten. Tatsächlich liefern die französischen und spanischen Höhlen dafür einige Anhaltspunkte. Dort gibt es eine ganze Reihe von Felsbildern, die merkwürdige Figuren zeigen, die mit ihrer Fellverkleidung und ihren Geweihmasken an sibirische und indianische Schamanen erinnern. Im bekanntesten von ihnen, dem sogenannten »Zauberer« von Les Trois Frères, hat man denn auch sogleich den Stammvater der Schamanen und den Kronzeugen für eine angeblich uralte männliche Priesterherrschaft sehen wollen.[22] Nun ist aber auffallend, daß einige dieser Gestalten in sexueller Erregung dargestellt sind, was ihren Zusammenhang mit sakralen Fruchtbarkeitsriten nahelegt. Daß es in jungpaläolithischer Zeit auch die dazugehörigen »Heiligen Frauen« gegeben hat, können wir aus dem schon genannten »Frauentanz« von Cogul schließen.

Aus matrizentrischer Sicht ist es gegenstandslos, sich darüber streiten zu wollen, ob das weibliche oder das männliche Priestertum das frühere war. Es ist vielmehr anzunehmen, daß es *von jeher weibliche und männliche Kultträger* gab, weil die sinnliche Seite der matrizentrischen Kulte mit ihrer Hochschätzung des sexuellen Aktes als ein zentrales Sakrament des Lebens die Beteiligung beider Geschlechter am kultischen Leben unentbehrlich machte.

Nur sind dabei die Rollen der sich vereinigenden Geschlechter deutlich anders verteilt, als wir dies aus unserer patriarchalen Sicht erwarten. In matrizentrischem Verständnis gibt sich bei der Heiligen Hochzeit nicht die »Braut« dem »Bräutigam« hin, sondern umgekehrt: der *Bräutigam geht in den Schoß der Braut ein, die stellvertretend für die Göttin steht*, und ihm, wie allen Kreaturen, ihre Lebenskraft spendet. Noch die von den ersten Christen als »Tempeldirnen« mißverstandenen »Hierodulen« der Antike standen im Dienste der göttlichen Lebenskraft. Nach Herodot, der den Brauch schildert, daß sich jedes assyrische Mädchen einmal im Leben im Tempelbezirk der Aphrodite einem Fremden hingeben mußte, wirft dieser Fremde eine Münze in den Schoß des

Mädchens mit den Worten »Ich rufe Dich, Göttin Mylitta«. Dies zeigt, daß auch hier das Mädchen die Stellvertreterin der Liebesgöttin ist.[23]

Solange die Große Göttin im Zentrum des religiösen Denkens steht, ist es nur folgerichtig, daß die Priesterin als ihre Stellvertreterin eine bedeutendere Rolle spielt als ihr männlicher Partner, und daß sich dieses Verhältnis erst verschiebt bzw. umkehrt, wenn das matrizentrische Pantheon einem patriarchalen Götterhimmel weicht.

Dennoch ist festzuhalten, daß alle uns bekannten *matrizentrischen Kulturen* aus Vergangenheit und Gegenwart *den Mann nie aus den sakralen Funktionen ausschließen*, während es umgekehrt zu den auffallendsten Merkmalen der patriarchalen Kulturen gehört, daß sie überall die Frauen aus dem Priesteramt verdrängen. Dafür gibt es unzählige Beispiele nicht erst bei den Hochkulturen. Auch viele Naturvolkgruppen kennen männliche Geheimgesellschaften, zu denen Frauen keinen Zutritt haben und die allen weiblichen Mitgliedern der Gemeinschaft den Gebrauch der Kultgegenstände streng verbieten, nicht selten sogar unter Androhung der Todesstrafe. Allein schon solche Verbote sprechen dafür, daß es da etwas zu verbieten gab und daß die Männer, um selbst sakrale Macht zu übernehmen, die Frauen mit Gewalt aus ihren Priesterfunktionen vertreiben mußten. Dazu kommen Legenden unter noch lebenden Wildbeutervölkern in verschiedenen Teilen der Welt, die von einem weit zurückliegenden Kampf zwischen männlicher und weiblicher Priesterschaft berichten, wobei sich die Männer gegen die Frauen zusammengeschlossen und ihnen, wie es in einer australischen Mythe heißt, »die Heiligen Gegenstände gestohlen« haben sollen. Andere Mythen berichten davon, daß die Priesterinnen erschlagen worden seien, nachdem man ihnen ihre Weisheiten entrissen hatte.[24]

Nachahmung im Priesteramt

Charakteristischerweise scheinen sich aber die Männer dabei ihrer Sache nicht sehr sicher gewesen zu sein, denn gleichzeitig mit der Aussperrung der Frau kam es zu deren *Nachahmung im Priesteramt*. R. Briffault zählt 16 verschiedene Völker aus allen Teilen der Welt auf, bei denen die männlichen Priester weibliche Kleider tragen oder trugen, darunter Priester aus Celebes, die »Tjalabai« heißen, was wörtlich »Nachahmer der Frauen« bedeute. Die indianischen Schamanen Kaliforniens erklären sogar ausdrücklich, daß ihnen Frauenkleidung größere Kräfte verleihen würde.[25] Bei manchen indianischen und sibirischen Schamanen ging dies so weit, daß sie zu eigentlichen Transvestiten wurden und als sogenannte »weiche Männer« in homosexuellen Gemeinschaften lebten.[26] Beim Jahresfest eines westafrikanischen Stammes, von welchem die Frauen strikt ausgeschlossen waren, trat einem alten Bericht zufolge der Hauptakteur in Frauenkleidern auf, sprach mit hoher Stimme und ließ sich während der ganzen Zeremonie mit »Mutter der Ekong« ansprechen.[27]

Hinter solchen männlichen Verhaltensweisen scheint eine *doppelte Motivation* zu stehen. Einerseits der Wunsch der Männer, die *Frauen aus den sakralen Ämtern auszuschließen*, um sich nicht weiterhin von deren stärkeren magischen Kräften dominieren zu lassen, und andererseits das Bestreben, eben diese weiblichen Kräfte an sich zu ziehen. Das letztere ist allerdings deshalb nie vollkommen erreichbar, weil im Verständnis der Frühkultur die stärkeren magischen Kräfte der Frau an ihre Fortpflanzungsfähigkeit gebunden sind. So werden in den Liedern der australischen Ureinwohner von Arnhem-Land die Frauen als von Natur aus »heilig« bezeichnet, und zwar dank ihrer lebensspendenden Organe. In der schon zitierten Mythe, in welcher vom Diebstahl der sakralen Gegenstände die Rede ist, trösten sich die Frauen, nachdem sie von den Männern beraubt worden waren, gegenseitig mit den Worten: »Wir haben eigentlich nichts verloren, denn wir wissen alles. Sind wir nicht heilig trotz des Verlustes unserer Tragetaschen? Haben wir nicht immer noch unsern Mutterleib?«[28]

Selbst die Papua von Neuguinea, die eine gewaltsame Männerherrschaft aufrechterhalten, wissen noch: »Alle Männer und Frauen kommen aus der Mutter. Alles, was wichtig oder kraftgeladen ist, kommt von den Müttern.« Von der Hexerei glauben sie, daß sie den Frauen angeboren und ihre Kunst am meisten zu fürchten sei, während sie die Männer erst erlernen müßten.[29]

Daß die Fruchtbarkeit der Frau und ihre Nähe zum Mysterium des Lebens ihre ursprüngliche Vorrangstellung als Priesterin bestimmte, geht indirekt auch aus Riten hervor, in denen männliche Priester einen Geburtsvorgang nachahmten wie beim großen Ariadnefest auf dem antiken Zypern.[30]

Die Schamanenpriesterin

Es gibt aber auch viele direkte Hinweise dafür, daß bei den Naturvölkern die Stellung der Schamanenpriesterin ursprünglich sehr bedeutend war. So leiten viele männliche Schamanengruppen ihre Kunst von einer sagenhaften »Großmutter« ab, und K. E. Müller zitiert eine sibirische Legende, nach welcher die Seelen der Schamanen vor ihrer irdischen Inkarnation von einer vogelgestaltigen weiblichen Gottheit, der »Schamanenmutter«, auf den Zweigen des Weltenbaumes ausgebrütet werden.[31] Die Eskimomärchen sind voll von Geschichten über weibliche Angakoks, die sich mit ihren männlichen Kollegen messen und diesen im Einsatz zauberischer Mittel überlegen sind.[32]

Welche Rolle die afrikanischen Priesterinnen ursprünglich spielten, zeigt sich an der Bedeutung der Frauen innerhalb der heutigen Voodookulte Brasiliens, die von den afrikanischen Negersklaven dorthin mitgebracht wurden.[33]

Zudem stammen verschiedene *Hilfstechniken*, deren sich die Schamanen in aller Welt bedienen, eindeutig *aus dem weiblichen Tätigkeitsbereich*. Den Spiegel als ein solches Hilfsmittel lernten wir bereits kennen. Ein weiteres schamanistisches Instrument ist die Trommel, die bei sehr vielen Naturvölkern zu den sakralen Gegenständen gehört, und deren ekstatische Rhythmen die Schamanen in Trance versetzen. Nach übereinstimmender Meinung der Ethnologen wurden die ältesten Trommeln von Frauen aus Tontöpfen hergestellt, die sie mit Tierfellen überspannten.[34] Ja, die Trommel symbolisiert eigentlich den Mutterleib, wofür ein noch bestehender Brauch bei den Ponape auf den Karolinischen Inseln ein anschauliches Beispiel liefert. Dort treten Mädchen als Trommlerinnen auf, indem sie sich ein Brett am Bauch befestigen und mit Holzschlegeln dagegentrommeln.[35]

Aber auch die Einnahme von *stimulierenden Drogen*, unter deren psychedelischer Wirkung die Schamanen ihre Geistheilungen und Geisterbeschwörungen vornehmen, weisen in dieselbe Richtung. Fraglos hatten die Frauen als Pflanzensammlerinnen von jeher einen Vorsprung in der Kenntnis von genießbaren und giftigen Pflanzen und kannten auch die heilende Kraft und die stimulierende oder narkotisierende Wirkung einzelner Drogen. In unseren Märchen besitzen Feen und Hexen die Geheimnisse des Lebenskrautes und des Liebesapfels, der Rausch- und Verwandlungstränke wie auch der tödlichen Gifte. So wurden noch die Hexen des Mittelalters, die ja kräuterkundige Frauen waren, der Giftmischerei bezichtigt. Von daher ist es naheliegend, daß die *Medizin»männer«* in früheren Zeiten auch, wenn nicht sogar vorwiegend, weiblichen Geschlechts waren. Dies um so mehr, als die Frauen über die uralte Kenntnis der Geburtshilfe verfügten und damit über die Anfänge der Chirurgie. Deshalb sind alle Göttinnen der Frühzeit Helferinnen der Geburt und oft die Begründerinnen der Medizin, wie dies für die kretische Göttin und die ägyptische Isis überliefert ist. Noch Asklepios als der Urahne der griechischen Ärzte bezieht sich auf die Göttin Hygieia.[36]

Auch wenn der Medizinmann für das Wetter, in den Trockengebieten für den Regen, zuständig ist, so bleibt in manchen Naturvolkmythen und in unserem Sagengut auch diese Funktion mit weiblichen Personen verknüpft. Den afrikanischen und indianischen Regengöttinnen[37] entspricht unsere Frau Holle und die Wetterhexe auf unseren Kirchtürmen. Der Besen, auf dem die letztere reitet, bildet das Pendant zum Schamanenstab, den dieser als »Steckenpferd« für seine Reise ins Geisterreich benutzt.

Im übrigen gab es noch im letzten Jahrhundert Schamaninnen bei den Indianern, den sibirischen Völkern und den Eskimos. Für die matrilineal lebenden Puebloindianer Neumexikos, die Minangkabau auf Sumatra und für die Stämme auf Celebes und Flores werden noch in den 50er und 70er Jahren unseres Jahrhunderts einzelne weibliche Schamanen erwähnt.[38]

Dagegen haben die großen *Hochreligionen* in aller Welt die *Frauen ausnahmslos von den priesterlichen Funktionen ausgeschlossen*, und innerhalb des Christentums gibt es erst seit neuester Zeit vorsichtige Versuche, an dieser Tradition zu rütteln.

4. Das Opfer

Das religiöse Menschen- und Tieropfer existiert seit urdenklichen Zeiten und spielt in allen matrizentrischen Frühkulturen eine zentrale Rolle.

Beweise für rituelle Tötungen von Tieren und Menschen gibt es *schon für die Altsteinzeit.* Wir kennen sie von allen frühen Hochkulturen des Vorderen Orients und noch im vorklassischen Griechenland gehörten sie zur religiösen Praxis.[1] Phönizier, Punier, Etrusker, Kelten und Germanen übten die sakralen Blutopfer ebenso aus wie die Träger der mexikanischen Hochkulturen und der indianischen Stammeskulturen beider Amerika. Bei einzelnen Naturvolkgruppen fanden Menschenopfer noch bis ins 19. Jahrhundert statt, wie dies englische Augenzeugenberichte aus Bengalen von den matrilineal lebenden Khond schildern.[2] Bei den ebenfalls matrilineal organisierten Minangkabau auf Sumatra gab es bis in die jüngste Zeit einen »hilang malam« genannten Brauch, was »verloren in der Nacht« bedeutet. Dabei verschwanden Männer spurlos, ohne daß die Weißen jemals etwas über den Hintergrund des Geschehens in Erfahrung bringen konnten.[3]

Zweifellos sind die *psychologischen Wurzeln* für solche Opferhandlungen ursprünglich im Ausgeliefertsein des frühen Menschen an die Mächte der Natur zu sehen, in seiner Hilflosigkeit gegenüber Krankheit, Tod und Naturkatastrophen. Von historisch belegten Opferstätten wie Karthago oder Kalkutta wissen wir, daß die Zahl der sakralen Opfer beim Ausbruch von Erdbeben oder anderer Katastrophen stieg. Die jüngsten Grabungen in Kreta brachten eine Menschenopferung im Zusammenhang mit dem Ausbruch eines Erdbebens ans Licht.[4] Angesichts solcher Naturkatastrophen, welche Menschen jeden Alters unbarmherzig verschlangen, angesichts der mörderischen Raubtiere und der tödlichen Gifte von Schlangen, Insekten und einzelnen Pflanzen, mußte die *Furcht vor den dämonischen Kräften der Großen Mutter Natur* ebenso entstehen wie die *Verehrung ihrer lebensspendenden Kraft.*

Allen frühen Opferpraktiken liegt diese eine, zugleich furchtbare und großartige Vorstellung zugrunde: der Herrin über Leben und Tod aus eigenem, menschlichen Entschluß Tribut zu zollen, ihr freiwillig einen Teil des eigenen geliebten Lebens in den Todesschlund zu werfen, um künftig von ihr verschont zu werden. Menschen- oder Tieropfer sind immer *stellvertretende Opfer*: es wird das Erstgeborene geopfert, damit die folgenden Kinder vom Tode verschont sein mögen, es opfert sich der Jüngling oder die junge Frau, um für die Stammesgemeinschaft Segen zu bewirken, und noch bei der Gründung der griechischen Polis wird eine Jungfrau in den Grundmauern lebendig begraben, um der Stadt das Wohlwollen der Göttin zu sichern.[5]

Daß die Adressaten solcher Opfer vorwiegend weibliche Gottheiten waren, geht aus der Kulturgeschichte eindeutig hervor und bestätigt einmal mehr, daß überall auf der Welt die Große Göttin als Herrin über Leben und Tod galt. In Indien war es vor allem die Todesgöttin Kali, die Menschen- und Tieropfer in erschreckenden Ausmaßen empfing, in Mexiko die Erdmutter Pachamama, der die Inkas Kinderopfer darbrachten. Aus dem Vorderen Orient ist besonders die Göttin Anat aus Ugarit für ihre Blutopfer bekannt, und noch im vorklassischen Griechenland hat man der großen Artemis Menschen geopfert. Später wurden anläßlich der griechischen Thesmophorien, dem Herbstfest der Demeter, der Göttin Jungschweine dargebracht, die man lebend in Felsspalten warf, und zu Ehren der Artemis wurden lebende Tiere auf Berghöhen verbrannt.[6]

Opfer beiderlei Geschlechts

Die Tatsache, daß an den Opferhandlungen Männer und Frauen sowohl passiv als auch aktiv beteiligt waren, wird durch die Überlieferung der spätagrarischen Kulturen verdeckt, bei denen das männliche Opfer in Gestalt des Jahreskönigs in den Mittelpunkt der kultischen Opfer rückt. Schon die Funde aus der Altsteinzeit belegen aber, daß *in frühester Zeit die Geopferten männlichen und weiblichen Geschlechts* waren. Die Azteken vollzogen die jährliche Opferung des »Maismädchens« an die Maisgöttin, die Kelten opferten die Erstlinge von Mensch und Tier ungeachtet ihres Geschlechts, und auch bei den erwähnten Beobachtungen aus Bengalen starben noch im letzten Jahrhundert ein Mädchen und ein Jüngling den Opfertod. Auch die Tieropfer sind da keine Ausnahme, wie schon das keltische Beispiel zeigt. Der Artemistempel in Ephesos barg die Überreste weiblicher Tieropfer, nämlich die der Wildziege, welche der Göttin heilig war.[7]

Tier- und Menschenopfer

Immer wieder wurde argumentiert, das Tieropfer habe ersatzweise das Menschenopfer abgelöst. Wenn dies auch für viele patriarchale Kulturen zutrifft, so ist dieser Zusammenhang nicht ohne weiteres auf die matrizentrischen Kulturen übertragbar. Menschen- und Tieropfer reichen gleich weit in die Vorgeschichte zurück. Im ursprünglichen Verständnis besaßen Mensch und Tier eine ähnliche Wertqualität, wofür auch die kultische Bestattung von Tieren spricht, wie sie in der Altsteinzeit dem Höhlenbären zuteil wurde[8] und wie sie im Alten Ägypten noch gang und gäbe war. Im totemistischen Weltbild erscheint das *Tier als Bruder des Menschen* und deshalb stehen auch Menschenopfer und Tieropfer Seite an Seite. Noch im Stierkampf ist etwas von dieser ursprünglichen Äquivalenz erhalten: im Grunde tritt hier Opfer gegen Opfer an, wenn auch das Tier mit viel geringerer Überlebenschance. Aus der Antike kennen wir aber auch die umgekehrte Chancenverteilung zuungunsten der Menschen. Den etruskischen Totenopfern ging ein ungleicher Zweikampf voraus, bei welchem sich ein fast nackter Mann, mit einer Keule bewaffnet, gegen einen wilden Hund zu verteidigen hatte. Da aber der Kopf des Kämpfenden in einen Sack gehüllt war und der Hund an einer langen Leine geführt wurde, verfing sich der blind um sich Schlagende unweigerlich in der Leine des Tieres und fiel der Bestie zum Opfer. Diese Form des etruskischen Menschenopfers ist das direkte Vorbild für die römischen Zirkusspiele, bei denen wilde Tiere auf Menschen gehetzt wurden.[9]

Opferpriesterinnen und Opferpriester

Was die aktive Rolle bei der Opferung betrifft, so neigen wir dazu, uns den Opferpriester als männliches Wesen vorzustellen, wie wir es aus verschiedenen Hochkulturen kennen und wie dies auch für Çatal Hüyük naheliegt. Besonders im kretisch-griechischen Kulturraum fungierten aber auch Frauen als Opferpriesterinnen, was auf einem der Fresken am kretischen Sarkophag von Hagia Triada zu sehen ist. Hier werden Priesterinnen im Zusammenhang mit der sakralen Tierschlachtung gezeigt.[10] Von den Mänaden, den griechischen Dionysos-Priesterinnen, wissen wir, daß sie in ihrer tranceartigen Raserei die Opfertiere mit bloßen Händen zerrissen, während bei den offiziellen Staatskulten männliche Priester die Tiere töteten. Immerhin finden sich auf griechischen Vasen immer wieder Opferszenen, bei denen das Opfermesser, in einem Korb halb versteckt, von Priesterinnen zum Altar gebracht wird.[11]

Römische Schriftsteller berichten aus den gallisch-keltischen Kriegen von keltischen Opferpriesterinnen – hier sind es alte Frauen –, die den römischen Gefangenen die Kehle durchschnitten und ihr Blut in einem sakralen Opferkessel auffingen.[12]

Am letzten Beispiel wird deutlich, daß es bei den sakralen Tötungen nicht zuletzt um das *Blut als geheiligte Lebenssubstanz* ging, mit welchem die Türen der Häuser bestrichen und in den Agrarkulturen der Boden begossen wurde, um die *Fruchtbarkeit von Mensch und Natur* zu garantieren. In den Umkreis solcher Praktiken gehört auch die Zerstückelung der toten Körper, um den Blutsegen so weit wie möglich zu verteilen, wie dies noch im 19. Jahrhundert mit den Menschenopfern der Khond in Bengalen geschah.

Kultische Kastration

Das magische Bewirken von Fruchtbarkeit scheint auch hinter der *kultischen Kastration* zu stehen, die in den matrizentrischen Kulturen weit verbreitet war. Dabei opfert der Mann seinen Samen der Großen Göttin oder es werden ihr die Fruchtbarkeitsorgane der Tiere dargebracht. Namhafte Forscher sind heute der Meinung, daß die Deutung der berühmten Artemisstatue in Ephesos als »vielbrüstige Artemis« eine Fehlinterpretation ist. Vielmehr sei anzunehmen, daß im Heiligtum zu Ephesos den Opfertieren die Hoden abgetrennt und der großen Artemisstatue angeheftet wurden, so daß ihr ganzer Oberkörper mit Stierhoden bedeckt war.[13]

Von den Priestern der babylonischen Ischtar und der phrygischen

Kybele ist bekannt, daß sie *Kastraten* waren, von den ägyptischen Priestern wird dies zum Teil angenommen, und noch bei Geheimriten aus hellenistischer Zeit kam es zu freiwilligen Entmannungen unter den Anhängern der archaischen Göttin.[14]

Das sogenannte »*Haaropfer*«, das für Kreta und Ägypten bezeugt und in abgeschwächter Form bei Priestern verschiedener Religionen heute noch üblich ist – wie die Tonsur bei den katholischen Mönchen –, wurde schon früh als Opfer der Manneskraft aufgefaßt (Simson im Alten Testament!) und ist wohl an die Stelle der eigentlichen Kastration getreten.[15] Wahrscheinlich stellten ursprünglich Kastration und Tötung des männlichen Opfers einen zusammenhängenden Handlungsablauf dar, durch den beide Lebenssubstanzen, das Blut und das Sperma, dem Ackerboden als fruchtbringendes Lebenselexier zugeführt wurden.

Ob die sakrale Kastration von Knaben und jungen männlichen Tieren eine Ablösung der Menschen- und Tieropfer darstellt oder neben diesen praktiziert wurde, ist schwer zu sagen. Es ist aber m. E. naheliegend anzunehmen, daß die Aufzucht kastrierter Individuen eine Entdeckung mit sich brachte, die ursprünglich gar nicht intendiert war: die Wesensveränderung der männlichen Tiere und der jungen Männer im Sinne einer augenfälligen Aggressionsdämpfung. Das würde bedeuten, daß die *kultische Kastration* der Stiere und Hengste der *Ursprung für ihre Zähmung* war, die es dann erlaubte, sie als Zugtiere in das Joch des Ackerpflugs zu spannen, eine Erfahrung, die zur systematischen Gewinnung von Tiersklaven führte.

Beschämenderweise wurde diese Art der Ausbeutung in den fortgeschrittenen Hochkulturen auch für die *Gewinnung von Menschensklaven* übernommen. Lange nachdem die patriarchale Kultur den matrizentrischen Götterhimmel gestürzt und die blutigen Rituale der matrizentrischen Kulte verdammt hatte, gab es in Griechenland auf bestimmten Inseln eine ganze »Industrie«, die aus jungen Männern kastrierte Sklaven fertigte, um sie für die niederen Arbeiten gefügig zu machen.[16] Noch im neuzeitlichen Italien übte man die zweckgebundene Kastration, damit den päpstlichen Sängerknaben die hohen Stimmen erhalten blieben, oder manipulierte damit die Karriere eines Sängers als »Heldentenor«.

Freiwillige Opfer

Demgegenüber erscheinen die ursprünglichen Opferkulte in einem sehr viel menschlicheren Licht, und dies um so mehr, als sich die Menschenopfer der »primitiven« Kulturen vor deren Verwicklung in patriarchale

Eroberungskriege nicht aus Kriegsgefangenen, sondern aus *Freiwilligen* rekrutierten. Dabei war die Erkürung des Opfers ursprünglich immer eine Ehrensache und die Opferung selbst ein freiwilliger Heldenakt, wie dies vor allem für Mexiko und alle indianischen Kulturen wie auch für Indien bezeugt ist. In den frühen Hochkulturen des Orients waren es die Söhne und Töchter des Hochadels, die als Sühneopfer antraten, um durch ihr stellvertretendes Leiden fatale Übel wie Mißernten, Erdbebenkatastrophen und andere Heimsuchungen von ihrem Volk abzuwenden. Auf Mexiko bezogen schreibt Ignacio Bernal folgendes: »... doch war für sie das Menschenopfer nichts Grausames; es war eine notwendige Pflicht zur Erhaltung der Kontinuität des Lebens. Auch die Opfer erkannten diese Notwendigkeit an, innerhalb der Gesellschaft wurden sie nicht als Verbrecher, sondern als ehrenvolle Boten zu den Göttern betrachtet. Vielfach scheinen sie sich in das ihnen von Kindheit an vertraute Schicksal gefügt zu haben, daß ihre Bestimmung ihnen nicht nur ein glücklicheres Leben nach dem Tode gewährleistete, sondern ihnen auch den Vorzug vor anderen gäbe.«[17]

Dasselbe berichtet Frazer von den schon erwähnten Jünglingen und Mädchen in Bengalen, die von Kind auf zu Menschenopfern auserwählt und vom ganzen Dorf mit größter Hochachtung und Liebe bedacht wurden. Einen ihrer Höhepunkte erreicht diese Auffassung im sakralen Königtum, wenn der sich opfernde König durch seinen Tod Unsterblichkeit gewinnt und damit zur Göttlichkeit erhoben wird. Im Umkreis solchen Glaubens folgten auch die nächsten Gefolgsleute dem sterbenden König in den Tod nach, um an seiner Unsterblichkeit teilzuhaben, und dies freiwillig, wie sich an den Skelettfunden aus den frühesten sumerischen Königsgräbern eindeutig belegen läßt. Für das alte Ägypten gibt es ein ähnliches Beispiel im Grab einer Königin, die ihren Unsterblichkeitsanspruch wahrscheinlich ihrem Amt als Hohepriesterin verdankte.[18]

Bei solchen Entdeckungen hat das patriarchale Vorurteil zunächst immer auf Niedermetzelung der Dienerschaft geschlossen, wozu erst das zur Tyrannei entartete Königtum mit seiner Sklavenhaltung fähig war. Auch die berüchtigte Witwenverbrennung in Indien, das »sati«, war ursprünglich religiös motiviert und erhielt erst durch die patriarchale Interpretation seine Frauenfeindlichkeit und Unmenschlichkeit.[19]

Eine besondere Art, die Opfer zu erküren, stellen die sogenannten *»Blumenkriege« der Azteken* dar, bei denen befreundete Clans darin wetteiferten, Gefangene für ihre Menschenopfer zu machen.[20] Daß es sich dabei nicht um echte Kriege handelte, zeigt schon ihre Grundregel, nach der keine der beiden Parteien einen materiellen Vorteil oder gar Landgewinn aus dem Kampfverlauf ziehen durfte.

Etwas ganz Ähnliches spielte sich bis vor kurzer Zeit bei den rituellen *Kopfjagden der Papua* auf Neuguinea ab. Auch diese Fehden waren keine Kriege in unserem heutigen Sinn, sondern eine Art sakraler Turniere mit tödlichem Ausgang, die zwischen verschwägerten Clans ausgetragen wurden. Jeder Teilnehmer setzte sein Leben ein und riskierte, unter den Opfern zu sein. War er aber unter den Siegern, so hatte er mit dem Kopf des Getöteten wertvolle Lebenssubstanz in Form des Gehirns gewonnen und so zur Erhaltung des Stammes beigetragen.

Das Gehirn als Sitz des Geistes bildet neben Blut und Sperma bei den frühen Kulturen die dritte magische Lebenssubstanz, welche bei den Kopfjägern durch kannibalistische Einverleibung die eigene Lebenskraft erhöht.

Auch der *rituelle Kannibalismus* im Sinne der oralen Kommunion mit dem Fleisch des Geopferten spielt bei den frühen Menschenopfern eine Rolle, wie dies sowohl für die Vorgeschichte wie für das Alte Mexiko bezeugt ist.[21]

Noch in der christlichen Religion klingt in der Heiligen Kommunion in vergeistigter Form die uralte Teilhabe an Leib und Blut des Geopferten an. Im übrigen ist die Ausübung sakral-kannibalistischer Akte nicht, wie Evelyn Reed glaubt, an das männliche Geschlecht gebunden. Auch die Priesterinnen matrizentrischer Kulte tranken das Blut der Geopferten.[22]

Zum heroischen Charakter des Menschenopfers gehört auch das *Martyrium und die damit verbundenen Marterpraktiken*, die uns heute nur noch als gräßliche Verirrungen erscheinen, die aber im ursprünglichen Kontext nichts mit sadistischen Exzessen zu tun hatten wie später die Folterungen unter patriarchalen Vorzeichen. Der mexikanische Opferaltar und der indianische Marterpfahl, an welchen freiwillige Menschenopfer – allerdings unter Einwirkung schmerzdämpfender Drogen – die entsetzlichsten Qualen erlitten, müssen als heroische Anstrengungen gesehen werden, die Leidensleistung des Opfers zu meliorisieren. Auch heute noch werden bei den Proto-Indochinesen in Vietnam den Opferstieren vor der Schlachtung zu Ehren der Erdgöttin die Sprunggelenke durchschnitten, was dem stehenden Tier schreckliche Schmerzen verursacht. Dahinter steht der Glaube, daß das Opfer um so wirksamer sei, je mehr die Tiere leiden.[23]

Am Phänomen des religiösen Menschenopfers interessiert in unserem Zusammenhang neben dem allgemeinen psychologischen Hintergrund der *geschlechtsspezifische Unterschied in der Psychologie des Opfers.* Ungeachtet der Tatsache, daß in den matrizentrischen Frühkulturen beide Geschlechter den Opferweg gehen, nimmt der Mann als sich opfernder doch eine andere Stellung ein als die Frau.

Gehen wir zunächst vom Mythos aus, so klingt im *Demeter-Kore-Mythos* die Opferung der Tochtergöttin an die Unterwelt an, und Kore erscheint als eine Vegetationsgöttin, die im Herbst dem Tod anheimfällt, um als Frühlingsgöttin verjüngt wieder aus der Erde emporzusteigen. Spätestens seit der vollentwickelten Ackerbaukultur tritt neben oder an die Stelle dieses Bildes der sterbende und wiederauferstehende männliche Vegetationsgott, der als Sohn und als jugendlicher Geliebter der Großen Göttin zum Symbol der männlich-zeugenden Fruchtbarkeit wird. In ihrem jahreszeitlichen Ablauf sind sich beide Mythologeme sehr ähnlich. Auch der Korngott erblüht im Sommer zur vollen Reife und stirbt mit der geschnittenen Ernte wie das Kornmädchen. Aber bei der Demeter-Kore-Konstellation ist es die Göttin selbst, die sich in verjüngter Gestalt opfert und das Verschwinden des Lebens auf der Erde am Ende der Vegetationsperiode beklagt, um sich nach dem Gang in die Unterwelt in neuer Epiphanie dem Kosmos zu zeigen. Es ist also gewissermaßen ein innergöttliches Drama, was sich da abspielt, ein Werden und Vergehen nach dem durch die Göttin repräsentierten Gesetz von Leben und Tod. Dies gilt jedenfalls, solange wir vom Motiv des Raubes der Kore durch Hades absehen, einem Mythologem, das wahrscheinlich eine spätere Einfügung ist.[24]

Sobald aber der männliche Gott als Sohngeliebter auftritt, entsteht eine *Dualität der Prinzipien* von weiblich und männlich, wenn auch mit deutlichem Übergewicht des Weiblichen. Der männlich-göttliche Partner verdankt nicht nur der Muttergöttin seine Existenz und ist ihr Geschöpf, er gibt sich als ihr Geliebter auch an das Große Weibliche hin. In der Liebesumarmung läßt er seine Männlichkeit in den Schoß der Göttin hineinsterben, indem er diesen befruchtet, und nach dem »Hieros gamos« stirbt er einen gewaltsamen Tod. Dabei wird er häufig durch ein wildes Tier zerrissen oder von einem dunklen Bruder getötet, jedenfalls von einer Macht, die im Umkreis der Großen Göttin steht. In einer altindischen Mythe ist es die Göttin selbst, die den Geliebten tötet.[25]

Liebe und Tod, Liebesumarmung und Selbstopferung gehören hier eng zusammen, und im Liebesakt selbst klingt das männliche Kastrationsopfer an. In der Mythe von Isis und Osiris sucht die Göttin Isis den getöteten Körper des Sohngeliebten und findet ihn als zerstückelten Leib mit abgetrenntem Glied, worauf sie sich mit dem Samen des toten Osiris schwängert, um Horus, den neuen Osiris, zu gebären.[26] Hier wird das sakrale Mysterium des Männlichen geradezu durch das Selbstopfer definiert und erhält damit einen masochistischen Zug, der sich nicht nur für die frühen Hochkulturen, sondern auch für manche primitive Stammeskulturen nachweisen läßt. Auch in dieser Hinsicht hat das patriarchale Denkmodell die ursprünglichen mythischen Bilder ins Gegenteil verkehrt: immer wieder wurde in der abendländischen Kunst das Motiv »*Der Tod und das Mädchen*« literarisch und bildlich gestaltet und als Selbstaufgabe des Weiblichen bzw. als Opferung der Jungfräulichkeit interpretiert. Dem geht aber das sehr viel ältere Motiv voraus, das »Der Mann und die Tödin« genannt werden könnte. Auch heute noch ist nicht überall auf der Welt der männliche Schnitter die Symbolgestalt des Todes. In einer alten Kultur wie Kambodscha, die viel von ihren matrizentrischen Zügen bewahrt hat, wird der Tod als Frau gedacht,[27] so wie es in der altgriechischen und altgermanischen Mythologie eine der Moiren bzw. der Schicksalsnornen ist, die den Lebensfaden der Menschen abschneidet.

Die Nähe des Mannes zum Tod

Auf der menschlichen Ebene ist der *Opfergang des Mannes* durch eine Besonderheit geprägt, die der Selbstopferung der Frau im allgemeinen fehlt: Die männliche Selbstopferung scheint nicht nur ein Not-wendender Tribut an das Leben zu sein, sondern darüber hinaus ein *Medium zur Selbstfindung* und ein wesentlicher Teil der eigenen Identität. Auch in der Praxis des Menschenopfers spiegelt sich die Grundsituation des frühen Menschen, in der die Frau ihre Identität als Lebensspenderin von jeher schon hat, während der Mann sie erst suchen muß. Daß die besondere Beziehung des Mannes zum Martyrium und zum Tod eine der möglichen Kompensationsleistungen gegenüber der größeren Lebensnähe der Frau darstellt, geht aus verschiedenen religiösen Vorstellungen und rituellen Bräuchen hervor. So waren im alten Mexiko diejenigen Männer, die den Opfertod am Altar der Göttin zum Heile ihres Volkes starben, in der Verheißung ihrer Unsterblichkeit nur noch mit einer Gruppe gleichgestellt: mit den Müttern, die im Kindbett starben.[28] An dieser Parallele wird deutlich, daß der Mann in der todesverachtenden Selbstopferung die *Ebenbürtigkeit mit der Frau als Mutter* herstellen konnte. Wenn auch hier für beide Gruppen die Qualifikation des Martyriums in Anspruch genommen wird, so nimmt doch die Frau im Kindbett den Geburtsschmerz oder, äußerstenfalls, den Tod nur in Kauf (wobei auch die Naturvolkfrau keineswegs ohne Schmerzen gebiert, es aber ihrer Würde nicht entspricht, diese zu zeigen), während der Mann aktiv den Opfertod sucht.

Brigitte Hauser-Schäublin hat erstmals die Kopfjägermythen auf Neuguinea aus dieser Perspektive betrachtet. In einer dieser Mythen wird der Kopf des getöteten Jägers mit der Kokosnuß verglichen, aus der die neue Kokospflanze hervorbricht. Das heißt nichts anderes, als daß der Mann durch sein Opferritual zur Fruchtbarkeit der Natur beiträgt. Daß dies in mehrfacher Hinsicht kompensatorisch zur Lebensleistung der Frau gedacht ist, geht aus einer anderen Mythenversion hervor, bei der die Kokosnuß einen Frauenkopf symbolisiert und die davon erzählt, daß einst die Frauen als erste die Pflanzen auf ihre Verträglichkeit kosteten und dabei ihr Leben riskierten.[29] Wieder steht hier der selbstverständlichen Risikobereitschaft der Frau im Dienste des Lebens die sehr bewußte und provozierende Opferhaltung des Mannes gegenüber. *Durch sein Tötenkönnen wie sein Sterbenkönnen kompensiert der Mann die weibliche Gabe der Lebensspendung.* Seine größere Nähe zum Tod bildet das Pendant zur größeren Lebensnähe der Frau.

Die *masochistische Komponente* dieser Nekrophilie kommt vielleicht am krassesten bei den Asmat in Neuguinea zum Ausdruck, die ebenfalls Kopfjäger sind. Als Totemtier haben sie sich eine Insektenart erwählt, die unter dem Namen »Gottesanbeterin« bekannt ist. Bei dieser Art tötet das weibliche Tier das männliche nach dem Begattungsakt, indem es dem Männchen den Kopf abbeißt. Selbst wenn diese zoologische Beobachtung eine Fehleinschätzung ist, wie man vor kurzem entdeckt zu haben meinte, so ist die mythische Verbindung der rituellen Kopfjagd mit der »männermordenden« Insektenart psychologisch jedenfalls bedeutsam.[30] Sie findet ihre Parallele in der sakralen Rolle der Biene in vielen matrizentrischen Kulturen, wenn die Große Göttin den Namen »Mylitta« (=Biene) trägt und damit nicht nur an die lebensspendende Kraft der Bienenkönigin erinnert wird, sondern möglicherweise auch an den »Opfer«-Tod der Drohnen nach dem Hochzeitsflug.

An den sakralen Opferkriegen ist aber noch eine andere, psychologisch bedeutende Komponente ablesbar: daß nämlich *beim männlichen Opfertod das Töten und das Getötetwerden in gewisser Weise auswechselbar ist.* In diesen »Kriegen« gehörten ja Freunde und Feinde im Grunde zum gleichen Lager, denn beide waren Todgeweihte für den Altar der Götter und das Leben ihres Volkes. Noch bei den römischen Gladiatorenkämpfen standen sich zwei Opfer mit der reziproken Möglichkeit gegenüber, entweder Vollstrecker des Opfers oder selber Opfer zu sein. Und wenn sie vor ihrem mörderischen Kampf dem Cäsar zuriefen: »Die Todgeweihten grüßen Dich«, so klingt darin noch nach, daß die zur Volksbelustigung herabgesunkenen Spiele auf einer ursprünglich sakralen Praxis beruhten.

Der Beitrag zum Leben durch Selbstopferung scheint jedenfalls tief in der männlichen Psychologie verwurzelt zu sein, und wir werden dieses Phänomen nicht nur für das sakrale Königtum der frühen Hochkulturen im Auge behalten müssen, sondern auch für alle späteren Kulturen, in denen *der patriarchale Mann* einen *Teil seiner Selbstidentität aus der Rolle des Helden und des sterbenden Kriegers* bezieht.

5. Der Primat weiblicher Gottheiten: ein Korrelat zur Ackerbaukultur?

Um den Kult der Großen Muttergottheiten in seiner Universalität zu erfassen, muß ein verbreiteter Irrtum korrigiert werden, der in der Diskussion um matrizentrische Kulturen immer wieder auftaucht. In den meisten kulturgeschichtlichen Abhandlungen wird behauptet, daß sich die Verehrung der Muttergottheit erst in den Agrarkulturen herausgebildet habe und daß sie der Ausdruck der Erd- und Schollengebundenheit der seßhaften Bauern sei.

Zutreffend an dieser Behauptung ist nur, daß die *Anfänge der Pflanzenkultivierung* überall als *weibliche Innovation* gelten,[1] weil die sammelnden Frauen es waren, die – wahrscheinlich an der Auskeimung der Vorräte – den Regenerationsvorgang der Pflanzen beobachteten. Aus der Sammlerin wurde die Gärtnerin, die den Samen und die Knolle bewußt setzt und später die Bäuerin, die mit der Hacke oder dem primitiven Holzpflug die Felder bestellt, wie dies heute noch die Frauen vieler Naturvolkgruppen tun.

Dementsprechend erscheinen die *Göttinnen der frühen Hochkulturen*, deren Basis der Ackerbau war, als *»Herrinnen der Pflanzen«*.[2] So wird die ägyptische Isis als Lehrmeisterin des Ackerbaus gepriesen,[3] die griechische Demeter mit der Ähre in der Hand dargestellt, und die Indianer Nordamerikas riefen drei göttliche Schwestern an, die den drei Hauptkulturpflanzen, dem Mais, der Bohne und dem Kürbis entsprachen.[4]

Aber diese Kulte stellen eben *nur eine Facette der Großen Göttin* dar: Sie verkörpert sehr viel mehr als die »Mutter Erde«, die sie zweifellos auch ist. Schon an unserem Ausgangspunkt Çatal Hüyük können wir feststellen, daß die Göttin in allen Grabungsschichten gleich dominierend ist, von den Anfängen der Ackerbaukultur, die noch stark von der Jägerkultur überlagert war, bis zur voll entwickelten Agrarwirtschaft im Laufe von 800 Jahren.

Die alt- und mittelsteinzeitlichen Kulturen vor der sogenannten neolithischen Revolution, d. h. vor der Errungenschaft des Ackerbaus, basierten Zehntausende von Jahren ausschließlich auf der Sammelwirtschaft und dem Jägertum, und trotzdem brachten die archäologischen Funde aus diesen schier unermeßlichen Zeiten in allen Teilen der Welt nur die Bildnisse weiblicher Gottheiten zutage.

Die *Eskimos*, die schon aus klimatischen Gründen niemals irgendeine Form von Ackerbau betrieben und heute noch weitgehend so leben wie die eiszeitlichen Fischer und Jäger, verehrten immer Große Göttinnen unter den verschiedensten Namen: Sedna, was H. P. Duerr mit »Jene, die vorher ist« übersetzt, »Meerfrau« (Imapnukiaka), »Alte Frau« (Arnakapsaluk) oder »Die immer Brünftige« (Nuliajuk).[5] Vom Glauben der Eskimos an die Meerfrau berichtete Knud Rasmussen: wie sie in deren Vorstellung auf dem Meeresboden haust und die Seetiere in ihren Haaren gefangen hält, wenn sie den Menschen zürnt.[6]

Von einer ähnlich mächtigen und launischen Göttin (Apelamananisa) wissen die *Vezos auf Madagaskar*, die auch für dieses Fischervolk die Herrin des Meeres ist.[7] Ähnliches gilt für die ältesten Jägervölker Australiens und Afrikas. Auch die Reste der *Buschleute* am Okavango rufen *eine Schöpferin und Herrin der Tiere* (Kxyani) an, wenn das Jagdwild ausbleibt.[8]

Eines der eindrucksvollsten Beispiele dafür, daß der Kult der Großen Mutter nicht an die Ackerbaukultur gebunden ist, sind die *Zigeuner* als ein Volk, das auf seinen endlosen Wanderungen nie seßhaft wurde und in Osteuropa zum Teil heute noch ein Leben wie die Wildbeuter führt. Sie verehren eine *schwarze Göttin*, die während der Christianisierung zur »Heiligen Sarah« wurde, die aber ihre uralte Herkunft verrät, wenn sie beim jährlichen Hauptfest der Zigeuner in Les-Saintes-Maries-de-la-Mer in feierlicher Prozession ans Meer getragen und dort mit den Wellen des

Meeres genetzt wird. Dabei fungiert die Tochter des Anführers als Priesterin – trotz der längst patriarchalen Sippenordnung der Zigeuner – und alle anwesenden Zigeunerinnen üben während des Festes ihre Wahrsagekunst, wenn diese auch zum merkantilen Zweck herabgewürdigt ist und die ursprüngliche Würde der Seherin nur noch ahnen läßt.[9]

Aber auch die Göttinnen derjenigen Kulturen, die auf eine lange Ackerbautradition zurückblicken, werden keineswegs nur als Erd- und Fruchtbarkeitsgöttinnen verstanden. Wie universell die Göttinnen der großen Ackerbaukulturen der Antike waren, wird sich bei den matrizentrischen Hochkulturen noch in aller Deutlichkeit zeigen.

Jedenfalls läßt sich die matrizentrische Religion *weder aus irgendeiner Wirtschaftsform herleiten noch auf sie beschränken*. Sie ist viel, viel älter als die neolithische Revolution und entspricht nicht einer bestimmten Produktionsstufe, sondern der Lebenserfahrung der frühen Menschen.

Auf diesem Hintergrund wird verständlich, warum die *Missionarsberichte* aus allen Teilen der Welt, von Südamerika ebenso wie aus Afrika und Ostasien immer wieder voller Erstaunen den gleichen Tatbestand wiederholen: daß die Missionare, wohin sie auch kamen, die *»Mutter Gottes« jeweils schon vorfanden* und keine Mühe hatten, diese in die christliche Madonna umzubenennen.[10]

Dagegen hatten sie oft große Schwierigkeiten, den männlichen dreifaltigen Gott mit der Vorstellungswelt der Primitiven in Verbindung zu bringen. Es gibt aber Beispiele dafür, daß kurzerhand eine *ursprüngliche Schöpfergöttin zum christlichen Schöpfergott* umgewandelt wurde, wie dies bei den Ayizo in Westafrika geschah. Der Schöpfergott »Mawu« trägt dort den ursprünglich weiblichen Namen einer Göttin.[11]

Im allgemeinen sind die *Schöpfungsmythen am radikalsten von patrizentrischen Vorstellungen überformt* worden, so daß heute nur noch einzelne Mythologeme an ursprünglich weibliche Schöpfungsmythologien erinnern.

Die Toba Batak in Südostasien tradieren einen Welterschaffungsmythos, bei dem eine Göttin als mythische Weberin die obere und die untere Welt zusammenwirkt und so die Welt der Menschen hervorbringt.[12] Das mythische Symbol der Großen Spinnerin wiederholt sich in der Schöpfungsmythe der Hopi-Indianer. Sie beginnt damit, daß der Sonnengeist Tawa die Welt erschafft, und zwar zuerst die Insekten. Aber er ist unzufrieden mit seinem Werk, weil diese Wesen den Sinn des Lebens nicht verstehen. Daher beauftragt er die »Großmutter Spinne«, daß sie die Insekten in eine andere Welt führen soll. Auf einem langen, mühsamen

Weg werden diese zunächst in größere Tiere, dann in Menschen verwandelt. Großmutter Spinne lehrt die Menschen Kleider zu nähen, Töpfe anzufertigen und Bäume zu pflanzen, unter anderem den Bambus, der bis hinauf zum Himmelsloch wächst, durch das die Menschen in eine obere Welt klettern. Dabei singen sie, damit der Bambusbaum gerade hinauf in den Himmel strebt, und Großmutter Spinne tanzt dazu, um die Menschen bei ihrem Aufstieg zu unterstützen.[13]

Wie wir sehen, vertritt die *Schöpfergöttin* hier gerade nicht den erdhaften Aspekt, sondern den *kulturellen und geistigen Schöpfungsvorgang*. Freilich geht auch das Bild von der Erschaffung des Menschen aus Lehmerde, wie es der jüdisch-christliche Schöpfungsbericht wiedergibt, auf viel ältere, matrizentrische Vorbilder zurück. Ein babylonisches Fragment um 2000 v. Chr. beschreibt die Große Ischtar als göttliche Töpferin, die aus Lehm die Glieder der Menschen formt und zusammenfügt.[14] Eine ganz ähnliche mythische Überlieferung gibt es in China von der Göttin Nü-kua. Sie soll das Menschengeschlecht geschaffen haben, indem sie Männer und Frauen aus gelbem Ton formte.[15]

6. Das System des Totemismus aus matrizentrischer Sicht

Erst nach und nach hat die Wissenschaft den Totemismus, der bei den nordamerikanischen Indianern entdeckt wurde und aus deren Sprache der Begriff stammt, als ein universales Phänomen sehen gelernt, das eine sehr *frühe Weltsicht des Menschen* reflektiert.

Zunächst wurde er ganz unter dem verengten Blickwinkel der Jägerkultur betrachtet und seine Rituale als »Jagdzauber« und »Vermehrungsmagie« in einem grob utilitaristischen Sinn gedeutet. Verschiedene Stammesgruppen, so meinte man, verehrten je eine bestimmte Tierart, die als Jagdtier für die Ernährung der Gruppe entscheidend war und deren Vermehrung man deshalb magisch zu beeinflussen suchte. Ganz in diesem Sinn ging man auch zunächst an die Interpretation der Eiszeitkunst heran.

Wenngleich das Interesse an Beutetieren bei den Vermehrungsriten mitspielt, so konnte dieser Erklärungsversuch doch nicht das ganze Phänomen des Totemismus abdecken; denn man fand, daß auch seltene Vogelarten als Totemtiere figurieren, die, außer ihrem magischen Federschmuck, wenig direkten Verwendungszweck für den Menschen haben. Dazu kommen Pflanzen aller Art, die ebenfalls als geheiligte Totemwesen gelten, und auch unter ihnen befinden sich nicht nur Nutzpflanzen. Endlich begriff man die *Ausdehnung des totemistischen Bezugssystems* zwischen Mensch und Natur auf die gesamte lebendige und, nach unserer Vorstellung, »tote« Natur. Auch Berge und Täler, Quellen und Flüsse, Mineralien und die Gestirne sind darin vertreten.

Die Schöpfungsmythen der Aborigines in Australien und der Trobriandinsulaner illustrieren die totemistischen Grundvorstellungen sehr eindrücklich: Zum einen verdankt jeder Teil der Natur seine Entstehung einem bestimmten Schöpfungsakt, der an einen umschriebenen Ort des Landes gebunden ist. Dabei treten als mythische Urschöpfer weibliche und tierische Urahnen oder eine Mischung zwischen beiden auf. Zum andern entstehen alle Wesen dieses Naturausschnitts gleichzeitig: Landschaften, Pflanzen, Tiere und Menschen sind nicht voneinander getrennt im Sinne ganz verschiedener Wesenskategorien. Und deshalb gibt es auch keine gesonderte Erschaffung der Menschen, sondern nur *die ganzheitliche Schöpfung eines »Naturgeschlechts«*, auf dessen verzweigtem Stammbaum alle Wesen genealogisch und emotional miteinander verbunden sind.

Dementsprechend fühlt sich die jeweilige Totemgemeinschaft, die ihre Abstammung auf eine gemeinsame Urahnin zurückführt, mit einem bestimmten Ausschnitt ihrer natürlichen Umwelt mythisch verwandt und rechnet ganz bestimmte Arten der Naturerscheinungen zur Genealogie ihres Stammes. Für diese ihre *»Naturverwandten«* fühlt sich die Totemgemeinschaft ebenso verantwortlich wie für die eigene menschliche Sippe. Jede Art muß erhalten bleiben, darf niemals durch Jagd oder Übernutzung der Böden dezimiert oder gar ausgerottet werden. Auch die *mythischen Schöpfungsorte* sind heilig zu halten, wozu ganz bestimmte Riten dienen, welche gewissermaßen die Schöpfung permanent in Gang halten. Dazu gehört unter anderem die ständige Erneuerung bzw. Übermalung der Felsbilder, welche einerseits die schöpferischen Urahnen und andererseits die Geschöpfe im Bilde festhalten.[1] Diese *Mitverantwortung für die Schöpfung und ihr Weiterbestehen* stellt die einzige *Sonderstellung des Menschen* innerhalb des totemistischen Systems dar.

Vielleicht hat es der grotesken Fehlentwicklung unserer industriellen

Kultur bedurft mit ihrer blinden Ausplünderung der Natur und der systematischen Zerstörung unserer Lebensbasis, bis wir die *tiefe Weisheit solcher Stammeskulte* einigermaßen begreifen lernen. Stellen sie doch den extremen *Gegenpol zu unserer patriarchalen Weltsicht* dar, die vom alttestamentarischen Schöpfungsbericht ausgeht und von dessen Auftrag an den Menschen, sich die Erde »untertan« zu machen.

Was bis heute viel zu wenig ins Bewußtsein tritt, ist die Tatsache, daß dieses *völlig andere Naturbild der alten Völker* auf einer *matrizentrischen Kultur* beruht, was wir sowohl an den mythischen Hintergründen als auch an deren Verbindung mit der matrilinealen Sippenordnung ablesen können.

So sind bei den matrilineal organisierten Trobriand die totemistischen Schöpfungsmythen direkt mit ihrem Sippensystem verknüpft. Nach ihrer Vorstellung wird ihre Insel von vier großen Clans bevölkert, von denen jeder seinen Ursprung auf eine weibliche Ahnenfigur zurückführt, die mit einem tierischen Urahnen der Unterwelt entstiegen ist. Alle Clanmitglieder fühlen sich als »ein Leib«, weil sie alle derselben Urmutter entstammen, und ebenso gehören zu jedem Clan eine Reihe von Pflanzen, Landtieren und Fischen, mit denen sie eng verbunden sind. Dabei ist interessant, daß nicht nur die genauen Stellen beschrieben werden, an denen die Urahninnen jeweils auftauchten, sondern auch der Vorgang der ersten Dorfgründungen. Diese erfolgten nicht etwa durch ein Urelternpaar, sondern durch ein Bruder-Schwesterpaar als den beiden Eckpfeilern der avunkolaren Sippenordnung.[2]

Die gesamte totemistische Weltsicht spiegelt die uralte mütterliche Zuwendung, die sich nicht nur auf die menschliche Nachkommenschaft beschränkt. Sie galt der jungen Pflanze ebenso wie dem jungen Tier, und deshalb ist die Begrüßung des Frühlings mit seiner Erneuerung der Natur ein wesentlicher Bestandteil aller matrizentrischen Kulte. *Sorgebereitschaft für das Leben und kosmische Lebensbejahung* gehören ursprünglich zusammen, und so kann es auch nicht verwundern, daß selbst die Gestirne als die »Kinder« des Nachthimmels in die Erhaltungs- und Wiedergeburtsriten mit einbezogen sind. Wir wissen von ekstatischen Tänzen vieler Naturvölker, die bei Neumond stattfinden, um das Wiedererscheinen des Mondes zu gewährleisten, wir wissen von den altmexikanischen Ballspielen, daß sie den Lauf der Gestirne unterstützen sollten,[3] und auch *die olympischen Spiele* haben als religiöse Feste begonnen. Der Ballspieler und der Diskuswerfer tragen das Symbol des Mondes und der Sonnenscheibe in Händen und fühlen sich mitverantwortlich dafür, daß die Sonne täglich ihren Aufgang nimmt und der Jungmond jeden Monat am Himmel wiedergeboren wird. Zusammen mit den Wettläufern setzten sie einst alle ihre Kräfte dafür ein, den Lauf der Gestirne und des ganzen Kosmos in Gang zu halten; sie trugen damit zu einer religiösen Feierlichkeit bei, deren Vorsitz auf dem olympischen Feld bis in die klassische Zeit eine Priesterin der Großen Göttin Demeter führte.[4] Erst im späteren Griechenland sind die olympischen Spiele dann zu dem geworden, was sie heute noch in verstärktem Maße sind: Schauplatz immer maßloserer Leistungswettkämpfe und persönlicher Ruhmsucht, die den Zusammenhang mit der Natur und dem Humanen in ihr verloren haben.

Männerbünde

Daß der Totemismus trotz seiner matrizentrischen Basis lange Zeit geradezu als Paradebeispiel für Männerbünde und männlichen Geist galt, hat mehrere Ursachen. Einmal besetzen in fast allen Stammesgemeinschaften die Männer die Prestigeposten und schmücken sich mit den dekorativen Totemzeichen, so daß sie rein äußerlich als deren Hauptträger erscheinen. Zum andern hat sich aber auch, besonders in den indianischen Totemgemeinschaften, tatsächlich ein Wandel in ihrer Ideologie vollzogen. Immer mehr wurden die Mythen von einer Urahnin durch die Vorstellung von einem »Großen Geist« überdeckt. Damit war für die Männergemeinschaft eine »Geistverwandtschaft« geschaffen, die ihr erst eine eigene Identität verlieh und die sie abhob von der früheren, viel allgemeineren Identität, »ein Leib« zu sein mit allen Wesen, die ihr Leben den Totem-Ahnen verdanken. Wir dürfen aber auch nicht vergessen, daß die männliche Komponente des Totemismus und die Ideologie des »Großen Geistes« von den Missionaren unterstützt und im Sinne eines monotheistischen Gottesbegriffes interpretiert wurde, während ursprünglich das »Manitu« (von Mana, wirksam) als eine unpersönliche, den ganzen Kosmos durchströmende Kraft gedacht war, wie sie auch andere Naturvölker unter anderen Namen kennen.

Wie lange aber die ursprünglichen Vorstellungen des Totemismus auch in die Hochkulturen hineingewirkt haben, können wir an den *Wappentieren der Fürstenhäuser* ablesen, die vor allem in Gestalt des Bären, des Löwen oder des Adlers die Erbtradition eines Hauses dokumentieren. Viel farbiger noch spiegeln die *bürgerlichen Wirtshausschilder* das alte Symbolgut: neben den schon genannten Tieren finden wir auf ihnen den Hirschen und das Lamm, den Falken und den Schwan, das weiße Rößl, den Rappen und den Ochsen, aber auch den grünen Baum, die drei Lilien oder die drei Tannen, die zum Verweilen einladen und unter deren Wappenschild sich die Gäste am »Stamm«-Tisch treffen.

Im übrigen sind auch die *Geweihe*, die unsere Großväter in ihren bürgerlichen Wohnstuben aufhängten, ein letzter Ausläufer totemistischer Weltsicht; nur daß hier die »Jagdtrophäen« dem männlichen Prestige dienen und der kapitale Hirsch den größten Geltungswert besitzt, während 10 000 Jahre früher im mittelsteinzeitlichen Opferteich von Hamburg der Schädel der ältesten Rehkuh auf einem Kultpfahl ehrenvoll aufgestellt war.[5]

Der Kreislauf des Lebens

Zuletzt sei noch auf ein Ideengut der totemistischen Weltsicht aufmerksam gemacht, das wir bei allen Totemgemeinschaften antreffen und das in deutlichem Kontrast zu späteren, patrizentrischen Ideen steht, nämlich die Vorstellung von der *Wiedergeburt der Seelen*. Von den Eskimos der Arktis bis zu den Südseeinsulanern herrscht die Überzeugung, daß die Seele nach dem Tode nicht verlorengeht; doch hat dies mit der Idee einer persönlichen Unsterblichkeit im Grunde nichts zu tun. Die Ahnengeister, die mit dem Stamm in Verbindung bleiben, die man verehrt und anruft, manchmal aber auch fürchtet und abwehrt, treten wieder in den Kreislauf des Lebens ein, indem sie sich in einem Neugeborenen reinkarnieren. Deshalb tragen auch die Kinder die Namen der Vorfahren, nicht nur zu ihrem Andenken, sondern weil sie die Neuerscheinungen dieser Ahnen sind. So bleibt die Summe aller Seelen in einer Stammesverwandtschaft konstant, und in sehr alten Kulturen sind auch Tiere und Pflanzen mit in diesen Seelen- und Wiedergeburtskreislauf einbezogen.[6] Am bekanntesten ist die indische Lehre von der Seelenwanderung, die von den orphisch-pythagoräischen Religionsgemeinschaften in Griechenland übernommen wurde. Allerdings ist sie uns in einer Form überliefert, die bereits eine moralisch-patriarchale Einfärbung hat: Wiedergeburt bedeutet hier einen Läuterungsprozeß, der ganz vom Individuum her gedacht ist. Der sündige Mensch wird in anderer Gestalt wiedergeboren, um seine moralischen Versäumnisse nachzuholen. Aus dieser anthropozentrischen Sicht bildet die Verwandlung in ein Tier oder in eine Pflanze die Strafe für ein menschenunwürdiges Leben, ein Gedanke, welcher der ganzheitlich-totemistischen Denkweise völlig fremd ist. Noch in unseren Märchen sind die sprechenden Tiere nicht immer »verwunschene« Menschen, die es zu erlösen gilt, sondern oft die Helfer und weisen Ratgeber, die dem Menschen auf seinem Schicksalsweg beistehen und ihm Orientierung geben.

Diese alte Auffassung von der *Seelenkonstanz und der Seelenverwandtschaft* aller Wesen hat aber auch eine sehr bedeutsame *»politische« Konsequenz.* Wie wir schon aus den Schöpfungsmythen der Totemgemeinschaften entnehmen konnten, ist das Leben eines Stammes an einen ganz bestimmten geographischen Ort gebunden, und der Verlust dieses Ortes ist für ihn unvorstellbar. Deshalb bedeutet eine Zwangsumsiedlung von Naturvolkgruppen oder die Zerstörung ihres Lebensraumes sehr viel mehr als den Verlust der Heimat, nämlich den Verlust der Seelensubstanz selbst, die für den frühen Menschen nicht nur unteilbar ist, sondern an das Land seiner Ahnen gebunden bleibt. Dies bedeutet auch, daß dem frühen Menschen freiwillige »Auswanderungen« ebenso fremd waren wie Eroberungskriege. Denn was hätte er mit einem Land anfangen sollen, in dem seine Ahnengeister nicht wohnten?

Wenn man diesem Gedankengang folgt, wird man die *Ausbreitung des Menschen* über die Erde während der Altsteinzeit nur als einen Vorgang begreifen können, der ungeheure Zeiträume beansprucht hat, weil er immer *nur schrittweise*, als Erweiterung des schon vertrauten Lebensraumes, erfolgt sein konnte. Der Eroberungskrieg aber, der zu dem Zweck geführt wird, sich fremde Territorien gewaltsam anzueignen, um dann als Besatzungsmacht in einem fremden Land zu leben, ist in der ursprünglichen Denkweise der »Primitiven« überhaupt nicht nachvollziehbar. Dies schildert Ruth Benedict sehr eindrucksvoll anhand ihrer Untersuchungen über heute noch lebende indianische Stämme.[7]

Wer sich mit der Vorstellungswelt der Frühkulturen vertraut macht, wird jedenfalls zu dem Ergebnis kommen, daß der *Krieg in unserem heutigen Sinn keine sehr alte Gewohnheit des Menschen* sein kann. Er setzt eine völlig andere Lebensphilosophie voraus, deren Entstehung und Entwicklung wir in späteren Kapiteln nachgehen werden.

7. Die matrizentrische Gesellschaftsstruktur

1. Die Familienstruktur

Wenn wir noch einmal von Çatal Hüyük ausgehen, wo die Wohnanlagen sehr genau rekonstruierbar sind, so ist zunächst zu bemerken, daß diese Stadt mit ihren mehreren tausend Einwohnern schon eine hochentwikkelte Organisationsform voraussetzt, und wir deshalb nicht erwarten können, hier auf die ursprünglichen Formen der Familien- und Gesellschaftsorganisation zu stoßen. Hinzu kommt, daß die soziale Struktur des bisher freigelegten Priesterinnenviertels möglicherweise von derjenigen der noch nicht erschlossenen Wohnquartiere abweicht.

Wohneinheiten

Bei den bis jetzt bekannten Wohneinheiten sind wir in bezug auf die Personenzahl und ihre verwandtschaftliche Zusammensetzung auf Vermutungen angewiesen. Mellaart schätzt, daß das durchschnittliche Raumangebot der Lagerstätten für ca. acht Personen ausreichte, wobei man allerdings noch in Betracht ziehen muß, daß jeweils zwei oder drei der zusammengebauten Häuser, die einen gemeinsamen Hof umschließen, möglicherweise zu einem Sippenverband gehörten, der in kleinere Familiengruppen unterteilt war.

Mit Sicherheit ist nur festzustellen, daß jeweils die *Hauptplattform der Frau des Hauses gehörte* und daß die *Kinder immer zusammen mit der Mutter unter dieser Plattform bestattet* wurden, während die Männer getrennt von ihren Frauen – meist unter der kleinen Eckplattform – beigesetzt waren. Solche Begräbnissitten erinnern zum Teil an die Bestattungsordnung der indianischen Stämme, die zuerst Morgan am Beispiel der Irokesen beschrieben hat. Noch bis ins 19. Jahrhundert wurden selbst auf christlichen Friedhöfen die indianischen Ehegatten getrennt begraben, jeder bei seiner mütterlichen Herkunftsfamilie, während die Kinder immer der Mutter ins Grab folgten.

Hier in der priesterlichen Siedlung verblieben die *Männer* auch nach ihrem Tode im gemeinsamen Haus, doch *überließen* sie *im Leben wie im Tod den Frauen deutlich den Ehrenplatz.* Dies ist nicht nur an der viel größeren Lagerstatt der Frau abzulesen – die ja aus praktischen Gründen größer sein mußte, um auch den Kindern Raum zu geben –, sondern auch an ihrem deutlich erhöhten Aufbau und ihrer dekorativen Betonung. Diese ganze Anordnung macht eine matrilineale Familienorganisation höchst wahrscheinlich. Dies würde auch heißen, daß sich die benachbarten Familien innerhalb einer Hofgemeinschaft aus den mütterlichen Verwandten der Frau, wahrscheinlich aus ihren Schwestern und deren Familien zusammensetzten.

Prähistorische Wohnformen

Gehen wir bis zu den ersten, eiszeitlichen Wohnstätten zurück, so gehören dazu große Wohngruben bei Solutré in Mittelfrankreich, die tief in den Erdboden eingegraben und wahrscheinlich mit Fellen und Reisig überdacht waren. Ihr Ausmaß von 18 m Länge und 9 m Breite und die Tatsache, daß sie mehrere Feuerstellen aufweisen,[1] läßt sie als *Urmodelle für die späteren Langhäuser der Irokesen* und noch heute lebender matrilinealer Stämme erscheinen. Ähnliche Grundrisse tauchen auch bei den Fundstätten aus Mähren und Südrußland auf. Daneben scheint es einen zweiten Wohntypus gegeben zu haben, bei dem kleine, katen- oder zeltartige Wohnstätten dicht nebeneinanderliegen und durch überdachte Gänge miteinander verbunden sind.[2] Auch dies ist eine Anordnung, die in abgewandelter Form bei heutigen matrilinealen Gruppen immer noch besteht.

Beide Siedlungstypen deuten auf eine kollektive Wohnform mehrerer Generationen hin, wie sie für matrilineale Sippen so typisch ist. Entweder wohnt dabei die ganze Gruppe unter einem Dach, wobei die einzelnen Feuerstellen (Küchen) die Sippe in Untergruppen teilen, oder die Untergruppen leben in getrennten Häusern, welche durch direkte Zugänge miteinander verbunden sind.[3]

Freilich können wir aus dieser Parallele nicht ohne weiteres die Folgerung ziehen, daß sich in dem ähnlichen äußeren Rahmen vor rund 25 000 Jahren auch ein ähnliches Leben abgespielt hat wie bei den uns bekannten matrilinealen Gruppen. Nimmt man jedoch die Tatsache hinzu, daß an sehr vielen Feuerplätzen der prähistorischen Wohnstätten weibliche Kultfiguren gefunden wurden, so liegt der Schluß auf eine matrizentrische Gesellschaftsstruktur zumindest sehr nahe. Jedenfalls wirkt auf diesem Hintergrund das *patriarchale Vorurteil* befremdend, mit dem ein so bekannter Archäologe wie Gordon Childe ein neolithisches Dorf in Schottland beschreibt und seine Sozialstruktur interpretiert. Dieses Dorf aus der Jungsteinzeit besteht aus sechs Häusern, die untereinander mit überdachten Gängen verbunden sind, was Childe sicher zu Recht als den Wohnkomplex einer Großfamilie mit kollektiver Wirtschaftsweise versteht. Wenn er aber die genaue Einrichtung der einzelnen Wohnungen schildert – den Herd in der Mitte, links und rechts zwei steinerne Lagerstätten, wovon das rechte Bett immer deutlich größer ist als das linke –, so schließt Childe mit Selbstverständlichkeit daraus, daß die größere Lagerstatt dem Hausherrn gehört. Dabei wissen wir von ganz ähnlichen Einrichtungen aus der gleichen Epoche in Çatal Hüyük mit Sicherheit, daß die größere Plattform immer von der Frau und ihren Kindern bewohnt war.[4]

Wie sich das matrilineale Sippenleben tatsächlich abspielt, wissen wir seit Morgans Schilderung der Irokesen (»Ancient Society«, 1877) sehr genau. Dieses Bild stimmt zu einem großen Teil mit dem Sippenleben der heutigen Minangkabau auf Sumatra überein. Die Gelehrten nannten diese Form des Zusammenlebens *»matrilokal«* oder genauer *»uxorlokal«* (uxor=Frau), weil dabei der Ehemann jeweils im Clanhaus der Braut Wohnung nimmt. Doch ist eine solche Gruppe eigentlich gar nicht dazu geeignet, vom Ehemann aus definiert zu werden, weil dieser darin eine recht untergeordnete Rolle spielt. Die matrilokalen Sippen sind in erster Linie weibliche Lebens- und Wirtschaftsgemeinschaften, in denen eine ganze Reihe von Mutter-Tochter-Generationen mit ihren Kindern das gemeinsame Land bestellen und die gemeinsamen Vorräte verwalten.

Matrilineale Grundtypen

Die matrilokale Sippenordnung ist aber weder die einzige noch die ursprünglichste matrizentrische Lebensform. In der amerikanischen Studie »Matrilineal Kinship« (1973) beschreibt Kathleen Gough eine Reihe verschiedener matrilinealer Grundtypen,[5] von denen ich hier die wichtigsten skizziere. Sie alle setzen die matrizentrische Verwandtschaftsvorstellung voraus, wonach die Kinder nur mit der Mutter blutsverwandt sind und demzufolge vom weiblichen Clan aufgezogen und wirtschaftlich versorgt werden. Im Falle einer Scheidung bleiben sie immer bei der Mutter. Für die Männer bedeutet dies, daß sie zu ihren leiblichen Kindern zunächst nur eine sehr lose Beziehung haben und ihre emotionalen Bande wie auch ihre sozialen Verpflichtungen an die weibliche Herkunftssippe geknüpft bleiben. Besonders zu einer bestimmten Schwester bauen sie während der Jugend eine starke Beziehung auf, die sich auf deren Kinder überträgt. So überläßt der Mann sein persönliches Erbe auch nie seinen leiblichen Kindern, sondern den Kindern seiner Schwester.

Das »lineage segment«

Das »lineage segment« scheint das ursprünglichste Familienmodell überhaupt gewesen zu sein und kommt hauptsächlich bei nichtseßhaften Gruppen vor. Es stellt das *Zusammenleben einer Sippenmutter mit einigen Generationen ihrer direkten Nachkommen* dar, und zwar mit ihren Kindern beiderlei Geschlechts und den Kindern ihrer Töchter. Bei einer solchen Siedlungs- und Wirtschaftsgemeinschaft existiert eine sogenannte »Kernfamilie« – bestehend aus Mutter, Vater und Kindern – überhaupt nicht, wie es auch keine Ehen in unserem heutigen Sinne gibt, weil die Geschlechtspartner nicht zusammen wohnen und leben. Es gibt aber dauerhafte Geschlechtsbeziehungen auf Besuchsebene zwischen Partnern verschiedener lineage segments, die, wie alle sexuellen Beziehungen in matrizentrischen Gemeinschaften, unter dem *Exogamiegebot* stehen. Diese äußerst strikt eingehaltene Regelung erlaubt den sexuellen Kontakt nur zwischen Angehörigen verschiedener Siedlungsgruppen, die nicht zur gleichen Lebens- und Ritualgemeinschaft gehören, unter keinen Umständen aber innerhalb der »endogamen« Abstammungsgruppe.

Für die sogenannten *»Besuchsehen«*, bei denen meist der Mann als der mobilere Partner die Frau in deren Matriclan besucht, ist die äußerste Kürze solcher Besuche charakteristisch. Bei den von Gough beobachteten Nayar in Südwestindien besteht die Vorschrift, daß der Gatte erst nach dem Abendessen zu seiner Frau und deren Kindern kommt, nur eine Nacht bleibt und am nächsten Morgen das Haus wieder verläßt, bevor sich die Familie zum Morgenessen versammelt.

Dies ist deshalb aufschlußreich, weil offenbar das Zusammen-Essen von den Nayars für die größere emotionale Intimität gehalten wird als das Zusammen-Schlafen. Bei ihnen gilt es heute noch als unschicklich für eine Tochter wie für einen Sohn, enge emotionale Beziehungen zum Ehepartner zu unterhalten. *Emotionale Bindung und dauernde Zuneigung* gebührt nach matrizentrischem Verständnis ausschließlich der *blutsverwandten Herkunftsfamilie*, und in diesem Sinne ist die ursprüngliche matrilineale Sippenordnung durchaus »familienfeindlich«, wenn man unter Familie die Kernfamilie versteht. Ein »ungetreuer« Sohn, der sich zu fest an seine Ehefrau anschließt, wird von den Müttern der Nayars sogar mit Flüchen belegt, die dem Ungetreuen Verderben von Seiten der Stammesgöttin bringen sollen.[6] Dieses Beispiel zeigt schon sehr gut, auf welche Weise psychische *Machtausübung*, u.U. sogar psychische Nötigung *in der matrizentrischen Gesellschaft* praktiziert wird, eine weiblich-mütterliche Möglichkeit, die bis heute in der Kindererziehung besteht.

Bei der Besuchsehe haben beide Ehegatten keinen Anspruch auf den ausschließlichen Sexualkontakt mit dem Partner. Die Nayarfrau hat nicht nur gelegentliche Liebhaber, sondern häufig zwei oder drei offizielle Ehemänner, die ihrerseits die Freiheit haben, mehrere Frauen zu besuchen. Es versteht sich von selbst, daß die Kinder aus solchen Verbindungen der Mutter zugerechnet werden, weil ein individueller Vater gar nicht feststellbar ist. Die Väter, die meist gut miteinander bekannt oder verwandt sind, respektieren sich gegenseitig und wechseln sich sogar verabredungsgemäß in einem bestimmten Turnus ab. Sie unterhalten alle freundliche Beziehungen zu den Kindern, bringen diesen und den Ehefrauen auch kleine Geschenke, haben darüber hinaus aber keinerlei Unterhaltspflichten gegenüber der Mutter oder den Kindern, die wirtschaftlich vollumfänglich von der Muttersippe getragen werden. Die offiziellen Eheschließungen scheinen, wie Gough vermutet, einzig den Sinn zu haben, legale exogame Beziehungen zu dokumentieren. Diese Form der sehr lockeren Besuchsehen ist kein Einzelfall. Sie waren früher auch bei den Minangkabau auf Sumatra die Regel, dort aber mit einem deutlichen Übergang zur matrilokalen Residenz des Paares.

Daß auch in den frühen Hochkulturen die patriarchale Eheform relativ späten Datums ist, geht unter anderem aus dem Alten Testament hervor. Es liefert nicht nur deutliche Hinweise für die historisch frühere, matrilokale Eheresidenz der jüdischen Familie, sondern auch für die Einrichtung der Besuchsehe unter den israelitischen Stämmen.[7]

Während Gough vorschlägt, die Siedlungs- und Eheform der lineage segments als *»duolokal«* zu bezeichnen, weil beide Ehepartner in zwei verschiedenen Residenzen, nämlich in ihrem jeweiligen mütterlichen Herkunftsclan (Matriclan) leben, hält Karla Poewe, die Untersuchungen bei den Luapula in Sambia durchführte, die Bezeichnung *»amorph«* für angemessener. Sie will zum einen damit sagen, daß solche Ehen nirgends eine feste Lokalität haben, und zum andern, daß sie auch in bezug auf die Partnerzahl nicht festgelegt sind.[8]

Für die *Entstehung fester Eheresidenzen* macht Gough *bestimmte Produktionsverhältnisse* verantwortlich. Bei den Sammlerinnen und Jägern ist das Problem wenig akut, weil dort Männer und Frauen ihre getrennten Arbeitsgebiete haben. Bei seßhaften Pflanzern und Ackerbauern hingegen, die nur noch ergänzend von der Jagd leben, arbeiten auch die Männer in den Pflanzungen der Frauen, die auf der frühen Stufe der Agrarwirtschaft sehr arbeitsintensiv sind. Hier scheint nun ein Tauziehen zwischen den beiden Herkunftsclans verheirateter Paare zu beginnen:

Einerseits beanspruchen die Mütter und Schwestern des Ehemanns dessen Arbeitskraft auf ihren Feldern, andererseits wünscht der Clan der Ehefrau, wohin der Mann regelmäßig zu Besuch kommt, ebenfalls dessen Mitarbeit.

Die matrilokale Großfamilie mit uxorlokaler Eheresidenz

In Minangkabau auf Sumatra ist zu beobachten, wie aus diesem Tauziehen schließlich der Matriclan der Ehefrau als Sieger hervorgeht, und dies wahrscheinlich deshalb, weil die Zusammenarbeit der Frauen auf den Feldern seit dem Beginn des Ackerbaus etabliert war und jedes weibliche Clanmitglied einen festen Platz in dieser bestehenden Ordnung einnahm. Wenn also dem *Hin- und Herpendeln des Ehemannes zwischen zwei Arbeitsorten* ein Ende gesetzt werden sollte, so lag es näher, den *»fliegenden« Ehemann als Hilfskraft im Matriclan der Frau* zu integrieren als ein weibliches Mitglied aus der festgefügten Arbeitsorganisation herauszulösen und in den Matriclan des Mannes zu verpflanzen.

Daß das Zusammenleben des Paares in uxorlokaler Residenz mit der frühen Ackerbaukultur in Zusammenhang steht, findet Reed im englischen Wort für »Ehemann« bestätigt. »husband« kommt von »husbandry = Landwirtschaft« und »husbandman« heißt heute noch im englischen Sprachgebrauch »Bauer«. Das Wort »husband« bezeichnet also ursprünglich keinen Familienstatus, sondern die Tätigkeit des Mannes im Garten oder Ackerland der Frau, die ihm die Pflicht, aber auch das Recht einbrachte, in ihrem Matriclan zu leben und das tägliche Brot mit ihm zu teilen.

Für diesen wichtigen Schritt, der dem Herkunftsclan des Mannes den *Verzicht auf den Sohn oder Bruder als produzierendes Mitglied der Gemeinschaft* abfordert, muß allerdings ein *wirtschaftlicher Ausgleich* geschaffen werden. Eine der möglichen Lösungen liegt darin, daß der Ehemann zwar seine ganze Arbeitskraft für den Clan seiner Frau einsetzt, aber einen Teil des Ernteertrages an seinen Herkunftsclan, meist an die ihm zugeordnete Schwester, abgibt. Interessanterweise besteht in Minangkabau, wo sich die Matri-(Uxor-)lokalität erst relativ spät durchgesetzt hat, die Einrichtung eines *»Bräutigamspreises«*, den wir als Schadenersatz dafür ansehen können, daß die Arbeitskraft des Mannes fortan dem Matriclan der Braut zur Verfügung steht.[9] Die Kenntnis dieses gewissermaßen umgekehrten Ehevertrags erleichtert uns auch das Verständnis für den sogenannten *»Brautpreis«*, der in der Vergangenheit von vielen Forschern mißinterpretiert wurde. Heute sind sich alle Ethnologen darin einig, daß mit dem Brautpreis, der meist in Naturalien, häufig aber auch in Wertgegenständen bezahlt wird, nicht gemeint ist, daß eine Frau käuflich erworben und gleichsam als Ware gehandelt wird. Darauf kann es unter Umständen hinauslaufen, wenn die ursprünglichen Produktionsbedingungen von kapitalistischen Wirtschaftsformen überlagert werden. Gerade aus den alten afrikanischen Gepflogenheiten geht aber eindeutig hervor, daß es sich bei der Festlegung des Brautpreises oder einer Mitgift immer um den *wirtschaftlichen Ausgleich zwischen zwei Sippen* handelt.[10]

Die festgelegte Eheresidenz hat aber nicht nur wirtschaftliche Konsequenzen für die beiden Herkunftssippen, sondern ebenso bedeutende *psychologische Folgen für die Ehepartner.* Diese sind in uxorlokalen Verhältnissen für den Bräutigam deutlich ungünstiger als für die Braut. Während die Frau sich sicher und geborgen fühlt, weil sie ihre ganze Lebenszeit in ihrem angestammten Clan verbringen kann, muß der Ehemann sein Heim verlassen und bleibt als Nicht-Blutsverwandter in der Sippe seiner Frau bestenfalls ein Gast, wenn nicht ein Fremder. Er besitzt weder Autorität noch Sicherheit. Schon der Missionar A. Wright hatte die unstabilen Ehen bei den Irokesen geschildert, wo der eingeheiratete Mann jederzeit die Aufforderung erhalten konnte, »sein Bündel zu schnüren und sich zu trollen«, wenn er beim Matriclan der Braut in Ungnade gefallen war.[11] Dasselbe beobachtete Ruth Benedict bei den matrilokal lebenden Hopi-Indianern. Bei den Minangkabau auf Sumatra sagt ein Sprichwort vom verheirateten Mann: »Er ist wie Asche auf dem Baumstumpf; bläst man dagegen, so fliegt er weg.«[12] Deshalb zögern dort junge Ehemänner längere Zeit, ganz zu ihrer Braut überzusiedeln oder behalten sich noch eine Werkstatt bei ihrer Mutter, um jederzeit eine Rückzugsmöglichkeit zu haben. Die Situation in Minangkabau, wie sie Keeba von Benda-Beckmann schildert, ist deshalb besonders beachtenswert, weil sie sich ungeachtet der Islamisierung erhalten hat. Selbst der geistliche Würdenträger, der tagsüber islamisches Recht lehrt, kehrt abends ins Haus seiner Frau zurück und nimmt dort eine ebenso unsichere Stellung ein wie alle anderen Ehemänner.

Die virilokale Eheresidenz

Die Festsetzung eines Brautpreises in bedeutender Höhe kommt jeweils dann ins Spiel, wenn es darum geht, daß die Braut ihren Herkunftsclan verlassen und für immer in den Matriclan des Bräutigams übersiedeln soll. Gough arbeitet heraus, daß es wirtschaftliche Umstände gibt, die eine enge Zusammenarbeit der Männergruppe erfordern wie der mit dem Pflug intensiv betriebene Ackerbau oder die Haltung von Großtierherden. Unter diesen Umständen bietet sich eine Eheform an, bei welcher der Ehemann mit seinen Brüdern und der übrigen angestammten Männergruppe zusammenbleiben und zusammenarbeiten kann, was nur dann möglich ist, wenn die Braut zu ihm übersiedelt und nicht umgekehrt.[13]

Man nennt ein solches Arrangement *»virilokal«* (vir=Mann), eine Bezeichnung, die *mit dem Begriff »patrilokal« nicht zu verwechseln* ist. Bei matrilinealen Gesellschaften sind sowohl die uxorlokale Eheform (Wohnen im Clan der Ehefrau) als auch die virilokale Eheform (Wohnen im Clan des Ehemannes) matrilokal insofern, als das Paar immer im Matriclan des einen oder anderen Partners lebt. Patrilokalität, also das Leben bei den Stammvätern, setzt ein völlig anderes System voraus, nämlich die Abkunftsrechnung nach der väterlichen Linie, von der in rein matrilinealen Verhältnissen noch gar nicht die Rede ist.

Ein virilokales Arrangement wird aber nun vom Matriclan der Braut nur sehr ungern gesehen und deshalb *mit großen Auflagen verbunden.* Man darf nicht vergessen, daß in matrilinealen Verhältnissen Sohn und Tochter einen unterschiedlichen Realwert für die Sippe darstellen. Mit der Tochter verliert sie nicht nur eine Arbeitskraft, sondern auch die blutseigene Nachkommenschaft. Häufig wird vom *Bräutigam* verlangt, daß er zunächst *ein paar Jahre im Clan der Braut arbeitet,* und erst dann wird die Braut freigegeben. Neben oder auch an Stelle dieses sogenannten *Bräutigamsdienstes* ist ein genau festgelegter Brautpreis zu entrichten, der als einmalige Zuwendung oder auch lebenslang in Raten zu bezahlen ist. Parallel dazu unterstützt aber auch der Bruder der Braut seine zum Ehemann übersiedelte Schwester mit Gütern, weil sie immer noch als Erbin und somit als Nutznießerin der Bodenerträge ihres Matriclans gilt. Auf diese Weise stehen beide lineages in einem verwickelten Verhältnis des Gebens und Nehmens zueinander.

Die psychologische Situation verändert sich bei virilokaler Eheresidenz *zugunsten des Mannes*, denn er lebt jetzt bei seiner Mutter und im Kreise seiner männlichen Verwandten; doch bleibt auch hier die Verwandtschaftswertung matrizentrisch. Bei den virilokalen Tyyar in Südwestindien werden die Ehegatten wie bei den matrilokalen Irokesen getrennt begraben, jeder in seinem Herkunftsclan, wobei der oder die Hinterbliebene nicht einmal am Begräbnis teilnimmt.[14] Daß sich die Frau niemals zum Matriclan ihres Mannes zugehörig fühlt, versteht sich von selbst: Zu allen wichtigen Ereignissen in ihrem Leben, besonders während und nach den Geburten, verbringt sie längere Zeit in ihrem Herkunftsclan. Bei den virilokal lebenden Ashanti in Westafrika feiert die Mutter die Menstruation ihrer Töchter mit einem Fest bei ihrer weiblichen Verwandtschaft.[15] Schießlich kehrt sie als alte Frau mitunter ganz in ihren Ursprungsclan zurück wie bei den Ayizo in Westafrika.[16]

Was die *Stabilität* dieser *virilokalen Ehen* angeht, so bleiben sie ursprünglich ebenso unsicher wie die der uxorlokalen Residenzformen, weil die Ehefrau, wenn sie mit den Verhältnissen unzufrieden ist, jederzeit zu ihrem Bruder heimkehren kann, der sie ohnedies materiell unterstützt. Dies ändert sich erst dann, wenn beim Ehevertrag die Rückerstattung des Brautpreises im Falle der Scheidung vereinbart wird. An dieser Regelung ist vor allem der brautnehmende Clan interessiert, weil sie der Ehefrau den Rückweg in ihren Herkunftsclan erschwert. Um materielle Nachteile zu vermeiden, ist dieser dann ebenfalls daran interessiert, die eheliche Verbindung möglichst dauerhaft zu halten.

Erst mit der *Beständigkeit der Ehe* nimmt die *Bedeutung der Kernfamilie* zu und damit auch die *Bedeutung des Vaters für die Kinder*. Beim zwar nicht unauflöslichen, aber doch möglichst lange aufrechterhaltenen Ehebündnis wächst zudem die wirtschaftliche Verantwortlichkeit der Väter für die Kinder.

Auf der anderen Seite birgt auch die virilokale Variante der matrilinealen Eheformen Spannungen in sich, die damit zusammenhängen, daß die im Clan verbleibenden Söhne des virilokalen Paares für diesen einen Fremdkörper darstellen, weil sie blutsmäßig zur sippenfremden Mutter gerechnet werden. Um mögliche Feindseligkeiten und aggressive Handlungen unter den sippenfremden Männern zu vermeiden, bot sich eine Lösung an, die zum sogenannten *Avunkulat* führte.

Das Avunkulat

In dieser heute noch verbreiteten Form matrilinealen Zusammenlebens müssen die *Söhne im Pubertätsalter oder schon früher das elterliche Haus verlassen*, um in das Dorf eines mütterlichen Onkels zu ziehen. Auf diese Weise entstehen in jeder Sippe Männergruppen, die als Onkel und Neffen in der mütterlichen Linie verwandt sind, wobei die Arbeitsorganisation unter der Kontrolle des ältesten Onkels steht, der meist der Dorfälteste ist.

Am bekanntesten wurde das Avunkulat der Trobriandinsulaner durch die Feldforschungen Malinowskis.[17] Er schilderte unter anderem die relativ stabile und von starken Emotionen zusammengehaltene Kernfamilie bei den Trobriand, wo das Elternpaar nicht unter einem Dach mit der Sippe des Mannes lebt, sondern ein eigenes Haus mit dazugehörigem Land bewohnt, das es gemeinsam bewirtschaftet. Die Europäer setzte das besonders innige Verhältnis zwischen Vätern und Kindern in Erstaunen und die ausgesprochene Begabung der Trobriandmänner, zärtlich und verständnisvoll schon mit Säuglingen umzugehen. In diesem Teil der Welt herrscht jedenfalls eine *egalitäre Arbeitsteilung zwischen Mann und Frau*, welche die übliche Rollenzuweisung sogar eher in entgegengesetzter Richtung verschiebt. Die Frauen, die stark in der Gartenarbeit engagiert sind, überlassen ihren Ehemännern einen Gutteil der Kinderbetreuung, und das Kind einer ledigen Mutter wird von den Trobriand geradezu bedauert, weil es die Fürsorge eines liebevollen Vaters entbehren muß.

Malinowski und die späteren Feldforscher schildern aber auch die *menschlichen Tragödien*, die mit dem avunkularen Arrangement verbunden und als solche in der Organisationsform selbst vorprogrammiert sind: Die jungen Söhne müssen sich schon früh von den Eltern und den geliebten Vätern trennen, um zum Onkel überzusiedeln, und die Väter müssen sich von den Söhnen lösen, um sich auf einen matrilinealen Neffen umzustellen, der ab der Pubertät seiner Autorität untersteht und der sein künftiger Erbe ist. Auf diesem Hintergrund kann es nicht verwundern, wenn die Männer der einflußreichen Clans alle möglichen Tricks anwenden, u. a. die Verheiratung der Söhne mit weiblichen Verwandten der eigenen Sippe, um diese dennoch an sich zu binden. In diesen Bestrebungen wären erste *Übergänge zur patrilinealen Verwandtschaftsorganisation* zu sehen.[18]

Alles in allem kann keines der geschilderten matrilinealen Ehemodelle die Tatsache verwischen, daß sie ursprünglich nicht auf die Kernfamilie zugeschnitten sind und daß diese im matrilinealen Rahmen immer eine geteilte Familie bleibt. Diese Tatsache und die damit verbundenen emotionalen Spannungen hat D. M. Schneider in seiner Einleitung zur mehrfach genannten amerikanischen Studie in aller Schärfe herausgearbeitet und damit den emotionalen Sprengstoff entdeckt, der früher oder später die Auflösung des matrilinealen Familienmodells provoziert hat.

Hochzeitsrituale

An dieser Stelle möchte ich auf die Frage nach den Hochzeitsritualen in matrilinealen Verhältnissen eingehen, weil die Unscheinbarkeit bzw. das Fehlen solcher Zeremonien einige Verwirrung anläßlich der Kölner Ausstellung »Die Braut« (1985) gestiftet hat. Bei ihrer Sammlung der verschiedenen Hochzeitsriten fanden sich die Initiatorinnen dieser Ausstellung in ihrer Erwartung enttäuscht, daß sich darin die unterschiedliche Art der jeweiligen gesellschaftlichen Stellung der Frau niederschlagen würde. Bei aller Verschiedenheit in den Details ergab sich indessen immer wieder der gleiche Gehalt der Zeremonie, nämlich die feierliche Übergabe der Braut in den Autoritätsbereich des Mannes und seines Clans.[19] Dies kann jedoch dann nicht überraschen, wenn man weiß, daß es in matrizentrischen Kulturen überhaupt kein ausgeprägtes Hochzeitsritual gibt, weil in ihrem Verständnis die *Heirat* nicht eine Familiengründung bedeutet, sondern nur das *Arrangement gegenseitiger Hilfeleistung* zwischen zwei Sippen. Das eigentliche Familienfest für den Matriclan ist der Eintritt des Mädchens in den Kreis der Mütter durch seine erste Menstruation, während die Eheschließung höchst formlos begangen wird. Neben den mehr oder weniger ritualisierten Eheverhandlungen zwischen den beiden Clans beschränkt sich das Hochzeitszeremoniell darauf, daß man für die Brautleute einen gemeinsamen Schlafplatz bereitstellt und das Paar sein erstes gemeinsames Mahl einnimmt, meist im Kreise der Verwandten, bei denen es sich niederläßt. Das letztere als Zeichen, daß der nicht blutsverwandte Partner hier geduldet wird.[20]

Erst in patrilinealen und patriarchalen Verhältnissen wird das Hochzeitsfest zu jenem einschneidenden Ereignis, das zu den unterschiedlichsten *Bräuchen* Anlaß gab. Den Kern bildet dabei immer der *feierliche und schmerzliche Abschied der Braut von ihrem Herkunftsclan* und ihre Übergabe an den Patriclan des Bräutigams. Deshalb die unzähligen Sitten des Weinens der Braut, das ritualisierte Sich-Sträuben beim Verlassen des Elternhauses oder sogar der Scheinraub oder die rituelle Entführung. Deshalb auch die dramatisch gestalteten Hochzeitszüge vom Hause der Braut zum Hause des Bräutigams, wobei der Übertritt über dessen Schwelle einen besonders kritischen Punkt darstellt. Schon Briffault hatte bemerkt, daß hinter der römischen Sitte, die Braut über die Schwelle zu tragen, die sich in vielen europäischen Volkssitten erhielt, nicht die Idee der liebevollen Courtoisie steht, die wir hineinzuinterpretieren pflegen. Sie ist vielmehr das Zeichen der Angst, es könne sich in diesem entscheidenden Moment ein Zwischenfall ereignen wie das Straucheln der Braut, was für das Glück der Ehe ein schlimmes Omen bedeutet hätte.[21]

Wie sehr es der ursprünglichen, matrizentrischen Vorstellung zuwiderläuft, daß eine Mutter ihre Tochter und deren künftige Kinder verliert, zeigt sich an einem tibetanischen Hochzeitsritus, bei dem die verletzte Weltordnung symbolisch wiederhergestellt werden muß, die das Scheiden der Tochter hervorruft.[22] Deshalb wird ganz allgemein die »brautgebende« Familie mit größerem Respekt behandelt als die »brautnehmende«. Wenn in den meisten patriarchalen Kulturen das Fest der Vermählung im Heim der Braut stattfindet, so ist dies als ehrenvolles Zugeständnis an die Familie der Braut zu verstehen.

Matrilinealität: eine universelle Frühform des Zusammenlebens

Die amerikanische Studie über »Matrilineal Kinship« rollt auch die prinzipielle Frage nach dem Ursprung der matrizentrischen Gesellschaftsordnung auf, die seit Morgans *evolutionistischer Theorie* ein Zankapfel geblieben ist. Mir scheint es wichtig festzustellen, daß die *geistige Auseinandersetzung mit Morgans Werk* von Anfang an *unter einer doppelten Belastung* stand: Zum einen stieß seine Schilderung der matrizentrischen Urgesellschaft auf das patriarchale Vorurteil, das die irokesische Sozialstruktur nur als einen exotischen Ausnahmefall zur Kenntnis nahm, zum andern rief seine Idealvorstellung von einer friedlichen und herrschaftsfreien Gesellschaft das tiefe Mißtrauen der herrschenden politischen Kreise hervor.

Als dann Marx und Engels Morgan zum Kronzeugen für die Existenz einer »kommunistischen« Urgesellschaft machten, fiel sein ethnologischer Ansatz in den westlichen Ländern in Ungnade und wurde nur noch von Außenseitern verfolgt. So von Robert Briffault, der viele Jahrzehnte später sein monumentales Werk »The Mothers« veröffentlichte und darin eine Fülle von Beispielen für matrilineal lebende Völker in allen Teilen der Welt gab. Nach seiner Schätzung waren um 1800 noch ungefähr die Hälfte der damals bekannten Naturvolkgruppen matrilineal organisiert, und vor der Verbreitung der patriarchalen Weltreligionen müßte ihr Anteil bei weitem überwogen haben. Dabei verkennt Briffault nicht, daß es auch bei Völkern auf sehr primitiver Zivilisationsstufe vor jeder Berührung mit den patriarchalen Hochkulturen bereits patrilineale Stammesorganisationen gab. Er glaubt aber nachweisen zu können, daß die *patriarchale Gesellschaftsstruktur* weder bei den Hochkulturen noch bei den Naturvölkern eine genuin gewachsene Kultur ist, sondern immer eine sekundäre *Überformung einer früheren, matrizentrischen Kulturstufe.*

Die Ethnologengeneration nach ihm hat sich nahezu geschlossen von dieser »evolutionistischen« Kulturauffassung distanziert, offiziell aus wissenschaftsmethodischen Gründen, zum Teil wohl aber auch aus politischen oder sexistischen Bedenken.

Seitdem sind wieder Jahrzehnte verstrichen, in denen sich durch die

Technisierung in den heute so genannten *»Drittweltländern« tiefgreifende Wandlungen vollzogen* und das westliche Wirtschaftssystem zusammen mit der Verstädterung die alten Stammesstrukturen zersetzten. So ist bis zur Gegenwart die Zahl der eindeutig matrilineal organisierten Völker auf 8 % aller Gesellschaften (ca. 100) zusammengeschrumpft, was bedeutet, daß der Forschungsgegenstand, dem man sich seit rund 20 Jahren in der Ethnologie wieder zögernd annähert, zu verschwinden droht, bevor er endlich ans Licht gezogen wird.

Auch aus der grundsätzlichen Schlußbetrachtung von »Matrilineal Kinship«[23] spüren wir die Ambivalenz heraus, mit der die offizielle Wissenschaft dem evolutionistischen Gedanken gegenübersteht. D. F. Aberle stellt darin zwar fest, daß die Übergänge zwischen den verschiedenen matrilinealen Organisationsformen stets in einer bestimmten Richtung verlaufen, nämlich immer in der Richtung von strikt matrizentrischen, herrschaftsfreien Verhältnissen hin zu stärkerer Ausprägung männlicher Machtpositionen und zu Anfängen patrilinealer Strukturen. Dennoch lehnt er die evolutionistische Vorstellung, wonach das matrilineale Verwandtschaftssystem eine universelle Entwicklungsstufe darstellen könnte, strikt ab. Statt dessen versucht er, die Matrilinealität als die bestmögliche Form der gesellschaftlichen Anpassung an die Ökonomie des Gartenbaus und der frühen Ackerbaukultur zu verstehen. Um diese Hypothese zu belegen, wertet er die Daten der 84 matrilinealen Ethnien aus, die in Murdocks »World Ethnographic Sample« verzeichnet sind.

Dabei ergeben sich zwar, wie erwartet, hohe Korrelationen zwischen Matrilinealität und früher Ackerbaukultur, doch steht *der relativ hohe Prozentsatz der matrilineal organisierten Wildbeutervölker* seiner Theorie entgegen. Dies um so mehr, als die Mehrzahl der heutigen Sammlerinnen und Jäger bilineal organisiert ist (Verwandtschaftsrechnung nach der mütterlichen und der väterlichen Seite), bei unilinealer Rechnung jedoch die Matrilinealität überwiegt.

Dabei verdeckt die Statistik immer noch die Tatsache, daß sich hinter bilinealen Organisationsformen häufig nicht eine gleichwertige doppelte Rechnung verbirgt, sondern daß dabei der mütterlichen Abstammung immer noch das wesentlichere Gewicht zufällt. Karla Poewe konnte dies für afrikanische Verhältnisse überzeugend darstellen.[24]

Dazu kommen nach Aberles eigener Einschätzung zwei besonders gravierende Gegenbeispiele, für die er im Rahmen seiner Theorie keine Erklärung hat. Das eine davon sind die *Wedda*, die heute nur noch in gebirgigen Rückzugsgebieten Südindiens leben, die aber den Restbestand einer archaischen Rassengruppe bilden, welche in frühhistorischer Zeit große Gebiete Süd- und Südostasiens besiedelte. Die Sammel- und Jagdgründe dieser auf steinzeitlicher Kulturstufe stehenden Wedda sind im *Kollektivbesitz der Frauen,* und ihre Verwandtschaftsrechnung ist eindeutig *matrilineal.*[25]

Das zweite Beispiel, das aus dem Rahmen fällt, sind die *Crow-Indianer* in Kanada. Als Großwildjäger und Viehzüchter weisen sie ein geradezu klassisches matrilineales Muster auf und dies, obgleich die Pastoralwirtschaft als Prototyp für die patrilineale Stammesordnung gilt.

Aberle erklärt dies aus der agrarwirtschaftlichen Vergangenheit der Crow-Indianer, welcher durch ihre Vertreibung in den unwirtlichen Norden ein Ende gesetzt wurde. Diese Erklärung ist durchaus plausibel, aber sie gilt für sämtliche Hirtennomaden. Wir müssen annehmen, daß sie alle *ursprünglich Ackerbauern* gewesen sind, weil, wie der Nomadenforscher R. Herzog überzeugend argumentiert, sich die Viehzucht ohne bäuerliche Grundkultur und den Anbau von Futtermitteln gar nicht hätte entwickeln können. Alle heute existierenden Hirtennomaden kennen zumindest Spuren früherer Agrarwirtschaft oder leben symbiotisch mit Ackerbauern zusammen.[26]

So überrascht es auch nicht, wenn wir bei den *Tuareg* als den bekanntesten Hirtenkriegern Afrikas unübersehbare Züge einer matrizentrischen Gesellschaft finden. Bei ihnen werden nicht nur die Adelslinie und die Erbfolge des regierenden Souveräns in der weiblichen Linie tradiert; die Tuaregfrau nimmt auch ökonomisch und gesellschaftlich eine Stellung ein und genießt Freiheiten, die mit der islamischen Religionsgemeinschaft, der sie heute angehört, eigentlich unvereinbar sind.[27]

Die Tuareg, wie auch die Massai und ähnliche Hirtenvölker geben uns überdies ein anschauliches Beispiel dafür, daß die stolzen Hirtenkrieger mit ihrer Verachtung des Feldbaues und des Handwerks keine selbsttragende Subsistenz aufbauen können. Sie bleiben immer auf die Kleintierhaltung und die Arbeit der Frauen angewiesen oder auf bäuerliche Vasallen. Die Vorstellung von einer urwüchsigen *patriarchalen Hirtenkultur* erweist sich überall als eine *romantische Idealisierung*. In Wirklichkeit stellt die pastorale Lebensform eine Sekundärentwicklung dar, die auf einer matrizentrischen, bäuerlichen Kultur aufruht.

Alle Versuche, die matrizentrische Sippenstruktur auf ganz bestimmte, ökonomische Umstände einzuschränken, sind zum Scheitern verurteilt. Wo immer wir an der Oberfläche kratzen, kommt unter einer dünneren oder dickeren Schicht patri- oder bilinealer Strukturen eine Grundschicht zum Vorschein, die Reste der alten matrizentrischen Ordnung erkennen läßt.

2. Die Arbeits- und Rollenteilung zwischen den Geschlechtern

Es gibt wohl kaum ein Thema aus dem anthropologischen Bereich, das von sexistischen Vorurteilen dermaßen besetzt ist wie das der geschlechtsspezifischen Arbeits- und Rollenteilung, so daß es beinahe hoffnungslos erscheint, die ursprünglichen Tatsachen einigermaßen unverzerrt ans Licht zu ziehen.

Die älteren anthropologischen Arbeiten gehen wie selbstverständlich davon aus, daß die Arbeitsteilung zwischen den Geschlechtern von jeher darin bestand, daß Frauen Kinder gebären und aufziehen sowie ihre Familien mit den täglichen Dienstleistungen versehen, während die Männer zum einen die »Ernährer« der Familie darstellen, und zum andern deren Beschützer, indem sie die Familie mit Waffengewalt verteidigen. Grosso modo ist das einfach die *Rückprojektion des patriarchalen Selbstverständnisses in die Vorgeschichte*. Ganz dieser Voreingenommenheit entsprechend galt als Hauptberuf der prähistorischen Menschheit die Jagd der Männergruppe und als *das* Werkzeug der frühen Kultur die Waffe, die gleichermaßen dem Jägerhandwerk wie dem Kriegshandwerk diente. Die Sammeltätigkeit und das friedliche Handwerk, die weitgehend in den Händen von Frauen lagen, traten dabei in den Hintergrund.

Erst in neuester Zeit ist dieses Modell vor allem durch die amerikanischen Ethnologinnen modifiziert worden, indem sie erkannten, daß die Jagd als Ernährungsquelle des frühen Menschen bisher überschätzt wurde. Auch bei den heutigen *»Sammlerinnen und Jägern«*, wie der neue Terminus für die Wildbeuter heißt, bilden das Sammeln von Pflanzen und Früchten und das Einfangen von Kleintieren als Eiweißlieferanten die Haupternährungsbasis der Gruppe. Diese Tätigkeiten aber werden weltweit von den Frauen und den größeren Kindern geleistet, wobei das Sammelergebnis nicht nur quantitativ, sondern wegen des größeren Fettreichtums auch qualitativ das Jagdergebnis der Männer bei weitem übertrifft. Dazu kommt, daß das Stillen der Säuglinge eine nicht wegzudenkende Ernährungsgrundlage für die Menschen der Frühzeit bildet.

Davon, daß in allen Mythologemen die Frauen als die Begründerinnen der Pflanzenkultivierung, d.h. des Garten- und Ackerbaus gelten, war schon die Rede. Auch von seiten der Wissenschaft ist der primitive

Ackerbau als weibliche Kulturleistung heute unbestritten. G. Smolla hebt die Tatsache hervor, daß nur diejenigen Völker den Übergang von der nomadisierenden zur seßhaften Lebensweise vollzogen haben, bei denen die Sammelwirtschaft mindestens gleichbedeutend neben der Jagd bestand. Das heißt aber nichts anderes, als daß die Frau die Promotorin der »neolithischen Revolution« war.[1]

Was die *Domestikation der Tiere* und die Haustierhaltung anbelangt, liegen ihre Entstehungsbedingungen bis heute im dunkeln. Man ist sich nicht einmal über den ursprünglichen Zweck dieser kulturellen Errungenschaft einig, doch spricht vieles dafür, daß die Milchgewinnung zunächst bedeutender war als die Fleischgewinnung. Daß Frauen an der Zähmung der Tiere einen wesentlichen Anteil haben, liegt schon deshalb nahe, weil das Versorgen verwaister oder das Einfangen wilder Jungtiere und deren Aufzucht mütterliche Erfahrung voraussetzt. Aus Reiseberichten wissen wir sogar, daß die Frauen der Tasmanier die kleinen Hunde, welche die Weißen mitgebracht hatten, an ihren Brüsten säugten.[2] Dazu kommt, daß Schaf-, Ziegen- und Kuhmilch schon sehr früh in der Antike als Ersatznahrung für die Muttermilch gebräuchlich war und also von daher ein Interesse der Frauen an der Haustierhaltung bestand.

Selbst dort, wo Ackerbau und Viehzucht wegen der Klimaverhältnisse weitgehend entfallen, am extremsten bei den Eskimos der Arktis, und die *Jagd als einzige Ernährungsbasis* übrigbleibt, kann die Arbeitsteilung zwischen den Geschlechtern nicht so interpretiert werden, als seien die Männer die Ernährer der Gruppe, während die Frauen auf Kinder und Haushalt beschränkt sind... »Ein Mann ist der Jäger, den seine Frau macht«, sagt ein Eskimosprichwort,[3] und dies spielt darauf an, daß die Frauen den größten Teil der Jagdausrüstung – die Harpunen ausgenommen – produzieren: Sie reinigen und gerben die Felle, nähen daraus Kleidung, Stiefel und Fellschlitten und fügen auf technisch perfekte Art Tierhäute für die wasserdichten Kanus zusammen. Für alle diese Kürschnertechniken stellte sich die Eskimofrau ihre Werkzeuge bis in die jüngste Zeit selbst her. Zu diesen gehört eine Art Universalwerkzeug, das sogenannte »Frauenmesser«, das ursprünglich aus Speckstein geschnitten und mit einem Knochengriff versehen war. Es ist so gut wie identisch mit den sogenannten Fellschabern, die man zu Tausenden unter den Steinwerkzeugen der Eiszeit fand. Auch ähnelt die Kleidung der Eiszeitmenschen, die uns aus Funden bekannt ist, auf erstaunliche Art derjenigen der Eskimos. Schon damals war die Kleidung gegerbt, gefärbt und mit dekorativem Schmuck aus Muscheln und winzigen Knochenperlen verziert.

Und auch damals schon fertigten Frauen Nähnadeln aus Knochen – sogar ein gefüllter Nadelköcher wurde gefunden –, stellten Faden aus Tierdärmen her und verfügten offenbar über äußerst feine Ahlen zur Durchbohrung der Knochenperlen.[4]

Die Handwerkerin

Wir stehen also vor der Tatsache, daß von Anbeginn der menschlichen Kultur der *»homo faber« keineswegs in erster Linie ein Maskulinum* war. Simone de Beauvoirs Satz aus den vierziger Jahren »Der große Pan beginnt zu schwinden, wenn der erste Hammerschlag fällt«[5] identifiziert den Pan, also die Natur, einseitig mit der Frau und spricht dem Mann die eigentlichen Kulturleistungen zu. Dies basiert auf der irrtümlichen Annahme, daß der Mann der alleinige Schöpfer des Handwerks gewesen sei und deshalb die Frau mit dessen Entwicklung ihren Einfluß verloren habe. Für den Beginn der Kultur liegen die Dinge aber eher umgekehrt.

Ein besonders faszinierendes Feld *weiblichen Handwerks* stellt die *Textiltechnik* in allen ihren Facetten dar. Es gibt praktisch keine Pflanzenfaser, die nicht für irgendeine Flecht-, Knüpf- oder Webetechnik verarbeitet worden wäre. Dabei sind die Arbeitstechniken und die Fülle der Formen von einem schier unerschöpflichen Reichtum, und die Feinheit der Gewebe und Geflechte stellt auch bei vielen heutigen Naturvölkern die maschinelle Technik der Europäer in den Schatten.

Nach der Fell- und Lederbekleidung, der in den wärmeren Klimate die Rindenstoffe entsprechen, gehören das *Spinnen und Weben* von tierischen und pflanzlichen Fasern zu den genialsten Erfindungen der Frühgeschichte. Daß Frauen die Schöpferinnen der Leinen- und Wollstoffe wie auch der Seidenraupenzucht und der Seidenherstellung waren, darüber lassen die Mythen der alten Kulturen keinen Zweifel aufkommen.[6]

Ebenso spricht alles dafür, daß Frauen die Urheberinnen der *Töpferei* gewesen sind. In Ägypten ist die Hieroglyphe für Topf identisch mit dem Zeichen für Frau, und die Dogon, bei denen, wie bei vielen anderen Naturvölkern, die Töpferei bis heute eine Domäne der Frau geblieben ist, tradieren eine Mythe, die den weiblichen Ursprung der Töpferei bezeugt. Dabei steht die keramische Kunst als eine der wichtigsten Kulturschöpfungen überhaupt erst am Ende einer langen Entwicklungsreihe, der die Herstellung der verschiedensten Gefäßformen aus anderen Materialien vorausgeht. Vor den Tongefäßen schufen sich die Frauen ihre Koch-, Speise- und Vorratsgefäße aus Speckstein, Knochen oder Holz, aus Muscheln, Kürbisschalen oder aus Korbgeflecht. Die ersten Tontöpfe scheinen mit einer Lehmschicht überzogene Körbe gewesen zu sein, die man an der Sonne trocknen ließ. Dafür sprechen die keramischen Gefäße, die in ihrer Form oder in ihrem Dekor geflochtene Körbe nachahmen.[7]

Auch der *primitive Hausbau* ist ursprünglich Sache der Frau, und auch hier werden häufig Flecht- und Lehmtechnik miteinander verbunden. Die ägyptische Bäuerin baute noch bis in die jüngste Zeit ihr Haus oder ihren Kornspeicher, indem sie Bündel von Schilfrohr oder Palmwedeln mit Lehm bewarf und auf diese Weise eine feste Mauer entstehen ließ. Die ägyptischen Tempel mit ihren Papyrussäulen erinnern noch immer an dieses Urbild weiblicher Architektur. Bis zum heutigen Tag stellt die Buschnegerfrau ihren Windschirm aus pflanzlichem Material selbst her, und die Eskimofrauen bauen die Sommerzelte aus einer Verbindung von Zweigen, Fellen und Moos. (Während die Schneehäuser heute das Werk der Männer sind.)[8]

Aber nicht nur eine Vielzahl von Kulturtechniken und Handwerkszweigen geht auf Fraueninitiative zurück, auch die kleinen *Märkte*, auf denen sie die verschiedensten Produkte zum Tausch oder Kauf anbieten, sind bei den meisten Naturvolkgruppen noch heute in Händen der Frauen. In ganz Afrika, in den Anden und in Neuguinea gehört der Markterlös zum Eigentum der Frau, über das sie dem Mann keine Rechenschaft schuldet. Dies ändert sich erst in Verhältnissen, in denen sich ein eigentlicher Handel über weitere Entfernungen hinweg entwickelt.[9]

Die Frage nach der geschlechtsspezifischen Arbeitsteilung

Auch wenn die heutige Wissenschaft den weiblichen Beitrag zur Subsistenzwirtschaft der Frühzeit stärker würdigt, hat sie damit noch nicht ihre Vorurteile über eine »naturgegebene« Arbeitsteilung revidiert. Jedenfalls gehen die meisten Anthropologen nach wie vor davon aus, daß der Mann als der körperlich weit Stärkere einerseits die Großwildjagd übernahm und andererseits – als Äquivalent für die Reproduktionsleistung der Frau – die Verteidigung von Frauen und Kindern gegen äußere Feinde.

Als erstes ist dagegen zu sagen, daß die Großwildjagd eine relativ späte Form des Jägerdaseins ist. Erst nachdem die Pflanzen- und Kleintiernahrung durch Klimaverschlechterung immer mehr weggefallen war, mußten sich die Eiszeitmenschen auf sie umstellen.

Zudem erweist sich das Kriterium der größeren männlichen Körperkräfte zur Übernahme bestimmter Tätigkeiten als nur sehr bedingt richtig. Unter den heutigen Naturvolkgruppen leisten *Frauen schwerste kör-*

perliche Arbeit beim Feldbau und beim Dreschen des Korns, beim Schöpfen und Tragen von Wasser, beim Hausbau und beim Transport der Wanderzelte. Bei den Eskimos und den Nomaden Nordsibiriens gehen ledige Frauen allein im Kanu auf Robbenjagd, in Australien handhaben Frauen den Bumerang ebenso geschickt wie die Männer, und auch von den Indianerinnen ist bekannt, daß sie einst sehr geschickte Jägerinnen waren.[10] Nur werden diese Tatsachen von den meisten männlichen Forschern hartnäckig übersehen, oder es kommt zu so grotesken Aussagen wie der folgenden bei der Schilderung der afrikanischen Dogon. Dieses westafrikanische Volk ist für die Herstellung sehr großer und schwerer Tonkrüge als Wasser- und Vorratsbehälter bekannt, die ausschließlich von Frauen geformt und gebrannt werden. Dazu heißt es in der Enzyklopädie »Bild der Völker«: »Die Arbeitsteilung in der Gemeinde ist starr. Die Frauen kochen, stellen Töpferwaren her, färben und spinnen Wollfasern. Den Männern bleiben die anstrengenderen Arbeiten, sie weben und flechten Körbe«.[11] Der Mythos vom schwachen Geschlecht hält sich hartnäckig.

Im Gegensatz zur modernen Zivilisation hat es in *prähistorischer Zeit eindeutig mehr Frauen-»Berufe«* als Männer-»Berufe« gegeben, wenn auch nicht im Sinne einer vollspezialisierten Beschäftigung, die es sehr lange nicht gab, sondern im Sinne eines Nebeneinanders verschiedener Tätigkeiten. Der prähistorischen Sammlerin und Pflanzerin, der Kürschnerin und Schneiderin, der Flechterin, Spinnerin, Färberin und Weberin, der Töpferin und der Hauskonstrukteurin stand zunächst *nur eine begrenzte Zahl typisch männlicher Leistungen* gegenüber. Das sind einerseits die Jagd und die zunehmende Verfeinerung der Jagdwaffen, und andererseits der Bergbau, der in der Mittelsteinzeit mit dem systematischen Abbau von Flint und Obsidian beginnt, gefolgt von der Kupfer-, Zinn-, Silber- und Goldgewinnung, bis hin zum Eisen, das dann zu Beginn der historischen Zeit eminente Bedeutung erhält. An den Bergbau schloß sich das Schmiedehandwerk an, das wahrscheinlich den ersten vollspezialisierten Beruf überhaupt darstellt. Jedenfalls ist es sicher kein Zufall, daß Jäger, Bergmann und Schmied im Märchen und in der Folklore von einem besonderen Nimbus der Männlichkeit umgeben sind.

Hingegen muß die immer wieder mit großer Selbstverständlichkeit aufgeführte *Funktion des Mannes als Verteidiger* der Gruppe gegenüber einbrechenden Feinden für die früheste Geschichte des Menschen mit *Skepsis* aufgenommen werden, weil alles dafür spricht, daß der *Krieg im heutigen Sinne keine Urtatsache der menschlichen Geschichte* ist. Stammesfehden sind, soweit wir sie von den ältesten Naturvölkern her kennen, entweder Ausdruck religiöser Riten oder ein Mittel zur kollektiven Schuldbegleichung im Zusammenhang mit der sogenannten Blutrache (vgl. S. 125 ff.).

Alles in allem gab es ursprünglich *keine lebenswichtige Tätigkeit für die Selbsterhaltung der Gruppe, die die Frauen nicht ebenso erfüllen konnten wie Männer.* Und wenn wir bedenken, daß die Urfamilie höchst wahrscheinlich eine Mutterfamilie war, zu der die erwachsenen Männer nur in einer losen Beziehung standen, so waren die letzteren ursprünglich weder dazu vorgesehen, der Frauen- und Kindergruppe Nahrung zu verschaffen noch diese gegen Feinde zu verteidigen.

Dies ist im übrigen eine Situation, die wir bei den weitaus meisten Säugetierarten finden. Hier versorgen und verteidigen die Mütter ihre Jungtiere ohne die Mithilfe der Männchen. Auch unter den Primatenherden, die biologisch den Menschen am nächsten stehen, bilden die Mutter-Kindergruppen die stabilste soziale Struktur: Bei den Menschenaffen ist ausschließlich die mütterliche Verwandtschaft maßgebend und der Rang der Jungtiere vom Rang der Mutter abhängig.[12]

Noch ein anderes, hartnäckiges Vorurteil hält der Realität nicht stand, nämlich die Vorstellung, die Frau sei stets an einen beschränkten Lebens- und Erfahrungsraum gebunden gewesen, während dem Mann von jeher die Welt und ihr weiter Horizont offengestanden hätten.

Betrachten wir das Leben der *Frau als Sammlerin*, so kann keine Rede davon sein, daß sie ans Haus gebunden war. Ihre Tätigkeit zwang sie vielmehr, regelmäßig ein großes Terrain zu durchstreifen und sich detaillierte Kenntnisse über ihre Umwelt anzueignen. Demgegenüber ist der Aktionsradius des Jägers nicht wesentlich größer, solange die Stammesgruppen klein sind und die alte Totemordnung besteht.

Wenn später in der Agrarwirtschaft das *Frauenkollektiv seßhaft* wird und den Männern die Außenposten überläßt, so liegt das weniger an der Behinderung der Frauen durch die Mutterpflichten als an ihrer Verantwortung für die Subsistenzwirtschaft. Seit jeher waren die Mütter äußerst erfindungsreich im Tragen ihrer Säuglinge; zudem unterstützten und vertraten sie sich gegenseitig in der Kinderbetreuung und sogar beim Stillen. Vielmehr sind diejenigen, die Aussaat und Ernte, Vorratshaltung und Güterverteilung leiten, in der Agrarwirtschaft unentbehrlich. Vom Frauenkollektiv aus gesehen lag es viel näher, die entbehrlicheren Männer hinauszuschicken, um Handelsmissionen zu erfüllen und politisch-diplomatische Funktionen als Verbindungsleute zu anderen Stämmen zu übernehmen. Solche Aufgaben waren zunächst nicht mit einem besonderen Sozialprestige oder irgendwelchen Machtbefugnissen verbunden. Personen die sich damit befaßten, vornehmlich Brüder der mütterlichen Sippe, bauten diese Funktionen erst allmählich zu eigentlichen Machtpositionen aus und schufen auf diese Weise hierarchische Strukturen, die der matrizentrischen Sippenordnung ursprünglich fremd sind. Diese Entwicklung wird uns im nächsten Abschnitt beschäftigen.

Das Tabu als Schutz

Von frühester Zeit an hatte sich aber eine ganz andere *Aufteilung von Innenraum und Außenraum* herausgebildet, bei der der Mann der Ausgeschlossene war. Seit jeher scheinen die Frauen den Bezirk der Geburt und alles, was damit zusammenhängt, gegen die Männer abgegrenzt zu haben. Dafür spricht das universelle »*Wochenbett-Tabu*« aller uns bekannten Naturvölker, das aus patriarchaler Sicht fälschlicherweise mit dem Etikett der »Unreinheit« versehen wurde. Nichts könnte dem matrizentrischen Lebensgefühl mehr widersprechen als die Verbindung der geheiligten Vorgänge mit der Vorstellung von Schmutzigkeit oder Minderwertigkeit. Briffault argumentiert zu Recht, daß das Wochenbett-Tabu in der mutterzentrierten Familie nur einen einzigen Sinn gehabt haben konnte, nämlich den Schutz der Mutter und des Neugeborenen vor unerwünschter männlicher Zudringlichkeit.

Höchstwahrscheinlich geht auch das *Menstruationstabu* auf eine weibliche Abwehrhaltung zurück, die im gleichen Sinne zu verstehen wäre wie das häufige Schwangerschaftstabu. Wie wir wissen, halten viele Naturvolkgruppen das Menstruationsblut für den Aufbaustoff des Embryos und somit für die wesentliche Substanz zur Entstehung des Lebens. Die Vermutung liegt nahe, daß die Frauen während ihrer Menstruation deshalb keine sexuellen Beziehungen aufnahmen, weil sie die Lebensvorgänge in ihrem Körper nicht beeinträchtigen wollten. Dieses Motiv steht offensichtlich auch hinter der sexuellen Enthaltung während der Schwangerschaft und der ersten Stillzeit.[13]

Demgegenüber spiegelt die gängige Interpretation des Menstruationstabus eines der hartnäckigsten patriarchalen Vorurteile wider: Noch heute wird fast ausnahmslos an der Theorie festgehalten, die Tage der Menstruation hätten von jeher als unreiner Zustand der Frau gegolten im Sinne von minderwertig und unheilbringend. Richtig daran ist, daß alle patriarchalen Kulturen strikte Vermeidungstechniken gegenüber menstruierenden Frauen entwickelt haben, die in ihrer Zwanghaftigkeit geradezu paranoid sind. Doch läßt schon solche panische Angst vermuten, daß hinter der Abwehr des Mannes mehr steht als körperlicher Ekel. Dieser wäre für Naturvölker ohnedies irrelevant, weil der archaische Mensch keinerlei Ekel vor Körperausscheidungen kennt. Schweiß, Speichel, Urin und sogar Fäkalien galten ursprünglich als wertvolle Substanzen, die alle in der frühen Medizin zu Heilzwecken verwendet wurden. Insbesondere bedeutet das Blut für alle Naturvölker das geheiligte Lebenselixier schlechthin, so daß es völlig unverständlich wäre, wenn das Leben aufbauende Menstruationsblut darin eine Ausnahme bilden würde. Man kennt im Gegenteil magische Fruchtbarkeitsriten unter Ackerbauvölkern, bei denen menstruierende Frauen die Felder umschreiten, und zur Jagdmagie benutzten die Jäger noch bis in die Neuzeit in Menstruationsblut getauchte Stoffähnchen, weil sie glaubten, das Jagdwild damit anzuziehen.[14]

Gegen die patriarchale Deutung der Unreinheit läßt sich aber das noch grundsätzlichere Argument ins Feld führen, wonach diese Deutung den Tabu-Begriff auf den Kopf stellt. Für alle Tabus des frühen Menschen gilt der klassische Satz Briffaults: »The tabu is the cause not the effect of his disgust«.[15] Nicht der Abscheu vor irgendeiner Sache läßt ein Tabu entstehen, sondern genau umgekehrt. Weil aus religiösen oder gesellschaftlichen Gründen ein Schutztabu entsteht, empfindet der Mensch vor dem tabuisierten Gegenstand »Scheu«, was ursprünglich gleichbedeutend ist mit *»heiliger Scheu«*. Erst die sozial antrainierte Abwehrhaltung macht aus dieser Scheu »Abscheu«. Dies hat Briffault an Beispielen von Speisetabus überzeugend dargestellt. So beruhen die Speisetabus für das Pferd, das Schwein und viele andere Tiere in alten Kulturen auf deren Verehrung als sakrale Totemtiere, die auch als heilige Tiere einer Gottheit galten und die deshalb nicht oder nur zu bestimmten sakralen Anlässen geschlachtet werden durften. Nicht die betreffenden Tiere sind unrein – sie sind vielmehr unantastbar –, sondern derjenige macht sich der Selbstverunreinigung schuldig, der das Tabu bricht. Deshalb müssen sich vielerorts die Jäger nach der Jagd einem Reinigungszeremoniell unterziehen.

Eine interessante Ausnahme vom Menstruationstabu bilden einige sehr archaische Ethnien, nämlich die Truk im Pazifik, die Maori in Neuseeland, die Kamba in Ostafrika und die Walapai-Indianer in Arizona. Bei ihnen wird im Gegenteil der Geschlechtsverkehr während der Menstruation zur Pflicht gemacht.[16] Dies mag darauf hinweisen, daß ursprünglich für alle Menschen die Zeit der Menstruation die bevorzugte Phase für den Geschlechtsverkehr darstellte, wie dies ja für alle Säugetiere die Regel ist.

Das läßt aber den Schluß zu, daß das Menstruationstabu das Ergebnis der matrizentrischen Lebenstheorie ist: Weil die frühen Menschen das Menstruationsblut für den Stoff hielten, von dem der Embryo sich ernährt – abgeleitet von der Beobachtung, daß bei beginnender Schwangerschaft die Blutung ausbleibt –, haben sie diesen Stoff zum Tabu erhoben.

Wenn wir die frühmenschliche Situation aus dieser Sicht betrachten, so waren *ursprünglich nicht die Frauen die Ausgegrenzten*, sondern die Männer diejenigen, die zu einem wesentlichen Lebensbezirk keinen Zugang hatten.

Eine solche Konstellation könnte den Schlüssel für eine so merkwürdige und verbreitete Sitte wie die »*Couvade*« liefern: Hier legen sich die Männer während der Niederkunft ihrer Frauen ins »Männerkindbett«, um wenigstens in der Vorstellung nachzuvollziehen, was die Natur ihnen versagt hat. Auch gewisse Formen der männlichen Beschneidung gehören in diesen Zusammenhang, wenn diese ausdrücklich als Ersatz für die fehlende Menstruationsblutung aufgefaßt wird.[17] Seit Margret Mead wurde mehrfach darauf hingewiesen, daß offenbar am Anfang der Kultur nicht der von Freud diagnostizierte »Penisneid« der Frau steht, sondern der »Gebärneid« des Mannes. Alle späteren *Disqualifikationen der Frau als unreines Wesen* im Zusammenhang mit den Reproduktionsvorgängen sind als *Abwehrreaktionen des patriarchalen Mannes* zu verstehen bzw. als Selbsterhöhungsideologie mittels Abwertung der Frau.

Monopolisierung der Tätigkeiten

Offensichtlich hatte der Mann der Frühzeit seine sozial unbedeutendere Rolle immer wahrgenommen und dieses Ungleichgewicht deshalb auf verschiedene Weise zu kompensieren versucht. Als erstes wurde die heldische Mystifizierung der Jagd ein wichtiger Bestandteil des männlichen Selbstwertgefühls. Auch wenn der Beitrag zum täglichen Nahrungsbedarf der Gruppe relativ gering war, so verstärkte das abenteuerliche »Jägerlatein« das Image des Jägers. Margret Mead bemerkt einmal treffend, daß in jeder uns bekannten Gesellschaft jede beliebige Tätigkeit, sobald Männer sie ausführen, viel wichtiger genommen und deshalb von der Gesellschaft weit höher geschätzt werde, als wenn Frauen die gleiche Tätigkeit verrichten.[18]

Dazu kommt, daß Männergruppen weltweit zur Monopolisierung ihrer Tätigkeiten tendieren und die Frauen rigoros davon ausschließen. Dies gilt für angestammte männliche Bereiche wie das Jagen ebenso wie für Aufgaben, die ursprünglich den Frauen und ihren magischen Kräften vorbehalten waren: So verbieten die Männer der Hirtenstämme den Frauen auch das Melken, sobald sie die Zucht bestimmter Großtiere zu ihrer Domäne machen.

Bei vielen Pflanzern beanspruchen die Männer den Anbau bestimmter, wichtiger Kulturpflanzen als ihren ausschließlichen Aufgabenbereich. Die Abelam in Neuguinea wählten dafür den Anbau der Yamswurzeln, wobei nach ihrer Vorstellung die Pflanzen nur richtig gedeihen, wenn die Frauen die Gärten nie betreten. Auch enthalten sich die Pflanzer während der ganzen Vegetationsperiode – das sind rund sechs Monate – des Geschlechtsverkehrs, um das Wachstum nicht zu gefährden. Hier wird weibliche Sexualität bewußt als eine Bedrohung für das männliche Werk empfunden, weil die Abelam glauben, die Frauen seien von Natur aus schöpferisch; sie selbst aber könnten ihre Kreativität nur durch Einhalten strenger Tabus entwickeln. Wahrscheinlich ist diese psychische Unsicherheit auch die Ursache für ihren ausgeprägten Hang zum Wettbewerb. Auf ihrer paradiesischen Insel, weit ab von unserer hochtechnisierten Leistungsgesellschaft betreiben die Männer von Neuguinea einen geradezu grotesken Konkurrenzkampf darum, wer die riesigsten Yamswurzeln züchten kann. Dabei illustriert ihr eigenes Selbstverständnis, wonach die Knollenfrüchte als leibliche Kinder des Mannes gelten, auf einzigartige Weise das kompensatorische Motiv, der Gebärfähigkeit der Frau eine Ersatzleistung entgegenzustellen.[19]

Eine andere Möglichkeit, sich einen hervorragenden Platz in der Gesellschaft zu verschaffen, besteht in der *Übernahme religiöser Funktionen* (vgl. S. 70ff.) So bauten die matrilokal lebenden Zuni der Hopi-Indianer die Regenzeremonien zu einem komplizierten Ritualsystem aus, das die meiste Zeit im Leben eines Mannes beansprucht. In dieser Funktion nehmen die Männer als Brüder im Haushalt ihrer Schwestern eine starke Stellung ein, während sie gleichzeitig als Ehemänner und Landarbeiter auf den Feldern der Frauen eine untergeordnete Rolle spielen.[20]

Kunst und Fest

Mit der ausschließlichen Übernahme der Priesterämter geht aber noch ein weiteres Monopol der Männer Hand in Hand, das bisher wenig Beachtung fand: Gleichzeitig mit dem Gebrauch verboten die Männer den Frauen auch die Herstellung von sakralen Gegenständen, so daß überall auf der Welt die sakralen Musikinstrumente, Tanzmasken und Fetische von Männern geschnitzt oder modelliert werden. Dies hatte zur Folge, daß die Eingeborenenfrauen heute selbst glauben, sie seien gar nicht fähig dazu, solche Dinge herzustellen. Wenn wir aber davon ausgehen, daß sich die Frauen von frühester Zeit an in den Handwerkskünsten übten und sich schon in der Eiszeit die Technik des religiösen Kunsthandwerks nicht von derjenigen der Gebrauchsgegenstände unterschied, so kann diese Einseitigkeit nur künstlich erzeugt worden sein. Diese frühe *Diskriminierung der Frau in der sakralen Kunst* führte zu der folgenschweren Konstellation, daß auch in der Neuzeit, als sich die Kunst von ihrer religiösen Eingebundenheit löste, der »Künstler« noch lange ein Maskulinum blieb. Den Beweis für ihre ursprünglichen künstlerischen Fähigkeiten erbringen heute die Eskimofrauen, wenn sie staatlich gefördert werden. Ihr Kunstschaffen im Rahmen der Canadian Foundation ist besonders bekannt geworden. Das Erstaunliche aber ist, daß die Zeichnungen und Skulpturen, die gegenwärtig unter den Händen der Eskimos entstehen, in Technik und Vorstellungswelt deutlich an die sakralen Gegenstände der Eiszeit erinnern. Manche Tierskulptur könnte geradezu in der jungpaläolithischen Werkstatt von Dolni Vestonice (Tschechoslowakei) entstanden sein, wo man Tieridole aus einem keramischen Werkstoff fand. So dürfen wir wohl annehmen, daß schon damals, *vor 25 000 Jahren, Frauen als Künstlerinnen* arbeiteten.[21]

Das Auseinanderreißen von Handwerk und sakraler Kunst durch das religiöse Monopol der Männer ist aber auch nicht ohne Folgen für die großen Feste geblieben. Wir beobachten heute weltweit das Phänomen, daß viele Naturvolkgruppen getrennte *Männerfeste und Frauenfeste* feiern. Dabei treiben die Männer einen riesigen Aufwand und lassen ihre Feste mit großem Pomp und steifer Würde über die Bühne gehen, während die Frauenfeste viel zwangloser und fröhlicher verlaufen und wegen ihres geringeren Aufwandes von den Ethnologen oft gar nicht bemerkt werden. Beide Geschlechter halten ihre Feste voreinander geheim, mit dem Unterschied freilich, daß die Männer dennoch das Publikum der Frauen brauchen und wünschen. Brigitte Hauser-Schäublin schildert das festliche Flötenspiel der Männer bei den Iatmul (Neuguinea), die ebenso ängstlich darauf bedacht sind, von den Frauen nicht gesehen wie erpicht darauf, von ihnen gehört zu werden. Gleichzeitig irritiert sie die selbstgenügsame Fröhlichkeit der Frauenfeste, an der sie keinen Anteil haben.[22]

Aus dem geringeren Aufwand der Frauenfeste ist aber nicht zu schließen, daß sie immer nur kleine »Kammertheater« ohne mythologische Bezüge und ohne ein festes Ritual gewesen seien, wie K. E. Müller dies behauptet.[23] Bei rein matrizentrischen Kulturen wie bei den Nayar in

Südwestindien gibt es bis zum heutigen Tag große Sippenfeste, an denen beide Geschlechter teilnehmen, deren Inhalte aber von den einschneidenden Ereignissen des weiblichen Lebens geprägt sind. Der Festreigen beginnt bei der Geburt eines Kindes und dessen Namengebung, erreicht seinen Höhepunkt beim großen Tali-Fest, bei dem die Mädchen durch rituelle Defloration in den Kreis der erwachsenen Frauen eintreten, und schließt alle Trauerzeremonien ein, die nicht nur beim Tode eines Clanmitglieds, sondern auch bei der jährlichen Wiederholung des Todestages feierlich begangen werden. Alle diese Feste laufen nach einem strengen Ritual ab und stehen mit mythischen Vorstellungen und weiblichen Gottheiten in Beziehung.[24]

Die bisher geschilderten Anstrengungen der Männergruppen, ihr Sozialprestige zu erhöhen, sind aber nicht plausibel zu machen, wenn wir als Ausgangslage einen sozial gleichgewichtigen Zustand zwischen den Geschlechtern annehmen. Sie werden nur daraus verständlich, daß sich in der menschlichen Frühzeit die Waagschale deutlich auf Seiten der Frau senkt – nicht nur, weil sie als Mutter einen für den Mann nicht aufhebbaren Produktionsvorsprung besaß, sondern weil sie gleichzeitig die Führende bei den ersten großen Kulturleistungen war.

3. Rechtsordnung und soziale Schichtung in matrilinealen Gesellschaften

Ein Blick auf die soziale und politische Organisation innerhalb matrilinealer Verhältnisse ist nicht zuletzt deshalb interessant, weil er uns möglicherweise *Rückschlüsse auf die Entstehung der ersten männlichen Führungspositionen* und auf die Herausbildung *der ersten hierarchischen Strukturen* erlaubt.

Zu den wichtigen Entdeckungen Morgans bei den matrilinealen Irokesen gehörte das Fehlen jeder sozialen Schichtung sowie die Nichtexistenz irgendeiner Amtsgewalt oder clanübergreifender politischer Organe. Der berühmte Irokesenbund entstand erst infolge der Bedrohung durch die weißen Eindringlinge, und die von den Weißen so genannten »Chiefs« oder Häuptlinge hatten ursprünglich keinerlei politischen Befugnisse. Es gab nur Schamanenämter, welche die Medizinmänner (zum Teil aber auch Frauen) bekleideten, oder die »Führer auf dem Kriegspfad«, die sich durch besondere Tapferkeit ausgezeichnet hatten und eine freiwillige Gefolgschaft um sich scharten. In den Ratsversammlungen, die aus allen erwachsenen Blutsverwandten bestanden, wurden die Entscheidungen gemeinsam gefällt, wenn man auch den Stimmen der erfahrenen Clanmitglieder, vor allem der älteren Frauen, besonderes Gehör schenkte.[1]

Sehr ähnliche Gemeinschaften *ohne institutionalisierte Machtpositionen* finden sich noch heute bei matrilinealen Ethnien, wenn auch in reiner Form nur in relativ kleinen Stammesgruppen mit extensiver Wirtschaftsform. Dies gilt sowohl für mobile Wildbeuter oder Viehzüchter wie etwa die Navaho in Arizona/New Mexico als auch für seßhafte Pflanzergruppen wie die Truk auf den Carolinischen Inseln.[2] Bei ihnen gibt es weder Personen, die von der Nahrungsproduktion befreit und ausschließlich mit Spezialaufgaben betraut sind, noch ein offizielles politisches oder religiöses Amt. Hingegen spielt das *Lebensalter in bezug auf Ansehen und Beeinflussung der Gruppe* eine deutliche Rolle. Manchmal wird ein älteres Mitglied spontan dazu erwählt, gemeinsame Aktivitäten zu organisieren wie Gruppenarbeiten oder religiöse Feste, oder auch dazu, die Gruppe als Sprecher bei Nachbarsgruppen zu vertreten. Niemals jedoch ist eine solche Aufgabe mit der persönlichen Verfügungsgewalt über irgendein anderes Gruppenmitglied verbunden. Das heißt, die betreffende »Führer«-Person, wie etwa ein Dorfältester, kann keine Befehle erteilen, sondern nur Vorschläge machen und durch das eigene Vorbild überzeugen. Auch die religiösen Aktivitäten sind an keine Amtspriesterschaft gebunden, sondern entwickeln sich aus althergebrachten Ritualen, die wachzuhalten einige Gruppenmitglieder sich berufener fühlen als andere. Ebensowenig gibt es in diesen Gruppen eine offizielle Rechtsprechung mit dem dazugehörigen »Strafvollzug«.

Trotz dieses »gesetzlosen« Zustandes, wie ihn die weißen Entdecker solcher Gesellschaften nannten, leben diese Gruppen durchaus geordnet und weitgehend friedlich, weil *ungeschriebene Gesetze* in Form von Tabus und streng geregelten Bräuchen den Spielraum für das Individuum sehr klein halten.

Das Tabu als Friedenssicherung

Bevor wir die Weiterentwicklung größerer Stammesgruppen und die ersten hierarchischen Strukturen innerhalb der matrilinealen Ordnung verfolgen, sei hier eine kurze Betrachtung solcher Tabus und Bräuche eingeflochten, weil sie zu den grundlegenden und zugleich ungeklärtesten Einrichtungen der menschlichen Gesellschaft gehören. Wie wir dies am Beispiel des Wochenbett- und Menstruationstabus bereits bemerkten, hat die Wissenschaft mit ihren patriarchalen Denkmustern nur wenig zu deren eigentlichem Verständnis beigetragen. Dies gilt auch für das *Exoga-*

miegebot, das in sämtlichen matrilinealen Kulturen die Sexualbeziehungen regelt und dort unumstößliche Geltung hat. Die vielen Versuche, die Entstehung dieses Tabus zu erklären – sei es die Theorie vom »Frauentausch« von Lévi-Strauss oder die psychoanalytische Theorie, die darin die Lösung für den Urkonflikt zwischen Vater und Söhnen sieht –, gingen immer von männlichen Vorstellungen und von der männlichen Familienkonstellation aus. Dabei existierte in der Frühzeit weder ein Konflikt zwischen Vätern und Söhnen, noch konnten Männer über Frauen verfügen, um sie anderen Stämmen zum Tausch anzubieten und auf diese Weise clanübergreifende Beziehungen aufzubauen.

Auch die Meinung, das Inzesttabu habe der Vermeidung von Inzucht gegolten, ist angesichts der geringen physiologischen Kenntnisse der frühen Menschen gegenstandslos. Und wenn ein neuerer biologischer Erklärungsversuch sich darauf beruft, daß schon im Tierreich die Tendenz zur Inzestvermeidung zu beobachten sei,[3] so wird damit die Absolutheit, mit der die Exogamieregel bei allen frühen Kulturen Geltung hat, in keiner Weise plausibel.

Unter allen bisherigen Theorien scheint mir die Auffassung Evelyn Reeds dem Kern der Sache am nächsten zu kommen, wenn sie in der Exogamieregel eine *Friedenssicherung innerhalb der eigenen Gruppe* sieht. Der Grundgedanke dabei wäre, die möglichen Anlässe für Rivalität unter den Geschwistern und anderen nahen Verwandten zu vermeiden. Wenn wir die ursprüngliche matrizentrische Familie vor Augen haben, bestehend aus Mutter und heranwachsenden Töchtern und Söhnen, und, ab der zweiten Generation, auch aus Tanten, Nichten und Neffen, so hätte wohl nichts die Eifersucht der Jugendlichen mehr erregt, als wenn ein Geschwister den gemeinsam geliebten Bruder oder die gemeinsam geliebte Schwester, Mutter oder Tante sexuell begehrt hätte. Dem entspricht die Tatsache, daß in matrilinealen Verhältnissen neben der Mutter-Sohn-Beziehung der *Bruder-Schwester-Kontakt* weitaus am stärksten tabuisiert ist.[4] Trotz – oder gerade wegen – der engen emotionalen Bindung zwischen Bruder und Schwester werden von Kindheit an die strengsten Vorsichtsmaßnahmen getroffen, um jeden auch nur andeutungsweisen sexuellen Kontakt zu vermeiden. In matrilokalen Sippen sind in solche Distanzregeln auch die mütterlichen Parallelcousins und die matrilinealen Tanten und Neffen einbezogen. Erst vor diesem Hintergrund ergibt sich ein plausibles Motiv für die strikte Regelung, wonach sich Clanmitglieder ihre Sexualpartner stets außerhalb der blutsverwandten Gruppe zu suchen haben.

Steht hinter dem Exogamiegebot ursprünglich die Sorge um den Frieden innerhalb der eigenen Gruppe, so regeln die *Speisetabus den Frieden mit der Natur und den göttlich-dämonischen Wesen.* Wir kennen eine ganze Fülle von Versöhnungs- und Entschuldigungsritualen, welche die Jäger der Naturvolkgruppen anwenden, um durch die Tötung eines Tieres nicht den Zorn der Tierdämonen oder der Götter auf sich zu ziehen. Dabei wird dasjenige Totemtier, mit dem sich die Gruppe am engsten verwandt fühlt, normalerweise geschont und nur bei rituellen Anlässen verspeist, wobei die Vorstellung besteht, daß die Kraft des Tieres auf die Menschen übergeht.

Dazu kommt als Friedensregelung unter Fremden das geheiligte *Gastrecht*, das aber ursprünglich nur innerhalb der Gemarkung der eigenen Sippe gilt und dem Fremdling die Immunität seiner Person während seines Aufenthalts garantiert. (Unsere diplomatische Immunität ist nur der letzte Ausläufer dieses Tabus!) Dabei wurde besonders das gemeinsam eingenommene Mahl – das Hochzeitsmahl, das Fest mit befreundeten Gruppen oder das Trinken von »Blutsbrüderschaft« – zum universellen Symbol für einen freundschaftlichen Nichtangriffspakt unter Fremden, d. h. zwischen Mitgliedern verschiedener Sippen.

So grundlegend alle diese Tabu-Ordnungen für die gesamte menschliche Kultur waren und zum Teil heute noch sind – sehr viele unserer »Anstandsregeln« basieren noch immer auf ihnen –, so dunkel und letztlich unbeantwortbar ist die *Frage, welche Instanz diese Tabus einmal gesetzt hat.* Briffault stellt die interessante These auf, daß *»die Mütter«* diese Schranken aufgerichtet und den Verstoß gegen sie mit ihren Flüchen abgesichert hätten. Er stützt seine These durch den Hinweis darauf, daß bei vielen Naturvölkern nichts für so unauflöslich gilt wie der Fluch einer Mutter.[5] Wenn wir an das Beispiel der Nayar denken, bei denen die Mütter ihre Söhne und Töchter mit angedrohten Flüchen an sich binden, so spricht einiges für sie. Auch der Eskimoforscher Kai Birket fand unter den robusten Eskimomännern viele »Pantoffelhelden«, die einen »tief eingewurzelten Respekt vor den Zungen ihrer Frauen«[6] haben. Das gleiche scheint jenes Sprichwort der Minangkabau auszudrücken, nach dem das Glück des Mannes unter der Fußsohle der Mutter zu suchen ist: »Heaven is below the sole of mothers foot«.[7] Noch heute haben viele Völker in Afrika und Asien eine reale Angst vor Verwünschungen und Hexerei, und es kann kein Zufall sein, daß besonders Frauen im Verdacht solcher Verwünschungen stehen.

Die Magie des Wortes

Daß das menschliche Wort ursprünglich auch eine magische Bedeutung hat, bezeugen noch unsere Märchen.[8] Daß aber in der menschlichen Frühzeit die Frau die Wortgewaltigere war, dafür sprechen nicht nur die Überlieferungen des Hexenglaubens und der sibyllinischen Bücher, sondern neuerdings auch die Sprachwissenschaft. Nach dem Hinweis Richard Festers, daß die universalen Urworte der Menschheit aus dem weiblichen Bereich stammen, wird auch die These wahrscheinlich, nach der *die Beherrschung und Tradierung der Sprache in erster Linie von der Frauengruppe* ausging, was in unserem Wort von der *»Muttersprache«* weiterlebt.[9]

Wirkt das Tabu einschränkend auf die Handlungsfreiheit des Individuums, so ist der positive Zusammenhalt ursprünglicher Gruppen durch das ungeschriebene *Gesetz der gegenseitigen Hilfeleistung* gewährleistet. Abgesehen davon, daß es anfänglich nur kollektiven Bodenbesitz gibt, wird auch das Sammelgut oder die Jagdbeute geteilt, wenn ein Gruppenmitglied aus eigener Kraft nicht dazu in der Lage ist, sich und seine engsten Angehörigen zu versorgen.[10] Alle Clanmitglieder gewähren sich gegenseitige Gastfreundschaft und Hilfeleistungen bei Krankheit, wie auch oft die ganze Gruppe zum Brautpreis beisteuert.

Bis zu einem gewissen Grad haftet die Gruppe auch für die Handlungsweise ihrer Mitglieder gegenüber einer anderen Gruppe. Bei Beleidigungen entrichtet die Gruppe ein Sühnegeld, bei schwerer Körperverletzung oder Totschlag eines fremden Clanmitgliedes tritt vielfach der Mechanismus der – fälschlich so genannten – *Blutrache* in Kraft. Ursprünglich hat Blutrache nichts mit der individuellen Rache an einem individuellen Mörder zu tun, sondern stellt den Schutz der Gruppe für das Leben ihrer Mitglieder dar, eine Solidarität, die abschreckend auf aggressive Übergriffe von Fremdgruppen wirken soll. Dabei ist in matrilinealen Gruppen die fortgesetzte individuelle Blutrache, bei der ein Opfer das andere nach sich zieht, äußerst selten. Bei regelmäßig abgehaltenen Stammesfehden scheint es vielmehr um eine Art »Abrechnung« zu gehen, bei der ein Ausgleich der Getöteten auf beiden Seiten angestrebt wird. Sehr oft findet dieser Ausgleich auch durch Bezahlung eines Sühnegeldes statt, das sogenannte »Wergeld«, das in Naturalien beglichen wird – und interessanterweise für eine ums Leben gebrachte Frau deutlich höher veranschlagt ist als für einen erschlagenen Mann. Dies zeugt nicht nur für die Hochschätzung der Frau, sondern ist dann sinnvoll, wenn es sich bei der Schadenersatzforderung um eine Lebensrechnung handelt und nicht um die Rache um ihrer selbst willen oder um einen Loskauf von der Verpflichtung zur Rache.[11] Erst unter heldisch-patriarchalen Vorzeichen wird Blutrache zu einem sich verselbständigenden Ehrenkodex.

Initiationsrituale

Nun gibt es noch eine wichtige gesellschaftliche Institution, die für alle akephalen (nicht-hierarchischen) Gesellschaften eine nicht wegzudenkende Rolle spielt, nämlich die Initiation, durch die ihre Mitglieder einen bestimmten gesellschaftlichen Status erhalten. Wie wir gesehen haben, wächst die Autorität eines Gruppenmitglieds mit zunehmendem Alter, und dabei entspricht der Gewinn an Einfluß nicht nur der wachsenden Lebenserfahrung, sondern auch dem biologischen Reifungsprozeß, für den die Geschlechtsreife den entscheidenden Wendepunkt darstellt. Dementsprechend bilden die Pubertäts- und Initiationsriten die wichtigsten Festpunkte für die soziale Rollenentwicklung. Freilich trübte auch hier die einseitig patriarchale Perspektive die klare Sicht der ursprünglichen Bedeutung dieser Rituale. Wenn in der Initiation in erster Linie ein Aufnahmeritual in den privilegierten Kreis der erwachsenen Männer gesehen wird, so geraten dabei nicht nur die weiblichen Initiationsriten in den toten Winkel, sondern auch die Tatsache, daß die *weibliche und männliche Initiation in erster Linie einen biologischen Reifungsvorgang* artikulieren. Weltweit bildet die Initiation des jungen Mannes die Voraussetzung für seine Heiratsfähigkeit, und die Prüfungen, die der Initiand zu bestehen hat, dienen unter anderem dem Nachweis seiner Fähigkeiten als Ehemann und Vater.[12] Dazu wäre zu bemerken, daß in allen matrilinealen Gruppen nicht-verheiratete Männer als unreife Männer gelten, die in der Sippe kaum Ansehen genießen. Wie die junge Frau erst dann zählt, wenn sie Mutter geworden ist, so der Mann, wenn er Verantwortung für den Nachwuchs übernimmt, d. h. in matrilinealen Verhältnissen durch seinen Onkel-Status.

Auch gilt in rein matrizentrischen Kulturen die Aufmerksamkeit stärker der weiblichen Initiation als der männlichen. Einige kennen sogar nur einen weiblichen Pubertätsritus und keinen entsprechenden männlichen. So die Nayar, bei denen die Erstmenstruierenden ein dreitägiges Fest zu Ehren der Göttin Bhagvadi feiern. Schon vor der ersten Menstruation findet das erwähnte große Tali-Fest statt, für das jedes Mädchen einen rituellen Bräutigam erhält und von dem es im Verlauf des mehrtägigen Festes defloriert wird.[13]

Aus solchen Sitten wird zweierlei deutlich: einmal die *Hochschätzung der produktiven Kräfte der Frau und der Menstruation* als deren äußerer Beweis und zum andern die völlig *andere Wertung der Jungfräulichkeit.* Nicht die Unberührtheit des Mädchens wird hier geschätzt und als Voraussetzung für die Heirat gehütet wie später in der patriarchalen Ideologie. In matrizentrischem Verständnis ist es im Gegenteil die *Defloration*, die als Voraussetzung zur Erfüllung der Mütterlichkeit gilt. Briffault äußerte deshalb die Vermutung, daß sowohl die weitverbreitete Hochzeitssitte, nach der Hochzeitsnacht ein blutbeflecktes Laken als Jungfräulichkeitsbeweis für die Braut öffentlich vorzuweisen, als auch die für uns so empörende Sitte der »jus primae noctis« (das Recht des Fürsten, jede Frau seiner Untertanen vor der Hochzeitsnacht zu deflorieren) möglicherweise eine Umdeutung viel älterer, sakraler Sitten darstellt.[14]

Dasselbe könnte seiner Meinung nach für die *weibliche Beschneidung* gelten.[15] Wenn heute die Klitoridektomie bei den Arabern und anderen patriarchalen Kulturen ein Ausdruck repressiver Männerherrschaft ist, so beruht auch sie möglicherweise auf einer Verfälschung von Beschneidungsriten, die durch das Zurückschneiden der Labien der Erweiterung der Geburtswege dienten. Jedenfalls muß die Tatsache, daß bei afrikanischen und indianischen Stämmen die weibliche Beschneidung von alten Frauen vorgenommen wird und sich Frauenfeste daran knüpfen, ebenso hellhörig machen wie das Bedauern der Schipibo-Frauen in Peru über die Abschaffung der weiblichen Beschneidung: Seitdem, so klagen sie, würden die jungen Frauen schwerer gebären.[16]

Undurchschaubare Natur

Neben den durch Brauchtum und Tabu zu lösenden zwischenmenschlichen Problemen bleibt für die unter primitiven Bedingungen lebenden Naturvolkgruppen ein schwerwiegender Rest von *Heimsuchungen*, die eine undurchschaubare Natur in Gestalt von Dürre, Unwettern und Naturkatastrophen, in Form von Hungersnot, Krankheit und vorzeitigem Tod an sie heranträgt. Für die archaischen Menschen scheint nur ein begrenzter Katalog von Möglichkeiten zu bestehen, *diese Phänomene zu deuten und mit ihnen umzugehen*: als Laune einer Gottheit, die günstig gestimmt werden muß, als Folge von Hexerei von Seiten irgendeines feindselig gesinnten Menschen oder als Folge einer Tabuüberschreitung. In den heutigen matrilinealen Verhältnissen spielen alle diese Vorstellungen eine Rolle. Trotz jahrhundertelanger mohammedanischer Tradition glauben die Minangkabau auf Sumatra immer noch an Dämonen, besonders an solche in weiblicher Gestalt, welche das Gedeihen der Kinder gefährden können. Der Verdacht auf Hexerei, der Versuch des Gegenzaubers oder die Forderung auf Schadenersatz, wenn eine Person als der Hexerei überführt gilt, sind auch heute noch alltägliche Vorkommnisse in Nordostindien, bei den Trobriand und in vielen afrikanischen Gesellschaften.

Bei einer *Tabuüberschreitung* müssen die Betreffenden ihre Verfehlungen eingestehen, doch hat dies mit einem moralischen Sündenbekenntnis in unserem Sinn wenig zu tun. Der Schamane will zwar die Ursache für einen unheilvollen Zustand herausfinden, aber die Verursacher werden nicht eigentlich bestraft, sondern haben sich einem *Reinigungszeremoniell* zu unterziehen, wodurch der Verstoß gegen die Sitte und seine Folgen für die Gruppe unschädlich gemacht werden. Die Navaho kannten bis vor kurzem einen besonderen Ritus zur Wiedergutmachung eines Inzests, bei dem die Motte als Symboltier eine Rolle spielte.[17] Heute wird eine aus Motten gewonnene Medizin als Gegenmittel gegen die verschiedensten Übel angewandt, woraus hervorgeht, wie nahe die »Rechtspraxis« früher Kulturen der Geistheilung und der Medizin steht. Die gnadenlose *Verfolgung von Schuldigen* und die eigentlichen *Hexenjagden* liegen *außerhalb der matrizentrischen Ideologie* und gehören bereits einer männlich geprägten Rechtspraxis an.

Beginnende Hierarchie

Wenn wir uns im folgenden den größeren matrilinealen Volksgruppen mit intensiver Wirtschaftsproduktion zuwenden, so können wir zum einen die schrittweise Entstehung männlicher Machtpositionen beobachten und zum anderen, daß auch dort, wo sich hierarchische Systeme etablierten, die *Basisstrukturen* egalitär geblieben sind.

Aufgrund von höherer wirtschaftlicher Produktivität können die lineages in größerer Generationentiefe zusammenleben, was dann, wenn sie zu groß werden, zur Unterteilung in Subclans führt. Schon bei diesem Vorgang entstehen oft gewisse *Rangunterschiede*, weil sich die älteren Generationen – die »founder-lineages« – auf den besten Böden niedergelassen haben oder über die besten Jagd- und Fischgründe verfügen. Dadurch bildet sich – noch auf der Basis des kollektiven Bodenbesitzes der Subclans – eine Art aristokratische Schicht der alteingesessenen lineages heraus, deren kollektive Produktionsmittel am meisten Wohlstand bringen. Diese durch die Gunst der Lage bevorzugte Schicht genießt bald ein höheres Ansehen und wird auch häufiger mit organisatorischen Aufgaben wirtschaftlicher oder religiöser Art betraut.

Innerhalb *großer Stammesgemeinschaften* entstehen dann zur Aufrechterhaltung der gesellschaftlichen und wirtschaftlichen Beziehungen die *Posten von Botschaftern und »Managern«*. Meist übernehmen die Brüder der ältesten Frauen diese Funktionen und geben sie an ihre matrilinealen Neffen weiter. Bei solchen *politischen Ämtern* unterscheidet Kathleen Gough drei Ebenen.[18]

Die unterste von ihnen stellt die *Dorfebene* dar, zu der mehrere lineages gehören und die nach außen hin von einem *»village headman«* vertreten wird. Geht die politische Organisation nicht über diese Ebene hinaus, wofür in Goughs Material die Truk und die Hopi repräsentativ sind, ist die persönliche Verfügungsgewalt der männlichen Autoritätsfigur allerdings noch sehr gering. Der village headman kann sich nicht in die inneren Angelegenheiten der einzelnen lineages einmischen, die nach wie vor in den Händen der älteren Frauen liegen, und er hat auch über niemanden eine direkte Befehlsgewalt. Als der Älteste der angesehensten founder-lineage kann er aber aus seinen *Manageraufgaben* einige nicht unbeträchtliche persönliche Vorteile ziehen: So reserviert sich etwa der Dorfälteste der Truk bei der Ernteverteilung die besten Stücke für seinen Matriclan, oder der headman der Hopi verschafft sich persönliche Anhänger daraus, daß er befugt ist, ungenutztes Land an jüngere lineages zu verteilen und dabei einzelne zu bevorzugen.

Der Dorfälteste nimmt aber auch *religiöse Funktionen* wahr im Sinne einer Entscheidungshilfe, wenn die religiösen Persönlichkeiten des Dorfes sich über das Vorgehen bei Mißernten und sonstigen unglücklichen Ereignissen nicht einigen können. Er bestimmt dann, worin die Ursache eines Schadens zu sehen und wie diesem zu begegnen sei. Seine Kompetenz setzt sich dabei aus einer eigenartigen Mischung von übernatürlichen Kräften, die man ihm zubilligt, und der allgemeinen Unterstützung zusammen, die man seinen Argumenten als privilegierter Persönlichkeit gewährt. Neben seiner mehr oder weniger großen persönlichen Überzeugungskraft hat aber der Dorfälteste keine Befugnis im Sinne einer richterlichen Gewalt oder irgendeines Strafvollzuges. Selbst die Blutfehden bleiben eine innere Angelegenheit des Clans.

Möglicherweise gab es aber auf der Dorfebene ursprünglich gar keinen head»man«, sondern eine *Dorfälteste*, wie dies der Name des Dorfhäuptlings bei den Haida (Nordwestküsten-Indianer) anzeigt. Sein Titel heißt wörtlich übersetzt *»Dorfmutter«*, und Träger dieses Titels ist heute ein männlicher Vertreter der mütterlichen Linie.[19]

Erst auf der zweiten politischen Ebene, wie sie sich beispielhaft bei den

Trobriand und den Mayombe (Zentralafrika) findet, kommen persönliche Machtbefugnisse ins Spiel, die fraglos mit der viel stärkeren Stellung des Mannes in diesen Gesellschaften zu tun haben. Typischerweise basieren die letztgenannten Gesellschaften auf der virilokalen beziehungsweise avunkulokalen Residenzordnung und nicht mehr wie die Truk und Hopi auf der matrilokalen Großfamilie.

Diese zweite Ebene faßt ca. *zwölf Dörfer zu einem Distrikt oder chiefdom* zusammen, dem der *Distrikthäuptling oder Chief* vorsteht, und der meist mit dem headman des größten und reichsten Dorfes identisch ist. Hier beginnen sich die *ersten Herrschaftsstrukturen* abzuzeichnen und ein Führungsstil, welcher der matrizentrischen Lebensform ursprünglich fremd ist.

Auf der familiären Ebene sind die Distrikthäuptlinge dadurch privilegiert, daß sie mehrere Frauen heiraten dürfen: Bezeichnenderweise werden als solche die Schwestern oder andere weibliche Verwandten der Dorfhäuptlinge oder der lineage-Ältesten gewählt, weil diese allseitige Verschwägerung den Einfluß des chief im ganzen Distrikt garantiert und ihm darüber hinaus einen enormen *Reichtum über das Frauengut* (Urigubu) sichert. Diese Einkünfte werden dann zum Teil für öffentliche Anlässe eingesetzt, wie die Abhaltung großer und verschwenderischer Feste, zum andern aber benutzt sie der district-chief auch für ganz persönliche Zwecke. So heuert er sich z. B. unter den ärmeren lineages Arbeiter an, die ihm Dienstleistungen auf seinem Familienland erbringen und dafür in Naturalien bezahlt werden. Oder er läßt sich Kanus bauen, für deren Baurecht er das Monopol beansprucht, und die er dann gegen ein Entgelt in Naturalien an andere vermietet, wodurch er den gesamten Fischfang kontrollieren kann. Ja, das Bedürfnis nach Macht geht bei den Distrikthäuptlingen bereits so weit, daß sie mitunter Kriege gegen andere Distrikte führen, um ihre Territorien abzurunden oder zu verteidigen, wofür ihnen allerdings keine reguläre »Armee« zur Verfügung steht. Ein Häuptling kann aber von ihm abhängige Gefolgsleute mobil machen. Dazu zieht er auch seine zahlreichen Söhne heran, die er – entgegen der ursprünglichen avunkulokalen Sitte – im eigenen Dorf zurückbehalten kann, statt sie in die Dörfer ihrer mütterlichen Onkel ziehen zu lassen.

Im Bereich der *Rechtsprechung* hat der Trobriand-Chief allerdings keine größeren Befugnisse als jeder andere village-headman und ist zu keiner Art von Strafvollzug bevollmächtigt. Kraft seines Reichtums ist er aber in der Lage, die besten Zauberer anzuheuern und für seine Zwecke zu benutzen.

Bei den Mayombe kommt eine weitere Kategorie der Herrschaft hinzu, die allerdings von außen an das Stammesgebiet herangetragen wurde: Schon früh kam dieser zentralafrikanische Stamm mit dem arabischen Sklavenhandel in Berührung, in den er sich dann auch aktiv einschaltete. Die Distrikthäuptlinge der Mayombe sicherten sich nicht nur das Monopol, Sklaven an die Araber zu vermitteln, sondern auch das Monopol auf den Lohn, den sie dagegen eintauschten, nämlich Schußwaffen. Diese wiederum verstärkten ihre Macht um eine ganz neue Dimension, die sie dann auch zu Kriegen gegen Nachbardistrikte mißbrauchten.

Gleichzeitig kontrollierten die Chiefs den *Elfenbeinhandel* bzw. die Elefantenjagd und machten den Gebrauch bestimmter Attribute zu ihren persönlichen Insignien: so eine bestimmte Körperbemalung, die Bekleidung mit Leopardenfell und das Tragen von Leopardenzähnen.

Am einschneidendsten wurde die Gesellschaftsstruktur der Mayombe allerdings dadurch verändert, daß das *Prinzip der Sklaverei* auf die eigene Gemeinschaft überging und sich dadurch eine völlig neue Art der Arbeitsteilung eröffnete: Hatte man früher bestenfalls ärmere Clanmitglieder zu »Lohnarbeitern« gemacht, die diese Arbeiten immerhin freiwillig verrichteten, so zeigte das fremde Beispiel nun die Möglichkeit zur Beschaffung unbezahlter Arbeitskräfte. Aber damit nicht genug. Grundsätzlich korrumpiert wurde durch den Sklavenhandel auch die bisherige kollektive »Rechts«-Praxis: Früher hatte man ein Clanmitglied, das gegen die Regeln der Gemeinschaft verstieß und das mit den hergebrachten Methoden religiöser Beeinflussung nicht zur Ruhe gebracht werden konnte, schlimmstenfalls aus dem Clan ausgestoßen, worauf dieses versuchen mußte, von einem anderen Clan adoptiert zu werden. Nun konnte der Distrikthäuptling einen Mißliebigen, bei dem es sich häufig um einen jungen Mann handelte, als Sklave verkaufen oder für seine eigenen Zwecke als Sklave halten, womit die Entscheidung in jedem Fall zu seinen Gunsten ausfiel. Damit entstand aber überhaupt erst ein von einer politischen Persönlichkeit geleitetes und von sakralen Bezügen unabhängiges *Strafgericht.*

Bei den Minangkabau auf Sumatra besteht die Einrichtung, die »runaways« aus der Umgebung als Sklaven zu beschäftigen. Bei ihnen setzte sich allerdings der alte Brauch der *Adoption von Fremdlingen* nach ein paar Generationen wieder durch, so daß die Enkel und Urenkel der ehemaligen Sklaven wiederum im Matriclan integriert sind. Hier siegt also letztlich die matrizentrische Lebensauffassung, nach der die Kinder immer den Müttern gehören, gleichgültig, von welchem Vater sie stammen, und dies wirkt einer Kastenbildung entgegen.

Erst auf der dritten politischen Ebene, die bei den Ashanti und den Minangkabau von der *royal lineage* gebildet wird, gibt es so etwas wie eine *Kastenbildung*. Der *König oder »paramount chief«* ist der district chief mit der ältesten und vornehmsten Genealogie, auf den landesweite Befugnisse übertragen werden. Diese königliche Linie ist als einzige befugt, die strikt exogamen Heiratsregeln zu durchbrechen und endogam, das heißt in die eigene, wenn auch weit verzweigte Linie, zu heiraten. Interessanterweise gilt bei den Minangkabau für die royal lineage sogar die *patrilineale Erbfolge*, so daß wir sehen, wie stark Patrilinealität mit männlichen Machtinteressen Hand in Hand geht.

Die *Privilegien des Königs* gehen über alles bisherige hinaus. Er kontrolliert nicht nur den Handel mit den wertvollsten Gütern wie Gold, Elfenbein, Cola, Pfeffer usw., sondern verfügt auch über eine große Anzahl von Sklaven und benutzt seine Stellung nun ganz offensichtlich zur persönlichen Bereicherung und Prachtentfaltung. Der König der Ashanti besaß sogar schwerere Gewichte zur Abwägung von Gold und anderen Gütern.

Entscheidend ist auch, daß sämtliche *Mitglieder der königlichen Familie* von der direkten Nahrungsproduktion befreit sind und als *Regierungsbeamte oder königliche Handwerker* einen eigenen Stand bilden. Die königlichen Handwerker widmen sich der kunstvollen Holz- und Metallverarbeitung, darunter die königlichen Frauen von Minangkabau der Herstellung von goldgewirkten Kleidern und Keramik. So wird die königliche Linie zugleich zum *Kulturträger des Landes* und zum Kunstmäzen.

Trotz dieser hierarchischen Strukturen und männlichen Machtstellungen bei einigen matrilinealen Ethnien bleibt an deren Basis die *egalitäre Lebensform* und der *starke Einfluß der Frauen* erhalten. Sowohl bei den Ashanti wie bei den Minangkabau ist die Selbstverwaltung der Dörfer gegenüber dem Distrikthäuptling autonom. Wie F. u. K. von Benda-Beckmann nachweisen konnten, wird auch heute noch unter den Minangkabau nach alter Sitte, dem sogenannten *»adat«* Recht gesprochen. Trotz des Islam als offizieller Landesreligion wurde weder an der matrilokalen Residenzordnung noch am matrizentrischen Scheidungsrecht jemals gerüttelt, und bei offiziellen Gerichtsprozessen, bei denen es meist um Erbprobleme anläßlich von Clanteilungen in Subclans geht, läuft das Prozedere im Stile des »adat« ab. Charakteristisch dafür ist, daß es *kein schriftlich fixiertes »absolutes« Recht* gibt, daß man vielmehr immer einen Weg sucht, der alle Beteiligten zufriedenstellt. Deshalb nimmt der »headman« eines Clans bei einem Prozeß auch niemals von vorneherein eine klare Position ein, was die modernen Gerichte verwirrt. Er muß immer wieder zurückfragen, um die Meinung seines Clans, aber auch die der Gegenpartei zu erkunden, bevor er Stellung nehmen kann.[20] Auch wenn die lineages nach außen hin immer von Männern vertreten sind, so bedeutet dies keineswegs, daß sie innerhalb der Sippe das Sagen haben.

Der *Ort der politischen Willensbildung* ist nach wie vor die »musyawarah«, die *beratende Versammlung der mütterlichen Sippe*, an der alle erwachsenen Frauen teilnehmen, nachdem sie Mutter geworden sind, und die blutsverwandten Männer, sobald sie den Onkelstatus erreicht haben. Wie bei den Irokesen gehören die Ehemänner nicht zur Ratsversammlung. *Tonangebend sind die älteren Frauen* und an ihrer Spitze das älteste weibliche Sippenmitglied, das in der Regel weit älter ist als der headman, nämlich seine Mutter oder seine Tante. Die Aufgabe des männlichen Oberhauptes besteht lediglich darin, die Beratungen zu organisieren und dafür zu sorgen, daß ihre Entscheidungen weitergeleitet oder ausgeführt werden. Die Beschlüsse selbst werden auch hier aufgrund eines allgemeinen Konsenses gefaßt, der eine lange Prozedur des gegenseitigen Zuhörens und der gemeinsamen Meinungsfindung voraussetzt.[21]

Bei den Ashanti hat sich die matrizentrische Lebensauffassung insofern bis in die höchste politische Ebene gehalten, als das Königtum selbst keine erbliche Monarchie, sondern ein *Wahlkönigtum* ist, dessen Wurzeln unverkennbar auf das alte sakrale Königtum zurückgehen. Wie in den frühen Hochkulturen der König ursprünglich durch die Oberpriesterin in den Besitz seiner königlichen beziehungsweise göttlichen Würde kam (vgl. S. 150ff.), so wird auch der mit einer göttlichen Aura umgebene König der Ashanti von der ranghöchsten Frau der königlichen Linie, der sogenannten Königinmutter, zur Wahl vorgeschlagen. Ist er dann vom Ältestenrat bestätigt, so ist es wieder die Königinmutter, die ihn auf dem goldenen Thron feierlich inthronisiert. Während aber der König auch wieder abgesetzt werden kann, gewährleistet die Königinmutter auf ihrem eigenen, silbernen Thron die Kontinuität der Regierung und schlägt einen neuen Thronprätendenten vor.[22]

Auch ist es den Ashanti trotz großer Anstrengung nie gelungen, die eigentliche Patrilinealität durchzusetzen. Selbst die Virilokalität bei matrilinealer Verwandtschaftsrechnung hat sich gegenüber der Matrilokalität nur zum kleineren Teil durchgesetzt. Hingegen sind besonders die angesehenen lineages auf bestimmte *Heiratsarrangements* spezialisiert, die eine Erbübertragung vom Großvater auf die Enkel erlauben. (Dies wird durch systematische Kreuzcousinen-Heiraten möglich, bei denen der Sohn mit der Tochter des Schwesterbruders, oder umgekehrt, die Tochter mit dem Sohn des Schwesterbruders verheiratet wird, so daß in der dritten Generation beide Elternlinien zusammentreffen.)[23]

Was in unserem Zusammenhang als Bilanz aller dieser Beispiele interessiert, sind die Beweggründe, wieso es *innerhalb matrizentrischer Gemeinschaften* überhaupt zur *Herausbildung hierarchischer Strukturen* und zur Etablierung eigentlicher Herrscherämter kommt. Bekanntlich beruft sich die herkömmliche Begründung für politische Macht immer auf Sachzwänge. Jede komplexere Produktionsgemeinschaft, so wird argumentiert, erfordere einen hierarchischen Verwaltungsapparat, sonst könne sie einfach nicht funktionieren.

Wir haben aber am Beispiel der Minangkabau gesehen, daß die Verwaltung großer Kollektivbetriebe sehr gut ohne eine hierarchische Struktur in unserem Verständnis auskommt. *Nicht-hierarchische Strukturen* scheinen überhaupt eine *Eigenart der weiblich bestimmten Gruppen* zu sein. Bei allen Naturvölkern – und zwar nicht nur bei den heute matrilineal organisierten – fällt auf, daß die Frauengruppen sehr formlos und unkompliziert kooperieren. Die weiblichen Verwandten einer Sippe, die Schwestern, Mütter, Tanten, pflegen einen zwanglosen, herzlichen Umgangston untereinander, ungeachtet des Respekts, den sie dem Alter entgegenbringen. Ganz im Gegenteil dazu herrscht allgemein unter den männlichen Mitgliedern ein förmlich-steifer Stil und eine streng hierarchische Ordnung schon unter Brüdern.[24] Dieser grundsätzlich verschiedene Gruppenstil scheint zum Teil auf der höheren Aggressionsbereitschaft zwischen den Männern zu basieren, eine Tatsache, derer sich Naturvolkgruppen mitunter selbst bewußt sind. So rufen etwa die bilinealen Ayizo in Westafrika, wenn die Häupter ihrer männlichen Gerichtshöfe zu keiner Einigung kommen, die verstreut lebenden matrilinealen Verwandten zu einem Fest zusammen in der Hoffnung, daß die weibliche Linie den Frieden wiederherstelle.[25]

Das würde heißen, daß dem *Streben nach hierarchischer Ordnung* viel weniger ein sachlich begründetes und auch nicht ein allgemein-menschliches Bedürfnis zugrundeliegt, sondern ein ausgesprochen *männliches Bedürfnis*. Was wir beim männlichen Führungsstil auf politischer Ebene beobachten konnten, geht allerdings über das Bedürfnis nach einer formalen Rangordnung weit hinaus. Der Distrikthäuptling begnügt sich nicht mit seinem Managerposten, der auf ihn bestimmte Verantwortlichkeiten überträgt, sondern er benutzt diesen auch, um ihn zu einem *persön-*

lichen Machtinstrument auszubauen und um *persönliche Vorteile* daraus zu ziehen.

Hier liegt es nahe, sich auf die These vom angeblich angeborenen Profitstreben des Menschen zu berufen, woraus folgen würde, daß sich jedes Verwaltungsamt unweigerlich in eine Quelle persönlicher Nutznießung verwandelt.

Ganz abgesehen davon, daß es auch heute noch einzelne Naturvölker gibt, denen unser Besitzstreben fremd ist – wie etwa die Hopi-Indianer –, scheinen sich *die weiblich organisierten Sippengruppen* jahrtausendelang *in kollektiven Bodenverhältnissen* wohlgefühlt zu haben. Schon die Frauen der Wildbeuterstufe, die als Sammlerinnen der wichtigen Pflanzennahrung am direktesten über die Nahrungsvorräte verfügten, sind immer für deren soziale Verteilung eingetreten, wie sie auch ihre ureigene Nahrungsquelle nicht nur den eigenen Kindern vorbehielten, sondern auch die Kinder ihrer Schwestern stillten.

Wieder scheint also das *Profitstreben* ursprünglich ein männliches Motiv gewesen zu sein, nur daß es sich bei näherem Zusehen nicht in erster Linie als ein Streben nach materiellem Besitz, vielmehr als ein *Streben nach Prestige* entpuppt. Die Distrikthäuptlinge und Könige, die sich mit exklusiven Rangabzeichen schmücken, die aufwendige Feste veranstalten und eine prunkvolle Hofhaltung führen oder die sogar mit einer kleinen Privatarmee das Territorium ihres Stammes abrunden, sie alle haben dabei weniger ihre persönliche Bereicherung im Sinn als ihr hohes Ansehen und die Wichtigkeit ihrer Person. Man muß die Festreden der Häuptlinge mancher Nordwestküsten-Indianer gelesen haben, die sie anläßlich der sogenannten Potlatches halten, um das ganze Ausmaß der Prahlsucht zu erfassen, das in solchen Männerfiguren zum Ausdruck kommt. Auf diesen Stammesfesten werden eine Unmenge toter und lebender Güter vernichtet und verbrannt, nur um zu zeigen, wie reich man ist.[26]

Wären die Sucht nach Reichtum und Geltung und das Streben nach politischer Macht als Kompensationsmechanismen wirklich durchschaut, so würde sich das Problem der Notwendigkeit von hierarchischen Verwaltungsstrukturen völlig neu stellen. Erst unter Eliminierung des irrationalen Machtfaktors könnte sich erweisen, was davon in der »Natur der Sache« liegt und deshalb im Interesse der Gesellschaft und was nicht.

4. Zur Rolle der Sexualität in der Frühgesellschaft

Von der außerordentlichen Bedeutung der Sexualität in kultisch-magischer Hinsicht war schon die Rede. Hier folgen noch einige Bemerkungen zur zwischenmenschlichen Rolle der Sexualität unter matrizentrischen Vorzeichen, deren Verständnis uns lange Zeit die christlich-europäischen Vorurteile verstellten. Reisende und Missionare waren schockiert über die großen sexuellen Freiheiten vor und während der Ehe bei den Indianern, Eskimos, Südseeinsulanern oder Südindern, und dies um so mehr, als diese Freiheiten den Frauen gleichermaßen zustanden wie den Männern.

Dazu kommt das *Unverständnis gegenüber den polygamen Eheformen*, bei denen sich Europäer nicht vorstellen können, weshalb es nicht zu Eifersuchtsszenen zwischen mehreren Frauen oder mehreren Männern kommt. Karla Poewe zeigt am Beispiel einer Klage, mit der sich ein offizielles Gericht in Sambia zu beschäftigen hatte, wie völlig anders polygame Beziehungen von den Eingeborenen selbst empfunden werden. Dort beschwerte sich ein Ehemann keineswegs darüber, daß seine Ehefrau mit anderen Männern sexuelle Beziehungen pflegte, sondern darüber, daß er selbst nicht imstande war, dasselbe zu tun, weil seine Frau ihn angeblich »verhext« hatte. Er fühlte sich so stark von ihr angezogen, daß er nur mit ihr sexuell verkehren konnte, während er anderen Frauen gegenüber impotent war.[1] Hier kommt zum Ausdruck, wie Sexualität einerseits als eine magische Macht der Frau über den Mann angesehen wird und andererseits als ein allgemeines Lebenselixier, das vorzuenthalten oder einzuschränken gegen das natürliche Lebensrecht verstößt. Nur auf diesem Hintergrund werden auch die sexuellen *»Angebote«* verständlich, die von den Eskimos und anderen Naturvölkern an den Gast gemacht werden. Der Europäer pflegt sie fälschlich als Gunstbezeugungen des Ehemannes zu interpretieren, der ihm seinen ehelichen Besitz zur Verfügung stellt. In Wahrheit ist die Frau völlig frei, wem sie ihre Gunst gewähren will, und wenn der Mann das Angebot an den Gast formuliert, so ist dies nur ein Zeichen seiner Höflichkeit und zwar sowohl dem Fremden als auch seiner Frau gegenüber.[2]

Bei den Toda in Südindien, jenem Subkontinent, auf dem polyandrische (Ehe einer Frau mit mehreren Männern) Verhältnisse die größte Tradition haben, verstießen noch bis vor kurzem Männer gegen die gute Sitte, wenn sie gegen die freien Sexualbeziehungen ihrer Frauen Einwände erhoben.[3]

Wenn es heute nur noch wenige Ethnien gibt, die Polyandrie offen praktizieren, so liegt dies unter anderem daran, daß die Kolonialmächte die »Vielmännerei« als den Inbegriff der Unmoral brandmarkten und z. B. in Indien mit schweren Strafen verfolgten, während sie häufig die »Vielweiberei« recht tolerant behandelten. Die letztere blieb nur den Missionaren stets ein Dorn im Auge.

Aber gerade in dieser *»doppelten Moral« der Weißen* liegt der Schlüssel für die Fehlinterpretation der Eheformen früher Völker. Der Europäer unterstellt jeweils, daß Mehrehe die Macht des Einen über die Vielen bedeute, ein Besitz- oder gar Sklavenverhältnis, das die Überlegenheit und den Suprematieanspruch des einen Geschlechts über das andere anzeigt und das er, wenn überhaupt, nur als männliche Herrschaftsposition akzeptieren kann. Solchen Mißverständnissen haben zweifellos die polygynen (die Ehe eines Mannes mit mehreren Frauen) Ehen arabischer Potentaten Vorschub geleistet, wiewohl die Europäer auch das Leben in den alten Harems nicht richtig erfaßten. Dem »primitiven« Denken unter matrizentrischem Vorzeichen ist aber die Vorstellung der sexuellen Unterjochung durchaus fremd.

Verschiedene Ehemodelle

Noch in den heutigen matrilinealen Gesellschaften bestehen die unterschiedlichsten Ehemodelle nebeneinander: polyandrische, polygyne und scheinbar monogame, ohne daß sich darin – jedenfalls nicht primär – ein Herrschaftsverhältnis ausdrücken würde. Prinzipiell sind in matrizentrischen Kulturen die sexuellen Beziehungen immer polygam und zwar für Frauen und für Männer, während die vertraglich geregelte Ehe nach völlig anderen Gesichtspunkten geschlossen wird. Beim Ehevertrag spielen ursprünglich individuelle Motive eine sehr untergeordnete Rolle, dafür um so mehr die Überlebensbedingungen und die wirtschaftlichen Bedürfnisse der Sippe.

Unter welchen Bedingungen sich ursprünglich eine Eheform anbot, bei welcher mehrere Männer sich einer Frau und deren Matriclan anschlossen, bzw. die andere Variante, daß ein Mann Eheverträge zu mehreren Frauen und deren Clans unterhielt, ist heute kaum noch auszumachen. Wahrscheinlich spielte dabei auch das statistische *Gleichgewicht bzw. Ungleichgewicht zwischen den Geschlechtern* eine Rolle. Wir können davon ausgehen, daß bei Naturvölkern ohne nennenswerte kriegerische Aktivitäten eher ein Männerüberschuß herrscht, weil relativ viele Frauen das Kindbett nicht überleben, während sich in allen kriegerischen Kulturen die starke Dezimierung der Männer in einem Frauenüberschuß auswirkt, der sich durch die Geburtenhygiene der modernen Zivilisation noch verstärkt.

Daß die *Mehrfachehen* ursprünglich dem *Interesse der Gruppe* dienten und nicht aus der freien Wahl des einzelnen entstanden, geht schon daraus hervor, daß in matrilinealen Gesellschaften eine polyandrische Ehe in der Regel immer aus einer Reihe von Brüdern besteht und das polygyne Sippenarrangement aus einer Reihe von Schwestern. Eine Ausnahme davon bilden gewisse polygyne Häuptlingsehen wie bei den Trobriand, die aber auch nicht das Ergebnis einer freien Wahl, sondern das von politischen Interessen sind.[4] Im übrigen müssen wir uns den Status dieser polygyn lebenden Trobriand-Frauen alles andere als unterdrückt vorstellen. Jede von ihnen bewohnt ein eigenes Haus und führt einen unabhängigen Haushalt, in welchem der Häuptling jeweils nur Gast ist.

Aber auch die Ehen mit nur einem Partner sind in den ursprünglichen Kulturen nicht monogam in unserem Sinn. Die meisten afrikanischen Eheverträge verlangen weder die eheliche Treue noch die lebenslange Dauer der Ehe. Zudem kennen viele Naturvölker so etwas wie »eheliche Pflichten« nicht. Bis heute hat besonders die afrikanische Frau ein viel selbstverständlicheres Verfügungsrecht über ihren Körper als ihre europäischen Schwestern.

Bei einem bedeutenden Stamm in Kenia, den Kikuyu, die heute patrilineal organisiert sind, gibt es eine bestimmte Zeremonie, durch welche eine Frau ihrem Ehegatten bedeutet, daß sie keinen Geschlechtsverkehr mehr wünscht. Sie braucht sich dazu nur tagsüber in seiner Gegenwart völlig zu entkleiden, und von diesem Augenblick an werden sie nie mehr sexuell miteinander verkehren, ohne daß die Ehe deshalb aufgelöst würde.[5]

Dieses Zeremoniell sagt viel über die *ursprüngliche Integrität der Frau* aus und auch darüber, daß ihre Nacktheit einst eine ganz andere Bedeutung hatte als die heute geläufige. Dasselbe wird durch das Verhalten der Afrikanerinnen vom Tubu-Stamm dokumentiert: Als Antwort auf eine öffentliche Beleidigung durch ihre Männer entkleiden sie sich an Ort und Stelle und schreiten stolz von dannen.[6] *Nacktheit* wird hier offensichtlich als ein *Zeichen von Würde* verstanden, wie Jahrtausende früher die Großen Göttinnen nackt dargestellt wurden zum Zeichen ihrer Hoheit und wie noch im Mittelalter die Hexenpriesterinnen nackt zu ihren Zusammenkünften erschienen als Ausweis ihrer Eingeweihtheit.

Afrika scheint auch der Kontinent zu sein, auf dem sich *die sexuelle*

Aktivität der Frau und ihre Initiative in der Liebeswahl am ursprünglichsten erhalten hat und zwar unabhängig von matrilinealer oder patrilinealer Verwandtschaftsordnung. Nicht nur besuchen verwitwete oder geschiedene Frauen die großen Märkte, um sich dort ganz ungeniert nach einem neuen Partner umzusehen; es gibt auch Beispiele für die offizielle Wahl des Ehepartners durch die Mädchen. Die Fulbe organisieren jährlich eine regelrechte *Bräutigamsschau*, bei der sich die jungen Männer durch Tänze und Geschicklichkeitsübungen vor den Mädchen produzieren. Dazu schminken sie ihr Gesicht und versuchen in Mimik und Gestik möglichst vorteilhaft zu erscheinen.[7]

Ein eigentliches Monopol für die Wahl des Partners besitzen die Mädchen auf den Bissagosinseln vor der Westküste Afrikas.[8] Hier gibt es ein strenges Ritual für den weiblichen Heiratsantrag an den jungen Mann, bei dem dieser nur ein sehr bedingtes Rückweisungsrecht hat. Er kann zwar den Antrag der jungen Frau, den er in Form einer Schüssel gekochten Reises vor seinem Haus findet, ignorieren, aber es wäre verhängnisvoll für ihn, dies ein zweites Mal zu tun. Dann nämlich müßte der Mann damit rechnen, vom Kollektiv der heiratsfähigen Mädchen boykottiert zu werden. Um überhaupt noch eine Heiratschance zu haben, wäre er gezwungen, auf eine andere Insel auszuwandern.

Dieses Beispiel zeigt, daß auch bei grundsätzlich nicht-hierarchischer sexueller Beziehung der Wahlmechanismus entscheidend dafür sein kann, ob der Partner – in unserem Beispiel der Mann – in den Status des »Sexualobjekts« versetzt wird. Inwiefern das Recht zur Liebeswahl einen Konfliktstoff zwischen den Geschlechtern bildet, wird uns im Zusammenhang mit patriarchalen Ehepraktiken – wie dem Frauenraub – noch beschäftigen.

Bevor wir die Umwandlungsprozesse von der matrizentrischen zur patriarchalen Gesellschaftsorganisation und damit auch die Konstituierung der patriarchalen Ehe verfolgen, haben wir uns aber noch einem Gesellschaftsmodell zuzuwenden, das in bestimmten Teilen der Welt unmittelbar an die matrizentrische Frühkultur anschließt und das als matrizentrische Hochkultur zu bezeichnen ist.

Kapitel II
Die matrizentrischen Hochkulturen

Als matrizentrische Hochkulturen bezeichne ich Gesellschaftsgebilde, die alle Anzeichen einer Hochkultur tragen und dennoch *nicht dem gewohnten Bild von männlichen Herrschaftsstrukturen und kriegerischer Machtentfaltung entsprechen.*

Tatsächlich gibt es in unterschiedlichsten Teilen der Welt während der Frühphase der Hochkulturen gesellschaftliche Systeme, die in einigen bedeutenden Punkten vom scheinbar selbstverständlichen Schema abweichen: Stadtstaaten von beachtlicher Größe, mit fortgeschrittener Spezialisierung der Arbeit und einer bedeutenden Höhe der materiellen und geistigen Kultur, die auf kollektivem Bodenbesitz und kollektiver Produktion beruhen und die ihre Güter auf eine Art verteilen, wie es der althergebrachten Sippenordnung weitgehend entspricht. Das heißt, wir haben es bei den matrizentrischen Hochkulturen mit einer Staatsform zu tun, die das Leben der matrizentrischen Sippe in einem größeren Maßstab zu wiederholen und die führenden Funktionen der »Mütter« auf die Priesterinnen der Tempelverwaltung zu übertragen scheint. Dieser durchaus *folgerichtige Übergang von der matrizentrischen Agrarkultur zur matrizentrischen Stadtkultur* während der Jungsteinzeit, wie er zum erstenmal in Çatal Hüyük greifbar wird, läßt sich analog für viele Hochkulturen nachweisen, die alle aus dem Produktionsüberschuß der neolithischen Agrarwirtschaft erst möglich wurden.

Sehr früh schon sprach Heide Göttner-Abendroth von – allerdings »matriarchalen« – Hochkulturen. Wenn ich den Ausdruck »matrizentrische Hochkulturen« bevorzuge, um damit die weibliche Form der sozialen Organisation von der männlichen Herrschaftsstruktur abzugrenzen, so handelt es sich ungeachtet der verschiedenen Wortwahl um die gleichen historischen Phänomene. Gemeint sind die Frühphasen der vorderasiatischen und der altägyptischen Hochkulturen sowie die Kultur des alten Kreta und Teile der vorklassischen Kulturen Griechenlands und Italiens. Dazu kommen gewisse Aspekte der frühen Hochkulturen Indiens, Chinas und vor allem Japans.

Dabei ist der Begriff der *»Hochkultur«* an sich ein problematischer und relativer Begriff, der die Tendenz hat, die übrigen Kulturformen als »primitiv« abzuwerten, und in Abgrenzung von diesen ganz bestimmte Kulturkriterien für sich in Anspruch nimmt. So etwa die Entwicklung der Schrift, die technische Fortgeschrittenheit der Produkion, die Gründung großer Städte oder die Etablierung einer komplexen Staatsorganisation.[1] Es ist hier nicht der Ort, uns mit solchen grundsätzlichen Definitionen auseinanderzusetzen. Wichtig in unserem Zusammenhang ist die Tatsache, daß sich *alle frühen Hochkulturen kontinuierlich aus einer jungsteinzeitlichen Ackerbaukultur* entwickelt und nicht nur deren spirituelle Tradition übernommen haben, sondern für eine mehr oder weniger lange Zeit auch deren Gesellschaftsstruktur. In Mesopotamien war die fortgeschrittene Agrarkultur des Tell-Halaf-Kreises und der sogenannten Obed-Zeit des 4. vorchristlichen Jahrtausends, die den sumerischen Stadtgründungen vorausgingen, eindeutig matrizentrisch geprägt, wofür die vielen Tonfiguren nackter Muttergottheiten und die kultischen Stierfiguren archäologische Zeugen sind. Dasselbe gilt für die ägyptische Dorfkultur des 5. und 4. vorchristlichen Jahrtausends, von der die weiblichen Kultfiguren mit erhobenen Armen Berühmtheit erlangten. Zudem lassen die dörflichen Kornspeicher der vordynastischen Zeit auf kollektive Bodenwirtschaft schließen.[2] Vollends zeigt die kretische Kultur eine ununterbrochene matrizentrische Tradition vom Beginn ihrer steinzeitlichen Spuren bis zur Palastzeit.

Die historischen Daten für die matrizentrischen Frühphasen der Hochkulturen abzustecken, ist nur bedingt möglich, weil die Geschichtsschreibung erst um die Mitte des 3. Jahrtausends v. Chr. einsetzt und dieser Zeitpunkt mit dem Beginn der patriarchalen Machtergreifung zusammenfällt. Dennoch versuche ich, in der nachstehenden Tabelle wenigstens eine ungefähre zeitliche Zuordnung zu geben.

Von der Wende des 3. zum 2. Jahrtausend v. Chr. an wird das Geschehen im östlichen Mittelmeerraum und in Vorderasien durch die indogermanischen Einwanderungen überlagert, wovon – wenigstens weitgehend – nur Ägypten und am längsten Kreta verschont geblieben sind. Aber trotz der patriarchalen Umstrukturierung von innen und der fremdherrschaftlichen Überlagerung von außen sind in allen genannten Gebieten die Spuren der ursprünglich matrizentrischen Hochkulturen unübersehbar – vorausgesetzt, daß man sie sehen will.

Mesopotamien

Frühsumerische Stadtkulturen Eridu und Uruk ca. 3200–2800 v. Chr.

Frühdynastische Stadtkulturen Kisch, Lagasch und Ur 2800–ca. 2600 v. Chr. Von da an patriarchale Überlagerung und schließlich Absage an die matrizentrische Tradition durch den babylonischen König Hammurabi (1793–1750).

Älteres Hethiterreich um 1730–1500 v. Chr.

Jüngeres Hethiterreich 1450–ca. 1200 v. Chr.

} beide patriarchal überlagert

Ägypten

I. bis IV. Dynastie

ca. 2900–2465 v. Chr. (wobei es auch frühere Datierungen gibt). Abgeschwächt noch während des ganzen Alten Reiches, 2650–2150.

Teile des matrizentrischen Kultureinflusses bleiben bis in die hellenistisch-römische Zeit lebendig.

Kreta

Vorpalastzeit

2600–2000 v. Chr.

Zeit der alten Paläste

2000–1700 v. Chr.

Zeit der neuen Paläste

1700–ca. 1450 v. Chr.

Palästina

Byblos und Ugarit ab 3200–ca. 2500 ?

Von da an patriarchale Wandlung bei stark erhaltenen matrizentrischen Zügen

Nordindien

Die Frühphase der Stadtkulturen Harappa und Mohenjo-daro 2900 v. Chr. – ?

Erste Hälfte der vedischen Periode
Erste Hälfte des 2. Jahrtausends v. Chr.?

Ferner Osten

Die Zeit vor der Shang-Dynastie (vor 1500 v. Chr.) und der frühe Taoismus in China

Der Shintoismus in Japan
Hier reicht die matrizentrische Gesellschaftsstruktur bis ins frühe Mittelalter hinein

Griechenland

Mykenische Kultur 1600–1100 v. Chr.

Weite Strecken der vorklassischen Zeit, 1100–?, wobei Sparta sehr viel länger matrizentrische Gesellschaftsformen behält als Athen

} beide patriarchal überlagert

Italien

Etruskische Stadtstaaten um 1000– ca. 500 v. Chr.

Datierung nach: Propyläen Weltgeschichte Bd. 1

1. Das Kulturdreieck Mesopotamien – Ägypten – Kreta

Eine Zusammenschau dieser drei Geburtsstätten der afroeurasischen Hochkulturen ist schon deshalb gerechtfertigt, weil deren *Entstehungszeit in einen vergleichbaren historischen Zeitraum* fällt, in das Ende des 4. bzw. den Anfang des 3. Jahrtausends v. Chr., und weil schon sehr früh zwischen diesen Zentren *Handelsbeziehungen und ein reger Kulturaustausch* bestanden. – Im Grunde müßten wir sogar von einem Viereck sprechen und die Frühkultur Anatoliens hinzunehmen, weil sowohl Mesopotamien als auch Kreta und Ägypten in starkem Maß von Anatolien her inspiriert waren, Ägypten spätestens durch die Vermittlung der Hethiter. – Mesopotamien, Ägypten und Kreta gehören aber auch deshalb eng zusammen, weil sie – im Sprachgebrauch der Historiker – sogenannte »*Theokratien*« waren, d. h. Gesellschaftsgebilde, in denen die priesterlich-religiösen Funktionen zugleich die staatliche Macht konstituierten. Dies zeigt sich an den großen Tempelanlagen Sumers und Ägyptens ebenso wie an den Tempelpalästen Kretas, die alle religiöse Kultstätten und zugleich Regierungssitz und ökonomisches Verwaltungszentrum waren. Der Boden des Landes und sämtliche Produktionsmittel waren Eigentum des Tempels, Privatbesitz lange Zeit unbekannt und die gesamte Wirtschaft kollektiv organisiert. In den Stadtstaaten Sumers, Ägyptens und Kretas liefen alle Fäden des Gemeinschaftslebens im Tempelbezirk zusammen, den wir uns als Verwaltungszentrale für den kommunalen Bodenbesitz, als großes Markt- und Handelszentrum und oft auch als breitgefächerten Manufakturbetrieb vorstellen müssen, in dem die Produkte des Landes verarbeitet wurden. Zeitgenössische Darstellungen und Berichte führen uns tempeleigene Molkereien, Bäckereien, Bierbrauereien, Spinnereien und Webereien vor Augen, und in den kretischen Palästen sind heute noch riesige Vorratsbehälter und eine Unzahl von Vorratsräumen zu sehen, wie auch die Räumlichkeiten für palasteigene Töpfereien und Schmiedewerkstätten.

Allerdings ist die Bezeichnung »Theokratie« für die frühen Phasen dieser Kulturen, und für Kreta bis zu seinem Untergang, durchaus unzutreffend, weil es sich ursprünglich nicht um »Gottes«-Herrschaft und nicht um männliche Priesterherrschaft handelt, sondern um die *Beziehung der Gesellschaft bzw. des König- und Königinnentums zu einer*

Großen Göttin und deren vorwiegend weiblicher Priesterschaft, was mit dem Terminus »*Theakratie*« (Göttner-Abendroth) wiederzugeben wäre. In Ägypten wird das Land als solches mit der Göttin Isis identifiziert, und die Erträge ihres Landes werden an die Kinder der Großen Mutter gerecht verteilt im Sinne der Ma'at, der Göttin der Gerechtigkeit und der Harmonie. Auch in Mesopotamien und Kreta wacht die Göttin als oberste Instanz über eine gerechte Statthalterschaft auf Erden, die in ihrem Namen von der Priesterverwaltung und vom Priesterkönigtum wahrgenommen wird. Dabei wissen wir mit Sicherheit, daß in der Frühzeit ein hoher Prozentsatz der leitenden Funktionen in den Händen von Priesterinnen lag, wie auch dem Königtum ein Königinnentum mindestens gleichberechtigt zur Seite stand.

Daß Oberpriesterin und Königin bzw. Oberpriester und König in *Personalunion* verbunden waren und es ursprünglich keine vom Tempel unabhängige Staatsverwaltung gab, schlägt sich unter anderem darin nieder, daß weder in den altsumerischen Stadtstaaten noch während der frühen Epochen des Alten Reiches in Ägypten neben den Tempeln ein eigenes Herrscherhaus existierte.[1] Die ersten Könige scheinen vor allem sakrale Aufgaben ausgeübt zu haben, und der Titel »Pharao«, der »großes Haus« bedeutet, taucht erst relativ spät in der ägyptischen Geschichte auf. Auch gab es im ganzen Alten Reich Ägyptens erst eine relativ kleine Beamtenschaft und noch kein Kastensystem.[2]

Für die immensen *Verwaltungsaufgaben* der frühen Tempel-Stadtstaaten mit einer Bevölkerungszahl von ca. 10 000 – ca. 100 000 Menschen dienten vor der Erfindung der Schrift Zehntausende von *Siegeln* aus Ton oder Halbedelsteinen, um die Waren bzw. ihre Absender und ihre Empfänger zu registrieren. Diese kunstvollen Siegel, von denen uns eine enorme Anzahl erhalten ist, stellen in unendlichen Variationen fast ausnahmslos *religiöse Motive* dar, in deren Mittelpunkt eine Göttin steht, und als solche bilden sie eine noch nicht annähernd ausgeschöpfte Quelle für die matrizentrische Mythologie der Frühzeit.

Das allen diesen Frühkulturen gemeinsame Grundkonzept eines relativ *egalitären, gerecht verwalteten kollektiven Wirtschaftssystems* ist ein real praktizierter Kulturentwurf, auch wenn die historischen Quellen bald den Mißbrauch der priesterlichen Ämter durch das Emporkommen ehrgeiziger Priesterkasten beklagen. Immerhin reichen die schriftlichen Quellen Sumers und Ägyptens weit genug zurück, um wesentliche Unterschiede im Lebens- und Regierungsstil zwischen den ältesten und den späteren Epochen deutlich werden zu lassen, was sich vor allem auch auf die Königsherrschaft bezieht. So wurde etwa der Bau der Cheopspyramide im Alten Reich noch nicht von Sklaven, sondern von freien Personen ausgeführt, die einen Teil ihrer Arbeitskraft von jeher dem Tempel zur Verfügung stellten. Daß diese kollektive Hilfeleistung dann von den Herrschern der III. und IV. Dynastie für die Errichtung ihrer Denkmäler überbeansprucht wurde, bedenkt die ägyptische Geschichtsschreibung mit herber Kritik.[3]

Auch ist in den allerersten Abschnitten der sogenannten historischen Zeit noch sehr *wenig von Kriegen die Rede*, was für Ägypten[4] ebenso gilt wie für Mesopotamien. Wie die uralte Stadt Çatal Hüyük in Anatolien, so wiesen auch die ersten Schichten von Kisch und Ur in Mesopotamien noch keine Befestigungsmauern auf, und die erste Zerstörung von Uruk um 3000 v. Chr. ist nicht auf kriegerische Vorgänge, sondern auf eine große Überschwemmung zurückzuführen.[5] Im Alten Kreta gab es überhaupt keine Befestigungen, weder bei den alten noch bei den neuen Palästen, ja, man fand nicht einmal Waffen in nennenswerter Zahl.

Bemerkenswert ist die einhellige Meinung aller Ägyptologen und Orientalisten in dem Punkt, daß die Epochen der jeweils *alten Reiche* eine erste *Hochblüte der Kunst* hinterlassen haben, die von den späteren Phasen kaum noch übertroffen und in mancher Hinsicht sogar nie wieder erreicht wurde. Dabei zeichnet sich die frühe Kunst Mesopotamiens, Ägyptens und Kretas bei höchster handwerklicher Meisterschaft durch eine natürliche Würde und bestechende Schlichtheit aus, was später in Ägypten, in Babylon und Mykene von einem Streben nach Machtdemonstration und monumentaler Prachtentfaltung überwuchert wird. Ebenso übereinstimmend urteilen die Kunsthistoriker über die *allgemeine Lebensstimmung*, die sich in den ältesten Kunstzeugnissen der alten Hochkulturen niederschlägt. Sie strahlen etwas Heiteres, Natur- und Lebensbejahendes aus und entbehren auch nicht der humorvollen Züge, während die späteren Kunstdenkmäler in ihren Motiven immer kriegerischer und düsterer werden.

Grundlegender Wandel

Es hat sich also offensichtlich im Laufe der frühen Hochkulturen ein grundlegender Wandel vollzogen, der sich auf allen Ebenen beobachten läßt, auf der künstlerischen, soziologischen und politischen Ebene: der Wandel *von einer relativ freien und egalitären Gesellschaft zu einer immer stärker hierarchisch strukturierten*, und ebenso der Wandel *vom sakralen Königtum mit seiner beschränkten Macht zu einer immer auto-*

kratischeren und aggressiveren Königsherrschaft. Parallel dazu oder leicht phasenverschoben verläuft der mythologische Umbruch *von der matrizentrischen Religiosität zur patriarchalen Theologie* und die *Ablösung des matrizentrischen durch das patriarchale Familiensystem.*

Der mythologisch-ideologische Umbruch manifestiert sich in Ägypten erstmals in der sogenannten »Memphitischen Theologie« während der V. Dynastie (2480–2350) und noch konsequenter in der sogenannten »Kosmogonie von Heliopolis« während der XVIII. Dynastie (1552–1306), worin der *Sonnengott Re* zum obersten Staatsgott und zum Vater aller Götter proklamiert wird. In einem vergleichbaren Zeitraum steigt in Mesopotamien der *Mondgott An* zum obersten Himmelsgott auf, beziehungsweise wird der *Sonnengott Marduk* vom babylonischen König Hammurabi (1993–1750) zum Staatsgott erhoben. Nur Kreta hat den mythologisch-ideologischen Wandel offensichtlich nicht mitgemacht. Bis 1450 v. Chr., als die minoischen Paläste einer Naturkatastrophe zum Opfer fielen, legen die Kult- und Regierungsstätten aller Epochen Zeugnis ab von einer ununterbrochenen matrizentrischen Tradition, die dann erst allmählich durch die griechischen Eindringlinge modifiziert wird.

Es liegt in der Natur der Sache, daß wir für die mittleren und späten Epochen der frühen Hochkulturen sehr viel mehr Belege im Sinne einer eigentlichen Geschichtsschreibung besitzen als für die sehr frühen Epochen. Zum einen hat sich die Schrift erst zu Beginn der Hochkulturen entwickelt, zum andern aber spricht vieles dafür, daß die bewußte *Geschichtsschreibung überhaupt erst im Dienste der patriarchalen Herrschaftsideologie* entstand. Jedenfalls scheinen die ersten Geschichtsschreiber vor allem darum bemüht zu sein, die Großtaten ihrer jeweiligen Herrscher zu verzeichnen, während sie andere wichtige Ereignisse, von denen wir aus priesterlichen Klageliedern erfahren, unerwähnt lassen.[6] Das würde heißen, daß die Geschichtsschreibung von allem Anfang an nicht nur tendenziös, sondern auch höchst lückenhaft ist, so daß wir nicht erwarten können, von ihr auf direkte Weise etwas über Einrichtungen oder Ereignisse zu erfahren, die außerhalb des patriarchalen Interesses lagen. Wir sind vielmehr auf indirekte Hinweise angewiesen und müssen sozusagen zwischen den Zeilen lesen, wobei die inoffiziellen literarischen Überlieferungen wie Kulttexte, Liebes- und Klagelieder, aber auch die bildhaften Zeugnisse der Siegel und der bildenden Künste eine große Hilfe darstellen.

Eine der in unserem Zusammenhang wichtigsten Tatsachen des alten Sumer könnte buchstäblich aus einer Textlücke der Geschichtsschreibung hervorgehen: Historiker beklagen den Umstand, daß es schwierig sei, eine genealogische Ordnung in die ersten sumerischen Dynastien zu bringen, weil die Inschriften der Stadtfürsten und Könige nie ihre Väter, sondern nur gelegentlich ihre Mütter nennen, wie das bei Gudea von Lagasch und seinen Vorgängern der Fall ist.[7] Dabei kommt aber keiner auf den Gedanken, daß dies möglicherweise den matrilinealen Erbgang des frühen Königtums und der sumerischen Verwandtschaftsrechnung überhaupt anzeigen könnte. Dies wäre keineswegs erstaunlich, nachdem sich im Hethiterreich, das die babylonische Herrschaft in Nordmesopotamien ablöste, nachgewiesenermaßen Reste der matrilinealen Erb- und Thronfolge erhalten haben.[8] Dem entspricht die These namhafter Ägyptologen, daß der ägyptische Thron ursprünglich nur in der weiblichen Linie besetzt werden konnte.[9] Nur von da aus wird auch die Tatsache plausibel, daß sich viele Pharaonen auf ihren Standbildern zusammen mit ihren Müttern abbilden ließen und nie mit ihren Vätern.[10]

Die Bedeutung der Stammesmutter und Königin für die Hochkulturen erschöpft sich aber nicht in der Weitergabe des königlichen Blutes, sondern das Königinnentum ist für das sakrale Königtum essentiell, weil die *Oberpriesterin/Königin das unentbehrliche Bindeglied zwischen dem König und seiner Legitimation durch die Große Göttin* darstellt.

1. Das sakrale König- und Königinnentum und die Große Göttin als deren Bezugspunkt

Unsere Vorstellungen von den altorientalischen Kulturen sind geprägt von den relativ späten Geschichtsperioden, in denen ihre Herrscher eine unumschränkte Macht ausübten und von denen viele die Verehrung als göttliche Wesen schon zu ihren Lebzeiten genossen. Demgegenüber ist hervorzuheben, daß die frühen sumerischen Könige, wie auch die ägyptischen Könige vor der III. Dynastie, nicht zu Lebzeiten als Gott verehrt, sondern *erst nach ihrem Tode vergöttlicht* wurden.[1] Dies stellt, wie sich zeigen läßt, eine *Reminiszenz an das sakrale Opferkönigtum* dar, bei dem der König der todgeweihte Heros seines Volkes war, der eben durch seinen Opfertod Unsterblichkeit errang und mit seinem göttlichen Vorbild identifiziert wurde.

Ägypten

Im Alten Reich Ägyptens hat man den König nach seinem Tod mit Osiris identifiziert, mit jenem Sohngeliebten der Isis, den wir als Totenrichter der Unterwelt kennen, der aber ursprünglich vor allem ein *Vegetations- und Fruchtbarkeitsgott* war. Er ist der Mondgott und Spender der Feuchtigkeit, der Gott der Äcker und Saaten und der große Samenspender, dessen Phallus in riesiger Nachbildung auf Kultprozessionen herumgetragen wurde. Als die irdische Inkarnation des Osiris galt der Apisstier – geheimnisvollerweise durch Mondstrahlen im Muttertier erzeugt – und als solche wurde er seit der II. Dynastie als heiliges Tier im Tempelbezirk von Memphis gehalten. In Abständen von 12 oder mehr Jahren wurde eine dramatische Opferprozession mit dem Apisstier abgehalten, der dann im Tempelbrunnen von Memphis feierlich ertränkt wurde, ein Zeremoniell, das der griechische Geschichtsschreiber Herodot noch erlebte und beschrieb.[2] Es muß als höchst wahrscheinlich betrachtet werden, daß dieses Stieropfer das Königsopfer abgelöst hat.

Während seiner Regierungszeit galt der König als irdischer Stellvertreter des Horus, jenes Gottes, den die Große Göttin Isis mit dem sterbenden Osiris zeugt. Charakteristischerweise wird aber noch in der II. Dynastie der König zugleich mit Seth identifiziert, mit jenem dunklen Bruder des Horus, der im Mythos als Mörder und Zerstückler seines Vaters Osiris auftritt.[3] Diese *doppelte Identifikation des Königs mit dem Mörder des Vorgängers und mit dem Sohn*, der ihm nachfolgt, macht den *Zusammenhang mit dem sakralen Opferkönigtum*, wie es J. G. Frazer für sehr viele Frühkulturen herausgearbeitet hat, vollends wahrscheinlich.[4] Frazer vertritt die Theorie, daß weltweit der erblichen Monarchie ein sakrales Königtum vorausgegangen ist, das ein Wahlkönigtum auf Zeit und eng mit den alten Vegetationskulten verknüpft war. Er geht davon aus, daß es sich dabei ursprünglich um ein *Jahreskönigtum* handelte, bei welchem der junge König am Beginn der Vegetationsperiode durch einen heiligen Wettstreit erkürt und für das laufende Jahr inthronisiert wurde, um dann nach der Ernte den Opfertod zu sterben. Den eigentlichen Höhepunkt des sakralen Jahres bildete die *Heilige Hochzeit* zwischen dem Jahreskönig und einer Priesterin, welche die Große Göttin vertrat. – Noch heute erinnern zahllose Volksbräuche an dieses längst verschwundene Jahreskönigtum, wenn im Frühling der Maikönig und die Maibraut gewählt und vorher der Winterkönig verbrannt wird.

Schon früh allerdings wurde die *Lebensfrist des sakralen Königs* auf drei oder sieben Jahre, später auf neun, zwölf oder mehr Jahre verlängert, doch durfte seine Regierungszeit nicht länger andauern als er im Vollbesitz seiner Kräfte stand. Begannen die Körperkräfte und die Potenz des Königs zu schwinden, so mußte er einem jungen König weichen, um das

Heil seines Volkes nicht zu gefährden. In Afrika war diese Form des sakralen Königtums noch im letzten Jahrhundert lebendig, und die heutigen Shilluk in der Republik Sudan – auf dem Boden des alten Ägypten – bewahren daran eine detaillierte Erinnerung. Bei den Shilluk wurden, wie ehemals auch in Abessinien, die alten Könige rituell erdrosselt, entweder durch ihre Frauen, die sie nicht mehr befriedigen konnten, oder durch einen ihrer Söhne, der nachts ins Zelt des Vaters schlich und diesen in einem stummen Kampf überwältigte. Dabei verbot es die Ehre des Königs, um Hilfe zu rufen.[5] Wenn auch im dynastischen Ägypten kaum noch direkte Spuren an diesen tragischen Hintergrund des sakralen Königtums erinnern – es sei denn, man interpretiere die bekannte Palette des Narmer aus der I. Dynastie in diesem Sinne[6] –, so waren die ägyptischen Könige immer noch für die Fruchtbarkeit ihres Landes verantwortlich, wobei nach einem alten Zeremoniell der König in vollem Ornat die Felder umschritt.[7] Auch waren sie stets für die Bewässerung zuständig, und die sorgfältige Notierung des Steigens und Sinkens der großen Flüsse und die künstliche Flußregulierung gehörten zu den vornehmsten Aufgaben der ägyptischen Könige am Nil wie auch der mesopotamischen Könige an Tigris und Euphrat. Dazu kommt, daß überall im alten Orient der König den Titel *»der gute Hirte«* trägt, was darauf anspielt, daß er für die Erhaltung und Mehrung des Viehbestandes und für dessen Schutz gegenüber wilden Tieren und räuberischen Nomaden verantwortlich war.

Sumer

Immer aber steht der *König in einer engen Beziehung zur Großen Göttin*, von der er seine Lebenskraft bezieht. Historisch am eindeutigsten belegt ist dies für die sumerischen Könige, von denen sich Schulgi von Ur (2105–2057) »Bräutigam der Inanna« nennt.[8] Dies soll ausdrücken, daß er sich als Stellvertreter des himmlischen Geliebten der Großen Göttin versteht, jenes göttlichen Hirten oder Gärtners, der bei den Sumerern Tamuz und bei den Babyloniern Damuzi hieß. In dieser Identifikationsfigur für den König spiegelt sich der alte Vegetationskult noch eindeutiger als im ägyptischen Horus-Osiris, weil hier ein und derselbe jugendliche Gott Geliebter der Göttin, sterbender Gott und schließlich der Wiederauferstandene ist, nachdem Inanna/Ischtar ihn aus der Unterwelt zurückholt. Zudem wissen wir von der III. Dynastie von Ur, der Schulgi angehört, und der III. Dynastie von Isin, daß der König erst durch den Vollzug der Heiligen Hochzeit mit der »en« genannten Hohenpriesterin in den

Besitz der geheimnisvollen »me«-Kräfte gelangt, weil sie als Stellvertreterin der Göttin deren Kraft an den irdischen Geliebten vermittelt.[9]

In dieser Epoche glauben die sumerischen Könige, bereits durch den Vollzug der *Heiligen Hochzeit* in den Stand der *Unsterblichkeit* versetzt zu werden, während der ursprüngliche Erwerb der Göttlichkeit durch den Opfertod nur noch als Erinnerungsspur in den Königsriten weiterlebte. So bestand die merkwürdige Sitte, daß der sumerische König beim Neujahrsfest symbolisch abgesetzt wurde, indem der Oberpriester ihm die Herrschaftsinsignien abnahm und diese einem *»Tauschkönig«* oder »Maskenkönig« übergab, der für die Dauer des Festes nach seinem Belieben über den Hofstaat und die Frauen des Königs verfügen konnte. Dazu gibt es eine Erzählung aus der I. Dynastie von Isin, die von einem Maskenkönig berichtet, der ein Gärtner (wie Tamuz!) war. In diesen verliebte sich die Göttin Ischtar und ließ den richtigen König sterben[10] (statt seiner, wäre zu ergänzen, dem sie dadurch das Leben rettete). Offenbar gab es eine Periode, während der man den Tauschkönig tötete in Umgehung des ursprünglichen Königsopfers, wie dies Frazer auch bei verschiedenen Primitivkulturen vorfand und wie es als Karnevalsscherz symbolisch noch immer mit unseren Faschings-(Masken-)Prinzen geschieht. Zur Zeit, aus der die Erzählung stammt, wurde bei den babylonischen Neujahrsfeierlichkeiten (nur noch) ein Schafbock im Tempel des Marduk geopfert, nachdem der Oberpriester dem König die Insignien abgenommen und ihm dabei einen Backenstreich versetzt hatte. Zur Interpretation des Tieropfers als Ersatz für das Königsopfer scheint die Stelle aus einem sumerischen Kulttext zu passen: »Das Lamm tritt an die Stelle des Menschen, er hat ein Lamm für sein Leben gegeben.«[11] Zu den gleichen babylonischen Neujahrsfeierlichkeiten gehörten eine Prozession und ein Festspiel, das den Tod des Gottes Marduk in einer Bergeshöhle in Szene setzte, sowie seine Wiedererweckung durch eine Göttin Beltis, welche die »Herrin von Babylon« genannt wird.[12]

Wir sehen, wie die Namen von Land zu Land wechseln, der Grundgedanke aber immer ein und derselbe bleibt, daß nämlich der *König in den Dienst der Großen Göttin* tritt, wobei das *Königsopfer allmählich in Vergessenheit* gerät, dafür aber die *Feier der Heiligen Hochzeit* immer mehr ins Zentrum rückt.

Der *Hergang des sumerischen Hochzeitsrituals* ist uns in vielen Einzelheiten bekannt. Im obersten Gemach der Zikkurat oder im Königspalast wird am Abend das Brautgemach der Hohenpriesterin feierlich bereitet, und der Chor der Priesterinnen zitiert Kultlieder, deren sexuelle

Anspielungen äußerst direkt sind und deren symbolische Bilder zum Teil dem bäuerlichen Leben entstammen. Hier die Wechselrede zwischen Oberpriesterin und König, wobei die Ichform der Oberpriesterin stellvertretend für die Göttin steht.[13]

Priesterin: Für den Wildstier, für den Herrn habe ich mich gebadet,
Für den Herrn habe ich mich gebadet
Wenn ich meine Lenden in seine zärtlichen Arme gebettet
Wenn er zum reinen Bette der Göttin kommt
Und er mir mit Milch und Sahne den Schoß glättet...

Wer wird mich, die Jungfrau pflügen
Meine Vulva und ihren wasserreichen Grund
Mich, die Königin, wer wird seinen stoßenden
Stier hier festmachen?

König: Königliche Herrin, der König selbst
wird den Pflug über dich führen
Der König selbst wird dir die Vulva pflügen.

Priesterin: Pflüge meine Vulva, Mann meines Herzens!

Gleichzeitig stimmt die versammelte Kultgemeinde den Abendchoral an:

Hinunter ist der Sonne Schein
Die du zu Bett mit ihm gegangen bist
und zu ihm aufschaust
Wenn du den Herrn jetzt zärtlich kost
Gib Leben dem Herrn
Erwecke dem Herrn Stecken und Stab!

Zweimal ist in diesen Beispielen vom »Wildstier« die Rede, was zweifellos die Stiergestalt des alten Wetter- und Mondgottes anklingen läßt, und insofern ist dieser Kulttext wahrscheinlich älter als der Damuzi-Mythos vom göttlichen Gärtner und Hirten, der einer seßhaften Ackerbaukultur entspricht.

Parallelen zwischen Ägypten und Sumer

Wenn wir nun einen Sprung zurück nach *Ägypten* machen, so finden wir dort in der *Beziehung des Königs zur Großen Göttin* und in den mythischen Bildern für diese Beziehung verblüffende Parallelen zu den sumerischen Verhältnissen, wenn diese auch viel weniger bekannt und schwieriger zu rekonstruieren sind. Die wichtigste Bezugsfigur für die Könige des Alten Reiches war die Große Göttin Hathor, die mit der Sonnenscheibe zwischen ihren Kuh- bzw. Mond-Hörnern und den für sie typischen »Hathorlocken« dargestellt wird. Sie ist die große Himmelsgöttin, die Herrin über Sonne, Mond und Sterne, und sie ist nahezu identisch mit Isis, aber auch mit Neith/Nut und mit Nechbet und Nephtys und anderen Göttinnen, die von Region zu Region verschiedene Namen tragen. Die Könige der ersten fünf Dynastien nennen sich »von Hathor erwählt«,[14] was, wie wir gleich sehen werden, auf die *erotische Erwählung* durch die Göttin anspielt; die Huldigungsadresse an den König »Hathor schenke Dir Leben«, gehört zu den stereotypen Formeln des Alten Reiches.[15]

Wie Isis und Osiris, so bilden *Hathor und Horus* ein göttliches Paar, wobei Horus wie sein Vater Osiris ursprünglich ein Mondgott war, sich aber zum Sonnengott wandelte und als solcher in Gestalt des Sonnenfalken die täglich neugeborene Sonne repräsentiert. Diesen Sonnenfalken führt der ägyptische König als Stellvertreter des Horus in seinem Staatssiegel, und in dessen Namen trägt er die Horuskrone.

Die uns so vertraute *Verbindung des Pharao mit dem Sonnengott Re* tritt erst ab der V. Dynastie in Erscheinung, nachdem die *»Memphitische Theologie«* ein Königsdogma formuliert hat, das den König den »Sohn des Re« nennt. Dieser relativ junge Gott Re entstand aus einer Verschmelzung des Sonnengottes Horus mit dem alten Fruchtbarkeitsgott Ptah aus Memphis, dem der Skarabäus heilig war und der nun durch diese Verschmelzung zum Sonnenkäfer wurde. Als Vegetationsgott stand aber Ptah ursprünglich dem Mond nahe, wie übrigens auch Amun von Theben, der dem Amun-Re Pate stand. In der XVIII. Dynastie, in der Kosmogonie von Heliopolis, wird dann dieser *Amun-Re der sich selbst erschaffende Sonnengott* und Vater aller Götter, aber die alten Totenbücher künden noch davon, daß Re jeden Morgen von der Himmelskönigin Nut/Neith als Sonnenkalb geboren wird, das am Mittag zum feurigen Sonnenstier heranwächst und am Abend als greiser Stier im Westen versinkt.[16]

Sowohl die Stiersymbolik des Re wie auch die Widdersymbolik des Amun verraten die frühere Verbindung dieser Götter mit dem Mond: Stierhorn und Widderhorn korrespondieren mit dem goldenen Horn des Mondes, nicht mit der Sonne, wie auch die berühmte Sonnenbarke des Re aus seiner lunaren Vergangenheit entlehnt scheint, denn nur die Mondsichel gleicht einer Barke, die über das Nachtmeer des Himmels hinzieht. Solche Überformungen und die daraus entstehenden Unstimmigkeiten sind überaus typisch für jede patriarchale Theologie, doch dürfen wir uns durch die Betonung der (männlichen) Sonne im späteren Ägypten nicht darin beirren lassen, daß es durchaus eine ägyptische Entsprechung zu den uralten anatolischen und mesopotamischen Stier- und Mondgottheiten mit ihrer phallischen Symbolik gibt. Dies gilt ganz besonders für Horus, dessen durch die Sonnenmetapher verdeckte Mondsymbolik in den ägyptischen Kultliedern zur Heiligen Hochzeit angesprochen wird, wenn dort vom leuchtenden Horn des Horus die Rede ist. Merkwürdigerweise wird von den Ägyptologen eine Kultfeier des »hieros gamos« kaum je erwähnt, obwohl es Anhaltspunkte für ein solches Zeremoniell im Zusammenhang mit der jährlichen Nilfahrt des Königspaares und dem »schönen Fest von Opet«[17] gibt. Zudem sind uns einige großartige »Liebeslieder« überliefert, welche das kultische Liebesgespräch zwischen der Göttin Hathor und dem von ihr erwählten König zum Inhalt haben. Hier ein Auszug:

Die Göttin (Oberpriesterin):

Sieh, sie kommt Dir entgegen,
die schöne Himmelsgöttin, Dir entgegen,
mit ihren schönen Locken, und sie sagt:
»Es kommt der, den ich geboren habe,
dessen Horn leuchtet,
die schwarze Säule,
ein Stier des Himmels.
Herrlich ist Deine Gestalt!
Zieh in Frieden, nachdem ich Dich umarmte!«

Der Pharao:

Pharao kommt, zu tanzen.
Er kommt, zu singen.
Gebieterin, sieh, wie er tanzt!
Frau des Horus, sieh, wie er springt!

Pharao mit duftenden Händen,
mit reinen Fingern
Gebieterin, sieh, wie er tanzt!

Frau des Horus, sieh, wie er springt!
...

O Gold! Wie schön sind diese Lieder,
wie das Lied des Horus selbst.
Pharao singt als Obersänger.
Er ist der Knabe, der das Sistrum schüttelt.

Du Schöne, Du Zauberreiche,
Du seine herrliche Herrin,
Du Gold der Götter!

Dir huldigt Pharao,
gib daß er lebt...

Dazu kommt der Chor der »sieben Hathoren«, der für die Göttin tanzt, singt und musiziert, und der in seiner Siebenzahl an die griechischen Musen erinnert. Diese sieben Begleiterinnen nennen Hathor unter anderem

»die Gebieterin des Jubels, die Herrin des Tanzes,
die Gebieterin der Musik, die Herrin des Harfenspiels,
die Gebieterin des Reigens, die Herrin des Springens.
die Gebieterin nie endender Trunkenheit...
die Gebieterin der Hymnen, die Herrin der Bibliothek
die große Archivarin vor dem Haus der Bibliothekare...

die Gebieterin der Szepter
der Halskette und des Sistrums
die Gebieterin der Musik, für die man spielt.

Wir preisen täglich Deine Majestät
Vom Abend bis die Erde hell wird.
Wir trommeln vor Dir, Herrin in Dendera...«[18]

Hier haben wir die vollständige kultische Szenerie vor uns, die der Kultszene der Heiligen Hochzeit in Sumer sehr ähnlich ist. Wie dort der Chor das Abendlied anstimmt, so singt und musiziert auch hier im großen Hathortempel von Dendera der Chor der Hathoren »vom Abend bis die Erde hell ist«. Als Stellvertreterin der Göttin »mit ihren schönen Locken« kommt die Oberpriesterin dem Pharao entgegen und ruft ihn als den irdischen Stellvertreter des Gottes Horus, der ihr Sohngeliebter ist. Horus/Pharao aber ist »der Stier des Himmels, dessen Horn leuchtet« und den die Göttin in Gestalt der Oberpriesterin umarmt. Der Pharao »tanzt und springt« für seine Herrin, die ihm Leben schenken wird. Wenn auch im Gegensatz zum sumerischen Kulttext der sakrale Akt selbst nur angedeutet wird, so sind die Anspielungen klar genug. Auch ist die Parallele zwischen der ägyptischen und der mesopotamischen Göttin darin auffallend, daß *Hathor* hier, wie die »Große Hetäre« Ischtar, als die *Göttin der Musik, des Tanzes und der ekstatischen Liebe* gefeiert wird, wenn sie unter anderem »die Gebieterin nie endender Trunkenheit« heißt.

»Königin und König«

Wenn wir diese mythischen Bilder und die kultischen Szenen ernst nehmen, so wird uns erst klar, wie einseitig bisher die Aufmerksamkeit der Figur des Königs galt und wie wenig derjenigen der Königin, die darin eine mindestens ebenso große Rolle spielt. Unter dem sakralen Vorzeichen wäre es sogar korrekter, von »Königin und König« zu sprechen und nicht von König und Königin. Denn die Königin ist ja ursprünglich die Hohepriesterin, und in dieser Eigenschaft ist sie als *Stellvertreterin der Göttin dem sakralen König übergeordnet.* Diese umgekehrte Gewichtung findet in der Geschichte Sumers auch ihre offizielle Bestätigung; wenn wir sie richtig lesen, so begreifen wir, daß die En-Priesterin niemand anderer als die Königin war und daß der König seine Legitimität daraus bezog, daß er ihr Gemahl wurde und nicht umgekehrt.[19] Hammurabi war gezwungen, das Amt der En-Priesterin abzuschaffen, um der mythisch begründeten Vorrangstellung der Königin ein Ende zu setzen und den Weg für die patriarchale Monarchie frei zu machen. Dies allerdings um den Preis, daß er auf das sakrale Königtum überhaupt und damit auf die Vergöttlichung des Königs nach seinem Tod verzichtete.

Ägypten ist da einen anderen Weg gegangen. Trotz der patriarchalen Theologie von Memphis und Heliopolis bleibt die *ägyptische Königin Hohepriesterin*, nur daß sie dieses Amt nun im Tempel des Amun Re wahrnimmt. Dort trägt sie den Titel *»Gottesgemahlin«*, womit sie zur irdischen Gattin des Götterkönigs erklärt wird, von dem sie auf mystische Weise ihren Sohn, den jungen Pharao empfängt.[20] Damit aber rückt die Königin noch einmal näher an das Göttliche heran als der regierende Pharao selbst, und von da aus gesehen wird die hervorragende Rolle, welche die Königin auch im späteren Ägypten spielt, durchaus verständlich. Dies könnte unter anderem die Darstellung des Königspaares auf dem Grabrelief Menhotep II. aus dem mittleren Reich plausibel machen, bei der der König hinter der Königin steht, die in ihrer Eigenschaft als Hohepriesterin erscheint.[21]

Das Wesen des sakralen König- und Königinnentums erschöpft sich aber nicht im kultischen Liebesbund mit der Göttin (bzw. später im Liebesbund der Königin mit dem Gott). Ursprünglich bildete die *weibliche Hochgottheit* auch den *Leitstern für das königliche Regierungsamt*, das die Statthalterschaft der Göttin auf Erden darstellte. Im Hymnus der sieben Hathoren wird Hathor »die Gebieterin des Szepters und der Halskette« (als Zeichen der königlichen Würde) genannt, und schon der älteste Titel des ägyptischen Herrschers lautet »Die zwei Herrinnen«. Dieser Titel bezieht sich auf die beiden Göttinnen von Ober- und Unterägypten, Nechbet und Uto oder Buto, von denen der einen die Sutpflanze (Papyrusstaude) und der Geier, der anderen die Biene und die Uräusschlange heilig waren. Deshalb nannte sich der König auch »Träger der Sutpflanze und der Biene«.[22] Interessanterweise wurde die Uräusschlange der Göttin Buto als schützendes Stirndiadem von König und Königin übernommen, während nur die Königin den Geier der Nechbet (als Zeichen der Todesgöttin) in Form der Geierhaube trug.

Besonders hervorzuheben ist, daß die berühmte Federkrone von der Straußenfeder der Ma'at stammt, der Göttin der Gerechtigkeit und der Harmonie, die das Maß aller Dinge im Kosmos und auf Erden bestimmt. In den ägyptischen Totenbüchern wird das Herz der Verstorbenen auf einer Waage gewogen, auf deren zweiter Waagschale die Straußenfeder der Ma'at liegt.[23] Nun trägt aber diese Federkrone der Ma'at wieder nicht nur der König, sondern auch die Königin, was unübersehbar darauf hinweist, daß die Königin ursprünglich auch Regentin war und nicht nur sakrale Funktionen innehatte. Historische Anhaltspunkte dafür finden sich in der I. Dynastie, während der die offizielle Staatskartusche, ein »serekh« genannter viereckiger Rahmen, neben dem Horusfalken und dem Namenszug des jeweiligen Herrschers auch das Symbol der Neith und den Namenszug der Königin enthielt.[24]

Mesopotamien: Staatsgöttin und Regentin

Historische Belege für die Existenz einer *offiziellen Staatsgöttin einerseits* und für das *Regentinnenamt der Königin andererseits* gibt es erst in *Mesopotamien*. Beides zusammen finden wir im Hethiterreich, das während des 2. Jahrtausends v. Chr. neben Babylonien und Ägypten die dritte Großmacht seiner Zeit war und das von seinem Gebiet in Nordmesopotamien/Anatolien aus während des jüngeren Reiches seine Macht nach Süden bis nach Syrien ausdehnte. Im Staatswesen der Hethiter, die als erste Indogermanen in den vorderasiatischen Raum eindrangen, haben wir schon eine mehrfach überlagerte Kultur mit ausgesprochen kriegerischen Zügen vor uns, die ihre *matrizentrische Grundstruktur* nur noch sehr gebrochen widerspiegelt. Dennoch übermitteln uns die hetithischen Texte das bisher genaueste Bild von der Beziehung zwischen matrizentrischer Religiosität und königlicher Regentschaft. Die Sonnengöttin von *Arinna*, wie die Hethiter ihre Große Göttin nennen, ist nicht nur die große Lebensspenderin und Liebesgöttin, mit der sich die hethitischen Könige in der Heiligen Hochzeit verbinden, sondern sie ist darüber hinaus eine eigentliche Staatsgöttin. Dies bedeutet sehr viel mehr als die Eigenschaft einer Kriegsgöttin, wie sie Ischtar im patriarchalen Babylon, Anat in Palästina und Athene/Minerva in der Antike zukam. Das sakrale Symbol der Sonnengöttin, die *geflügelte Sonnenscheibe*, bildet zugleich das hethitische Staatswappen, und in ihrem Tempel legen die Könige die Urkunden und Staatsverträge nieder zum Zeichen, daß sie in allen Staatsangelegenheiten der Göttin Rechenschaft schulden. Eine Hymne preist sie als »Vater und Mutter jeden Landes« und als oberste Herrin des Gerichts, so daß wir sie in jeder Hinsicht als eine *weibliche Hochgottheit* begreifen müssen. Unter anderem heißt es von ihr:

> Du Sonnengöttin von Arinna, bist eine angesehene Gottheit.
> ...
>
> Es gibt keine andere Gottheit, mehr angesehen und größer als du.
> ...
>
> Über Himmel und Erde übst du gnädig die Königsherrschaft aus.
> Der Länder Grenzen setzest du.
> ...
>
> Jedes Landes Vater und Mutter bist du.
> Des Gerichtes begnadete Herrin bist du.
> An der Stätte des Gerichts gibt es für dich kein Ermüden.
> Unter den uralt-ewigen Göttern bist du die gefeierte...

Die Staatsgöttin inspiriert aber nicht nur die Regentschaft des Königs, sondern im gleichen Atemzug auch die Regentschaft der Königin, wenn eine stehende Formel für sie heißt: Die Sonnenkönigin von Arinna, »die im Hethiterlande Königtum und Königinnentum leitet«.[25] Daß dies nicht nur eine leere Floskel ist, beweist unter anderem das hethitische Staatssiegel, das zu allen Zeiten die Signaturen von König und Königin enthielt. Zeitweise benutzte die Königin sogar ein eigenes, auf ihren Namen geprägtes Staatssiegel, wie die bedeutende Königin Pudehepa im 13. Jahrhundert v. Chr., die ihre eigene politische Korrespondenz führte und vom ägyptischen Pharao jeweils die gleichlautenden Briefe wie ihr königlicher Gemahl erhielt. Zudem scheint der Thron der »Tawanna« genannten Königin eine vom Thron des Königs unabhängige Einrichtung gewesen zu sein, denn auch nach dem Tod ihres Gatten blieb die Witwe regierende Königin, und der Nachfolger auf dem männlichen Thron, oft ein Neffe der Tawanna, konnte sich erst mit einer jungen Regentin verbinden, wenn die alte Königin gestorben war. Nach ihrem Tod aber genossen beide, König und Königin, göttliche Verehrung.[26]

Königlicher Totenkult

Vor einem solchen Hintergrund erhalten die *frühesten Königsgräber* in Anatolien, Sumer und Ägypten einen hohen Stellenwert, denn wenn die Voraussetzung stimmt, daß der Einfluß der Priesterinnen bzw. der Priesterköniginnen am Beginn der Hochkulturen am größten war, so müßte sich dies an ihren Grabbeilagen ablesen lassen. Tatsächlich wird diese Erwartung auf geradezu spektakuläre Weise erfüllt. Bei den Schachtgräbern des hethitischen Alaca Hüyük/Anatolien aus der 2. Hälfte des 3. Jahrtausends stammen einige der wertvollsten Funde aus einem Frauengrab, das *neben kostbarem Schmuck ein Diadem und einen Spiegel* enthielt. Schon diese Fundgegenstände würden die Tote als eine Priesterin von hohem Rang ausweisen. Dazu kommen aber die *Kultfigur eines Hirsches* und *drei sogenannte Kultstandarten,* zu denen möglicherweise auch die uns schon bekannte Standarte mit dem Hirschmotiv und der doppelköpfigen Schlange gehört (siehe Titelbild) und bei denen es sich um die Hoheitszeichen des Landes handelt.[27] Daß Kultstandarten Staatssymbole sind, gilt für alle Theakratien, was in Kreta dann ganz offensichtlich wird.

Noch älter sind die Königsgräber von Ur, die aus dem Anfang des 3. Jahrtausends datieren. Bei dieser aufsehenerregenden Entdeckung durch C. L. Woolley aus den dreißiger Jahren fand man 16 Gräber mit sogenannten *Nachfolgebestattungen* von sieben bis zu 80 Personen, wovon wieder die beiden prächtigsten Gräber mit einer besonders hohen

Zahl an Mitbestatteten die Skelette zweier königlicher Frauen bargen. Aus einem dieser Gräber, das den Titel »Herrin« (Nin) und den Namen »Schubad« auf einem Siegelzylinder verrät, stammt die berühmte Goldschmiedearbeit eines *königlichen Kopfschmuckes aus Goldblättern und -blüten*, aus dem namenlosen Königinnengrab ein (Staats-?)Siegel aus
Abb. 10 purem Gold und der ebenso berühmte *Widder aus Gold und Lapislazuli*, den man als sumerische Kultstatuette deutete.

Im »Todesschacht«, der zum Schubadgrab führt, fand man eine große Anzahl männlicher und weiblicher Skelette, die vollkommen friedlich und wohlgeordnet nebeneinander lagen, jedes einen kleinen Becher neben sich, was auf freiwillige Selbsttötung durch Gift schließen läßt. Nimmt man die näheren Umstände hinzu, nämlich daß ein Teil der weiblichen Skelette goldgewirkte Gewänder und einen ähnlichen Kopfschmuck wie die Königin selbst trug und kostbare Kultharfen neben ihnen standen, so liegt die Deutung nahe, daß hier *hochrangige Priesterinnen mit ihrer Priesterkönigin in den Tod gegangen* sind. Daß die Königin selbst mit der Göttin Inanna identifiziert wurde, geht aus dem Blütenmotiv ihres Diadems hervor, das identisch ist mit demjenigen am goldenen Blütenstrauch, zu dem sich der sakrale Widder der Kultstatuette emporhebt. Wohl zu Recht hat man das heilige Tier als Verkörperung eines Vegetationsgottes gedeutet und den Blütenstrauch als die Vergegenwärtigung der Göttin Inanna.[28]

Es gibt auch eine ägyptische Parallele zu diesen Königinnengräbern, und zwar aus der gleichen Zeit, nämlich die Grabstätte einer königlichen Frau der I. Dynastie. Auch dort fand man Nachfolgebestattungen der Dienerschaft, und auch diese dürften von dem Wunsch motiviert gewesen sein, der Herrin in die Unsterblichkeit zu folgen. Merkwürdigerweise blieb dies das einzige Beispiel in Ägypten, wo man sonst kein Pharaonengrab mit Nachfolgebestattungen entdeckte.[29] Jedenfalls aber hat in Ägypten die Vorstellung, daß die Königin nach ihrem Tod zur Großen Göttin eingeht, bis ins Neue Reich ihre Gültigkeit bewahrt. Dies wird uns am großartigsten im Felsengrab der Nefertari, der Gemahlin Ramses II. vor Augen geführt. Ein Bildnis im dazugehörenden Tempel zu Abu Simbel, in dem Nefertari zusammen mit Isis und Hathor göttliche Verehrung genoß, zeigt die Königin zwischen beiden Göttinnen, die ihr die Krone aufs Haupt setzen.[30] Hier ist man versucht, von einem *Königinnentum von Göttin Gnaden* zu sprechen, so, wie man später von einem Königtum von Gottes Gnaden sprach. Auch ist auffallend, daß alle Königinnen der frühen Hochkulturen getrennt von ihren königlichen Gatten ihre eigenen

Grabstätten haben, was den Verhältnissen im Hethiterland entsprechen könnte, daß nämlich der Thron der Königin unabhängig vom Amt des Königs bestand.

Männliche Thronstreitigkeiten

Demgegenüber sind die Anfänge des männlichen Königsthrones hinsichtlich Besetzung und Erbfolge, besonders während der ersten Dynastien in Sumer und im Hethiterreich, bis heute undurchsichtig geblieben. Wir wissen nur soviel, daß es ständig blutige Erbstreitigkeiten gab, was mit der *Ablösung der matrilinealen durch die patrilineale Erbtradition* zu tun haben könnte. Im Hethiterreich bezeichnet sich der König als »Neffe der Frau seines Vorgängers«,[31] was vermutlich heißt, daß er der Sohn des Bruders der Königin war, und dies wäre eindeutig eine matrilineale Thronfolge. Die sumerischen Königsgräber in Ur haben insofern Rätsel aufgegeben, als die dort *prunkvoll bestatteten Könige* in den offiziellen Königslisten nicht aufzufinden sind. Ob dies damit zusammenhängt, daß die betreffenden Könige in einem Teil des Landes nicht anerkannt oder ob sie nur Stadtfürsten von Ur waren, wie Woolley annimmt, muß offenbleiben. Besonders irritierend aber ist, daß es in Ur *zwei verschiedene Arten von Königsbestattungen* gibt. Einmal die gemauerten Königsgräber, die denjenigen für die Königinnen entsprechen und ebenfalls »Todesschächte« für Nachfolgebestattungen aufweisen; zum andern einfache Grabnischen, die aber bedeutende königliche Hoheitszeichen bargen wie einen goldenen Helm, eine Doppelaxt aus Elektron oder ein Staatssiegel. Durch die räumliche Zuordnung gewann Woolley den Eindruck, daß diese einfacheren Gräber in einem besonderen Zusammenhang zu denen der Königinnen stehen. In einem davon fand sich sogar eine Widmung des Verstorbenen an die Königin.[32] Da bei beiden Begräbnisformen gelegentlich der Titel König (lugal) vorkommt, ist nicht auszuschließen, daß wir hier *zwei verschiedene Kategorien von Königen* vor uns haben.

Schon Frazer hatte in seinem Material beobachtet, daß sakrales Königtum und weltliche Regierungsmacht nicht immer in einer Hand vereinigt waren.[33] Immerhin wäre die Möglichkeit zu bedenken, daß in frühdynastischer Zeit der Bruder der Königin die Regierungsgeschäfte führte, während der sakrale König als der ursprüngliche Opferkönig der Geliebte und später der Gatte der Königin war. Dabei könnte man sich die *allmähliche Verschmelzung beider Königsämter* auf zweierlei Weisen vorstellen: entweder hätte sich der sakrale König, der mit der Zeit immer länger in seinem Amt verblieb, gegen den Bruderregenten durchgesetzt und schließlich seinen eigenen Sohn und nicht dessen Sohn zum Nachfolger bestimmt. Dieser Prozeß würde einen plausiblen Hintergrund für die unaufhörlichen Thron- und Erbfolgekonflikte in den ägyptischen, sumerischen und hethitischen Herrscherhäusern abgeben. Aber auch die umgekehrte Entwicklung ist denkbar, bei welcher sich der Bruderregent durchgesetzt und den sakralen König verdrängt hätte, indem er der Gatte seiner königlichen Schwester wurde. Durch die königliche Geschwisterehe konnte jedenfalls das Erbfolgeproblem eindeutig gelöst werden, weil die Söhne aus dieser Verbindung zugleich die Söhne des Bruderregenten und des königlichen Gatten sind.

Man macht heute allerdings geltend, daß die *Geschwisterehen* in den alten Hochkulturen *oft nur formaler Natur* waren,[34] so daß die *Erbstreitigkeiten* hinter den Kulissen weitergingen. Besonders die ägyptische Geschichte führt uns vor Augen, daß die jeweiligen Herrscher im Gegensatz zu ihrer äußeren Machtentfaltung recht wacklig auf ihrem Thron saßen und jederzeit einer Palastintrige zum Opfer fallen konnten, hinter denen meist die Frauen und die nächsten Verwandten des Königs standen.[35]

Königinnenthron: eine selbstverständlich gewachsene Institution

Wie immer sich das Amt des königlichen Herrschers konstituiert haben mag, so müssen wir entgegen dem üblichen Denkschema feststellen, daß der Königinnenthron in der Frühgeschichte als unproblematischer erscheint. Er stellt sich als eine selbstverständlich gewachsene Institution dar, die zum einen auf der Macht der Stammesmutter als Trägerin des Blutes und zum andern auf der religiösen Legitimation durch die Große Göttin beruht, deren Stellvertreterin in erster Linie die Königin ist. Damit hängt wahrscheinlich auch die Tatsache zusammen, daß uns die Namen der Pharaoninnen von der ersten bis zur letzten Dynastie sorgfältig überliefert sind.[36] Demgegenüber gibt es bei den Pharaonen wegen der Thronstreitigkeiten bisweilen Zweifel an der korrekten Königsliste. Strenggenommen ist schon im Mythos die göttliche Identifikationsfigur für den König nicht eindeutig, sondern schillernd, wenn die Stellung des Osiris zu Isis zwischen der Geliebten/Gatten-Rolle und der Bruder-Rolle hin- und herschwankt.

Mit am eindrücklichsten hat sich die bedeutende Rolle der Königin für die Frühphase der Hochkulturen vielleicht in den uralten *königlichen Brettspielen* erhalten, deren Abkömmlinge unser »Damespiel« und unser Schachspiel sind. Kunstvolle Exemplare solcher Spiele hat man schon in vordynastischen Gräbern Ägyptens, in den Königsgräbern von Ur und im

Palast von Knossos auf Kreta gefunden, und die Grabmalereien des Nefertari-Grabes zeigen die Königin am Spieltisch.[37] Im Schachspiel nimmt bekanntlich die Königin stets auf ihrer Farbe Aufstellung, die weiße Königin auf dem weißen, die schwarze Königin auf dem schwarzen Feld, so daß das Spiel sozusagen matrilokal stattfindet. Dabei ist die Königin in ihren Wirkungsmöglichkeiten die vielseitigste Figur, wogegen der König bloße Repräsentationsfigur bleibt. Dazu ist allerdings zu sagen, daß dieses Brettspiel, wie vermutlich alle sehr alten Spiele, einen religiösen Hintergrund hat, wie schon seine Gegenwart im Nefertari-Grab beweist, und insofern in erster Linie die Rolle der Göttin und erst in zweiter Linie diejenige der Königin reflektiert.

Jedenfalls hat die enorme Bedeutung einer weiblichen Gottheit als Bezugspunkt für das Königtum noch sehr lange weiterbestanden, auch nachdem sich die patriarchale Herrschaft und – wenigstens theoretisch – die patriarchale Theologie durchgesetzt hatten. Noch Ramses II. (XIX. Dynastie), der als Pharao längst den offiziellen Titel *»Sohn des Re«* führte, ließ sich auf seinem Standbild *zwischen den Göttinnen Hathor und Isis* verewigen, wovon Isis den Ausspruch trägt: »Ich bin deine Mutter groß an Zauberkraft, ich habe Platz genommen an deiner Stirn für ewig«.[38] Mit diesem Platznehmen an der Stirn des Pharao ist die Uräusschlange gemeint, die Isis ihm als apotropäisches Diadem verleiht, während die patriarchale Ideologie die matrizentrische Herkunft dieses Symbols verleugnet und es zum »Auge des Re« umdeutet, das mit seiner aggressiven Strahlkraft die Feinde vernichtet. Außerdem war Isis offiziell zur Tochter des Re erklärt worden.

Selbst in Assyrien, der Hochburg patriarchal-kriegerischer Mentalität im mesopotamischen Raum, setzt sich Assurnassipal I. (1052–1033 v. Chr.) in seiner Hymne an Ischtar über die offizielle Theologie hinweg, welche die Große Göttin längst entthront und zur Tochter des An (Sin) zurückgestuft hatte; und er erinnert sich noch der Liebeswahl durch die Göttin, durch die sein Zepter gerechtfertigt ist:

...
Der Königin der Götter...
Der Herrin von Niniveh,
Der Tochter des Sin, der Lieblingsschwester des Schamasch
die über das gesamte Königtum verfügt,
...

Du bist Ischtar, die ehrfurchtgebietende Alleinherrscherin der Götter,
durch das Aufheben deiner Augen bestimmtest du mich und
begehrtest meine Herrschaft.
Du holtest mich aus dem Gebirge und beriefst mich zum Hirtentum
über die Menschen,
du bestätigtest ein rechtmäßiges Zepter ...[39]

Hundert Namen

Hathor/Isis und Inanna/Ischtar sind aber nur die herausragendsten Figuren unter den *vielen Gestalten der Großen Göttin.* Im gesamten Alten Orient von Kleinasien bis Persien, von Mesopotamien über Syrien und Palästina bis Ägypten ist die Altertumsforschung auf ca. 100 Namen gestoßen, die alle eine Große Göttin bezeichnen und denen ähnliche Funktionen für ihre Region zukamen.[40] Die meisten dieser Namen sind heute vollkommen vergessen, wie etwa die Ninhursang (wörtlich Herrin des Gebirges) von Ur und Kisch, für die einer der ältesten und großartigsten sumerischen Tempel erbaut wurde, oder Bau (auch Baba) von Lagasch, der Gudea von Lagasch einen Hymnus weihte und von der wir eine Statue besitzen.[41] Andere Namen der Göttin blieben länger im Gedächtnis der Völker wie die hurritische Hepat und die luwische Kubaba, die persische Anahita und die Ba'alat von Byblos, die semitische Anat, Astarte und Aschera oder die phönizische Mylitta und Tanit. Bis in die hellenistisch-römische Zeit hatten die Namen der syrischen Atargatis und der phrygischen Kybele einen bedeutungsvollen Klang, und beide Göttinnen erlebten als Dea Syria und als Magna Mater eine Renaissance ihrer Kulte im späteren Rom.

Von den Kulten dieser Großen Göttinnen behielten besonders die *orgiastischen Kulte* eine große Anziehungskraft, die mit dem *Mythos vom Jünglingsgeliebten der Göttin* verknüpft waren. Dem sumerisch-babylonischen Paar Inanna-Tammuz beziehungsweise Ischtar-Damuzi entsprechen die hurritische Hepat und ihr Geliebter Telepinus, die Beziehung des göttlichen Jünglings Attis zur phrygischen Kybele oder zur syrischen Atargatis, wie auch die Konstellation Adonis-Anat/Astarte, die später durch das göttliche Paar Artemis-Adonis abgelöst wird. Gerade diese Kulte aber weisen auf uralte Opferpraktiken im Zusammenhang mit dem sakralen Königtum zurück: Wenn sich die Priester der Kybele und anderer großer Göttinnen freiwillig entmannten in der Nachfolge des göttlichen Attis, der sich im Mythos selbst kastriert und daran verblutet, so ist darin wohl ein Rest des ursprünglichen Opfertodes des Königs zu sehen.

Daß es sich um *alte Vegetationsriten* handelt, geht unter anderem daraus hervor, daß im Mythos aus dem Blut des sterbenden Gottes die Frühlingsblumen sprießen. Sind es bei Attis Veilchen, so bringt die blutgetränkte Erde nach dem Tod des Adonis die nach ihm benannten Adonisröschen hervor. Auch die kretischen Jünglingsgestalten, die mit ihren originalen Namen in die griechische Mythologie eingegangen sind, wie Narkissos oder Hyakinthos, sind solche »*Blumengötter*«, zu denen vielleicht auch der sogenannte »Lilienprinz« von Knossos gehört. Noch Goethes Veilchen-Gedicht läßt das Motiv des Opfertodes ahnen, wenn die Schäferin das jünglingshafte Veilchen zertritt, das freudig unter ihren Füßen stirbt.

Kreta

Wenn wir nun die Situation im Alten Kreta, dem dritten Punkt unseres Kulturdreieckes betrachten, so besteht hier die Schwierigkeit, daß die kretische Schrift bis heute nicht entziffert ist und wir zum einen auf die griechische Sagentradition und zum andern auf die Zeugnisse der Archäologie und der kretischen Kunst angewiesen sind. Aber auch wenn wir die Namen der kretischen Göttin nur aus der griechischen Mythologie erschließen können, Namen von Muttergottheiten und Mondgöttinnen wie Ariadne und Europa, Eileithyia, Britomaris und Diktynna, so wird durch die *Kunstdenkmäler Kretas* und die Ausstattung seiner Tempelpaläste, wie sie uns in dieser Geschlossenheit von keiner anderen Frühkultur überliefert sind, die Rede von der »Theakratie« doch nirgends so evident wie hier. In den kretischen Palästen sind die *Bilder und Symbole der Großen Göttin und ihre Regentschaft auf Erden* allgegenwärtig, was um so bedeutsamer ist, als ihr Kult ursprünglich ein Berg- und Höhlenkult war und auch noch in der jüngeren Palastzeit zu jedem Palast ein in der Nähe gelegenes Höhlenheiligtum gehörte. Auch ist in Kreta der nahtlose Übergang von der steinzeitlichen Kultur mit ihrer matrizentrischen Religiosität zur matrizentrischen Hochkultur mit der weiblichen Hochgottheit besonders eindrücklich. Hier können wir die Entwicklung von den nackten steinzeitlichen Idolen der Göttin über die mit einem Rock halbbekleideten Figuren (auf den Siegeln) bis hin zur Darstellung der Göttin in den Palästen verfolgen, wo sie im typischen kretischen Stufenrock mit dem offenen Jäckchen erscheint.

Das Hauptsymbol in den Kulträumen wie in den Staatsräumen der kretischen Paläste bildet die *Doppelaxt*, wenn auch die Wortwahl für dieses Hoheitszeichen irreführend ist und es mit einer Axt oder Waffe ursprünglich nichts zu tun hat. Auf den Siegelbildern trägt die Göttin einen Schaft als Halterung für paarig angeordnete sichelförmige Gebilde, welche vermutlich die Mondphasen in ihrer zunehmenden und abnehmenden Form repräsentieren. Bei der massiven Ausführung der bronzenen Kultaxt-Standarten gehen Halbkreisform und Dreiecksform ineinander über.[42] Daß die Doppelaxt als *Mondzepter* zu begreifen ist, veranschaulicht gut eine parthische Darstellung aus dem 2. Jahrhundert n. Chr., wo sie auf der einen Seite als Halbkreissegment und auf der anderen Seite deutlich als Mondsichel gestaltet ist.[43] Im übrigen ist das Symbol der Doppelaxt sehr alt und erscheint, wie schon erwähnt, auch in den Königsgräbern von Ur. Es taucht bereits in den Wandornamenten von Çatal Hüyük auf, und M. König glaubt, es schon in den Kulthöhlen der Eiszeit zu entdecken, wo es, wie alle Dreiecksformen, im Zusammenhang mit den Mondphasen zu interpretieren ist.

Evans bemerkte auf einem Siegelbild auch den sogenannten *Sprinkler* in der Hand der Göttin, das kultische Gerät des Regenmachens, wie es später von den römischen Priestern als »aspergillum« und heute noch von den katholischen Priestern als Weihwasserwedel benutzt wird.[44] Offenbar hat die kretische Göttin die für die südlichen Länder so lebenswichtige Funktion des Regenspendens nie an eine männliche Gottheit delegiert, denn wir entdecken in Kreta keine Spur von einem Wettergott, wie er für die Kulturen Mesopotamiens, Syriens und Palästinas so typisch ist.

Es hat vielmehr den Anschein, als würde sich hier in Kreta die sakrale Konstellation von Çatal Hüyük wiederholen, wo sich neben der Großen Göttin und einer untergeordneten Jünglingsgestalt das *männlich-göttliche Prinzip im Bilde des Stieres* manifestiert. Die großartigen Trankopfergefäße in Form eines Stierkopfes, die Stierbildnisse in Form von Reliefs und Fresken und die »Mondhörner« als Zinnen auf den Palästen gehören zu den eindrücklichsten Kunstdenkmälern Kretas.[45] Das Argument einiger Forscher, der Stier könne in Kreta nicht als Gott verehrt worden sein, weil er nachweislich das sakrale Opfertier war, ist in keiner Weise stichhaltig, wenn wir die ägyptische Mythologie und die dazugehörigen Kulte bedenken: Der Apis-Stier ist die Verkörperung des Gottes Osiris und zugleich das allerheiligste Opfertier. Auch spricht die griechische Vasenkunst, die Europa und den stiergestaltigen Zeus zu einem ihrer unsterblichen Motive machte, unmißverständlich dafür, daß wir in der Kombination von *Göttin und Stier* ein *göttliches Paar* vor uns haben.

Die Parallele zu Çatal Hüyük zeigt sich aber auch darin, daß die kretische Göttin wiederholt in zweifacher Gestalt erscheint, als *Mutter- und Tochtergottheit.* So deutet J. A. Sakellarakis die beiden berühmten

Fayencestatuetten aus Knossos als Mutter- und Tochtergöttin, wobei die etwas größere Figur mit der hohen Tiara ihre Arme und Schultern bis hinauf zum Kopf mit Schlangen umwinden läßt, während die kleinere und schlankere Figur in ihren erhobenen Händen zwei kleine Schlangen hält und auf dem Kopf ein Blütendiadem und ein katzenartiges Tier trägt.[46] Auch auf den beiden Schmalseiten des berühmten Sarkophags von Hagia Triada sehen wir einen von Greifen bzw. von Wildziegen gezogenen Wagen, den zwei Göttinnen lenken.[47]

Auf den Siegelbildern und in abstrakten Symbolen erweitert sich diese Dyade zu einer *Triade*, wie sie für die alten *Mondgöttinnen* typisch ist, wobei die Siegel die jugendliche »Kore«-Figur deutlich hervorheben. Sie hält Mohnkapseln in Händen oder ist – auf Statuetten – mit Mohnkapseln gekrönt wie später die griechische Kore, und sie erscheint auf dem berühmten Siegelring von Isopata als kleine Figur am oberen Bildrand schwebend als die Epiphanie der Frühlingsgöttin, die von zwei »erwachsenen« Göttinnen emphatisch begrüßt wird.[48]

Daneben begegnet uns auf den Siegelbildern aber auch eine männliche Abb. 12 jugendliche Figur, um welche die Göttin trauert und die ebenfalls als wiederauferstehende Gottheit gefeiert wird.[49] Wir haben es in Kreta also gleichzeitig mit *einer weiblichen und einer männlichen Variante der Vegetationsgottheit und des Vegetationskultes* zu tun, und dieser Umstand muß für das sakrale Königtum Konsequenzen gehabt haben. Wenn eine weibliche und eine männliche Identifikationsmöglichkeit für das sakrale Opferkönigtum bestand, so könnte das auch heißen, daß in der Vorpalastzeit sowohl auserwählte Mädchen im Namen der »Kore« wie auch auserwählte Jünglinge im Namen des Vegetationsgottes, der in der kretisch-griechischen Überlieferung den Namen »Velchanos« trägt, den Opferweg für ihr Land gegangen sind. Dafür könnte die *kretische Form des Stierkampfes* sprechen, dessen sakrale Bedeutung unbestritten ist. Bekanntlich sind auf dem Stierspielfresko in Knossos sowohl Stierspringer als auch Stierspringerinnen abgebildet. Dieses Spiel, bei dem der Stier bei den Hörnern gefaßt und über Kopf und Rücken des Tieres ein salto mortale (!) vollführt werden mußte, stellt zweifellos die abgeschwächte Form (die Hörner der Stiere waren während der Palastzeit abgestumpft) früherer Menschenopfer dar, als das Spiel noch ein sakraler Stierkampf auf Leben und Tod war.[50]

Dementsprechend hätten wir uns in Kreta die *Heilige Hochzeit* ursprünglich als die Vereinigung eines jungen Paares vorzustellen, als die Hochzeit der sakralen Jahreskönigin mit dem sakralen Jahreskönig. In diesen Zusammenhang könnte der von Homer überlieferte *Springtanz der Kreter* gehört haben, bei dem eine Reihe junger Paare einen kultischen Fruchtbarkeitstanz mimten, der wahrscheinlich den Balztanz einer Vogelart nachahmte (des Rebhuhns?) wie später der im Detail überlieferte Kranichtanz auf der Insel Delos. Nach Homers Schilderung fand dieser Springtanz auf dem »Tanzplatz der Ariadne« statt (Tanzplatz von Knossos?) und bewegte sich spiralförmig fort, eine Bewegung, durch die sowohl die Lebens- als auch die Todesrichtung der Spirale hätte nachvollzogen werden können. Man glaubt, in den Spuren eines spiralförmigen Bodenmosaiks in Knossos die steinerne Choreographie dieses Tanzes entdeckt zu haben, wie sie möglicherweise in den antiken Labyrinth-Mosaiken von Pompeji und in anderen Teilen der antiken Welt weiterlebten.[51]

Die zentrale Rolle der Oberpriesterin

Solche Hypothesen helfen uns freilich wenig, um dem tatsächlichen Wesen des altkretischen Königtums näherzukommen. Mit Sicherheit wissen wir nur, daß während der Palastzeit die Oberpriesterin als Stellvertreterin der Göttin eine zentrale, wenn nicht *die* zentrale Rolle in Knossos gespielt hat. Die großen Wandfresken wie auch die Miniaturen zeigen priesterliche Frauen überall im Mittelpunkt des Geschehens, sei es in den Loggien der Tempelfassaden, auf Prozessionen oder auf den Ehrenplätzen der Theatertribüne. Die riesige Festprozession auf dem berühmten Fresko des Prozessionskorridors von Knossos bewegt sich von zwei entgegengesetzten Seiten her auf eine in der Mitte stehende Oberpriesterin zu, und eine Hohepriesterin leitet die Opferzeremonie auf dem ebenso berühmten Sarkophag von Hagia Triada. Auch das Bildnis der leichthin so genannten »Pariserin«, das Teil einer großen Kultszene ist, stellt eine Hohepriesterin mit dem Kultknoten im Nacken dar.[52] Nachdem das Modell einer Tragsänfte und ein Freskenbruchstück gefunden wurden, das die Sänfte als den tragbaren Thron der Oberpriesterin ausweist,[53] haben verschiedene Forscher ernsthaft erwogen, ob nicht *auf dem berühmten Thron von Knossos eine Priesterkönigin* und nicht ein König gesessen habe. Dafür könnte unter anderem der Thronsaal selbst sprechen mit seinem großen Greifenfresko hinter dem Thron, beziehungsweise die Wiederholung dieser Bildkomposition auf einem Siegel, in der die Göttin auf dem von Greifen flankierten Thron sitzt.[54] Auch lernen wir aus den Greifendarstellungen der mykenischen Siegel, daß diese Fabeltiere aus Adlerkopf und Vogelflügeln, Löwenkörper und Schlangenschwanz als weibliche Tiere aufzufassen sind.[55]

Historisch gesehen wissen wir über das kretische Königtum so gut wie nichts. Der sagenhafte König Minos bei Homer, dem die minoische Kultur ihren Namen verdankt, bezieht sich kaum auf eine konkrete Gestalt, sondern nur auf einen allgemeinen Titel für das königliche Amt wie der Name »Pharao« für den ägyptischen König. Merkwürdigerweise besitzen wir kein einziges Bildnis eines minoischen Herrschers, nur die jugendliche Gestalt des berühmten »Lilienprinzen« vom Prozessionsfresko in Knossos mit der Lilienkrone und dem Pfauenfedernbusch. Freilich wissen wir durchaus nicht sicher, ob zum Lilienprinzen, der aus drei verschiedenen Fundstücken rekonstruiert wurde, die Krone auch wirklich gehört. Auf dem Sarkophag von Hagia Triada hingegen besitzen wir den Beweis dafür, daß die Oberpriesterin diese *Lilien- und Federkrone* trug. Dies gilt auch für die Prinzessin auf einem mykenischen Wandbild und für eine kleine Elfenbeinfigur aus Knossos, die eine weibliche Sphinx mit eben dieser Federkrone wiedergibt.[56]

Die vielgestaltigen Symbole der Göttin

Von großer Aussagekraft sind neben der Doppelaxt noch andere immer wiederkehrende Kultsymbole der Göttin. Der sogenannte *heilige Knoten*, den unter anderem die Oberpriesterin als Zeichen ihrer Würde wie als Teil ihrer Haartracht im Nacken trägt, scheint eine Art Schicksalsknoten zu sein, den die Göttin als Zuteilerin des Geschicks binden und lösen kann.[57] Er findet sich als selbständiges Objekt in verschiedenen Materialien und als Ornament häufig in Verbindung mit der Doppelaxt.

Die kultische Bedeutung des heiligen Knotens ist nicht auf Kreta beschränkt, sondern existiert auch in anderen matrizentrischen Frühkulturen wie in Sumer, wo er auf Siegelbildern als sogenanntes »Schilfringbündel« für die Göttin selbst steht,[58] und in Ägypten als Lebensschleife oder »Shenring« in der Hand der Göttin. Auch dem berühmten »Gordischen Knoten« liegt eine sakrale Bedeutung zugrunde.

In Kreta scheint der Knoten auch in Verbindung mit den Verschlingungen des Schlangenleibes zu stehen bzw. mit dem Schlangenhaar der Göttin, das die griechische Medusa von ihr erbte.

Alle diese Symbole sind nicht nur Zeichen der Macht, sondern auch apotropäische Zeichen, was in besonderem Maße vom dritten großen Kultsymbol Kretas gilt, vom sogenannten *Achterschild*. Es tritt in Großformat auf Wandmalereien auf oder als plastisches oder malerisches Dekor auf unzähligen Gegenständen. Zweifellos stellt es – wie die alten Violinidole – den Leib der Göttin selbst dar und hat mit einem Kampfschild, wie er in dieser Form dann von den dorischen Kriegern benutzt wurde, ursprünglich nichts zu tun.[59] Erst wenn eine patriarchale Theologie die Große Göttin zur Kriegsgöttin umfunktioniert, wie es auch das Schicksal der Großen Athene war, ist die Göttin nicht mehr der Schutzschild aller Menschen in Form ihres schützenden Leibes, sondern nur noch der spezifische Schutzschild für den Krieger.

Im übrigen scheinen in der kretischen Symbolik die angestammten Hoheitszeichen aller Großen Göttinnen vereint zu sein. So tritt sie uns auf einem bekannten Siegelbild als *Herrin der Tiere* entgegen, hocherhaben auf einer Bergspitze, flankiert von zwei Löwen,[60] und ebenso als *Herrin der Pflanzen*, an deren Altären heilige Bäume stehen und heilige Zweige, Blumen und Feldfrüchte niedergelegt werden.

Unter den Blütenmotiven ist in Kreta besonders die Lilie in die Ornamentalsymbolik eingegangen, die das Pendant zum orientalischen Lotusmotiv darstellt und in der Madonnenlilie und der bourbonischen Lilie weiterlebt. Der Baum repräsentiert wie in anderen matrizentrischen Kulturen die Göttin selbst, wie uns schon Inanna im Blütenstrauch entgegentrat oder Isis als Dattelpalme dargestellt wird, und wie sich auch hinter dem Baum des Paradieses der Granatapfelbaum der ostmediterranen Liebesgöttinnen verbirgt.[61] Der Aspekt der *Großen Muttergöttin* ist in Kreta u. a. durch die Tiersymbolik vertreten: in Gestalt der Kuh oder der Wildziege, die ihr Junges säugen, oder in Gestalt der *Biene*, deren Honig als mütterliche Nahrung aufgefaßt wird. Der berühmteste Goldschmuck
Abb. 13 von Heraklion besteht aus zwei einander zugewandten Bienen, die eine Honigwabe halten.[62]

Wahrscheinlich repräsentieren die beiden Bienen die »zwei Herrinnen von Knossos«, das heißt die Mutter- und Tochtergottheit, die uns auch in Form von zwei *Tauben* auf einem steinernen Opfertisch begegnen.[63]

Die Tauben erscheinen noch einmal auf den Kapitellen der drei Kultsäulen,[64] die, wie andere Trinitätssymbole, für die dreifaltige Mondgöttin stehen. Das Attribut der Taube teilt die kretische Göttin mit der babylonischen Ischtar, der syrischen Atargatis und der griechischen Aphrodite. Sie ist keineswegs nur der gurrende Liebesvogel, der die Göttin in ihrer Eigenschaft als Liebesgöttin begleitet, sondern wie Falke, Adler und Eule und der Straußenvogel der ägyptischen Ma'at ein *Geistvogel*, der sehr viel später als Taube des Heiligen Geistes wiederkehrt. Aber während die patriarchale Theologie deren matrizentrische Herkunft verschweigt, erinnert die christliche Mystik mit ihrem Begriff der Sophia an dieses ursprünglich weibliche Geistprinzip.[65]

Die *Mehrdimensionalität der Göttin* drückt sich zum einen in der Gestalt des Baumes aus, der mit seinen Wurzeln bis in die Unterwelt reicht, dessen Früchte der Erde gehören und in dessen Wipfel die Geistvögel nisten, zum andern in der Metamorphose des Schmetterlings von der Raupe zum Falter, die in Kreta Symbol der Unsterblichkeit ist. Am eindrücklichsten wird die Herrschaft der Göttin über Himmel, Erde und Unterwelt allerdings durch jene merkwürdigen *Mischwesen* symbolisiert, die für die matrizentrische Mythologie so typisch sind: Das Pendant zu den orientalischen Sphingen mit dem weiblichen Löwenleib und den Vogelschwingen und zur geflügelten Schlange in Ägypten[66] bilden die kretischen Greife, deren Schlangenschwanz an den Unterweltsaspekt der Göttin mahnen.

Wir dürfen nicht vergessen, daß die kretische Göttin auch eine Todesseite hat und als Erdbebengöttin die tragischen Aspekte der Natur vertritt, der in der Stunde der höchsten Not sogar Menschenopfer dargebracht wurden, wie neueste Funde belegen.[67] Schon das janusköpfige Mondzepter bringt den Lebens- und Todesaspekt zur Geltung, indem es auf der einen Seite die aufgehende und auf der anderen Seite die untergehende Sichel des Mondes trägt.

An den kretischen Siegelmotiven und an den scheinbar nur dekorativen Elementen der Kunst können wir aber auch ablesen, wie ungeheuer *komplex und fließend die matrizentrische Symbolsprache* ist. Tier- und Pflanzensymbolik, abstrakte Ornamente, Architektur- und Gestirnsymbolik gehen ineinander über und demonstrieren in unendlichen Variationen die *Präsenz der Göttin im kosmischen Geschehen und im Leben der Menschen.*

Auf Siegelbildern blickt sie uns als eulengestaltige Göttin an, als Kranichgöttin, Schmetterlings- und Bienengöttin wie auch im Bild des großäugigen »schlangenhaarigen« Tintenfischs.[68] Abb. 14 Auf den Vasendekors ist sie in der doppelläufigen Spirale ebenso gegenwärtig wie in den Blütenmotiven, in Oktopus und Nautilus und im Delphin. Schließlich verschmilzt die Tier- und Pflanzensymbolik mit den astralen Symbolen des Göttlichen. Wie sich das Stierhorn im Mondhorn spiegelt, so erinnert die achtblättrige Blütenrosette der Göttin in Kreta wie in Sumer an den achtstrahligen Ischtar/Venus-Stern, der in Kreta zur stella maris, dem Meerstern für die Schiffahrt wird. In der griechisch-kretischen Sage versetzt Dionysos das goldene Blütendiadem der Ariadne als »corona borealis« in den Sternenhimmel, wie es später als Rosen- und Sternenkranz das Haupt der Madonna umstrahlt.[69]

Allen diesen ineinanderfließenden matrizentrischen Symbolen ist eines gemeinsam: sie kennen *keine Spaltung zwischen Himmel und Erde, zwischen Geist und Natur*, und sie konstituieren *keine polare Wertung von Oben und Unten*. Sie stellen vielmehr ein Beziehungsnetz zwischen allen Wesen des Kosmos dar und repräsentieren die Fülle des Lebens in seinen ständig sich wandelnden Gestalten, für das der Tod nur Durchgang zu neuer Gestaltung ist.

Kampf zwischen zwei Prinzipien, Kampf um seiner selbst willen ist, wie Kreta eindrücklich zeigt, kein matrizentrisches Motiv. Nirgends finden wir irgendwelche Kampf-, Kriegs- oder Jagdszenen, die im griechischen Mykene so beliebt sind, und nicht einmal bei den Stierspielen fand eine Waffe Verwendung. Die kunstvollen Dolche und Schwerter der Paläste sind, nach ihren mythologischen Dekors zu urteilen, Zeremonialwaffen, die der sakralen Opferpraxis dienten.[70]

Auch lassen die *Grundrisse der kretischen Städte* auf eine Gesellschaft schließen, die zwar nicht ohne hierarchische Schichtung, jedoch frei von kastenbildenden Unterscheidungen war. Es gibt neben den Palästen auch große Herrenhäuser, aber zu beiden befinden sich die übrigen Wohnhäuser nicht in respektvoller Distanz, sondern schließen übergangslos an deren Bezirk an. Auch die Abbildungen von Landarbeitern und Fischern und von andersrassigem Hilfspersonal geben keinen Anlaß, an Sklavenwirtschaft zu denken, sondern eher an die Beschäftigung von Fremdarbeitern. Wir kennen jedenfalls keine andere Hochkultur, die eine so fortgeschrittene technische Kultur entwickelt hat – unter anderem sanitäre Einrichtungen, wie sie erst wieder von den Römern erreicht wurden – und dabei einen derart *friedlichen Charakter sowohl nach innen wie nach außen* bewahrte.

So weit Kreta auch seinen Straßenbau, das Transportwesen und vor allem seinen Schiffsbau vorantrieb, so hat es auf die Entwicklung einer Kriegstechnik völlig verzichtet. Diese Konzentration auf die lebensbejahende und lustvolle Seite der Kultur hat freilich unsere patriarchal denkenden Geschichtsschreiber bis in die Gegenwart zu recht abfälligen Bemerkungen über das Alte Kreta veranlaßt. »So sehr sich die Minoer im allgemeinen um die Förderung von Wirtschaft und Technik bemühten«, schreibt der Historiker F. Schachermeyr, »so gelangten sie doch in mancher Hinsicht zu keinem durchschlagenden Erfolg ... sie waren als Arbeiter allzu lässig und scheuten vor jedem Auslandsaufenthalt zurück ... es mangelte ihnen der Pioniergeist und der Drang in die Ferne ...

und die minoische Thalassokratie (Seeherrschaft) wurde nie zu einem Seereich ausgebaut.«[71] Wird hier im Klartext gerügt, daß Kreta keine Eroberungskriege führte, so gibt E. Friedell sein patriarchales Urteil über die kretische Kunst ab. An den kretischen Palästen mit ihren verwinkelten Grundrissen und Treppen, die ihnen den Namen Labyrinth in seiner heutigen Bedeutung eingetragen haben (ursprünglich Haus der Labrys, das heißt der Doppelaxt), vermißt er den klaren Formwillen und, da sie nach den praktischen Bedürfnissen des Lebens von innen nach außen gebaut wurden, die streng geschlossene Außenfassade. »Es fehlt«, so sagt er unter anderem, »jeder Wille zur Monumentalität«. In bezug auf die kretische Dichtung, die uns aus Unkenntnis der Schrift noch völlig verschlossen ist, versteigt er sich sogar zu der Behauptung: »Die gesunde, schlichte Kraft Homers können jene Poeten nicht besessen haben ... Die Dichtungen der Kreter werden farbenschillernde Blasen gewesen sein, Luftspiegelungen der Phantasie, die mit allem bloß spielt.«[72]

Solche Argumentationen sprechen für sich selbst. Wem aber die griechische Kunst als Wertmaßstab gilt, muß sich zumindest entgegenhalten lassen, daß die *Geburt der Tragödie* und die Geburt des Theaters überhaupt höchstwahrscheinlich nicht in Griechenland stattgefunden hat, sondern ein Jahrtausend früher in Kreta. Auf einer kretischen Miniatur ist festgehalten, daß die Theaterterrasse von Knossos (oder Festos), zu der die unverkennbaren rechtwinkligen und diagonalen Prozessionswege führen, Schauplatz religiöser Weihespiele in Form von Gesängen und Tänzen war.[73] Nimmt man die Kultszenen auf den Siegelbildern hinzu, die das Klagen um den Tod der Vegetationsgottheit und den Jubel über ihr Wiedererscheinen dramatisch wiedergeben, so wird damit der ursprüngliche Inhalt der griechischen Tragödie dargestellt. (Dem Wort nach heißt Tragödie »Bocksgesang«, so daß als deren Ursprung ein Chorgesang zu Ehren des Dionysos angenommen wird, dem ein Ziegenbock geopfert wurde.)[74]

Möglicherweise haben einige Grundelemente des mimischen Tanzgesangs, wie sie in Kreta zuerst entwickelt wurden, bis heute in den uralten Tänzen und Gesängen des Mittelmeerraumes überlebt, wie wir sie noch im spanischen Flamenco und im Cante jondo vor uns haben.[75]

2. Die Stellung der Frau im Kult, im öffentlichen Leben und in der Familie

Zum Teil ist die Frage nach der Stellung der Frau im Kult schon im ersten Abschnitt beantwortet worden, jedenfalls was die Stellung der Oberpriesterin/Königin anbelangt. Nun benötigte aber in den frühen Hochkulturen der Tempeldienst nicht nur eine relativ große Priesterschaft für die täglichen Rituale und die Vorbereitung und Durchführung der großen jahreszeitlichen Feste, sondern darüber hinaus eine Vielzahl von *Priesterbeamten*, die in der Verwaltung tätig waren und die Tempelökonomie in Gang hielten, von der Abrechnung der Tempelsteuer (die ursprünglich in Naturalien bezahlt wurde) über die Leitung der tempeleigenen Manufakturbetriebe bis hin zum Tempelunterricht im Schreiben, Lesen und Rechnen.

Die Stellung der Priesterin

Sowohl im Ägypten des Alten Reiches wie in Sumer/Babylon vor der Reform Hammurabis war der *Anteil der weiblichen Priesterschaft sowohl für die sakralen Aufgaben als auch für die Verwaltungsaufgaben sehr groß*. Im Tempel für die Göttin wurde der priesterliche Dienst in erster Linie von Frauen wahrgenommen, und zwar auch und gerade in den höchsten Rängen.[1] In Ägypten ist die Zahl der namentlich genannten Priesterinnen während der ersten drei Dynastien sehr hoch, doch nimmt sie zusehends ab, und nach der XII. Dynastie finden wir unter der höheren Priesterschaft als weibliche Namen nur noch Königinnen und Prinzessinnen.[2] Für die ersten Dynastien sind »Vorsteherinnen« in der Tempelverwaltung belegt, auch eine »Wesirin« und »Richterin«, sowie eine »Schatzmeisterin« und vor allem Schreiberinnen. Wir wissen von Ägypten wie von Sumer, daß in den Tempelschulen ursprünglich Mädchen und Knaben unterrichtet wurden, und im Alten Ägypten war die Patronin der Schreibkunst und die Gottheit der Schrift eine Göttin namens Seschat.[3] Der Keilschriftforscher A. Falkenstein entdeckte *im Sumerischen eine eigene »Frauensprache«*, die von der Normalsprache dialektisch abweicht und von den Priesterinnen als *Kultsprache* gebraucht wurde. In dialogischer Form erscheint sie bezeichnenderweise auch als »Streitsprache«, was wahrscheinlich die Spannungen zwischen weiblicher und männlicher Priesterschaft reflektiert.[4] Nachdem Hammurabi das Amt der Hohenpriesterin aufgelöst hatte, verschwanden auch viele Priesterinnen aus den höheren Rängen, doch tauchten die entlassenen Priesterinnen, die man vielsagend die »Brachliegenden« nannte, schon bald als Betreiberinnen von angesehenen Tempelbanken wieder auf.[5] Dies kann wohl nur heißen, daß sie schon vorher neben ihren sakralen Aufgaben auch leitende Verwaltungsfunktionen wahrgenommen hatten.

Was im Alten Orient und in Ägypten den Frauen immer erhalten blieb, sind diejenigen priesterlichen Funktionen, die für die aufstrebenden männlichen Priesterkasten keine Konkurrenz darstellten, und natürlich solche, die an ihr Geschlecht gebunden waren. So finden wir in allen Epochen priesterliche *Musikantinnen und Tänzerinnen* und die sogenannten *Hierodulen*, wörtlich »Heilige Mägde«, welche im Zusammenhang mit den alten erotischen Kulten standen. Waren Musik, Tanz und sexuelle Riten, wie wir das an den Tempelkulten von Dendera sahen, in der Frühzeit ein substantieller Teil religiöser Praxis, so verflachen sie in der Spätzeit zum individuellen Genuß einer elitären Gesellschaft. Auch wandelte sich das Selbstverständnis der Hierodule entsprechend den sich wandelnden theologischen Akzenten. War sie zu Beginn die Stellvertreterin der Göttin, welche in deren Namen Liebe gewährte und göttliche Kraft vermittelte, so diente sie später dem Gott des Tempels und vollzog mit einem Priester als Stellvertreter des Gottes den sakralen Akt. In jedem Fall aber war die sogenannte *Tempelprostitution* eine gesellschaftlich hoch geachtete Institution, der sich Töchter aus den höchsten Gesellschaftskreisen widmeten,[6] wie auch die spätere profane Prostitution im Orient nie der gleichen gesellschaftlichen Verfemung anheimfiel wie im christlichen Abendland.

Im Unterschied zu Mesopotamien und Ägypten gibt es in *Kreta* im Laufe der 500jährigen Palastzeit, der eine ebensolange matrizentrische Vorpalastzeit vorausgeht, *keinen Wandel in der Stellung der Priesterin.* Bis zum gewaltsamen Untergang der Paläste bleiben die höchsten Priesterämter immer den Frauen vorbehalten, woran sich auch nach der griechischen Eroberung während der mykenischen Epoche nichts geändert hat. Wie schon erwähnt, führen auf allen uns erhaltenen Darstellungen Priesterinnen die Prozessionen an und leiten die sakralen Handlungen. Vergleichen wir die kretischen Fresken mit den gleichzeitigen ägyptischen Darstellungen aus der ersten Hälfte des 2. Jahrtausends, so sind die Rollen zwischen Priesterin und Priester gerade umgekehrt verteilt. Sehen wir von den kultischen Funktionen der ägyptischen Königinnen und Prinzessinnen ab, so finden wir die ägyptische Priesterin vorwiegend als Musikantin, Tänzerin und Opferträgerin, während die männlichen Priester als Opferpriester auftreten, jedenfalls für die blutigen Rituale, die sie meist in Fellkleidung vollziehen. In Kreta hingegen sind die Musikanten und Opferträger männlichen Geschlechts und die *Priesterinnen die Hauptpersonen bei den Opferriten* und dies interessanterweise sowohl bei den unblutigen wie auch bei den blutigen Ritualen. Die Tötung des

Opfertieres als solche wird zwar nie direkt gezeigt, aber auf dem Sarkophag von Hagia Triada ist es eine hochrangige Priesterin, die den gebundenen Stier berührt, und eine zweite Priesterin, die in der typischen Fellkleidung der Opferpriester vor einem Altar steht. Auch auf dem kleinen Teilstück eines Freskos führt eine fellbekleidete Priesterin eine Art Wildziege oder Rehbock zum Opferaltar.[7] Dazu kommt die vollständig erhaltene Szene eines Menschenopfers im neuesten Tempelfund von Archanes, bei welcher man unmittelbar neben dem männlichen Opfer einen Zeremonialdolch und die Skelette eines Priesters und einer Priesterin fand. (Beide wurden offenbar durch das Erdbeben selbst getötet, das sie im letzten Augenblick durch ein Menschenopfer zu verhindern suchten.)[8] Aus all dem geht klar hervor, daß die kretische Priesterin nicht nur auf den vordersten Plätzen repräsentierte, sondern die Verantwortung für das gesamte kultische Leben übernahm. So treten auch auf der uns erhaltenen Theaterszene ausschließlich Frauen als Handelnde auf, die offensichtlich ein religiöses Weihespiel mit Tänzen und Gesängen darbieten.[9]

Eine Besonderheit bei den *männlichen Priestern* in Kreta darf nicht unerwähnt bleiben. Auf dem großen Prozessionsfresko wie auch auf dem Sarkophag von Hagia Triada werden die untergeordneten männlichen Priester, wie die Opferträger, in der üblichen kretischen Männertracht gezeigt, nämlich mit nacktem Oberkörper und kurzem Rock, die *Musikanten* aber, die Lyra- und Flötenspieler, tragen knöchellange *Frauenkleider* und sind nur durch ihre braune Hautfarbe von den Priesterinnen zu unterscheiden. Wenn auch die Welt der altkretischen Kulte längst entschwunden ist, so begegnen wir dem Priester im Frauengewand noch heute auf den Straßen Kretas: Der orthodoxe Pope ist nicht nur mit einem langen, wallenden Gewand bekleidet, sondern trägt unter seinem polosartigen Hut – wie er uns von den weiblichen Idolen her bis zu den etruskischen Adelsfrauen vertraut ist – einen regelrechten Haarknoten. Nur die Vertrautheit mit diesem Bild macht vergessen, daß der Priester in diesem Land ursprünglich ein Femininum war und daß der männliche Sakralträger seine Würde daraus bezog, daß er sich in das Gewand der Priesterin hüllte.

Die Frau im öffentlichen Leben

Ist die Bedeutung der Priesterin für die frühen Hochkulturen wenigstens bis zu einem gewissen Grad bekannt, so weiß man im allgemeinen fast nichts über die Stellung der Frau im öffentlichen Leben der damaligen Zeit.

Relativ geläufig ist die formale *Unterscheidung zwischen männlichen und weiblichen Personen durch die Farbgebung ihres Teints*, wie wir sie von der griechischen Vasenmalerei her kennen und wie wir sie zur Unterscheidung zwischen männlichen und weiblichen Priestern bei den kretischen Darstellungen schon heranzogen. Nach einer sehr alten Tradition, die schon in Ägypten zu beobachten ist, kennzeichnet die *bräunlich-rote Färbung den Mann*, die *helle Hautfärbung die Frau.* Kunsthistoriker haben diese konventionelle Unterscheidung der Geschlechter damit erklärt, daß sich die Frauen von jeher vornehmlich im Hause aufgehalten hätten und deshalb von bleicher Gesichtsfarbe waren, indessen die Männer vom Aufenthalt bzw. der Arbeit im Freien gebräunt gewesen seien.

Diese scheinbar plausible Erklärung geht offensichtlich von einem spätbürgerlichen Rollenverständnis aus und bedenkt zudem das bäuerliche Leben nicht. Jedenfalls paßt sie gar nicht zur Schilderung des hellenistischen Ägyptens durch Herodot. Der patriarchale Sitten gewohnte Grieche ist höchst erstaunt über die *»verkehrte« Welt in Ägypten, wo sich die Frauen frei auf den Märkten bewegen und allen möglichen Berufen nachgehen*, während viele Männer in ihren häuslichen Werkstätten arbeiten und nach seiner Ansicht weibliche Tätigkeiten verrichten wie das Herstellen von Textilien.[10] Ganz ähnliches berichten bekanntlich die Juden aus der ägyptischen Gefangenschaft. Schon gar nicht paßt die Vorstellung von der blassen Hausfrau zu einer Inschrift Ramses III., worin er sich rühmt, daß »der Fuß der ägyptischen Frau wandeln könne, wohin es ihr beliebe«, ohne daß sich ihr jemand entgegenstelle, beziehungsweise ohne daß sie jemand belästige.[11] Das ist mehr als die europäische Frau je erreicht hat!

Was immer die helle bzw. die gebräunte Farbgebung der beiden Geschlechter ursprünglich bedeutet haben mag (vielleicht die stärkere oder weniger starke Körperbehaarung?), so mit Sicherheit nicht die Fesselung der Frau an den engen häuslichen Bezirk. Auf den ägyptischen Wandmalereien sehen wir Bäuerinnen, Bierbrauerinnen, Bäckerinnen und Händlerinnen, und von der sumerischen Tempelökonomie wissen wir, daß in ihrer frühen Phase dort die Frauen als Tempelangestellte neben den Männern arbeiteten. *Durch ihre eigene gewerbliche Tätigkeit war die Frau vom Manne wirtschaftlich unabhängig,*[12] und sie konnte, wie bereits erwähnt, verantwortliche und höchste Ämter in der Tempelverwaltung bekleiden.

Auch *am gesellschaftlichen Leben im engeren Sinne nahm die Frau der frühen Hochkulturen völlig frei und ungeniert teil.* Ägyptische Darstellungen zeigen Frauen auf Festgelagen, wo sie vom – sogar übermäßigen – Weingenuß in der Öffentlichkeit keineswegs ausgeschlossen sind.[13] Auf den kretischen Miniaturen besetzen luxuriös gekleidete Damen nicht nur die ersten Zuschauerränge des Theaters, sondern Frauen mischen sich auch unter die männlichen Zuschauer und sitzen nicht strikt von diesen getrennt – Szenen, die im klassischen Griechenland undenkbar wären.

Die Frau in der Familie

Hinzu kommt, daß das Hauswesen nicht bloß die Instandhaltung der Behausung und die Versorgung der Familie umfaßte, sondern den gesamten landwirtschaftlichen Betrieb, der zu jedem Heim in den agrarischen Kulturen gehörte, wenn man von den ganz wenigen rein städtischen Familien absieht. Dabei scheint sich in Sumer vor der Privatisierung des Bodenbesitzes die Größe der vom Tempel zur Bearbeitung zugewiesenen Felder nach der Familiengröße gerichtet zu haben.[14] Gleichgültig, ob in Abhängigkeit von der Tempelverwaltung oder als privates Anwesen betrieben, stand in Ägypten zu allen Zeiten die Frau dem gesamten Hauswesen vor. Es gibt *in der ägyptischen Sprache nur ein Wort für Hausherrin* (Nebhat), aber kein entsprechendes Wort für Hausherr. Dies ist umso gravierender, als der Ägypter sein häusliches Dasein für wichtiger hielt als seine öffentliche Tätigkeit. Für die *Abhängigkeit des ägyptischen Mannes von seiner Hausherrin* zeugt ein vielzitierter Brief eines Armeeobersten aus der Zeit um 1000 v. Chr., in welchem dieser an den Pächter seines Landguts folgendes schreibt: »Ich teile dir mit, daß ich nach Theben zurückgekehrt bin. Nun hatte ich dir gesagt: Ich werde dich nicht mehr wirtschaften lassen. Doch siehe, meine Ehefrau, die Herrin meines Hauses, hat mir gesagt: Nimm dem Pächter den Acker nicht weg. Überweise ihn ihm wieder, laß ihn ihn weiterbewirtschaften. Wenn nun mein Brief zu dir gelangt, so nimm dich des Ackers an und vernachlässige ihn nicht...«[15]

Mit Vorliebe ließen sich die ägyptischen Beamten – wie die Pharaonen – auf ihren *Standbildern im Kreise ihrer Familie* verewigen, und diese bildhaften Zeugnisse sind für das Verhältnis der Geschlechter zueinander besonders vielsagend. Fast immer wird die Frau in der aktiveren Pose gezeigt als der Mann: Sie ist es, die ihn an der Hand faßt, ihren Arm auf seine Schulter legt oder um den Rücken des Mannes schlingt. Von gleicher Körpergröße oder etwas kleiner an Wuchs, ist die Haltung der Ehefrau stets selbstbewußt und der Ausdruck ihres Gesichtes sehr persönlich geprägt.[16]

Erst spät, bei den Monumentalstatuen der Pharaonen und den offiziellen Thronbildern aus dem Neuen Reich, erscheinen die *Frauen als Miniaturfiguren* zu deren Füßen, wobei der Gedanke naheliegt, darin eine Kompensation für die tatsächlichen Machtverhältnisse zu sehen, die, wie wir wissen, am Hofe selbst oft äußerst prekär für den König waren.

Vieles spricht dafür, daß die *Ehen im Alten Reich Ägyptens matrilokal* geschlossen wurden, d. h., daß der Mann in das Haus der Frau zog und daß es sogar Reste der ursprünglichen Besuchsehe gab. Die aus dieser Zeit erhaltenen Eheurkunden werfen ein Licht auf die außerordentlich starke Stellung der Ehefrau auch in wirtschaftlicher Hinsicht. Sie tritt als diejenige auf, die den Ehevertrag diktiert und sich die Erfüllung ihrer Forderungen durch den Ehemann ausbedingt. Dieser überschreibt oft sein ganzes Vermögen an die Ehefrau unter der einzigen Bedingung, daß sie zeitlebens für seinen Unterhalt aufkommt und nach seinem Tode seine Begräbniskosten bestreitet (die in Ägypten sehr aufwendig waren!). Briffault bemerkt dazu mit Recht, daß der Mann nach *matrizentrischem Erbrecht* keine andere Möglichkeit hatte, seine Habe an seine Kinder weiterzuvererben als über seine Gattin, und daß dies der Grund für seine bereitwillige Überschreibung gewesen sei. Ganz in den matrizentrischen Kontext gehört die *sexuelle Freiheit der Ägypterin vor der Ehe*, das *Fehlen offizieller Hochzeitsfeierlichkeiten*[17] und das *Scheidungsrecht der Frau.* In einem Ehevertrag heißt es ausdrücklich: »Wenn ich dich als meinen Gatten verlasse, weil ich dich zu hassen beginne oder weil ich einen anderen Mann liebe, werde ich dir 2½ Maß Silber geben und dir die 2½ Maß Silber zurückgeben, die du mir als Brautpreis gabst.«[18] Konsequenterweise übernimmt aber auch der weibliche Teil der Familie die *soziale Verantwortung.* Wie Herodot berichtet, sind in Ägypten nicht die Söhne, sondern die Töchter für die Versorgung der alten Eltern verantwortlich.[19]

Bei dieser rechtlichen Stellung der Frau fällt die Anpassungsleistung in der Ehe mehr dem Mann als der Frau zu, was in einem der ältesten Bücher der Welt, den Maximen des ägyptischen Philosophen Ptah Hotep, deutlich zum Ausdruck kommt. »Liebe dein Weib«, heißt es darin, »sei zärtlich zu ihr und erfülle alle ihre Wünsche, solange du lebst, denn sie ist ein Besitz, der viele Vorteile bringt. Beobachte, was sie wünscht und wonach ihr der Sinn steht, denn dadurch wirst du sie dazu bringen, bei dir zu bleiben. Wenn du dich gegen sie stellst, wird es dein Ruin sein.«[20]

Für *Kreta* sind der *matrilokale Familiensitz* und die *matrilineale Erbfolge* durch griechische Historiker belegt. Noch zur Zeit Plutarchs

(50–125 n. Chr.) spricht man in Kreta von »Metris«, Mutterland, und nicht von »Patris«, Vaterland.[21] Dies ist bekanntlich in der Türkei noch heute so, worin sich das uralte anatolische Mutterrecht spiegelt. Im mesopotamisch-anatolischen Raum sind es wieder die *Hethiter*, die auch im Familienrecht die *matrizentrischen Sitten* am ausgeprägtesten bewahrten. Wir finden dort Reste matrilokaler Ehesitten in Form eines längeren Aufenthalts des Bräutigams im Hause der Braut, wo er seinen Brautpreis abarbeitet; bei virilokaler Ehe behält die Frau nicht nur ihre Mitgift zur freien Verfügung, sondern erwirbt dazu die Hälfte des eheherrlichen Vermögens. Auch das Sklavenrecht, das im Hethiterland immer sehr viel humaner war als in Babylonien, wirft ein Licht auf die starke Betonung der weiblichen Herkunft: Heiratete ein Sklave eine freie Frau, so wurde er frei.[22]

Wie zu erwarten, ist das Familienrecht der großen Gesetzessammlung des Königs Hammurabi durchaus patriarchal, doch schimmert das frühere sumerische Erbrecht noch in einem Passus durch, der auch den Töchtern das Erbrecht zugesteht, sofern sie zum Stand der Priesterinnen gehören. Immerhin verfügt auch im babylonischen Gesetz jede Ehefrau über ihre Mitgift, und sie hat ein Recht, die Scheidung zu verlangen, wenn der Ehemann seine patriarchalen Rechte allzusehr mißbraucht. Dieser Fall steht im Gesetzestext des Hammurabi in der matrizentrisch klingenden Formulierung: »Wenn eine Frau ihren Gatten verschmäht und ›nicht wirst du mich (mehr) umfassen‹ sagt, so wird ihre Sache in ihrem ›Tor‹ (Stadtviertel) untersucht...«.[23] Das viel ältere sumerische Recht ist nur bruchstückhaft bekannt, doch drückt die Sentenz in einem sumerischen Text sehr gut die *matrizentrische Moral der Sumerer* aus, wenn es darin heißt: »Auf das Wort deiner Mutter richte deinen Sinn wie auf das Wort Gottes.«[24]

Bedeutende Dichterinnen

Unser Bild vom Leben und vom prägenden Einfluß der Frau während der frühen Hochkulturen wäre unvollständig, wenn wir nicht auch die bedeutende Rolle der Dichterinnen wahrnehmen würden. In Mesopotamien und Ägypten sind uns zwar nur ganz wenige Dichterinnen namentlich bekannt wie etwa Hedanna, die mutmaßliche Tochter des Königs Sargon von Akkade (um 2014–2358 v. Chr.).[25] Wir besitzen aber eine große Zahl *anonymer Kult-, Liebes- und Klagelieder*, von denen ein Teil offensichtlich von Frauen verfaßt ist. Die Autorinnen der ältesten Kultlieder waren höchstwahrscheinlich Priesterinnen, die, wie wir sahen, die Worte der

Göttin in Ich-Form formulierten. Dazu kommen ägyptische Liebeslieder und sumerische Klagelieder, die aus der Feder hochbegabter Frauen stammen und die uns in ihrem Inhalt und in der Vollendung ihrer sprachlichen Form noch heute tief berühren. Hier zunächst zwei Beispiele aus der ägyptischen Liebeslyrik, welche die aktive Rolle der Frau in der Liebeswerbung veranschaulichen.

Ach, kämest Du eilends zu der Geliebten
wie eine Gazelle, die über die Wüste jagt,
deren Füße lahmen, deren Glieder erschöpft sind,
in deren Leib Schrecken gefallen ist.

Jäger sind hinter ihr her, Hunde um sie.
Nicht sieht man sie vor ihrem Staub.
Sie sieht einen Rastplatz als Hindernis an
und nimmt den Fluß als Weg.

Mögest Du meine Höhle erreichen
ehe Deine Hand viermal geküßt werden kann!
Du suchst die Liebe der Geliebten,
denn die Goldene befiehlt es Dir, mein Freund!

Kornblumen,
Mein Herz ist Dir gewogen.
Ich tue Dir, was es wünscht,
wenn ich in Deinen Armen liege.

Mein Wunsch danach ist meine Augenschminke.
Erblicke ich Dich, so strahlen meine Augen.
Ich schmiege mich Dir an, damit ich Deine Liebe sehe.
Du, der Gemahl in meinem Herzen.

Überaus schön ist diese Stunde.
Möge die Stunde zur Ewigkeit anschwellen.
Seit ich mit Dir geschlafen habe,
hast Du mein Herz erhoben.

Ob es klagt oder frohlockt,
entferne Dich nicht von mir![26]

Und hier eines der ergreifenden sumerischen Klagelieder, das wahrscheinlich mit der Zerstörung von Ur am Ende des 3. Jahrtausends in Zusammenhang steht:

> Der Feind ist mit Schuhen an den Füßen in mein Gemach eingetreten,
> Der Feind hat mich mit seinen ungewaschenen Händen angefaßt,
> hat mich angefaßt, hat sich nicht gefürchtet, ich habe mich gefürchtet,
> der Feind hat mich angefaßt, hat mich vor Furcht vergehen lassen...
> Der Feind hat mir mein Kleid abgenommen, sein Weib damit bekleidet,
> Der Feind hat mir meine Edelsteine abgerissen, seine Kinder damit behängt...
> In meinem Haus hat er mich gehetzt, in meinem Bau mich in Schrecken gesetzt
> wie eine furchtsame Taube verbrachte ich die Zeit auf einem Dachbalken,
> wie eine (schnell) fliegende Fledermaus schlüpfte ich in die Mauerspalten.
> Wie einen Vogel hat man mich aus meinem Haus wegfliegen lassen,
> hat mich, die Herrin, aus meiner Stadt wegfliegen lassen.[27]

So kann nur eine hochgestellte Frau (Priesterin?) sprechen, für die Krieg und Plünderung etwas Unerhörtes darstellen, etwas, das mit ihren bisherigen Erfahrungen nicht in Einklang zu bringen ist. Obwohl die Rivalitätsstreitigkeiten zwischen den sumerischen Stadtstaaten historisch weit zurückgehen und wir schon 500 Jahre vor der Zerstörung von Ur die erste gesicherte Nachricht von einer kriegerischen Eroberung haben,[28] so scheint doch der Krieg im frühen Sumer noch keine Selbstverständlichkeit gewesen zu sein.

2. Das vormosaische Palästina und das vorislamische Arabien

Die Tradition der christlichen Geschichtsschreibung war bis weit in die Neuzeit hinein bemüht, die Weltgeschichte mit der Geschichte des Alten Testaments beginnen zu lassen, und noch heute herrschen in bezug auf das Alte Testament unklare Zeitvorstellungen. Wenige wissen, wie jung die altjüdische Geschichte eigentlich ist. Die ersten Bücher des Alten Testaments wurden im Laufe des 1. Jahrtausends, wahrscheinlich um 600 v. Chr., niedergeschrieben, und der Stammvater Abraham kann allerfrühestens zwischen 1500 und 1400 v. Chr. gelebt haben.[1] Die Geschichte Palästinas reicht aber bis ins 8. Jahrtausend v. Chr. zurück. Jericho ist die älteste archäologisch erschlossene Stadtsiedlung im ganzen Orient, wo schon ein Jahrtausend vor Çatal Hüyük die Kultivierung von Getreide und die beginnende Viehzucht nachweisbar sind. Es gibt also vor den jüdischen Patriarchen eine 6000jährige Geschichte an der *Ostküste des Mittelmeers*, die *ab 3000 v. Chr. alle Anzeichen einer frühen Hochkultur* trägt. Dazu gehört unter anderem die Übernahme der sumerischen Keilschrift durch die Phönizier, aus der diese dann die Buchstabenschrift entwickelten und an die Griechen weitergaben. Dabei waren die Küstenstädte Ugarit, Byblos und Sidon die Hauptzentren der phönizischen Kultur.

Das frühe Palästina

Wie in sämtlichen uns bekannten jungsteinzeitlichen Kulturen dominieren auch im frühen Palästina *weibliche Kultfiguren*, daneben *Tieridole*, unter denen der Stier besonders häufig ist.[2] Diese matrizentrischen Kulturdenkmäler gehen wie in Ägypten und Mesopotamien nahtlos in die Verehrung einer Hochgöttin über, die in Byblos schon um das Jahr 3000 v. Chr. unter dem Namen *»Ba'alat«* verehrt und in allen offiziellen Staatsurkunden angerufen wird. Ihr Kult gleicht im wesentlichen demjenigen der vorderasiatischen Göttinnen mit den jahreszeitlichen Festen und der Heiligen Hochzeit als Höhepunkt. Dazu gehören *orgiastische Sexualriten* und die *Opferung von Tieren*, lange Zeit auch die *Opferung von Menschen*, vor allem von Kindern.

Steht der Ba'alat von Byblos der göttliche Geliebte und sterbende Vegetationsgott Baal zur Seite, so bilden in der Gegend südlich von Byblos Astarte/Aschera und El das Götterpaar, im nördlichen Ugarit Anat und ihr Brudergatte Ba'al. Ganz ähnlich wie bei der Isis-Osiris-Mythe spielt auch hier ein feindlicher Todesbruder eine Rolle, der unter dem Namen Mot die Funktion des ägyptischen Seth übernimmt.[3] Und wie die ägyptischen und sumerischen Könige sich als irdische Stellvertreter des göttlichen Geliebten der Großen Muttergöttin sahen, so nennen sich auch die phönizischen Könige »Pfleglinge der Göttin Aschera«.[4]

Die Philister, die sich während der Seevölkerwelle um 1200 v. Chr. in Palästina ansiedelten, verehrten die *syrische Göttin Atargatis*, der als

»Herrin und Mutter aller Dinge« Fische, Schlangen und Tauben heilig waren, das heißt wie allen großen Göttinnen, die Symbole für Unterwelt, Erde und Himmel.[5]

Patriarchalisierung der Sippenstruktur

Zur Zeit, als die Juden in Kanaan einwanderten – wie sie in ihrer Sprache das phönizische Land nannten –, also Ende des 13. Jahrhunderts, war bereits eine *Verschiebung am phönizischen Götterhimmel* im Gange. Im Sinne einer patriarchalen Umdeutung wurde dann aus dem göttlichen Geliebten Baal/El der Himmelsherr und Göttervater, während man nun der Aschera die Gattinnenrolle und der Anat die Tochterrolle zusprach. Dies führte unter anderem zur Veränderung der Opferpraktiken, indem immer mehr der *männliche Hochgott zum Empfänger der Tier- und Menschenopfer* wurde; so der berüchtigte *Baal* oder *Moloch*, dem man noch im Karthago der klassischen Antike Menschen als Brandopfer darbrachte. Wahrscheinlich ging mit dieser theologischen Umstrukturierung auch die Patriarchaisierung der Sippenstruktur Hand in Hand sowie eine neue Rollenzuweisung für Mann und Frau. Dies deutet eine Götterlegende aus dem bekannten Tontafelfund von Ugarit (dem heutigen Ras-Schamrah) an, die vom Streit zwischen der Göttin Anat und einem Königssohn handelt. Es geht um einen magischen Bogen (vgl. den Bogen der Artemis), welchen der junge König für sich beansprucht mit den provozierenden Worten an die Göttin: »Ein Bogen ist etwas für Krieger, kann eine Frau etwa damit auf die Jagd gehen?« Da allerdings rächt sich Anat an ihm, indem sie sich als »Mutter der Geier« auf ihn stürzt und ihn tötet.[6] (Diese Geschichte lebt weiter im griechischen Mythos von Akteioen, der die Artemis mit einem ähnlichen Verhalten reizt und ebenfalls mit dem Tode dafür büßt.)

Mitten in diese Zeit der dramatischen Umstrukturierung der phönizisch-kanaanitischen Gesellschaftsideologie fällt die *Einwanderung der israelitischen Wüstenstämme*, die sich auf der Suche nach Weideland in der fruchtbaren Küstenebene niederlassen und von den Kanaanitern nicht nur den Ackerbau, sondern auch einen Teil ihrer Sprache und ihrer geistigen Kultur übernehmen. (Das Aramäische mischt sich mit dem Phönizischen zum Hebräischen.) Entgegen der vielfach herrschenden Vorstellung haben die jüdischen Stämme weder die patriarchale Stammesordnung noch die monotheistische Religion als definitives Modell nach Palästina mitgebracht. Das Alte Testament gibt deutliche Hinweise auf eine *ehemals matrilineale Stammesordnung mit matrizentrischen*

Eheformen, wie sich auch aus mehrfach umgewandelten Textstellen auf ein *ursprünglich matrizentrisch geprägtes Welt- und Gottesbild der alten Juden* schließen läßt. Hier seien nur einige wenige Beispiele genannt und im übrigen auf die detaillierte Studie von Gerda Weiler über »Das verborgene Matriarchat im Alten Testament« hingewiesen.[7] Bekannt ist die Stelle bei Moses, der nach Midian zieht, um »einem Weibe anzuhangen« und die Schafe seines Schwiegervaters zu weiden, was deutlich auf die matrilokale Eheform verweist.[8] Auch sind den drei Patriarchen Abraham, Isaak und Jakob die vier Stammesmütter Sarah, Rebecca, Rachel und Lea an die Seite zu stellen. Ohne den matrizentrischen Hintergrund wären Gestalten wie die Richterin Deborah, die Priesterin Hannah und die Seherinnen Mirjam, Abigail und Hulda überhaupt nicht verständlich.

Aber auch der *jüdische Gottesbegriff* selbst war einer großen Wandlung unterworfen. Erst *relativ spät wurde Jahwe zum majestätischen Himmels- und Vatergott*, von dem man sich kein Bild machen durfte, während er Jahrtausende vorher im Bild des Stieres verehrt wurde als einer unter vielen Vegetations- und Wettergöttern des ostmediterranen Raumes. Noch nach Salomos Tod stand im Tempel von Jerusalem ein Stierbild als Altarsockel anstelle der Lade,[9] und auch die biblischen Sprachbilder bewahren die Erinnerung an den Wettergott Jahwe, wenn es heißt, daß er »auf den Wolken reitet« und Blitz und Regen schickt (Psalm 68,5). G. Weiler verweist auf eine Reihe von Textstellen, die auf das Horn des Jahwe anspielen, wie auch auf die Tatsache, daß Michelangelo den Jahwepriester Moses mit Stierhörnern darstellt, was wahrscheinlich auf eine alte Stierkultmaske zurückgeht.[10]

Der Gott der Propheten

Die Haßtiraden der Propheten gegen das »Goldene Kalb« werden überhaupt erst verständlich, wenn man weiß, wie ähnlich ursprünglich die israelitischen Kulte den kanaanitischen Stierkulten waren. Das gleiche gilt für die Göttin Aschera, deren Verehrung sich unter den Juden so hartnäckig hielt, daß noch im Tempel des Salomo eine Kultstatue der Aschera stand.[11]

Wenn sich die Propheten mit heiligem Zorn gegen die orgiastischen Kulte im Zusammenhang mit der Feier der Heiligen Hochzeit im kanaanitischen Ritus wenden und sie als »Tempelhurerei« verdammen, so darf darüber nicht vergessen werden, daß eine ganze Reihe der schönsten Stellen in den jüdischen Psalmen die beinahe wörtliche Übersetzung von alten phönizischen Kultliedern sind. So war das *Hohelied der Liebe* zweifellos einst *Bestandteil der phönizischen Kultgesänge im Ritual der Heiligen Hochzeit.*[12]

Jedenfalls war die *Herausbildung der streng patriarchal monotheistischen Religion der Juden ein langer Prozeß und ein erbitterter Kampf*, der nicht zwischen zwei grundverschiedenen Kulturen geführt wurde. Wenn die jahwistische Theologie Jahwe mit El identifiziert, der im phönizischen Götterhimmel zum obersten Göttervater erhoben worden war, so bürgt dies dafür, daß die Patriarchalisierung der jüdischen Religion auch Anregungen von kanaanitischer Seite erhielt.[13]

Für die relativ späte Ausbildung einer streng patriarchalen Theologie spricht auch eine Besonderheit des Alten Testaments, auf die in jüngster Zeit Helen Schüngel-Straumann erneut aufmerksam gemacht hat.[14] Es handelt sich um den Begriff »ruah«, der im Griechischen mit »pneuma« wiedergegeben wird, und der den Geist Gottes im Sinne von Wind, Atem und Lebenskraft bezeichnet. In den 400 Textstellen, an denen dieser Begriff vorkommt, wird er fast durchwegs in einem grammatikalisch weiblichen Kontext gebraucht, und das heißt, daß »ruah« ursprünglich als eine *weibliche Lebenskraft* aufgefaßt wurde, mit der Gott das Weltall schuf und dem Menschen Leben einhauchte. Dies geht durch die griechische Übersetzung verloren, wo »pneuma« ein Neutrum ist, und wird vollends verdunkelt durch das Maskulinum des lateinischen »spiritus«. Nur in der jüdischen Mystik taucht dieses weibliche Geistprinzip wieder auf, wenn die Kabbala der männlichen Gottheit die »Scheschina« zur Seite stellt, mit der zusammen die göttliche Einheit erst vollkommen ist.[15]

Erscheint ein solcher Befund dem abendländischen Denken geradezu schockierend, so ist er von der altorientalischen Tradition her gesehen durchaus vertraut. Wir begegneten dem weiblichen Geistprinzip bereits in Gestalt der *ägyptischen Ma'at* und in Gestalt der *sumerischen Me-Kraft,* welche die Hohepriesterin in Sumer dem König vermittelt.[16] Noch deutlicher wird die weibliche kosmische Urkraft im *chinesischen Tao* und in Gestalt der *indischen Shakti.* Wie sich in Indien die männlichen Schöpfergottheiten der weiblichen Schöpfungskraft der Shakti bedienen,[17] so könnte auch der jüdische Schöpfergott die weibliche Urkraft der »ruah« adaptiert haben.

Was die arabische Welt betrifft, so ist sie als die *Wiege aller semitischen Stämme* sowohl der Kultur Palästinas wie auch der des semitischen Babyloniens sehr verwandt. Der im ganzen Vorderen Orient so bedeutende *Mondgott Sin* hat seinen Ursprung wahrscheinlich auf dem *Sinai*, was wörtlich »Berg des Sin« heißt, wobei das Wort Sin im Kurdischen heute noch »Mond« bedeutet.[18] Hier, auf der arabischen Halbinsel, wurde der Mondgott im Bilde der Schlange verehrt, woran die eherne Schlange des Moses erinnert, die im Gegensatz zur Schlange im Schöpfungsbericht ein positives Symbol darstellt.[19]

In Arabien stand aber seit urdenklichen Zeiten diesem Mondgott eine *dreifaltige Mondgöttin* gegenüber, welche unter den Namen Allât, die Göttin, Al Uzzâ, die Mächtige, und Manât, Schicksal, bekannt ist. Von den Babyloniern wurde sie mit der großen Ischtar gleichgesetzt, und mit dieser teilte sie auch das Schicksal, von einer patriarchalen Theologie einem himmlischen Vater unterstellt zu werden. Im Islam werden aus der dreifaltigen Göttin Arabiens die drei Töchter des Allah.[20] Freilich war ihr Kult so alt, daß die Erinnerung an die Große Göttin nicht ganz getilgt werden konnte. Ihr *Baum- und Steinkult* machte Jahrhunderte vor dem Erscheinen Mohammeds die Ka'aba von Mecca zu einem Kultzentrum der arabischen Stämme, wo die Göttin in Form eines schwarzen Steines, eines Meteoriten, verehrt wurde. Noch heute heißen die Wächter der Ka'aba, an der einst Priesterinnen wirkten, »Beni Shaybath«, das heißt »Söhne der Alten Frau«, und immer noch küssen die Muslime den alten Stein und trinken aus der Quelle neben dem Heiligtum, die, wie auch die drei Palmen, ursprünglich irdische Erscheinungen der Göttin waren.[21]

Eine Form des uralten Steinkults der Göttin, der wahrscheinlich auch hinter manchen noch rätselhaften Megalith-Denkmälern steht, lebte auch unter den Juden in den sogenannten »Mazzeben«, einer Vorform ihrer steinernen Altäre, die man mit dem Blut der geopferten Tiere bestrich.[22]

In Südarabien, dem Land der Königin von Saba und dem heutigen Jemen gibt es Zeugnisse für eine *altarabische Sonnengöttin* (Shams), der ein Mondgott oder auch ein männlicher Morgen- und Abendstern zugeordnet war und der Menschenopfer dargebracht wurden. Interessanterweise steht dabei ein *Mädchenopfer* im Mittelpunkt, das als »Sonnenmädchen« und »weiße Taube« für die Fruchtbarkeit des Landes vom Regengott getötet und von der Sonnenmutter in Gestalt des weißen Geiers wiedererweckt wird.[23] Das wäre also wieder ein Demeter-Kore-Motiv!

Die arabischen Stämme waren, dem Klima der Halbinsel entsprechend, nomadisierende Hirtenkrieger wie die Tuareg und andere Berberstämme in Afrika. Und wie sich bei den Tuareg deutliche Spuren einer matrizentrischen Lebensform erhielten, so scheint in Arabien *vor der Islamisierung* die *matrizentrische Lebensordnung noch vollkommen intakt* gewesen zu sein. Der griechische Geograph Strabon (63 v.–20 n. Chr.) berichtet von Frauengemeinschaften, was für *Matriclans und Besuchsehen* sprechen könnte.[24] Die matrilineale Ordnung wird auch in der vorislamischen Dichtung angedeutet, wenn sich etwa der Dichter Al Hallil als »Sohn der Aëscha« bezeichnet, und Ta'abbata Scharran in seiner Totenklage sagt: »Es erbt meine Rache der Schwester Sohn«.[25] Auch werfen die Worte des Dichters Schanfara (in der Meierschen Übersetzung), mit denen er sich trotzig zum Kriegertum bekennt, ein Licht auf die Verhältnisse des Alten Arabiens.

Ich bin keine jener Memmen
Die bei ihren Fraun' nur weilen
Und von ihnen über Alles
Rat sich lassen erst erteilen.

Bin kein zahmer Stubenhocker
Der nur stets mit Mädchen scherzet
Früh und spät sich parfumieret
Und die Augenwimpern schwärzet.[26]

Besonders die letzten Zeilen muten uns merkwürdig an für einen Hirtenkrieger, doch weiß man von den Tuareg, den Massai und anderen, daß sie ihrem Äußeren höchste Aufmerksamkeit schenken, und daß die Massai und die Fulbe im Sudan sich ebenfalls schminken. Dies gehört zu ihrer erotischen Kultur, die vom Mann eine ebenso hohe Anstrengung für seine Selbstdarstellung verlangt wie von der Frau.[27]

Dazu kommt, daß die *altarabischen Matriclans allem Anschein nach im Besitz der Herden* waren und die *Männer als Viehhirten in der Sippe der Ehefrau* arbeiteten. R. Briffault zitiert eine alte arabische Redensart für die Absicht des Mannes, sich scheiden zu lassen, die besagt: »Ich will nicht länger deine Schafe weiden«.[28] W. Daum schildert die matrilokale Hochzeit in Südjemen und die Rolle der Mütter als Stifterinnen der Ehen.[29]

Stammesköniginnen

Auch auf der Stammesebene haben arabische Frauen in den vorchristlichen Jahrhunderten offenbar eine hervorragende Rolle gespielt. Die assyrischen Texte, die eine ganze Reihe von arabischen Stammesköniginnen nennen, machen klar, daß die Königin von Saba aus dem Alten Testament, die den König Salomo besuchte, keine Ausnahmeerscheinung war.[30] Auch der Koran berichtet von Bilqīs, einer Königin von Saba, die sich dadurch ausgezeichnet habe, daß sie einen demokratischen Führungsstil praktizierte und die Staatsangelegenheiten mit ihrem Volk beratschlagte. Noch während der Zeit des Islam gab es berühmte Herrscherinnen im 11.–13. Jahrhundert, darunter die Königin Arwā, welche die zweite Bilqīs genannt wird.[31] Demgegenüber bezogen die Männer und alle arabischen Herrscher ihr Prestige aus dem Kriegertum, das eines der Hauptthemen der altarabischen und der mittelalterlichen Dichtung bildet.

Neben dem *Heldenlied* stehen die *Totenklage* und das *Liebeslied*, und beide wurden während aller Perioden der arabischen Geschichte auch von *Dichterinnen* verfaßt. Leider ist uns von den Ghaselen, den arabischen Liebesliedern, aus der vorislamischen Zeit so gut wie nichts erhalten. Die meisten aus der späteren, vom Islam beeinflußten Zeit büßen ihre unmittelbare Sinnlichkeit ein und werden von einer asketisch-mystischen Haltung überlagtert.[32] Doch aus dem, was wir aus späteren Liedern rekonstruieren können, spricht eine ungewöhnliche Freiheit der Frau in ihrer Liebeswahl und ihre *unverhüllte, selbstbewußte Sinnlichkeit.*[33]

Im übrigen scheinen sich die *Frauen des Kriegeradels* den stolzen und kämpferischen Sinn der Männer durchaus zu eigen gemacht zu haben, denn sie tauchen nicht nur als Mitstreiterinnen bei ihren Kriegszügen auf, sondern gelegentlich sogar als Anführerinnen im Kampf.[34] Ähnlich wie von der Tuaregfrau muß von der Araberin ein besonderer Zauber ausgegangen sein: von ihrer ungewöhnlichen Schönheit ebenso wie von ihren Talenten und ihrer stolzen Haltung, und vielleicht hat gerade ihre hohe soziale Stellung dazu beigetragen, daß die spätere patriarchale Gesellschaftsordnung des Islam die Frau so demonstrativ und rigoros unterdrückte.

3. Das vorbrahmanische Indien und der vorkonfuzianische, vorbuddhistische Ferne Osten

Noch komplexer als die Geschichte Palästinas stellt sich die *Vorgeschichte Indiens* dar. Hier stoßen zwei völlig verschiedene Rassen und Kulturkreise zusammen, seit im 2. Jahrtausend v. Chr. die Indogermanen aus Innerasien über den Iran nach Nordindien eingewandert sind. Wie bei allen indogermanischen Überlagerungen steht dabei die *autochthone Grundkultur auf einem viel höheren Niveau als die der Eroberer*, was freilich für die meisten Völkerwanderungen gilt, weil durch jahrzehntelange Wanderzüge notgedrungen ein Teil des Kulturgutes abbröckelt, auf welcher Stufe auch immer das betreffende Volk vorher gestanden hat.

Zum Verständnis der entstehenden Mischkultur in Indien – wie später in Griechenland – ist zunächst ein Vorurteil abzubauen, das unausrottbar scheint: nämlich die Vorstellung, daß die beiden Kulturen, die indogermanische und die vorgefundene, die hier aufeinanderstoßen, sich in ihrer gesellschaftlichen und religiösen Orientierung in einem diametralen Gegensatz befunden hätten. Wie schon den Israeliten in Palästina, so wird auch den Ariern in Indien und später den indogermanischen Achäern in Griechenland unterstellt, sie seien als patriarchale Hirtenkrieger mit einem voll ausgebildeten patrizentrischen Weltbild in den alten, matrizentrischen Kulturraum einmarschiert. Aber dieses *polare Denken* erweist sich überall als *falscher Ansatz*.

Richtig ist, daß die vorgefundene *Grundkultur im Indusgebiet weitgehend matrizentrische Züge* trug, und zwar sowohl die dörfliche Ackerbaukultur, die nach den neuesten Funden in Mehrgarh bis ins 7. Jahrtausend zurückreicht, als auch die Frühphasen der Hochkulturen am Indus mit ihren Städten *Harappa und Mohendjo-daro* im 3. Jahrtausend v. Chr. Dort haben wir ein kollektives Wirtschaftssystem vor uns, von dessen kultischem Hintergrund die bekannten Terrakotten von Muttergöttinnen zeugen. Wenn wir auch die Schrift dieser bedeutenden Kultur nicht entziffern können, so erkennen wir auf den Siegeln doch die vertrauten Motive der matrizentrischen Mythologie: eine nackte Baumgöttin, gehörnte Tiere (zum Teil mit menschlichen Gesichtern), Mischwesen und kultische Stierspiele.[1]

Von da an durchzieht ein matrizentrisches Grundmuster die gesamte indische Geistesgeschichte, was unter anderem an der Kunst ablesbar ist. Für Indien bleibt über Jahrtausende hinweg die Darstellung des weiblichen Körpers wesentlicher als die des männlichen – ganz im Gegensatz zur griechisch-römischen Antike.[2]

Indoarische Frühkultur

Betrachten wir auf der anderen Seite die frühesten Kulturdenkmäler der eingewanderten Arier, wie sie in den ältesten Heiligen Schriften, den Veden, überliefert sind, so spricht aus ihnen eine sehr viel frauenfreundlichere Haltung als aus den später verfaßten Veden. So erhält die *Rigveda* (die ersten vier Veden aus der Zeit um 1000 v. Chr.) Richtlinien, die der *Frau relativ große Freiheiten auf familiärer und kultischer Ebene* einräumen. Eine Witwe der damaligen Zeit konnte sich ohne weiteres nach eigener Wahl wiederverheiraten, und Frauen nahmen als Priesterinnen aktiv an den Stammesriten teil. Beim schon genannten Roßopfer stand im Zentrum nicht der brahman, der Oberpriester, sondern dessen Frau, die Oberpriesterin, die eine symbolische Heilige Hochzeit mit dem getöteten Weihehengst vollzog. Einige Sanskritforscher nehmen sogar an, daß eine der frühesten Veden von einer Frau verfaßt sei, während es in den späteren Jahrhunderten den Frauen verboten war, die Heiligen Schriften auch nur zu lesen. Hierin läuft die indische Entwicklung der altjüdischen parallel, bei der das Verbot für die Frauen, die Thora zu lesen, ebenfalls erst späten Datums ist.[3]

Auch verrät das *Pantheon in den frühen vedischen Schriften* noch deutlich seine matrizentrische Grundstruktur. Der Hauptgott Indra als der kraftstrotzende Kriegsgott des Erobervolkes ist zugleich der Wettergott und Regenbringer, wie auch der Gott des Rauschtrankes (Soma), der sehr viel mehr an einen Fruchtbarkeitsgott erinnert als an einen patriarchalen Hochgott. Daß sich hinter der *Sonnen- und Lichtgöttin Usas* die einstige Hochgöttin der Indoarier verbirgt, legen die prächtigen Hymnen nahe, welche die heiligen Schriften der Veden ihr widmen. Darin wird sie als leuchtende Morgenröte gefeiert, die allen Kreaturen täglich Odem und Leben spendet, und als die rosige Jungfrau und geschminkte Kokotte, was ganz an die Rolle der Ischtar als Liebesgöttin erinnert. Wir können sie als Pendant zur Sonnengöttin von Arinna verstehen, der Großen Göttin jener Hethiter, welche als erste Indogermanen in die Geschichte des Orients eintraten. Die indische Sonnengöttin Usas hat aber auch indogermanische Nachfolgerinnen in der griechischen Göttin der Morgenröte E(s)os, in der römischen mater matuta (Göttin des Frühlichts und universelle Muttergottheit) und in ihren nordischen Schwestern Eostra und Ostara, den Göttinnen der Frühlingssonne.[4]

Dazu ist die Rolle des *männlichen Sonnengottes Surya* aufschlußreich, der, wie es heißt, der Morgenröte wie ein Geliebter auf ihren Spuren folgt. Dieser Surya ist der Sohn des Himmelsgottes Dyaus, dem der griechische Zeus seinen indogermanischen Namen verdankt.[5] Wem die immer wiederkehrende matrizentrische Mythen-Konstellation präsent ist, wird in diesem Vater-Sohn-Verhältnis einerseits und im Verhältnis des jugendlichen Sonnengeliebten zur Großen Sonnengöttin andererseits unschwer das Muster des alternden (sterbenden) und sich verjüngenden Gottes und seine Beziehung zur Großen Göttin erkennen. Somit würde nicht nur der mykenisch-kretische Mythos auf einen jugendlichen Zeus hinweisen, der in Abhängigkeit von der Göttin steht, sondern auch sein indogermanischer Ursprung ihn als sterbenden und auferstehenden Gott charakterisieren, der erst viel später zum Vatergott im Sinne des souveränen Himmelsherrschers wurde (vgl. S. 206 ff.).

Brahmanismus

Was aber die Entwicklung der arischen Kultur betrifft, so tritt uns erst relativ spät, in der Gesetzessammlung des Manu, die *patriarchale Ideologie der Brahmanen* mit aller Schärfe und auf allen Ebenen entgegen. Wie so oft wird zwar auch Manu als der patriarchale Kulturschöpfer von der herrschenden Priesterkaste als Stammvater in die Vorgeschichte zurückprojiziert; doch seine Bücher können erst nach 500 v. Chr. entstanden sein, also erst 1500 Jahre nach der arischen Einwanderung, an die nicht einmal mehr in den frühen Veden erinnert wird. Noch viele Jahrhunderte nach der Landnahme durch die Arier nahmen die Brahmanen als Priester einen eher untergeordneten sozialen Status ein im Vergleich mit der sehr viel einflußreicheren Kriegerkaste. Erst durch die Überwachung der kultischen Rituale und durch die *Ausbildung eines komplizierten Riten- und Sittensystems* gelang es den Brahmanen allmählich, das gesamte gesellschaftliche und politische Leben zu kontrollieren und die Frauen ganz aus dem religiösen Leben zu verdrängen. Um so grotesker mutet das matrizentrische Relikt in den Priesterschriften, den »Brahmanas« an, welche *die Göttin Vach als Verkörperung der Rhetorik* ihre Schirmherrin nennen.[6]

Langfristig gesehen gelang es allerdings weder dem Brahmanismus noch dem ungefähr gleichzeitig entstandenen Buddhismus je vollständig, den *uralten Strom matrizentrischer Religiosität in Indien* einzudämmen. Im Hinduismus, dem Sammelbecken der unterschiedlichsten religiösen Strömungen, lebt besonders in den großen Festen bis heute die Verehrung der alten Muttergottheiten fort, sei es in Gestalt der mächtigen und dunklen *Göttin Kali* oder Durga, sei es in der *Schönheitsgöttin Lakschmi* oder der *Liebesgöttin Shakti.* In Kalkutta werden bis heute der Großen Kali auf ihrem dreitägigen Herbstfest ca. 800 Ziegen geschlachtet, deren blutige Köpfe vor dem Bildnis der Kali aufgeschichtet liegen und deren Blut die Fruchtbarkeit der Erde für das nächste Jahr garantieren soll. Eine der bedeutendsten und rätselhaftesten Figuren stellt *Shiva* dar, der, auf seinem Stier Nandi reitend, als Gott des Phallus (linga) verehrt wird und zugleich als Todesgott in Gestalt des vierarmigen Herrn des Tanzes mit dem Totenschädel in Händen. Wie Kali stammt er aus der vorvedischen Epoche und gilt als ihr Gatte. Einige Kultbilder zeigen aber auch Kali/Durga als vierarmige Göttin, wie sie auf dem toten Shiva tanzt und ihn dadurch wieder zum Leben erweckt. Dies erinnert an die alte Konstellation von Muttergöttin und sterbendem und wieder auferstandenem Jünglingsgott. Jedenfalls weist die Vierarmigkeit des Götterpaares auf die vier Himmelsrichtungen hin, und dies macht sie zur Herrin und zum Herrn des Kosmos.

In der hinduistischen Mystik, dem nach den heiligen Schriften (Tantren) so genannten *Tantrismus*, spielen Shiva und als seine Partnerin die Göttin in Gestalt der Liebesgöttin Shakti die zentrale Rolle. Der Tantrismus stellt ein religiöses Gegengewicht zum brahmanischen und buddhistischen Asketismus dar und führt die *Tradition uralter Fruchtbarkeitsriten* fort, bei denen *Shakti als das Urprinzip allen Lebens und als allumfassende weibliche Potenz* aufgefaßt wird, von der alle anderen Götter ihre Kraft beziehen. Später geriet auch der indische Buddhismus in den Sog dieser mystischen Lehre, so daß bis heute die tantrischen Riten, wenn auch zum Teil in vergeistigter Form, das religiöse Leben im gesamten indischen Raum prägen.[7]

Obwohl das gesellschaftliche Leben Indiens in krassem Gegensatz zu seiner matrizentrischen Mythentradition steht, so vergißt man in Indien wenigstens einmal im Jahr beim »*Holi*« genannten großen Frühlingsfest das patriarchale Kastensystem und feiert über alle Klassenunterschiede hinweg gemeinsam das keimende Leben, wobei sich die Menschen gegenseitig mit rotem Wasser besprengen – wohl als Surrogat für das uralte magische Lebenselixier des Blutes.[8]

Kulturumbruch im frühen China

Um in das Dunkel der chinesischen Frühgeschichte einzudringen, sind wir ganz auf archäologische Fakten angewiesen, nachdem in der berühmten Bücherverbrennung unter Kaiser Shih Huang Ti im Jahre 213 v. Chr. die gesamte historische und mythologische Tradition ausgelöscht wurde. Alles, was von diesem Zeitpunkt an von den konfuzianischen Gelehrten, die das Autodafé überlebten, in die Vergangenheit zurückprojiziert wurde, muß als tendenziöse Geschichtsfälschung gelten. So etwa werden sämtliche grundlegenden Erfindungen der Menschheit einer Reihe sagenhafter Kaiser und Kulturheroen zugeschrieben, und es wird ein männliches Pantheon konstruiert, das die himmlische Kopie des bürokratischen Beamtentums auf Erden darstellt.[9]

Was aus dem 4. und 3. Jahrtausend v. Chr. erschlossen ist, zeigt eine gut entwickelte *bäuerliche Kultur* vor allem im Norden Chinas mit der universellen *matrizentrischen Symbolik* der neolithischen Zeit. Neben die doppelt gewundene Spirale, die Raute und das Dreieck tritt hier die in ihrer Form an die Vulva erinnernde Kaurimuschel. Bis jetzt wurden keine figürlichen Idole gefunden, wollen wir nicht in einer kleinen Marmorfigur eines hockenden Bären (Bärin?) ein solches Kultidol sehen.[10]

Die historische Zeit beginnt mit der *Shang-Dynastie* (ca. 1523–1028), die uns eine Fülle von schriftlichen Zeugnissen in einer Vorform des Chinesischen hinterließ, die aber nur teilweise lesbar sind. Aus ihnen geht hervor, daß wir uns in der Hauptstadt Anyang, die um 1300 v. Chr. gegründet wurde, schon inmitten einer stark gegliederten Gesellschaft mit kriegerischen Zügen befinden, deren Vorformen wir nicht kennen und über deren Entstehung wir auch aus der anschließenden Chou-Zeit (1027–256) nichts erfahren. Es sieht so aus, als habe um die Wende des 1. Jahrtausends jener Kulturumbruch begonnen, der zur *Mißachtung des Mythos* und zu einer *streng rationalen Kultur mit patriarchalen Vorzeichen* geführt hat, eine Entwicklung, die mit den Lehren des *Konfuzius* ihren Höhepunkt erreicht (551–449) und schließlich in die dogmatische Erstarrung der unduldsamen Gelehrtenschulen mündet. Erst die spätere *Han-Dynastie* (206 v. Chr.–221 n. Chr.) bringt eine *Wiederbelebung der alten mythischen Motive* wenigstens in der Kunst, doch waren damals ihre ursprünglichen Bedeutungen bereits vergessen, so daß wir deren Sinn nur erahnen können.

Die kostbaren Sakralbronzen aus der Shang-Zeit, die häufig als Tierkörper gestaltet sind, und die vielen Tiermasken (t'ao-t'ieh) weisen in die Richtung eines *totemistischen Weltbildes*, die Orakel- und Opferbräuche auf einen ausgesprochenen *Ahnenkult*. Dabei ist uns die Tiersymbolik der Bronze- wie auch der Jadegegenstände zum großen Teil aus matrizentrischen Kulturen vertraut. So vor allem die vielen Mischgestalten aus Löwe und Schlange, die greifenartigen Drachen, die bekannten Vogelgestalten der Eule (hier kombiniert mit dem Schlangengefieder), des Kranichs, der Taube und der Gans und die großen gehörnten Tiere wie Rhinozeros, Wasserbüffel und Elefant. Eine besondere Rolle spielen die Zikade, die, wie der Schmetterling in Kreta, als Symbol der Unsterblichkeit figuriert, und die Schildkröte, auf deren Panzer häufig die Orakelbotschaften an die Ahnen oder an die Götter geschrieben stehen. Dazu kommt die große Bedeutung des Dreifußes unter den Opfergefäßen und Kochkesseln, wie er auch in den frühen Mittelmeerkulturen im Zusammenhang mit matrizentrischen Kulten auftaucht (vgl. S. 217). Möglicherweise wurde ein Teil von ihnen zur Aufbewahrung des Opferblutes benutzt, denn wir besitzen Belege für regelmäßig vollzogene *Menschenopfer weiblichen und männlichen Geschlechts*. Von den ganz wenigen mythischen Menschendarstellungen ist eine gehörnte männliche Figur erwähnenswert und zwei eindrückliche weibliche Gestalten, deren eine auf einer bronzenen Sakraltrommel in Gebärstellung zu sehen ist und eine zweite als Tigerdämonin, in deren raubtiergezähntem Maul eine männliche Figur sitzt. Merkwürdigerweise scheint sich die letztere in dem mütterlichen Riesenmaul nicht in Panik zu fühlen, aber wir wissen nicht, ob sich dahinter ein Todesmythos oder ein Todesopfer-Mythos verbirgt.[11]

Die jüngste Entdeckung (1977) eines vollkommen intakten königlichen Grabes der Shang-Dynastie führt uns auf beeindruckende Weise den hohen Rang der Frau in der chinesischen Frühzeit vor Augen. Das Grab gehört der Königin Fu Hao, Gemahlin des Königs Wu Ding. Als Grabbeilagen fand man eine unvorstellbare Fülle wertvollster Gegenstände, davon viele sakraler Natur, Orakeltexte der Königin an die Götter und eine große Zahl von Bronzewaffen, unter anderem ein sakrales Enthauptungsbeil. Zu diesen Zeichen kultischer und staatlicher Macht kommen 16 Nachfolgebestattungen (Männer und Frauen, zwei Kinder) als Indiz göttlicher Verehrung nach dem Tode. Die Grabinschriften berichten von erfolgreichen Kriegszügen, welche die Königin an der Spitze der von ihr ausgehobenen Truppen führte, was sie allerdings eher als eine Art chinesischer Hatschepsut erscheinen läßt denn als typische matriarchale Regentin.[12] Immerhin muß diese *Königin in einer langen matrizentrischen Tradition* gestanden haben, denn die Schriftzeichen ihrer Zeit, die anstelle des Familiennamens das Zeichen »Frau« und das Zeichen »geboren« stellen, zeugen für die *matrilineale Verwandtschaftsrechnung*. Diese wird durch die späteren Geschichtsspekulationen bestätigt, wonach der legendäre Fu Hi die patriarchale Ehe eingeführt haben soll, während vorher, wie es heißt, die Kinder den Namen ihres Vaters nicht gekannt hätten.[13]

Taoistische Religion und das I Ging

Leider verdeckt die konfuzianische Lehre, die ihrem Wesen nach nicht religiös, sondern ethisch/juristisch orientiert ist und die den Menschen auf peinlich genaue Art ihr schickliches Verhalten in der Gemeinschaft vorschreibt, den Ursprung der taoistischen Religion. Man führt die taoistische Lehre auf Laotse, den älteren Zeitgenossen des Konfuzius zurück, doch ist sie in Wirklichkeit sehr viel älter. Der Taoismus bildet das eigentliche religiöse Grundwasser Chinas, aus dem alle späteren Weisheitslehren schöpfen, besonders das I Ging, das »Buch der Wandlungen«, mit seinen immer neuen Kommentierungen. Es ist mit dem Schafgarbenorakel verbunden und geht in seinen Ursprüngen wahrscheinlich bis in die Shang-Zeit zurück. Das *Tao* als der alles umfassende Urgrund des Seienden ist als *weibliches Prinzip* aufzufassen, als die Wurzel, das Tor, die Bahn, auf der das All sich bewegt, kurz, als der *mütterliche Beweggrund des Alls*.[14]

Dieser geheimnisvolle weibliche Seinsgrund ist das ewig Bestehende über alle Wandlungen hinweg, denen alles Seiende ständig unterworfen ist. Die Wandlungen selbst werden als Nacht und Tag, Dunkel und Helle, Winter und Frühling, Nichtsein und Sein beschrieben, die in ständigem Wechsel ineinander übergehen. Was wir in der ursprünglichen Weisheitslehre des *I Ging* vor uns haben, ist der religiöse Versuch, den Wandel vom Leben zum Tod und wieder zum Leben demütig zu akzeptieren und sich nicht gegen das *ewige Gesetz von Werden und Vergehen* aufzulehnen, vielmehr im Einklang mit ihm, sich dem Wirken des Tao zu überlassen und daraus inneren Frieden zu gewinnen. Laotse selbst versteht diese menschliche Grundeinstellung auch politisch, wenn er erklärt, daß das bewußte menschliche Schaffen und Einwirken auf die Geschichte zu immer größeren Kriegen und Nöten führe.[15]

Wie ich schon im Kapitel über die menschlichen Ursymbole darlegte, hat das berühmte *Yin-Yang-Prinzip* des I Ging mit den später so geläufigen Polarisierungen von Himmel und Erde oder männlich und weiblich ursprünglich nicht das mindeste zu tun. Das älteste Schriftzeichen für Yin ist eine Wolke als Zeichen des Dunkels, das für Yang ein in der Sonne wehender Wimpel als Zeichen für Helle. Dazu gesellt sich das Bildzeichen des Berghanges, einmal in seiner beschatteten, einmal in seiner besonnten Seite. In einem alten Kommentar zum I Ging heißt es: »Was einmal das Dunkle und einmal das Helle hervortreten läßt, das ist der Sinn.« (Tao)[16]

Bezeichnenderweise heißt das Prinzip der Wandlung »Yin-Yang« und nicht »Yang-Yin«, was ganz *mit der matrizentrischen Tradition in Einklang* steht, die Nacht als den Urgrund des Seins zu betrachten, die alle Gestirne als Lichtkörper und damit den Tag erst gebiert. Hingegen muß der Vorrang des »Yin« für eine patriarchale Deutung durchaus unverständlich bleiben, denn jede patrizentrische Theologie läßt den Tag über die Nacht und den Himmel über die Erde dominieren. Somit müßte »Yang« – mit dem auch der chinesische Himmelsgott Shang-Ti identifiziert wird – eigentlich das vorrangige Prinzip sein. Die Identifikation der Frau mit der Erd- und Nachtseite der Natur schlägt sich auch in der konfuzianischen Gesellschaftslehre entsprechend nieder, welche der Chinesin eine denkbar demütigende Stellung zuweist. Freilich ist ein solches Wertgefälle mit der taoistischen Lehre prinzipiell unvereinbar, denn sie basiert auf der grundsätzlichen Gleichwertigkeit des kosmischen Yin und Yang. Vermutlich hat aber gerade die *Unvereinbarkeit der taoistischen Lehre mit der patriarchal-philosophischen Spekulation über das Wesen der Geschlechter* zu dem unermüdlichen Gelehrtenfleiß geführt, mit dem versucht wurde, das Unstimmige mit Hilfe komplizierter Analogieschlüsse in ein scheinbar logisches System zu zwingen.

Wenn wir den ursprünglichen Kern des Yin-Yang erfassen wollen, so sollten wir auf die üblichen komplementären Begriffspaare wie Himmel-Erde, Geist-Materie, Männlich-Weiblich ganz verzichten. Wir kommen diesem Kern viel näher, wenn wir von den ältesten Gegenüberstellungen wie Dunkelheit und Helle, Nacht und Tag, Winter und Sommer, (Noch-) Nichtsein und Sein ausgehen und sie als *fließendes Gleichgewicht zwischen schöpferischer Pause und schöpferischem Neubeginn* verstehen, d. h. als die rhythmischen Grundelemente jeglichen Lebens überhaupt – und zwar ohne Ansehung des Geschlechts. Dann erschiene auch das Weiche und Empfangende als Stadium des Werdens ebenso geschlechtsunspezifisch wie das Feste und Gestaltete als Zustand des Gewordenen und Geprägten.

Mein Vorschlag, das *Tai'Gi* genannte Symbol für das Yin-Yang-Prinzip als die Köpfe zweier Schlangen mit Augen zu deuten, von denen der dunkel gefärbte Kopf im Relief zurücktritt und nach abwärts gerichtet ist, während der helle, nach aufwärts gerichtete den erhabenen Teil des Reliefs bildet, ist sehr viel plausibler als die rein formale Beschreibung des Zeichens als »geschlängelte« (!) Linie zwischen zwei Farbfeldern mit komplementären Farbtupfen.[17] Die Interpretation als Schlangenköpfe ergibt nicht nur einen bildhaften Sinn, sondern reflektiert auch die *uralte Bedeutung der Schlange als Lebens-, Todes- und Wiederauferstehungs-Symbol.*

Daß die *Schlange* in hohem Maße auch die Symbolsprache der chinesischen Kunst beherrscht, ist unbestritten. Hier sei nur ein Kultobjekt aus der späten Chou-Zeit erwähnt, ein Paukenständer, der aus zwei hochhalsigen, betont nach links und rechts außen blickenden Kranichen besteht und aus zwei ineinander gewundenen Schlangen, die den Sockel bilden. Dabei sind die beiden Schlangenköpfe, die ernst nach vorne blicken, bewußt hervorgehoben, wenn auch nicht in gegenläufiger Form. Dennoch kann über die Lebens- und Todessymbolik der gesamten Anordnung kein Zweifel bestehen.[18]

Im Sinne des Tao bildet der Tod die schöpferische Pause, aus dessen Schoß das Leben aufsteigt. An diese Deutung könnte sich auch eine Interpretation der sogenannten *Trigramme des I Ging* anschließen, deren acht Grundkonstellationen häufig das Tai'Gi-Zeichen ringförmig umgeben.[19] Diese aus dem Schafgarbenorakel hervorgegangenen Zeichen werden als durchgezogene Linie im Sinne des Yang, als unterbrochene Linie im Sinne des Yin verstanden. Dem könnte sich zwanglos die Vorstellung einfügen, Yin als die unterbrochene Linie stehe für die schöpferische Pause und das Noch-nicht-Seiende, während die ausgezogene Linie des Yang dem Geborenen und Festgefügten entspräche.

Historisch ist zu bemerken, daß der *Taoismus* spätestens seit dem »Ersten Kaiser« von China, dem schon genannten Shih Huang Ti im 3. Jahrhundert v. Chr. ganz in den *Dienst der Magie und der Alchemie* getreten ist und sich damit den *patriarchalen Machtansprüchen* unterstellte. Die selbstherrlichen Kaiser ließen u. a. fieberhaft nach einem Unsterblichkeitselixier suchen, ein Unterfangen, das der ursprünglichen Haltung der taoistischen Weisen diametral entgegensteht. Aber auch hierin griffen die Magier auf alte matrizentrische Vorstellungen zurück, indem sie das Unsterblichkeitskraut im Umkreis der »Göttin des Westens« (Xiwangmu) suchten. Möglicherweise haben wir es bei dieser Göttin des »Westens« (des Todes?), die auf den Grabreliefs der Han-Dynastie als oberste Schutzmacht in Begleitung des Hasen und des Fuchses erscheint (als Lebens- und Todestiere?), mit der Erinnerung an eine ehemals Große Göttin zu tun. Als ihre Wohnstätte galten die »heiligen Berge im Zentrum der Welt« und als Mondgöttin war sie auch Herrin des heiligen Jade-Steins, den man als kristallisierte Mondstrahlen auffaßte.[20]

Matrizentrische Religion und Kultur in Japan

Im Gegensatz zu China hat Japan seine matrizentrische Kulturtradition zum Teil bis in die Gegenwart bewahrt. Die gesellschaftliche Zurücksetzung der Frau spielte sich erst im frühen Mittelalter ab, eingeleitet durch die sogenannte *Taika-Reform* 645 n. Chr., die nach chinesischem Vorbild die patrilineale Verwandtschaftsrechnung und das patriarchale Erbrecht durchsetzte. Hingegen konnte die angestammte *matrizentrische Religion, der Shintoismus*, nie ganz vom Buddhismus verdrängt werden, sondern blieb bis zum letzten japanischen Kaiser die offizielle Nationalreligion Japans. Dabei ist viel zu wenig bekannt, daß an der Spitze des shintoistischen Pantheons über vielen Naturgottheiten, die in den Heiligen Bergen (Fujiyama), Wäldern und Flüssen verehrt werden, eine Große Göttin steht: die *Sonnengöttin Amaterasu*, wörtlich »Die am Himmel Leuchtende«. Sie gilt als Ahnfrau des japanischen Kaiserhauses, und ihr roter Sonnenball bildet bis heute das Symbol der japanischen Flagge. Ihr bedeutendstes Heiligtum ist der Tempelschrein von Ise, wo die Göttin unter anderem in der Gestalt eines Spiegels gegenwärtig ist. Diesen Heiligen Spiegel zu bewachen, war jahrhundertelang das Privileg der japanischen Prinzessinnen.[21]

Ihre Funktion als *Priesterin* trug der japanischen Frau einen enormen Einfluß am japanischen Kaiserhof ein. Die kaiserlichen Ehen wurden von den Priesterdynastien vermittelt, deren Töchter den meist jüngeren Kaiser ehelichten. So stand der jugendliche Herrscher ganz unter dem Einfluß der Kaiserin, zumal er nach altem Brauch schon mit ca. 30 Jahren abdanken mußte, um einem jüngeren Kaiser Platz zu machen (Reste des sakralen Königtums?). Zu den Funktionen der Priesterinnen gehörten neben den *rituellen Handlungen und heiligen Tänzen* die *Weissagung* und die *Heilkunst*. Hierin standen medial begabte Frauen aus dem Volk den Aristokratinnen nicht nach, denn der *weibliche Schamanismus* hat in Japan eine uralte Tradition. So konnten auch schamanistische Konkubinen zu Kaiserinnen aufsteigen und mit ihrer Sehergabe die Geschicke des Landes lenken.

Die Schamanin mit ihrem einsaitigen Bogeninstrument ist aber zugleich *Musikerin und Dichterin*. Aus dem 10. bis 13. Jahrhundert n. Chr. ist uns eine ganze Reihe namhafter Dichterinnen bekannt. Die berühmteste unter ihnen, Murasaki Shikibu, steht allerdings schon stark unter dem Einfluß des buddhistischen Askeseideals und kann deshalb nicht als typische Vertreterin weiblicher Dichtung gelten. Im japanischen höfischen Minnesang zeichnet sich eine ganz ähnliche Entwicklung ab wie im französisch-deutschen Minnelied des Mittelalters, wo für kurze Zeit eine echte erotische Literatur von hohem Rang erblühte, um unter dem Einfluß der kirchlichen Zensur von einer schmachtenden, sinnesfeindlichen Entsagungspoesie abgelöst zu werden.[22]

4. Das vorklassische Griechenland

Bevor indogermanische Stämme ab ca. 2000 v. Chr. von Nordosten her in die Balkanhalbinsel einfielen, war Griechenland ein blühendes Land mit einer hochentwickelten agrarischen Kultur. F. Schachermeyr schätzt, daß es um die Mitte des 3. Jahrtausends v. Chr. bereits ebensoviele, wenn nicht sogar mehr Dörfer gegeben hat als im heutigen (verkarsteten) Griechenland. Die Städte Athen und Lerna, Mykene und Tiryns auf dem Peloponnes bestanden als kleine, enggedrängte städtische Siedlungen bereits vor der kriegerischen Landnahme durch die Indogermanen.

Diese nach ihrem bekanntesten Fundort in Thessalien so genannte *Sesklo-Kultur* geht bis weit ins 5. Jahrtausend zurück und schließt sich in ihrem Kulturgut eng an die neolithische Dorf- und Stadtkultur Anatoliens (7. und 6. Jahrtausend Çatal Hüyük) an. Unter der bekannten Sesklo-Keramik finden wir besonders kunstvoll gearbeitete Statuetten der Muttergöttin als Zeugnisse der matrizentrischen Religiosität, wie sie in dieser Zeit für ganz Griechenland, die Inselwelt und die Westküste Anatoliens (Troia) typisch sind.[1] Der weitaus wertvollste Fund dieser Art stammt von der Insel Amorgos, nämlich eine fast lebensgroße weibliche Marmorsta-
Abb. 11 tue aus dem 3. Jahrtausend (2800–2200) v. Chr. Die nackte Figur erinnert in ihrer Haltung, mit ihren unter der Brust verschränkten Armen und dem Gesicht, das nur die Nase plastisch hervortreten läßt, ganz an einen weitverbreiteten Typus von Göttinnen-Idolen aus dem Neolithikum, und stellt somit den absolut logischen Übergang zwischen den unzähligen kleinen und kleinsten Vorzeitgöttinnen und den Großplastiken der Göttin

dar, ein Zwischenglied, von dem immer behauptet wird, es würde fehlen. Von dieser Statue, die Henry Moore aufs höchste bewunderte, lernen wir auch, daß die fehlenden Gesichtszüge der Göttin durch Bemalung ergänzt waren, was den Begriff der »anikonischen«, das heißt gesichtslosen Köpfe vieler Vorzeitidole vielleicht gegenstandslos macht.[2]

Ein Jahrtausend später, also im 2. vorchristlichen Jahrtausend, begegnen wir einer vollentwickelten *Großplastik auf der Insel Keos*, wo man in einer Tempelanlage 19 – ursprünglich waren es wahrscheinlich 24 – freistehende weibliche Figuren von halber bis ganzer Lebensgröße fand. Hier ist der kretische Einfluß deutlich, denn die in Tanzbewegung dargestellten Frauen, wahrscheinlich Dionysospriesterinnen (im gleichen Heiligtum befand sich zur klassischen Zeit ein Dionysoskult), tragen die typische kretische Tracht. So taucht auf den griechischen Inseln die Großplastik auf, die man in Kreta vermißt, weil sie dort wahrscheinlich aus Holz geschaffen war und bis auf minimale Reste verbrannte[3] (ganz abgesehen davon, daß wir schon vor dem Jahr 2000 in Malta den Torso einer steinernen Kolossalstatue einer Muttergottheit von über 2 m Höhe vor uns haben, die wir aber, wie die gesamte westliche Megalithkultur, völkergeschichtlich nicht einordnen können). Jedenfalls zerstören diese frühen Zeugnisse das Vorurteil, erst die Griechen hätten dem Abendland die Großplastik gebracht.

Begegnung zwischen Indogermanen und ägäischer Kultur

Träger dieser hohen und durchwegs friedlichen Kultur vor den großen Einwanderungen war die *ägäische Urbevölkerung*, die mit derjenigen Anatoliens und Kretas rassisch und sprachlich eng verwandt war, und die von den Griechen später Pelasger, Karer, Lyder, Lykier, Legerer und Myser genannt wurde. Daß *alle diese Völker mutterrechtlich organisiert* waren, hatte Bachofen als erster aufgrund antiker Quellen nachgewiesen und bekannt gemacht.[4] Schon vor dem Einfall der Indogermanen erfuhr diese matrizentrische Grundkultur eine erste kriegerische Störung durch die nach einem Fundort so genannte »Dimini«-Wanderung der Bandkeramiker, deren Herkunft unbekannt ist, die aber in Thessalien bereits die ersten Burgen und Stadtmauern hinterließen. Als erste Eroberungswelle der Indogermanen kamen zu Beginn des 2. Jahrtausends die Achäer, die bis zum Peloponnes vorstießen und unter ihren steinernen Äxten den größten Teil der damaligen materiellen Kultur begruben.

Nach dieser barbarischen Auslöschung gab es in Griechenland 300 Jahre lang nur noch Spuren von primitivster Keramik, bis endlich der

Funke für ein neues kulturelles Licht vom versinkenden Stern Kretas auf das griechische Festland übersprang. Was man als die *mykenische Kultur* bezeichnet, ist nicht, wie oft behauptet wird, eine Verschmelzung der Erobererkultur mit der kretischen, sondern eine Übernahme und Ausbeutung der kretischen Kultur durch die neuen Herren von Griechenland. Ab 1600 v. Chr. stehen kretische Handwerker im Dienste des achäischen Kriegsadels, und durch sie entstehen in kurzer Zeit die Paläste von *Mykene und Tiryns* auf dem Peloponnes und die Paläste von Theben und Orchomenos in Boötien. Was wir hier sehen, ist praktisch eine Kopie der kretischen Paläste mit den gleichen sanitären Anlagen wie in Knossos – das Wort für Bad »asaminthos« bleibt in Griechenland immer ein kretisches Lehnwort – mit den gleichen Wandfresken und denselben sakralen Symbolen. Hier finden wir die Blumen- und Landschaftsmotive Kretas wieder, die Fabeltiere, die von Priesterinnen angeführten Opferprozessionen und das *Bild der kretischen Göttin*, von der in Mykene eine wundervolle Elfenbeinschnitzerei erhalten ist. Diese Gruppenplastik stellt zwei sitzende Göttinnen im typisch kretischen Stufenrock dar, die sich mit den Armen umfangen und auf ihrem Schoß ein Kind halten, was man wohl zu Recht als Vorläufer des Demeter-Kore-Pluto-Motivs in der späteren griechischen Mythologie gedeutet hat.[5] Nur die zyklopischen Befestigungsmauern Mykenes und die Jagd- und Kriegsszenen auf den Malereien haben die kriegerischen Herren zusätzlich in Auftrag gegeben, Szenen, die in Kreta durchwegs fehlen. Auch ließen sie sich eine Menge von Gebrauchswaffen in edler Ausführung anfertigen und Streitwagen, die ihnen zu Turnierspielen dienten. Pferde und Streitwagen haben die Achäer wahrscheinlich nicht selbst mitgebracht, sondern von den Hyksos, ihren indogermanischen Vettern, übernommen, die in Mesopotamien und Ägypten einen kurzen, aber spektakulären weltgeschichtlichen Auftritt hatten.

Spätestens hier stellt sich die Frage, wer diese Indogermanen eigentlich waren und warum sie in immer neuen Wellen aus ihrer Heimat, dem Raum um das kaspische Meer, nach Süden und Westen heranstürmten: die Hethiter nach Babylonien, die Arier nach Indien, die Hyksos bis nach Ägypten, die Skyten, Illyrer und Phrygier nach Kleinasien, die Philister nach Palästina, die Thraker, Achäer und Dorer auf den Balkan, die Italiker auf die Apenninen-Halbinsel. Allgemein wird angenommen, daß sie *Viehhirten, besonders Pferdezüchter*, gewesen sind. Im übrigen aber gehen die Meinungen auseinander: für stolze, hochbegabte Hirtenkrieger halten sie die einen, die dem Abendland die patriarchale Gesellschaftsordnung, den obersten Vatergott und die Idee der Jungfräulichkeit brachten und die sich zudem durch einen klaren, künstlerischen Formwillen auszeichneten; für unbedarfte Barbaren, die ihre ganze Kultur den überherrschten Urbewohnern verdanken, halten sie die anderen.[6] Wenn man ihre Einbrüche in Griechenland bedenkt, besonders auch die zweite Welle der Dorer im 12. Jahrhundert v. Chr., die nun ihrerseits die vorgefundene mykenische Kultur der Achäer brutal zerstörten, so neigt man eher zur zweiten Auffassung. Nach nochmaliger, wieder ca. 300 Jahre währender Dunkelheit über Griechenland kam es aber dann zu einer solchen *Blüte der griechischen Kultur auf den Gebieten der Architektur, der Dichtkunst und der Wissenschaft*, zu einer Originalität des Stils und einer Vollendung der sprachlichen Form im Idiom der Eroberer, daß wir diese schwerlich für pure Barbaren halten können.

Die Verwirrung beginnt bereits beim Begriff des Hirtenkriegers oder Hirtennomaden, der, wie schon einmal ausgeführt, deshalb irreführend ist, weil es reine Hirtenvölker als ursprünglichen Kulturzustand nicht gibt (vgl. S. 113). Wo sie auftreten, sind sie ehemalige Ackerbauern und Viehzüchter, die entweder durch zu rasches Bevölkerungswachstum in Raumnot gerieten oder durch Klimaverschlechterung ihre agrarische Existenzbasis verloren. Für die Stämme der Indogermanen könnte beides zutreffen: reiche Ackerböden im Nordwesten des Kaspischen Meeres einerseits, versteppte Flächen im Norden andererseits.

Für eine ehemals *seßhafte Agrarkultur* spricht das hohe handwerkliche Können verschiedener indogermanischer Stämme besonders auf dem Gebiet der Metallverarbeitung – man denke an die Schmiedekunst der Thraker und Skythen – und auch die Tatsache, daß sie keine Reiter waren, wohl aber den Wagen kannten, den sie auf ihren Wanderungen als Streitwagen benutzten. Nicht zuletzt setzt die hochdifferenzierte indogermanische Sprache wie das Hethitische, das indische Sanskrit und das Griechische Homers eine lange und weitgediehene Kulturentwicklung voraus.

Das agrarische Erbe würde aber auch eine *matrizentrische Mythologie und Gesellschaftsstruktur* nahelegen. Daß dies für die Hethiter, die ersten Indogermanen, die uns im mesopotamischen Raum begegnen, mit Sicherheit zutrifft, und daß auch für die Indoarier Spuren matrizentrischen Kulturgutes nachweisbar sind, haben wir bereits gesehen. Von allen übrigen Indogermanen, einschließlich der Griechen, wissen wir, daß sie sich den matrizentrischen Götterhimmel der besiegten Völker nahezu vollständig aneigneten und nur da und dort die Namen ihrer hergebrachten Götter hinzufügten. So ist der Name der griechischen Mutter- und

Erdgöttin Demeter bekanntlich eine Kombination aus dem vorgriechischen Da und dem indogermanischen mater.[7] Schon diese reibungslose *Verschmelzung der Mythenwelt* macht es wahrscheinlich, daß die aufeinandertreffenden Religionssysteme so verschieden nicht waren.[8] Wenn wir an die erste Berührung der beiden Kulturen in Mykene denken, so wäre es völlig abwegig, sich vorzustellen, die Eroberer hätten sich Kultbilder anfertigen lassen, die ihren eigenen religiösen Vorstellungen diametral zuwiderliefen. Nirgends aber begegnen wir in Mykene oder später in dem von den Dorern eroberten Kreta dem *olympischen Zeus*. Dieser Himmelsgott mit seinem indogermanischen Namen wurde vielmehr mit dem kretischen Velchanos gleichgesetzt, mit jenem Fruchtbarkeitsgott, der auf einer griechisch-kretischen Münze als bartloser, jugendlicher Gott in einer heiligen Weide (Baumkult der Göttin!) sitzend dargestellt ist und der in einem Hymnos als »Zeus, der größte Kouros« (Knabe) angerufen wird, der in alle Saaten und Vorratsgefäße und in alle Betten und Herden springen soll.[9] Wenn Homer sagt, die Kreter seien Lügner, weil sie behaupten, ihre Götter seien sterblich, so bestätigt dies nur den ursprünglichen Charakter des kretischen Zeus-Velchanos als sterbende und wiederauferstehende Vegetationsgottheit. Wieviel auch der klassische Zeus von seinem kretischen Vorbild übernommen hat, zeigt nicht nur sein Geburtsmythos, wonach er als Knäblein von seiner göttlichen Mutter Rhea in der Idahöhle auf Kreta verborgen wurde, um dort von der heiligen Ziege Amaltheia und der göttlichen Biene Melissa aufgezogen zu werden, sondern auch seine mythische Verbindung mit dem Stier.

Wie Zeus als oberster Göttervater eine relativ späte Erscheinung am griechischen Götterhimmel ist, so ist die weitere Annahme, die Indogermanen hätten das *Ideal der Jungfräulichkeit* nach Europa gebracht, mit Sicherheit irrig. Dem sprechen die freien Sitten im alten Sparta geradezu Hohn (vgl. S. 211 f.).

Was aber die patriarchale Gesellschaftsordnung angeht, so war sie im Spiegel der *Orestsage*, wie sie Aischylos gestaltet hat, nicht die von jeher bestehende Ordnung bei den griechischen Stämmen. Die Tragödie selbst und die daran anschließende theologische Disputation schildern sehr deutlich die inneren Kämpfe, die während des heldischen Zeitalters bei der *Ablösung der matrizentrischen Lebensform durch die patriarchale Herrschaft* stattgefunden haben.

Kultische und staatspolitische Bedeutung der Frau

Für die ursprünglich hohe Stellung der Frau beim achäischen Kriegsadel sprechen auch die neusten Erkenntnisse über mykenische Grabfunde. Im Kuppelgrab von Dendra (ca. 1350 v. Chr.), in dem ein mykenisches Fürstenpaar mit seiner Tochter begraben liegt, sind die *Grabbeilagen* für die weiblichen Personen mindestens ebenso bedeutend wie für den Mann. Darunter befindet sich ein mit kultischen Motiven verzierter Siegelring, der bei der jungen Prinzessin lag; ein Umstand, den H. Müller-Karpe, der Neuinterpret des Grabes, allerdings für ein Versehen hält. Wenn wir aber an die Begräbnissitten für die ägyptischen Prinzessinnen denken, unter denen auch die jüngsten von ihnen mit allen Ehrungen der Thronerbin bestattet wurden, so müßte bei dieser Fundlage durchaus kein Irrtum vorliegen.[10] Das mitgegebene (Staats-?)Siegel könnte im Gegenteil auf die weibliche Tradierung des Thrones hinweisen. Aber auch wenn man es zu den Beigaben der Fürstin rechnet, so sind diese insgesamt ein Indiz für die kultische und staatspolitische Bedeutung der königlichen Frau.

Im übrigen wies H. Müller-Karpe (1985) die ursprüngliche Interpretation des Grabes durch seinen Entdecker A. Persson (1926) als aus der Luft gegriffen zurück, wonach es sich bei der Paarbestattung um »Sati« handeln sollte im Sinne einer gewaltsamen Nachfolgebestattung der Fürstin. Die umfangreichen Studien Müller-Karpes über Paarbestattungen im Neolithikum aus verschiedenen Teilen der Welt sind auch geeignet, Gordon Childe's Sati-Deutungen aus diesem Zeitraum zu entkräften, der mit dieser Bestattungsform die uralte Vorherrschaft des Mannes bestätigt sehen wollte.[11] Die hohe Stellung der Frau in der mykenischen Gesellschaft bezeugen zudem die Wandgemälde in den mykenischen Palästen, auf denen griechische Prinzessinnen die kretische Federkrone tragen und mit höchsten priesterlichen Würden ausgestattet sind oder auch als Wagenlenkerinnen bei den Turnierspielen auftreten.[12]

Die freien Sitten der Frauen in Sparta

Erst recht müssen wir an der Behauptung, die einwandernden Indogermanen hätten eine feste, patriarchale Sippenordnung schon mitgebracht, irre werden, wenn wir die gesellschaftlichen Strukturen im alten Sparta betrachten. Die Spartiaten, als die erfolgreichsten Krieger der Dorer und nach rücksichtslosen Kämpfen Herren des Peloponnes, sind im Spiegel der griechischen Schriftsteller für ihre harte militärische Zucht ebenso berühmt wie für die freien Sitten ihrer Frauen berüchtigt. Die Spartiatinnen nahmen nicht nur wie ihre mykenischen Vorläuferinnen aktiv an den

Wagenrennen teil, sondern traten auch nackt bei gymnastischen Veranstaltungen auf. Darüber hinaus ist bekannt, daß sie vor und während der Ehe außerordentliche sexuelle Freiheiten genossen und daß die unehelichen Kinder den ehelichen gleichgestellt waren, auch wenn sie von einem Sklaven stammten. Wenn man das letztere damit zu erklären versuchte, daß die zahlenmäßig kleine Oberschicht an einem möglichst großen Nachwuchs interessiert war, so deckt diese Erklärung weitere Berichte nicht ab, die eindeutige Indizien für eine *matrilineale Familienstruktur* darstellen: Der Grundbesitz in Sparta stand in der Verwaltung der mütterlichen Sippe, die spartanischen Heroen nennen ausschließlich die Namen ihrer Mütter, und es soll sogar Brüder-Polyandrie, also Vielmännerei unter den Spartiatinnen gegeben haben.[13] Auch beweist eine archaische Malerei aus dem dorischen Korinth, daß die Spartiatin *priesterliche Funktionen* wahrnahm. Die Weihegabe in Form einer Holztafel stellt eine Opferszene dar, bei der Priesterinnen die sakralen Handlungen vollziehen, während junge Männer als Musikanten und Ministranten dienen.[14]

Die starke Stellung des weiblichen Geschlechts scheint in der griechischen Frühzeit aber nicht auf Sparta beschränkt gewesen zu sein. An den frühesten panhellenischen Spielen in *Olympia* nahmen auch junge Frauen teil – allerdings auf Anweisung der Männer getrennt von diesen –, während eine Demeter-Priesterin den Vorsitz über die gesamten weiblichen und männlichen Spiele führte.[15] Gerade Olympia als religiöses Zentrum Griechenlands, das in seinen Anfängen weit in die Zeit vor der dorischen Einwanderung zurückweist, illustriert sehr gut den Entwicklungsweg des griechischen Götterhimmels von der matrizentrischen zur patrizentrischen Ideologie. Nicht Zeus, der Göttervater, steht am Anfang – sein berühmter Tempel in Olympia entsteht erst in der Mitte des 5. Jahrhunderts v. Chr. –, sondern die großen Muttergottheiten wie *Demeter und Hera*, deren ursprünglich aus Holz errichteter Tempel in Olympia mindestens 300 Jahre älter ist. R. v. Ranke-Graves nimmt an, daß das Wettrennen als die ursprünglichste Disziplin der olympischen Spiele in frühester Zeit einerseits der Erkürung der jungen Mondprinzessin diente, welche die alte Hohepriesterin des Heratempels ersetzte, und andererseits der Erkürung des sakralen Königs, der nach seinem Sieg durch seine Heirat mit der Priesterin König wurde. Dabei versteht er den Wink des Pythagoras an seine Freunde, sie sollten an den Wettkämpfen teilnehmen, aber nicht gewinnen, als einen Hinweis auf die Bestimmung des Siegers als Opferkönig.[16] An dieses sakrale Königtum hat freilich Homer schon keine Erinnerung mehr (oder er erwähnt es nicht), während in der Sage von Kekrops und Amphitryon das Wettrennen des Königs um die Erbtochter noch anklingt.[17] Auch ist uns vom Heratempel in Argos ein Katalog der Herapriesterinnen überliefert, der weit in die Frühgeschichte zurückreicht und aus dem hervorgeht, daß man dort die Jahre des Landes nach der Amtszeit der Priesterinnen zählte wie anderswo nach der Regierungszeit der Könige.[18]

Die Großen Göttinnen

Im übrigen waren alle frühen dorischen Tempel nicht dem Zeus, sondern den Großen Göttinnen geweiht: in Sparta selbst der Athene und der Artemis Orthia, vor deren Kultbild sich die spartanischen Jünglinge in einem flagellantischen Ritus auspeitschen ließen, in den spartanischen Kolonien Unteritaliens der Hera und der Athene (und dem Naturgott Poseidon), in der spartanischen Tochterstadt Korkya auf Korfu der großen Medusa.[19] Es kann kein Zufall sein, daß auf Korfu an einem der ersten großen Steintempel und im ersten uns erhaltenen Giebelrelief überhaupt im Zentrum die Riesengestalt der *Gorgo Medusa* erscheint, jene Göttin, die aus patriarchaler Sicht nur ein schreckliches, zu vernichtendes Ungeheuer war, das der Zeussohn Perseus enthauptete. Wer diese Medusa eigentlich war, verraten vielleicht am besten die vielen *Schutzfunktionen*, die auch im späteren Griechenland dem Medusenhaupt noch zukamen. Nicht nur trägt Athene ein Gorgonenhaupt auf ihrem Schild, auch der gewöhnliche Sterbliche umgab sich in seinen Häusern, auf Mauern und Toren, auf seinen Einrichtungsgegenständen und Gebrauchsgefäßen mit dem schützenden Bild der Medusa.[20] Von diesem apotropäischen »Gorgeion«, dem Medusenhaupt mit Schlangenhaar und bleckender Zunge, sieht man auf griechischen Vasen und Weinschalen oft nur ein großes Augenpaar,[21] und dieses schutzbringende Augenidol erinnert einerseits an prähistorische Mutteridole mit teilweise starker Augenbetonung und andererseits an die Bildkompositionen der kretischen Siegel. Wenn uns die kretische Göttin als Eule mit großen Augen anblickt, als Schmetterlingsgöttin mit großen Augen auf den Flügeln – wobei die Augenzeichnung in der Natur tatsächlich ein apotropäisches Zeichen ist, das den Schmetterling vor dem Zugriff der Vögel schützt – oder als großäugige Tintenfischgöttin mit dem aus den Fangarmen gebildeten Schlangenhaar, so sind das die gleichen Augen, welche die griechische Medusa auf ihre Schutzbefohlenen richtet. Zweifellos war die Gorgo Medusa eine Große Göttin, die das Mittelglied zwischen der kretischen Göttin und der Großen Athene darstellt. Wie die Medusa ihren unheilgebietenden Blick – im Doppelsinn dieses Wortes – und ihr Schlangenhaar von der kretischen Göttin erbte (wobei die mediterrane Bezeichnung »Meduse« für die Meeresqualle die Beziehung der Medusa zur kretischen Tintenfischgöttin zu bestätigen scheint), so gab sie dieses Erbe an die »eulenäugige« Athene weiter, die auf ihren frühesten Statuen nicht nur die schlangengesäumte Aegis (Ziegenfell), sondern auch das Schlangenhaar trägt.[22]

Trotz ihrer späteren patriarchalen Festlegung auf die jungfräuliche Tochter des Zeus und, als »Pallas Athene«, auf die Kriegs- und Schutzgöttin Athens hat das kultische Leben Griechenlands die Erinnerung an die universale Göttin *Athene* immer bewahrt. Ihr sind die Ölbäume heilig, was sie, wie Demeter, zur Herrin der Pflanzen macht, und in ihrem Tempel hauste bis zu den Perserkriegen eine heilige Schlange, deren chthonisch-phallischer Aspekt sich in den alten Weihefesten erhalten hat. Ursprünglich war auch sie eine *Lebens-, Liebes- und Todesgöttin* und stand als solche in Beziehung zu den Mondphasen, wie sich aus ihrem Festkalender ablesen läßt.[23]

Das gleiche gilt für *Artemis*, die einen indogermanischen Namen trägt und die, wie Demeter, mit einer autochthonen Großen Göttin verschmolz. Sowohl in Sparta wie in der ionischen Kolonie Ephesos galt ihre Verehrung nicht der scheuen, jungfräulichen Jägerin, auf die sie die patriarchale Theologie reduzierte, sondern der großen *Muttergöttin und Heilerin*, in deren Umkreis sich der Aeskulap-Kult ansiedelte und der man als Herrin über Leben und Tod in frühgriechischer Zeit noch Menschenopfer darbrachte.[24]

Auf die unendlich komplexe *griechische Mythologie* näher einzugehen, ist hier nicht der Ort. Dazu muß ich auf die umfassenden Studien von Karl Kerenyi und Robert v. Ranke-Graves verweisen. Hier seien nur ein paar grundsätzliche Dinge ins Licht gerückt. Einmal die Tatsache, daß unsere Kenntnisse vom griechischen Götter-»Himmel« – ein Begriff, der an sich schon eine einseitige Verzerrung darstellt, weil er die erdhaften und die Unterweltaspekte unberücksichtigt läßt – weitgehend von *Homer und Hesiod* stammen, und daß beide Dichter uns ein zum Teil sogar bewußt tendenziöses Bild der Götterwelt vermitteln. Homer (9. oder 8. Jahrhundert v. Chr.) als der Dichter des Kriegeradels hat die »olympischen« Götter, vertreten vor allem durch Zeus, Apollon und Pallas Athene, als die »oberen«, patriarchalen Gottheiten den »unteren«, chthonischen Gottheiten wie Demeter, Poseidon und Dionysos polar gegenübergestellt, eine *Polarisierung*, die dem kultischen Selbstverständnis der Griechen zu allen Zeiten fremd war.[25] Hesiod (um 700 v. Chr.) aber, dem in seinem persönlichen Leben viel Unrecht widerfahren war, wollte mit seiner berühmten »*Theogonie*« (wörtlich: das Werden der Götter) eine gerechte Götterordnung erst schaffen und versuchte, die unendliche Vielfalt der Mythologeme in eine konsequente theologische Ordnung zu bringen, die es in Wirklichkeit in Griechenland nie gab. Dies war schon deshalb nicht möglich, weil zu keiner Zeit eine zentral gelenkte Priesterschaft in Griechenland existierte.[26] Trotz seines Bemühens, die Vielfalt religiöser Überlieferungen an einen patrizentrischen Leitfaden zu knüpfen und den von ihm verehrten Zeus zum obersten Göttervater und Walter der Gerechtigkeit zu proklamieren, läßt Hesiod die Schöpfung aus *zwei Urgöttinnen – Nyx und Gaia* – entstehen. Und in seiner berühmten Einleitung zur Theogonie spricht er von fünf Weltaltern, von denen er das matriarchale Zeitalter (bei ihm das silberne) der heldischen Bronzezeit und seinem eigenen, eisernen Zeitalter vorausgehen läßt.

Zum andern besteht in Griechenland, wie in vielen anderen Hochkulturen, ein großer Unterschied zwischen dem *offiziellen Staatskult*, der von der patriarchalen Oberschicht getragen wird, und dem breiten *Strom des religiösen Lebens*, wie er sich in den großen Festen äußert oder auch in den *Geheimkulten*, welche die uralten matrizentrischen Gottheiten tradieren. Offiziell stehen Zeus und Apollon im Zentrum der Verehrung, aber es gibt in ganz Griechenland kein einziges großes Fest zu Ehren des Zeus. Die *Panathenäen*, jenes nationale Weihefest, das alle vier Jahre die Hellenen vereinte und das mit den olympischen Spielen vergleichbar ist, galt der Athene, und zwar nicht nur der Schutzgöttin der Stadt, sondern der universalen Großen Göttin. Ihr wurden in einer riesigen Prozession Tier- und Pflanzenopfer dargebracht, und für ihre Statue auf der Akropolis wirkten die Frauen Athens jeweils ein neues, prachtvolles Gewand. Die halsbrecherischen Pferdespiele und Wagenrennen lassen sogar das alte Motiv des Menschenopfers anklingen wie bei den kretischen Stierspielen: griechische Vasenbilder zeigen Kämpfer in voller Rüstung den salto mortale über einen Pferderücken vollführen, und die sogenannten »Apobaten« mußten bei den Wagenrennen in voller Fahrt ab- und aufspringen.[27]

Die *Thesmophorien*, die in ganz Griechenland die Aussaat auf den herbstlichen Feldern begleiteten, riefen die Demeter um ihren Segen an, und die Eleusinischen Mysterien, die sich wahrscheinlich daraus entwikkelten, feierten die geistige Erneuerung der Mysten durch Demeter/Kore und ihren Sohn Triptelemos/Dionysos.

Schließlich steht auch das griechische Theater unter dem Patronat des

Dionysos, der neben den großen Amphitheatern seine Kultstätte besaß und dem als Auftakt der Tragödie ein Tieropfer dargebracht wurde. Alle männlichen Götter, die im griechischen Volkskult, aber auch im Geheimkult eine Rolle spielen, sind phallische *Fruchtbarkeitsgötter*, allen voran *Hermes*, der Sohn der Erdgöttin Maia, und Dionysos, der Sohn der Demeter. Wie später die christlichen Kruzifixe, so standen an den Wegkreuzen des alten Griechenlands die sogenannten »Hermen«, Pfeiler mit dem Kopf des Hermes, die oft ithyphallisch gestaltet waren, d. h. mit erigiertem Glied. Auch von Dionysos kennt man die Pfeiler mit seiner Maske, und beide Götter tragen den phallischen Stab, Hermes das Kerykeion, den schlangenumwundenen Lorbeerstab, Dionysos den Thyrsosstab, der mit einem Pinienzapfen bekrönt und von Weinlaub und Efeu bekränzt ist. Alle diese Vegetationsgötter stehen auch in großer Nähe zum Tod. Bevor Hermes zum olympischen Götterboten wurde (und sein Stab zum Heroldsstab), war er der Begleiter der Toten in die Unterwelt, und besonders in der Gestalt des Dionysos spiegelt sich der Wechsel von Liebesrausch und Tod, von Ekstase und Selbstopferung. Feierten die *Mänaden* (Dionysos-Priesterinnen) und *Satyrn* im Gefolge des Dionysos orgiastische Feste zur Zeit der Weinlese, so zerrissen die gleichen Mänaden während der Lenäen im Winter in rasendem Tanz ein Widderkitz oder Böcklein, die wohl anstelle des ursprünglichen Jünglingsopfers getreten sind.[28]

Auch der berühmte *Linos*, der Kultgesang, den alle Griechen kennen, ist der uralte Klagegesang um den *sterbenden Gott*, den Herodot zu seinem Erstaunen in Ägypten wiederfand[29] und den er auch in ganz Kleinasien und Mesopotamien hätte antreffen können. Wie sich schon an der Entwicklung der Zeus-Gestalt zeigte, gibt es ursprünglich überhaupt keinen griechischen Gott außerhalb des Vegetationskultes. Dies gilt für den bocksgestaltigen Pan ebenso wie für den späteren Kriegsgott Ares, der einst der Geliebte der Aphrodite war. Selbst Apollon, dem verräterischerweise die phallische Pappel heilig ist und den der Wolf, das alte Todestier, begleitet, war ursprünglich ein Schützer der Herden und zugleich der todbringende Bogenschütze, bevor er als Sonnengott in den Olymp und als Gott der Weissagung in Delphi einzog.

Delphi selbst, genannt nach dem weiblichen Drachen Delphine, der die heilige Quelle Kastalia bewachte, war laut Aischylos die *Orakelstätte der Urzeitgöttin Gaia und ihrer Töchter Themis und Phoibe*, die aus dem Mund einer alten Priesterin, der *Pythia*, weissagten. Der Ort ist schon in mykenischer Zeit belegt, und es fanden sich dort Idole einer Urzeitgöttin mit weit ausgebreiteten Armen. Erst im 7. Jahrhundert v. Chr. wird der Apollontempel nach Delphi verlegt, wo der Liebling der olympischen Götter nach dem homerischen Mythos den Drachen tötete (der nun plötzlich ein männlicher Drache namens Python ist) und sich das Orakel zu eigen machte.[30]

Trotz dieser gewaltsamen Eroberung des Heiligtums durch den olympischen Apoll blieb das Medium des delphischen Orakels immer eine alte Priesterin, die auf ihrem geheimnisvollen *Dreifuß* saß, um von diesem Thron der Weissagung aus den Ratsuchenden ihre dunklen Antworten zu geben. Wenn wir dem Ursprung des rätselhaften Dreifußes nachgehen, so taucht er immer im Zusammenhang mit matrizentrischen Kulturen auf: wir finden ihn in Kreta als dreifüßigen Kochkessel, als Fruchtständer und Opfergefäß, in China in Form von dreifüßigen Sakralbronzen aus der Shang-Zeit, bei den Etruskern als kunstvolles dreifüßiges Räucherbekken, das die Römer übernahmen. Auch Athene trägt auf ihrem Schild mitunter das Bild eines Dreifußes.[31] Bei den Kelten dient der Dreifuß als Blutkessel für ihre Opferkulte und im Mittelalter beschäftigt er die Phantasie als Hexenkessel und als Hexenstuhl. Neben dem Dreifuß gibt es aber noch ein weiteres handgreifliches Indiz für den ursprünglich matrizentrischen Kult in Delphi, den sogenannten *Omphalos*, einen uralten, schwarzen Stein, der im Allerheiligsten als »Nabel der Welt« verehrt wurde,[32] vergleichbar mit dem schwarzen Stein der Ka'aba von Mekka. Wenn sich nach der klassischen griechischen Vorstellung auf diesem Stein zwei von Zeus ausgesandte Adler niedergelassen und damit das Heiligtum begründet haben sollen, so ist dies als Absicht zu verstehen, dem matrizentrischen Ursprung von Delphi eine patriarchale Wendung zu geben.

Die griechische Frau als Priesterin

Im übrigen spielte die *griechische Frau als Priesterin* nicht nur an der Orakelstätte von Delphi eine hervorragende Rolle. Beim Athenäum stellte die Oberpriesterin – die keine Jungfrau, sondern eine Matrone war – die Göttin Athene in ihren verschiedenen Festkostümen in corpore dar; bei den herbstlichen Thesmophorien scheint die Ausführung des Kultes, in dessen Mittelpunkt der heilige Krug (Kernos) mit dem Saatgut stand, ausschließlich priesterlichen Frauen vorbehalten gewesen zu sein, und bei den Eleusinischen Mysterien wurden die Adepten des Kultes von Frauen eingeweiht.[33]

Im klassischen Griechenland gab es sogar noch eine Reminiszenz an die sakrale Königin in Gestalt der *Basilenna* (wörtlich Königin) genannten

Hohepriesterin, die bei den *Antesterien*, dem Frühlingsfest von Athen, eine symbolische *Heilige Hochzeit mit Dionysos* in dessen Tempel vollzog.[34] Ihr Gemahl, der Basileus, war dagegen der Funktion des sakralen Königs längst verlustig gegangen.

Subordination der Athenerin in Ehe und Gesellschaft

In krassem Gegensatz zu ihrer Bedeutung in Mythos und Kult steht die *Subordination der Athenerin in der Ehe und in der Gesellschaft der klassischen Zeit.* Das patriarchale Ehegesetz machte sie praktisch rechtlos, so daß sie weder erbberechtigt war, noch irgendwelche Verträge oder Geschäfte abschließen konnte. Sie durfte nicht an öffentlichen Geselligkeiten teilnehmen, das Theater war ihr als Darstellerin wie als Zuschauerin verschlossen, und als Ehefrau war ihr jede höhere Bildung vorenthalten. Sie hatte ihren Ehemann als »Herr« anzureden und war sogar in ihrem eigenen Hause von der Tafel verbannt, wenn der Mann Gäste nach Hause brachte. Und während der Mann jede erdenkliche sexuelle Freiheit genoß, wurde die »Tugend« der Ehefrau durch einen gesetzlich bestellten Vormund peinlich bewacht.

Diese demütigende Lage der griechischen Frau wurde oft als Beispiel dafür zitiert, daß gesellschaftliche Unterdrückung der Frau und mythische Erhöhung des Weiblichen durchaus miteinander verträglich seien, ja, daß die schmeichelhafte religiöse Rolle der Frau sogar ein zynisches Kompensationsangebot des herrschenden Patriarchats darstellen könnte, welches Frauen daran hindert, ihre gesellschaftliche Rolle zu durchschauen. Diese Argumentation mag für fortgeschrittene patriarchale Systeme mit einer zentral gesteuerten Theologie, wie etwa das christliche Mittelalter, gelten, doch kann sie weder einen matrizentrischen Mythos, der dem patriarchalen vorausgeht, erklären, noch die angestammte Rolle der Frau im Kult. Wie wir sahen, war in früher Zeit, während der heldischen Epoche der Achäer und Dorer, auch die gesellschaftliche Stellung der Frau wesentlich freier als in der viel späteren, klassischen Zeit, eine Tatsache, die unter anderem auch aus Homers Heldenepen hervorgeht. Die streng *patriarchale Form der griechischen Ehe* ist eine *relativ junge Konstruktion*, für die, ganz ähnlich wie im alten China, ein sagenhafter Stifter namentlich genannt wird. Wie so oft wird der *patriarchale Kulturstifter in die Vergangenheit projiziert*, um gegenwärtige Zustände zu rechtfertigen, wobei das Jahr 1066 v. Chr., in welchem Kekrops sowohl die Ehe als auch die Akropolis von Athen ins Leben gerufen haben soll, immer noch ein junges Datum ist.[35]

Die Hetäre

In diametralem Gegensatz zur verheirateten Frau führte die *Hetäre Athens* ein höchst angesehenes und freies Leben und nahm an der Bildung ihrer Zeit teil. Dies ist nur dadurch zu erklären, daß die Hetären das Erbe der einst hochgeschätzten Hierodulen antraten. Die altorientalische Sitte, nach welcher die Töchter angesehener Geschlechter den heiligen Tempeldienst versahen und mit den Priestern, aber auch mit jedem Fremden, der im Tempel opferte, »die Werke der Aphrodite« pflegten, war auch im griechischen Raum heimisch. Diese Sitte bestand im Artemisheiligtum der ionischen Kolonie Ephesos ebenso wie im spartanischen Tempel der Aphrodite von Korinth.[36] Nun verloren diese Hierodulen aber ihre gesellschaftliche Verankerung, sobald das patriarchale Eherecht die Jungfräulichkeit der Braut forderte und ein Tempelmädchen keine bürgerliche Ehe mehr eingehen konnte. Ursprünglich war dies üblich und für den Ehemann sogar ehrenvoll. Im »freien Gewerbe« entstanden dann alle Abstufungen von der selbstbewußten, gebildeten Hetäre, die meist über ein hohes Einkommen verfügte und auch recht geschäftstüchtig sein konnte, bis hin zum billigen Straßenmädchen und zur Sklavin, die in einem der amtlich überwachten Bordelle arbeitete.

Dabei kann natürlich keine Rede davon sein, daß die *Jungfräulichkeit* als ein moralischer Wert an sich geschätzt worden wäre. Sie war einzig und allein das Unterpfand dafür, daß die Kinder der Frau vom Ehemann stammten und damit seine rechtmäßigen Erben waren. Es gehört im Gegenteil zur doppelten Moral des Patriarchats, daß man die gebildete Hetäre als Gesellschafterin sehr schätzte und daß einige von ihnen sogar den großen griechischen Bildhauern für ihre erhabenen Göttinnenfiguren Modell standen, daß es aber undenkbar gewesen wäre, die eigene Tochter für eine solche Laufbahn freizugeben. So waren im klassischen Griechenland die bekannten Hetären die Töchter von Nichtbürgern oder Sklaven.[37]

Auf der anderen Seite scheinen die Bürgerinnen ihr frustrierendes Leben an der Seite eines meist ungeliebten Mannes, den der Vater für sie bestimmte, dadurch kompensiert zu haben, daß sie untereinander rege Kontakte pflegten. Vasenbilder zeigen, wie solche Frauengruppen, ungestört von ihren ständig abwesenden Gatten, zusammen musizieren, Schriftrollen studieren, Tänze einüben und sogar Sport treiben.[38]

Sappho: nicht die große Ausnahmeerscheinung

Auch konnte sich die ursprünglich starke *Stellung der Frau auf den griechischen Inseln*, die im Windschatten der Zentren patriarchaler Macht lagen, beharrlicher halten als auf dem Festland. Besonders die Insel *Lesbos* ist mit dem Ruhm der Dichterin *Sappho* verknüpft. Doch wer weiß schon, daß sie nicht die große Ausnahmeerscheinung war, sondern nur der hellste Stern in einer ganzen Reihe von Dichterinnen? Namen wie *Korinna, Erinna, Praxille*, die unter den Dichtern der Antike großes Ansehen besaßen, sind heute kaum noch bekannt.[39] Auf den Inseln waren aber nicht nur die Poesie, sondern auch die *bildenden Künste* stark vom weiblich-matrizentrischen Geist geprägt. In den Ateliers von Melos und Rhodos entstand lange vor der klassischen Zeit des Festlandes während des 7. Jahrhunderts v. Chr. jener herrliche griechische Goldschmuck, der sowohl in seinen Motiven als auch in seiner handwerklichen Raffinesse ganz an kretische Goldschmiedearbeiten erinnert und in dieser Vollendung erst wieder von den Etruskern gefertigt wurde. Auf diesen Halsgeschmeiden, Ohrgehängen und Schmucknadeln finden wir die *matrizentrische Symbolik* in allen ihren Variationen: Stierhorn und Doppelaxt, Granatapfel und Rosette, geflügelte Löwin und Greifenkopf, Taube und Schmetterling, und immer wieder die »Melissai«, die Göttinnen mit dem Bienenleib.[40] Wie lange das hohe handwerkliche Können der Inselateliers die griechische Kunst beeinflußte, zeigt sich unter anderem am Beispiel der Zeusstatue in Olympia. Sehr wahrscheinlich benutzte Phidias für das Adler-Zepter ein viel älteres Vorbild aus Zypern, das uns unversehrt erhalten blieb: ein erlesenes Zepter aus Gold und bunter Emaille-Einlegearbeit, welches nicht den Adler, sondern ein Falkenpaar als Herrschaftssymbol trägt. Dabei erscheinen die ungewöhnlich ausdrucksstarken Vogelfiguren in ihrer Kombination von größerem und kleinerem Tier wie ein Pendant zum kretischen Taubenpaar, das die Mutter-Tochter-Gottheit repräsentiert.[41]

5. Das etruskische Italien

»Für die älteste Geschichte Italiens war die etruskische Welt eine ebenso unerwartete Enthüllung wie für die Geschichte der griechischen Welt die kretische Kultur. Weder aus der einen noch aus der anderen Entdeckung hat man seitdem die Konsequenzen gezogen.«

Diese Worte des Romanisten und Mythenforschers Pierre Grimals aus dem Jahr 1965[1] haben mehr als 20 Jahre danach noch immer ihre volle Gültigkeit. Ganz abgesehen von den fehlenden Konsequenzen, von denen Grimal spricht, ist die Parallelsetzung der beiden Kulturen – *Kreta und Etrurien* – höchst interessant, weil sie ja historisch gesehen viel zu weit auseinanderliegen, als daß hier ein direkter gegenseitiger Einfluß hätte stattfinden können. War die kretische Kultur als nationale Einheit bereits vor dem 14. Jahrhundert v. Chr. versunken, so tritt uns die etruskische Welt als unverwechselbares kulturelles Gebilde erst ab dem 8. vorchristlichen Jahrhundert entgegen. Aus der bäuerlichen Villanova-Kultur der italienischen Urbevölkerung herausgewachsen, verschmolz sie mit orientalischen Einflüssen, die durch Handelsbeziehungen nach Kleinasien und wahrscheinlich auch durch Zuwanderung von dort den Kunststil der Etrusker wesentlich mitprägten. Aber trotz der ganz anderen Entstehungsbedingungen und der historischen Kluft, welche die beiden Kulturen trennt, bemerkt der Etruskerforscher J. Heurgon zu Recht, daß man bis nach Kreta zurückgehen muß, um eine ähnlich archaische Gesellschaft zu finden mit einer derart starken Betonung des weiblichen Elements.[2]

Schon die höchst *lebendige Malerei* mit ihren starken Farben und ihrer dynamisch-tänzerischen Komposition ist in beiden Kulturen sehr ähnlich. Auch hier die gänzlich unmilitärische, auf Lebensfreude und friedliche Ziele ausgerichtete Mentalität, die sich durch das völlige Fehlen von Kriegsszenen auszeichnet, jedenfalls während der ersten Jahrhunderte und vor dem fatalen Zusammenstoß mit den römischen Eroberern.

Lehrmeister der Römer

Der Zusammenstoß der etruskischen Kultur mit den römischen Stämmen, die sich als die erfolgreichsten unter den indogermanischen Eindringlingen in Italien erwiesen, gehört zu den dunkelsten und bewußt verfälschten Kapiteln der europäischen Geschichte. Wir wissen heute, daß die *Etrusker* im gleichen Maße die *Lehrmeister der Römer* waren wie es die Kreter für die Griechen gewesen sind. Die Etrusker waren hervorragende Agronomen und Architekten, von denen die Römer die Trockenlegung der Sümpfe, den Aquädukt- und Straßenbau, die Konstruktion von Torbogen und Kuppel, und nicht zuletzt das Bronze- und Eisenhandwerk übernahmen.

Und wir wissen heute auch, daß die angebliche Gründung der Stadt *Rom* im Jahre 753 v. Chr. durch die Römer eine politische Legende ist und daß die ersten vier römischen Könige nie existierten. Die »ewige Stadt« ist eine *etruskische Gründung* aus dem Jahr 575 v. Chr., und ihr erster König trägt einen etruskischen Namen – Tarquinius Priscus – wie auch die Namen der Hügel Roms und der Stadt selbst aus etruskischen Sprachstämmen abgeleitet sind. Die Etrusker erbauten die Via sacra, den ersten Tempel der Göttin Vesta, und sie legten den Grundstein für den Circus Maximus.[3]

Vermutlich haben die Römer der klassischen Zeit nicht bloß deshalb ihre *Frühgeschichte umgedichtet*, um den Ruhm der etruskischen Kulturerrungenschaften für sich zu buchen, sondern gleichzeitig auch, *um den matrizentrischen Urgrund zu verleugnen*, den sie in der italischen Grundkultur vorfanden und den sie auch innerhalb ihres eigenen Kulturerbes zu bekämpfen hatten. Jedenfalls ziehen sich durch die ganze römische Geschichte die allzu eloquenten Lobpreisungen der patriarchalen Gesellschaftsordnung und die entsprechenden Schmähreden über die Verderbtheit und Sittenlosigkeit vor allem der etruskischen Frühzeit, wobei Livius den ausschweifenden Lebenswandel der etruskischen Frauen in grellen Farben schildert.[4] Ähnlich wie bei den jüdischen Propheten steht bei den Römern hinter dieser Abwehr eine tiefsitzende Angst vor dem Wiederaufleben des mühsam Gebändigten, wie dies Cato der Ältere (234–149 v. Chr.) in seiner Verteidigungsrede der patriarchalen lex oppia ganz offen ausspricht: »Erinnert euch all der Gesetze, durch die unsere Väter die Freiheit der Frau zurückgebunden, durch die sie die Frauen unter die Macht der Männer gebeugt haben ... Sobald sie uns gleichgestellt sind, werden sie uns überlegen.«[5]

Von den einst blühenden *etruskischen Städten* zwischen Rom und Florenz: von Veji und Volsinii, vom alten Caere (Cerveteri) und Tarquinia, Norchia und Vulci, von Vetulonia, Populonia, Volterra und vielen anderen, haben nur *spärliche Reste* die brutalen Eroberungskriege der Römer oder die Plünderungszüge der Kelten überlebt. Was uns aber erhalten blieb, sind eine Reihe *unterirdischer Totenstädte*, die auf großartige Weise Gesellschaftsform und Kult der einstigen Städte spiegeln.

Präsenz der Frau im öffentlichen Leben

Auf den Wandgemälden der Grabanlagen fällt die Präsenz der etruskischen Frau *im öffentlichen Leben* sofort ins Auge. Wir sehen sie beim Gastmahl Wein trinkend neben ihrem Gatten liegen, sehen sie als Zuschauerin, Teilnehmerin und sogar als Vorsitzende von öffentlichen Spielen, und wir begegnen ihr als Priesterin im kultischen Tanz und bei Opferprozessionen.[6] Die etruskische Sprache, die wie das Kretische zu den altmediterranen Sprachen gehört, ist wie diese bis heute nicht entschlüsselt. Sie ist für uns nur deshalb lesbar, weil sie in einer Art griechischem Alphabet geschrieben ist, so daß wir wenigstens Eigennamen und gewisse Verwandtschaftsbezeichnungen entziffern können. Dabei zeigen genealogische Inschriften, die allerdings erst ab dem 6. Jahrhundert v. Chr. erhalten sind, bereits eine patriarchale Verwandtschaftsrechnung, doch fiel schon den Römern auf, daß – entgegen ihrer eigenen Gepflogenheit – neben dem Namen des Vaters immer auch der Name der Mutter verzeichnet steht. Verschiedene Fakten deuten darauf hin, daß die *mutterrechtliche Abstammungsrechnung in Etrurien die ursprünglichere* war, unter anderem die etruskische Thronfolge und die große Bedeutung der etruskischen Königinnen. Die Ernennung des Tarquinius Priscus zum König bzw. die Rolle, die seine berühmte Gemahlin Tanaquil dabei spielte, legen die weibliche Tradierung des Thrones nahe.[7]

Stempel einer matrizentrischen Kultur

Parallel zu Anatolien, Mesopotamien und Mykene tragen auch im etruskischen Raum die frühesten *Gräber* den *Stempel der matrizentrischen Kultur* besonders eindrücklich. Die prächtigsten uns erhaltenen Gräber aus Caere, Tarquinia und Praeneste (Palestrina), die im 8. Jahrhundert v. Chr. zu datieren sind, bargen die Gebeine von königlichen Frauen, die mit allen Insignien höchster gesellschaftlicher und sakraler Ehrungen bestattet worden waren. Es sind dies das Regolini-Galassi-Grab (genannt nach dem Entdecker) in Caere, das den Namen der Fürstin »Larthi« trägt, ein namenloses Grab aus Tarquinia und das prachtvolle Bernardinigrab aus Praeneste, das als letzte Ruhestätte einer fürstlichen Frau namens »Vetusia« identifiziert werden konnte.[8] Während das Grab von Tarquinia teilweise ausgeraubt ist, übertreffen die Grabbeilagen der beiden anderen alles an königlicher Pracht, was man bisher in einem etruskischen Einzelgrab fand: herrlichen Goldschmuck mit der berühmten etruskischen Granulationsarbeit, Prunkschalen und Bronzegefäße, im Falle des Larthi-Grabes auch einen Bronzethron, Rundschilde und eine sogenannte »Biga«, die als Kultwagen für Opferprozessionen und auch als Streitwagen Verwendung fand. Sowohl das Skelett der Larthi wie das der Unbekannten in Tarquinia war übersät mit den Goldplättchen eines königlichen Gewandes und bedeckt von einem goldenen Pectorale (Brustplatte), wie es uns in dieser Form nur als Zeichen der Hohepriesterwürde aus dem Orient bekannt ist. Das kann nur heißen, daß es sich bei den Trägerinnen um Priesterköniginnen gehandelt hat.

Freilich sind bisher aus diesen bedeutenden Funden nicht nur keine Konsequenzen gezogen worden, sondern sie wurden auch im »Jahr der Etrusker« – 1985 – hartnäckig verschwiegen. In den offiziellen Museums- und Reiseführern dieses Gedenkjahres ist jeweils von *dem* Toten im Regolini-Galassi-Grab oder von einer »fürstlichen Persönlichkeit« die Rede. Die große Etruskerausstellung in Florenz zeigte zwar das Pectorale der Larthi mit einem entsprechenden Hinweis, dies jedoch an einem völlig unscheinbaren Ort. Alle anderen Fundgegenstände sind im Vatikanischen Museum versenkt und praktisch unzugänglich.

Noch die Familiengräber aus dem 6. und 5. Jahrhundert v. Chr. enthielten bedeutende Kunstgegenstände als weibliche Grabbeilagen und zeichneten die *Hausherrin* durch eine *hervorgehobene Bestattungsart* aus: Während der Hausherr unter einer steinernen »Kline« begraben liegt, der Nachbildung des üblichen flachen Bettes mit vier Füßen, ist die Lagerstatt der Frau mit einem steinernen Sarkophag verkleidet, an dessen Kopf- und Fußende sich ein dreieckiger Giebel befindet. Häufig ist die Ruhestätte der Frau auch breiter und zeigt die plastische Andeutung eines zusätzlichen kleinen Kopfkissens für ein verstorbenes Kind.[9] Die Entdekkung des weiblichen Ehrenplatzes im etruskischen Familiengrab durch Mengarelli wurde zwar von anderen Forschern heftig angegriffen und bestritten, doch beweist ein gut erhaltenes Urnengefäß aus Caere die Richtigkeit seiner Theorie. Dieses Tongefäß, welches einen Sarkophag mit dreieckigen Giebeln in Kleinformat nachbildet, zeigt auf seiner unteren Längsseite einen Fries, der aus einer Bordüre weiblicher Brüste besteht. Darin bestätigt sich die Zuordnung von Sarkophag und weiblicher Bestattung.[10]

Weibliche Gottheiten: Vorbilder für den römischen Götterhimmel

Wenn wir uns der etruskischen Mythengeschichte zuwenden, so treffen wir auch hier auf patriarchale Vorurteile. Bis heute wird als etruskischer Hauptgott Voltumna genannt, weil die Römer die etruskische Nationalgottheit zur Zeit des Städtebundes (5. Jahrhundert) trotz ihrer weiblichen

Endung männlich auffaßten; die zeitgenössischen Etrusker hingegen überlieferten eine weibliche und eine männliche Version (Voltumna, Vertumnus).[11] In den Jahrhunderten vor dem etruskischen Städtebund scheinen in den unabhängigen Stadtstaaten jedoch *weibliche Hochgottheiten die Hauptrolle* gespielt zu haben: Da ist *Northia*, die Schicksalsgöttin, in deren Namen und in deren Heiligtum die Priesterin jährlich einen Schicksalsnagel einschlägt (wie uns dies eine Spiegelgravur aus Perugia vor Augen führt), oder die Unterweltsgöttin *Vanth*, die wie Northia als geflügelte Göttin dargestellt wird. Da ist die Mondgöttin *Uni*, die im alten Veji den Beinamen »Regina« führt, und die von den Römern als Juno übernommen wird. Dazu kommt *Menvra*, die bei den Römern Minerva heißt, und die berühmte Statue einer sitzenden Göttin mit Kind aus einem Grabmal des 5. vorchristlichen Jahrhunderts, welche die Römer »Mater matuta« (Göttin des Frühlichts) oder »Bona Dea« (gute Göttin) nannten.[12]

Zur Zeit der großen etruskischen Tempelbauten im 5. und 4. Jahrhundert v. Chr. steht eine *Göttertrias* im Vordergrund: *Uni, Menvra und der männliche Gott Tinia*. Sie alle sind *Mondgottheiten*, mit denen die verschiedenen Mondphasen in Verbindung gebracht wurden, wobei die *Iden* – das heißt jeweils der 13.–15. Tag des Mondmonats, die mit der Vollmondphase zusammenfallen – dem Tinia heilig waren. Ob die Gestalt des Tinia die patriarchale Ersetzung der dritten Person einer ursprünglich dreifaltigen Mondgöttin darstellt, muß als Frage offen bleiben.[13] Jedenfalls haben die Römer dieses etruskische Dreigestirn als kapitolinische Göttertrias übernommen in Gestalt der *Juno, Minerva* und des *Jupiter*, der an die Stelle des Tinia trat. Erst später wurden dann die römischen Götter mit den griechischen in Parallele gesetzt und Juno der Hera, Minerva der Athene und Jupiter dem Zeus zugeordnet.

Übergang zum patriarchalen Bodenrecht

Um die *soziologischen Entsprechungen* zur etruskischen Mythengeschichte zu erfassen, lohnt es sich, den Gott Tinia näher zu betrachten. Er wird »der Gott der Grenzsteine« genannt, wie dies in einem der Beinamen seines Nachfolgers Jupiter noch enthalten ist, der »Jupiter Terminus« lautet. Nach etruskischen Überlieferungen hat der Gott Tinia seine Gebote dem Propheten und Halbgott Tages geoffenbart, der sein Enkel gewesen sein soll. Die Legende erzählt, wie dieser Tages aus einer Ackerfurche gesprungen sei, als ein Bauer den Pflug darüber führte. Er habe den Körper eines Kindes, aber den Kopf und die Weisheit eines Greises besessen und den Menschen die göttliche Botschaft überbracht. Auf dem

Hintergrund der matrizentrischen Mythologie erscheint diese Mischgestalt aus Kind und Greis wie eine Kontamination der Lebenszyklen des sterbenden und wiedererstehenden Vegetationsgottes. Die geoffenbarten Gesetze selbst stehen jedoch in schroffem Gegensatz zur matrizentrischen Tradition und ihrer kollektiven Wirtschaftsform. Von diesen Gesetzen heißt es in einem späten etruskisch-römischen Text: »Als Jupiter das Gebiet von Etrurien für sich beansprucht hatte, befahl und gebot er, daß die Ebenen vermessen und die Felder begrenzt würden. Da er die Habgier der Menschen und ihr Verlangen nach Grundbesitz kannte, wollte er, daß alles durch Grenzsteine gesichert sei ...«[14] Die *göttlichen Gesetze*, die Jupiter/Tinia durch den Mund des Propheten verkündet, sind also nichts anderes als das *patriarchale Bodenrecht, das die matrizentrische Sippenordnung ablöst.*

Staatsgeschäfte mit sakralen Praktiken verknüpft: Vorbild für Rom

Was die *Staatsverwaltung* betrifft, so kennen wir die Aufgaben der sogenannten *Lukumonen*, der etruskischen Stadtkönige, aus der jüngeren etruskischen Geschichte ziemlich genau. Ihre weltlichen Regierungsgeschäfte waren *eng mit sakralen Funktionen verknüpft*: Vor jeder größeren politischen Entscheidung mußte der göttliche Wille in Form eines Orakels eingeholt werden, wozu man sich der Leberschau, der Blitz-Deutung und der berühmten *Sibyllinischen Bücher* bediente, welche Orakelsprüche über die Zukunft des Landes enthielten. Sibylle ist bis heute der Name für weissagende Frauen geblieben, wobei dieser, wie die geheimnisvollen Bücher, aus Kleinasien stammen soll. Gerade in diesen »mantischen« Geheimwissenschaften spielten auch priesterliche Frauen eine bedeutende Rolle, allen voran die legendäre Nymphe und Prophetin *Vegoia*, von der es heißt, sie habe das Wissen um die göttliche Sprache der Blitze vermittelt. Interessant sind zudem die etruskischen *Staatssymbole*, die ebenfalls eine magisch-sakrale Macht ausdrücken und erst von den Römern zu Symbolen physischer Gewalt umgeformt wurden. Wie in Kreta erscheint in Etrurien als Staatszepter die *Doppelaxt*, deren lunare Bedeutung die Römer nicht mehr verstanden und die sie deshalb als einfache Streitaxt übernahmen. Dazu kommen die *Faszes*, das römische Rutenbündel der Liktoren, das im etruskischen Verständnis wohl ein Blitzebündel war. Auch der *Krummstab*, das spätere Wahrzeichen des christlichen Bischofs, war ein etruskisches Hoheitszeichen mit dem matrizentrischen Symbol der Spirale, daneben eine Art Schlangenstab, dessen Bedeutung unbekannt ist.[15]

Obwohl sie sich auf militärische Gewalt stützen konnten, haben die Römer begierig die Orakellehren der Etrusker übernommen und die sibyllinischen Bücher nach Rom verschleppt. Auch setzten sie mit dem Amt des *flamen*, des römischen Oberpriesters, die religiöse Tradition der etruskischen Lukumanen in gewisser Weise fort. Aus dem etruskischen Erbe stammt vermutlich die bedeutende Stellung der *flaminica Dialis* in Rom, der Frau des Oberpriesters am Jupitertempel. Das Amt des flamen war erst gültig, wenn er eine Frau aus den nobelsten Geschlechtern geehelicht hatte, und es erlosch augenblicklich, wenn die flaminica vor ihm starb. Diese Unverzichtbarkeit auf die *magisch-religiösen Kräfte der Frau* wird durch die geradezu göttlichen Ehren bekräftigt, welche die *Vestalinnen* als Priesterinnen des Vestatempels auch im späten Rom noch genossen.[16]

Reminiszenzen matrizentrischer Kunst und Kultur

Betrachten wir die Motive der etruskischen Kunst, so sind die *Parallelen zur matrizentrischen Kunst Kleinasiens und Kretas* unverkennbar. Auch hier wieder die *weiblichen Sakraltiere* wie Tauben und Enten, Löwinnen und Leopardinnen, die weiblichen Greifen und nicht zuletzt die mütterliche Wölfin, die Rom als Staatssymbol übernommen hat. Dazu die phantastischen tierischen und tierisch-menschlichen Mischwesen wie die Chimäre aus Arezzo, die Sphingen und die schlangenleibigen Nymphen, die uralte *Spiral- und Rautensymbolik*, das schwarzweiße Karomotiv und die *Blatt- und Schleifenornamentik*. Noch im frühen Kirchenbau und vor allem in der Renaissance hat Italien von den etruskischen Kunstschöpfungen gezehrt, und etruskische Motive leben bis heute in der Volkskunst der südlichen Alpenländer (so im Engadin die doppelschwänzige Meeresnixe oder der »wilde Mann« mit dem geschulterten Baum als Variante des Vegetationsgottes).

Einen nachhaltigen Einfluß auf das römische Theater und den römischen Zirkus hatten die *etruskischen Spiele*, von denen uns die Grabmalereien ein höchst lebendiges Bild vermitteln und die alle einen mehr oder weniger deutlichen *Sakralcharakter* tragen. Sie zeigen viele Tanzszenen, die an dionysische Kulte erinnern, Pferderennen und sportliche oder jahrmarktähnliche Schaustellungen der verschiedensten Art. Ein Teil dieser Darbietungen war Bestandteil von Totenfeiern, zu dem das schon einmal erwähnte *Phersu-Spiel* gehörte (vgl. S. 83). Es handelt sich dabei um ein Menschenopfer, das in die Farce eines Kampfes zwischen dem Todgeweihten und einem wilden Hund gekleidet ist. Der Hund, das uralte Todestier, wird dabei von einer maskierten Person, dem Phersu, an einer langen Leine gehalten, in der sich der mit verhülltem Kopf Kämpfende unweigerlich verstrickt und so der Bestie zum Opfer fällt. Vermutlich verbirgt sich hinter der Gestalt des Phersu ein Todesgott. Jedenfalls gibt es eine parthische Darstellung, auf der ein Totengott den Höllenhund ebenfalls an einer Leine führt.[17] Die Römer haben aber nicht nur diese düsteren Seiten der etruskischen Spiele in Form von Gladiatorenkämpfen und Tierhatzen übernommen, sondern auch die heiteren Figuren, wie sie in den Masken des italienischen Karnevals heute noch lebendig sind.

Im Ganzen gesehen bestätigt sich bei den *künstlerischen Lebensäußerungen* der Etrusker einmal mehr, daß diese in den *frühen Epochen* der Hochkulturen ein mehrheitlich *heiteres Bild* ergeben, während die *Spätzeiten von düsteren und dämonischen Bildern geprägt* sind. Bei den Etruskern mag dies zum Teil mit ihrer tragischen Geschichte zusammenhängen, seit sie in den Würgegriff der römischen Militärmacht gerieten. Es spiegelt sich darin aber auch die veränderte Gesellschaftsstruktur, welche mit ihrem Macht- und Gewinnstreben die Menschen einander entfremdet hat. Krieg und Sklavenhaltung, Kastenbildung und das Entstehen sozialer Außenseiter machen das menschliche Leben zum Spielball der Gewalt, und von da an wird auch das Menschenopfer, für das man nun Kriegsgefangene und Verbrecher wählt, zu einem sinnlos grausamen Schauspiel, das seinen heroisch-sakralen Kern längst eingebüßt hat.

6. Die Kelten vor ihrer Romanisierung

Nicht alle Forscher stimmen darin überein, ob die keltische Kultur zu den Hochkulturen zu rechnen sei oder nicht. Sie hat aber die Frühgeschichte Europas so wesentlich mitbestimmt, daß einige ihrer Züge hier skizziert werden sollen.

Fest steht, daß die Kelten Indogermanen waren, deren Wanderungen in einer nicht näher zu bestimmenden Vorzeit begannen, und die dann in historischer Zeit vom Gebiet des heutigen Bayerns und Böhmens aus westwärts bis nach Spanien, Gallien und Irland, und ostwärts über den Balkan bis nach Kleinasien vorstießen. Manches aus ihrem mitgebrachten Kulturerbe belegt den ursprünglichen Zusammenhang mit den Indoariern, unter anderem die Metrik ihrer Verse und die Priesterorganisation der Druiden, die an die Priesterkaste der Brahmanen erinnert.[1] Was uns an den Kelten irritiert, ist die *Diskrepanz zwischen dem hohen Niveau einzelner Kulturleistungen und ihren im übrigen barbarischen Sitten*. Auf der einen Seite tradieren sie eine beachtliche, wenn auch nur mündlich überlieferte Poesie und leisten sie Außerordentliches in der Ornamentalkunst – man denke an die Hallstatt- und La Tène-Kultur oder an die gallisch-irische Kunst – auf der anderen Seite treten sie uns als primitive Kopfjäger entgegen, die mit nacktem Oberkörper in den Kampf ziehen und die abgeschnittenen Köpfe der besiegten Feinde am Gürtel tragen oder an ihren Häusern aufnageln. Auch muten ihre Menschenopfer besonders grausam an. Sie kennen nicht nur das Ertränken oder Verbrennen ihrer Jahreskönige. In den Opferschächten ihrer Oppida (befestigte Städte) wurden Menschen und Tiere gepfählt, und eine ihrer Orakelsitten bestand darin, einem Menschen das Schwert in die Brust zu stoßen, um aus seinen Todeszuckungen die Zukunft zu lesen.[2]

Wahrscheinlich ist dies aber eine Diskrepanz, die bei den Kelten zwar am schockierendsten hervortritt, die mehr oder weniger aber für alle Eroberervölker gilt, die auf einer langen Wanderzeit eine außerordentlich harte *Kriegermentalität* entwickelten. Tatsächlich war die Wanderroute der indogermanischen Kelten die längste, die man bei ein und derselben Volks- und Sprachgemeinschaft bisher beobachtete. Mit Pferden und Streitwagen vorrückend, stürzten sie sich in immer neue Abenteuer und Eroberungen, plünderten 390 v. Chr. Rom und 278 v. Chr. Delphi, um danach die Schätze Kleinasiens aufzuspüren. Daraus entwickelten sie ein heroisches Lebensgefühl, das sie immer weiter von friedlicher Arbeit entfernte, so daß den Kriegern auch in Friedenszeiten nur die Jagd und der Viehraub als angemessene Betätigung erschien, obwohl sie eigentlich Ackerbauern waren. Die Arbeit auf den Feldern überließen sie ihren Sklaven oder auch den Frauen. Wenn aber antike Schriftsteller die Prahlsucht und die Eitelkeit der keltischen Kampfhähne belächeln, wenn sie schildern, wie diese aus jeder geringfügigen Zurücksetzung eine persönliche Beleidigung und daraus einen Zweikampf um ihre Ehre machten, so scheinen sie zu vergessen, daß sich ein solches Gebaren gar nicht so sehr von dem der homerischen Helden unterschied.[3]

Keltische Göttinnen und Götter

Hinter einer äußerst männlichen Schale verbirgt sich in der keltischen Kultur jedoch ein weiblich-matrizentrischer Kern, der im mythologischen Bereich ebenso zum Ausdruck kommt wie im sakralen Königtum und in der gesellschaftlichen Rolle der Frau. Der Einfluß der weiblichen Gottheiten in der keltischen Religion ist außerordentlich stark und hat in Irland sogar die Christianisierung überdauert, indem dort keltische Göttinnen, wie die Große Brigit, als christliche Heilige übernommen wurden. In allen keltischen Siedlungsgebieten tauchen unter verschiedenen Namen die Gestalten einer häufig *dreifaltigen Göttin* auf, die *in enger Beziehung zum Mond und zu heiligen Quellen* stehen. Die Römer nannten sie die »Matres« oder »Matrones«. Von den namentlich überlieferten Göttinnen, die oft mit zwei Schwestern gleichen Namens auftreten, sind aus Irland die bekanntesten *Brigit, Danu* (Anu) und die kriegerische Todesgöttin *Morrigan*, aus der raetischen Region *Reitia* und *Noreia*, aus Gallien *Epona, Artio und Rosmerta.*[4] Teilweise wird die Universalität dieser Göttinnen durch die römische Überlieferung verschleiert, wie etwa bei Epona, die als »Pferdegöttin« eine spezielle Schutzpatronin der römischen Soldaten
Abb. 16 wurde. Die keltisch-römischen Kunstdenkmäler, die Epona in majestätischer Haltung zwischen zwei Pferden oder als Lenkerin einer Quadriga zeigen, lassen aber keinen Zweifel darüber, daß wir in ihr die alte »Herrin der Tiere« vor uns haben. Zudem erscheint sie auch als »Herrin der Pflanzen« mit dem Füllhorn im Arm oder auf dem Schimmel, dem nordischen Todestier reitend, als Herrin über Leben und Tod.[5] Mit der Stute als Sakraltier erinnert Epona an die griechische Demeter, während die Bärengöttin Artio Züge der Artemis trägt.

Die männlichen Götter der Kelten sind weniger greifbar, besonders wegen ihrer Entstellung durch die Römer, die ihnen ihr eigenes Götter-Pantheon überstülpten. Es lassen sich *Fruchtbarkeitsgötter* wie der Hirschgott Cerunnos oder der Stiergott Tarvos Trigaranus, *Kriegs- und Wettergötter, Feuer- und Lichtgötter* wie der bedeutende Gott Lug unterscheiden, dazu *Kulturbringer* wie Dagda und Ogmios als Götter der Kunstfertigkeit und Beredsamkeit.

Das Motiv des männlichen Kulturbringers steht in engem Zusammenhang mit der keltischen Priesterkaste der Druiden, die, ähnlich wie die Brahmanen, die religiöse Ritenpraxis kontrollierten und zugleich richterliche Funktionen ausübten.[6]

Dennoch hat sich die männlich patriarchale Herrschaftsstruktur bei den Kelten sehr viel weniger durchgesetzt als bei den Indern seit Manu.

Die antiken Schriftsteller berichten auch von *Druidinnen*, die als *Prophetinnen und Heilerinnen* das schamanistische Erbe der keltischen Religion hervortreten lassen.[7]

Die gesellschaftliche Stellung der Frau

Obwohl auch die keltische *Sippenordnung*, besonders in Gallien, *patrilineal*[8] und in einer Generationstiefe von vier Generationen organisiert war wie die indischen Sippengruppen, ist die gesellschaftliche Stellung der keltischen Frau, besonders in Irland, eine grundsätzlich andere als in Indien. Die *keltische Frau* scheint in mehrerer Hinsicht *dem Manne ebenbürtig* gewesen zu sein: so in ihrer relativ freien Gattenwahl, in ihrer beratenden Funktion auf Stammesversammlungen und in einzelnen Fällen sogar als Stammeskönigin und Heerführerin. Als solche führte die berühmte Boadicea 61 n. Chr. einen Aufstand gegen die römische Besatzungsmacht in Südengland an.[9]

Das *irische sakrale Königtum* war bis ins 12. Jahrhundert n. Chr. intakt, wobei die *Inaugurationsriten* der Könige ganz in der *archaisch-matrizentrischen Tradition* stehen. Durch einen zu dieser Zeit nur noch symbolisch ausgeführten Beischlaf mit einer geopferten Stute vollzog der gewählte König die *Heilige Hochzeit* mit der »Herrschergewalt«, das heißt mit der Göttin, welche diesen Titel trug.

Der matrizentrische Geist der irischen Sagen

In der irischen Sagenwelt leben die alten Glaubensvorstellungen der Kelten am reinsten fort, und aus ihnen kommt uns der alte matrizentrische Geist auch am unmittelbarsten entgegen. Hier sind es königliche Frauen, bei denen die großen Helden in die Lehre gehen und von denen sie in das höhere Wissen ebenso eingeführt werden wie in die Handhabung der Waffen und in die Kriegskunst.[10] Selbst der irische Gott *Lug*, der manchmal als oberster Gott der Kelten aufgefaßt wird, steht in der Sage zu einer Großen Göttin als deren Geliebter in Verbindung.

Bis weit ins Mittelalter hinein haben die *keltischen Sagenkreise und ihre matrizentrischen Motive* die Phantasie der europäischen Dichter beflügelt und den *französischen Minnesang* ebenso beeinflußt wie die *Tristan-Dichtung* Gottfried von Straßburgs. Eines dieser Motive sei hier besonders hervorgehoben, nämlich die mythische Vorstellung einer *»Insel der Seligen«* mit ihrer dem Diesseits entrückten feenhaften Atmosphäre. Diese Jenseitsvorstellung, die im Gegensatz zum Geist-Himmel der christlich-patriarchalen Religion lebensfrohe und sinnliche Aspekte hat, stellt jedoch nicht eine Sonderform des keltischen Mythos dar, sondern scheint auch anderen matrizentrischen Kulturen eigen zu sein. Die Griechen haben ihre Vorstellung vom »Elysium« von den Kretern übernommen, und auch die etruskische Nymphenwelt erinnert atmosphärisch an die keltischen Feen- und Elfenmärchen.[11] Wahrscheinlich hat das christliche Paradies von den matrizentrischen Jenseitsvorstellungen mit ihren vielfältigen sinnlichen Genüssen den musikalischen Teil in Form von himmlischen Chören übernommen. In der irischen Folklore aber haben sich die derberen Züge einer orgiastischen Kultur in den jahreszeitlichen Festen erhalten, in der Feier des May Day, in der Walpurgisnacht und vor allem in den Mad-merry-marriages, einem Rest der keltischen Weihnacht.[12]

Erste Zwischenbilanz

Abgesehen von den Konsequenzen, die sich daraus ergeben, eines ist heute endlich als Tatsache anzuerkennen: Es hat *einen weiten Zeitraum menschlicher Gesellschaftsentwicklung gegeben, der nicht unter dem Diktat patriarchalen Denkens und Handelns stand und der seiner Dauer nach die sogenannte historische Zeit um ein mehrfaches übertrifft.* Dabei ist zu betonen, daß sich die vorpatriarchale Gesellschaftsform nicht nur auf kleine, primitiv lebende Gruppen beschränkt, sondern ab der Jungsteinzeit städtische Siedlungsformen von beträchtlicher Größe hervorbringt und zu Beginn der schriftlichen Geschichtsquellen die charakteristischen Züge der Hochkultur trägt.

Ablehnung, Glorifizierung, kritische Würdigung

Daß die Anerkennung dieser Tatsache so lange unterblieb und ihr auch heute noch erheblicher Widerstand entgegengesetzt wird, hat Gründe von unterschiedlichem Gewicht. Der Hauptgrund ist nach wie vor ein sexistischer Vorbehalt von männlicher Seite, d.h. die Unvereinbarkeit des männlichen Selbstverständnisses mit der Vorstellung, daß es außerhalb des männlichen Denkens überhaupt ein Denken gibt und daß ohne männliche Herrschaft etwas anderes als Chaos existieren kann. Selbst *Simone de Beauvoir* als erste feministische Theoretikerin folgt dem männlich-patriarchalen Denkschema, wenn sie behauptet, die Frau habe niemals eine eigene Vergangenheit, eine eigene Geschichte oder Religion gehabt und hätte den männlichen Kulturwerten niemals eigene Werte entgegengestellt.[1]

Zu dieser mangelnden Fähigkeit der Wahrnehmung weiblich geprägter Kulturen in der Frühgeschichte kommt die bewußte Abwehr gegenüber einer Fülle praktisch unübersehbarer Fakten, wie sie sich im Fehlen entsprechender Hinweise in den gängigen Geschichtskompendien und Lexika niederschlägt. So findet sich etwa im »Großen Brockhaus« (1977) unter dem Stichwort »Kreta« nicht der geringste Hinweis auf die matrizentrische Kulturprägung der alten Palastzeit. Dasselbe gilt für das Stichwort »Çatal Hüyük«. »Kindlers Kulturgeschichte Europas« (1983) widmet weder der kretischen noch der etruskischen Kultur einen eigenen Artikel. Dabei ist interessant, daß in älteren Enzyklopädien, zum Beispiel der »Ullstein Weltgeschichte« aus dem Jahre 1910, relativ viele Stellen auf matriarchale Kulturmomente hinweisen, so daß sich der Eindruck aufdrängt, die inzwischen erstarkte Frauenbewegung habe eine Art stillschweigende Zensur unter den männlichen Herausgebern bewirkt.

Es gibt aber auch grundsätzliche Vorbehalte von feministischer Seite.

M. Janssen-Jurreit distanziert sich zum einen von der Frage nach einer vorpatriarchalen Gesellschaft mit dem Hinweis auf die ungesicherten Befunde der vorhistorischen Zeit und äußert zum anderen die Befürchtung, daß der »Mythos vom Matriarchat« gegen die Interessen der Frau gerichtet sei, weil er den Männern eine Rechtfertigung für ihre Überherrschung an die Hand gebe.[2] Diese Sorge teilt sie mit der amerikanischen Ethnologin Joan Bamberger, die sich auf südamerikanische Indianermythen bezieht. Aus ihnen geht klar hervor, daß die Männer, die heute die kultischen Zeremonien kontrollieren und die Frauen davon ausschließen, dies damit rechtfertigen, daß die Frauen in grauer Vorzeit das kultische Vorrecht genossen, es aber mißbraucht oder mit so wenig Erfolg ausgeübt hätten, daß es ihnen von den Männern entrissen werden mußte.[3]

Bei der Argumentation J. Bambergers müßte man meiner Ansicht nach grundsätzlich unterscheiden zwischen einem von Männern kreierten Rechtfertigungsmythos und einer ethnischen Erinnerungsspur, die patriarchal umgedeutet wurde. Eine tendenziöse Entstellung von Mythen bzw. von kollektiven Erinnerungen sollte uns aber nicht davon abhalten, nach den realen Geschlechterbeziehungen und der Arbeitsteilung der Frühkulturen zu forschen. Auf den noch grundsätzlicheren Einwand, die Annahme oder die mögliche Existenz einer matriarchalen Kulturstufe könnte die Männer entlasten bzw. die Frauen belasten, läßt sich folgendes erwidern: *Nach Ursachen fragen, d. h. nach Situationen und Motivationen, die zur Konstitution des Patriarchats geführt haben, bedeutet nicht, die Etablierung des Patriarchats zu rechtfertigen.* Zum einen geht es darum, die patriarchale Herrschaft als Überreaktion zu diagnostizieren und ihre für das Weiterexistieren der Erde verhängnisvolle Ideologie als solche zu entlarven. Zum andern beansprucht die geforderte Rücknahme der patriarchalen Kompensationen und Projektionen von den Männern ein solches Maß an Einsicht und Bereitschaft zum Umdenken, daß mögliche Schuldzuweisungen an die Geschlechter der Vorgeschichte dabei völlig zweitrangig sind.

Unter den *Pionierinnen*, die seit den 70er Jahren die *Matriarchatsforschung* wiederbeleben und auf den Gebieten der Philosophie, Theologie und Archäologie vorantreiben, wie auch im Kreise derjenigen, die ihren Ergebnissen positiv gegenüberstehen, gibt es *unterschiedliche Positionen* hinsichtlich deren Stellenwert. Den einen bedeutet das neue Wissen eine *persönliche Ermutigung für ihr weibliches Selbstverständnis* (Ursa Krattiger), andere versuchen, durch die *Wiedererweckung matrizentrischer Spiritualität* (Mary Daly, Heide Göttner-Abendroth) die schöpferischen

Kräfte der Frauen wiederzubeleben und Modelle für eine andere Weltsicht zu gewinnen, oder erhoffen sich aus der *Rückbesinnung auf matrizentrische Sozialsysteme* einen Beitrag zur Friedensarbeit (Gerda Weiler) und zur Lösung der ökologischen Probleme (Cillie Rentmeister).

Ganz allgemein liegt es heute, auch auf männlicher Seite (R. Garaudy), nahe, das Heil in einer Re-Feminisierung der Gesellschaft zu sehen, seit nicht mehr zu leugnen ist, daß das patriarchale System unsere Zivilisation an den Rand ihrer Existenz gebracht hat. Demgegenüber stellt Christina Thürmer-Rohr mit aller Schärfe heraus, daß es sich als eine Falle für die Frauen erweisen könnte, wenn ihnen von männlicher Seite die unlösbare Aufgabe zugeschoben wird, den verfehlten Kurs durch ihre romantisch-idealisierten weiblichen Eigenschaften zu korrigieren.[4]

Andererseits besteht auch unter den Frauen selbst die Gefahr, durch unkritische *Glorifizierung einer matrizentrischen Vergangenheit* Illusionen zu nähren, die weder dieser Vergangenheit gerecht werden, noch der sehr harten Zukunftsarbeit, die vor uns liegt.

Dennoch stoßen wir auch bei nüchterner Bilanz aller historischen und ethnologischen Fakten, die uns zur Verfügung stehen, und ohne die Ausklammerung ihrer defizitären und negativen Aspekte auf eine Reihe höchst *positiver matrizentrischer Kulturmuster*, die nicht nur in viel höherem Maße die Basis unserer Gesamtkultur darstellen als dies jemals bewußt wurde, sondern die auch geeignet sind, unsere *Zukunftsvision von einer menschlicheren Gemeinschaft richtungweisend zu befruchten.*

Technische Kultur

Die frühzivilisatorischen Errungenschaften können die Vorstellung falscher Alternativen korrigieren helfen, mit der heute so oft argumentiert wird: entweder Beibehaltung des grenzenlosen Fortschritts unserer Hochtechnologie oder Rückfall in die Steinzeit. Dabei wird grundsätzlich unterschätzt, wie relativ hoch der technische Zivilisationsstand der frühen Hochkulturen bereits war und wie bescheiden die technischen Veränderungen bis zum Beginn der Neuzeit und darüber hinaus bis zur industriellen Revolution eigentlich gewesen sind. Erst die *Begründung der modernen Naturwissenschaft vor rund 300 Jahren* hat jene atemberaubende Entwicklung eingeleitet, vor deren Folgen wir heute ratlos stehen. *Vorher zehrte die menschliche Kultur viele Jahrtausende von den technischen Erfindungen der Vorgeschichte und der Antike.* Schon die neolithische Revolution hatte die entscheidenden Kulturinnovationen der Pflanzen- und Tierzucht gebracht, fast alle Handwerkszweige stehen bereits in vorgeschichtlicher Zeit in hoher Blüte, und wie wir sahen, war der Anteil der weiblichen Kulturschöpfungen dabei sehr hoch. Auch die Grundlagen des Bergbaus und der Metallverarbeitung wurden bereits in vorgeschichtlicher Zeit gelegt, erste Einsichten in physikalisch-chemische Prozesse beim Brennen von Ton, Schmelzen von Metallen, beim Koch- und Gärungsvorgang und bei der Produktion von Gerb- und Farbstoffen gewonnen. Die astronomischen und geometrischen Grundkenntnisse sind ebenfalls sehr alt, wie sich auch die Bautechnik seit der Erfindung des Rades, des Hebelprinzips, des Bogen- und Kuppelbaus, der Kanalisation und der künstlichen Bewässerung jahrtausendelang nur wenig verändert hatte. Selbst die sanitären Einrichtungen der Körperhygiene, auf die sich unsere westliche Kultur so viel zugute hält, haben längst vor der römischen Badekultur bei den matrizentrisch geprägten Kretern und Etruskern bestanden. Die erste Erwähnung des Bades steht im Zusammenhang mit den sumerischen Kulttexten zur Heiligen Hochzeit, wenn sich die Priesterin auf den Heiligen Akt vorbereitet, und das heißt, daß wir diese Errungenschaft nicht dem Luxusbedürfnis einer patriarchalen Elite, sondern der sakral-erotischen Kultur unserer Vormütter verdanken.

Friedensordnung

Einer der faszinierendsten Aspekte der matrizentrischen Frühkultur ist die Art ihrer politischen Organisation und die Tatsache, daß ihre Gemeinschaften *gesellschaftliche Macht ohne physische Gewalt* ausüben konnten. Das Zusammenleben der Gruppe ist ganz vom Stil des Frauenkollektivs bestimmt, einem bemerkenswert unaggressiven Stil, bei dem stets ein allgemeiner Konsens angestrebt wird. Das Grundprinzip der ungeschriebenen Sozialordnung scheint die Friedenssicherung der Gruppe zu sein, die durch ausgewogene Verteilung der Güter, gegenseitige Hilfeleistung und Vermeidung von Interessenkollisionen erreicht wird. Ausgleich und stabiles Gleichgewicht zwischen Gruppengröße und den Ressourcen der Umwelt bestimmen das Verhältnis zur Natur und deren Nutzung. Das grenzenlose Expansionsstreben des späteren Menschen ist der matrizentrischen Kultur fremd, und zwar sowohl im Hinblick auf territoriale Expansion als auch im Sinne ständiger Produktivitätssteigerung. *Alle Kulturleistungen dienen der Existenzsicherung und dem Wohlbefinden der Gruppe und stehen in Beziehung zu einer ganzheitlich-mythischen Weltsicht.*

Symbole: Basis des rationalen Diskurses

Daß der Aufbau einer solchen Kultur eine höchst komplexe geistige Leistung voraussetzt, kann nur demjenigen entgehen, der ausschließlich von unserem rationalistischen Denkstil und von unserer Idee des technischen Fortschritts ausgeht. Dabei ist es grotesk, wie wenig wir uns Rechenschaft ablegen über die *Grundlagen unserer rationalen Strukturen, die allesamt auf den Symbolen einer vorrationalen Kultur beruhen.* Die grundlegende Tatsache, daß jedem rationalen sprachlichen Diskurs eine wortlose *»präsentative« Semantik* (Zeichensprache) vorausgeht, welche nicht zweckorientiert im Sinne einer bestimmten Informationsvermittlung ist, sondern *Ausdrucksgestalten eines emotionalen Inhalts zur Kommunikation* bringt, hat *Susanne Langer* in ihrem philosophischen Werk brillant dargestellt.[5] Lange vor Julia Kristeva, auf deren Sprachkritik ich im vierten Teil meines Buches eingehen werde, hat sie an Beispielen von Mythos und Kunst den Bereich des nicht-diskursiven Denkens erschlossen. Dabei versteht sie die geistigen Produkte der schriftlosen Kulturen nicht als Resultate einer irrationalen und unkontrollierbaren Phantasie, sondern entdeckt in ihnen durchschaubare Strukturen, die einer nachvollziehbaren Logik des Gefühls entsprechen. Nur sind die nichtsprachlichen Symbole nicht in einem logischen Nacheinander erfaßbar, sondern nur in der gleichzeitigen Wahrnehmung ihrer »präsentativen« Ganzheit. Dies gilt für Formen und Farben in der darstellenden Kunst ebenso wie für Tonfolgen und Rhythmen in Musik und Tanz.

Historisch gesehen beginnt die Schöpfung der nicht-diskursiven Symbole mit der Kunst der jüngeren Altsteinzeit in Gestalt der *Ideogramme, Begräbnisriten und ersten Musikinstrumente*, setzt sich fort in den bedeutungsvollen *Ornamenten* des frühen Kunsthandwerks und erreicht ihren ersten Höhepunkt in den Kunst- und Kulturdenkmälern der frühen Hochkulturen. Es sind offensichtlich die weiblich geprägten Frühkulturen, die ein Höchstmaß an Kreativität zur Bildung sinnhaltiger Symbole entwickelten. Ohne dieses Erbe besäßen wir nur einen Bruchteil unserer architektonischen und ornamentalen Formen, wüßten nichts von religiösen Riten, Gesten und Sakramenten, die unsere Hochreligionen ausnahmslos von uralten kultischen Traditionen übernahmen. Wir würden keine Feste kennen, die diesen Namen verdienen, und hätten nie den Zauber der Töne und die befreiende Macht des Tanzes entdeckt. Ganz zu schweigen von den Sitten des Umgangs und den Gesten der mitmenschlichen Kommunikation.

In welchem Ausmaß die abendländische Kultur *seit jeher vom Symbol-*

schatz der vorpatriarchalen Menschheitsepoche gezehrt hat, geht uns erst auf, seit die Symbole verblassen und unsere rationalistische Wissenschaft und Technik unsere Lebensräume mit schönheitsverachtenden und gefühlstötenden Artefakten übersät. Erst heute bemerken wir, daß ästhetisch-symbolische Raumordnung, harmonische Verbindung von Architektur und Landschaft und dekorativ-symbolische Elemente für unsere Psyche lebenswichtige Nahrungsquellen sind, und daß deren Mißachtung zu schweren Irritationen und Depressionen führt. Und wir beginnen zu ahnen, in welch emotionalen Wüsten wir leben müßten, wenn alle seit Urzeit vertrauten Symbole als überflüssiger Luxus beiseitegeschoben und technischen Sachzwängen geopfert würden.

Sobald wir aber realisieren, daß ein wesentlicher Teil unserer geistigen Kultur auf einem vorpatriarchalen Fundament gründet, wird eine geistesgeschichtliche Zuordnung fragwürdig, welche die matrizentrische Frühzeit mit einem unbewußten Zustand der Menschheit und die patriarchale Entwicklung mit dem erwachenden menschlichen Bewußtsein gleichsetzt, wie Erich Neumann dies in seiner »Ursprungsgeschichte des Bewußtseins« getan hat. Der Inhalt seiner Darstellung ist m. E. auch nicht die Geburt des menschlichen Bewußtseins, sondern die Abhebung des männlichen Bewußtseins von der matrizentrischen Kultur, von dessen eigener Identität her gesehen der vorangegangene Zustand als unbewußt gelten mag. Dann aber ist der *Bewußtseinsbegriff* zu eng gefaßt, zu stark *an das antike Logosprinzip geknüpft*, das eine nicht-diskursive Form der Bewußtseinsbildung ausschließt. Das emotionale Erosprinzip, von dem Erich Neumann spricht und das er als das tragende Element der matrzientrischen Kultur erkannte, ist nicht unbewußt zu nennen. *Auch die emotionale Abgrenzung von der Umwelt ist eine Selbstkonstituierung des Subjekts.* Die Trauer der Menschen, die sakrale Bestattung und Beweinung der Toten stellen ebenso markante Bewußtseinsakte dar wie die spätere begriffliche Unterscheidung zwischen lebender und toter Natur. Es entspricht nur unserem rationalistischen Vorurteil, zu meinen, nur diejenigen erwachten zu selbstbewußten Subjekten, die sich, in Begriffen denkend, über das Objekt erheben.

Auch sind die Übergänge zwischen nicht-diskursiver und diskursiver Symbolik, besonders in der Dichtung, so fließend, daß wir hier nicht feststellen können, wo Bewußtheit anfängt und wo sogenannte Unbewußtheit aufhört. Gerade unsere Sprache ist ein Beispiel dafür, wie emotionale Bilder und Rhythmen über sie ebenso transportiert werden wie logisch eindeutig festlegbare Informationen. In bezug auf den vollen

Symbolschatz unserer Sprache müßte eher ihr rationalistischer Gebrauch als ein partiell unbewußter Vorgang bezeichnet werden, denn wir reden ständig in Bildern, deren Ursprung und deren emotionalen Gehalt wir gar nicht mehr reflektieren.

Wodurch sich das *begrifflich-diskursive Symbolsystem* vom nicht-diskursiven, das heißt mythisch-ästhetischen Symbolsystem unterscheidet, ist weniger sein Bewußtseinsgrad – der bei beiden Systemen von seinen individuellen Trägern abhängt – als die Art und Weise, *wie sich das symbolbildende Subjekt mit seiner Lebenssituation auseinandersetzt.* Stellt die matrizentrische Symbolik den Versuch dar, das Wissen um den Tod und die emotionale Betroffenheit durch dieses Wissen aufzuheben, indem symbolisch die Einheit mit der Natur wiederhergestellt wird, so dient die diskursive Logik der patriarchalen Ideologie dem Menschen dazu, die *Natur in den Griff zu bekommen und zu beherrschen*, oder *sich begrifflich von der Natur abzuheben in ein geistiges Reich, in welchem der Tod keine Gültigkeit* hat.

Beide Symbolsysteme dienen auf ihre Art der *menschlichen Leidens- und Todesbewältigung*, und beide haben ihre Grenze und ihre Tragik.

Versöhnung mit den Naturgewalten

Die matrizentrische Form der geistigen Lebensorientierung zahlt mit ihrer Opferpraxis einen hohen und tragischen Preis für die Versöhnung mit den unerbittlichen Mächten der Natur, und es ist nur die halbe Wahrheit, wenn wir rückblickend sagen, der archaische Mensch habe der Tragik des Lebens standgehalten und dessen unabwendbare Leiden akzeptiert. Zwar hat das matrizentrische Lebensgefühl nie die Illusion genährt, mit der Beherrschung der Natur eines Tages auch den Tod zu besiegen oder durch Weltentsagung ein jenseitiges Leben zu erlangen. Aber die *matrizentrische Geisteshaltung* hat das Leiden nicht stoisch hingenommen, sondern *hat sich in ihren blutigen Opferkulten rauschhaft mit der Todesseite der Natur identifiziert.* Die Priesterin, die mit ihren Händen das lebende Opfer zerreißt, ist eins mit der Göttin in ihrer majestätischen Gestalt als das Große Raubtier, mit der Bärin, Leopardin oder Wölfin, deren Fell sie als sakrale Kleidung trägt. Und das menschliche Opfer, das sein Leben den Todesmächten ausliefert, unterwirft sich ihnen in religiöser Ekstase. So tanzt der archaische Mensch den Todestanz gleichsam mit, um seinen Schrecken nicht passiv ausgeliefert zu sein und bietet den göttlichen Mächten zugleich eine Vorleistung an, die ihren Zorn besänftigen soll.

Das Menschen- und Tieropfer ist ein essentieller Teil der matrizentrischen Lebensphilosophie, der nicht einfach ausgeklammert oder dem männlichen Teil der archaischen Gesellschaft angelastet werden kann, wie dies Evelyn Reed und Marilyn French versuchen. *Die patriarchalen Ideologien und Hochreligionen lehnen* im Gegenteil *die matrizentrische Opferpraxis ab.*[6] Im Grund bedeutet auch die paradoxe Geschichte von Abraham und Isaak die Absage an das Menschenopfer, wenn Jahwe, der das Opfer scheinbar fordert, es im letzten Augenblick selbst verhindert. Daß die patriarchalen Systeme später das Menschenopfer durch ihre Hinrichtungspraxis an Verbrechern und Kriegsgefangenen weit übertrafen, ohne sich der irrationalen Wurzeln dieser »Rechtspraxis« bewußt zu sein, ist ein anderes Problem.

Auch die mythische Verbundenheit der matrizentrischen Kulturen mit allen Wesen der Natur und ihr tiefer Respekt vor dem natürlichen Gleichgewicht der Arten sollten nicht romantisch verklärt werden. Die Kehrseite dieser naturverbundenen Weisheit ist eine bemerkenswerte Unsentimentalität. In allen vorpatriarchalen Frühgesellschaften ist unter anderem die Kindstötung ein legitimes Mittel zur Geburtenkontrolle und bezieht sich auf Neugeborene beiderlei Geschlechts. Im matrizentrischen Kontext hat das Leben des einzelnen überhaupt nicht das Gewicht und den Wert, die wir ihm heute beimessen.[7] Die Sitte der Frühkultur dient in erster Linie dem *Überleben der Gruppe und seiner magischen Absicherung durch eine Reihe von Tabus.* Weder war die Erhaltung des Einzelnen ein höchstes Gut, noch trug dieser eine ganz persönliche moralische Verantwortung. Aus diesen Gründen tritt auch der Gedanke an ein persönliches Fortleben relativ spät in der Religionsgeschichte auf und bezieht sich zunächst nur auf die Unsterblichkeit der königlichen Sakralträger, während die totemistische Unsterblichkeits- und Seelenwanderungsidee auf die Erhaltung der kollektiven Seelensubstanz in ihren immer neuen Erscheinungsformen ausgerichtet ist.

Kein matrizentrisches Dogma

Trotz ihres kollektiven Charakters bleibt aber die matrizentrische Moral sowohl hinsichtlich ihrer Geltung als auch ihres Geltungsanspruchs auf die *eigene, blutsverwandte Gruppe beschränkt.* Mensch im moralisch verpflichtenden Sinn ist nur der Stammeszugehörige.[8] Alle anderen sind »Fremde«, die keinerlei Schutz genießen und nur durch das Tabu des Gastrechts vorübergehend gesichert sind.[9] Die positive Kehrseite dieser Beschränktheit liegt darin, daß die matrizentrische Lebensauffassung nie dogmatisch war, daß sie keine abstrakten, allgemeingültigen Wahrheiten postulierte und diese auch anderen nicht aufoktroyierte. Die matrizentrische Frühphase der Hochkulturen zeichnet sich durch eine erstaunliche *religiöse Toleranz* aus, die Mythen und Bräuche der fremden Gemeinschaften gelten läßt, selbst zwischen Eroberern und Eroberten. Glaubenskriege sind ein untrügliches Stigma der patriarchalen Kulturen.

Keine Polarisierung

Grundlegend unterscheidet sich die matrizentrische Weltsicht von der patriarchalen dadurch, daß sie *nicht auf geistigen Polarisierungen aufbaut*, einem Grundkonzept, das Lévi-Strauss als das konstituierende Moment aller Denksysteme, auch der primitiven, zu erkennen glaubte. Erst die jüngere Ethnologengeneration ist von diesem Konzept etwas abgerückt, unter ihnen Ethnologinnen, die zeigen, daß das polare Denkschema den Mythen ursprünglicher Kulturen nicht gerecht wird.[10] Ebenso unbrauchbar erweist es sich, wie wir gesehen haben, für die Frühphasen der alten Hochkulturen. Ihr Ideengut kennt weder die Spaltung zwischen Natur und Geist noch die Polarisierung von Gut und Böse. Die matrizentrische Sonne scheint über Gerechten und Ungerechten[11] und beide sind sterblich. Fortuna ist eine »launische« Göttin, die ihre Gaben ungleich und zufällig verteilt, und es ist des Menschen Teil, den göttlichen Augenblick zu nutzen.

Wenn die matrizentrische Symbolik erfüllt ist von *Lebens- und Todessymbolen*, so steht diese Symbolik doch nie für den Gegensatz von Diesseits und Jenseits oder von Immanenz und Transzendenz. Dies geht schon aus den alten Bandmotiven hervor, bei denen Lebens- und Todessymbole ineinander übergehen und zyklisch einander abwechseln wie zwei Bewegungen, die zusammen ein Ganzes bilden. Göttinnen und Götter verkörpern zugleich die großen Lebens- und Todesmächte, und von keiner matrizentrischen Gottheit wird je gesagt, sie habe den Tod überwunden im Sinne eines endgültigen Sieges über den Tod. Das Gilgamesch-Epos endet damit, daß die Unterweltsschlange das Unsterblichkeitskraut, das der Held schon errungen hat, wieder verschlingt.[12] In dieser *Einbeziehung des Todes* liegt aber nichts von der Todesverklärung einer romantischen Geisteshaltung. Die Frühkultur steht den grausam-unerbittlichen Zügen der Natur viel zu nahe, um die Schrecken des Todes aus den Augen zu verlieren. In der frühen Antike begegnen wir im Gegenteil einer unbeirrbaren *Lebensbejahung* und der Entschlossenheit, die kurze Lebensspanne auszuschöpfen. Bei den ägyptischen Festgelagen war es Sitte, eine Tafel mit einem Mumienporträt herumzutragen, um die Lebenden daran zu mahnen, die Freuden der Gegenwart auszukosten.[13]

Die matrizentrische Göttergenealogie konstituiert sich stets durch *Filialisierung und Delegierung*, niemals durch Polarisierung. Die Große Göttin des Nachthimmels gebiert die Gestirne als weibliche und männliche Kinder, wobei weder Sonne noch Mond noch Sterne geschlechtlich eindeutig festgelegt sind. Die große Quellgöttin des Lebens bringt weibliche und männliche Flußgötter hervor, wie die Erdgöttin den Korngott und die Korngöttin. Die Allumfassende delegiert ihre Funktionen an ihre Töchter und Söhne, und beide Generationen und beide Geschlechter tragen die gleichen göttlichen Hoheitszeichen: Sonnenfalke und Mondzepter, Blitz- und Regenspender, Schlangendiadem und Federkrone, Lebensschleife und Hörnerkrone. Dementsprechend gibt es *im matrizentrischen Pantheon nirgends eindeutige weibliche oder männliche Ressorts*, was männliche Forscher sichtlich zur Verzweiflung treibt. Lichtgöttinnen stehen neben Lichtgöttern, Erd- und Fruchtbarkeitsgötter neben Erdgöttinnen, Todesgötter neben Todesgöttinnen. Auch die Schutzgottheiten für bestimmte Berufsgattungen variieren in ihrem Geschlecht, wobei die weiblichen Gottheiten den männlichen fast immer vorausgehen. Es gibt die Göttin und den Gott der Schrift, die Göttin und den Gott der Dichtkunst, des Ackerbaus, der Töpferei, der Heilkunst usw. Im Keltischen war Brigit sogar die Göttin der Schmiede,[14] wie auch Athene die Göttin jeglichen Handwerks war.

Schon diese Unmöglichkeit einer geschlechtsspezifischen »Berufs«-Zuordnung unter den Gottheiten zeigt, wie wenig es in der matrizentrischen Mythologie darum ging, dem Weiblichen und dem Männlichen bestimmte Wesensmerkmale bzw. technische oder geistige Fähigkeiten zuzuschreiben. Dies ist ein Tatbestand, der durch die traditionelle Mytheninterpretation und ihre Polarisierungs-Manie bis heute verdunkelt wird. Ursprünglich hielt weder das eine Geschlecht den Himmel besetzt noch das andere die Erde. *Das Auseinanderreißen von Himmel und Erde wird im Mythos als physischer Kraft- oder Gewaltakt vorgestellt*, der in zahlreichen Mythologemen von einem mythischen Kulturheroen geleistet wird[15] und der den Einbruch der patriarchalen Ideologie in die Frühkultur anzeigt. Wenn Platon im »Symposion« an den alten Mythos erinnert, nach dem der Mensch ursprünglich ein Ganzes gewesen sei und aus einem weiblich-männlichen Doppelwesen bestanden habe, so hat dies nichts mit einem genitalen Zwitterwesen im Sinne des antiken Hermaphroditismus zu tun. Das androgyne Doppelwesen, bei dem Mann und

Frau mit dem Rücken aneinandergewachsen gedacht waren, könnte vielmehr die *geistige Einheit des frühen Menschen* symbolisieren. Der Mythos betont dessen Mächtigkeit, welche den Neid der (patriarchalen?) Götter erregte, so daß diese den Menschen spalteten, um besser mit ihm fertigzuwerden.

Ursprung der patriarchalen Mythologie

Die feministische Ideologiekritik hat mit großem Scharfsinn dargelegt, daß die *philosophische Polarisierung der Geschlechtscharaktere* das Kernstück einer ideologischen Strategie bildet, die dem patriarchalen Mann die Suprematie über die Frau sichern und diese gleichzeitig rechtfertigen soll.[16] Nun gilt es, darüber hinaus zu erkennen, daß die Polaritätstheorie nicht nur eine nachträgliche Rechtfertigungsideologie für schon bestehende Machtverhältnisse ist, sondern daß sie am Anfang der Patriarchatsgeschichte dem Mann überhaupt erst einen *Fixpunkt für seine eigene Identität* ermöglichte. Nur dadurch, daß er die Ganzheit des Lebens aufbrach und spaltete, konnte der Mann aus seiner Sohnesrolle ausbrechen und den *Status eines Delegierten der Großen Mutter* zurückweisen.

So gesehen bedeutet die Identifizierung der Frau mit der Erde nicht nur ihre Festlegung auf ihre Gattungsfunktion, sondern die Zuweisung derjenigen Hälfte der Ganzheit, die der Mann auszufüllen außerstande war. Er mußte notgedrungen den Himmel übernehmen und hat dann aus dieser Not eine Tugend gemacht. Dabei blieb die Ahnung davon, den schwächeren Teil erwählt zu haben, noch lange dunkel erhalten, was die frühpatriarchalen Mythen verraten, wenn sie den Todes- und Unterweltsaspekt der Erdgöttin grauenerregend überzeichnen.

Entsprechung von Mythos und Sozialstruktur

Der mythologischen Konstellation der matrizentrischen Frühzeit entspricht die gesellschaftlich-psychologische Konstellation aufs genaueste. Wie es im Mythos keine feste »Arbeitsteilung« unter den Göttinnen und Göttern gibt, so existiert auch in der menschlichen Gemeinschaft keine feste Arbeitsteilung zwischen den Geschlechtern, jedenfalls nicht im Sinne der Monopolisierung eines bestimmten Arbeitszweiges für eines der Geschlechter. Es gibt *weder eine Trennung zwischen »häuslich« und »öffentlich«, zwischen reproduktivem und produktivem Bereich, noch eine geschlechtsspezifische Zuteilung dieser Räume mit Ausnahme des Geburtsbereichs*, zu dem der Mann keinen Zutritt hat.

Im Ganzen gesehen tragen zunächst die *Frauen die Hauptverantwortung für die Gruppe*. Auch dies entspricht der Dominanz der Großen Muttergöttinnen im mythologischen Denken.

Wie im matrizentrischen Pantheon kein Ehepaar erscheint, sondern entweder die ungleichgewichtige Konstellation Göttin-Sohngeliebter oder das annähernd gleichgewichtige Schwester-Bruder-Paar, so stellt auch in der menschlichen Gesellschaft die Einheit des Ehepaares als Zentrum der Kernfamilie eine relativ späte Entwicklung dar. Wenn M. French behauptet, das Patriarchat habe die Liebesbande zwischen Mann und Frau zerstört,[17] so widerspricht dies den historischen Tatsachen. Als Folge der matrizentrischen Sippenordnung und ihres Exogamiegebots sind in den Frühkulturen die Ehegatten Fremde füreinander. *Die ursprünglichen Liebesbande sind Blutsbande*, und das zärtlichste und innigste Wort, das die frühe Liebeslyrik für den Geliebten oder die Geliebte bereit hält, ist die Anrede »Bruder« oder »Schwester«.[18]

Dagegen ist besonders bei der Betrachtung matrilokaler Eheverhältnisse deutlich geworden, daß sich der Mann im Matriclan der Frau gewissermaßen als »Bürger zweiter Klasse« fühlen muß[19] und in der Erfüllung seiner emotionalen Bedürfnisse benachteiligt ist.

Dazu kommt die ursprünglich größere magische Autorität der Frau als schamanistische Priesterin. Ihrem Status als *der »von Natur aus Wissenden«* hatte der Mann *nichts Entsprechendes entgegenzustellen*, wie er sich auch auf keine mythologische Identitätsfigur vom Range der Großen Göttin beziehen konnte.

Problematisches Selbstwertgefühl des Mannes

In der gesellschaftlichen Gesamtsituation der matrizentrischen Frühzeit gibt es also ein ganzes Bündel neuralgischer Punkte für das Selbstwertgefühl des Mannes. Ohne daß sie von den Frauen jemals unterdrückt oder bewußt diskriminiert worden wären, und lange bevor hierarchische Strukturen überhaupt entstanden, sahen sich die Männer am Beginn der Kultur aufgrund ihrer biologischen Geschlechtszugehörigkeit in der Situation der *Zweitrangigkeit*. Dies war einerseits die Folge des natürlichen, d. h. *biologisch bedingten Matrizentrismus der »primitiven« Familie,* und – was noch viel schwerer wiegt – die Konsequenz aus der *bewußten Wahrnehmung der lebensspendenden Produktionskräfte der Frau und deren Einschätzung als magisch-numinose Macht.*

All dies mußte im männlichen Teil der Frühgesellschaft psychische *Frustrationen* und einen entsprechenden *Leidensdruck* erzeugen. Wie immer bei Frustrationen, konnte die Reaktion darauf eine extravertiert-aggressive, eine introvertiert-aggressive oder eine Mischung aus beiden Komponenten sein. Folgt die *forcierte Opferhaltung* des archaischen Mannes der introvertierten Richtung der Aggression, so sind *Herrschaftsansprüche, kriegerische Ambitionen oder Profit- und Geltungssucht* Formen der extravertierten Aggression. Die dritte Art der Kompensation, in der beide Aggressionsrichtungen enthalten sind, wäre in jenem *asketischen Zug* zu sehen, der die patriarchale Mentalität seit jeher auszeichnet und der sich immer mit einer abwertenden Attitude gegenüber dem Weiblichen verbindet.

In der matrizentrischen Lebensphilosophie existiert der Begriff der Askese nicht. Diese Gegebenheit führt uns am Ende unserer Zwischenbilanz auf die sexuelle Beziehung der Geschlechter im engeren Sinn zurück, die in allen gesellschaftlichen Verhältnissen einen untrüglichen Indikator für die Art der Geschlechterrollen im gesamten Lebenszusammenhang darstellt.

Sexuelle Geschlechterbeziehung

Wie wir gesehen haben, ist *unter matrizentrischen Bedingungen die sexuelle Freiheit für beide Geschlechter sehr groß*, wie überhaupt der Stellenwert der Sexualität, unabhängig von Ehe und Bindung, ein höchst zentraler und positiver ist. Die genitalen Symbole gehören zu den allgegenwärtigen Kultsymbolen der Frühzeit, und zwar die delta-uterinen ebenso wie die phallischen, wenngleich dem weiblichen Genitale zunächst die größere Bedeutung zukommt. Auch dann, wenn sich die Kunst metaphorischer Stilisierung bedient (wie in den Symbolen der Lotosblume oder der Muschel für das weibliche, in den Symbolen des Mondhorns oder des Tiergehörns für das männliche Organ), weist diese Stilisierung nicht auf eine Sublimierung ins Geistige hin wie etwa im spätbuddhistischen Tantrismus. Im matrizentrischen Kult symbolisiert die *körperliche Vereinigung* nicht stellvertretend irgendeinen psychischen oder geistigen Prozeß, sondern ist zugleich Selbstzweck und Endzweck der Natur, *höchste Lusterfahrung des Menschen und sakraler Vollzug der Lebenserneuerung.*

Dabei stehen sowohl im Kultvollzug als auch in der persönlichen Liebesbegegnung die Geschlechter in einem *nicht-hierarchischen Verhältnis* zueinander. Niemals wird der Frau im Geschlechtsakt eine passiv-duldende und dem Mann eine aggressiv-fordernde Rolle zugedacht: Der Machismo ist in der Frühzeit unbekannt.

In allen Zeugnissen der ältesten Liebespoesie preisen beide Partner gleichermaßen die Schönheit und die Stärke des oder der Geliebten, so daß weder Schönheit als Charakteristikum der Frau, noch Stärke als Charakteristikum dem Manne vorbehalten sind. Beide stehen zitternd voreinander und genießen gegenseitig ihre Kraft und ihre Schönheit. Dementsprechend finden wir auch nirgends eine Spaltung zwischen Leidenschaftlichkeit und Zärtlichkeit. Neben der stehenden Version im Hohenlied des Alten Testamentes »Wenn seine Linke unter meinem Haupte wäre/und seine Rechte herzte mich« steht das andere, gewaltige Wort: »Stark wie der Tod ist doch die Liebe/fest wie die Unterwelt die Liebesleidenschaft«.

Das grundsätzlich nicht-hierarchische Fühlen in der sexuellen Beziehung läßt auch jeden Freiraum für verschiedene Formen der Liebesumarmung. Wir finden Hinweise auf die unterschiedlichsten Liebespositionen und keine positive oder negative Bewertung der einen oder anderen.[20] Das »Oben«- oder »Unten«-Liegen, das eine spätjüdische Schrift als Streitpunkt zwischen Adam und Lilith (der ersten Eva) schildert, ist m. E. schon eine Angelegenheit der patriarchalen Optik. Hier werden der Lilith die Worte unterschoben: »Weshalb sollte ich unten liegen? Ich bin ebensoviel (wert) wie du...«[21] Wer aber diese Frage eigentlich stellt, geht aus dem Ausgang der Geschichte hervor: Lilith verläßt Adam, weil sich erweist, daß sie ihm im Kampf unterlegen ist und befürchten muß, ihm zu »unterliegen«. Im matrizentrischen Kontext stellt gerade die sexuelle Ebene diejenige der Gleichberechtigung dar, und die glückhaften Augenblicke der körperlichen Liebe konnten den Mann vergessen lassen, daß seine soziale Position in der Sippengemeinschaft für ihn zum Teil unbefriedigend war.

Einschränkend wäre allerdings zu sagen, daß auch auf sexueller Ebene der Mann insofern benachteiligt blieb, als er ursprünglich nicht der Wählende war, sondern die Frau vorwiegend die Initiative ergriff. Das mußte diejenigen Männer, die von der Natur mit wenig körperlichen Vorzügen ausgestattet waren, in eine ähnlich unsichere Situation versetzen wie die unter patriarchalen Vorzeichen auf die Werbung des Mannes wartende Frau.

Ich halte es für außerordentlich wichtig, sich mit den wenigen, aber immerhin vorhandenen Quellen der vorpatriarchalen Formen der Sexualität vertraut zu machen, um nicht immer bereits von den patriarchal verzerrten Formen der Sexualität auszugehen. Durch die Einbeziehung der matrizentrischen Frühzeit und ihrer erotischen Bilder erfahren wir, daß es eine phallusbezogene Sexualität gibt, die in schroffem Gegensatz zur späteren »phallokratischen« Sexualität des Mannes steht. Erst das heldische Zeitalter der Antike, das auch bei vielen Naturvölkern seine Entsprechung hat, macht den Phallus zur Waffe des Mannes und zum Instrument der Unterwerfung. In der gesamten Frühkultur hingegen war der *Phallus ein Lust- und Segenbringer*, ein Geschenk des Mannes an die Frau und an das Leben. Wahrscheinlich würden Frauen aus dem vorpatriarchalen Kulturkreis völlig verständnislos vor unseren feministischen Sexualdebatten stehen, in denen – leider zu Recht – so viel von Vergewaltigung und »Penetration« die Rede ist. Denn erst die patriarchale Mentalität verwechselt Kraft mit Gewalt oder ersetzt Kraft durch Gewalt, und erst dann scheinen Zärtlichkeit und Stärke einander auszuschließen.

Daß es überhaupt jemals zu dieser Pervertierung von Kraft in Gewalt und Vergewaltigung kommen konnte, hat, wie jede destruktive Aggressivität, ihre psychopathologischen Entstehungsbedingungen. Daß und inwiefern das Phänomen der Vergewaltigung psychologisch und historisch mit der Konstituierung des Patriarchats gekoppelt ist, soll im nächsten Kapitel dargestellt werden.

Kapitel III
Die Konstituierung des Patriarchats

Die Ursprungsgeschichte des Patriarchats ist die Geschichte von der *Emanzipation der Männer aus dem bis dahin mächtigen Einflußbereich der Mütter* auf allen Ebenen der Kultur. Die anfängliche Zweitrangigkeit des Mannes in bezug auf seine soziale Bedeutung hat früher oder später in allen Teilen der Welt zu erbitterten Kämpfen um eigene Geltungs- und Machtpositionen geführt und in den überwiegenden Fällen zur rigorosen Vormachtstellung des Mannes über die Frau. Deshalb ist die Geschichte des Patriarchats ihrem Wesen nach die Geschichte der Unterdrückung des weiblichen Geschlechts, die in ihren konsequentesten Ausprägungen *ihre eigenen Ursprünge verleugnet*, d. h. die Erinnerung an das matrizentrische Kulturerbe auslöscht.

Der Mann empfand sich aber nicht nur als Außenseiter gegenüber einer weiblich geprägten Sozietät, sondern darüber hinaus als *der Fremde in der Natur* und als der *Außenseiter des Lebens*, an dessen Magie er nicht unmittelbar teilhatte. Aus diesem *Unbehagen in der Natur* (um Freuds Rede vom Unbehagen in der Kultur abzuwandeln) erwächst die männliche Revolte gegen die Leiden des Lebens im endlos sich wiederholenden Zyklus von Geburt und Tod, und erwächst der männliche Widerstand gegen die ewig wiederkehrende, nie erfüllte Arbeit, wie sie im mythischen Bild des Sisyphos prototypisch erscheint.[1]

Von Grund auf aggressiv: das männliche Kollektivbewußtsein

Aus dem Gefühl des Ausgeschlossenseins von den Mysterien des Lebens und aus dem Gefühl der Fremdheit gegenüber deren immanenter Tragik erwacht das männliche Bewußtsein: Zweifelnd und hadernd erhebt es sich über die eigene Situation und über die kreatürliche Situation als solche und stellt den Mächten der Natur und dem blinden Zufall des Schicksals seinen *Kampf um Selbstbestimmung* und seinen *Willen nach rationaler Klärung und rationaler Kontrolle* entgegen. Deshalb ist das männliche Kollektivbewußtsein von Grund auf aggressiv konstituiert, entweder im Sinne der Überkompensation eines eigenen Mangels oder im Sinne der Empörung über die Mangelhaftigkeit des Daseins. Der zweite Ausgangspunkt des kritischen männlichen Lebensgefühls, der Protest gegenüber den Gegebenheiten des Lebens als solchen, wird eindringlich in einem Kampflied altkurdischer Hirtenkrieger aus dem 8. Jahrhundert v. Chr. wiedergegeben:

Du aber erhebe dich

Da die Quellen versiegt,
das letzte Grün des Grases verbrannt,
die zerrissene Krume verdorrten Bodens,
des Ackers fruchtbare Decke als Staub
durch den Gluthauch des Windes
emporgewirbelt Wolken bildet,
spürst du die Ohnmacht,
siehst das verendende Tier,
hörst das Weinen der Kinder,
und deine Fäuste
schaffen nicht Wasser,
geben den Gräsern nicht Leben,
schützen nicht die fruchtbare Erde des Ackers
vor dem Gluthauch des Windes
Zweifelst Du?
Schreit dein Herz nicht in Zorn
vor dem Tag –
Vergeblich duckt sich das Tier,
geduldig das Sterben erwartend,
Du aber erhebe dich![2]

Die Natur und den Tod transzendieren

Dieser Aufbruch des männlichen Widerstandes hat viele Gesichter und bringt aus der gleichen emotionalen Wurzel so *divergente Kulturerscheinungen* hervor wie die tollkühnen und grausamen Raubzüge der Hirtenkrieger, die Erforschung und Beherrschung der Natur durch Wissenschaft und Technik und die religiös-philosophische Übersteigung des Lebens zu einer abgehobenen geistigen Existenz. Jedes dieser weit auseinanderliegenden Kulturphänomene ist ein Teil des verzweifelten und zugleich heroischen Versuchs, die Natur und den Tod zu transzendieren, sei es durch eine große, *abenteuerliche Tat*, die dem Individuum seinen Ruhm in der Nachwelt verheißt, sei es durch ein *materielles oder geistiges Werk*, das die Zeit überdauert, oder durch die *prinzipielle Abkehr vom Leben* in religiöser Askese, welche die Teilhabe an einem transzendenten geistigen Reich verspricht. Immer soll dabei der Tod seine Macht über den Menschen verlieren: im todesverachtenden Kampf der Männer, die das ehrenvolle Fallen in der Schlacht dem heimtückischen Tod auf dem Krankenlager vorziehen, in der Suche nach dem Unsterblichkeitskraut durch die Alchemie oder in der Entwicklung lebensrettender Medikamente durch die moderne Medizin wie auch im religiösen Glauben an eine persönliche Unsterblichkeit.

Diesen Spielarten der männlichen Selbstverwirklichung begegnen wir auf den unterschiedlichsten zivilisatorischen Ebenen: in den männlichen Initiationsriten der Primitiven ebenso wie in den Theologien der patriarchalen Hochkulturen, im heroischen Lebensstil der großen Völkerwanderungszeiten wie in den endlosen Kriegen der Feudal- und Nationalstaaten, in der einsamen Suche des primitiven Schamanen-Novizen nach persönlicher Erleuchtung ebenso wie in den großen Weisheitslehrern und Religionsstiftern des Orient und Okzident.

Flucht vor der Mühsal des Alltags

Diejenigen unter den aufständischen Männern aber, die sich nicht vom eitlen Treiben der Welt zurückzogen und vom Leben als solchem abwandten, vielmehr sich dessen Beherrschung zum Ziel setzten, wollten nicht nur der Allmacht des Todes entrinnen, sondern auch der nie endenden Mühsal des täglichen Lebens. In der *Herrenkultur* befreit sich der Mann von der gleichförmigen Arbeit des Lebensunterhalts *auf Kosten der Frau und auf Kosten unterworfener Sklaven* oder durch die *Erfindung immer raffinierterer Maschinen*, welche die menschliche Arbeit ersetzen.

Daß die Rechnung von der Befreiung aus der Arbeit nicht aufgeht und daß die Herrschaft des Menschen über die Natur durch Wissenschaft und Technik an ihre Grenzen stößt, beginnen wir erst heute wahrzunehmen. Wohl hat uns das männlich-wissenschaftliche Denken aus der Begrenztheit der magisch-mythischen Weltsicht herausgeführt und unsere geistigen Horizonte auf spektakuläre Weise erweitert; wohl haben Wissenschaft und Technik das Individuum – zumindest als Mitglied der herrschenden Klassen – aus einer Flut von Leiden und Mühen befreit, aber der männlich-patriarchale Lebensstil hat auch eine *Unzahl neuer Leiden* geschaffen: Krieg und Völkerversklavung als schlimmste aller Leiden, die Selbstentfremdung des Menschen von seinem Lebenszusammenhang und seiner Arbeit durch Spezialisierung und Zerstückelung des Arbeitsprozesses und schließlich die Verarmung, wenn nicht die Zerstörung der Natur durch die grenzenlose Ausbeutung ihrer Ressourcen. So erhebt sich heute allen Ernstes die Frage, ob der *Preis für die Emanzipation des Mannes* und für die Errungenschaften der männlichen Kultur für die Menschheit als Ganze nicht zu hoch gewesen ist.

Es wäre freilich zu einseitig und zu einfach, angesichts der Tatsache, daß sich die patriarchale Kultur in eine Sackgasse hineinmanövriert hat, nur noch deren negative Aspekte zu sehen. Von Anbeginn zeigt sie uns ganz verschiedene Perspektiven: zerstörerische und aufbauende, irrationale und hellsichtige, machtbesessene und ethisch-humane. Neben dem verhängnisvollen *Willen zur Macht*, neben dem männlichen Größen- und Machbarkeitswahn durchzieht auch eine *ethische Motivation* das patriarchale Geistesleben, wenn diese auch immer wieder von politischen Partikularinteressen erstickt wurde und wird. Es gibt eine Reihe menschlicher Tugenden, die primär männlich sind, wozu auch das Mitleid in seiner radikalen Form gehört, das über die Blutsbande hinausreicht und Leiden nicht nur lindern, sondern an seiner Wurzel beseitigen will. Und es gibt eine verbindende Linie von der buddhistischen Botschaft des Mitleids über das christliche Gebot der Nächstenliebe bis hin zur Humanitätsidee der abendländischen Philosophie.

Auch die politische Geschichte des Patriarchats ist nicht nur vom Karrieredenken und vom *Willen zur Ausbeutung* geprägt. Daneben gab es immer auch die *Idee der Gerechtigkeit* und die großen Reformatoren, die für eine menschenwürdige Staatsform eintraten, von Gudea von Mesopotamien über Solon in Griechenland bis zu den Utopien des ausgehenden Mittelalters und den großen Theoretikern der bürgerlichen und der proletarischen Revolution. Nur sind alle diese *Reformbestrebungen* einschließlich der gewaltigen Anstrengungen der Französischen Revolution, des amerikanisch-demokratischen Unabhängigkeitskampfes und der marxistisch-kommunistischen Umwälzungen *nicht weit genug zu den eigentlichen Wurzeln der Herrschaftsstruktur vorgedrungen*. Trotz ihres Eintretens für die Gleichstellung der Frau haben weder die französischen noch die russischen Revolutionäre den *Ursprung der Herrschaft im Geschlechterkampf* selbst erkannt. Die marxistische Theorie hat ihn nur als »*Nebenwiderspruch*« gelten lassen. Deshalb gelang ihr zwar eine Kritik der Klassenherrschaft, nicht aber eine Kritik der patriarchalen Ideologie als solcher, von der sie unter anderem die naive Wissenschafts- und Fortschrittsgläubigkeit unkritisch übernahm. Von da aus lassen sich aber weder unsere ökologischen und kultursoziologischen Probleme lösen noch lassen sich die Werte einer vergessenen weiblichen Kultur einbeziehen.

Immerhin haben marxistische Theoretiker wie F. Engels und G. Thomson die Existenz einer vorpatriarchalen, d. h. matrizentrischen Gesellschaftsordnung anerkannt und damit sowohl die Etablierung der patriarchalen Familie als auch die Etablierung des hierarchischen Männerstaates als einen historischen Prozeß und nicht als naturgegebene Fakten erfaßt. Dennoch hielten sie an der *Gleichstellung von männlicher Bewußtseinsentwicklung und männlichen Produktionsbegriffen mit der menschlichen Kultur* überhaupt bzw. an der *Gleichsetzung der Frau mit der vorkulturellen Natur fest*, und dies führte auf der einen Seite zur Überschätzung der männlichen Kulturinnovationen und auf der anderen zur *Unterschätzung des Preises, den die Frauen für die Emanzipation des Mannes bezahlten*. Diese büßten nicht nur, wie dies Engels klar sieht, ihre persönliche Freiheit und die öffentliche Bedeutung ihrer Arbeit ein, indem man sie bevormundete und immer enger an den Kleinhaushalt fesselte, sondern sie verloren darüber hinaus ihre geistige und erotische Kultur und damit ihre Selbstidentifikation und ihre Geschichte.

Das Scheitern der männlichen Emanzipation

Das eigentlich Paradoxe am patriarchalen Herrschaftssystem aber ist, daß trotz der Unterwerfung der Frau und ihrer Verkürzung auf das Konstrukt der ihr zudiktierten »Weiblichkeit« die Emanzipation des Mannes im psychosozialen Bereich im wesentlichen mißlang. Von Radikallösungen des Eremitendaseins oder des Mönchtums abgesehen, hat sich der Mann nie aus der fürsorgenden Macht der Mütter befreit, sondern blieb äußerlich, und mehr noch innerlich, von ihr abhängig. Er hat die Frau zwar als »Muttersklavin« beherrscht, aber er konnte nie ohne ihre Nähe und ohne ihre Zuwendung leben, und deshalb gibt es *keine Herrenkultur ohne matrizentrische Unterströmungen, kein Patriarchat ohne die romantische Verklärung des Weiblich-Mütterlichen.*

Dieses zentrale Scheitern der männlichen Emanzipation wurde bisher viel zu wenig reflektiert und ist in seinem vollen Ausmaß vielleicht nur der psychoanalytischen Sicht zugänglich: Der Preis für die Autonomie des männlichen Bewußtseins ist die *Verdrängung der Abhängigkeitsgefühle ins Unbewußte oder ihre Verschiebung ins Irrational-Romantische*, und daraus folgt die *emotionale Infantilität des patriarchalen Mannes und der modernen Mentalität* überhaupt. Den brillanten Errungenschaften unserer rationalen Kultur steht die Unfähigkeit zur Bewältigung emotionaler Probleme gegenüber, die Hilflosigkeit angesichts psychischer Leiden, Alter und Tod und die Unfähigkeit, mitmenschliche Beziehungen offen und partnerschaftlich zu gestalten.

Für das individuelle Geschlechterverhältnis bedeutet dies die *Delegation des emotionalen Bereichs an die Frau*, eines Bereiches, der in der patriarchalen Ideologie zwar minderbewertet wird, im tatsächlichen Leben aber die uneingestandene Existenzbasis auch des Mannes bildet. Seine emotionale Daseinsberechtigung, d. h. die Garantie für den eigenen Lebenssinn, bezieht der Durchschnittsmann aus seiner Ernährerrolle für Frau und Kind, wobei er dafür gleichzeitig die Dankbarkeit und die bedingungslose emotionale Zuwendung seiner Schützlinge einfordert. In welchem Maße der Mann emotional vom Arrangement der patriarchalen Familie abhängig ist, zeigt sich spätestens dann, wenn die Frau von sich aus das eheliche Verhältnis auflöst und dabei der Mann psychisch völlig ins Leere fällt, bis er ein neues, emotional parasitäres Arrangement aufbauen kann.

Selbst die exakte Naturwissenschaft als das fortgeschrittenste Produkt männlich-rationalen Denkens zeigt sich bei kritischer Analyse nicht so frei von emotionalen und damit subjektiven Interessen, wie das die Doktrin von der objektiven Wissenschaft stets behauptet hat. Erst die psychoanalytisch fundierte *feministische Wissenschaftskritik* legte in jüngster Zeit die *»emotionale Substruktur«* des männlich-wissenschaftlichen Denkens frei, die viel mit dem Bedürfnis des Mannes zu tun hat, von allen spontanen Lebensäußerungen zu abstrahieren und sich nur auf diejenigen Seiten der Natur einzulassen, die sich in ein exaktes Schema pressen und vorausberechnen lassen.[3] Daß *hinter der Wissenschaft* nicht nur ein »interesseloser« Erkenntnisdrang und die Suche nach objektiver Wahrheit stehen, sondern auch ein *männliches Bedürfnis nach Macht* und nach Rückzug in die unangreifbare Festung manipulierbarer Fakten, manifestiert sich unter anderem darin, daß die Wissenschaft zum eigentlichen Götzen hochstilisiert wurde und eine *Eigendynamik jenseits aller praktischen und ethischen Vernunft* entwickelt hat. Neben den handfesten Kapitalinteressen der mächtigen Wirtschaftsgruppen verdanken wir es diesem irrationalen Moment des Wissenschaftsbetriebes, daß eine Kurskorrektur von ihm selbst gar nicht ernsthaft erwogen wird, obwohl dieser Kurs offensichtlich und mit zunehmendem Tempo zur Selbstzerstörung des Menschen und zur Zerstörung des Lebens führt. Dies gilt bezeichnenderweise auch für das Wissenschaftsverständnis der sozialistischen Länder, das nicht von kapitalistischen Interessen gesteuert ist.

Eine grundsätzliche Wende der gesellschaftlichen, politischen, ökonomischen und technologischen Strategien ist erst dann möglich, wenn das *patriarchale Kulturkonzept als Ganzes mit allen seinen bewußten und unbewußten Wurzeln in Frage gestellt* und seine Systemvorstellungen nicht länger als die einzig möglichen angesehen werden. Es wäre nicht das erste Mal in der Geistesgeschichte der Menschheit, daß ein *Paradigmenwechsel*, d.h. eine grundsätzlich neue Sicht der menschlichen Existenz, der Kulturentwicklung eine völlig neue Richtung weist. Nach der Abkehr der Vorsokratiker von der mythischen Apperzeption hin zur wissenschaftlichen Beobachtung, nach der Kopernikanischen Wende vom geozentrischen zum heliozentrischen Weltbild und nach Marx und Freud als den Bahnbrechern der ökonomischen und der psychologischen Ideologiekritik geht es heute um die *Entmythologisierung eines umfassenden sexistischen Weltbildes*, das die Rahmenbedingungen für unsere religiösen und psychosozialen Strukturen ebenso abgibt wie für unsere Wissenschaftstheorie, Ökonomie und Politik.

Reziproke Partnerschaft

Der heutige vielbeschworene Paradigmenwechsel kann allerdings weder in einer utopischen Umkehrung der sexistischen Herrschaftsverhältnisse bestehen, noch in einem sexistischen Balanceakt zwischen den angeblich männlichen und weiblichen Seelenanteilen im Sinne der traditionellen Yin-Yang-Philosophie, wie dies Fritjof Capra in seiner »Wendezeit« vorschlug. Weder machtbedingte Abhängigkeit, noch symbiotische Ergänzungen können den sexistischen Rahmen sprengen, sondern nur eine reziproke Partnerschaft zwischen Mann und Frau *ohne Ausgrenzung, ohne Privilegien und ohne soziale Rollenzuweisung*. Daß dies trotz und bei Anerkennung der rein biologischen Unterschiede zwischen den Geschlechtern möglich ist, darin besteht die Hoffnung und die *Vision von einer Gesellschaft jenseits des Geschlechterkampfes*. In dieser Gesellschaft der Zukunft wäre die Gebärfähigkeit der Frau weder die Basis für gesellschaftliche Macht noch ein Hinderungsgrund für ihr volles öffentliches Engagement, und wäre die phallische Erfahrung des Mannes losgelöst von den lebensfeindlichen Assoziationen des Macht-, Eroberungs- und Besitzstrebens. Noch aber sind diese Assoziationen so tief in unserem Bewußtsein und in unserem Unbewußten verankert, noch sind die sexistischen Klischees so fest in unsere Vorstellungs- und Verhaltensschemata eingebunden, daß es der Anspannung aller geistigen Kräfte bedarf, um die *Stationen der falschen Verknüpfungen zurückzuverfolgen* und deren Fäden zu entwirren. Erst dann wird es möglich sein, die männlichen und weiblichen *Charakterprägungen* nicht als genetisch festgelegte Wesensbestimmungen aufzufassen, sondern als *sozial auferlegte Verhaltensmuster*. Erst dann wird es gelingen, die existentiell verschiedene Ausgangslage für die weibliche und männliche Bewußtseinsbildung zu durchschauen, wie sie sich ursprünglich aus der matrizentrischen und später aus der patriarchalen Familienkonstellation ergab.

1. Mord, Raub und Vergewaltigung als Basismotive der patriarchalen Mythologie und ihre Parallele zur Praxis

Was für die matrizentrische Kulturprägung und ihren Niederschlag im mythologischen Bereich gilt, trifft im gleichen Maß für die patriarchale Kultur zu: ihre *Mythen spiegeln aufs genaueste die gesellschaftlichen und psychischen Prozesse*, die sich real in der geschichtlichen Entwicklung abspielten. Wie in Wirklichkeit die patriarchalen Herrschaftsverhältnisse nur durch Gewalt installiert und aufrechterhalten werden konnten, so lösen auf der mythologischen Ebene die patriarchalen Götter auf gewaltsame Weise die matrizentrischen Gottheiten ab.

Mit Ausnahme der relativ späten, stark vergeistigten Hochreligionen finden wir bei den meisten uns bekannten Religionen das *Motiv des Göttersturzes* oder das *Motiv der Dämonentötung*. Entweder handelt es sich dabei um die Beseitigung eines ganzen Göttergeschlechts wie das der Titanen oder der Giganten in der griechischen oder das Geschlecht der Riesen in der germanischen Mythologie, oder um den sakralen Mord eines jugendlichen Gottes oder eines Kulturheroen an einem meist weiblich vorgestellten Dämon. So steht am Beginn der patriarchalen Theologie Babyloniens die heldische Tat des Sonnengottes Marduk (sumerisch Amar Utuk, Sonnenkind), der einst ein sterblicher Gewitter- und Fruchtbarkeitsgott war und durch seinen Mord an der Großen Göttin Tiamat zum obersten Sonnen- und Staatsgott emporstieg. Tiamat erscheint als Unterweltsgöttin in der Gestalt einer riesigen Meeresschlange, der Marduk einen Pfeil in den aufgerissenen Rachen schleudert und damit ihre Eingeweide zerfetzt. Nachdem der Gott die getötete Dämonin gefesselt und sich triumphierend auf ihren Leib gestellt hat, spaltet er diesen in zwei Hälften und formt daraus Himmel und Erde.[1]

In diesem Mythos klingen bereits alle Elemente an, die sich in ähnlichen Versionen, wenn auch nicht immer vollständig, bei anderen patriarchalen Mythologien wiederholen: der triumphale Sieg des Männlichen über das Weibliche, die *Vernichtung des Todesdrachens und die Spaltung des mütterlichen Urprinzips in den männlichen Himmel und die weibliche Erde.* Gleichzeitig wird mit dieser mythologischen Erzählung die Tatsache verschleiert, daß der männliche Gott den Kosmos bereits vorfand, und der Eindruck erweckt, als hätte er Himmel und Erde aus einer Art dämonischem Chaos erst geschaffen. Diese Rolle übernimmt in der patriarchalen Ideologie Ägyptens der Himmelsgott Schu, indem er in einem heroischen Kraftakt die Himmelsgöttin Nut vom Erdgott Geb trennt. Angeblich waren vor dieser Heldentat Himmel und Erde ungeschieden und das Universum ohne Licht – entgegen dem Zeugnis der alten Totenbücher, die Nut als Herrin der Gestirne und als Urheberin jeglichen Seins feiern. Auch Indra, der Hauptgott der Indoarier, durchbohrt die große Schlange Vitra, erlöst die Sonne, indem er Himmel und Erde trennt, und macht sich selbst zum Götterkönig.[2]

In anderen mythologischen Erzählungen tötet ein männlicher Gott in Gestalt des Adlers die Göttin in ihrer Schlangengestalt, unter anderen der aztekische Gott und Kulturbringer Quetzalcoatl, der nach dem sakralen Mord beide Symboltiere in sich vereinigt und als gefiederte Schlange dargestellt wird. Das heißt nichts anderes, als daß er die Totalität der altmexikanischen Göttinnen, die Himmel, Erde und Unterwelt repräsentierten, selbst übernimmt.[3]

Die indianischen Hochkulturen Südamerikas kennen den mythologischen Kampf des männlichen gegen das weibliche Prinzip auch in Form der Rivalität der Gestirne. In der Mythologie der Inkas heißt es, daß der Mond ursprünglich den helleren Schein warf als die Sonne, worauf der Sonnengott der Mondgöttin Asche ins Gesicht streute, um ihren Schein zu verderben und dadurch selbst heller zu leuchten.[4] Im Großen Tempel zu Mexiko haben die patriarchalen Azteken die Menschenopferung, zu der auch weibliche Opfer gehörten, als einen Nachvollzug der mythischen Tötung der Mondgöttin durch den Sonnengott interpretiert. Wie der Sonnengott Huitzlopochtli die Mondgöttin Coyolxauhqui köpfte und einen Hügel hinabwarf, so wurden die getöteten Opfer die Stufen des Pyramidentempels hinuntergeworfen.[5]

Auch die patriarchale Theologie Chinas hat die matrizentrischen Symbole entthront und die weiblichen Sakraltiere – Schlange, Kröte, Eidechse, Spinne und Tausendfüßler – als die fünf Giftwesen diffamiert, die vom Himmelsmeister Chang oder vom Geisttiger zertreten werden.[6]

Am vertrautesten ist uns das mythische Bild vom *Sturz Luzifers* im Alten Testament. Dieser »Lichtbringer« wie sein Name besagt, wurde mit dem Morgenstern identifiziert, und es spricht alles dafür, daß der von Jahwe zum Teufel herabgewürdigte Gott ein Delegierter der Großen Göttin war, die seit langem im Orient als Morgenstern verehrt und als Lichtbringerin mit der Fackel dargestellt wurde. In der Gnosis taucht sie als Mondgöttin Barbelos auf und wird hier als Lichtjungfrau und Mutter der sieben Dämonen (7 Planeten?)[7] bezeichnet. In der bildlichen Darstellung erscheint Luzifer als häßliche geflügelte Gestalt, die wir in der christlichen Ikonographie beim Drachenkampf des Erzengels Michael oder des Heiligen Georg wiedererkennen. Daß dieser Drache *ursprünglich ein Teil des Großen Weiblichen* ist, zeigt sich an jenen Madonnendarstellungen, auf denen die »Muttergottes« die Paradiesesschlange zertritt: Als »Neue Eva«, die sich als sanftmütige Magd dem Vatergott unterstellt, macht sie die »Alte Eva« zunichte. Die patriarchale Auffassung erträgt den alten Aspekt der Göttin als Lebens-, Liebes- und Todesmacht nicht mehr, sondern diffamiert ihn als das Dämonisch-Böse, das es zu besiegen und zu unterjochen gilt.

In den klassischen Sagen des antiken Griechenlands sind es die *patriarchalen Olympier*, welche das alte matrizentrische Göttergeschlecht vernichten oder es fortan beherrschen. Perseus als Sohn des Zeus tötet die Große Medusa aus dem Titanengeschlecht, Herakles vernichtet die neunköpfige Hydra, den Höllenhund Kerberos und den drachenschwänzigen Nemeischen Löwen, die alle den Todesaspekt der Großen Göttin verkörpern. Und wie in der *christlichen Madonna* der harmlos mütterliche Teil der Göttin abgespalten fortbesteht, so leben in der griechischen Götterwelt die alten Titanengöttinnen Gaia und Rhea als *Erd- und Muttergottheiten*, Hestia als die Göttin des häuslichen Herdes und Demeter als die Göttin des Kornes und der Fruchtbarkeit fort. Allerdings ließen sich die chthonischen Göttinnen Griechenlands nie vollständig auf harmlose Gnadenbringerinnen reduzieren, weil in den Geheimkulten ihre dämonischen Aspekte weiterlebten. Die Große Hera aber, die als einzige griechische Göttin ins patriarchale Ehejoch gezwungen wird, rächt sich für diese Fesselung an ihrem Göttergatten Zeus durch ständigen Ehestreit.

Die gewaltsame Ablösung der matrizentrischen Gottheiten bildet aber nicht nur ein zentrales Thema in den Mythen der Hochkulturen, sondern ebenso in der Mythologie der Naturvölker. Im Schöpfungsmythos der

Asmat (Neuguinea) tötet ein Kulturheros namens Fumeripits ein Riesenkrokodil, das er in Stücke zerschneidet, worauf aus den weggeworfenen Stücken die verschiedenen Menschenrassen entstehen.[8] Hinter diesem Riesenkrokodil steht die *Schöpferkraft des Großen Weiblichen*, wie sie ganz ähnlich in den ägyptischen Göttinnen Toeris und Tahurt verkörpert ist.

Auch der *Mythos von der Trennung von Himmel und Erde* ist im Pazifischen Raum weit verbreitet und oft mit der Vorstellung von einer Art *Ursünde* verbunden, welche die Menschen aus dem ursprünglichen Paradies vertrieben hat.[9] Während in Polynesien ein Kulturheros namens Tane die kosmische Trennung durch das gewaltsame Auseinanderreißen des Urelternpaares Rangi (Vater, Himmel) und Papa (Mutter, Erde) vollzog, und von da an Streit unter den Menschen herrschte,[10] ist es in Melanesien bezeichnenderweise ein Urmütterpaar, das wie siamesische Zwillinge aneinandergewachsen war und von deren Sohn und Kulturbringer Sosom gewaltsam getrennt wurde.[11] Ganz ähnlich sprechen die sogenannten Dema-Mythen von Neuguinea von zwei Urgöttinnen, deren eine, die Göttin des Tanzes und der Fruchtbarkeit, namens Hainuwele, von den Männern getötet, zerstückelt und begraben wird, woraus die Kulturpflanzen erwachsen. Die andere, die Göttin Satene, zieht sich nach diesem folgenschweren Mord von den Menschen zurück mit dem Fluch, daß sie von nun an nur noch durch die Pforte des Todes zu ihr gelangen können.[12]

Der Mythenstoff des Raubes

Zum einen klingt in diesen Naturmythen an, daß *Himmel und Erde, Leben und Tod ursprünglich weiblich* gedacht und erst *durch eine gewaltsame Trennung geschlechtlich polarisiert* wurden, und zum anderen zeigen sie, wie ambivalent der männliche Sieg empfunden wird, dessen *Preis die Vertreibung aus dem Paradies und die Sterblichkeit des Menschen* ist.

Eng verbunden mit dem Motiv des göttlichen Muttermordes ist der patriarchale Mythenstoff des Raubes. Es geht ja nicht nur darum, die *Vorrangstellung der Mütter aufzuheben*, sondern gleichzeitig darum, daß sich *die männlichen Götter und Kulturheroen deren magische Kräfte gewaltsam oder durch List aneignen*. Wieder sind es die Naturvolkmythen, die diesen Zusammenhang am unverstelltesten reflektieren.

Unter den vielen sogenannten »*Trickster*«-*Göttern* sei hier der polynesische Maui genannt, dessen größtes, tragisch endendes Abenteuer darin besteht, der Stammesmutter und Göttin Hine die Kraft des ewigen Lebens zu entreißen. Dazu kriecht er durch den klaffenden Mund der schlafenden Riesengöttin in ihr Leibesinnere, wo der Schatz des ewigen Lebens verborgen liegt, doch als er diesen schon in Händen hält und wieder zurück ans Tageslicht kriechen will, erwacht die Göttin und zermalmt ihn zwischen ihren Zähnen.[13] Dieser Mythos erinnert an das sumerische Gilgamesch-Epos, in welchem es dem Helden ebenfalls nicht gelingt, das Unsterblichkeitskraut in seinen Besitz zu bringen, weil es die Unterweltsschlange im letzten Augenblick verschlingt.

Erfolgreicher sind viele Kulturheroen mit dem *Raub des Feuers*, das nach melanesischen, australischen und afrikanischen Mythen *ursprünglich ebenfalls im Besitz der göttlichen Stammesahninnen* war, wobei das Element des Feuers ein Synonym für die sexuelle »Hitze« der Frau bildet. In einer melanesischen Erzählung beobachtet ein listiger Knabe die Ahnfrau, wie sie das Feuer zwischen ihren Beinen hervorzieht, um es zum Kochen zu benutzen. Danach gelingt es ihm, das Feuer auf abenteuerliche Weise zu stehlen, um es den Menschen zu überbringen.[14] Auch bei den westafrikanischen Dogon ist das Feuer weiblich, das aus dem Amboß, einem hochverehrten Kultobjekt weiblichen Charakters, geschlagen wird. Die patriarchale Priesterschaft hat einen legendären Schmied zum Ahnherrn, der einst mit seinem Schmiedehaken (phallisches Symbol) das Feuer von der bei den Dogon weiblichen Sonne stahl.[15]

Vergleichen wir damit den griechischen Mythos vom Raub des Feuers, so finden wir die *Prometheussage* in der patriarchal interpretierten Version Hesiods vor. Prometheus ist ein Titanensohn und hat wohl ursprünglich nicht den späteren olympischen Göttern das Feuer geraubt, sondern einer seiner Ahnherrinnen. Daran könnte seine furchtbare Strafe erinnern, die bekanntlich darin besteht, daß ihm ein Adler täglich die Leber aushackt, die über Nacht wieder nachwächst. Sowohl das Motiv des Todesvogels wie das der ewigen Wiederkehr klingt matrizentrisch, wenn der Vogel bei Hesiod auch als Adler und Symboltier des Zeus erscheint, während mythengeschichtlich der Geier oder die Krähe nähergelegen hätten.[16]

Zu den prominentesten göttlichen Räubern der Antike gehört *Herakles*, der den berühmten Dreifuß von Delphi raubt und damit den Olympiern das Unterpfand für die alte matrizentrische Sehergabe sichert. Zu seinen zwölf Arbeiten zählt auch der Raub der *Äpfel der Hesperiden*, jener uralten Symbole der Liebe und Fruchtbarkeit, welche seit jeher die Großen Göttinnen unter ihren unzähligen Namen verwalteten. (Unter anderem die »Alte Eva« die Granatäpfel am Paradiesesbaum.) Dasselbe Verlangen nach Wissen und Fruchtbarkeit veranlaßt Zeus, die Titanen- und Weisheitsgöttin Metis lebendigen Leibes zu verschlingen, während sie mit Athene schwanger geht. Zum einen bemächtigt er sich damit ihrer geistigen Potenz und zum anderen kopiert er ihre Schöpferkraft, indem er an ihrer Stelle die Tochtergöttin Athene aus seinem Gottvater-Kopf gebiert.[17]

Weisheit und Schöpferkraft als die begehrenswertesten Güter der Muttergottheit raubt auch *der göttliche Fuchs in der Mythologie der Dogon*, indem er seiner Mutter, der Erd- und Sonnengöttin, deren gewobenes, von Menstruationsblut rot gefärbtes Gewand stiehlt. Angetan mit diesem tanzt er den Auferstehungstanz, bei welchem die Schöpferworte herausfallen, die im Mantel der Göttin eingewoben sind. Noch heute tanzen die Priester der Dogon diesen Tanz zum Rhythmus der Trommel, die symbolisch für die Sonnengöttin steht, und tragen dazu rote Kleider mit künstlichen schwarzen Brüsten, wobei die Schweißtropfen der Tanzenden die heiligen Worte der Göttin symbolisieren. Auf ihren Köpfen aber tragen sie jene schon früher erwähnte sogenannte Kanaga-Figur, die das Schema der Göttin in Gebärstellung wiedergibt.[18]

Der indische Kampf der neuen Götter gegen die alten Dämonen entscheidet sich bezeichnenderweise dadurch, daß den alten Göttern die Befugnis zum Ritual entrissen wird und somit die neuen Götter über die Ritualgewalt verfügen. Diese verkörpert sich in drei Gottheiten – in Agni, dem Feuergott, Soma, dem Unsterblichkeitselixier, und Vach, der Göttin der Rede –, die laut patriarchalem Mythos angeblich zu den neuen Göttern überlaufen. Die *Verkörperungen der Ritualgewalt* entsprechen aber genau den Inhalten der alten weiblichen Macht: dem sexuellen Feuer, dem unsterblichen Leben und dem beschwörenden und Tabubindenden Wort.[19]

Vergewaltigung im Mythos

Neben Mord und Raub spielt das Thema der Vergewaltigung in vielen patriarchalen Mythologemen eine nicht wegzudenkende Rolle. Wo die Macht der weiblichen Gottheiten nicht durch Mord oder Diebstahl in männliche Hände übergeht, soll die *sexuelle Unterjochung der Frau* durch den Mann die numinose Faszination des weiblichen Schoßes bannen.

Im matrizentrischen Verständnis war die Göttin die *Große Hetäre*, die eine unwiderstehliche Anziehungskraft auf die Männer ihrer Umgebung ausübte, weil ihre weibliche Potenz alle Lebenskraft besaß, die sie dem Mann in der sexuellen Umarmung weitergab. Dabei wird uns diese Potenz zugleich als *unersättliches Liebesbegehren* geschildert, das ein einzelner Mann gar nicht einlösen kann, weshalb sich die Helden vom Schlage Gilgameschs gegen die Vielmännerei der Göttin empören und sich gekränkt von ihr abwenden. Dieser Versuch, sich aus der Hörigkeit vom Großen Weiblichen zu lösen, führt einerseits zur Hinwendung an den männlichen Freund und zur Homosexualität, wie sie schon im *Gilgamesch-Epos* angedeutet und in den griechischen Göttersagen dann offen praktiziert wird,[20] und andererseits zur physischen Vergewaltigung der Frau, durch die der Held ihre sexuelle Potenz übertrumpfen und zugleich die Fruchtbarkeit der Frau erzwingen und kontrollieren will.

In der griechischen Mythologie sind Vergewaltigungen sozusagen an der Tagesordnung. *Hades* raubt die Persephone, die Dioskuren *Kastor und Pollux* entführen gewaltsam die Töchter des Leukippos, *Apollon* macht eine Reihe von Nymphen zu Opfern seiner Verfolgung, wenn sich ihm auch Daphne im letzten Augenblick entziehen kann (indem die Erdgöttin ihr Flehen erhört und sie in einen Lorbeerbaum verwandelt). Allen voran bestehen die Taten des Götterkönigs *Zeus* in erster Linie darin, sämtlichen Göttinnen, Nymphen und Königstöchtern in seinem Umkreis nachzustellen, die weiblichen Blutsverwandten inbegriffen. Wenn sie sich ihm nicht willig hingeben, verfolgt er sie, sich oft in Tiere oder Naturerscheinungen verwandelnd, bis er sie überwältigen und ans Ziel seiner Wünsche gelangen kann. Dabei kehren sich die ursprünglichen Potenzverhältnisse zwischen Göttinnen und Göttern nicht nur um, sondern es kommt jetzt zu einer geradezu grotesken *männlichen Potenzprotzerei*, wenn etwa Herakles in einer einzigen Nacht die fünfzig Töchter des Thespios geschwängert haben will.

Parallelen zwischen Mythos und Realität

Alle drei Formen der Gewalttätigkeit im patriarchalen Mythos – Mord, Raub und Vergewaltigung – stehen in direkter Parallele zur realen Geschichte des Patriarchats, und es wäre ein großer Irrtum, sie nur als den phantastischen Niederschlag des erstarkenden männlichen Bewußtseins zu interpretieren, wie dies die Analyse E. Neumanns in seiner »Ursprungsgeschichte des Bewußtseins« zumindest nahelegt. Der Rigveda als der älteste Teil der indoarischen Überlieferung setzt sogar ausdrücklich den Kampf der Neuen Götter gegen die (matrizentrischen) Dämonen mit der Unterwerfung der indischen Urbevölkerung und deren matrizentrischer Kultur gleich.[21] *In allen Teilen der Welt, in Primitivkulturen und in Hochkulturen, wurde die patriarchale Herrschaft gewaltsam etabliert*, sei es durch Niederwerfung und Eroberung einer fremden Kultur wie im Falle der indogermanischen oder der mongolischen Wanderungen, sei es durch die Errichtung einer hierarchischen Staatsstruktur mit ihrer Gewaltanwendung nach innen. Ob als Kriegsmacht oder als polizeiliche Schutzmacht, immer stehen den patriarchalen Potentaten Menschen und Mittel zur Verfügung, um im Zweifelsfalle ihre Ziele mit Waffengewalt durchzusetzen. *Herrschaft existiert nur durch tödliche Bedrohung nach außen und nach innen.* An der Oberfläche wurde dabei oft *Ruhe und Frieden vorgetäuscht* wie zur Zeit der berühmten Pax Romana. Der Insider Cicero aber wußte sehr gut, daß dieser Schein trog, wenn er in einer Rede vor dem Senat die brutale Unterdrückung der römischen Provinzen beklagt: »Es trauern alle Provinzen, es klagen alle freien Völker, ja alle Königreiche begehren wegen unserer Gier und unseren Rechtsverletzungen gegen uns auf. Bereits gibt es innerhalb des Ozeans keinen so entfernten, keinen so abgelegenen Ort mehr, wohin nicht in diesen Zeiten die Willkür und Unbilden der Unsrigen gedrungen wären.«[22]

Aus diesem Zitat geht bereits hervor, daß für die patriarchale Herrschaft die Macht zu besitzen ebenso essentiell ist wie die Macht zu töten. *Patriarchale Kriege* werden um der Beute willen geführt und zwar nicht in erster Linie aus Not, sondern aus der Gier, wie Cicero sagt, aus der Sucht, *Macht über die Güter dieser Welt zu besitzen.* Wie sehr diese scheinbar rein materielle Sucht an das Motiv der *männlichen Selbstbestätigung* gekoppelt ist, geht aus den Raubzügen kriegerischer Hirtenstämme hervor. Bis in die jüngste Zeit galten die Plünderung von Karawanen und Raubüberfälle aller Art als ehrenvolle männliche Heldentat, wobei die reichen Stämme sich darin noch mehr hervortaten als die armen.[23] In den Initiationsriten kriegerischer Stämme muß der Initiand seinen Mut dadurch beweisen, daß er einen Menschen oder ein wildes Tier tötet oder auch ein Stück Großvieh raubt.[24] Von den alten hellenischen Stämmen wissen wir, daß der Brautpreis in Form von geraubtem Vieh bezahlt wurde,[25] und bei den schon mehrmals zitierten Dogon wird es allen Familienoberhäuptern zur sakralen Pflicht gemacht, beim Tode eines männlichen Sippenmitglieds unbeaufsichtigtes Vieh zu stehlen.[26]

In dieses Bild fügen sich alle Piratenstreiche der alten und neuen Geschichte ein, von der Seeräuberei der Wikinger und Sarazenen über die mittelalterlichen Raubritter bis zu den Westernhelden und Mafiosi, die immer von der *Gloriole männlichen Draufgängertums* umgeben waren. Nicht zuletzt konnten sich hinter dieser Gloriole, auf die durch den aufkommenden Nationalismus noch der Glanz des *Patriotismus* fiel, die namenlosen Greuel des *europäischen Kolonialismus* verbergen, die wir uns erst heute in ihrem vollen Umfang eingestehen.

Gewaltsame Enteignung spielt sich aber ebenso *im Inneren der patriarchalen Staatsgründungen* ab. Ob im Alten Mesopotamien oder Ägypten, im Alten Mexiko oder in den antiken Stadtstaaten, immer wurde der kollektive Tempelbesitz oder der sippeneigene kollektive Bodenbesitz von einer Gruppe mächtiger Staatsträger oder einer Kaste privilegierter Bürger usurpiert, und in diesem historischen Sinn ist die marxistische These, wonach Eigentum Diebstahl sei, durchaus zutreffend.

Die dritte Säule der patriarchalen Herrschaft ist die Vergewaltigung und zwar sowohl im Sinne der leiblichen Versklavung von Arbeitskräften als auch im Sinne der sexuellen Vergewaltigung, was oft genug ineinander übergeht (und dies in der antiken Welt bei weiblichen wie bei männlichen Sklaven).[27] Durch die Beschäftigung der Öffentlichkeit mit den Problemen der Dritten Welt und nicht zuletzt durch die amerikanische Fernsehserie »Roots«, die das Schicksal der aus Afrika verschleppten Negersklaven in den USA schildert, ist ins allgemeine Bewußtsein gedrungen, welchen *Unmenschlichkeiten das neuzeitliche Europa und später die Weltmacht Amerika ihren wirtschaftlichen Aufschwung verdanken.* Seit der Entdeckung der Neuen Welt bis zum Verbot des Sklavenhandels um 1850 wurden rund 10 Millionen Negersklaven in die USA verschifft und unter mehrheitlich unmenschlichen Bedingungen ausgebeutet. Freilich hat auch dafür das Erbe der Antike das große Beispiel gegeben. In Rom wie in Griechenland überstieg die Zahl der Sklaven diejenige der freien Bürger bei weitem, und die immer wieder zitierten Freilassungen von Sklaven und die durchaus vorkommende menschliche Behandlung einzelner Haussklaven sind nur ein schwaches Alibi für die Grausamkeiten an der Masse der Sklaven, auf welche die allgemein übliche Einrichtung der Sklavenfolter ein Licht wirft.[28]

Im Gegensatz zur – wenn auch zaghaften – Einsicht in die Tatsache, wie weitgehend die abendländische Kultur auf der Sklavenherrschaft beruht, ist kaum je ins Bewußtsein gedrungen, wie sehr auch die *sexuelle Vergewaltigung der Frau zum wesentlichen Bestand des patriarchalen Machtgefüges* gehört. Daß dies nicht nur für Sklavinnen zutrifft, sondern für *weite Teile der weiblichen Weltbevölkerung*, hat erst die feministische Forschung aufgedeckt.

Auch das Machtinstrument der sexuellen Vergewaltigung funktioniert gleichzeitig nach außen und nach innen, *gegenüber den erbeuteten Frauen des Feindes ebenso wie gegenüber den Frauen der eigenen Gesellschaft.* Aus der Lektüre der antiken Klassiker ist hinlänglich bekannt, wie die Helden vor Troja die Frauen ihrer Feinde, die Priesterinnen nicht ausgenommen, genauso selbstverständlich vergewaltigten wie die Römer die geraubten Sabinerinnen. Dieselbe Praxis gilt für jede beliebige Heeresmacht zu jeder historischen Zeit bis in die Gegenwart.

Wenn der hochgebildete Hausarzt meiner Familie angesichts der Übergriffe der Siegertruppen 1945 mich als 18jährige darüber belehrte, Vergewaltigung sei das natürliche Schicksal der Frau, so sprach er nur das aus, was in der Tradition seiner männlich-»humanistischen« Bildung lag. Diese These macht aber zugleich klar, wie sich die Grenzen zwischen Krieg und Frieden in bezug auf das Frauenschicksal verwischen. Auch dafür gibt es genügend historische und zeitgenössische Beispiele.

Immer haben die herrschenden Männer um politischer oder wirtschaftlicher Vorteile willen die eigenen Töchter ihren Feinden oder Rivalen als Ehefrauen angeboten und manchmal sogar ganz bewußt als sexuelle Beute. So lieferten die patriarchalen Azteken ihre Töchter skrupellos an die spanischen Eindringlinge aus, um sich damit, zusammen mit Goldgeschenken, von den unerwünschten Gästen loszukaufen.[29] Aus dem Buch der Richter im Alten Testament stammt die skandalöse Geschichte von einem jüdischen Hausvater, die Mary Daly zitiert. Dabei versucht dieser Mann im Namen des Gastrechts seinen ihm unbekannten männlichen Gast vor dem Zugriff gewalttätiger Männer zu retten, indem er diesen seine Tochter und deren Dienerin als Ersatz anbietet mit der ausdrücklichen Aufforderung, sie könnten ihnen nach Laune Gewalt antun.[30]

Es braucht wenig Phantasie, um sich vorzustellen, wie klein der Schritt von einer derartigen Verfügungsgewalt der Väter über ihre Töchter bis zum *Niederreißen der Inzestschranke zwischen Vater und Tochter* war. Tatsächlich haben sich alle patriarchalen Kulturen über die matrizentrischen Inzesttabus mehr oder weniger hinweggesetzt, und es wurden nicht nur aus dynastischen und erbstrategischen Gründen weibliche Verwandte geheiratet, sondern immer standen die weiblichen Mitglieder des Haushalts, seien es Töchter, Mündel oder Dienerinnen, in der Gefahr, vom Hausherrn oder von dessen Brüdern und Söhnen sexuell mißbraucht zu werden.

An dieser Grundsituation der Frau im Patriarchat hat sich bis heute nicht so viel verändert wie man gerne glauben möchte, auch wenn in allen

Rechtsstaaten Vergewaltigung und Inzest offiziell bestraft werden. Dies gilt nicht nur für Länder wie Indien und Pakistan, wo Vergewaltigungen von Frauen mißliebiger Rivalen an der Tagesordnung sind,[31] und nicht nur für die patriarchalen Stammesordnungen der Primitiven, bei denen die kollektive Vergewaltigung einer Frau ein offizielles Strafverfahren bei kultischen Übertretungen oder auch bei Arbeitsvernachlässigung darstellt.[32] Jeder Arzt und jeder Psychotherapeut weiß, daß auch in Mitteleuropa die sexuelle Ausbeutung junger Frauen und kleiner Mädchen außerhalb und innerhalb der Familie erschreckend häufige Vorkommnisse sind; von der streng tabuisierten Gewalt in der Ehe ganz zu schweigen.[33]

Daran kann sich erst etwas ändern, wenn das patriarchale Selbstverständnis von Sexualität grundsätzlich in Frage gestellt und die Anschauung revidiert wird, der männliche Sexualtrieb sei von Natur aus mit gewaltsamer Aggression gekoppelt. Die Herrschaft des Mannes ist nicht die Folge seiner sexuellen Überlegenheit, sondern umgekehrt: *der Einsatz sexueller Gewalt ist ein Mittel unter anderen, mit dem der Mann seine Herrschaft erst etabliert.* Noch heute gibt es einzelne Stämme, die das Phänomen der Vergewaltigung nicht kennen, und die weißen Eroberer Nordamerikas wurden durch die Irokesen in Staunen versetzt, die trotz ihrer Betonung männlicher Tapferkeit niemals einer Frau Gewalt antaten.[34]

2. Die Lüge als Zwillingsbruder der Herrschaft

Die geistige Form der Vergewaltigung ist die Lüge. Es wäre nicht möglich gewesen, das soziale Gefüge und die geistigen Vorstellungen von Jahrzehntausenden auf den Kopf zu stellen, ohne die *tradierten mythologischen Bilder von innen her auszuhöhlen, umzubiegen oder mit neuen Etiketten zu versehen.*[1] Um die *Macht der Großen Göttin zu brechen,* mußte sie im Mythos nicht nur umgebracht werden, sondern es mußte glaubwürdig erscheinen, daß dies zu Recht geschah. Dazu wurde zunächst *ihre Gesamtgestalt in verschiedene Einzelfiguren zerlegt:* in die

Erd- und Fruchtbarkeitsgöttin, die Mondgöttin, die Liebesgöttin, Göttin der Jagd, der Morgenröte usw. und, völlig isoliert von diesen Teilfiguren, in die Dämonin des Unheils und des Todes. Den Unheilsdrachen zu töten, war eine Heldentat, und das, was übrig blieb, war eine Art göttlicher Nippesfiguren, die den männlichen Gottheiten nicht mehr gefährlich werden konnten. Am schwierigsten zu neutralisieren war der Weisheits- und Schicksalsaspekt der Großen Göttin, was in der griechischen Mythologie durch den erstaunlichen Coup des Zeus gelang, die schwangere Metis zu verschlingen und Athene als eigenes Produkt mit Hilfe des Hermes als schädelspaltender Hebamme aus seinem Haupt zu gebären. Weniger kompliziert gelang es Apollon, die Gabe der Weissagung und Dichtkunst auf sich zu übertragen: Der patriarchale Mythos erzählt die rührende Geschichte, die Göttin Phoibe – wörtlich »Die Strahlende« und ein Beiname der Großen Artemis – habe dem Apollon ihre geistigen Gaben zum Geburtsgeschenk gemacht.

Die Umgestaltung weiblicher Gottheiten zu männlichen durch die *Verfälschung ihres Namens* – aus Phoibe wurde Phoibos – ist ein öfter angewandtes Mittel patriarchaler Mythenentstellung. So wurde aus Delphine Delphinos, aus den weiblichen Genien der männliche Genius, aus der etruskischen Göttin Voltumna der Gott Vertumnus, aus der Sophia die dritte Person des dreifaltigen Gottes. Parallel dazu werden die ursprünglich *weiblichen Symboltiere vermännlicht.* Die weibliche Taube wird zur Taube des Heiligen Geistes, die Löwinnen und Leopardinnen der Großen Göttin zum patriarchalen Löwen, der weibliche Jaguar Mexikos zum männlichen Symboltier, die Greifin zum Greifen, die Bärin zum Bären, die weibliche Sphinx zum männlichen Fabeltier.[2]

Hingegen sind die *weiblichen Sakraltiere*, welche die patriarchale Metamorphose nicht durchlaufen, von nun an durch eine Art *Rufmord der Verachtung* preisgegeben: der dumme Esel (das phallische Sakraltier), die dumme Kuh, die dumme Ziege, das dumme Schaf, die blöde Gans, das Kamel und vor allem das Schwein (als Fruchtbarkeitssymbol). Auch der »gemeine Hund« als der Todesbegleiter der Göttin teilt dieses Schicksal, und die Schlange (als Unterwelts- und Unsterblichkeitssymbol) wird im christlich-patriarchalen Verständnis zum Sinnbild des Bösen schlechthin, wie weithin auch die (schwarze) Spinne. Bis heute hat sich diese Diskriminierung in unseren Schimpfwörtern erhalten. Wir suchen vergeblich nach entsprechend negativen Assoziationen bei patriarchal usurpierten Symboltieren: Es gibt kein dummes Pferd, keinen blöden Elefanten, keinen gemeinen Löwen oder Adler. Dies ist ein Beispiel dafür, wie auch unsere

Sprache zu einem Instrument werden kann, das der ideologischen Wertverfälschung dient.

Verfälschung der Göttergenealogie

Die am weitaus häufigsten angewandte Methode, die Großen Göttinnen zu entthronen, bestand allerdings in der Verfälschung der Göttergenealogie. In den Mythologien nahezu aller patriarchalen Hochkulturen spielt sich immer der gleiche Prozeß ab: *Die ursprüngliche Hochgöttin und Mutter aller Götter wird zur Tochter oder bestenfalls zur Gattin eines aufgestiegenen Hochgotts erklärt.* So wurde Isis zur Tochter des Amun-Re, Ischtar zur Tochter des An, Al-Uzza zur Tochter des Allah, Astarte zur Gemahlin Baals, Hera zur Gattin des Zeus. Die Umkehrung der ursprünglichen Generationenfolge setzt allerdings bereits den Paradigmenwechsel in Bezug auf die Geburtstheorie voraus, wie ihn Aischylos in der Orestie durch den Mund des Apollon schildert.

> Die man wohl Mutter heißt, ist des Gezeugten Zeugerin nicht,
> ist Amme nur des frisch gesetzten Keims. Es zeugt,
> der sie befruchtet; sie hütet Anvertrautes nur,
> dem Gut des Gastfreunds gleich, wofern kein Gott dem Schoß
> noch Unheil bringt. Ich gebe gleich euch den Beweis,
> daß Vaterschaft auch ohne Mutter sein kann: Als
> lebendiges Zeugnis steht vor euch die Tochter Zeus!
> Kein dunkler Schoß hat sie gebildet, und doch ist
> so herrlich sie geschaffen wie kein Götterkind.
>
> Die Eumeniden

Hier haben wir die vollständige *Umkehrung der matrizentrischen Geburtstheorie* vor uns, die von der Parthenogenese, das heißt von der mütterlichen Zeugung ohne Mann, ausgegangen war. Erst die neue These vom Mann als dem eigentlichen Bewirker der Geburt macht die männlichen Götter zu natürlichen Stammvätern des Pantheons.

Auch dort, wo nicht zu solch abenteuerlichen Lösungen gegriffen wird wie zur Kopfgeburt der Athene oder zur Schenkelgeburt des Dionysos durch Zeus,[3] sondern der Gott sich mit einer Göttin oder einer irdischen Frau vereint, bleibt nun er der Schöpfer des Geborenen und die *Frau nur das Gefäß seiner Schöpfung*. In der griechischen Mythologie macht Zeus eine lange Reihe von Göttinnen zu empfangenden Gefäßen: Mit Leto zeugt er Apollon und Artemis, mit Dione Aphrodite, mit Hera Ares, Hebe und Eileithyia, mit Gaia die Nymphen, mit Eurynome die drei Grazien usw. Weil aber Lügen kurze Beine haben, kommt es bei der Umkehrung der Göttergenealogien zu recht absurden Ungereimtheiten: Nach Hesiods Stammbaum müßte Gaia, die nun die Geliebte des Zeus ist, seine Urgroßmutter gewesen sein,[4] und die Töchter, die er zeugte, wurden im griechischen Raum schon mindestens ein Jahrtausend vor ihm als Große Göttinnen verehrt.

In Ägypten geht die patriarchale Theologie in ihrer einseitigen Geburtstheorie noch einen Schritt weiter. Hier wird der *Göttervater Atum,* der mit Re verschmilzt, zum *Selbstzeuger und männlichen Gebärer,* indem er sich mit der Hand befriedigt, seinen eigenen Samen schluckt und aus seinem Mund Shu und Tefnut gebiert, die angeblichen Eltern der Himmelsherrin Nut und des Erdgottes Geb.[5] Freilich bleibt auch bei dieser Methode das Stillen des Säuglings ungelöst, das irgendwelchen Göttinnen überlassen werden muß. Möglicherweise hat dieses letzte Handicap auf dem Wege zur vollständigen Vater-Mutterschaft dazu geführt, daß sich der exzentrische Reformkönig Echnaton in einer Statue in Gestalt eines Frauenkörpers darstellen und als Gott verehren ließ.[6] In gewisser Weise scheint auch die Hermesstatue des Praxiteles diesen vollständigen Wunsch nach Mutterschaft auszudrücken, wenn er den Gott mit dem Dionysosknaben zeigt, wie er ihn an der linken Brust hält und ihm mit der Rechten eine Traube als Nahrung reicht.[7]

Auch der indische Brahmanismus hat seine eigene patriarchale Schöpfungstheorie entwickelt. Nach ihr erschafft Brahma/Prajapati den Kosmos dadurch, daß er seinen Samen in die kosmischen Fluten tropfen läßt, aus denen dann das Weltenei entsteht. Unlogischerweise stellt er aber vorher, um seinen Samen tropfen zu lassen, seiner »Tochter«, der Morgenröte, nach, obwohl diese eigentlich noch gar nicht existieren kann.[8]

Es ist immer wieder erstaunlich, wie lange man den Gläubigen der Hochreligionen solche Absurditäten zumuten konnte, zu denen ja schließlich auch der *Schöpfungsmythos des Alten Testaments* gehört. Entgegen jeder praktischen Vernunft erschafft Gott im Paradies die Eva aus Adam und zieht sie aus seinem Leib hervor und nicht umgekehrt. Allerdings ist dies nur die offizielle Version des alttestamentlichen Schöpfungsberichtes durch den sogenannten Jahwisten. Nach der *Genesis des Priestercodex* schafft Gott das erste Menschenpaar gleichzeitig und zwar Mann und Frau aus Lehmerde.[9] Auch dieses Bild geht auf viel ältere matrizentrische Vorstellungen zurück. Wie wir gesehen haben, schuf schon die babylonische Ischtar die ersten Menschen aus Lehm, und auch dies muß eine relativ junge mythische Vorstellung sein, weil sie das keramische Handwerk der Frauen voraussetzt.

Auch in der *Symbolik religiöser Gegenstände* findet die patriarchale Enteignung und Umdeutung statt. Paris reicht der von ihm erkürten Aphrodite den *Liebesapfel,* obwohl dieses Lebenssymbol von alters her im Besitz der Göttin ist und sie ursprünglich die Wählende war. Dasselbe gilt für andere universelle Symbole der Lebenskraft: für das *Lebensgefäß, das Quellwasser* verströmt, oder das *Füllhorn,* aus dem die Früchte der Erde quellen, und die wir als Attribute der mesopotamischen und mediterranen Göttinnen kennen. Auf assyrischen Darstellungen erscheint der Lebensquell dann plötzlich in Händen der männlichen Gottheit,[10] während sich die griechische Mythologie einer besonders verleumderischen Umkehrung bedient, um der Großen Göttin das Füllhorn abzuerkennen: Zeus spielt der Pandora ein Gefäß in die Hand, aus dem angeblich alle Übel dieser Welt hervorquellen. In gewisser Weise stellt die Erzählung von der *Büchse der Pandora* das griechische Pendant zur Verleumdung der Stammesmutter Eva im Alten Testament dar, denn in beiden Fällen soll die Frau alle Übel über das Menschengeschlecht gebracht haben.[11]

Wieder beschränkt sich die patriarchale Mythenverfälschung nicht auf die Theologie der Hochkulturen. Wir finden sie ebenso unter Naturvolkgruppen, wenn dort auch die schriftlichen Überlieferungen fehlen und wir auf bildhafte Vergleiche angewiesen sind. Auffallend gewollt ist zum Beispiel die heutige Interpretation der mehrfach erwähnten Kanaga-Figur der Dogon, von der ich überzeugt bin, daß sie ursprünglich die Göttin in Gebärstellung zeigt. Nach heutiger patriarchaler Auffassung wird sie als Hand des Schöpfergottes Amma erklärt, obwohl diese Figur in keiner Weise an eine Hand erinnert. Ziehen wir indessen die übrige westafrikanische Sakralkunst zu Rate, so stoßen wir auf eine ganze Reihe von Fetischfiguren in Gestalt einer Eidechse, deren Beinstellung natürlicherweise der menschlichen Gebärstellung gleicht und von der wir mit Bestimmtheit wissen, daß sie das weibliche Prinzip repräsentiert.[12]

Besonders auffallend ist die Übereinstimmung der patriarchalen Naturvolkmythen mit der Ideologie der patriarchalen Hochkulturen in bezug auf ihre *Vorstellung von Kulturheroen,* welche einerseits Halbgötter sind und als solche schöpferische Taten von kosmischer Tragweite vollbringen, und andererseits als Kulturstifter ihres Volkes dargestellt werden.

Ganz offensichtlich soll mit diesen Figuren die *schöpferische Rolle der Frau sowohl auf der Ebene der Schöpfungsmythen als auch auf der historisch-menschlichen Ebene verschleiert* werden. Sie schaffen nicht nur Raum für das patriarchale kosmische Licht und den patriarchalen Götterhimmel, indem sie das weiblich-kosmische Prinzip zerstören, sondern sie bringen den Menschen jene Kulturinnovationen noch einmal, welche ursprünglich weibliche Errungenschaften sind, wie den Ackerbau, den Hausbau, die Heilkunst etc.

In den Hochkulturen werden die Kulturheroen vielfach zu historischen Gestalten umgemünzt wie etwa die legendären ersten Kaiser von China, von denen der eine »*Shennung*«, das heißt der göttliche Ackersmann, genannt wird und der Erfinder des Ackerbaus gewesen sein soll.[13] Auch *Aeskulap* als der Ahnherr der griechischen Ärzte oder *Daedalos* als der Stammvater der Architekten und Bildhauer sind solche legendären Figuren, denen man die Erfindung der Heilkunst oder des Hausbaus zuschreibt. Wie historisch unglaubwürdig solche Legenden und ihre Datierungen sind, geht aus der Geschichte des athenischen Kulturstifters Kekrops hervor, der um 1000 v. Chr. der erste Heilige König von Athen gewesen sein soll und der dem Land Attika dessen Namen angeblich nach seiner Tochter Athis verlieh. In Wahrheit ist Athis ein Beiname der Göttin Athene (actis thea, Göttin der zerklüfteten Küste), die zwar von den Griechen mit Beinamen geschmückt, aber längst vor deren Einwanderung verehrt wurde.[14]

Die Geschichte umbiegen

Der Hang, die Geschichte nach eigenen Vorstellungen zurechtzubiegen, bleibt der patriarchalen Geschichtsschreibung zu allen Zeiten erhalten. Wie die rivalisierenden Pharaonen ihre göttlichen Namen und Inschriften gegenseitig ausmerzten und überschrieben, wie die Römer das etruskische Erbe durch römische Legenden übertünchten, so hören wir von der ersten Bücherverbrennung der Weltgeschichte aus dem Alten China unter dem sogenannten Ersten Kaiser Shih Huang Ti (259–210 v. Chr.). Dieser unterhielt bereits eine sogenannte »Legalistenschule«, die über die offizielle Staatsideologie zu wachen hatte und alle mythischen und philosophischen Überlieferungen tilgte, die dieser zuwiderliefen. Nach dem Tod des Herrschers wurde dem Volk dieses Ereignis wochenlang verschwiegen,[15] wie rund 2000 Jahre später der Tod des russischen Diktators Stalin.

Auch die meisten Hochreligionen wachen bis heute streng über die *Orthodoxie ihrer Lehre* und lassen *nur ganz bestimmte historische Quellen* gelten, während alle anderen unterdrückt werden. Bekanntlich gibt es neben den vier Evangelien eine ganze Reihe sogenannter apokrypher, d. h. geheimer biblischer Berichte, die im Untergrund weiterwirkten, wie auch die nicht jahwistischen Teile des Alten Testaments in die Gnosis und die jüdische Mystik (Kabbala) Eingang fanden. Und noch immer besteht der Bücher-Index bzw. die Glaubenskongregation der Römischen Kirche, welche jede Erkenntnis unterdrückt, die dem Dogma der Kirche entgegensteht.

Die Lüge als Zwillingsbruder der Herrschaft, die man später Propaganda nennt, hat immer mit denselben Mitteln gearbeitet: *die geistigen Errungenschaften der Unterdrückten werden ausgerottet oder totgeschwiegen* und die Schattenseiten ihrer Kultur zu moralischen Greueln hochstilisiert. Dies geschah etwa von Seiten der Spanier im Alten Mexiko, wo man die wundervollen Codices bis auf einige zufällig erhaltene Exemplare vernichtete und die religiösen Opferbräuche zu Verbrechen stempelte. Das gleiche widerfuhr den Resten heidnischer Frauenkultur im Mittelalter, als man die Hebammen, Heilerinnen und Seherinnen als Hexen im Bunde des Teufels diffamierte und ausrottete.

Im militärischen und politischen Bereich kommen dazu die *skrupellose Kriegslist und die Lüge im Dienste der Staatsraison.* Musterbeispiel für die erstere bildet *das trojanische* (hölzerne) *Pferd* in der »Ilias«, das der »listenreiche« Odysseus als angebliches Weihegeschenk an den Tempel der Athene nach Troja sandte, und in dessen Bauch sich die griechischen Helden verbargen, die den Invasoren die Tore der Stadt öffneten. Und wie die griechischen Helden die heilige Stätte Trojas durch Mord und Vergewaltigung schändeten, so benutzten die Helden der abendländischen Geschichte selbst das geheiligte Gastrecht als Täuschungsmanöver zur ruchlosen Ermordung des Gegners. Wie viele Herrscher vor und nach ihm verdankt Theoderich der Große seinen Thron der (eigenhändigen) Ermordung seines Gastes.[16] Dies hinderte die Geschichtsschreibung nicht, ihn groß zu nennen, weil gemäß patriarchaler Ideologie der Zweck die Mittel heiligt. Der später so genannte *Macchiavellismus* mit seiner skrupellosen Herrschaftsstrategie durchzieht die gesamte politische Geschichte, und es ist eine der großen Illusionen der Aufklärung, daß der rationale Fortschritt in der menschlichen Zivilisation die Grausamkeiten der Weltgeschichte eindämmen würde. In Wahrheit sind nur die Mittel der Unterdrückung und die Methoden der Lüge raffinierter geworden.

Die *List als ein konstitutives Element der patriarchalen Kultur,* wie sie seit den griechischen Heldenepen als Mannestugend gefeiert wird, ist in unserer Kultur so tief verankert, daß wir ihre vergiftende Wirkung nicht einmal mehr bemerken. Unsere Wirtschaftspropaganda in Form der *Reklame* ist zu einem großen Teil auf der Vortäuschung falscher Tatsachen aufgebaut und erweckt Hoffnungen, die sie nicht einlösen kann. »Cleverness« als erfolgversprechende Fähigkeit verdankt ihre Hochschätzung nicht allein der Klugheit, sondern mindestens ebenso der Gerissenheit.

Die »Sprachregelungen« des Ostens wie des Westens haben immer den Zweck der parteilichen Interpretation einer Sache oder eines Begriffs, und auch diese *Kunst der Sprachmanipulation* ist so alt wie das Patriarchat. Schon die griechischen Eroberer münzten den Wortstamm 'αρχή (arche), der Anfang, Beginn, Ursprung bedeutet, in die ganz andere Sinngebung von Herrschaft, Amt, Obrigkeit und Oberbefehl um, was uns suggeriert, daß die Herrschaft der Männer am Anfang der Geschichte stand.

3. Die Diskriminierung der Arbeit

An der Wiege der patriarchalen Stammesorganisation steht die Diskriminierung der Arbeit. Bei den zeitgenössischen matrilinealen Gruppen konnten wir beobachten, wie die Häuptlinge immer dazu neigen, sich selbst von der unmittelbaren Nahrungsproduktion zu befreien und diese regelmäßige Arbeit an andere, von ihnen abhängige Personen zu delegieren. Dieses Motiv findet sich auch im Mythos von den Fidji-Inseln (Melanesien), bei welchem sich ein Bruderpaar gegen den bis dahin herrschenden Arbeitsrhythmus auflehnt. Der Mythos erzählt, daß die Große Göttin, die in Gestalt einer Schlange auf dem Kau-wandra-Berg lebt, eine wunderschöne schwarze Taube besaß, die jeden Morgen ihren Weckruf erschallen ließ und damit die Große Schlange und alle Bootsbauer mit den Worten wachrüttelte: »Kinder, erhebt Euch und arbeitet, der Morgen ist da!« Rokala und sein Bruder haßten die Taube und sprachen: »Was sollen wir denn immer, immer und immerfort arbeiten? Sklaven arbeiten, aber wir sind große, mächtige Häuptlinge... Komm, wir wollen die Taube töten! Und wenn dann die Große Schlange böse wird, schön, dann wird sie eben böse. Wir werden sie bekriegen, wir sind groß an Zahl und stark, und sie ist allein, wenn sie auch ein Gott ist.«[1]

Die Verachtung der Arbeit in dem Sinne, daß Männer sich weigern, die alltäglichen Routinearbeiten zu verrichten, ist in primitiven Gesellschaften generell und bezieht sich keineswegs nur auf die stolzen Hirtenkrieger. Sobald sich in den Männerhäusern eine Gruppenzugehörigkeit auf religiöser Basis ausgebildet hat, schöpfen die Männer ihre Identität aus ganz bestimmten Tätigkeiten, zu denen vor allem *die Jagd und der Krieg,* aber auch *Viehzucht und der Anbau ganz bestimmter Kulturpflanzen* gehören. Dabei wählen die Männer nicht nur die dankbareren und spektakuläreren Arbeiten aus beziehungsweise umgeben die Arbeiten, die sie auswählen, mit einem besonderen *Sozialprestige.* Auch ihr zeitlicher Arbeitsaufwand liegt deutlich niedriger als derjenige der Frauen. Phyllis Kaberry rechnet für die Nsaw in Kamerun aus, daß die gesamte landwirtschaftliche Betätigung der Männer im Jahr nur etwa zehn Tage ausmacht und sie die übrige Zeit Palmwein trinken, Geschichten erzählen und die tägliche Arbeit auf den Feldern den Frauen überlassen.[2]

Dieser Befund stimmt genau mit den Definitionen der männlichen Arbeit überein, die M. R. Davie aus Australien, Ostasien, Afrika und Südamerika zitiert und die einander alle sehr ähnlich sind. In einem australischen Bericht heißt es da: »Ein Mann jagt, speert Fische, kämpft und sitzt herum, der Rest ist Frauenarbeit«.[3] Neuere UNO-Statistiken beweisen, daß weltweit *zwei Drittel der menschlichen Arbeit von Frauen geleistet* wird, und daß sich diese ungleiche Arbeits-»Teilung« in den überwiegenden Fällen umgekehrt proportional zu den persönlichen Rechten der Frauen am Eigentum verhält. Zutreffend vergleicht M. Janssen-Jurreit diesen Umstand mit der *Arbeitsteilung im Feudalsystem,* bei dem einer müßigen Aristokratenschicht die arbeitende bäuerliche Bevölkerung gegenübersteht. Wie im sozialen Klassensystem, so lassen sich solche Verhältnisse auch zwischen den Geschlechtern nicht ohne Repressionen herstellen und aufrecht erhalten.

Überall in den vorindustriellen Gesellschaften werden die Mädchen schon außerordentlich früh dazu angehalten, die Pflichten erwachsener Frauen zu übernehmen, während den Knaben viel länger ein kindliches Dasein in Müßiggang und Spiel gestattet ist. Von vielen Ethnien ist auch bekannt, daß die jungen Mädchen unter dem ständigen Druck ihrer Eltern stehen, und daß junge Frauen von diesen oder von den Ehemännern geschlagen werden, wenn sie ihren Verpflichtungen nicht nachkommen.[4]

Freiheit von den Notwendigkeiten des Lebens

In den patriarchalen Hochkulturen der Antike sind die Frauen der herrschenden Schicht nur deshalb von solchen Arbeitsrepressionen verschont, weil ihnen als Mitgliedern des Eroberer- und Herrenvolkes die unterworfene Bevölkerung und die durch Krieg erbeuteten Sklaven als Arbeitskräfte zur Verfügung stehen. Im übrigen waren die Aktivitäten auch dieser privilegierten Frauen ihrer gesellschaftlichen Wertung nach durch einen Abgrund von den Tätigkeiten der Männer getrennt. Aristoteles ließ für den *freien Mann* nur dreierlei Beschäftigungen gelten, die seines Geschlechtes würdig waren: *den unbeschwerten, körperlichen Lebensgenuß, die öffentliche politische Tätigkeit in der Polis und das Philosophieren.* Das Verbindende dieser weit auseinanderliegenden Aktivitäten war für ihn die vollkommene Freiheit von den Notwendigkeiten des Lebens.

Jede Form von lebensnotwendiger Arbeit, sei sie nun produktiv oder reproduktiv, blieb für den freien Bürger verpönt: der kaufmännische Beruf ebenso wie der handwerkliche, anfangs selbst der des Bildhauers, und selbstverständlich jegliche Art von Nahrungsmittelproduktion oder von Arbeit, die das Leben in der Familie und im Haushalt fordert. Ja, den Lebenstrieb selbst, der auf Erhaltung des Lebens und der Gattung zielt, mußte der edle Mann nach Meinung der Philosophen zurückstellen, um sein Leben ruhmreichen politischen, kriegerischen oder geistigen Taten hinzugeben.

Deshalb war das öffentliche Leben des Mannes in und für die Polis nicht nur seinem Wert nach über jede andere Tätigkeit hoch erhaben, sondern auch ganz konkret *räumlich vom Bereich der Frauen und der Unfreien geschieden.* Der Mann diskutierte auf der Agora mit anderen freien Männern über öffentliche Angelegenheiten oder philosophische Probleme, erprobte im Krieg seine Tapferkeit oder gab sich den Sinnesfreuden in homoerotischen Männergesellschaften und in der Gesellschaft von Hetären hin. Die *Frauen dagegen waren strikt an den Ort ihres Haushalts gebunden* und im Hause herrschten der Zwang der täglichen Lebenserhaltung und der Zwang zur Erhaltung der Gattung. Dabei fielen die täglichen Arbeiten den Sklaven, die Gattungsfunktion den Frauen und beides zusammen den Sklavinnen zu. Weil die Erhaltung des Lebens und die ständigen Fürsorgeleistungen mit Zwang verbunden sind, leitete der griechische Mann daraus nicht nur seine eigene Befreiung von der Arbeit ab, sondern in seltsamer Logik auch sein Recht, andere Menschen zu diesen Arbeiten zu zwingen. Das Ideal der Gleichheit und der Selbstbestimmung als Grundlagen der antiken Demokratie bezogen sich ausschließlich auf den Kreis aristokratischer Männer unter sich.[5]

Diese prinzipielle Verachtung der Arbeit durch den Mann, die sich ähnlich in der Mentalität des mittelalterlichen Ritters spiegelt, wenn er stets auf den Bauernstand herabblickt, bildet das Stigma aller uns bekannten Feudalgesellschaften. Wie substantiell sie aber an das männliche Geschlecht gebunden bleibt, zeigt sich unter anderem daran, daß zu allen Zeiten der adeligen Frau, die zwar von jeglicher grober Arbeit befreit war, »*Handarbeiten*« sehr wohl anstanden. Bis vor kurzem begriff man darunter auch in unseren Schulen ein rein weibliches Fach. Auch in den orientalischen und afrikanischen Adelsgesellschaften übten die fürstlichen Frauen stets ein edles Handwerk aus wie die Herstellung von kostbaren Kleidern, Lederarbeiten und Schmuck, während es für den adeligen Mann undenkbar war, an irgendeinen Gegenstand – mit Ausnahme der Waffe – Hand anzulegen.

Gründe und Folgen der Diskriminierung von Arbeit

Worin der eigentliche Grund für die frühe Verachtung der Arbeit von seiten des Mannes liegt, können wir nur mutmaßen. Wahrscheinlich hat sie sich mit der Wende vom wenig arbeitsintensiven Wildbeuterstadium zur seßhaften Agrarwirtschaft entwickelt. Hier aber waren es zunächst die Frauen, die den gesamten Arbeitsablauf bestimmten und die Männer als Hilfskräfte heranzogen, so daß der Mann seine Tätigkeit als *Ackerbauer ursprünglich als fremdbestimmt* erlebte. Nicht von ungefähr heißt in der oben zitierten Naturvolkmythe die weibliche Taube die Männer am Morgen aufstehen und arbeiten. Dazu kommt die *Abhängigkeit des Bauern von einer undurchschaubaren Natur,* welche die Früchte der Arbeit nur langsam reifen läßt und oft genug wieder zunichte macht, den Gesetzen einer Lebensmagie folgend, die nur den Frauen, nicht aber den Männern zugänglich schien. Dieser mangelnde innere Zugang des Mannes zur mühevollen bäuerlichen Arbeit könnte die Interpretation der Arbeit als Fluch verständlich machen, wie sie das Alte Testament gegeben hat. Von der patriarchalen Theologie als Strafe für eine angebliche Sünde gegen Gott verstanden, wäre die Vertreibung aus dem Paradies als Gleichnis für den Übergang zur Ackerbaukultur zu verstehen: Nun mußte der ehemals ungebundene Jäger sein Brot »im Schweiße seines Angesichts« verdienen.

Es gibt kaum ein Faktum, das für die Geschichte der Menschheit so weitreichende und tragische Konsequenzen gehabt hat, wie diese ideologische Diskriminierung der Arbeit. Nachdem durch die neolithische Revolution immer mehr Menschen ernährt werden konnten und die Bevölkerung ständig wuchs, gab es kein zurück mehr ins »Paradies« der

Sammler und Jäger. Für den, der die Arbeit verachtete, gab es nur den Weg der Überherrschung, sei es durch Menschenraub und Sklaverei, sei es durch Eroberungskriege und Unterwerfung alter Kulturvölker oder durch Einforderung von Tributen von Völkern, die man durch militärische Überlegenheit in Abhängigkeit brachte – in jedem Fall aber durch die Überherrschung der Frau. Diesen Weg der Ausbeutung sind ausnahmslos alle patriarchalen Völker in irgendeiner Form gegangen. In Europa hat sich dieser Prozeß in mehreren Stufen vollzogen: Zunächst wurden die alten Mittelmeerkulturen die Beute der indogermanischen Einwanderungen, dann Mittel- und Nordeuropa zu römischen Provinzen, schließlich nach den Wirren der Völkerwanderungszeit das Feudalsystem zur universellen Wirtschaftsform des Mittelalters. Später, als das Feudalsystem geschwächt und das System der Leibeigenschaft brüchig geworden war, brach in Europa der allgemeine Ruf nach Kolonien aus. Was seit der Entdeckung des Columbus und Maghellans die Domäne einer Handvoll Konquistadores und abenteuerlicher Kaufleute gewesen war, erhielt im Laufe des 18. Jahrhunderts eine ungeheure politische Bedeutung für das alternde Feudalsystem in Europa, weil nun die *Eingeborenenarbeit* und die *Billigimporte aus den Kolonialgebieten* die Fronarbeit im eigenen Land ersetzen konnten. Gleichzeitig aber schuf die *Erfindung der Dampfmaschine* und aller ihrer Nachkommen einen neuen Sklaven, was noch einmal die Befreiung vom Fluch der Arbeit versprach.

Die einzige *Gegenbewegung* zur feudalen Diskriminierung der Arbeit war christlich-religiös motiviert. Schon Benedikt v. Nursia (gest. 542) versöhnte mit seiner Ordensregel *»ora et labora«* das kontemplative Leben mit dem der frommen Arbeit, doch blieb dieser Gedanke an die engen Grenzen des klösterlichen Lebens gebunden, bis ihn der protestantische *Puritanismus* des 16. Jahrhunderts aufgriff. Erst durch die religiöse und politische Reformbewegung des *Calvinismus* in Nordeuropa und in Nordamerika, die vor allem vom Bürgertum der Städte als dem mächtig gewordenen dritten Stand getragen war, kam es zu einer in die Breite wirkenden Rehabilitierung der Arbeit. Ihren geistigen Hintergrund bildet die theologische Theorie, wonach sich der Gnadenbeweis Gottes auf Erden für den Gläubigen in den Früchten seiner Arbeit und in deren sichtbarem wirtschaftlichen Erfolg niederschlägt. Jedoch bleibt auch in der puritanisch-asketischen Arbeitshaltung die Arbeit Mühsal und Strafe des Menschen seit der Erbsünde, nur daß nun gerade in der Mühsal die religiöse Chance besteht, sich durch ihre freiwillige Übernahme das Wohlwollen Gottes zu sichern. Bei allem Ruhm von Fleiß und Arbeit als

Bürgertugenden haben diese das Odium von Schweiß und Tränen nie verloren und nie mehr jene positive Qualität zurückerhalten, die sie in den matrizentrischen Kulturen einmal besaßen.

Arbeit als Gemeinschaftserlebnis

In der Frühzeit war Arbeit ein vom Frauenkollektiv geprägtes Gemeinschaftserlebnis, ein von kultischen Vorstellungen erfülltes und von Liedern begleitetes *rhythmisches Tun,* wofür wir in alten historischen Dokumenten und bruchstückhaft in der Folklore der ganzen Welt Beweise haben. Die altchinesische Liedersammlung Shi-King aus der vorkonfuzianischen Zeit enthält viele Beispiele uralter *Arbeitslieder* wie etwa das Lied von den Pflanzenpflückerinnen.[6] Wir finden diese Form der Arbeit heute noch in abgelegenen bäuerlichen Kulturen wie in Andalusien, wo die alten Flamencogesänge die Arbeit auf dem Feld und im Haus begleiten, und einen Rest davon sogar bei den unter demütigenden Bedingungen lebenden Plantagenarbeiter/innen Nord- und Südamerikas.

Ganz im Gegensatz zu dieser Eingebundenheit der Arbeit in ein gemeinschaftsstiftendes Brauchtum zieht die bürgerlich-puritanische Arbeitsauffassung die Sittenstrenge gegen sich selbst und die Peitsche gegenüber den Arbeitssklaven vor. Auch als mit der industriellen Revolution Ende des 18. Jahrhunderts in Europa und in den USA die Maschinen die Sklaven oder Leibeigenen zu ersetzen begannen, war der bürgerlich-asketische Zugang zur Arbeit für den ungeheuren wirtschaftlichen Aufschwung der folgenden 200 Jahre verantwortlich. Der *Unternehmer des Maschinenzeitalters* überließ seine Fabrik nicht irgendeinem Verwalter wie der Feudalherr seine Latifundien, sondern stellte seine eigene Person mit verbissener Arbeitsdisziplin in den Dienst des Unternehmens, woraus er den fragwürdigen moralischen Anspruch bezog, auch seinen Arbeitern das Äußerste abzufordern.

Adam Smith, der Begründer der modernen *Nationalökonomie,* hat 1776 erklärt,[7] daß die Quelle für den nationalen Wohlstand in erster Linie die Arbeit sei, und damit übernahm auch die liberale Wissenschaft den puritanischen Begriff von der Arbeit und dessen moralische Aufwertung. Arbeit als ehrenhafte Tätigkeit, die zunächst eine verbindende *Identität für den Bürgerstand* schuf und die Hegels Philosophie zur menschlichen Tugend par excellence emporstilisierte, wurde dann im Zuge der Industrialisierung Europas und vor allem durch die *sozialistische Arbeiterbewegung* zur Selbstidentifikation des vierten Standes.

Als *Karl Marx* seine weltbewegende Theorie über Kapital und Arbeit niederschrieb, stand ihm einerseits die industrielle Arbeitsform in den Fabriken als Modell vor Augen, und andererseits übernahm er den bürgerlich-puritanischen Arbeitsbegriff von Smith und Hegel. Daß er dabei auch *in patriarchalen Grundanschauungen befangen* blieb, machte erst die feministische Wissenschaftskritik der letzten zehn Jahre bewußt. Wohl hat Marx mit seiner profunden Analyse des Arbeitsprozesses, vor allem mit seinem Schlüsselbegriff vom »Mehrwert« die Ausbeutungsmechanismen der Industriegesellschaft bloßgelegt und erstmals eine gerechte Verteilung der Arbeit unter alle Mitglieder der Gesellschaft gefordert. Philosophisch gesehen ist aber auch sein Arbeitsbegriff eine Abbildung jener merkwürdigen Zwitterstellung, welche die Arbeit als Fluch und Segen in der puritanischen Lebensauffassung einnimmt: Arbeit als zentrale Tugend des Menschen und als seine eigentliche Selbstdefinition stehen neben einer Zukunftsvision von der weitgehenden Eliminierung der Alltagsarbeit und von der Befreiung zur geistig-schöpferischen Tätigkeit für alle.

Feministische Marxismuskritik

Nach marxistischer Theorie sollten auch die Frauen an dieser Entwicklung teilhaben. In der Praxis des real existierenden Sozialismus stellte sich jedoch bald heraus, daß die Frauen weiterhin benachteiligt waren. Hier setzte die feministische Marxismus-Kritik ein, die nicht dabei stehenblieb, die unbefriedigenden Verhältnisse in der Praxis herauszustellen, sondern die Fehleinschätzungen in bezug auf die weibliche Arbeit schon in den Grundlagen der marxistischen Arbeitstheorie entdeckte. Soziologinnen wie Marielouise Janssen-Jurreit, Maria Mies, Claudia v. Werlhof und Christel Neusüss[8] stellen die marxistische Definition der Arbeit als Ware und Tauschwert ebenso grundsätzlich in Frage wie die prinzipielle Unterscheidung zwischen produktiver und reproduktiver Arbeit. Sie zeigen, daß die marxistische Theorie von der *männlichen Optik* ausgeht und nur die Situation des Arbeitnehmers im Produktionsprozeß reflektiert, die gesamte Haus- und Betreuungsarbeit jedoch außer acht läßt. Alles, was zur Arterhaltung und zur reproduktiven Selbsterhaltung gehört, hatte Marx – darin Hegel folgend – zum Bereich der Natur und der triebhaften Instinkte gerechnet, so daß die Hausfrau und Mutter an der menschlichen Arbeit im Sinne der Werte-schaffenden Tätigkeit keinen Anteil hat. Deshalb konnte aus sozialistischer Sicht der emanzipatorische Sprung der Frau nur über die bezahlte Berufsarbeit gelingen.

Im Banne dieser Theorie hat ein Großteil der Frauenbewegung *die restlose Eingliederung der Frau in die männliche Berufswelt gefordert* und folgerichtig ihre Entlastung bei Haushalt und Mutterschaft. Nun hat sich aber die Vorstellung, mit Hilfe von Gemeinschaftsküchen, Kinderkrippen und Haushaltsmaschinen die reproduktive Hausarbeit und die familiären Aufgaben in einen zu vernachlässigenden Rest aufzulösen – wie dies schon Bebel vorschwebte – als Illusion erwiesen. Janssen-Jurreit kritisiert zu Recht, daß damit »die das Leben erst konstituierenden Grundarbeiten« sträflich unterschätzt werden.[9] Schon der Haushalt ohne Kinder läßt sich nicht so ohne weiteres durch Technisierung und Inanspruchnahme von Dienstleistungen auf das gewünschte Minimum reduzieren, u. a. deshalb, weil die Wege zu den Einkaufs- und Dienstleistungszentren immer länger werden. Erst recht erweisen sich alle technischen Zaubertricks beim Haushalt mit Kindern als illusionär. Ihnen, die auf kontinuierliche Zuwendung angewiesen sind, ist mit Maschinen nicht gedient, ebensowenig kranken Menschen.

Wo immer aber *öffentliche Fürsorgeinstitutionen* beschworen werden, so ist dabei wie selbstverständlich von *weiblichen Fürsorgepersonen* die Rede. Bebel sprach von Pflegerinnen und Erzieherinnen und darüber hinaus von »befreundeten Frauen« und der »heranwachsenden weiblichen Jugend«, die den Müttern zur Seite stehen sollten. Keiner der sozialistischen Revolutionäre hat je daran gedacht, daß sich auch Männer an den das Leben erst konstituierenden Grundarbeiten beteiligen könnten.[10]

Eine ähnlich unrealistische Einschätzung der Arbeit auf Kosten der Frauen spielt sich heute in allen Betrieben auf dem Sektor der Hochtechnologien ab. Auch die raffinierteste Technik erlöst nicht ganz vom Fluch der eintönigen Arbeit, sondern überläßt den Menschen immer noch einen unangenehmen Rest: Rollende Bänder wollen bedient und Computer wollen gefüttert werden, wozu man in den westlichen wie in den östlichen Industriestaaten schlecht bezahlte weibliche Arbeitskräfte einstellt.[11]

Ungleichgewicht in der Natur

Die Diskriminierung der schlichten Arbeit durch den Mann hat aber nicht nur zur sexistischen Unterdrückung der Frau und damit zum Ungleichgewicht in der Partnerschaft geführt, sondern darüber hinaus zu einem bedrohlichen Ungleichgewicht im Haushalt der gesamten Natur. Die tausenderlei Maschinen, welche die Arbeit des Menschen ersetzen sollen, verschlingen eine Unmenge Energie und belasten mit ihren Rückständen unser Wasser, unsere Böden und unsere Luft. Hinzu kommt der riesige und ständig wachsende Berg an Wegwerfartikeln und Wegwerfpackungen, die alle nur zu dem einzigen Zweck erfunden wurden, die Menschen von der Pflege der täglichen Dinge zu befreien.

Wenn heute die Zerstörung der Umwelt beklagt wird, so sollte man nicht die Technik als solche dafür verantwortlich machen, wie wenn sie ein selbstgesteuerter Prozeß wäre, der unausweichlich seinen verhängnisvollen Lauf nimmt. Wir müssen vielmehr nach den *psychologischen Motivationen* fragen, *welche die Entwicklung der Technik in eine ganz bestimmte Richtung drängen.* Sinn und Zweck der Technik war immer die Herstellung von Werkzeugen, welche die menschliche Arbeit erleichtern und vervollkommnen, und in diesem Sinn war der Mensch – Frau und Mann – von Urbeginn an Techniker/in. Erst an einem bestimmten Punkt der gesellschaftlichen Entwicklung kommt dazu eine ganz neue Motivation: Das Arbeitsgerät soll dazu dienen, die menschliche Arbeit nicht nur zu erleichtern, sondern teilweise zu ersetzen mit der Absicht, handwerkliche Produkte in kurzer Zeit serienmäßig herzustellen. Dieser Zweck der Technik, wie er sich erstmals in der Töpferscheibe manifestiert, ist, historisch gesehen, mit der Patriarchalisierung der Gesellschaft verknüpft. Es lag offensichtlich im Interesse der Männer, mit Hilfe der Töpferscheibe nicht nur vollkommenere, das heißt dünnwandigere Keramik herzustellen, sei es zum Eigengebrauch oder zum Tausch gegen andere Bedürfnisse, sondern die Produktion größerer Mengen von Gebrauchsgütern als selbständigen Erwerbszweig voranzutreiben. Schon auf die antiken Manufakturen ist die marxistische Mehrwert- und Ausbeutungstheorie anwendbar, sobald Unfreie und Sklaven in ihnen arbeiteten, und schon damals war das *Profitstreben* ein Motiv für die Perfektionierung der technischen Einrichtungen.

Es wäre aber nur die Hälfte der Wahrheit, für den fortschreitenden Prozeß der Technisierung nur kapitalistische Triebkräfte verantwortlich zu machen. Ein zweites, mächtiges Motiv wird von jener *Verachtung der Routinearbeit* gespeist, welche die patriarchale Einstellung zur Arbeit seit jeher kennzeichnet, und speziell von der *Ablehnung jeglicher körperlicher Betätigung,* sofern sie im Dienste der unmittelbaren Lebensnotwendigkeit steht. Ritter und Edelmänner aller Länder und Zeiten lehnten es nicht nur ab, an irgendeine banale Arbeit Hand anzulegen, sondern auch, ihre Muskelkraft an die banale Aktivität des Zufußgehens zu verschwenden. Sie saßen hoch zu Roß oder ließen sich in Sänften tragen, obschon die gleichen Edelmänner beim Ritterturnier oder in der Schlacht die größten Strapazen auf sich nahmen.

Ohne sich dessen bewußt zu sein, hat der moderne Mensch – gleich welcher politischen Couleur – diesen aristokratischen Anspruch auf Befreiung von den banalen Mühen des Lebens und den Anspruch auf größtmögliche Bequemlichkeit übernommen. Wir lassen uns zwar nicht mehr in Sänften tragen wie die Könige, aber wir benutzen das Auto für die lächerlichsten Distanzen, wir drücken auf Knöpfe zur Öffnung von Türen, statt sie uns von Sklaven öffnen zu lassen und werfen weg, was früher Sklaven- oder Frauenhände instand stellten. Das Motiv dabei ist immer dasselbe. Ohne den raffinierten *Markt der Bequemlichkeit* wäre unsere Industriegesellschaft überhaupt nicht denkbar, wobei bemerkenswert ist, daß die Geräte zur Erleichterung der Hausarbeit relativ jungen Datums sind und erst in Amerika kreiert wurden, als sich Väter und Söhne mit dem Problem der Hausarbeit konfrontiert sahen.

Tiefenpsychologisch gesehen aber gleicht unsere bequeme Konsumwelt dem *Schlaraffenland des Märchens,* in welchem man ohne Anstrengung leben und unbegrenzt Lebensgüter verbrauchen kann im grenzenlosen Vertrauen auf die »Mutter« Natur, die ihre Früchte und Bodenschätze unerschöpflich liefert und die Abfälle der Zivilisation unbegrenzt schluckt. Dabei machen die bildlichen Darstellungen der Schlaraffenland-Visionen, die nicht zufällig in erster Linie Männer in passiv-kindlicher Pose zeigen, schon auf den infantilen Grundzug aufmerksam, der sich hinter solchen Ausbeutungsvorstellungen verbirgt. Auch unsere hochzivilisierte Welt mit ihren komplizierten technischen Abläufen bevorzugt in der Reklame das alte Schlaraffenmotiv der *infantil-oralen Befriedigung,* und auf unseren Fernsehschirmen stehen wie eh und je die beiden Grundmotive der patriarchalen Kultur scheinbar unverbunden nebeneinander: der Superman als Krimi-, Sport- und Frauenheld auf der einen Seite und die Bilder all der Tauben, Süßigkeiten und Wundergetränke, die den Helden in den Mund fliegen.

Wenn wir aber, wie wir heute erkennen, unsere Bequemlichkeit mit der Zerstörung der natürlichen Umwelt bezahlen, so sollten wir wenigstens erwarten dürfen, daß sich der ganze Aufwand in dem Sinne gelohnt hat, daß dadurch unsere Lebensqualität entscheidend verbessert wurde. Gerade dies ist aber im Endeffekt nicht der Fall, sondern verkehrt sich sogar ins Gegenteil. Ganz offensichtlich haben wir heute den *Rahmen überschritten, in welchem die Vorteile des Lebenskomforts die Nachteile des technischen Apparats übertreffen.* Heute opfern wir dem Auto als einer

Art heiliger Kuh unserer Zivilisation die Architektur unserer Städte, die Ruhe des Wohnens, die Erträglichkeit unserer Atemluft und einen unverantwortlichen Blutzoll an Verletzten und Verkehrstoten, vom Tod der Wälder ganz zu schweigen. Unser Körper quittiert die nahezu völlige Ausschaltung seiner Muskelkraft mit Übergewicht, Kreislaufstörungen und Schlaflosigkeit, und diese Zivilisationskrankheiten versuchen wir durch aufwendigen Sport wettzumachen, der seinerseits oft genug umweltbelastend oder wiederum gesundheitsgefährdend ist. Für die Zeitersparnis im Selbstbedienungsladen und die Automatisierung anderer Dienstleistungen, vor allem aber für die zeitsparende Automatisierung der Information durch den Computer zahlen wir mit einem nicht zu unterschätzenden Kontaktverlust und mit einer ständig zunehmenden emotionalen Isolation, die viele Großstadtbewohner buchstäblich auf den Hund gebracht hat. Zuletzt muß der Vierbeiner dem Menschen die wegrationalisierten mitmenschlichen Kontakte ersetzen, wobei das bedauernswerte Tier nicht umhin kann, in unseren Straßen neue Verschmutzungsprobleme zu schaffen, für die noch keine maschinelle Abhilfe gefunden wurde.

Zu all dem kommt, daß uns die zahllosen technischen Errungenschaften keineswegs jene aristokratische Muße bescherten, die ursprünglich der Zweck der ganzen Übung war, sondern Hektik und Streß von bisher unbekannten Ausmaßen, so daß der *Traum von der Befreiung des Menschen von der Arbeit zum Alptraum einer Superzivilisation geworden* ist, in der die Maschine und nicht mehr der Mensch das Maß aller Dinge ist.

Indessen beteuern die Technokraten aus West und Ost, daß diese Entwicklung nicht aufzuhalten sei, wie wenn unsere technische Kultur ein sich selbst zeugendes perpetuum mobile wäre, statt daß wir uns endlich mit Maria Mies die Frage stellen würden: »Wozu brauchen wir das alles?«[12] Diese Frage zielt nicht darauf ab, die Technik als solche zu verdammen und den Rückzug in die Steinzeit zu propagieren, wie dies lächerlicherweise unterstellt wird. Aber sie besteht darauf, die *Ziele der technischen Entwicklung neu zu definieren* und die Wahnvorstellung zu streichen, man könne sämtliche das Leben erhaltenden Grundarbeiten und den schlichten mitmenschlichen Dienst durch technische Tricks hinauskatapultieren. Unter der – allerdings höchst wichtigen – Voraussetzung, daß sie nicht unter dem repressiven Vorzeichen der Ausbeutung steht, ist Arbeit weder ein Fluch, noch der Ausweis unserer gesellschaftlichen Daseinsberechtigung oder gar ein Mittel zu moralischer Läuterung. Sie ist und bleibt die schlichte Notwendigkeit, als die sie die Frauen immer verstanden haben, und die neben einer gewissen Anstrengungsbereitschaft und Disziplin, die sie fordert, nicht nur Befriedigung, sondern echte Freude vermitteln kann, wenn sie gemeinsam getan wird.

4. Die Geburt des Krieges

Unter der unendlichen Fülle von Literatur zum Thema »Krieg« gibt es erstaunlich wenige systematische Untersuchungen zur Frage nach den Wurzeln des Krieges überhaupt. Dies ist Anzeichen dafür, wie lange man den Krieg für ein nicht zu hinterfragendes, selbstverständliches Kultur- beziehungsweise Naturphänomen hielt, das unabwendbar zum menschlichen Leben gehört wie das Fressen und Gefressenwerden unter Raubtieren, und dies ungeachtet der Tatsache, daß das letztere eine Angelegenheit zwischen den Arten und nicht ein innerartliches Problem darstellt. Diesen unstatthaften Vergleich hatte vor allem *Thomas Hobbes* (1588–1679) mit seiner bis heute weit verbreiteten Theorie vom Wolfscharakter des Menschen angestellt (homo homine lupus) und darauf seine höchst *autoritäre Staatsphilosophie* aufgebaut, die eine absolute Staatsmacht damit rechtfertigt, daß der ursprüngliche Kampf aller gegen alle nur durch die institutionalisierte Gewalt zu unterbinden sei.

Nach der geistigen Erschütterung, die der Erste Weltkrieg unter den Intellektuellen Europas auslöste, war *Freud* einer der ersten, der sich mit den *psychologischen Ursachen des Krieges* befaßte und der dann in seiner pessimistischen Kulturtheorie vom angeborenen *Todestrieb* des Menschen als Pendant zum Lebenstrieb sprach. Dieser resignierende Standpunkt, der sich bei Freud selbst immerhin mit der Hoffnung verband, durch die kulturimmanente Triebdämpfung werde sich allmählich auch das destruktive Potential des Menschen verflachen, konnte nur *wenig Gegengewicht gegen die Gewaltverherrlichung und die faschistisch-nekrophilen Tendenzen* bilden, die sich seit der Jahrhundertwende in Europa ausgebreitet hatten und die schließlich im Inferno des Zweiten Weltkrieges gipfelten.

Gegen den Kulturpessimismus

Eine Bresche in den allgemeinen Kulturpessimismus zwischen den beiden Kriegen und nach dem Zweiten Weltkrieg schlugen zwei Forschungsbereiche von ganz verschiedenen Richtungen her: einmal die *Archäologie,* die seit der Entdeckung des Alten Kreta auch im Vorderen Orient auf immer ältere Kulturen stieß, die sehr viel unkriegerischer waren als die bekannten Kulturen aus historischer Zeit, und zum andern die *ethnologische Feldforschung* und deren Schilderung von Naturvolkgruppen, die den Krieg entweder gar nicht oder nicht in seiner fatalen Dimension als Eroberungs- und Vernichtungskrieg kennen.

Eine neue Aktualität erhielt die Beschäftigung mit den Wurzeln des Krieges durch den Vietnamkrieg Amerikas (1964–73), der überaus heftige Diskussionen entfachte, unter anderem auf der Jahresversammlung der American Anthropological Association unter dem Vorsitz von Margret Mead in Washington 1967, die ganz unter das Thema des Krieges gestellt war.[1] Auf diesem denkwürdigen Jahrestreffen, das schon im Vorfeld kontrovers war, weil ein Teil der Wissenschaftler die Stellungnahme zu einem akuten politischen Thema aus Gründen der wissenschaftlichen Objektivität ablehnte (!), kamen neben den möglichen Alternativen zum Krieg vor allem die kulturellen Ursachen und Funktionen des Krieges zur Sprache.

Mechanismen der Kriegsbereitschaft

Erwartungsgemäß gingen dabei die Meinungen weit auseinander. Während ein Teil der Forscher davon ausgeht, daß der *Krieg im modernen Sinn keine universelle menschliche Erscheinung* darstellt und zwischen primitiver Fehde und eigentlichem Krieg zu unterscheiden sei, lehnen andere die prinzipielle Trennung zwischen primitiven und hochzivilisatorischen Kriegen ab und suchen nach durchgehenden, funktional begründbaren Ursachen des Krieges im Sinne einer *notwendigen Anpassung an die gegebene natürliche und kulturelle Umwelt des Menschen.* Dabei wurden die drei klassischen Hypothesen zur Funktion des Krieges in die Diskussion geworfen, die alle davon ausgehen, daß kriegerische Auseinandersetzungen in irgendeiner Form einen natürlichen oder kulturellen Ausgleich zwischen konkurrierenden Gruppen herstellen.[2] Es zeigte sich aber rasch, daß die beiden ersten dieser Theorien einer kritischen Betrachtung nicht standhalten. Die sogenannte *ökonomische* Ausgleichstheorie, welche besagt, der Krieg habe die Funktion einer gleichmäßigeren Verteilung der Territorien und der natürlichen Ressourcen zwischen ärmeren und reicheren Völkern, wird nicht nur durch die Geschichte des Imperialismus ad absurdum geführt, sondern stimmt schon auf der Naturvolkstufe nicht. Einmal geht es dort in der Regel nicht um Territorialgewinn, und zum anderen waren unter den Hirtenvölkern nicht nur die armen Stämme, sondern gerade die reichen unter ihnen die größten Räuber.[3] Die zweite funktionale Theorie, wonach der Krieg bei ansteigendem Bevölkerungsdruck einen *demographischen* Ausgleich schafft, indem das Zuviel an Menschen durch Kriegsverluste wegdezimiert wird (Malthus), ist ebensowenig haltbar, jedenfalls angesichts der neuzeitlichen Kriegstechnik, die mit ihren Massenvernichtungsmitteln nicht bloß einen Ausgleichseffekt, sondern höchst einseitige Ausrottungseffekte hat. Wenn es je eine funktionierende Selbstregulation der Bevölkerungsdichte gegeben hat, so müßten wir hinzufügen, dann in den matrizentrisch lebenden Gemeinschaften, bei denen die Frauen durch Geburtenkontrolle ein Gleichgewicht zwischen Lebensraum und Stammesgröße herstellten.

Bleibt noch die dritte, die *psychologische* Ausgleichshypothese, die im Krieg ein *Ventil für aufgestaute Aggressionen* sieht, worunter sich sehr verschiedene Theorien subsumieren lassen. Wir können hier Konrad Lorenz' biologistische Vorstellung von der zyklischen Aggressionsentladung einreihen, die behavioristische Aggressions-Frustrationstheorie und bis zu einem gewissen Grad auch *R. Arons* Ausführungen über die kulturellen Wurzeln des Krieges.[4] Unter diesen Wurzeln nennt Aron das *Konkurrenzstreben, die Begründung einer heroischen Moral und die Konstruktion von Feindbildern.* In diesem letzten Punkt trifft er sich mit *Margret Mead,*[5] die ebenfalls davon ausgeht, daß der Krieg nicht biologisch begründbar, sondern eine Erfindung des Menschen sei. Eine der Hauptgefahren sieht sie darin, daß den Menschen ein *rassistisches* oder *nationalistisches Bewußtsein* anerzogen wird, das eine ungeteilte menschliche Loyalität verhindert und stattdessen die Menschen in Freunde und Feinde spaltet.

Ein besonders interessanter Hinweis scheint mir in Arons Bemerkung zu liegen, daß die Kriegsmentalität nicht nur eine sozial anerzogene Mentalität sei, sondern daß ihre *Entstehung im dunkeln liege und von unbewußten Quellen gespeist werde.* »Es ist Sache der Erforscher des kollektiven Unbewußten, den Krieg als eine historische Erfindung zu interpretieren, dessen ursprüngliche Motivierungen vergessen worden sind, und den Menschen vor die Alternative des Bewußtwerdens oder des Selbstmordes stellen.«[6]

Dies ist genau der Ausgangspunkt, der für unseren Zusammenhang wesentlich ist, nur daß wir mit Nachdruck festhalten müssen, was schon M. R. Davie in seinem Standardwerk schrieb und woran Mead auf dem Ethnologenkongreß in Washington erinnerte: »War is the business of one sex«.[7] *Der Krieg ist die Angelegenheit der Männer,* nicht der Menschen. *Deshalb gilt es, das kollektive Unbewußte des Mannes zu erforschen,* seine Frustrationen und seine Feindbilder aufzudecken, die er ins Unbewußte verdrängte und mit Aggressionen kompensierte. Es gilt, den typisch männlichen Motiven für destruktive Handlungen auf die Spur zu kommen, die von seinem Bewußtsein rationalisiert, das heißt mit anderen Motiven getarnt worden sind.

Die Yanomamö

An den Beginn meiner folgenden Überlegungen, welche die wichtigsten psychischen Mechanismen aufzeigen sollen, die zur patriarchalen Kriegsbereitschaft führen, sei das Beispiel eines kriegerischen Naturvolks gestellt, das N. A. Chagnon seinen Kollegen in Washington 1967 vortrug: die erst 1950 entdeckten Yanomamö-Indianer im tropischen Regenwald Venezuelas.[8] Sie sind ein Stamm von 15 000 Menschen, der ohne jede Berührung mit der übrigen Welt, inmitten der üppigsten Natur im Überfluß lebend, eine mörderische Kriegsmentalität zwischen den einzelnen Stammesgruppen ausgebildet hat. Er liefert uns ein in sich geschlossenes *Modell für die Geburt des Krieges auf einfachster Zivilisationsstufe,* auf der es noch keine Spezialisierung der Arbeit und noch keine politischen Strukturen gibt und bei dem keinerlei Sachzwänge als Kriegsursachen geltend gemacht werden können. Hier haben wir en miniature und sehr roh und drastisch die psychischen Motivationen für kriegerisches Verhalten vor uns, die wir, wenn auch in kultivierterer Form, bei den patriarchalen Hochkulturen wiederfinden.

Dabei trifft dieser Vergleich freilich nicht in vollem Umfang auf die Kriege der fortgeschrittenen patriarchalen Staaten zu, die mit ihrem imperialistischen Expansionsstreben und ihren weltwirtschaftlichen Implikationen qualitativ und quantitativ weit über dieses Modell hinausgehen. Die patriarchale Kriegsorganisation der Yanomamö ist aber geeignet, den *Unterschied* zwischen den *sakral motivierten Kriegen,* hinter denen ein Opfer- oder Sühnegedanke steht, und den eigentlichen *destruktiven Kriegshandlungen* zu illustrieren, die Ausdruck für eine von Grund auf aggressive und lebensfeindliche Mentalität sind. (Was nicht ausschließt, daß es innerhalb der ethnischen Vielfalt auch alle denkbaren Übergangsformen zwischen beiden Phänomenen gibt.)

Dieser südamerikanische Indianerstamm lebt in weit verstreuten kleinen Dörfern von nicht mehr als 200 Einwohnern. Neben dem reichlich vorhandenen Wildbestand stehen ihnen die Produkte ihrer Landwirtschaft zur Verfügung, für die sie dank der fruchtbaren Böden nur 2–3 Stunden täglicher Arbeit aufwenden müssen. Maßgebend für die lokalen Sippen sind die Mitglieder der patrilinealen Abstammungslinie (Agnaten), die despotisch über den weiblichen Teil der Sippe verfügen. Gemäß Chagnons Forschungsbericht sind die *exzessiven Aggressionen der Yanomamö in erster Linie gegen das weibliche Geschlecht* gerichtet, demgegenüber er rein quantitativ die meisten aggressiven Handlungen beobachtete. Schon von Kindheit an werden die Mädchen der groben bis brutalen Behandlung ihrer Brüder ausgesetzt, um dann von ihren Ehemännern auf geradezu sadistische Weise mißhandelt zu werden. (Daß diese ihre Frauen verprügeln ist an der Tagesordnung, daß sie ihnen Pfeile ins Gesäß schießen oder sie mit Holzscheiten versengen, keine Einzelerscheinung.)

Als Pendant dazu schildert der Forscher, wie die Knaben von klein auf durch provozierende Neckereien zu aggressivem Verhalten herausgefordert und durch Lob darin bestärkt werden. Als Jugendliche haben sie sich dann dem Training der *männlichen Wettkämpfe* zu unterziehen, deren Praktiken so brutal sind, daß sich die Halbwüchsigen zu Beginn dagegen sträuben. Die älteren Männer der Sippe zwingen sie aber mit Gewalt, an den sogenannten Brustklopf-Duellen oder Zweikämpfen mit Keule und Speer teilzunehmen, die nicht selten mit schweren Verwundungen und manchmal tödlich enden.

Zu eigentlich *kriegerischen Auseinandersetzungen* kommt es zwischen den weit auseinanderliegenden Dörfern, zu denen weder Landmangel noch sonst irgendeine Notlage drängen. Sie sind hauptsächlich vom Streben der Männer motiviert, möglichst viele *Frauen zu erbeuten,* ohne daß dies durch einen gegebenen Frauenmangel zu erklären wäre. Dieser wird im Gegenteil künstlich erzeugt, indem viele Mädchen nach der Geburt getötet werden – oft heimlich von den Müttern selbst, weil die Knabengeburten sehr viel mehr gelten und die Erstgeburt unbedingt ein Knabe sein soll.

Bei den meist nächtlichen Überfällen auf Nachbardörfer werden die Männer nach Möglichkeit getötet und die Frauen geraubt. Es gibt aber auch Überfälle einer kleinen Männergruppe auf einzelne Personen, die sich tagsüber beim Wasserholen von der eigenen Gruppe entfernt haben. Dazu kommen als höchste Stufe der feindseligen Eskalation heimtückisch eingeleitete Mord- und Vergewaltigungsorgien, wozu eine Dorfgemeinschaft eine andere unter dem Vorwand der freundschaftlichen Bewirtung einlädt, um sie dann mitten im Fest zu überfallen. Auf diese Weise leben sämtliche Stammesmitglieder in allen Dörfern in ständiger Angst vor einem Überfall, und nur während der Erntezeit gibt es eine Art Waffenstillstand und Verträge über gegenseitigen Warenaustausch, die aber bei nächster Gelegenheit wieder gebrochen werden.

Nachdem keine sachlichen Gründe in Frage kommen, hat Chagnon die Wurzel für das grundsätzlich feindselige Sozialverhalten der Yanomamö in dem von ihm so benannten »Waiteri-Komplex« gesehen, abgeleitet vom indianischen Wort für *Wildheit* oder *Kampfgeist*. Die Yanomamö züchten diesen Kampfgeist systematisch durch *ideologische Indoktrinierung*. Neben dem physischen Gewalttraining üben sie gespielte Wutausbrüche, studieren wilde Gesänge ein und erziehen die eigenen Sippenmitglieder zum betonten Hochmut gegenüber anderen, als minderwertig eingestuften Fremdgruppen. Dabei ist nicht uninteressant, daß die kleineren und schwächeren Gemeinschaften ihren »Männlichkeitswahn« besonders pflegen, um mit ihrem Image die stärkere Gruppe prophylaktisch in Schrecken zu versetzen. Zum Waiteri-Komplex gehört auch, daß die Männer streng auf ihr würdevolles Auftreten achten und es zum Beispiel lächerlich finden, außer ihren Waffen irgendwelche Dinge zu tragen, weshalb bei einem Kriegszug die Frauen die nötige Marschverpflegung voraustragen und an einem geheimen Ort deponieren müssen. Besonders eindrucksvoll sind die eigenen »Sterbereden«, würdige letzte Worte, die sich die Männer vor einem Zweikampf ausdenken, denn die größte Verachtung gilt einem Mann, der nicht heldenhaft stirbt oder Schmerzen nicht standhaft erträgt. Als die schlimmste Schande bezeichnete ein Jugendlicher dem Forscher gegenüber das Verhalten eines Kollegen, der, verwundet, nach seiner Mutter schrie.

Hinzu kommt, daß auch das religiöse Leben der Yanomamö von destruktiven Ideen erfüllt ist. So bitten die Dorfschamanen auf ihren Sitzungen die Ahnengeister darum, ihre Feinde durch Krankheit dahinsiechen zu lassen. Stirbt jemand im Nachbardorf, so ist dies für sie eine Erfolgsmeldung.

Alles in allem bieten die Yanomamö das Bild einer terrorisierten Gesellschaft, für die es unter den aggressivsten Tierarten keine Parallele gibt, und die aus psychopathologischer Sicht unverkennbar paranoide Züge trägt. Deshalb fällt es schwer, in ihr einen Urzustand des menschlichen Zusammenlebens zu sehen, wie Chagnon dies tut. Er führt die exzessive Gewalttätigkeit der männlichen Gruppenmitglieder auf das Fehlen einer hierarchisch-politischen Stammesordnung zurück.

Wie wir gesehen haben, handelt es sich bei ihnen aber gerade nicht um den Zustand unkontrollierter Wildheit, sondern, ganz im Gegenteil, um systematische und durchaus künstliche Züchtung einer sadomasochistischen Aggressionshaltung, die den widerstrebenden jungen Männern nur durch Gewalt von den Gruppenältesten aufgezwungen werden kann.

Deshalb scheint es mir viel naheliegender, *nach den Wurzeln des Wildheits-»Komplexes« zu fragen,* den Chagnon selbst diagnostiziert, und für den es möglicherweise in der Geschichte und im kollektiven Unbewußten der Yanomamö Anhaltspunkte gibt.

Einen dieser Anhaltspunkte könnten wir in ihrem *Mythos vom Mond* finden, in dem erzählt wird, daß in weit zurückliegenden Zeiten der Mond auf die Erde niederzusteigen pflegte, um die Seelen kleiner Kinder zu fressen. Eines Tages aber traf ein besonders guter Schütze den Mond mit dem Pfeil mitten in seinen Unterleib, worauf dieser zu bluten anfing und Blutstropfen auf die Erde fielen. Aus den Blutstropfen aber entstanden lauter Männer, die kampfesfreudigen Ahnen der heutigen Yanomamö. Diese merkwürdige Geschichte von einer Art Kulturheros (Meisterschütze), der dem Sterben der kleinen Kinder Einhalt gebietet und dem Mond als dem Fruchtbarkeitsgestirn gewaltsam die Gebärfähigkeit entreißt, klingt ganz nach einem *patriarchalen Ablösungsmythos einer einstmals matrizentrischen Weltsicht.*

Dies wäre freilich noch kein Beweis für eine vorangegangene matrizentrische Gesellschaftsorganisation, doch haben sich bei den Yanomamö immerhin noch einige sehr typische matrilineale Gesellschaftsmerkmale erhalten. Trotz des eindeutigen Vorrangs der Patrilinealität erfolgt ihre *Verwandtschaftsrechnung bilineal,* wobei in der mütterlichen Linie die eigenartige (und typische) Gleichsetzung von Enkelin und Großmutter besteht. Außerdem folgen die Vetternbezeichnungen dem irokesischen (matrilinealen) Typus, und von den Heiratsvorschriften sind uns die Exogamie und der Bräutigamsdienst bei virilokaler Residenzform ebenfalls aus matrilinealen Gesellschaften bekannt.

Nun sind aber, was Chagnon ausdrücklich betont, die Yanomamö mit ihrem ausgesprochenen Männerterror unter kleinen Primitivgruppen keine einmalige Erscheinung. Ähnliche Gesellschaften finden wir vereinzelt in *Australien* und in *Melanesien.* Weiter ist aus *Feuerland* bekannt, daß die Männer der heute ausgestorbenen Ona ein tyrannisches Regiment über ihre Frauen geführt hatten.

Auch bei diesen in ganz anderen Kontinenten entwickelten Männergesellschaften werden matrizentrische Mythen tradiert oder stehen jedenfalls in ihrem unmittelbaren kulturellen Umfeld. Aus Feuerland stammt eine der bekanntesten mythischen Erzählungen über die ursprüngliche

Dominanz der Frauen im Priesteramt, die dann durch eine kollektive Niederwerfung der Frauen durch die Männer gebrochen wurde.[9]

Eine ursprünglich matrilineale Sippenordnung wäre in Melanesien durchaus denkbar, da diese Verwandtschaftsrechnung bei einer Reihe melanesischer Gruppen noch besteht.[10] Auch halten bedeutende australische Ethnologen den unterdrückten Status der Frau bei manchen australischen Stämmen für eine relativ späte Entwicklung auf diesem Kontinent.

Kriegsmentalität und Frauenunterdrückung

Sobald wir nicht darauf fixiert bleiben, die Struktur solcher Gruppen für einen Urzustand zu halten, sondern sie als *Sekundärentwicklung* auffassen, wäre ihr Männlichkeitswahn und ihre Aggressivität gegenüber Frauen als *Überreaktion auf eine vorausgegangene starke Stellung des Frauenkollektivs* viel eher plausibel zu machen.

Möglicherweise gibt es zur Stützung dieser Hypothese auch einen handgreiflichen Hinweis seit den jüngsten *Ausgrabungen auf den Salomonischen Inseln.* Auf Santa Ana stießen die Archäologen auf Überreste von Tongeschirr, was sehr überraschend war, weil die heutigen Eingeborenen der Salomoninseln die Töpferei nicht kennen. Die Funde beweisen, daß es in Melanesien schon sehr früh eine keramische Kultur gab, daß diese aber vor rund 1000 Jahren wieder aufgegeben wurde, aus Gründen, die sich bis jetzt niemand erklären kann. Es gäbe aber eine sehr gute Erklärung für diesen Umstand, wenn wir bedenken, daß die Töpferei bei allen Völkern eine ursprünglich weibliche Kunst ist, die in diesem Fall für eine längst vergangene matrizentrische Kultur Zeugnis ablegen würde. Die Zerstörung dieser frühen Kultur wäre dann in Parallele zu setzen mit der Aufrichtung des männlichen Regiments über die Frauen, welche das Geheimnis der Töpferkunst an die Männer nie verrieten.[11]

Demnach würde sich der »Waiteri-Komplex« als ein Männlichkeitskomplex entpuppen, der aus *vorausgegangenen Frustrationen und Ohnmachtsgefühlen* hervorgegangen ist. Nur daraus wäre auch die ideologische Komponente im Männerleben der Yanomamö zu begreifen, aus der sie ihre Gruppenidentität beziehen. Typischerweise wird diese Identität nur durch Abgrenzung gegenüber dem künstlich geschaffenen Feindbild benachbarter Gruppen erreicht, während die heftigste feindliche Abgrenzung ganz offensichtlich gegenüber den Frauen besteht, deren Ursachen aber nicht mehr bewußt sind.

Das würde heißen, daß Kriegsmentalität und Frauenunterdrückung ein und dieselbe Wurzel haben und daß der Verlust von Frieden und Solidarität unter den ursprünglichen Völkern auf eine *unbewältigte Geschlechterspannung* zurückzuführen ist.

Für den ursächlichen Zusammenhang zwischen aggressiver Überherrschung der Frau und Kriegsmentalität des Mannes finden sich bei Davies Untersuchungen deutliche Anhaltspunkte. In seinem statistischen Material stellte er eine *positive Korrelation zwischen dem demütigenden Status der Frau und den Kriegsaktivitäten der Männer fest.*[12] Wo dies nicht zutrifft und die Frauen innerhalb eines kriegerischen Stammes hohes Ansehen genießen wie im Alten Sparta oder bei manchen Hirtenkriegern, lassen sich diese Gesellschaften mühelos als Übergangsformen zwischen matrizentrischer und patriarchaler Kultur interpretieren.

Wir finden solche Zwischenformen auch bei Naturvolkgruppen, unter anderem bei den Xikrin-Indianern, die in relativer Nähe und unter den gleichen ökologischen Bedingungen leben wie die Yanomamö. Ihre Sippen sind matrilokal organisiert und das wirtschaftliche Leben, wie die lebenswichtige Schildkrötenjagd, steht unter der Regie der Frauen. Auch in diesem frauendominierten Stamm hat die Männergruppe eine kriegerische Mentalität entwickelt: Hier vermitteln die Onkel ihren Neffen eine ähnlich sadomasochistische Erziehung und Kriegsindoktrination wie die Yanomamö. Nur müssen sich die Xikrin das Kampffeld für ihre heldische Selbstbestätigung außerhalb ihres eigenen Stammesgebietes suchen. Dort sind sie gefürchtete Krieger, während zwischen den Dörfern die matrizentrische Friedensordnung gilt.[13]

Ganz ähnlich liegen die Verhältnisse bei den Hirtenkriegern. Sie sind als äußerst grausame Kämpfer bekannt, die ständig Streit suchen. Aber es gilt als ehrenrührig, die in den Zelten zurückgebliebenen Frauen und Kinder anzugreifen, während ihre Männer auf Raubzug sind.[14]

In beiden Fällen, im Extremfall der totalen Männerherrschaft und bei den Übergangsformen, entspringt die kriegerische Tätigkeit jedenfalls *nicht dem Motiv der Verteidigung von Frauen und Kindern.* Die Yanomamö versuchen nur zu verhindern, daß ihnen ihr Frauenbesitz von anderen Männern entrissen wird. Für die Frauen selbst stellt sich das Problem des Schutzes gar nicht, weil es für sie auf dasselbe hinausläuft, ob sie von den eigenen Ehemännern oder von den Männern des Nachbardorfes mißhandelt werden. Auch bei den Hirtenkriegern ist der *Krieg reine Männersache,* der im Zeichen des Männlichkeitskults geführt wird, wobei die Yanomamö die Frauen als Beute in das Kriegsgeschehen einbeziehen, während das alte Friedenstabu die Frauen der Hirtenkrieger schützt.

Erste historische Kriege

Wenn wir nun einen Sprung von den kriegerischen Primitivkulturen zu den ersten historisch vermeldeten Kriegen machen, so befinden wir uns in der Mitte des 3. Jahrtausends v. Chr. in Sumer. Dort beginnt die Geschichtsschreibung mit den Siegesmeldungen einzelner Fürsten. Vorher hat es, wie wir sahen, keine nennenswerten Befestigungen in den frühen mesopotamischen Städten gegeben. Dasselbe ist aus der frühdynastischen Zeit Ägyptens bekannt, und das Alte Testament berichtet, daß die Israeliten vor den ersten Richtern das Kriegshandwerk nicht kannten, was bedeutet, daß das heroische Zeitalter der jüdischen Geschichte erst im 13. Jahrhundert v. Chr. begann.

Von den *allerersten Kriegsmeldungen* ist ein Dokument aus Lagasch aufschlußreich, das die Grenzstreitigkeiten zwischen den Stadtstaaten Lagasch und Umma schildert: Vordergründig geht es um einen kleinen Streifen bebauten Landes und um eine unbedeutende Pachtsumme. Diese Sache war bereits friedlich geregelt, als die Leute von Umma eines Tages die ausgehandelten Abgaben mutwillig verweigerten. Wir hören von einem Kampf zwischen Entemena von Lagasch und Ur-Lumma von Umma im strittigen Grenzgebiet. Dabei ist von der Elitetruppe des letzteren die Rede, die aus 60 (!) Mann bestand und von Entemena vernichtend geschlagen wurde. Die Leichen der Gefallenen ließ man, den Geiern zum Fraß, auf dem Felde liegen, wie dies schon Enneatum von Lagasch, der Onkel des Entemena, bei einem ähnlichen Grenzstreit befahl. Daran erinnert die sogenannte Geierstele, die um 2500 v. Chr. errichtet wurde und die als erste Siegessäule der Geschichte gilt.[16]

Ohne schon auf die eigentlichen Ursachen solcher Auseinandersetzungen zwischen einzelnen Stadtstaaten einzugehen, ist zunächst einmal ihre Größenordnung festzuhalten. Wenn wir bedenken, daß die Bevölkerungszahl von Ur um 2500 v. Chr. bereits in die Zehntausende ging,[17] nimmt sich ein »Heer« von 60 Mann mehr als bescheiden aus, und es wird fragwürdig, hier überhaupt von »Krieg« zu sprechen. Jedenfalls können die Kriege vor dem semitischen König Sargon (2350–2295), durch den zum erstenmal eine politische Reichsidee entstand, und der Eroberungskriege in größerem Stile führte, einen nur sehr geringen Umfang gehabt haben.

Die *psychologischen Hintergründe* für die ersten kriegerischen Auseinandersetzungen in Sumer liefern die *sumerischen Heldenepen*. N. S. Kramer,[18] der das Gilgamesch-Epos und andere Heldenstoffe übersetzt und historisch eingeordnet hat, sieht in Gilgamesch eine historische Figur aus der Zeit um 3000 v. Chr. Vermutlich war er ein Exponent des sumerischen Kriegeradels, der sich auf den Wanderwegen der Sumerer herausgebildet hatte. Die Sumerer können nicht sehr lange vor der beginnenden Geschichtsschreibung aus ihrer vermutlichen Heimat im Kaukasus in Mesopotamien eingewandert sein, wo sie mit der Urbevölkerung verschmolzen. Nun spiegeln die Heldenepen einen *deutlichen Gegensatz zwischen der Mentalität der sumerischen Kriegeraristokratie und der Gesinnung der ursprünglichen Bürger* der Stadtstaaten. Während Städte und Priesterverwaltung auf die Erhaltung des Friedens bedacht sind, schüren die Helden die Rivalität zwischen den Stadtstaaten und ringen den Stadtältesten mit demagogischen Reden das Einverständnis für ihre *vom Zaun gerissenen Kriege* ab. Gestalten wie Gilgamesch spielen darin die Rolle einer Art Condottieri, die einen Trupp freiwilliger Soldaten um sich scharen und mit wechselndem Kriegsglück Beute für einzelne Städte machen. Wahrscheinlich sind solche heldischen Streiter da und dort zu Stadtfürsten oder sogar zu Königen emporgestiegen, wenn sie mehrere Städte unter ihre Oberhoheit gebracht hatten.

Fest steht, daß zu Beginn des 3. Jahrtausends v. Chr. die politische Macht dieser Könige noch sehr gering war und sie sich erst allmählich gegen die Priester- und Priesterinnen-Regentschaft der Tempelstädte durchsetzen konnten. Dies gelang wohl zum Teil deshalb, weil die Verwaltung unter der Führung ehrgeiziger Priester schon früh korrupt zu werden begann. So ließ sich König Urikagina von Lagasch (2440–30) als Reformator feiern, weil er den Tempelbesitz zurückgab, an welchem sich die Priester bereichert hatten. Auf diese Weise gewann er die Sympathien der ärmeren Bevölkerung und damit freiwillige Soldaten für seine Feldzüge.[19]

Was aber die ersten weltgeschichtlich dokumentierten Kriege betrifft, so sind sie offensichtlich *nicht aus Sachzwängen* entstanden, wie dies immer mit Selbstverständlichkeit unterstellt wird. Die sumerischen Stadtstaaten hätten noch lange friedlich nebeneinander leben können – wie später die etruskischen Stadtstaaten vor der Einmischung der Römer – wenn nicht *Ehrgeiz und Ruhmsucht* einzelner Heerführer sie in kriegerische Verwicklungen hineingezogen hätten.

Parallelen zwischen sumerischen und griechischen Heldenepen

An Kramers Analyse der sumerischen Heldenepen ist zudem interessant, daß er in ihnen Parallelen zu den griechischen Heldenepen fand. In ihrem ganzen Auftreten gleichen die sumerischen Helden den homerischen aus der mykenischen Zeit. Wie diese üben sie sich in eindrucksvollen Kampfreden, die ganz dem Stil der homerischen »Logomachie« entsprechen, worunter man die großartigen Kampfreden der Achäer versteht.

Beiden gemeinsam ist das ausgesprochen subjektive Ehrgefühl und das Fehlen einer politischen Bindung. Die Heldenfiguren in den sumerischen Epen bekriegen sich gegenseitig und versöhnen sich, berauschen sich gegenseitig an ihren Heldentaten und stellen so eine Art »internationale« Kriegeraristokratie dar, die oft ungeachtet der Stadtinteressen, die sie vertreten, ihr elitäres Heldenspiel inszenieren. Ein Pendant dazu bildet das heroische Lebensgefühl der Griechen. Auch für sie ist die persönliche Ehre der höchste Wert und nicht die Gemeinschaft oder ein zu verteidigendes gemeinsames Gut. Als sich Achill in seinem persönlichen Stolz verletzt fühlt, weigert er sich zu kämpfen und läßt seine Landsleute vor Troja im Stich, und diese scheinen ein solches Verhalten zu respektieren.[20] Ähnliches gilt für andere Heldenlieder. Auch das germanische Nibelungenlied wurde erst spät als sogenanntes Nationalepos vereinnahmt. Es besingt das Schicksal heldischer Einzelgestalten, deren Rache im Wortsinn grenzenlos ist und sich über alle nationalen Bindungen hinwegsetzt.

Wenn auch die großen Heldenepen, wie Kramer feststellt, alle im Gefolge einer Völkerwanderung entstanden sind, so wäre es ein Irrtum, daraus zu schließen, daß die Glorifizierung der Mannesgröße nur das Produkt solcher Wander- und Eroberungsepochen gewesen sei. Auch ihre Träger sind nicht als eine bestimmte »Herrenrasse« wie etwa die der Indogermanen zu bestimmen. Die Sumerer waren mit Sicherheit keine Indogermanen. Auch hielt sich der Männlichkeits- und Heldenkult in Griechenland noch über ein Jahrtausend nach der Einwanderung bis in die nachklassische Zeit und muß deshalb noch von ganz anderen Quellen gespeist gewesen sein. So viel die Unsicherheit des Wanderlebens auch zur Herausbildung des heroischen Lebensgefühls beigetragen haben mag, so hat die Tatsache, daß die Frauen dabei oft an der Seite ihrer Männer ums Überleben kämpften, die Unterdrückung der Frau als die Kehrseite des Männlichkeitskults eher verzögert als beschleunigt. Erst Jahrhunderte nach der Landnahme erreichte die Diskriminierung der Frau in Griechenland ihren Höhepunkt, von da an aber läuft die Pflege der *kriegerischen Mentalität mit der Unterdrückung der Frau strikt parallel.*

Die griechische Polis ist in ihrer Struktur insofern nicht mit den mesopotamischen Stadtstaaten vergleichbar, als sie erst nach der Zerschlagung der alten matrilinealen Sippenbande zu der Blüte kam, die uns aus der historischen Überlieferung vertraut ist. Deshalb folgte sie in ihrem Aufbau ganz den Vorstellungen der patriarchalen Ideologie. In ihr regierte von Anfang an der kriegerische Geist und der ehrgeizige Wettstreit einer elitären Männergesellschaft, für die der persönliche Ruhm das höchste Lebensziel bedeutete. Weil dieser Ruhm am schnellsten auf dem Felde der Ehre zu erringen war, galt das Hauptinteresse des griechischen Bürgers dem Krieg, d. h., es mußten ständig Ursachen für eine kämpferische Auseinandersetzung gesucht und wahrgenommen werden.

Vier Fünftel der erhaltenen antiken Geschichtsschreibung schildern bewaffnete Konflikte,[21] die mit realpolitischen Vernunftgründen nicht aufzuschlüsseln sind. Die *gesamte griechische Geschichte ist eine permanente Kriegsgeschichte um des Krieges willen* und von jener erschreckenden Todessüchtigkeit der griechischen Herrenschicht durchzogen, die in der künstlerischen Darstellung des toten Kriegers ihre Triumphe feiert. Dabei ließ auch hier die *egozentrische Orientierung des heroischen Ethos* so etwas wie ein vaterländisches Bewußtsein lange Zeit nicht aufkommen. Große athenische Heerführer wie Themistokles oder Alkibiades traten ohne Zögern in die Dienste des persischen Todfeindes, als sie sich von den eigenen Bürgern ungerecht behandelt fühlten,[22] und Alexander der Große opferte seinen persönlichen Wunschträumen skrupellos Legionen von Soldaten. Auch für die berühmte Rede des Perikles auf die Gefallenen Athens (431 v. Chr.) bildet das Hauptmotiv die persönliche Ruhmestat des Mannes und seine heldische Vollendung im Tod. »Denn berühmter Männer Grab ist die ganze Erde«, sagt Perikles hier und faßt damit den nekrophilen Charakterzug des griechischen Geistes in einem einzigen Satz zusammen.[23]

Krieg und Nationalgefühl

Bevor es viel später zur eigentlichen Nationalidee kommt, die in der Rede des Perikles erstmals als ein gemeinsames kulturelles Bewußtsein des athenischen Bürgers anklingt, herrscht in der orientalischen und abendländischen Geschichte jene Gigantomanie selbstherrlicher Potentaten, die wie *ein ins Riesenhafte gesteigerter Heldenkult* anmutet. Dieser persönliche Größenwahn, der von der Spätantike bis zu Napoleon die Geschichte durchzieht, schuf sich all die monströsen »Reiche«, in denen ohne Rücksicht auf ihre ethnische und kulturelle Zusammengehörigkeit die verschiedensten Länder bunt zusammengewürfelt wurden; eine Anmaßung, die in den europäischen Kolonialreichen der Neuzeit ihren letzten Höhepunkt fand.

Die Geschichte des Krieges beginnt mit der Verherrlichung des Einzelkämpfers und den abenteuerlichen Kriegszügen einer männerbündlerischen Kämpferschar, wird abgelöst von den Eroberungskriegen ehrgeiziger Herrscher, deren Söldnerheere teils um des Abenteuers, teils um der Beute willen irgendwelchen Fahnen folgten, und mündet erst spät in einen eigentlichen *Volkskrieg* ein. Erst nach der Zerschlagung der feudalen Herrschaftsstrukturen durch die Französische Revolution konnte das Bewußtsein von einer völkischen Zusammengehörigkeit entstehen. Dabei sollten wir uns aber klar machen, daß dies nur durch den *Rückgriff auf die tiefverwurzelten Bindungen des Menschen an seinen Mutterboden,* seine Blutsbande und seine Muttersprache möglich war. Der Begriff der »*Vaterlandsliebe*« verschleiert die Tatsache, daß sie im Grunde auf matrizentrische Vorstellungen und Gefühle zurückgriff. Dies verrät sich sowohl in der patriotischen Sprache wie in den patriotischen Symbolen. Wie Germania oder Helvetia als allegorische Landesmütter aus uralten Tiefen wiedererstehen, so entstammt auch die Fahne als Nationalsymbol in Form des gewebten Tuchs dem weiblichen Bereich, das oft genug die Farben der Großen Mutter trägt.[24] Und wenn vom »Altar« des Vaterlandes die Rede ist, auf dem die Männer des Volkes ihr Leben darbringen, so klingt darin das alte Menschenopfer an, wie es einst auf dem Altar der Stammesgöttin vollzogen wurde. Ohne den Appell an die uralte masochistische Opferbereitschaft der Männer wäre die Einführung der allgemeinen Wehrpflicht gar nicht denkbar gewesen, und erst die Wiederbelebung der matrizentrischen Tiefenschicht gab dem Krieg jene sakrale Weihe, von der unsere Nationalhymnen durchtränkt sind.

Die Freiheitsidee und die Verteidigung gegenüber fremden Einflüssen ist aus der Entstehung des Schweizer Nationalgefühls nicht wegzudenken: Wie das deutsche Nationalgefühl entsteht es im Zusammenhang mit dem Napoleonischen Diktat in Europa. Trotzdem liegt der Akzent auch der *Schweizer Nationalbewegung des 19. Jahrhunderts* nicht so stark auf der Zusammengehörigkeit der Eidgenossen in einem friedlichen und demokratischen Staatsgebilde, wie man dies später gerne wahrhaben wollte. Vielmehr war der damals wiederbelebte Heldengeist von jener merkwürdigen *Mischung aus romantischer Heimatseligkeit und männlicher Todesverachtung* geprägt, wie sie im alten Schweizer Hymnus (Rufst du mein Vaterland) oder in der bekannten Skulptur des sterbenden Löwen am Luzerner See (aus der Hand des Bildhauers Thorvaldsen) zum Ausdruck kommt. Dieses nationale Denkmal wurde 1821 zur Erinnerung an die Schweizergarde enthüllt, die 1792 beim Sturm auf die Tuilerien das

Leben der absolutistischen Herrscher Frankreichs bis zur Selbstaufopferung verteidigte.[25]

Im übrigen hat man in Europa das neu entstandene Nationalgefühl sehr viel häufiger zu Angriffskriegen und zu nationalen Abenteuern angestachelt als zur Verteidigung des Vaterlandes. Das tief Verlogene und Tragische der seit Napoleon geführten großen Kriege liegt gerade darin, daß sie emotional mit einer *doppelten Buchführung* rechnen: Die Könige, Staatsmänner und Generäle übernehmen den Part der großen Helden- und Einzelkämpfer, die angeblich im Namen des Volkes, in Wahrheit aber um ihres eigenen Ruhmes willen kämpfen, während dem Untertanenvolk die Rolle der nationalen Märtyrer zugeschoben wird, wie sie im Denkmal des Unbekannten Soldaten festgeschrieben ist.

Der gemeine Mann ist dabei nur Kanonenfutter. Damit er sich dafür hergibt – und damit ihn die Frauen dafür hergeben –, wird ihm einerseits die Gloriole des vaterländischen Helden verliehen und andererseits in ihm und im ganzen Volk ein *blinder Haß auf die Feinde geschürt, um verborgene Aggressionen in eine sadistische Kampfeswut umzulenken.* Dazu kommt die *Mobilmachung des religiösen Fanatismus,* wie er sich in den christlichen und islamischen Religionskriegen seit dem Mittelalter herausgebildet hatte, und der sich nun mit dem nationalen Fanatismus verbindet.

Wirtschaftsinteressen

Schon immer hatte sich unter die offizielle Kriegsphilosophie noch eine ganz andere Motivationsebene geschoben, bei der handfeste wirtschaftliche Interessen im Vordergrund stehen. Die materielle Ausbeutung anderer Kulturen, zunächst wiederum von einer kleinen Herrenschicht getragen, weitete sich seit der *Industrialisierung Europas* zu einem eigentlichen Wirtschafts- und Handelskrieg mit seinem *Kampf um Absatzmärkte* aus, hinter dem die anonyme *Macht der kapitalistischen Wirtschaftsträger* steht.

Dabei wurde allerdings, je weiter sich das moderne Bewußtsein von seinen alten religiösen und emotionalen Bezügen entfernte und je mehr es sich mit dem merkantilen Denken identifizierte, auch die doppelte Buchführung der Kriegspropaganda immer schwieriger. So hatte am Ende des Zweiten Weltkriegs die amerikanische Armee der fanatischen Todesverachtung der japanischen Soldaten, in welcher das aristokratische Heldenethos mit dem nationalen Opfergedanken zu einem Höchstmaß an Kampfesbereitschaft verschmolz, nichts Entsprechendes entgegenzusetzen.

Erst als es nicht mehr möglich war, die rationalen Anteile im Bewußtsein des westlichen Menschen auszulöschen und es mit den kollektiven Inhalten einer diffusen Vaterlandsbesessenheit zu füllen, wie es Hitler noch gelungen war, kam es zum Einsatz überdimensionaler materieller Waffen und zum furchtbarsten Verbrechen unseres Jahrhunderts: zum Abwurf der ersten Atombombe. Und noch einmal wiederholte sich eine ähnlich motivierte Tragödie im Dschungelkrieg von Vietnam, als die amerikanischen Soldaten nicht mehr wußten, wofür sie kämpften, und die amerikanische Heeresleitung den kommunistischen Religionskrieg der Vietkong und den verzweifelten Überlebenskampf der Bevölkerung mit dem Einsatz chemischer Vernichtungswaffen beantwortete.

Friedensdiskussion

Nur auf diesem Gesamthintergrund der Kriegsgeschichte und aller ihrer psychologischen Implikationen läßt sich heute eine fruchtbare Friedensdiskussion führen. Es wäre schon viel gewonnen, wenn wir ein für allemal die Vorstellung ad acta legen könnten, der Krieg sei ein natürliches und daher unvermeidliches Phänomen. Aber auch bei Einigung auf rein kulturelle Wurzeln stehen in der Diskussion die Sachzwänge immer noch zu sehr im Vordergrund und werden die *psychischen Wurzeln weiterhin verdrängt.* Wer heute noch mit der Idee der Verteidigung von Frauen und Kindern argumentiert, wird durch die schlichte Zahlenbilanz des letzten Weltkrieges ad absurdum geführt, bei der die Hälfte der Kriegsopfer Zivilisten waren. Dabei ist diese Bilanz keineswegs neu. *Für die breite Bevölkerung haben sich Kriege nie gelohnt,* sie war immer die Verliererin, nur daß in der Weltgeschichte kaum je nach den Bedürfnissen der Völker gefragt wurde, nicht einmal von unseren Historikern, die so berauscht waren vom Gedanken männlicher und nationaler Größe, daß sie deren Preis selten offen nannten. Nur Jakob Burckhardt hat in seinen weltgeschichtlichen Betrachtungen bekannt: »Alle politische Größe ist mit furchtbarsten Verbrechen erkauft worden. Der Friede ist nur eine Atempause bis zum nächsten Völkermorden.«[26]

Es scheint beinahe müßig, hinzuzufügen, daß *zu allen Zeiten die Frauen den höchsten Preis für all die Männergröße bezahlten.* Umso empörender allerdings ist die Art, wie selbstverständlich ihre Leiden von den Kündern der Kriegsreligion von Perikles bis Khomeini hingenommen werden. »Wenn ich nun noch der Tugend der Frauen gedenken soll«, sagte Perikles in seiner Rede an die Gefallenen, »so will ich mit wenigen Worten alles andeuten: nicht hinter eurer natürlichen, wahren Bestimmung zurückzubleiben (weiterhin Söhne zu liefern! Anm. d. A.), das bringt euch den höchsten Ruhm der Frau, der weder im guten noch im schlechten Sinn im Kreise der Männer gedacht wird.«[27]

Aus der *historischen Opferrolle der Frau* den voreiligen Schluß zu ziehen, sie sei von Natur aus ein aggressionsloses und sanftes Wesen, wäre freilich verfehlt. Frauen haben nur während ihrer patriarchalen Unterdrückung verlernt, direkt mit Macht umzugehen. *In den matrizentrischen Kulturen haben sie Macht besessen,* und sie haben diese Macht einerseits zur Friedenssicherung innerhalb der Blutsverwandtschaft benutzt, und sie andererseits, zumindest in ihren persönlichen Beziehungen, sicher auch mißbraucht.

Aber Macht und Gewalt sind zweierlei. Destruktive Gewalt ist an sich ein neurotisches Prinzip, gleichgültig ob Männer oder Frauen sich ihm verschreiben. Auch die matrizentrische Opferpraxis muß unter dem Gesichtspunkt einer kollektiven Neurose betrachtet werden, mit deren Hilfe kollektive Ängste kanalisiert wurden. Nur hat diese Praxis niemals den Umfang an Destruktivität angenommen wie später der Krieg, und dies unter anderem deshalb nicht, weil ihr erklärtes Ziel – die Versöhnung der göttlichen Mächte – dem tatsächlichen Motiv entsprach. Was uns heute als irrationaler Aberglaube erscheint, war zum damaligen Zeitpunkt sehr viel rationaler und transparenter als die späteren, scheinbar sachlichen Begründungen des Krieges, hinter denen sich ganz andere, irrationale Motive verbergen.

Wenn Norbert Elias 1936 in Anlehnung an Freud die Erwartung aussprach, daß der Kulturprozeß der Menschheit als solcher gegen den Krieg arbeite, weil er eine zunehmende Triebdämpfung mit sich bringe,[28] so basierte diese Prognose auf einer falschen Prämisse. Es sind nicht angeborene Triebe, weder sexuelle noch aggressiv-destruktive Triebe, die den Krieg in die Welt brachten, sondern es ist eine *neurotische Fehlentwicklung der menschlich-männlichen Kultur,* welche das angeborene Triebpotential in den Dienst der Zerstörung stellt. Vergleichen wir den Zustand unserer heutigen Zivilisation mit dem der primitiven Yanomamö aus dem tropischen Urwald, so ist der Fortschritt in Richtung Frieden nicht eben ermutigend. Hier wie dort herrschen gegenseitiges Mißtrauen, paranoide Ängste und das martialische Imponiergehabe der Abschrekkung zwischen den verfeindeten Blöcken. Immer wieder werden Feindbilder genährt, statt endlich der Stimme der Vernunft eine Chance einzuräumen.

Als Elias noch einmal zum 40. Jahrestag der Beendigung des Zweiten

Weltkriegs zum Wesen des Krieges und seiner möglichen Vermeidung Stellung bezog, da sprach er nicht mehr von Triebkontrolle, vielmehr von *»ideologischer Abrüstung«,* das heißt vom Abbau von Feindbildern und von der Relativierung des eigenen, ideologisch überhöhten Standpunktes.

Mehr als in sachlichen Schwierigkeiten sah er in psychologischen Barrieren das entscheidende Hindernis auf dem Weg zum Frieden: »Nicht wegen unversöhnlicher territorialer Forderungen, sondern als Rivalen um die Vormacht unter den Staaten der Welt und als Vertreter gegensätzlicher sozialer Glaubenssysteme, die sich wechselseitig bedrohen, stehen also die Führungsgruppen der beiden Großmächte einander mit höchstem Mißtrauen gegenüber.« Und an anderer Stelle: »Zu den sozialen Glaubensbekenntnissen beider Seiten gehört als Kernstück ein idealisiertes Bild der eigenen und ein herabsetzendes Bild der gegnerischen Gesellschaft.« Aus diesem Grund empfiehlt er als erste Maßnahme zur Verhütung des Atomkrieges die *Entmythologisierung des eigenen politischen Systems,* das weder im Westen noch im Osten den Idealvorstellungen entspricht, in deren Namen es jeweils angetreten ist. Wenn es gelänge, im gegnerischen und im eigenen sozialen System nicht etwas Endgültiges zu sehen, nicht das, was es zu sein vorgibt, sondern das, was es effektiv ist – eine Variante des immer noch sehr unzureichenden Versuchs, die sozialen und wirtschaftlichen Probleme der Menschen zu regeln –, so würde man weder zur Festschreibung des einen noch des anderen Systems einen dritten Weltkrieg riskieren.

Dies ist eine *Absage an jede Form von Heldenkampf und Glaubenskrieg und an jede Form von psychologischer Kriegsvorbereitung,* die vorgibt, die heiligsten Güter der Menschheit würden nur von der einen Seite verteidigt. »Menschen sind nicht in der Lage«, sagt Elias, »den Tod abzuschaffen. Aber sie sind ganz gewiß in der Lage, das gegenseitige Töten abzuschaffen.«[29] Freilich nur dann, so wäre hinzuzufügen, wenn man nicht fortfährt, im Namen der Gerechtigkeit, der Freiheit oder anderer abstrakter Ideale, es den Menschen zur nationalen Pflicht zu machen, zu töten und zu sterben.

5. Der tödliche Wettbewerb

Krieg ist nicht die einzige Form, in welcher sich der aggressive Männlichkeitskult in Szene setzt. Es gibt auch einen Krieg ohne Waffen, den man gemeinhin den friedlichen oder freien Wettbewerb nennt. Daß dieser aber *weder frei noch friedlich* ist, sondern einem tief verwurzelten Zwang des patriarchalen Selbstverständnisses entspringt, dafür liefert die griechische Tradition höchst eindrückliche Beispiele. Die Lebensmaxime, die dem »freien« Wettbewerb zugrunde liegt, hat Homer in einer berühmten Verszeile ausgesprochen: »Immer der Erste zu sein und vorzustreben den andern«. Darin liegt nicht nur der Wille zur äußersten Anspannung der eigenen Kräfte und das Streben nach hohen Zielen, sondern ebenso sehr der Wunsch nach dem Triumph über den Schwächeren. »Der Wunsch, sich hervorzutun«, schreibt der Graecist C. M. Bowra, »zehrt von der Erniedrigung des andern, und griechische Männer wie griechische Städte befriedigten auf diese Weise ihren Ehrgeiz.«[1]

Außer bei den *Siegen auf dem Schlachtfeld* feierte dieser Ehrgeiz seine *Triumphe in der Sportarena,* und deshalb sind die nationalen *Wettspiele* von Delphi, Korinth und Olympia unter patriarchalen Vorzeichen zu *den* großen Treffpunkten der griechischen Männerwelt geworden. Mit dem Aufblühen Athens zur Stadt der Künste und zur mächtigen Handelsmetropole eröffnete sich den Männern von Athen aber noch ein anderes Feld zum Austragen ihrer Rivalitätskämpfe. Während die Spartaner strikt auf ihrer aristokratisch-militärischen Gesinnung beharrten, entstand in Athen eine *Geldaristokratie* aus erfolgreichen Unternehmern und Kaufleuten, und die bildenden Künstler und die Erfinder neuer Techniken gelangten zu hohem Ruhm und Ansehen.

Ein in vieler Hinsicht typisches Beispiel für diesen neuen Stand ist die Gestalt des *Daedalos,* des legendären Erfinders der ersten Flugmaschine und großen Baumeisters und Ahnherrn der griechischen Bildhauer. Von ihm berichtet die Sage, er habe aus Athen nach Kreta fliehen müssen, weil er seinen Neffen Talos, den ihm seine Schwester Polykaste zur Lehre anvertraut hatte, heimtückisch ermordet hatte. Aus Neid auf dessen künstlerische Geschicklichkeit, mit der schon der 12jährige Knabe seinen Lehrmeister übertroffen haben soll, stürzte Daedalos den hochbegabten Jüngling vom Dach des Athenetempels.[2] Dieser Mord am eigenen Blut und noch dazu im geheiligten Bezirk der Athene, der Schutzgöttin der Handwerker, hat offenbar den Ruhm des großen Baumeisters nicht geschmälert. Und dies wahrscheinlich deshalb, weil Daedalos nur etwas zu Ende führt, was dem Wesen des männlichen Ehrgeizes und dem glühenden Verlangen, immer der Erste zu sein, implizit ist. Uns aber offenbart diese Tat die *neurotisch-wahnhafte Komponente des männlichen Wettbewerbs,* die sich nicht an der großen Leistung als solcher orientiert – sonst hätte Daedalos seinen begabten Schüler unbedingt fördern müssen –, sondern die nur in der Überflügelung des Rivalen ihre Erfüllung findet.

Wenn wir den griechischen Leistungsbegriff im Zusammenhang mit der Wettbewerbsidee analysieren, so tritt noch ein weiterer, bedeutsamer Faktor zutage, nämlich sein *Gegensatz zum Arbeitsbegriff.* Leistung ist hier nicht nur untrennbar mit dem Rivalitätskampf verbunden, sondern auch mit der Verachtung der Arbeit. Im griechisch-patriarchalen Verständnis zeichnet sich die männliche Leistung gerade dadurch aus, daß sie nie in die Niederungen der schieren Arbeit absinkt und sich nie mit den bloßen Notwendigkeiten des Lebens abmüht. *Was zählt, ist das Außergewöhnliche, das Einmalige, das Neue.* Das bloße Ausführen einer Sache interessiert nicht, nur das auf besonders raffinierte Weise Zustandegebrachte oder das abenteuerlich Errungene, das die Leistung zum Geniestreich oder zur Heldentat macht. Leistung ist immer das Besondere, Arbeit das Gewöhnliche, das man den Frauen und Sklaven (oder den Fremdarbeitern!) überläßt.

Steigerungswahn

Die Männer der modernen Leistungsgesellschaft haben nichts vom verzehrenden Ehrgeiz des antiken Mannes verloren, nur daß sie als die Erben der puritanischen Arbeitsmoral der Ruhmsucht der Griechen noch jene Verbissenheit hinzufügen, die den Wettbewerb für alle tödlich macht, nicht nur für diejenigen, die vom Neid der Rivalen erledigt werden. Unsere Universitäten sind zu Kampfarenen geworden, in denen sich die Wissenschaftler mit *immer neuen Forschungsergebnissen und technischen Innovationen* gegenseitig übertrumpfen, Errungenschaften, die unsere Industrie einerseits initiiert und andererseits übernimmt, um damit pausenlos das zu produzieren, was die anderen nicht oder noch nicht haben. Deshalb müssen *Fortschritt und Wachstum immer schneller vorangetrieben* und muß das Neue immer sensationeller und exzentrischer werden. Nimmt man die ungeheure Aggression hinzu, welche in der westlichen Welt die Reklame und die Medien allgemein ausstrahlen, so kann kaum noch ein Zweifel darüber bestehen, daß Krieg und Wettbewerb aus den gleichen Impulsen stammen und daß es in der patriarchalen Kultur keine friedliche Konkurrenz gibt, sondern nur das Prinzip des Vorwärtskommens um jeden Preis.

Allen voran jagen unsere *Spitzensportler von Rekord zu Rekord* und haben dabei das menschliche Maß so weitgehend verloren, daß das alte Leitwort »mens sana in corpore sano« nur noch wie ein Hohn klingt. Heute sind schwerste Sportverletzungen an der Tagesordnung, und die schnellsten Läufer der Welt brechen am Ziel weinend zusammen, wenn sie ihren eigenen Rekord um den Bruchteil einer Sekunde verfehlen.

Während der antike Mensch seine Lebensqualität noch am Sinnengenuß maß, spüren wir Heutigen unsere sinnlichen Bedürfnisse kaum noch, sondern agieren und konsumieren das, was »in« ist, und es braucht viel, bis wir unsere körperlichen Schädigungen durch Streß, Lärm und Umweltverschmutzung überhaupt wahrnehmen. Nur wenige, die noch bei ihren fünf Sinnen sind, halten diesen ganzen Zirkus schlicht für verrückt und fangen an zu begreifen, daß unsere *wirtschaftliche Wachstumsschraube die Ausgeburt eines Männerwahns* ist, dessen Zwänge einer vernünftigen Steuerung entglitten sind. Aber selbst diejenigen, welche diese verhängnisvolle Spirale politisch zu durchschauen glauben und zu Recht das kapitalistische System für viele Auswüchse unserer Leistungsgesellschaft verantwortlich machen, erfassen deren Ursachen nicht radikal genug. Auch in den sozialistischen Ländern, wo das Motiv der Ausbeutung wegfällt, herrscht der Steigerungswahn. Das System des real existierenden Sozialismus beweist dort, wo es nicht effizient ist, nur, daß der patriarchal geprägte Mensch die Arbeit verachtet und die Arbeitsmoral rapide absinkt, wenn sie nicht durch Leistungslohn honoriert oder zumindest durch Titel wie »Held der Arbeit« heroisiert wird. Dieses System kann nicht nur deshalb nicht funktionieren, weil der Neue Mensch, den es voraussetzt, noch nicht da ist, sondern weil die kommunistische Theorie kein Bild von diesem Neuen Menschen hat. Auch sie hat nur das Bild des Mannes entworfen, jenes ewigen Wettläufers, der den Rivalen auf der Strecke lassen muß. Wenn das Rennen nicht mit Geld zu gewinnen ist, so eben mit Universitäts- oder Funktionärskarriere, mit sportlichen und technischen Rekorden.

Besonders gut läßt sich der Geist einer Kultur an ihren Spielen ablesen, und die sind in Ost und West nicht allzu verschieden. Hier und dort *Computerspiele* mit und ohne sadistischem »thrill«, *Kriegsspiele* und *sogenannte Gesellschaftsspiele*. Das Wesen der letzteren, so harmlos erscheinenden Sorte wurde mir erst im Spiel mit meinen kleinen Töchtern bewußt. Es sind ausnahmslos Wettspiele, in denen man nicht nur das Verlieren lernt, wie es das erklärte pädagogische Ziel dieser Spiele ist, sondern vor allem, den anderen verlieren zu lassen. Erst die Reaktion des Kindes, das weinte, wenn es verlor, und weinte, wenn es gewann, weil dann seine Mutter verlor, und die unter Tränen gestellte Frage: »Gibt es kein Spiel, in dem wir beide gewinnen?« machten mir klar, welches gesellschaftliche Verhalten wir mit unseren Kindern einüben: *Rivalität, Triumph und Niederlage, nicht wirkliches Zusammenspiel.*

In der Verbindung mit der industriellen Revolution und der Entwicklung der modernen Hochtechnologie hat das Prinzip des patriarchalen Wettbewerbs in weniger als 200 Jahren der Menschheit sowohl die Bedrohung der Auslöschung durch Krieg als auch die Aussicht auf ihren Ruin durch den friedlichen Fortschritt gebracht. Aus dem größtmöglichen Glück einer größtmöglichen Zahl, von dem die Väter des liberalen Kapitalismus träumten, ist die *Horrorvision von der Vernichtung aller* geworden.

Arthur Koestler hat in seinem letzten Buch den Menschen einen »Irrläufer der Evolution« genannt,[3] weil sein Streben nach Transzendenz, mit dem er über die Natur und über die Begrenztheit seines endlichen Daseins hinausgelangen will, zu einem unaufhörlichen Fortschrittsdrang führt, der zuletzt die Lebensgrundlage der Menschen zerstört. Zutreffender wäre es zu sagen, der Mann sei dieser Irrläufer, der auf seiner Rekordbahn so lange zwanghaft weiterlaufen wird, bis er den psychischen Basiskomplex durchschaut hat, der ihn diese Irrfahrt antreten ließ.

6. Die patriarchale Familienstruktur als Grundmuster der patriarchalen Gesellschaftsstruktur

Die antiken Schriftsteller haben uns nichts darüber hinterlassen, auf welche Weise in Griechenland die althergebrachte matrilineale Sippenordnung durch das patriarchale Regiment ersetzt wurde. Daß diese Umwälzung stattfand, wissen wir aus vielen Hinweisen und Andeutungen der Dichter und Geschichtsschreiber, die G. Thomson durch seine genealogischen Forschungen bestätigen konnte. Darin weist er die *Umwandlung der ursprünglich weiblichen Endungen griechischer Stammesnamen in männliche Formen* nach.[1]

Demgegenüber haben die griechischen Staatsphilosophen den historischen Vorgang der Konstituierung des Patriarchats bewußt verschleiert, indem sie für die Herrschaft des Mannes metaphysische Grundlagen, d. h. ewig gültige Prinzipien konstruierten, welche die *Notwendigkeit dieser Herrschaft aus der menschlichen Natur* selbst herleiten. Nach *Aristoteles* verkörpert allein der Mann das aktive, schöpferische Prinzip des Geistes, während die Frau mit dem passiven, chaotischen Prinzip der Materie gleichgesetzt wird. Wie, kosmisch gesehen, der schöpferische Weltgeist die gestaltlose Materie formt und damit zum Leben erweckt, so zeugt der Mann im passiven Körperwesen Frau das Leben, dem er seine Geistform aufprägt. Durch Aristoteles entsteht die *Formel Mensch = Mann, Frau = ungeformte Natur,* die mehr als 2000 Jahre das abendländische Denken beherrschte, die den griechischen Philosophen aber wahrscheinlich über die Orphiker aus dem indisch-patriarchalen Denken übermittelt wurde.

Wir werden im anschließenden Kapitel noch sehen, wie die Geburt der Metaphysik wesentlich mit der Suche des Mannes nach eigener Identität verknüpft ist und daß die philosophischen Spekulationen als solche von sexistischen Metaphern durchzogen sind. Hier geht es zunächst um die Konstituierung der patriarchalen Familie. Für sie hat Aristoteles mit seinen philosophischen Grundkategorien und seinem bewußt konstruierten *»Naturrecht«* die Rechtfertigung geschaffen, auf der alle späteren Natur- und Vernunftrechtslehren basieren: *Kraft seiner intellegiblen Natur kann der Mann das Recht uneingeschränkter Herrschaft über Frauen und Kinder beanspruchen.* Dabei schleicht sich hinsichtlich des zweiten Rechts allerdings bereits eine logische Schwäche ein: Kinder sind ja beiderlei Geschlechts, und zumindest der Knabe müßte als werdender Mensch behandelt werden, während das Mädchen nach den systemimmanenten Kriterien nur die Reproduktion der formbaren Materie darstellt. Die Gewalt und *Willkürherrschaft des Patriarchen erfaßt aber die Söhne ebenso wie die Töchter.* Er kann beide nach seinem Ermessen strafen, verbannen, ja sogar verkaufen oder töten, mit dem wesentlichen Unterschied allerdings, daß der Sohn der Vormundschaft des Vaters mit der Mündigkeit entwächst, während der Vater das Mädchen nach dessen

Geschlechtsreife einem Mann seiner Wahl übergibt, auf den der absolute Herrschaftsanspruch über die junge Frau übergeht. Auch hat in der herrschenden Praxis das neugeborene Mädchen weit weniger Überlebenschancen als der Knabe, wenn die Mutter ihr Neugeborenes dem Schiedsspruch ihres Eheherrn überantworten muß, der über Leben und Tod, d. h. über Aufzucht oder Aussetzung des Kindes gebietet.[2] Denn wie die »primitiven« Yanomamö bevorzugten auch die Patriarchen der Hochkulturen die Knabengeburt, weil sie junge Krieger brauchten und weil sich ihr Name in den Söhnen fortsetzte.

Willkür patriarchaler Gesellschaftsideologie

Daß Aristoteles in sein metaphysisch gerechtfertigtes familiäres Unterdrückungsmodell auch noch die *Rechtfertigung der Sklavenherrschaft* einschmuggelt, ist allerdings ein Meisterstück philosophischer Doppelzüngigkeit. Zum griechischen »oikos« wie später zur römischen »familia« gehörten ja nicht nur Frauen und Kinder, sondern dieser Begriff umfaßt das gesamte Hauswesen mit allem toten und lebenden Besitz einschließlich der Sklaven. Wie die Kinder waren auch die Sklaven beiderlei Geschlechts, wenn auch die Zahl der weiblichen Sklaven die der männlichen bei weitem überstieg, weil man auf den Kriegszügen die Männer erschlug und die Frauen raubte. Trotzdem gab es noch genügend Kriegsgefangene oder verschuldete Bürger, die in die Sklaverei verkauft wurden. Und wie konnte man die Unterjochung und Ausbeutung dieser ehemals freien Männer rechtfertigen? Aristoteles erklärt kurzerhand den *Status des Sklaven* für *ebenso naturbedingt wie den der Frauen* mit der einzigen Begründung, daß dies zur Befreiung des (freien) Mannes von der Arbeit notwendig sei, denn Arbeit ist dem intellegiblen Wesen unzumutbar.[3] Und dazu, wäre zu ergänzen, müssen intellegible Wesen ihrer Freiheit beraubt werden, damit man ihnen als Sklaven die Arbeit aufbürden kann. Welch ungeheuerlicher Zirkelschluß!

Auf dem Boden eines solchen »Naturrechts« fällt es Aristoteles leicht, auch der *Staatsmacht eine philosophische und moralische Begründung* zu geben: der beste Staat wird aus der aristokratischen Oberschicht freier Familienoberhäupter gebildet, die untereinander gleichgestellt sind und die Regierungsämter zwischen sich aufteilen, oder, im Falle der Monarchie, die Staatsmacht auf den »Besten« der Oberschicht übertragen, den man in den späteren Monarchien konsequenterweise »Landesvater« nennt. Auf diese Art wird die *Familienherrschaft auf die Gesellschaft als Ganzes projiziert,* wobei die Griechen mit Selbstverständlichkeit voraussetzen, daß das Volk (sprich: die Unterworfenen) der Führung durch die väterlichen Oberhäupter ebenso bedarf wie der Oikos mit Frauen, Kindern und Sklaven, und daß beide – Familie und Staat – ohne die männliche Oberherrschaft in formloses Chaos versinken würden.[4]

Die Vorstellung von der Familie als der Zelle des Staates, die von Aristoteles bis Hegel zu den Dogmen der patriarchalen Gesellschaftsideologie gehört, ist aber genauso willkürlich wie die Vorstellung vom naturgegebenen Status der Sklaven. Als Ergebnis der neueren soziologischen Forschung konstatiert R. Thurnwald: »Der Staat geht nicht aus der Familie hervor, sondern aus der Männergesellschaft.«[5] Wie immer die matrilinealen Sippenordnungen funktioniert haben mögen, bevor sie von den Eroberern zerschlagen wurden, fest steht, daß sie wohlgeordnete Gemeinwesen darstellten und daß die griechische *Herrenschicht das Chaos erst schuf, das sie dann gewaltsam unter Kontrolle halten mußte.* Erst die Achäer und Dorer verursachten die feindseligen Spannungen zwischen unterworfenen Bauern und der Aristokratenschicht, wobei die Spartiaten einen Aufstand erst gar nicht abwarteten, sondern mit regelmäßigen brutalen Strafaktionen die Heloten prophylaktisch einschüchterten, um sie an ihre totale Abhängigkeit zu erinnern.[6] Ebenso wurde in den griechischen Städten von den einziehenden Siegern das bunt zusammengewürfelte Stadtproletariat erst geschaffen, das sich aus den in den Status der Unfreiheit versetzten Bürgern, aus Zwangsumgesiedelten und aus importierten Sklaven zusammensetzte, und zu dessen Bändigung man dann Polizeitruppen rekrutieren mußte.[7]

Selbst der *Begriff »Hierarchie«*, den sich der patriarchale Staat für seine Herrschaftsstruktur zu eigen machte, bedeutet dem Wortsinn nach keineswegs »Herrschaft von oben nach unten«, wie wir ihn heute selbstverständlich interpretieren, sondern »heiliges Beginnen«,[8] das heißt frei übersetzt: *Handeln nach geheiligter Tradition.* Paradoxerweise gehört es aber gerade zu den Hauptmerkmalen der Männerherrschaft, daß sie die geheiligten Traditionen der vorpatriarchalen Gesellschaften mißachtete, was sich an der *Entrechtung der Frau als Mutter und als Geschlechtswesen* ebenso zeigt wie an der Mißachtung des Exogamiegebots. Nicht mehr die Mutter entschied über Leben und Tod ihres Kindes, sondern der Vater, während es nun der Mutter unter Todesstrafe verboten war, eine Geburt abzutreiben.[9] Nicht mehr die Frau konnte sich ihren Sexualpartner wählen, sondern ihr Körper wurde Eigentum des Mannes, und während bei den Heiratsarrangements der matrilinealen und bilinealen Sippen das mögliche Angebot an Heiratspartnern relativ groß war und eine

Tochter nie gegen ihren ausdrücklichen Willen gezwungen wurde, einen Mann zu ehelichen, hatte in der patriarchalen Familie die Tochter kein Mitbestimmungsrecht. Dazu kommt das rigorose Jungfräulichkeitsgebot vor der Ehe und das einseitige Treuegebot für die Frau in der Ehe, beides Verpflichtungen, die in den vorchristlichen Gesellschaften mit Moralvorstellungen nichts zu tun haben, sondern mit der Versicherung des Ehemannes, nur die von ihm gezeugten Kinder aufwachsen zu lassen. Damit wird aber der Frau jedes Recht auf Eigenleben abgesprochen: Der Mann kann sie jahrelang vernachlässigen und seine sexuellen Bedürfnisse außerhalb der Ehe befriedigen, sie aber hat ihm jederzeit zur Verfügung zu stehen, wenn er dies wünscht, und ist verpflichtet, alle Geburten auszutragen, auch wenn dies zu ihrem frühzeitigen körperlichen Verfall führt. (Daß die Ehefrauen der Antike dennoch Mittel und Wege fanden, ihre Geburten zu regeln, steht außer Zweifel, und daß sie ihre häufig abwesenden Ehegatten nach allen Regeln der List betrogen, hat bereits Engels in seiner Schrift über den Ursprung der Familie mit beißendem Spott bedacht.)[10]

Umwandlung in die patriarchale Sippenstruktur

Was aber den Bruch mit der geheiligten Tradition des Exogamiegebots betrifft, so scheint er eine Schlüsselfunktion bei der Umwandlung der matrilinealen in patrilineale Sippen eingenommen zu haben. Diese Umwandlung läßt sich an den Hirtenvölkern des Vorderen Orients und an den asiatischen Ackerbaukulturen besser verfolgen als bei den urbanen mediterranen Kulturen, weil sich das Sippengefüge der ersteren viel länger erhalten hat. Die sogenannte »*Endogamie*«, die Heirat innerhalb der eigenen Blutsverwandtschaft, war im Vorderen Orient weit verbreitet und wird heute noch bei einem afghanischen Stamm als »Selbstheirat« bezeichnet. Bei diesem Stamm (Ghilzai) entspricht es dem Brauch, daß die Kinder zweier Brüder heiraten (Cousin und patrilaterale Parallelcousine): Als Träger des gleichen väterlichen Blutes und des gleichen väterlichen Namens setzen sie die Patrilinie ungebrochen fort und bilden so über mehrere Generationen hinweg einen unilinealen Stammbaum, an dessen Ursprung ein namentlich bekannter oder legendärer Erzpatriarch steht, der die genaue Kopie der matrilinealen Stammesmutter darstellt. Diese Form der Endogamie unter Bruderkindern wird auch von den jüdischen Erzvätern Abraham und Nahor berichtet, die beide die Töchter ihrer väterlichen Onkel geheiratet haben sollen. Im übrigen spiegeln die *jüdischen Ehegesetze*, die sich im Verlaufe des Alten Testaments mehrmals änderten, sehr gut das *Hin- und Herschwanken zwischen der exogamen Tradition mit ihrer matrizentrischen Ideologie und der endogamen Praxis mit ihrer patriarchalen Ideologie.* Vor König David waren endogame Ehen zwischen sogenannten Parallelcousins und -cousinen (Kinder zweier Brüder) erlaubt, während sie später wieder als Inzest zurückgewiesen und nur noch Heiraten unter sogenannten Kreuzcousins und -cousinen geduldet wurden (Kinder von Bruder und Schwester).[11] Diese Kreuzcousinen-Heiraten waren schon in den spätmatrilinealen Verhältnissen mit ihrem Onkelregime üblich gewesen, weil sie den Vorteil boten, die mütterliche und die väterliche Linie in nächster Verbindung zu halten, was die Zerrissenheit des Mannes zwischen seiner Onkelrolle und seiner Vaterrolle milderte. (Dabei fallen nach matrizentrischer Vorstellung diese Ehen deshalb nicht unter das Exogamiegebot, weil die Kreuzcousins und -cousinen weder im gleichen Haushalt aufwachsen, noch die gleiche mütterliche Großmutter besitzen.)

Trotz der späteren Einschränkung der endogamen Ehepraxis setzten sich *im Judentum endogame Ehearrangements* immer dann durch, wenn die direkte männliche Linie auszusterben drohte. In der sogenannten Leviratsehe war der Bruder eines Mannes, der ohne männlichen Nachkommen starb, verpflichtet, seine verwitwete Schwägerin zu heiraten, um mit ihr einen Sohn zu zeugen, der dann als der direkte Nachkomme und Erbe des verstorbenen Bruders galt. Hatte aber die Witwe das gebärfähige Alter bereits überschritten, so konnte das Erbe des Gatten auch an eine Tochter, die man dann »Erbtochter« nannte, übergehen, allerdings nur unter der Voraussetzung, daß diese ihren nächsten männlichen Verwandten heiratete und den Sohn aus dieser Ehe nach dem Namen ihres Vaters benannte.[12] Die potentielle Einrichtung der Erbtöchter und deren Verpflichtung zur endogamen Ehe, mit der sie den patrilinealen Erbgang zu sichern hatten, war auch in anderen patriarchalen Gesellschaften Sitte, besonders in Griechenland, wo eine verheiratete Erbtochter sich sogar gezwungen sah, sich scheiden zu lassen, wenn das Erbe an sie fiel. Dies ist ein Musterbeispiel für die Mißachtung der Frau und ihrer persönlichen Bindungen im Patriarchat, und dies um so mehr, als sie bei einer solchen Scheidung ihre Kinder dem ersten Ehemann zurücklassen mußte, weil nach patriarchalem Recht die Kinder nur als verwandt mit dem Vater, nicht mit der Mutter galten. Deshalb verblieben die gemeinsamen Kinder auch dann im Besitze des Vaters, wenn dieser von sich aus die Ehefrau verstieß. Er war dann zwar verpflichtet, ihr einen Unterhalt zu bezahlen, doch übte allein die Möglichkeit, ihre Kinder zu verlieren, einen erheblichen seelischen Druck auf die Ehefrau aus, so daß sie wohl alles tat, um ihrem Herrn und Gebieter wohlgefällig zu sein. Ähnliches gilt auch für das Scheidungsrecht der Germanen.[13]

An solchen Beispielen wird deutlich, daß sich die Stellung der Frau im Patriarchat keineswegs mit derjenigen in matrilinealen Verhältnissen unter der Herrschaft der Mutterbrüder vergleichen läßt, wie dies oft leichtfertig geschieht. In der matrilinealen Situation ist die Stellung der Frau nicht nur deshalb unvergleichlich besser, weil sie immer das Recht auf Scheidung und das Recht auf ihre Kinder behält, sondern auch, weil der männliche Träger der Macht nie im gleichen Haushalt mit der Frau lebt und insofern auch kein Familienoberhaupt im patriarchalen Sinn darstellt, sondern nur einen Sachwalter der Sippe.

Neben der Endogamie als Mittel zur Ausschaltung der matrilinealen Familientradition gibt es aber noch eine andere Methode, die mütterliche Abstammungslinie zu verleugnen. Sie besteht darin, die *patrilokal heiratende Ehefrau völlig von ihrer Herkunftsfamilie abzuschneiden.* Am radikalsten hat man sich dieser Methode im Alten China bedient, wo die Ehefrau nach ihrer Verheiratung jahrelang ihre Verwandten nicht sehen durfte, um sie ihrer Herkunftssippe systematisch zu entfremden. Die chinesische Ehefrau verlor auch formal jede Rückbindung an ihre Familie, indem sie nicht nur ihren Geschlechtsnamen aufgab, sondern nie mehr mit ihrem Vornamen angesprochen wurde. Deshalb ist eine Tochter, für die eine Mitgift auszurichten ist, nach einem chinesischen Sprichwort »wie weggeschüttetes Wasser«, weil die Familie nach ihrer Verheiratung nichts mehr von ihr hatte. Als neues Mitglied der Sippe ihres Mannes war die Ehefrau dann vollkommen rechtlos und mußte sich den Wünschen ihres Gatten und ihrer Schwiegereltern bedingungslos unterwerfen. Bis ins letzte Jahrhundert ging deren Willkür so weit, daß sie die Schwiegertochter schlagen und sogar töten konnten, wenn sie ungehorsam war, oder fortjagen oder verkaufen, wenn sie die Ehe brach oder unglücklicherweise kinderlos blieb.[14]

Die Frage, ob die Stellung der Frau im patriarchalen Sippenverband mit seiner mehrere Generationen umfassenden kollektiven Wirtschaftsform oder im privatrechtlich organisierten Großhaushalt griechischer und römischer Prägung günstiger bzw. ungünstiger war, läßt sich nicht allgemein beantworten. Es gab und gibt patriarchale Sippen, in denen die Unterdrückung der Frau beispiellos ist wie bei den südamerikanischen Yanomamö oder im Alten China, oder zumindest von großer Härte wie bei manchen südosteuropäischen Sippen, bei denen es noch bis ins Zwanzigste Jahrhundert zur Regel gehörte, daß die Männer ihre Ehefrauen verprügelten.[15] Andererseits kennen wir patriarchale Stammesgemeinschaften, innerhalb derer die Frauen eine relativ freie Stellung genießen, wie bei den Kelten, den Germanen oder bis heute bei vielen afrikanischen Stämmen. Ähnliches gilt auch für den patriarchalen Großhaushalt. Obwohl auf den gleichen ökonomischen und rechtlichen Prinzipien beruhend, ließ die römische familia der Frau wesentlich mehr Spielraum als der oikos der griechischen Frau.

Diese Unterschiede hängen viel weniger mit der jeweiligen Wirtschaftsstruktur zusammen als mit den mehr oder weniger starken Resten der vormals matrizentrischen Tradition. So hielt sich im keltisch-germanischen Brauchtum die matrizentrische Religiosität besonders lange, im Falle der römischen Kultur das etruskisch-matrizentrische Kulturerbe und in vielen afrikanischen Gesellschaften das alte Zusammengehörigkeitsgefühl der »kognatischen« (mütterlichen) Verwandtschaft. Daraus folgt, daß die kausale Verknüpfung zwischen Privateigentum, Klassenstaat und Unterdrückung der Frau einerseits und kollektiver Wirtschaftsform, Klassenlosigkeit und Matriarchat andererseits, wie sie der Marxismus lehrt, nur bedingt stichhaltig ist. Jedenfalls garantieren Klassenlosigkeit und kollektive Wirtschaftsform als solche noch nicht die freie Stellung der Frau, wofür die Yanomamö den deutlichsten Beweis liefern. *Die erste Ursache für die Unterdrückung der Frau* ist immer irgendeine Form von Männlichkeitswahn, der die Frau auf einen minderwertigen Platz verweist, und zwar noch *vor jeder privatkapitalistischen Ausbeutung.*

Ebenfalls unabhängig von den ökonomischen Bedingungen, die sich im Feudalsystem des frühen europäischen Mittelalters gegenüber der Völkerwanderungszeit nicht wesentlich verändert hatten, sah es eine Zeitlang so aus, als erführe unter dem geistigen Einfluß des Christentums die Stellung der Frau eine entscheidende Aufwertung. Die *Gleichheit aller Menschen vor Gott*, das christliche Gebot der Monogamie für beide Geschlechter und die geachtete Position der Frau als Nonne, als Witwe oder als Lehnsherrin in Abwesenheit des Ritters ließen so etwas wie Gleichberechtigung von Mann und Frau am Horizont aufschimmern[16] – was aber dann sowohl an den bestehenden Herrschaftsstrukturen als auch an der Frauenfeindlichkeit der scholastischen Theologie scheiterte. Dazu kommt die asketische Leibfeindlichkeit der monastischen Tradition mit ihrer Angst vor den sündigen Verlockungen des Weibes, die am Ausgang des Mittelalters in jene *pathologische Frauenfeindlichkeit* umschlug, die in den Hexenprozessen gipfelte.

Die patriarchale Kernfamilie

Nun gibt es aber noch eine strukturelle Veränderung innerhalb des patriarchalen Familiensystems, die erst relativ spät stattfand und die E. Durkheim das »*Kontraktionsgesetz*« genannt hat.[17] Weder im Altertum und im Mittelalter noch über weite Strecken der Neuzeit hinweg können wir von patriarchaler Familie in unserem heutigen Sinn sprechen, unter der wir die Kernfamilie verstehen, bestehend aus Eltern und Kindern, erweitert höchstens um die Großeltern oder einen Großelternteil. Tatsächlich hat sich die *Kleinfamilie als unabhängige Lebens- und Wirtschaftsgemeinschaft* erst im Laufe des 19. Jahrhunderts zum vorherrschenden Familienmodell herausgebildet (wenn wir von der Tatsache einmal absehen, daß in den untersten Schichten des Stadt- und Landproletariats wie auch schon vorher bei den Sklaven von jeher kleine familiäre Lebensgemeinschaften bestanden). Dieser *Schrumpfungsprozeß der Familie, beginnend in den wachsenden Großstädten am Ende des 18. Jahrhunderts*, erhielt seine eigentliche Beschleunigung erst durch die *Industrialisierung* und den daraus resultierenden Niedergang des alten Zunftwesens. Waren in den Handwerksbetrieben des 18. Jahrhunderts Wohnbereich und Arbeitsplatz noch im »Ganzen Haus« vereinigt und lebten Meisterfamilie und Gesinde – ganz wie in der römischen familia – noch unter einem Dach, so riß die Arbeit in der Fabrikhalle und im Großbetrieb die beiden Lebensbereiche auseinander. Als Lohnarbeiter und Angestellter läßt der Mann Frau und Kinder in einem kleinen, privaten Heim zurück, in das er erst am »Feierabend« als Erholungsuchender wieder zurückkehrt. Nach den elenden Zuständen im Frühkapitalismus, wo auch die Arbeiterfrau gezwungen war, einen erschöpfenden Arbeitstag in der Fabrik zu leisten und dabei ihre Kinder zu vernachlässigen, bildete dieses private Heim gerade auch für den Proletarier ein erstrebenswertes Ideal, dessen Vorbild er in der bürgerlichen Familienkultur des Biedermeier vor Augen hatte.

Der gleiche Prozeß der Schrumpfung und *Privatisierung der Familie*, zu dem in Europa die Landflucht parallel verlief, vollzieht sich heute noch einmal *in den Entwicklungsländern*, wo Großunternehmen an die Stelle der alten Subsistenzwirtschaft treten und damit die Eingeborenen aus ihren alten sozialen Bezügen herauslösen. Zum erstenmal in der Geschichte dieser Länder bildet sich der Status des Mannes als Allein-Erwerbstätiger und Ernährer der Familie heraus, während sich die Frau zunehmend in den Hausfrauenstatus der Kleinfamilie versetzt sieht.[18]

Die soziologischen und psychologischen Konsequenzen dieser Entwicklung sind oft beschrieben worden. Während sich der Horizont des Mannes durch die neu entstehenden technischen Berufe ständig erweiterte, kam den Frauen ein Betätigungsfeld nach dem anderen abhanden. Die einstige Hauswirtschaft mit der Selbstproduktion wichtiger Lebensgüter (Backen, Konservieren von Lebensmitteln, Spinnen, Weben etc.) wandelte sich zum *Konsumhaushalt* und überließ der *Nur-Hausfrau* weitgehend *reproduktive Aufgaben*. Die Kleinfamilie konnte aber auch viele soziale Aufgaben, welche ursprünglich Sippe und Großfamilie leisteten, nicht mehr bewältigen und mußte sie an den Wohlfahrtsstaat delegieren.

Parallel zu dieser quantitativen Einengung der Familienfunktion hat aber eine qualitative *Intensivierung der internen Familienbeziehungen* stattgefunden, insofern die Kleinfamilie nun zur einzigen emotionalen Zufluchtsstätte wurde. Hatten die Menschen jahrtausendelang ihr Gefühl von Geborgenheit und mitmenschlicher Zusammengehörigkeit aus ihren Sippenbanden, aus Ahnenkult, Brauchtum und gemeinsamen religiösen Vorstellungen geschöpft, so verlagert sich die Befriedigung dieser Grundbedürfnisse nun ganz in das enge Beziehungsgeflecht der Kernfamilie. Damit erhalten die emotionalen Bindungen zwischen den einzelnen Familienmitgliedern einen Grad an Intensität, den sie nie zuvor besaßen, was unter anderem zur Pflege jener bürgerlichen »Gemütlichkeit« führt, die in Deutschland ihren Höhepunkt in der Stilisierung des biedermeierlichen Weihnachtsfestes erreicht. Die neue Errungenschaft des Weihnachtsbaumes in der Wohnstube der Familie, die ihre allgemeine Verbreitung im Kleinbürgertum erst ab ca. 1870 fand, spiegelt die sakrale Weihe wider, die von der gesellschaftlichen Sphäre auf die Privatsphäre überging,[19] und diese wurde um so wünschenswerter, je mehr die eigentlich religiösen Inhalte der großen Feste im Zeitalter der Wissenschaft dahinschwanden.

Die Verdichtung des emotionalen Beziehungsnetzes innerhalb der Kernfamilie und die psychologischen Probleme, die sich daraus ergeben, stellen sich ganz verschieden dar, je nachdem, von welchem Punkt aus wir sie ins Auge fassen. Wenn wir zunächst das Ehepaar als das Zentrum der Kleinfamilie betrachten – die ja auch die Bezeichnung *»Gattenfamilie«* trägt –, so macht sich die heutige Generation selten bewußt, wie spät in der Geschichte eine freie Gattenwahl überhaupt möglich wurde und wie jung dementsprechend die sogenannte Liebesehe ist. Jahrtausendelang war die Ehe, ob in matrilinealen oder patrilinealen Sippen, ob im bürgerlichen Großhaushalt oder in der bäuerlichen Großfamilie, eine

Sache der Gemeinschaft und durchaus von überindividuellem Interesse. *Zunächst war die Ehe eine Vereinbarung zwischen zwei Sippen* zur Zusammenführung geeigneter Personen, welche die Zeugung des Nachwuchses garantierten und gemeinsam für die ökonomische Basis der Nachkommenschaft sorgten, später der Vertrag zwischen zwei pekuniär möglichst gleichgestellten Familien, die ihre »Hausmacht« durch eheliche Verbindungen festigten und damit auch ihren Kindern eine günstige ökonomische Ausgangslage zu verschaffen suchten. Die Allmacht der Väter, mit der diese ihre Kinder zu verheiraten pflegten, und die Selbstverständlichkeit, mit der sie sich bei ihren familiären Schachzügen über die Gefühle der Kinder hinwegsetzten, wurde zum erstenmal durch die christliche Auffassung von der Ehe in Frage gestellt. Die Ehe als ein Sakrament, das die Ehegatten empfangen, setzt die *Freiwilligkeit der Eheschließung* voraus, doch wurde dieses prinzipielle Recht auf Freiwilligkeit sehr bald wieder zunichte gemacht durch das Zugeständnis der Kirche an die Eltern, ein junges Paar nicht zu trauen, wenn die Eltern der Eheschließung nicht zustimmten.[20]

Freiheit des Individuums: ein Männerideal

Der Ruf nach individueller Liebeswahl wurde erst im Vorfeld der Französischen Revolution unüberhörbar, als sich im Zuge der bürgerlichen Freiheitsbewegung nicht nur der dritte Stand vom Feudalstaat, sondern auch das Individuum von der herrschenden Tradition zu emanzipieren begann. Nun sind es Philosophen und Dichter, die im Namen der Freiheit und der Menschenwürde die *Liebesehe* und später auch die *freie Liebe* fordern. Das Enttäuschende dieses geistigen Aufbruchs liegt freilich darin – was heute erst die feministischen Historikerinnen bewußt machen –, daß es nicht in erster Linie Menschenideale waren, die hier aufgestellt wurden, sondern primär Männerideale. Trotz der aktiven Teilnahme der Frau am politischen Freiheitskampf und entgegen der theoretischen Versprechungen der Revolutionäre, auch die Frau aus ihrer Knechtschaft zu befreien, erhielt sie *im Namen von Gleichheit und Brüderlichkeit weder ihre politisch-bürgerliche noch ihre private Gleichberechtigung.* Wie sexistisch verblendet selbst die aufgeklärtesten und freiheitlichsten Denker waren, dafür liefert J.-J. Rousseau (1712–1778) das klassische Beispiel. Wie Barbara Schaeffer-Hegel anhand seiner berühmten Romane herausarbeitet,[21] sieht Rousseau in der Frau noch immer das inferiore Naturwesen, das mit seinen zügellosen Begierden den Bestand der geistigen Kultur bedroht und deshalb der männlichen Vernunft unterworfen werden muß, nur daß dies fortan nicht durch physische Gewalt, sondern durch die moralische Erziehung des Mädchens durchgesetzt werden soll. Die Neue Héloïse muß sich selbst bezähmen und sich in Anlehnung an männliche Ideale freiwillig in das Geschöpf verwandeln, das sich der Mann von ihr erträumt: Ausgestattet mit allen Reizen der Natur soll sie ihm eine anregende Geliebte sein, ohne sich ihm je aufzudrängen, und ihre geistige Bildung so weit vorantreiben, daß sie dem Mann ein gefälliges Echo sein kann, ohne sich zu den Geistesflügen emporzuschwingen, die allein der männlichen Vernunft vorbehalten sind. *Zu gefallen ist ihre höchste Tugend*, und damit gibt Rousseau eine Definition von der Frau, wie sie später Simone de Beauvoir zum Ausgangspunkt ihrer Kritik genommen hat. Was aber de Beauvoir meines Erachtens zu wenig berücksichtigte, ist die mütterliche Komponente dieses Frauenideals. Rousseau hat in seinen Schriften und mehr noch in seinem persönlichen Leben das Bild der Mutter beschworen, und zwar nicht nur das der Mutter, die sich liebevoll ihrer Kinder annimmt, sondern das der mütterlichen Frau, die in erster Linie ihrem Manne Mutter ist.

Die Doppelrolle der Frau

Nur wenn wir sehen, daß der patriarchale Mann zu gleichen Teilen Superioritätswünsche und infantile Wünsche hegt, werden wir das ideologische Geflecht der patriarchalen Theorie entwirren und ihre unbewußten Wurzeln fassen können. Daß der Mann bei der Konstituierung des Patriarchats die Frau unterworfen hat und zu seiner Sklavin machte, ist die eine, die vordergründige Seite. Daß er aber das uralte Band zu den Müttern nie durchschnitt und seine *emotionale Zuflucht stets bei Frauen* suchte, ist die andere Seite, die sein Stolz verdrängt. Auch die härtesten Patriarchen der Geschichte haben entweder eine tiefe Bindung an ihre leibliche Mutter bewahrt oder haben Verständnis und emotionale Geborgenheit wenn schon nicht bei der häufig gering geachteten Ehefrau, so bei der Hetäre oder sogar bei der Prostituierten gesucht.[22] Nahezu alle Biographien bedeutender Männer enthalten eine mütterliche Frauenfigur, die wie eine Kraftquelle im Hintergrund ihr Leben fördert oder eine Lebensgefährtin, die ihr ganzes Leben daran gibt, den großen Mann wie ein Kind zu umsorgen. Dabei wird es zu einer sehr typischen Regel, daß diese Betreuerrolle von der Gattin auf die Tochter übergeht, ein Gesellschaftsmuster, das noch in unserem Jahrhundert gang und gäbe war. Auch Freuds hochbegabte Tochter Anna hat ihren Vater bis zu dessen Tod gepflegt.[23]

Die Doppelrolle der Frau im Patriarchat, die ich die *»Muttersklavin«* nenne, wird nur selten offen beim Namen genannt. Indirekt spricht sie J. Anouilh in einem seiner Stücke aus, wenn er der Figur des Arztes die Worte in den Mund legt: »Wir alle bleiben kleine Buben. Nur die Mädchen werden erwachsen«.[24] Sehr viel häufiger wird diese Rolle religiös oder romantisch verklärt wie in der Idealgestalt der Madonna, die zugleich Mutter und Magd des Herrn ist.[25] Eine solche Hypostasierung erspart dem Mann das Eingeständnis seiner Abhängigkeit: Wenn es ihm gelingt, der irdischen Frau überirdische Muttertugenden abzuverlangen, weil das ihre gottgewollte oder naturgewollte Bestimmung sei, so macht er sich zu Recht zum Empfangenden und weist der Frau Schuldgefühle zu, sobald sie dieser Rolle nicht entspricht. Diese Erwartung blieb noch einigermaßen in sich stimmig, solange die »Muttersklavin« nicht gleichzeitig die Geliebte des Mannes war, weil die christlich-puritanische Moral die sinnliche Liebe aus dem heiligen Zweck der Ehe verbannte oder weil eine doppelbödige Moralvorstellung dem Mann mehrgleisige Beziehungen gestattete. Erst der Anspruch der bürgerlich-romantischen Liebesidee an die Ehefrau, daß sie in einer Person die hausfraulich-dienenden, die mütterlich-schützenden und die erotisch-sexuellen Tugenden zu verwirklichen habe, wird zur eigentlichen *Seelenakrobatik für die Frau.* Dies um so mehr in der Kleinfamilie der Gegenwart, in welcher die Erwartungen des Mannes an die psychischen Ergänzungsleistungen der Frau größer sind als je zuvor, nachdem das eheliche Heim zur einzigen Oase in einer immer hektischeren und härteren Welt der Technik und des Wettbewerbs geworden ist.

Dieser *erhöhte Erwartungsdruck auf das Glück in der Ehe*, von der Fromm sagt, daß es »kaum ein Unternehmen (gibt), das mit derart ungeheuren Hoffnungen und Erwartungen begonnen wird und mit derart großer Regelmäßigkeit fehlschlägt«,[26] ist nicht nur eine der Ursachen für die ständig steigenden Scheidungsraten, sondern auch für die *Ausbildung bestimmter Formen ehelicher Gewalt.* Ich denke dabei weniger an die offensichtliche körperliche Gewalt – obwohl auch diese in der geschrumpften Kleinfamilie durch den Mangel an erwachsenen Zeugen erhöhte Chancen hat – als an die Möglichkeit der psychischen Aggression und Einschüchterung. Unter der Voraussetzung gegenseitig erstrebter Gefühlsnähe und der eben geschilderten männlichen Wunschprojektionen wird der Mann die leiseste Störung der ehelichen Harmonie mit Gereiztheit beantworten und die Frau wird ebenso sensibel auf die offenen oder versteckten Aggressionen reagieren: Ein kurzer, schneidender

Ton in der Stimme des Ehemanns kann genügen, um die Frau auf ihren Platz zurückzuverweisen, sobald sie in irgendeiner Art von der erwarteten Rolle abweicht. Und je mehr sie der Mann unbewußt zur »Muttersklavin« macht, desto schärfer wird der *»Kindtyrann«* in ihm reagieren, wenn die Frau seine Wünsche unberücksichtigt läßt oder sich eigenen Interessen zuwendet. Zeichnet sich aber eine seelische Entfremdung ab, so wird ihn dies in Panik versetzen, worauf er unter Umständen mit Drohungen oder sogar mit Gewalt reagiert.

Wie alle psychischen Konstellationen mit unbewußten Anteilen hat aber auch das Modell der patriarchalen »Muttersklavin« seine heimlichen Tücken. Bei entsprechender Charakterprägung der Partner kann sich aus dem Tyrannen unversehens ein Hampelmann und aus der Muttersklavin eine heimliche Herrin entwickeln, wie dies so oft am Beispiel der klugen bis berechnenden Ehefrau geschildert (und empfohlen) wurde, die ihren Ehemann mit sanftem Druck genau in die Richtung lenkt, die für sie vorteilhaft ist. Auch Esther Vilars »dressierter Mann« ist eine Variante dieses Grundmusters. Daß sich dabei der umgarnte Mann als souveräner Gönner oder Ritter fühlt, während er in Wirklichkeit nur Marionette ist, unterscheidet ihn wesentlich vom offensichtlichen Pantoffelhelden, wie ihn matrizentrische Kulturen unter Umständen hervorbringen. Der »Hampelmann« ist das komplementäre Gegenstück zur »Muttersklavin«, bei welchem der Herr in die Falle seiner ihm unentbehrlichen Knechtin gerät. Wie weit verbreitet dieser Mechanismus auch in außereuropäischen patriarchalen Kulturen ist, beweist eine Schilderung, die zwei Autorinnen der arabisch-schweizerischen Frauenvereinigung (AFAS) über Frauen im Islam geben. Hier heißt es unter anderem: »... ein arabischer Mann bleibt zeit seines Lebens quasi an der Nabelschnur der Mutter hängen. Er vergöttert sie und würde sich nur im äußersten Notfall gegen sie stellen. Das weiß auch die junge Ehefrau. Darum bemüht sie sich zuallererst um ein möglichst gutes Verhältnis zur Schwiegermutter. Bilden die beiden eine Union und werden zusätzlich von den übrigen weiblichen Verwandten unterstützt, hat der Mann kaum eine Chance, gegen die zahlenmäßige Übermacht aufzukommen. Es ist manchmal geradezu mitleiderregend anzusehen, wie sich das Urbild eines Mannes in einen häuslichen Hanswurst verwandelt und von starken Frauen dominiert wird, die ihm ihre eigenen Entscheidungen mit großem Geschick unterschieben.«[27]

Es muß wohl kaum hinzugefügt werden, daß eine solche *indirekte Machtausübung der Frau für beide Partner unwürdig* ist und die »Listen der Ohnmacht«[28] niemals eine echte Chance für die Frau und für die Partnerschaft darstellen.

Eltern-Kind-Beziehung

Betrachten wir nun die Eltern-Kind-Beziehung, wie sie das patriarchale Familienmodell und das Modell der patriarchalen Kleinfamilie im besonderen geprägt haben, so müssen wir voraussetzen, daß die *elterliche Rolle* in den frühesten Kulturen von den Müttern allein getragen wurde, freilich nicht von der isolierten leiblichen Mutter, sondern vom *Frauenkollektiv* der mütterlichen Sippe. Demgegenüber hat sich die Vaterrolle erst langsam entwickelt und blieb innerhalb der matrilinealen Stammesorganisationen eine »gebrochene« Rolle, die sich in die Autorität des Onkels und in die »mitmütterliche« Väterlichkeit des leiblichen Vaters aufspaltete (vgl. S. 102f.). Erst in bilinealen Verhältnissen gehen beide Funktionen auf den leiblichen Vater über, so daß hier im günstigsten Fall Mutter und Vater die elterlichen Funktionen etwa zu gleichen Teilen ausüben.

Dies ändert sich grundsätzlich unter strikt patriarchalen Vorzeichen. Nun gilt zwar – im Gegensatz zur matrizentrischen Ideologie – das Kind als das alleinige Produkt und der alleinige *Besitz des Vaters*, aber *die Pflege dieses Besitzes überläßt er vollkommen der Mutter*. Erzieherische Funktionen übernimmt der pater familias nur gegenüber dem Knaben ca. ab dessen 5. Lebensjahr, was auch noch für die feudalen Verhältnisse des Mittelalters gilt. Bildeten dabei die weibliche und die männliche Abteilung eines Haushalts zwei streng getrennte Welten, welche die Mütter, Töchter und Kleinkinder auf der einen Seite und die Väter und heranwachsenden Söhne auf der anderen Seite (mit dem dazugehörigen Dienstpersonal) zusammenschlossen, so ändert sich dies im bürgerlichen Milieu der Städte. Im eng gedrängten städtischen Haus ist die *Kinderstube den Blicken des strengen Hausvaters viel weniger entzogen als im feudalen Hauswesen*, und gleichzeitig fühlt sich der Vater zum erstenmal durch die Gegenwart der Kinder persönlich enerviert. Wenn er sich aber die Störungen durch die Kleinkinder vom Leibe halten will, so müssen die väterlichen Befehle in allen Ecken des bürgerlichen Haushalts hängen, deren Inhalt immer derselbe zu sein scheint: Die Kinder sollen möglichst artig sein, haben alle Kindereien zu unterlassen und sollen sich auf schnellstem Wege zu kleinen Erwachsenen entwickeln, die dem Vater brauchbar erscheinen.

Die väterlichen Erziehungsdirektiven werden dabei auf die unglücklichste Weise von den kirchlichen Autoritäten unterstützt. Sie warnen die Eltern eindringlich vor dem ungebärdigen und triebhaften Wesen ihrer Kinder, das es so früh wie möglich unter Kontrolle zu halten gilt. Die *Mißhandlung von Kleinkindern* ist die traurige *Errungenschaft der christlich-patriarchalen Pädagogik*, während Kindsmißhandlungen im matrizentrischen Kontext nahezu unbekannt sind (was auch für sehr viele bilineale Naturvölker zutrifft). Hatten sich die brutalen Kindsmißhandlungen der antiken Patriarchatshaushalte zumindest erst auf ältere Kinder bezogen, sobald diese sich bewußt der väterlichen Autorität widersetzten, so wirkt die lebensfeindliche Pädagogik der christlich-puritanischen Ära vom ersten Lebenstag an auf die mit der Erbsünde behafteten kleinen Wesen ein. In den geistlichen Traktaten des ausgehenden Mittelalters lesen wir, daß Mütter sich hüten sollten, ihre Kinder »mit Wollust« zu stillen, weil sie damit den sündigen Begierden des Kindes Vorschub leisteten. Auch jede Art von Zärtlichkeit und Verwöhnung sei zu unterlassen, weil dies nur einen Hang zum Müßiggang und zum Wohlleben fördern würde.[29] Wir sehen hier, wie suspekt den geistlichen Herren der unbefangene Umgang der Mutter mit ihrem Kinde war, weil dieser der sinnlichen Lebensbejahung der Frau entsprang, und so mußte in der Mutter-Kind-Beziehung jede lustvolle Komponente abgetötet werden, wie auch auf dem ehelichen Lager die Liebeswonnen als teuflische Versuchung galten. Damit aber wird die *uralte Tradition der positiven Mutter-Kind-Beziehung* (für die man sich gar nicht auf einen animalischen Instinkt zu berufen braucht!) *auf eine geradezu tragische Art unterbrochen.*

Wenn sich nach theologischer Vorstellung die vom Sinnendunst geläuterte Liebesglut des Menschen nur dem himmlischen Vater zuwenden darf, so gibt es dabei doch eine bemerkenswerte Ausnahme: Die Frau darf nicht nur, sondern soll ihre intensiven Liebesbemühungen auch auf den Ehegatten übertragen, der für sie der Stellvertreter des göttlichen Herrn auf Erden ist. Ihn soll sie umsorgen und verwöhnen, ihm, wie die Traktate uns in allen Einzelheiten schildern, jeden Wunsch von den Augen ablesen und ihm verstehend und nachsichtig alle Schwächen und Grobheiten verzeihen. Im Klartext heißt dies: *Alle mütterlichen Tugenden sind vom Kinde weg und auf den Gatten hinzulenken*, das Kind soll wie ein Erwachsener und der Ehemann wie ein Kind behandelt werden. Die Umkehrung der natürlichen Verhältnisse könnte nicht grotesker sein.[30]

Nehmen wir hinzu, daß die christliche Moral jede Geburtenkontrolle streng verbot und man die kundigen Frauen, die einen Ausweg aus dieser frauenfeindlichen Moral kannten, als Hexen verbrannte, so kann es nicht verwundern, daß die Mutterrolle für die Frau der ersten neuzeitlichen Jahrhunderte zur unerträglichen Zerreißprobe wurde: Körperliche Schwächung durch streng aufeinanderfolgende Geburten, unsägliches Leid und psychische Abstumpfung durch hohe Kindersterblichkeit und nicht zuletzt die befohlene Gefühlskälte gegenüber dem Kind und die strapaziöse Rolle des »Wachhundes« im Auftrag patriarchaler *Kinderdisziplin machten die einstigen Mutterfreuden zu einer einzigen Plackerei.*[31] Als dann das prosperierende Bürgertum im 18. Jahrhundert aristokratische Attitüden nachzuahmen begann und der bürgerliche Mann darauf Wert legte, seine Gattin als repräsentierbares Glück bei gesellschaftlichen Anlässen an seiner Seite zu sehen, entledigte sich die bürgerliche Frau leichten Herzens ihrer Mutterpflichten. Besonders das Stillen der Säuglinge als die ursprünglichste Zuwendung der Mutter zum Kind, das schon durch die christliche Morallehre zur freudlosen Pflicht herabgesunken war, delegierte nun auch die Bürgersfrau nach dem Vorbild der Aristokratin an eine Amme. Erst auf diesem Hintergrund sind die erschütternden Dokumente der *Kinderfeindlichkeit* in Frankreich, die de Mause gesammelt und Elisabeth Badinter zur Grundlage ihrer Studie über Mutterliebe gemacht hat, sinnvoll zu interpretieren. Die Unzahl der abgeschobenen Neugeborenen aus Paris in den Jahrzehnten vor der Französischen Revolution, die man irgendwelchen dubiosen Ammen auf dem Lande »anvertraute«, um sie unter den erbärmlichsten Umständen sang- und klanglos zugrunde gehen zu lassen, beweisen weniger die Nichtexistenz eines angeborenen Mutterinstinktes[32] – was immer man darunter verstehen will –, sondern sind die Bilanz für die systematische Zerstörung einer jahrtausendealten weiblich-mütterlichen Kultur durch das Patriarchat.

Diese Vorkommnisse in Frankreich, auf die ein Polizeileutnant aufmerksam gemacht hatte, bewirkten nicht nur einen öffentlichen Skandal, sondern auch eine *Revolution in der herkömmlichen Erziehungstheorie.* Es ist sicher kein Zufall, daß in der zweiten Hälfte des 18. Jahrhunderts eine ganze Reihe pädagogischer Schriften entstand, welche die große *Bedeutung der Mutter für die Entwicklung des Kindes* hervorheben. Wir dürfen nicht vergessen, daß auch die Söhne der Intellektuellen und Aristokraten zu den vernachlässigten Kindern gehörten, die zwar äußerlich in besseren Pflegeplätzen aufwuchsen als ihre ärmeren Leidensgenossen, aber dennoch die längste Zeit ihrer Kindheit fern von den Eltern in Internaten verbrachten.[33] Auch J.-J. Rousseau war einer dieser wenig glücklichen Knaben, der sich gegen die lieblose und opportunistische

Mentalität seiner Epoche empörte und sich ein Leben lang mit glühendem Eifer für eine humanere Erziehung einsetzte. Seither wird von der patriarchalen Erziehungswissenschaft und in unserem Jahrhundert seitens der Kinderpsychologie genau die Mutterliebe mit Engelszungen wieder herbeigeredet, deren Quellen man mit Erfolg zum Versiegen gebracht hatte. Bis heute aber haftet der von Männern verordneten Mutterliebe etwas von einem Übersoll an, etwas von Mißtrauen und moralischer Nötigung, das sich eher mit Schuldgefühlen verbindet als mit spontaner Lebensbejahung.

Zermürbender Balanceakt

Als Psychologin liegt mir nichts ferner als die Erkenntnisse geringzuschätzen, die wir der modernen Kinderpsychologie verdanken. Doch hat die Flut von populärwissenschaftlichen Schriften mit ihren allzu genauen Anweisungen und den Schreckensvisionen im Falle der Nichteinhaltung solcher Anweisungen die Mütter eher verunsichert als ihnen echte Hilfe geboten. Vor allem aber hat das hohe Lob der lebenswichtigen Mutter-Kind-Beziehung so gut wie keine praktischen Veränderungen gebracht. Die Wiederentdeckung des Kindes durch die Wissenschaft hat weder die skandalöse Kinderarbeit im 19. Jahrhundert noch den kinderfeindlichen Städtebau im 20. Jahrhundert verhindert. Auch wäre es längst an der Zeit gewesen, wie Janssen-Jurreit[34] zu Recht reklamiert, sich mit der psychischen Situation der Mütter zu befassen. Man bürdete ihnen eine riesige Last an Verantwortung auf, aber niemand beschäftigte sich damit, woher sie die Kraft dazu nehmen sollten, ihr gerecht zu werden. Dabei sind die Belastungen in der modernen Kleinfamilie auf engstem Wohnraum und isoliert von mitmenschlichen Beziehungen für die Mutter größer denn je, besonders dann, wenn sie auch im Ehemann keine praktische und psychische Unterstützung findet, sondern den *zermürbenden Balanceakt zwischen der Bemutterung des Ehemannes und der Bemutterung der Kinder* leisten muß. Die immer noch erschütternd hohe Zahl von elterlichen (auch mütterlichen!) Kindesmißhandlungen, die die Geschichte der patriarchalen Familie begleiten, sind nur das flagranteste Anzeichen dafür, wie ungelöst ihre Probleme sind und wieviel aufgestaute Aggressionen sich auf die Kinder entladen.

Diese immer wieder aus dem Bewußtsein der Öffentlichkeit verdrängte Situation wird sich erst durch die Veränderung der patriarchalen Rollenfixierungen lösen lassen, und das heißt auch, mit der Auflösung der im Grunde *unmenschlichen Alternative für die Frauen*: Sie müssen wählen zwischen einem *Leben mit Kindern um den Preis des Abgeschnittenseins vom aktiven Mitwirken in Gesellschaft und Kultur oder der Möglichkeit, sich persönlich weiterzuentwickeln und an den geistigen und politischen Aufgaben der Zeit teilzunehmen unter Preisgabe der Mutterschaft.* Dabei zeigt die psychologische Praxis, daß das Selbstopfer zugunsten der Kinder keineswegs zu idealen Bedingungen für das Kind führt. Mut und Lebensfreude kann nur vermitteln, wer selbst davon erfüllt ist, während andauernde *Selbstverleugnung nicht nur die Mutter krank macht, sondern auch das Kind schädigt.*

Das Freudsche Familienmodell

Wenn wir nun vor diesen soziokulturellen Hintergrund die Interpretation der Familiendynamik stellen, wie sie die Psychoanalyse herausgearbeitet hat, so werden wir gewahr, daß das Freudsche Familienmodell, das er für ein menschliches Urmodell hielt, nur die *Situation der patriarchalen Kleinfamilie des ausgehenden 19. Jahrhunderts* widerspiegelt. Das relativiert seine Forschungsergebnisse in mehrfacher Hinsicht wesentlich, schmälert aber nicht seine epochemachende Entdeckung von der jahrhundertelangen Sexualverdrängung des abendländischen Menschen und von der überragenden Bedeutung der Kleinkindheit für die Persönlichkeitsentwicklung des Individuums. Dabei ging Freud freilich ganz von patriarchalen Voreingenommenheiten aus, was sich unter anderem darin niederschlägt, daß er die Entwicklung des Knaben sehr viel ausführlicher beschrieb als die des Mädchens, und daß er als Grundkonstellation für den von ihm so genannten Ödipuskomplex das Dreieck *Mutter-Vater-Knabe* zum Ausgangspunkt nahm. Von diesem schicksalshaften Familiendreieck gehen nach Freud alle neurotischen Entwicklungen aus, wobei er glaubte, die eifersüchtigen Spannungen zwischen den primären Bezugspersonen als Interessenkollision sexueller Begierden entlarven zu können: Der Sohn begehrt schon als Knabe die Mutter und dringt damit in die sexuellen Herrschaftsrechte des Vaters ein, was zum tödlichen Haß zwischen den beiden Rivalen führt. Der Mord des Sohnes am Vater, wie ihn die *Ödipussage* schildert, wird ihm zur exemplarischen Fallgeschichte der *archaischen Entladung dieses Urkonflikts, die der zivilisierte Mann nur durch Triebverzicht und Selbstidentifikation mit dem väterlichen Über-Ich meistern kann.*

Die Weiterentwicklung der Psychoanalyse hat das Freudsche Modell in wesentlichen Punkten revidiert. Die erste Korrektur kam von *Jung*, der durch das Einbeziehen der gesamten Mythengeschichte die Ödipussage in einen ganz anderen Kontext stellt und sie nicht als »Familienroman« liest, sondern als den *Niederschlag der Ablösung der matriarchalen durch die patriarchale Kultur*. (Aus dieser Sicht vertritt Ödipus die Gestalt des Jahreskönigs, der den alten König ablöst und tötet, um sich mit der Hohenpriesterin in der Heiligen Hochzeit zu verbinden, wobei diese die Göttin in ihrer Doppelrolle als Mutter und Geliebte vertritt. Sophokles, der die ursprünglich sakrale Handlung als Mutterinzest mißversteht, läßt dem tragischen Verbrechen die Selbstblendung des Ödipus folgen, die der freiwilligen Entmannung des Opferkönigs entspricht.)[35] Die zweite Korrektur kommt von *Fromm*, einem der Hauptvertreter der neoanalytischen Schule, der zwar die sexuell-libidinösen Anteile in der Liebe des Knaben zur Mutter durchaus nicht leugnet, aber der Ansicht ist, daß Freud diese Anteile bei weitem überschätzte. Den Kern der Neurose sieht Fromm weniger in sexuellen Urkonflikten als in der lebenslangen Spannung des Menschen zwischen seiner *emotionalen* Sehnsucht, in die absolute Geborgenheit der Kindheit zurückzukehren, und der Notwendigkeit, das Erwachsensein auf sich zu nehmen.[36] Weil aber die Geborgenheit in der Kindheit einseitig durch die Mutter hergestellt wird, verschmilzt der *Regressionswunsch* mit der *Anklammerung an die Mutter* und der Wille zum Erwachsensein mit der Notwendigkeit zur *Loslösung von der Mutter*. Hier berührt sich Fromm mit der Neurosenlehre der Jungschen Schule, die den *»Mutterkomplex«* mit seinen Autonomiekonflikten (im Bilde des Jona-Walfisch-Komplexes) dem Ödipuskomplex zumindest gleichrangig zur Seite stellt.[37]

Das Autonomieproblem

Meines Erachtens müssen wir aber die ganze Problematik der frühkindlichen Abhängigkeiten und der fördernden oder hemmenden Faktoren für die *psychische Selbständigkeit* der Erwachsenen in einen größeren historischen Bezugsrahmen stellen. Dann zeigt sich uns, daß heute auf der einen Seite viel *höhere Ansprüche an die Autonomie der Menschen* gestellt werden als in früheren Jahrhunderten und daß andererseits heute verschiedene soziologische Faktoren den individuellen Reifungsprozeß belasten oder verzögern. Für die Menschen der frühen Gesellschaften stellte sich das Autonomieproblem niemals in der Schärfe wie für das heutige Individuum, weil sie viel stärker mit der Gemeinschaft identifiziert und durch ein Netz sozialer Bindungen abgesichert waren, wogegen heute sehr viel mehr Entscheidungen in den Bereich der individuellen Eigenverantwortlichkeit fallen. Gleichzeitig aber wird das *Tempo der persönli-*

chen Reifung heute für uns dadurch erheblich *verzögert*, daß die viel längeren Ausbildungszeiten den Aufenthalt der Kinder im Elternhaus bis in die späte Adoleszenz mit sich bringen.

Zudem verstärken die intensiven Gefühlsbindungen zwischen Eltern und Kindern in den engen Verhältnissen der Kleinfamilie die *psychische Abhängigkeit der Heranwachsenden*. Letzteres gilt besonders für die Beziehung Mutter-Kinder und hier wiederum für die Beziehung Mutter-Sohn, die sich im Verlaufe der kulturhistorischen Entwicklung überhaupt am meisten verändert hat: In den frühen matrizentrischen Verhältnissen unter der Voraussetzung von Besuchsehe oder matrilokaler Eheresidenz waren die jungen Männer diejenigen, die aus der angestammten Sippe hinausstreben mußten, um ihre sexuellen Bedürfnisse zu befriedigen. So eng das Band zwischen Müttern und Kindern generell war, so war es zwischen Mutter und Tochter und deren Kindern noch enger geknüpft als zwischen Mutter und Sohn. Von den ursprünglichen »Nestflüchtern« entwickeln sich die Söhne im patriarchalen Familiensystem zu eigentlichen »Nesthockern«, wobei sich in den frühen patriarchalen Sippengemeinschaften das tägliche Leben dieser Nesthocker zumindest ab der Vorpubertät immer noch strikt getrennt vom weiblichen Teil des Großhaushalts unter Männern abspielt.

Erst in der Kleinfamilie, in welcher der Vater seinem Broterwerb außer Hause nachgeht und die Söhne weitgehend der Obhut der Mutter überlassen bleiben, erhält das ödipale Dreieck, wie es Freud beschrieben hat, eine derart nachhaltige Wirkung. Dazu kommt das den längeren Ausbildungszeiten entsprechende höhere Heiratsalter der Männer, so daß in den Jahrzehnten vor und nach Freud die heiratsfähigen Söhne rund 10 Jahre länger im Elternhaus verblieben als die Töchter, die man schon sehr jung verheiratete. Erst diese Konstellation bildet die Voraussetzung für jene *enge und parteiliche Mutterliebe zum Sohn*, welche die Schwiegermutter zum sprichwörtlichen Schreckgespenst für die Schwiegertochter macht, und die Freud für eine Urgegebenheit der menschlichen Familie hielt. Merkwürdiger- oder bezeichnenderweise sah Freud in erster Linie die inzestuöse Konstellation zwischen Mutter und Sohn und erst in zweiter Linie diejenige zwischen Vater und Tochter, die er vor allem als Phantasieprodukt der Tochter einschätzte. Die realen emotionalen und sexuellen Übergriffe des Vaters auf die Tochter dagegen unterschätzte er.

Beide Formen der libidinösen Fixierung auf einen Elternteil, wie sie die Kleinfamilie hervorbringt – der Ödipuskomplex des jungen Mannes ebenso wie der erst von Jung benannte »Elektrakomplex« der jungen Frau – stellen ein *reales Hindernis für ihre heterosexuelle Partnerschaftsfähigkeit* dar. Der Vater als der erste Mann im Leben des Mädchens und die Mutter als die erste Frau im Leben des jungen Mannes prägen in irgendeiner Form immer die spätere Partnerwahl. Das Mädchen, das den Vater als aggressiv und tyrannisch (oder auch als zudringlich) erlebte, wird als junge Frau unter Umständen vor einer Bindung zurückschrecken oder als »Kontrastwahl« einen schwachen Mann nehmen, mit dem sie dann doch unzufrieden ist; oder sie wird, wenn sie den Vater besonders verehrte, mit einem schwer einzulösenden Anspruch an das andere Geschlecht herantreten. Umgekehrt ist das Verhältnis des jungen Mannes zur Frau weitgehend durch das Leitbild der Mutter bestimmt: Hat er die Mutter als zurückweisend und enttäuschend erlebt, wird dieses mangelnde Vertrauen wie eine unsichtbare Wand zwischen ihm und anderen Frauen stehen. War er zu eng an sie gebunden – und dazu lädt das Modell der Kleinfamilie geradezu ein –, so findet er den »Absprung« von der Mutter nicht, an die er emotional gebunden bleibt und an deren alles verzeihender und alles gewährender Haltung er die zukünftige Partnerin mißt.

Häufig entsteht aber auch eine Art *Komplott zwischen einem Elternteil und dem gegengeschlechtlichen Kind*, weil die Mutter ihre Enttäuschung am Ehemann in der Bindung zum Sohn, der Vater seine in der Ehe unerfüllten Wünsche an der Tochter auszugleichen versucht. Und gerade ein solches Komplott, bei dem die Eltern ihre Kinder unbewußt ausbeuten und ihre eigenen Vorstellungen und Wünsche an die Kinder »delegieren«,[38] *unterhöhlt nicht nur die Fähigkeit der Heranwachsenden zur heterosexuellen Partnerschaft, sondern auch die Fähigkeit zur gleichgeschlechtlichen Freundschaft, d. h. die Solidarität zwischen Frauen und zwischen Männern.* Der muttergebundene Mann verschließt seine emotionalen Bedürfnisse vor anderen Männern wie der Knabe vor dem gefürchteten oder entfremdeten Vater, und die vatergebundene Tochter betrachtet andere Frauen als potentielle Rivalinnen oder als Angehörige des minderwertigen Geschlechts, wie es Mutter oder Schwester für sie gewesen sind. Während aber die Männer des Patriarchats untereinander Zweckbündnisse eingehen und sich gemeinsamen kulturellen Werten verpflichtet fühlen, fällt die Frau des Spätpatriarchats in jeder Hinsicht aus der mitmenschlichen Solidarität heraus, gerade auch aus der weiblichen: Wenn die eigene Mutter und Schwester zur Rivalin werden, wird eine uralte Solidarität hinfällig, die noch lange Zeit nach der patriarchalen Machtergreifung den Frauen einen letzten Rückhalt bot.

Feministische Psychoanalyse

Seit *Karen Horney* und verstärkt seit der *Neuen Frauenbewegung* haben sich Frauen aus feministischer Sicht mit der Psychoanalyse auseinandergesetzt und vor allem Freuds Konzeption vom Penisneid und der passiven sexuellen Rolle der Frau kritisiert. Während uns diese Auseinandersetzung noch im letzten Abschnitt dieses Kapitels beschäftigen wird, möchte ich hier den feministischen Beitrag zur Psychoanalyse der Kleinfamilie skizzieren, den *Nancy Chodorow* und *Dorothy Dinnerstein* geleistet haben.[39] Im Zentrum ihrer Überlegungen steht der Umstand, daß Mädchen und Knabe in der sogenannten präödipalen Phase (unter 3 Jahren) sehr unterschiedliche emotionale Startbedingungen haben, weil für beide Geschlechter die *erste Bezugsperson die Mutter* ist, also eine Person weiblichen Geschlechts, während dem Vater bei unserer heutigen Rollenteilung nur eine marginale Bedeutung innerhalb der Kleinkindheit zukommt. Bei diesem Gedankengang – den als erster Erich Neumann verfolgt hatte – geht es nicht um die von feministischer Seite oft hervorgehobene Beobachtung, daß der neugeborene Knabe aufgrund der herrschenden Patriarchatsideologie die größere Beachtung in der Familie findet und demzufolge auch die intensivere Zuwendung der Mutter erhält.

Wir müssen vielmehr davon ausgehen, daß, bei allen relativen Unterschieden, die frühe *Mutter-Kind-Dyade* für beide Geschlechter eine sehr intensive und ausschließliche Beziehung zwischen Mutter und Kind darstellt. Während der ersten Lebensjahre figuriert die Mutter für jedes Kind als lebenswichtige und übermächtige Bezugsperson, die ihm alle Freuden und Leiden des Lebens gewähren oder versagen kann, und diese frühen Erfahrungen des Kindes an der Mutter sind deshalb so unauslöschlich, weil sie längst vor der Möglichkeit, bewußt dazu Stellung zu nehmen, in einer sensiblen Phase des völligen Ausgeliefertseins an die mütterliche Omnipotenz gemacht werden. Diese erste Beziehung zur Um- und Mitwelt, die an der Mutter erlebt wird, stufen E. Neumann, E. Erikson, J. Bolwby, D. W. Winnicott und andere Psychoanalytiker zu Recht als entscheidend dafür ein, inwieweit Menschen ein *Urvertrauen* in das Leben als Ganzes entwickeln können.

Diese Primärbeziehung gewinnt aber von dem Augenblick an eine völlig verschiedene Färbung für das weibliche oder männliche Kind, in dem ihm seine Geschlechtszugehörigkeit bewußt wird. Der im wahrsten Sinne grundlegende Unterschied zwischen der weiblichen und männlichen Psychologie besteht in der Tatsache, daß sich die Frau mit ihrer ersten, übermächtigen Bezugsperson identifizieren kann, während sich der Mann von ihr unterscheiden und abgrenzen muß. Die *Identifizierung der Tochter mit der Mutter qua Geschlechtszugehörigkeit* begleitet die Ich-Entwicklung des Mädchens mit dem Grundgefühl der Zugehörigkeit und Bezogenheit, was einerseits zu der beglückenden Erfahrung führen kann, auf ruhige und ungebrochene Art erwachsen zu werden, andererseits aber auch die *persönliche Abgrenzung von der individuellen Mutter erschwert* und zudem in unserer patriarchalen Kultur das einseitige *Frauenbild von einer Generation zur nächsten fortschreibt*. Dagegen steht am Beginn der *männlichen Selbst-Konstituierung* das emotional verunsichernde Erlebnis des Knaben, aus der Identität der ersten Liebesbeziehung herauszufallen, bzw. der *Zwang, sich von der Mutter zu unterscheiden und von ihr Distanz zu nehmen*, wenn er zur autonomen Selbstfindung gelangen will. Freilich bietet sich jetzt der *Vater als Identifikationsfigur* für den Knaben an, und dieser vermittelt jenem das superiore Männlichkeitsgefühl unserer Kultur. Während also das Mädchen zuerst die emotionale Sicherheit und Selbstbestätigung erfährt und erst später die diskriminierende Rollenzuweisung, steht der Knabe qua Geschlechtszugehörigkeit auf emotional unsicherem Grund, was er erst durch seine soziale Aufwertung überspielen und in herablassende Geringschätzung gegenüber dem anderen Geschlecht verwandeln kann. Mit anderen Worten: *emotional, und das heißt psychoanalytisch gesehen, primär, ist der Mann das andere Geschlecht, wogegen die Frau erst durch soziokulturelle Konstruktionen zum anderen Geschlecht proklamiert wird.*

Diese grundsätzlich verschiedene Ausgangslage für Mann und Frau wirkt sich in jeder Beziehung auf die Lebenseinstellung und auf die Beziehung zwischen Ich und Umwelt der beiden Geschlechter aus. Die Tochter, die sich von Anfang an mit der Mutter eins fühlen kann – und erst später begreift, daß dies auch eine Leidensgenossenschaft darstellt, gegen die sie sich auflehnt – wird zunächst alle Menschen und Dinge ihrer Umgebung mit selbstverständlicher *Empathie*, das heißt via Einfühlung im Gleichklang erleben, während der Knabe aus dem Erlebnis des *Anders-Seins* heraus der Umwelt eher skeptisch fragend und forschend gegenübersteht. Daß dies auch einen verschiedenen Denkstil bei Männern und Frauen hervorbringt, wird uns im nächsten Abschnitt noch beschäftigen. Hier geht es zunächst um die emotional-persönliche Seite des Problems bzw. um die *Schwierigkeit für den Knaben, gefühlsmäßig zu der Tatsache Zugang zu finden, ein Knabe zu sein.* Mit dem Vater kann er sich meist nur verstandesmäßig und relativ spät identifizieren, weil nicht er es ist, der ihm Zärtlichkeit und Sicherheit während der ersten Lebensjahre bietet, und deshalb sind die Ich-Entwicklung des Mannes und sein Autonomiegefühl von Anfang an mit Unsicherheit belastet. Dies zeigt sich dann besonders als Ablösungsschwierigkeit des pubertierenden Knaben von der Mutter und ebenso als Schwierigkeit, mit dem nötigen emotionalen Selbstbewußtsein einem jungen Mädchen zu begegnen. Er wird lange – manchmal sein Leben lang – innerlich hin- und hergerissen zwischen dem Wunsch, sich von der Mutter zu lösen und damit seine Autonomie als männliches Wesen aufzubauen, und der Furcht davor, weil er mit der Eigenständigkeit sozusagen den emotionalen Boden unter den Füßen verliert. Dasselbe wiederholt sich dann bei der Annäherung an die Partnerin: Auch hier liegen der Wunsch, sich endlich vollkommen in die Arme einer Frau fallen zu lassen, und die Angst, gerade dabei die männliche Integrität zu verlieren, im Widerstreit. Fromm sieht in der *Nichtbewältigung dieses männlichen Grundkonflikts*, bei dem der Mann zwischen Regressionswünschen nach der mütterlichen Geborgenheit und der emotionalen Abwehr gegen eine solche Autonomiebedrohung hin- und herschwankt, die *Ursache für die meisten Ehekrisen.*[40]

Als Zwischenbemerkung wäre hier einzuschieben, daß der durchschnittliche Mann der patriarchalen Gesellschaft sein persönliches Dilemma allerdings dadurch löst, daß er die *Widersprüche auf Kosten der Frau* in seine Lebensbezüge einbaut: Auf der einen Seite befriedigt er sein Autonomiebedürfnis in der Berufswelt und im öffentlich-politischen Raum, wobei er diesen »höheren Interessen« den selbstverständlichen Vorrang vor allen persönlichen Beziehungen einräumt. Auf der andern Seite erhebt er den Anspruch, bei Bedarf die körperliche und emotionale Nähe der Frau uneingeschränkt vorzufinden – mit dem unausgesprochenen Vorbehalt, sich jederzeit aus dieser Nähe auch wieder zurückziehen zu können. Diesen widersprüchlichen psychischen Grundbedürfnissen des Mannes entsprechen genau die *Rahmenbedingungen der patriarchalen Geschlechterrollen, die dem Mann einen weiten Aktionsradius gestatten und der Frau das Warten und Sich-Bereithalten am Ort vorschreiben.* So wird auch das prekäre Autonomieproblem des Mannes durch die Einrichtung der »Muttersklavin« für ihn auf optimale Weise gelöst.

Um aber zu Chodorows und Dinnersteins Gedankengang zurückzukehren, so haben sich beide Forscherinnen die Frage gestellt, ob die einseitige Eltern-Kind-Beziehung, das heißt die Dominanz der Mutter in dieser Beziehung, naturgegeben und deshalb unausweichlich ist, oder ob diese Situation korrigierbar sei. Dabei ist zunächst davon auszugehen, daß das menschliche Kind, verglichen mit anderen Säugetierarten außerordentlich lange hilflos bleibt. Der Säugling ist ein zu früh geborener Fötus, weil sein Hirnumfang so groß ist, daß er im ausgereiften Zustand den Geburtskanal nicht mehr passieren könnte. A. Portmann spricht deshalb von einer »extra-uterinen Embryonalzeit« des Kindes (d. h. von einem Embryo außerhalb des Mutterleibes), die ca. 1 Jahr andauert, bis das Kleinkind sich selbständig fortbewegen kann.

Die nötige *intensive Betreuung des Kleinkinds* könnte aber bei den heute üblichen relativ kurzen Stillzeiten durchaus *auch vom Vater übernommen* werden, und dies würde nach Meinung der Psychoanalytikerinnen für die Persönlichkeitsentwicklung beider Geschlechter geradezu revolutionäre Folgen haben. Einerseits könnte dann der Knabe sein Geborgenheits- und Zärtlichkeitsbedürfnis auch am gleichgeschlechtlichen Elternteil befriedigen, ohne dabei in seiner männlichen Identitätsfindung beeinträchtigt zu sein. Dies würde dem Mann ein *positives Verhältnis* zu mitmenschlicher *Nähe und Zärtlichkeit* überhaupt ermöglichen.

Andererseits stünde der zärtliche Vater dem Mädchen nicht mehr als das »ganz andere« Geschlecht gegenüber, zu dem es aus einer Mischung von ängstlicher Beklommenheit und bewunderndem Respekt aufblickt. Das Erlebnis einer kindlich ungezwungenen Beziehung zum Vater könnte vielmehr den *Grund für eine erotische Beziehungsfähigkeit der Frau legen*, aus der die Angst vor sexueller Überwältigung verschwände und damit auch die masochistische Komponente.

Auf diese Weise müßten vom Knaben wie vom Mädchen aus gesehen Zärtlichkeit und Sexualität nicht mehr zwei völlig verschiedenen Erfahrungsbereichen zugerechnet werden.

Beide aber, Sohn und Tochter, würden in einem ganz anderen Rollenverständnis aufwachsen. Für die Tochter wäre damit nicht nur der Weg frei für ihre äußere Emanzipation, sondern sie würde auch nicht mehr in die emotionale Überforderung hineingedrängt, eines Tages Trägerin der mütterlichen Allmacht zu sein.

Daß bei unserem heutigen Familienmodell, bei dem die Mutter die Alleinverantwortung für die wichtigste Phase der Kindheit trägt, die Jugendlichen beiderlei Geschlechts viel größere Mühe haben, sich auf konstruktive Weise von der Mutter abzulösen als vom Vater, hatte schon Alice Balint gesehen, wenn sie schreibt, daß die Liebe zur Mutter primär eine Liebe ohne Realitätssinn sei, während wir den Vater viel realitätsgerechter hassen oder lieben.[41] Die *unrealistische Erwartungshaltung an die Mutter* entwickelt sich aber nur auf dem Hintergrund der nahezu mythisch-göttlichen Dimension, die diese in der Erlebniswelt des Kleinstkindes erhält, wenn sie die allein Zuständige ist, an die das Kind seine Wünsche und Ängste adressiert und zugleich diejenige Macht, welche die unvermeidlichen Frustrationen für das Kind setzt. Am Ende fallen ihr nicht nur unrealistische Liebe und Verehrung zu, sondern ebenso unrealistische Ressentiments, Haß- und Rachegefühle.

Revision der Geschlechterstereotypen

Solange wir aber am hergebrachten Rollenstereotyp festhalten, müssen wir uns klar darüber sein, daß die *patriarchale Kleinfamilie auf individueller Ebene (ontogenetisch) genau den Geschlechterkampf reproduziert, der sich kollektiv (phylogenetisch) in der Kulturgeschichte der Menschheit abgespielt hat* und der seit der Konstituierung des Patriarchats bis heute perpetuiert wird. So wiederholt sich in jeder Generation aufs Neue das *Drama der männlichen Identitätsfindung*: der Knabe forciert seine Unterscheidung und Abspaltung vom mütterlichen Du, indem er sein emotionales Bedürfnis nach mitmenschlicher Nähe zugunsten seiner Autonomie-Entwicklung unterdrückt. Zugleich baut er, vermittelt durch die Generation der Väter, seinen Suprematie-Anspruch über das weibliche Geschlecht auf, den er durch einseitige Ausbildung seiner physischen und/oder rationalen Fähigkeiten zu rechtfertigen sucht. Dazu bedarf es der Anspannung aller seiner Kräfte, was sich als asketische Härte gegen sich selbst und gegen andere manifestiert, während unbewußt seine emotionalen Sehnsüchte erhalten bleiben, die er auf die spätere Partnerin projiziert.

Ebenso erneuert sich von Generation zu Generation der *familiäre und gesellschaftliche Zwang für die junge Frau*, ihre eigenen Freiheitswünsche zu beschneiden und in die Rolle des Bemutterns hineinzuwachsen, und zwar sowohl gegenüber ihren zukünftigen Kindern als auch gegenüber ihrem zukünftigen Ehemann. »In der Beziehung zum Mann«, schreibt Dinnerstein, »wird von der Frau im Großen und Ganzen erwartet, daß sie die(se) einseitige nährende Toleranz des primären Elternteils verkörpert. Sie muß seine Fehler verstehen und verzeihen – ihre eigenen sind unverzeihlich.«[42] Alles in allem bedeutet dieses *»Arrangement der Geschlechter«*, wie Dinnerstein es nennt, *männliche Macht- und Selbstverwirkli-*

chung auf Kosten von männlicher Liebesfähigkeit und die Ausbildung *weiblich-mitmenschlicher Tugenden auf Kosten weiblicher Persönlichkeitsentwicklung*. Dies aber führt zur Dauerspannung zwischen den Geschlechtern, weil beide in höchstem Maße voneinander abhängig sind und sich gleichzeitig gegen diese innere Abhängigkeit auflehnen.

Von daher erfährt der *Ruf nach den Neuen Vätern* eine viel tiefere Begründung als jede Forderung nach äußerer Entlastung und beruflicher Chancengleichheit für die Frau. Hier geht es um die *emotionale Chancengleichheit für Frau und Mann* und um die Entwicklung jener inneren Tragfähigkeit und Souveränität für beide Geschlechter, die sich zu gleichen Teilen aus *emotional/sozialer Reife und persönlicher Autonomie* zusammensetzt und die beide zusammen erst die Voraussetzung für eine echte, gegenseitige Partnerschaft bilden. Damit werden die Grundlagen der menschlichen Existenz in Frage gestellt und die Anstrengung unternommen, nicht nur die persönlichen, sondern auch die tragischen kulturellen Konsequenzen zu vermeiden, die sich aus der frühkindlichen Mutterdominanz ergeben.

Dies könnte tatsächlich unser Kulturkonzept als Ganzes revidieren, das, wie sich im nächsten Abschnitt noch einmal zeigen wird, aus den vielschichtigen Kompensationsleistungen des Mannes gegenüber einer frühgeschichtlichen Dominanz der Mütter hervorgegangen ist.

Nur in einem Punkt stimme ich nicht mit Dinnerstein überein: Sie sieht den Grund auch für das sexuelle Rollenklischee, das die Aktivität einseitig dem Mann und die passive Rolle einseitig der Frau zudiktiert, in der Dominanz der mütterlichen Fürsorge während der Kleinkindheit.[43] Kulturgeschichtlich ist diese These unhaltbar, weil in rein matrizentrischen Kulturen, bei denen das Übergewicht der Mutter beziehungsweise des Frauenkollektivs für die Erziehung der Kinder am deutlichsten ist, sich das sexuelle Selbstverständnis der Frau durch große Selbstsicherheit und Aktivität auszeichnet. Die *Leugnung der weiblichen Sexualität* als einer genuinen Lebenskraft und als ein eigenständiges Begehren, wie sie zum Teil auch dem Freudschen Sexualkonzept zugrunde liegt, ist eine sehr *späte Form patriarchaler Abwehr und Entwertung der Frau*. Die Einschätzung der weiblichen Sexualpotenz durch den Mann hat im Laufe der Jahrhunderte seit dem Mittelalter mehrmals gewechselt und spiegelt sehr viel mehr die jeweiligen männlichen Bedürfnisse einer Epoche als die tatsächliche Erlebnisfähigkeit der Frau, wenn diese auch sekundär von den sozialen Erwartungen ihrer Epoche mitgeprägt wird (vgl. S. 361 ff.).

7. Männerhaus und Geistgeburt

Das Männerhaus oder Zeremonialhaus, das als das größte Gebäude die übrigen Häuser eines Eingeborenendorfes oft weithin überragt, ist bei vielen Naturvolkgruppen das *soziale, religiöse und politische Zentrum der Dorfgemeinschaft*, in dem sich alle wichtigen Entscheidungen und Aktivitäten für das Leben des Stammes abspielen, und zugleich der ausschließliche *Versammlungsort* für die erwachsenen Männer, zu dem die Frauen keinen Zutritt haben. Hier finden schamanistische Sitzungen statt, wird Kriegsrat gehalten oder Recht gesprochen, hier werden neben Waffen sakrale Gegenstände aufbewahrt wie Musikinstrumente, Masken, Fetische und Ahnenreliquien, werden Festzeremonien gefeiert und nicht zuletzt die Initiationsriten für die jungen Männer vorbereitet. Wir dürfen daher erwarten, an dieser Stätte etwas über die *Konzeption der typisch männlichen Weltanschauung* zu erfahren und gleichzeitig etwas über die *typische Sozialstruktur der Männerbünde*. Einen ersten Blick in diese Welt hatten wir bereits im ersten Teil des Buches getan, als von den Strategien der Männer die Rede war, die ursprünglich weiblichen religiösen Ämter sowie das religiöse Kunsthandwerk und oft auch wichtige Produktionszweige zu monopolisieren, um den Einfluß der Frauen auszuschalten. Jetzt geht es weniger um Machtstrategien als um die inhaltliche Herausbildung der männlichen Philosophie und ihre Weitergabe an die jeweils nächste Männergeneration.

Zuerst wäre aber noch nach der rein äußeren Entstehungsgeschichte der Männerhäuser zu fragen, weil sie noch einmal ein Licht auf das Zustandekommen der Männerbünde wirft. Mancherorts scheint sich das Männerhaus aus dem sogenannten »*Junggesellenhaus*« entwickelt zu haben, wie der Name »Yeu« für die Zeremonialhäuser der Asmat auf Neuguinea besagt.[1] Nun gibt es aber Junggesellenhäuser schon in matrizentrischen Kulturen wie das »bukumatula« der Trobriandinsulaner oder das »ghotul« der Muria in Indien,[2] die dort nicht ausschließlich von Männern benutzt werden, sondern auch den jungen Frauen offenstehen, um ihre freien Liebesverhältnisse mit den jungen Männern einzugehen. Dies legt den Gedanken nahe, daß das Junggesellenhaus aus der Praxis der exogamen Partnersuche hervorging und ursprünglich einfach der »neutrale« Treffpunkt der jungen Paare außerhalb der matrilinealen Familienresidenzen war, der erst mit dem Aufkommen des patriarchalen

Familiensystems und seiner rigiden Sexualmoral hinfällig geworden ist. Vermutlich wurde dieses Gebäude dann von den einflußreichen Männern des Dorfes als *»Regierungssitz« und männliches Kultzentrum* übernommen und dementsprechend kunstvoll ausgebaut wie etwa die berühmten Zeremonialhäuser der Abelam mit ihren hohen spitzwinkligen Dächern und den mythologisch bedeutsamen Holzschnitzereien an den Fassaden.[3] Dort wo kein Junggesellenhaus zur Verfügung stand, konnte das *Haus des Dorfhäuptlings* zum Zentrum des Männerbundes ausgebaut werden, eine Doppelfunktion, welche die besonders großen und kunstvoll errichteten Häuser der Dorfhäuptlinge heute vielerorts haben.

Es gibt aber noch eine dritte Möglichkeit, nämlich die *Übernahme althergebrachter matrizentrischer Sakralräume* durch den Männerbund und der aus ihm hervorgegangenen männlichen Priesterschaft, wie dies bei den Dogon in Westafrika der Fall ist. Dort erfüllen die hohen, runden Vorratshäuser die Funktion des Dorfheiligtums, die sowohl in ihrem Grundriß wie in den sakralen Gegenständen (irdene Töpfe, Körbe, Kalebassen) ganz mit matrizentrischen Mythen und Fruchtbarkeitskulten verbunden sind.[4] Noch eindrücklicher stellt sich der matrizentrische Ursprung der Zeremonialhäuser der Kogi in Kolumbien dar, deren sogenannte »Bergtempel« mit ihrem kegelförmigen Aufbau noch heute im Glauben der Kogi die Gebärmutter einer Großen Göttin symbolisieren.[5]

Männliche Schöpfung und zweite Geburt

Wenn wir die Inhalte der männlichen Religionsausübung betrachten, so stoßen wir immer wieder auf das gleiche Motiv: Es geht darum, daß die männlichen *Priester als Vertreter des Männerbundes* mit allen Mitteln versuchen, die *Fruchtbarkeit des Stammes zu garantieren* und zwar *ohne die sakrale Mittlerrolle der Frau.*

Dies illustriert u. a. ein Fruchtbarkeitsritus der *Asmat* auf Neuguinea beim Einweihungsfest ihrer »Yeu«-Zeremonialhäuser.[6] Dabei stellen die Priester einen ca. 3 m hohen zylindrischen Behälter aus Palmblättern auf, der den »Sagobaum des Lebens« darstellen soll. In diesen füllen sie die Larven des Holzbocks und schneiden dann auf dem Höhepunkt des Festes den Behälter auf, worauf ihm die Larven als Sinnbild der Fruchtbarkeit entströmen. Wie schwierig es aber für sie ist, eine rein männliche Fruchtbarkeitsideologie zu entwickeln, geht aus dem kurzen Zwischenspiel hervor, zu dem man die Frauen ins Zeremonialhaus ruft, das sie sonst niemals betreten dürfen: Sie haben den Lebensbaum zu umtanzen, bevor der Priester dessen lebendige Füllung »entbindet«.

Das Thema der männlichen Lebensschöpfung durchzieht auch die mythischen Erzählungen der Asmat, in deren Mittelpunkt der Halbgott Fumeripits steht. Er gilt als der Schöpfer des ersten Zeremonialhauses, wo er auch die ersten Menschen schuf. Dazu schnitzte er menschliche Figuren aus Holz und eine Trommel, auf der er so lange schlug, bis er die Figuren zum Leben erweckt hatte. In dieser Mythe schafft sich der männliche Gott kraft seiner Kunstfertigkeit ein Instrument (die Trommel als Symbol der Gebärmutter), mit dem er die Entstehung des Lebens magisch bewirkt. Die heutigen Holzschnitzer, die als sakrale Künstler eine eigene Gruppe des Männerhauses bilden, glauben, durch ihre Schnitzkunst das Werk des Gottes symbolisch zu wiederholen. Im Zusammenhang mit Fumeripits' Schöpfung gab es allerdings auch eine Bedrohung: Er mußte einen grimmigen Kampf gegen ein riesiges Krokodil ausführen, das angeblich versucht hatte, das Yeuhaus zu zerstören.[7] In diesem Teil der Erzählung erkannten wir bereits (S. 263) das Motiv der Tötung des weiblichen Urprinzips.

Die mythischen Vorstellungen des Männerbundes lassen aber nicht nur die kosmische Schöpferkraft in männliche Hände übergehen, sondern jedes neu aufzunehmende Mitglied der Männergemeinschaft soll gewissermaßen rückwirkend die eigene Geburt aus dem Mutterschoß unwirksam machen beziehungsweise hinter sich lassen, indem der Initiand auf symbolisch-geistige Art noch einmal geboren wird. *Das Motiv der zweiten Geburt* bildet einen wesentlichen Inhalt außerordentlich vieler Initiationsriten, und diese Wiedergeburt kann prinzipiell auf zweierlei Arten geschehen. Sie wird entweder an einem männlichen Kultobjekt vollzogen wie bei den Abelam, bei denen die Initianden durch die gespreizten Beine geschnitzter Ahnenfiguren hindurchkriechen,[8] oder noch drastischer bei den Kwakiutl (Nordwestküsten-Indianern), wo die Schamanennovizen durch eine Bretterattrappe kriechen, an der Mund und Afteröffnung des Schöpfergottes markiert sind.[9] Bei der zweiten Art vollzieht der Initiand durch sein Eintauchen in eine uterine Symbolfigur eine heldische Tat, bei der er bewußt noch einmal seinen dunklen Herkunftsweg nachvollzieht und der Gefahr des Verschlungenwerdens durch die Mutter trotzen muß, um als erwachsener Mann wiedergeboren zu werden. Für die Große Mutter kann dabei ein Tierdämon stehen wie bei den Australiern in Arnhem-Land, bei denen die Initianden symbolisch von einer weiblichen Schlange verschluckt und wieder ausgespien werden,[10] ein Motiv, das noch in der alttestamentlichen Legende von Jona und dem Walfisch anklingt. Andere *uterine Symbole* sind die Höhle oder die Wassertiefe, in die der Initiand einsteigt bzw. eintaucht. Der Wasseruterus bildet u. a. den mythischen Hintergrund für die jüdisch-christliche Taufe, die ja ursprünglich eine Erwachsenentaufe war.[11] Selbst auf unseren Jahrmärkten finden wir einen Ausläufer des Initiationsmotivs, wenn die Kinder auf ihrer Fahrt mit der »Geisterbahn« durch einen gefährlichen Höhlenuterus ihren Mut beweisen. Und noch unsere Horrorfilme bedienen sich der mythologischen Trickkiste, wenn sie den Zuschauer mit Riesenspinnen oder Polypen das Gruseln lehren.

Auch die übrigen Initiationsrituale, besonders die männliche Beschneidung, dienen der *Abgrenzung vom mütterlich-weiblichen Prinzip* und zur Herstellung der männlichen Identität. Australische und afrikanische Stämme, unter ihnen die Dogon, haben die Vorstellung, daß der junge Mann durch Entfernung der Vorhaut die weiblichen Anteile seines Wesens verliert und erst dadurch ganz zum Mann wird.[12] Bei den nordaustralischen Ureinwohnern legt man die Knaben während des Beschneidungsaktes auf die erwachsenen Männer, die ihnen auf diese Art zu ihrer männlichen Geburt verhelfen. Kurz vor der Zeremonie müssen sich die Knaben gegen ihre Mütter zur Wehr setzen, die sie demonstrativ vom Beschneidungsplatz wegzulocken versuchen.[13]

Zu den Praktiken, dem Fleischlich-Weiblichen zu entsagen, gehört auch das *Ertragen von Schmerzen*, wie sie mit der Beschneidung selbst oder mit der Tätowierung und anderen oft sehr harten Praktiken verbunden sind. Der so Geprüfte, der keinen Ausdruck des Schmerzes von sich geben darf, trägt die Narben dieser Prozedur als stolzes Zeichen seiner Männlichkeit – wie noch die Mitglieder der schlagenden Studentenschaften in Europa bis vor ca. 50 Jahren.

Ein gewisser sadomasochistischer Zug begleitet die Ausbildung zur Männlichkeit auch in den patriarchalen Hochkulturen und durchzieht wie ein roter Faden deren Geschichte von den ägyptischen Schreiberschulen über die mittelalterliche Klosterzucht bis zu den preußischen Kadettenanstalten. Immer war die absolvierte Pein ein fast ebenso wichtiger Fähigkeitsausweis wie die erworbenen Kenntnisse, weil nur das *Abstreifen der angeblich »weibischen« Schwachheit* (in Wirklichkeit der Abhängigkeit vom weiblichen Trost, denn die Frauen waren im Ertragen von Schmerzen immer stark) die Zugehörigkeit zum Männerbund erlaubte.

Gestiftete Gemeinschaft

Auch spielen bis heute für alle Formen von Männerbünden *äußere Zeichen der Zugehörigkeit* eine überragende Rolle: bei den Primitiven die

Tätowierung, das Tragen der Waffe oder bestimmter Kleidungsstücke, bei den fortgeschrittenen Zivilisationen das Anstecken von Abzeichen und das Tragen von Berufsuniformen und Titeln. Gerade an diesen zur Schau gestellten äußeren Erkennungszeichen wird deutlich, daß die Männerbünde keine natürlich gewachsenen, sondern gestiftete Gemeinschaften sind.

Dies gilt im besonderen auch für die *patrizentrischen Religionsgemeinschaften*. Die Verbindung zu einem männlichen Geistprinzip scheint viel weniger selbstverständlich zu sein als die uralte vitale Beziehung zur Muttergöttin, und deshalb muß auch diese Verbindung durch besondere Zeichen der Erwählung abgesichert oder später durch schriftliche Niederlegung dogmatisch fixiert werden. Viele Adepten männlicher Religionen suchen deshalb nach einem Zeichen ihrer persönlichen göttlichen Erwählung, wofür die *Schutzgeist-Suche* (Nagualismus) nordamerikanischer Indianerstämme beispielhaft ist.[14] Hier durchstreifen die Initianden wochenlang einsam die Wildnis und versetzen sich durch Fasten, asketische Selbstzüchtigung oder Drogen in einen psychischen Ausnahmezustand, um ihrem persönlichen Schutzgeist in Form von Visionen oder außergewöhnlicher Körpersensationen zu begegnen.

Auch in den patriarchalen Hochkulturen begleitet dieses *Warten auf ein persönliches Zeichen* die Biographie vieler Propheten, Lehrer und Apostel. Jakobs Traum von der Himmelsleiter ist die Vision einer solchen Erwählung durch den Vatergott, wenn im Traum Jahwe zu Jakob spricht: »Ich bin der Herr, der Schutzgeist deines Vaters Abraham und Isaaks; das Land, worauf du ruhst, das gebe ich dir und deinem Stamme« (Genesis 28). Hier im Alten Testament verbindet sich die Gewißheit der persönlichen Erwählung mit dem Bewußtsein der Auserwähltheit des Volkes Israel und seiner Legitimation zur Landnahme.

Alle rein patriarchalen Religionen sind Offenbarungsreligionen, auch wenn ihre Stifter keine namentlich bekannten historischen Figuren sind, wie dies bei den großen Hochreligionen der Fall ist. Sobald aber als Mittler zwischen dem unsichtbaren Gott und den Menschen ein Prophet oder religiöser Lehrer auftritt, nimmt diese *Mittlerrolle einen mehr oder weniger autoritär-dogmatischen Charakter* an und zwar auch dann, wenn dies nicht in der Intention des ursprünglichen Religionsstifters liegt (wie bei Buddha und Jesus). Die Authentizität der Botschaft scheint nur dann gewährleistet, wenn das *Verhältnis Meister-Schüler ein Verhältnis der Unterordnung und des Gehorsams* ist, und auch dies steht wieder im Gegensatz zur matrizentrischen Geistübertragung. Während die Weitergabe der matrizentrischen Kulte von der Priesterin auf ihre Nachfolgerin der natürlichen Weitergabe des Lebens gleicht (und sich die matrizentrischen Geheimkulte erst unter patriarchaler Herrschaft entwickeln), tritt der männliche Oberpriester im Namen der höchsten Autorität auf, was seiner Erscheinung einen Nimbus von Unfehlbarkeit verleiht. So trägt der Priesterhäuptling der westafrikanischen Dogon (der Hogon) den Stab seiner Priester- und Richterwürde ebenso hoheitsvoll wie der katholische Würdenträger seinen Bischofsstab, und vor beiden verstummt das Volk in Ehrfurcht.[15] In den Schriftkulturen geht diese *göttliche Autorität* dann auf die *Heiligen Schriften* über, deren Echtheit bis zu jedem Jota durch die Schriftgelehrten peinlich bewacht wird.

Distanzierung von der Frau

Wenn wir dies alles im Auge behalten und von hier aus einen Sprung zur klassischen Antike machen, so begegnen uns in Griechenland durchaus noch Reste des Männerhauses, jedenfalls in Sparta,[16] wo die Männer der Polis bis in die Zeit der Perserkriege in eigenen Männerhäusern lebten. Freilich erinnert die *rohe Geselligkeit der Spartiaten* mit ihrer Pflege der Spottreden zur gegenseitigen Erniedrigung und mit ihrer Fixierung auf Kriegstaten eher an die Trainingslager der Yanomamö als an eine Stätte der geistigen Kultur. Ganz anders in Athen, wo in gewisser Weise *die Agora der Polis das Männerhaus* darstellt, jener zentrale Platz, an dem alle öffentlichen Gebäude lagen, auf dem die politischen Versammlungen stattfanden und wo auch Sokrates und Platon ihre Schüler um sich scharten. Am umfassendsten hatte allerdings Pythagoras (570 v. Chr. – ?) in der vorklassischen Zeit die Idee der Männergemeinschaft verwirklicht, als er in der unteritalienischen Kolonie Kroton einen Männerbund gründete, der aus Mitgliedern der Aristokratie bestand und sowohl großen politischen Einfluß ausübte als auch religiös-ethische und wissenschaftliche Ziele verfolgte. Die Männer trafen sich täglich zu gemeinsamen Mahlzeiten, religiösen Übungen und philosophisch-mathematischen Gesprächen, unterstanden gewissen Lebensregeln und waren auch zur Geheimhaltung ihrer Lehre verpflichtet, deren höchst *autoritärer Meister Pythagoras* war. An seiner Lehre interessieren in unserem Zusammenhang vor allem zwei Dinge: einmal seine *Mittelstellung zwischen religiös-mythologischer Überlieferung und männlicher Philosophie* und zum andern seine *Frauenfeindlichkeit*. Beides hängt durchaus miteinander zusammen, denn die indisch beeinflußte Orphik, von der seine religiösen Vorstellungen ausgingen, hatte einen stark sinnenfeindlichen Zug und wollte den Menschen durch asketisches Leben, unter anderem durch den Verzicht auf den Fleischgenuß (auch auf Eier und Bohnen als den uralten Exponenten der Fruchtbarkeit) von den Wiedergeburten erlösen und zur wahren Unsterblichkeit führen.

In scheinbarem Widerspruch zur prinzipiellen Frauenfeindlichkeit der pythagoräischen Lehre steht die Tatsache, daß eine größere Anzahl von Frauen, darunter Theano von Kroton, als *angesehene Schülerinnen* sich *im Kreise der Bruderschaft* mathematischen, kosmologischen und medizinischen Studien widmete und einen Teil der Aufzeichnungen mitverfaßte. Wir kennen solche Beispiele auch aus anderen Jüngerkreisen, die sich um einen großen Meister scharten – etwa um Buddha –, wobei sich aber die Frauen ganz der männlichen Weltanschauung verschreiben und damit eher als Ausnahmen ihres Geschlechts gelten denn als dessen Vertreterinnen.[17]

So wenig sich die Orphik als die erste orthodoxe »Buchreligion« und ihre Rezeption durch Pythagoras formal mit den patriarchalen Mythologemen der Primitiven vergleichen lassen, so ist doch beiden die *Abwehr gegenüber dem Dämonisch-Weiblichen als dem Ur- und Abgrund des Lebens* gemeinsam: Wie der Kulturheros der Asmat sein Männerhaus vor der Zerstörung durch den (weiblichen) Krokodilsdämon retten muß, so warnen die Pythagoräer vor dem Chaos, das sie mit dem Bösen und dem Weiblichen gleichsetzen und dem sich die männliche Seele entwinden muß. Schon die Orphik kennt – wie später Platon – die Vorstellung vom Leib als dem Kerker der Seele, aus dessen Fesseln sich zu befreien das Ziel des Menschen (Mannes) ist. Sowohl im primitiven Verständnis als auch auf der religiös-philosophischen Ebene gelingt dies dem Manne nur durch zeitweise abstinentes Leben und durch seine generelle Zurückhaltung gegenüber der Frau. Wie wir früher gesehen haben (S. 23), können die Yamspflanzer der Abelam ihr heiliges Werk nur vollenden, wenn die Frauen ihre Gärten niemals betreten, weil die dämonische »Unreinheit« der Frau die kreative Schöpfung des Mannes zu zerstören droht. Ebenso erschallt durch alle religiösen und philosophischen Bewegungen der Hochkulturen der Ruf »Hüte dich vor dem Weibe«, weil sich *männliche Spiritualität* offenbar nur durch die *Negierung der sexuellen und psychischen Abhängigkeit von der Frau* kultivieren ließ. Bekanntlich führt diese bewußte Distanz zur Frau bei Sokrates und Platon und im öffentlichen Leben der Antike überhaupt zur *Homoerotik und Homosexualität.*

Pythagoras aber war der erste, der dem weiblichen Chaos als dem Inbegriff des Bösen und Unreinen nicht einen Heros oder heroisch-magische Praktiken entgegensetzte, sondern einen *Begriff*, seinen Begriff des Kosmos, den er als erster abendländischer Denker verwendet haben soll. Dabei drückt sich sein kosmisches Ordnungsprinzip, das Pythagoras mit dem Männlichen und mit dem Guten gleichsetzt, in Zahlenbegriffen und Zahlenverhältnissen aus, unter anderem in akustischen Schwingungsverhältnissen (Sphärenmusik) und in geometrischen Beziehungsgrößen (sein berühmter Lehrsatz vom rechtwinkligen Dreieck). Dies ist eine der großen Geburtsstunden des *logozentrischen Denkens* mit seiner luziden Kraft der begrifflichen Abstraktion, aber auch mit seiner *Distanz gegenüber dem sterblichen Leben und dessen Repräsentation durch die Frau*, von der die abendländische Philosophie so nachhaltig geprägt ist.

30 Jahre später legt *Parmenides* (540–480 v. Chr.), ebenfalls in Unteritalien, die *Grundlagen der abendländischen Metaphysik*. Als Arzt wahrscheinlich mit alten Schamanenpraktiken bekannt, betrachtet er sich als »wissenden Mann«, der »außerhalb der Pfade der Menschen« Zugang zu übernatürlichen Erkenntnissen besitzt, die den »Meinungen der Sterblichen« überlegen sind. In der Einleitung zu seinem Lehrgedicht schildert er eine phantastische geistige Reise zu einer Göttin (wie die alten Schamanenpriester!), die ihm die exklusive Wahrheit offenbart: Das ganze Leben mit seinen Gegensätzen und seinem Werden und Vergehen ist nur Schein, die Vielfalt unserer Sinneseindrücke bloße Täuschung. Das *wahre Sein* liegt hinter den sichtbaren Dingen als das unwandelbare und unzerstörbare *Eine*, das jeder Vielfalt vorausgeht und sie überdauert, und das der menschlichen Vernunft nur im reinen Denken und geistigen Schauen zugänglich wird.[18]

Von Parmenides über Platon und Plotin bis zur christlichen Mystik und zur neuzeitlichen idealistischen Philosophie geht es um die unablässige Suche nach diesem *Einen*, das Platon die Idee des höchsten Guten, die religiösen Denker das Göttliche und Hegel den absoluten Geist nennen. Untrennbar von dieser Idee des *Einen Seins* ist die *Hoffnung des Menschen (Mannes) auf Unsterblichkeit*: Wenn es dem Philosophen gelingt, Werden und Vergehen als einen Trug der Sinne zu entlarven und mit Hilfe der Konzentration auf das reine Denken einen transzendenten Bezugspunkt zu finden, der allem Seienden zugrunde liegt und die Zeit überdauert, so gewinnt er Anteil an der Unsterblichkeit. Wenn der Pythagoräer Alkmeion sagt, die Menschen seien sterblich, »weil sie den Anfang nicht an das Ende zu knüpfen vermögen«,[19] und damit darauf anspielt, daß der Mensch durch sein Bewußtsein vom eigenen Tode die Verbundenheit mit dem natürlichen Rhythmus von Tod und Wiedergeburt verloren hat, so gilt dies in erster Linie für das männliche Bewußtsein. Der männliche Denker schafft sich einen geistigen *Ersatz für das kreative Anknüpfen des Lebens an den Tod, das die Frau kraft ihrer Gebärfähigkeit besitzt*, in dem er den *Unsterblichkeitsfaden zwischen seiner reinen Vernunft und dem Einen Geistprinzip knüpft.* In der geistigen Versenkung des philosophischen und religiösen Mystikers fallen dann Selbstbewußtsein und Gottesbewußtsein zusammen, so daß sich in einer Art Geistinflation die Grenzen zwischen dem endlichen Leben und dem ewigen geistigen Sein verwischen.[20] Die Gleichsetzung von Stoff, Materie, fleischlichem Leben und Weiblichkeit auf der einen, von Geist, Transzendenz, Unsterblichkeit und Männlichkeit auf der anderen Seite macht überhaupt erst verständlich, daß auf einem der ersten christlichen Konzilien noch ernsthaft darüber gestritten werden konnte, ob auch die Frau eine unsterbliche Seele besitze oder nicht.

Durch die männliche Philosophie aber wird *das Abstrakte dem Lebendigen, das »wahre Sein« dem Leben und die »Idee« der sinnlichen Erfahrung übergeordnet.* Deshalb wird Denken und Diskutieren für die Männer auf der Agora Athens zum hypertrophierten Selbstzweck, zur Konzentration auf das Eine, dem gegenüber die Vielheit des Lebens verblaßt. Mit dieser Hinwendung zu rein geistigen Produktionen hat sich für den Mann ein völlig neuer Weg eröffnet, die kreative Lebensleistung der Frau in den Schatten zu stellen, wie dies dem »Primitiven« noch nicht möglich war (obwohl es auch hier durchaus Zwischenstufen gibt, wenn wir an die Zuni denken, deren männliche Priesterschaft sich hauptsächlich auf das Rezitieren religiöser Texte konzentriert (vgl. S. 123).

Freilich mußte der philosophierende Mann der Antike, wenn er kein konsequenter Asket war, seinen *Logozentrismus mit dem Willen zur Macht verbinden*, weil er die Freiheit für seine geistigen Ambitionen nur dadurch gewinnen konnte, daß er die Last des Lebens den unterjochten Frauen und die Bearbeitung der Materie den Sklaven oder den verachteten Handwerkern aufbürdete. Deshalb waren Sokrates und Platon konservativ-reaktionäre Politiker und wurde ihr Schüler Aristoteles zum geistigen Anwalt der Herrschenden – wie mehr als 2000 Jahre später auch Hegel.

Obwohl die Griechen die Sinnenfreuden nicht mißachteten wie später die christlichen Philosophen, so distanzierten sie sich doch mit aller

Schärfe von der Leidenschaftlichkeit, die ihr geistiges Gleichgewicht hätte stören können. Als die größte Gefahr in dieser Hinsicht galt die Frau: die junge Frau als Verführerin, die den Denker aus seiner erhabenen Lebensferne in den Strudel des fleischlichen Lebens herabzieht, oder die alte Frau, die an die Vergänglichkeit des Fleisches und an den Tod mahnt. Nur von daher wird verständlich, warum das Thema »Frau« – und das heißt die *Abwertung der Frau* – im philosophischen Schrifttum aller Jahrhunderte einen derart großen Raum einnimmt. Die Schmährufe der Vorsokratiker, die negativen Definitionen der Frau von Aristoteles bis Thomas von Aquin, die Schmäh- und Haßtiraden selbst neuzeitlicher Philosophen wie Schopenhauer und Nietzsche gegen die Weiber (von Weininger und Möbius ganz zu schweigen) sind so oft zitiert worden, daß sie hier nicht wiederholt werden sollen.[21] Beeindruckend für uns heute ist dabei vor allem das Ausmaß an männlicher Energie, das in dieses Thema investiert wurde. In jedem Fall aber resultiert aus der angeblichen Minderwertigkeit der Frau und dem *geistig-moralischen Abstand des Mannes zu ihr* seine *eigene Höherwertigkeit*, und dies scheint neben der Angstabwehr gegenüber dem Dämonisch-Weiblichen der Hauptzweck all dieser männlichen Schmähungen zu sein.

Kunst als Sublimierung von Sinnlichkeit

Diese prinzipielle Reserve gegenüber dem Leben und dem Weiblich-Sinnlichen konnte auch an der Kunst und deren Einschätzung durch die männliche Philosophie nicht spurlos vorübergehen. Platon stand den Künsten, insbesondere der Musik und dem Tanz, äußerst skeptisch gegenüber und ließ das Schöne der bildenden Kunst nur gelten, wenn dabei das Symmetrische und Harmonische über das Unbestimmte der sinnlichen Eindrücke triumphiert, d. h., wenn uns der Künstler durch das Sinnliche hindurch zum Reich der reinen Ideen führt. Besonders nachhaltig mußte der Einfluß der Philosophie auf die Dichtung sein, die schon 1000 Jahre vor den griechischen Philosophen in hoher Blüte stand und ihren Ausgang von der Preisung der irdischen Liebe und den uralten Trauergesängen genommen hatte. Es wäre eine eigene Untersuchung wert, die *Entsinnlichung der Poesie* im Laufe der patriarchalen Kulturen zu verfolgen, ein Phänomen, das sich keineswegs auf die abendländisch-christliche Literatur beschränkt. Wie die stark erotischen Bilder des frühen Minnesangs in der späteren höfischen Dichtung zu weitschweifigen und abstrakt-romantischen Liebesergüssen verdünnt werden, so finden wir auch die Liebespoesie der frühen arabischen, persischen, japanischen und chinesischen Dichtung ihrer sinnlichen Frische beraubt, sobald sich der islamisch-patriarchale, der konfuzianische oder der buddhistische Einfluß geltend macht. Ein hafischer Vierzeiler (des persischen Dichters Hafiz, ca. 726 n. Chr.), den Friedrich Rückert übersetzt hat, beleuchtet in all seiner Kürze die Veränderung der Stimmung, welche die philosophierenden Poeten in die Ghaselen (arabische Liebeslieder) bringen, während darin die Stimme der Frau die alte Kraft der vorislamischen Liebeslieder spiegelt:

> Um ihre Locken schlang ich mich mit Beben
> Von ihrer Läng' erflehend langes Leben.
> Sie sprach: was suchst Du des Lebens Länge?
> Laß meinen Mund die kurze Lust Dir geben.[22]

Wenn die idealistische Geisteshaltung aller Epochen und Kulturen den unmittelbaren, sinnlichen Umgang mit Natur und Mensch zur romantischen Reflexion über sie sublimiert, so vollzieht sich in der Dichtung derselbe psychische Vorgang wie in der Philosophie. Die logozentrische Selbstversponnenheit des Mannes, die uns in der patriarchalen Philosophie begegnet, hat ihre direkte Parallele in der *Selbstbespiegelung des Gefühls durch den patriarchalen Dichter*. Hier liegt auch die Wurzel für die narzißtische Seelenverfassung vieler männlicher Poeten, aus der heraus sie glauben, das reale Leben mit ihrer dichterischen Berufung nicht vereinbaren zu können. Wieder ist es die Frau, die das reale Leben verkörpert, wenn Gustave Flaubert bekennt, daß er »die Muse nicht mit der Frau« in Einklang bringen könne und er an seine Freundin Louise Colet schreibt: »Du liebst das Dasein, Du bist eine Heidin und Südländerin, Du achtest die Leidenschaften und sehnst Dich nach Glück … Ich aber verabscheue das Leben.«[23]

Logokratie: die Macht des Wissens

Wegen seiner prinzipiellen Unsinnlichkeit fällt es mir schwer, den *Logozentrismus* des patriarchalen Denkens einen »Phallozentrismus« zu nennen, wie es sich im feministischen Sprachgebrauch durchgesetzt hat. Es wäre hier daran zu erinnern, daß die klassische griechische Bildkunst die phallusbetonte Darstellung des männlichen Körpers nicht nur vermeidet, sondern die genitale Männlichkeit geradezu untertreibt – sehr im Gegensatz zu den vorklassischen Hermen und den Vasenbildern der dionysischen Kulte. Historisch gesehen bilden Phallokratie als Gewaltherrschaft des Mannes über die Frau und Logozentrismus als der Versuch, die männliche Identität durch Konzentration auf die reine Vernunft herzustellen, zwei verschiedene Entwicklungsstränge, wenn auch in der politischen Praxis der *Logozentrismus dazu benutzt* wurde, *die patriarchale Herrschaft zu rechtfertigen.*

Das geistige Leben des Mittelalters trennte durchaus noch den Bereich des Wissens im Sinne der Kontemplation vom Bereich des praktischen und machtorientierten Denkens. Es war gerade die *weltabgewandte, kontemplative Seite der abendländisch-christlichen Denktradition*, die lange verhindert hat, daß sich das männliche Denken praktisch-technischen Problemlösungen widmete. Methodisch wäre man seit langem dazu fähig gewesen, wie schon Archimedes (gest. 212 v. Chr.) bewies, der neben hydraulischen Maschinen die erste Kriegsmaschine baute. Nach der langen Dominanz von Theologie und Philosophie nahm erst die Renaissance solche Ansätze auf und wandte sich sowohl der Naturforschung als auch der Technik zu: Leonardo da Vinci (1452–1519) studierte durch Leichensezierung den menschlichen Körper und entwickelte die erste Flugmaschine. Es vergingen aber noch mehr als 100 Jahre, bevor Francis Bacon (1561–1621) mit seinem »Neuen Organon« das erkenntnistheoretische Gerüst für die experimentelle Naturwissenschaft schuf und dies gegen die Weltabgewandtheit seiner philosophischen Zeitgenossen.

Erst *Bacon* rief mit seinem folgenschweren Satz *»Wissen ist Macht«* die Gelehrten seiner Epoche dazu auf, ihre geistige Potenz nicht nur der Betrachtung der Natur zu widmen, sondern sie auch in den Dienst ihrer Beherrschung zu stellen. Damit verflochten sich zum erstenmal *logozentrische Lebensferne und phallokratische Gewaltherrschaft.*

Auch Bacons Appell an den Machtwillen bleibt von der traditionellen Sinnenfeindlichkeit und dem Ideal des asketischen Gelehrten geprägt, obwohl die aggressiv-sadistische Wortwahl seiner Sprache, die feministische Forscherinnen entlarvten, einen phallokratischen Charakter verrät. Was für mich an Bacons Anleitungen zur Methode der zukünftigen Naturwissenschaften so befremdlich ist, ist gerade die verwirrende Mischung aus brutaler Vergewaltigungsmentalität und asketischem Puritanismus, die seine inzwischen oft zitierten Sprachbilder vermitteln. Einerseits vergleicht Bacon die ihm vorschwebenden Experimente an der Natur mit den peinlichen Verhören und Foltermethoden der Hexenprozesse (die er als Jurist aus eigener Anschauung kannte) und fordert den Naturforscher auf, in die »innersten Kammern« der Natur einzudringen, um ihr dort ihre Geheimnisse zu entreißen. Dazu soll er sich die Natur zu seiner »Sklavin« machen »wie eine Frau und ihre Kinder«. Andererseits lädt Bacon den gleichen Forscher dazu ein, mit der Natur eine »keusche Ehe« einzugehen und sie mit aller Geduld und Leidenschaftslosigkeit zu beobachten. Auf diese Weise wird er ihre Gesetze ablauschen, mit denen er sie später manipulieren kann. Die Spezies von »Helden« und »Supermännern« (heroes und supermen), von denen Bacon träumt,[24] ist ebenso machtbesessen wie emotionslos und unsinnlich: In seiner Utopie von der Insel »Neu-Atlantis« sind die führenden Männer eine Art geheimer Priesterkaste, die in aller Abgeschiedenheit die Geschicke des Staates kraft ihres superioren Wissens lenken.[25] Deshalb sollten wir meines Erachtens die *Verbindung zwischen Wissen und Herrschaft eher eine Logokratie* nennen und nicht Phallokratie, denn das Phallische ist dabei tief verdrängt.

Bacons Werk macht freilich auch erschreckend deutlich, daß seine Logokratie und die großartigen Fortschritte, die er sich von der neuen Wissenschaft verspricht, weniger dazu ausersehen sind, das Los der Menschen zu verbessern und Armut und Elend zu beseitigen – obwohl er durchaus in großen Worten davon spricht –, als vielmehr dazu, einen *faszinierenden Traum des Mannes* zu verwirklichen: *den Traum, über die Natur Regie zu führen und die Welt um technische Kunstprodukte zu bereichern, mit denen er die Natur in den Schatten stellen wird.* Bereits im 16. Jahrhundert schwebte Bacon nicht nur eine phantastische Maschinentechnik vor, sondern auch die künstliche Umgestaltung von Pflanzen und Tieren, womit er die moderne Genmanipulation vorwegnahm.[26]

Wahrscheinlich ist es dieser Machtobsession bei der philosophischen Grundlegung der Naturwissenschaft zuzuschreiben, daß sich ihre *Fortschritte erst relativ spät auf humanitäre Bereiche* erstreckten. So wurde die erste Dampfmaschine (1690) längst vor der ersten Narkose (1844) erfunden, wie überhaupt die medizinische Wissenschaft bedenklich lange hinter der Entwicklung der technischen Wissenschaften herhinkte. Auch kam das eigentlich humanitäre Engagement in der Wissenschaft längst nicht immer von ihren offiziellen Vertretern, sondern sehr oft von Außenseitern: J. P. Semmelweiß (1818–65) entdeckte die Ursachen für das Wochenbettfieber anhand einfacher klinischer Beobachtungen weitab von den Zentren der Wissenschaft in Pest (Ungarn), und Henri Dunant (1828–1910) als der Begründer des Roten Kreuzes war ein Laie, der Generationen von Heeresmedizinern mit seinem Engagement für die Kriegsverwundeten beschämte. Die Männer der Wissenschaft scheinen mit einer Art rationaler Anästhesie den Leiden der Welt oft sehr viel unsensibler gegenüberzustehen als Laiengruppen, die sich als erste gegen die Vivisektion auflehnten und die heute gegen das Sterben der Wälder und der Gewässer kämpfen. Der Ehrgeiz der Wissenschaftler wendet sich lieber fernen und spektakulären Forschungsgegenständen zu, so daß heute unsere Raumschiffe zum Mond fliegen, während es immer noch keine zuverlässigen Voraussagen für Erdbeben und andere Naturkatastrophen gibt.

Dennoch wäre es absurd, die gewaltigen Leistungen nicht zu würdigen, die gerade die moderne Medizin für den Menschen erbracht hat, und zu vergessen, daß sie uns millionenfaches Leid ersparte. Dank der drastischen Eindämmung der Kindersterblichkeit und der Infektionskrankheiten und der immer perfekteren Chirurgie ist heute der vorzeitige Tod nicht mehr der allgegenwärtige Schatten unseres Lebens. Statt dessen werden das Alter und der Verlust eines würdigen Sterbens zum Alptraum, und erst von diesem anderen Ende her werden wir gewahr, daß die *Medizin in erster Linie mit dem Ziel ausgezogen war, den Tod zu besiegen und darüber das Leben in seiner Ganzheit fast aus den Augen verlor.*

Die eingleisige Zielgerichtetheit und die *Abspaltung vom Gesamtzusammenhang* ist überhaupt ein Kennzeichen aller modernen Wissenschaften, und deshalb konnte es zu einer so grotesken Situation kommen, daß eine ihrer Disziplinen die Herrschaft über den unberechenbaren Tod anstrebt, während eine andere die Perfektionierung des berechenbaren Todes vorantreibt. Darüber hinaus trägt jede einzelne Wissenschaft den Stempel einer gewissen Lebensferne, weil es im Wesen des logozentrischen Ansatzes liegt, über die lebendigen Gegenstände hinweg zu abstrakten Begriffen zu gelangen oder zu manipulatorischen Formeln, die *qualitative Gegebenheiten in quantitative Bestimmungsgrößen auflösen.* Trotz aller Hinwendung zum praktischen Erfolg, wofür Bacon so heftig plädiert hatte, vermochte die Wissenschaft ebensowenig wie die Philosophie die Kluft zwischen Geist und Leben zu schließen, welche das Stigma des patriarchalen Denkens ist.

Deshalb kann es auch nicht überraschen, daß die Wissenschaft trotz ihrer gigantischen Leistungen bei der Bewältigung technischer Probleme zur Lösung unserer eigentlichen Lebensprobleme nicht allzu viel beigetragen hat. L. Wittgenstein spricht dies sehr pointiert aus, wenn er in seinem berühmten Tractatus logico-philosophicus (1921) bekennt: »Wir fühlen, daß selbst, wenn alle *möglichen* wissenschaftlichen Fragen beantwortet sind, unsere Lebensprobleme noch gar nicht berührt sind.«[27]

Diese Diagnose unseres heutigen Geisteslebens muß aber nicht zur

Resignation führen, wenn wir die Voraussetzungen für eine solche Entwicklung grundsätzlich für veränderbar halten. Die menschliche Vernunft ist nicht notwendigerweise an die patriarchalen Denkmuster fixiert, und zwar vor allem deshalb nicht, weil das typisch männliche Denken nicht nur einseitig, sondern – anders als es vorgibt – mit objektivem Denken nicht gleichzusetzen ist. Hinter der *historischen Geburt des Logos* stehen, wie wir sahen, nicht nur objektive Denkanstöße, sondern in hohem Maße *subjektiv-irrationale Motive, die zum einen mit dem Macht- und Kompensationsbedürfnis des Mannes gegenüber der Kreativität der Frau und zum andern mit seinem Fluchtbedürfnis vor der Frau und der lebendigen Natur zu tun haben.*

Flucht in die Objektivität

Diese irrationale Motivation ist aber nicht nur historisch wirksam als eine Reaktion auf längst vergangene biologische und soziologische Voraussetzungen, sondern ist höchst gegenwärtig und wird als individuelle Geisteshaltung *bei jeder heranwachsenden Männergeneration aufs neue revitalisiert.* Diese Tatsache wird allerdings durch das allgemein anerkannte Wissenschaftsideal vom sachlich-objektiven Denken verschleiert, und wir kommen den darunterliegenden Zusammenhängen überhaupt erst auf die Spur, wenn wir die persönlichen Lebenszusammenhänge des modernen Mannes und insbesondere des Wissenschaftlers in Betracht ziehen. Dies hat Evelyn Fox-Keller in ihrer Studie »Liebe, Macht und Erkenntnis« getan, in welcher sie unter anderem von amerikanischen Untersuchungen zur *Persönlichkeitsstruktur des jungen Wissenschaftlers* ausgeht. Die Testergebnisse, die durch neuere deutsche Untersuchungen bestätigt werden, zeigen besonders den angehenden Naturwissenschaftler signifikant häufig als *Einzelgänger*, der wenig an heterosexuellen Kontakten interessiert ist und sich im allgemeinen Frauen gegenüber selbstunsicher fühlt. Er wird geradezu als *»Fluchttyp«* bezeichnet, der »aus den unsicheren, für ihn mit wenig Erfolgserfahrungen verbundenen sozialen und emotionalen Bereichen seiner Umwelt gerne in die heile Welt der Sachen flüchtet«.[28] Auch für den biographischen Hintergrund einer solchen psychischen Struktur erhalten wir einige Hinweise: Verglichen mit der übrigen Bevölkerung stehen die erfolgreichen Wissenschaftler besonders häufig in einem betont *distanzierten, gespannten oder sogar offen herablassenden oder feindseligen Verhältnis zu ihren Müttern.*[29]

Dieser Befund wird allerdings erst dann in seiner Tragweite erfaßt, wenn wir ihn in Zusammenhang mit psychoanalytischen und soziologischen Beobachtungen stellen. Es zeigt sich, daß die biographischen Hintergründe der Testpersonen nur eine besonders *zugespitzte Form der familiären Situation* wiedergeben, der jeder Knabe mehr oder weniger ausgesetzt ist: Wie wir bereits gesehen haben, stellt sich unter den heutigen Bedingungen der Kleinfamilie, in der die Mutter die erste und praktisch einzige Bezugsperson des Kindes während der ersten drei Lebensjahre ist, das Autonomieproblem für den Knaben sehr viel dringender als für das Mädchen. Der Knabe muß, um selbständig zu werden, eine doppelte Desintegration von der Mutter vollziehen, indem er nicht nur erwachsen werden, sondern *ein anderer Erwachsener als die Mutter* werden muß. Er kann zum Bewußtsein seiner selbst als männliches Wesen nur dadurch kommen, daß er sich von dem Wesen *unterscheidet*, das ihm bisher alles bedeutet hat und von dem er sich abhängig fühlt. So wird für ihn *Ich-Sagen gleichbedeutend mit Nein-Sagen zum Emotional-Weiblichen*, oder anders ausgedrückt: Der junge Mann erkämpft sich seine Autonomie um den Preis der emotionalen Nähe, und er gefährdet seine Autonomie, sobald er sich auf intensive emotionale Kontakte einläßt. Wenn dann seine Beziehung zur Mutter durch negative oder widersprüchliche Erfahrungen überschattet oder die Loslösung von der Mutter durch deren Trennungsängste oder Überprotektion zusätzlich belastet ist, so kann für seine emotionale Stabilität die Hinwendung zum rein Sachlichen unter Umständen der einzig mögliche Ausweg sein. Dabei kommt ihm nun etwas zugute, was sich aus der frühen Nötigung zum Distanznehmen entwickelt hat, nämlich *das frühe Training im unterscheidenden Denken* (das auch im Wort dis-kutieren enthalten ist), das die Voraussetzung für das analytisch-sezierende Denken der Naturwissenschaft ist – im Gegensatz zum intuitiv-ganzheitlichen und einfühlenden Denken, wie es stärker das Mädchen entwickelt, weil es sich mit seiner ersten bewußt erlebten Bezugsperson identifizieren kann. Sein distanzierter und analytischer Denkstil prädisponiert den jungen Mann geradezu für das wissenschaftliche Arbeiten, das im Namen der Objektivität eine strikte Subjekt-Objekt-Trennung fordert. Aber während man diese Forderung von seiten der Wissenschaft nur in dem Sinne zu interpretieren pflegt, daß der Forscher dabei seine eigenen Gefühle und Projektionen ausschaltet zugunsten einer möglichst getreuen Erfassung des Objekts, macht Fox-Keller auf die subjektiv-emotionale Entlastung aufmerksam, die der Wissenschaftler daraus gewinnt: Er soll nicht nur, sondern er darf bei seiner Arbeit auf jede Form aktiver Einfühlung und Selbstpreisgabe verzichten und kann auf diese Weise sein *Subjekt hinter der schützenden*

Fassade der Objektivität verstecken. Aber immer dort, wo aus der Not eine Tugend gemacht wird, sind subjektive Interessen mit im Spiel, so daß sich die viel beschworene neutrale Haltung des Wissenschaftlers und die Neutralität der Wissenschaft überhaupt zum Teil als ein Mythos entpuppt, hinter dem durchaus eine »emotionale Substruktur« steht.[30]

Deshalb unterscheidet Fox-Keller zwischen objektiver und »objektivistischer« Erkenntnishaltung, wobei sie die objektive Einstellung als das Streben »nach einem Höchstmaß von authentischer Erfahrung der Wirklichkeit« definiert.[31] Demgegenüber geht die objektivistische Einstellung von einer *forcierten Subjekt-Objekt-Trennung*[32] aus, die, wie sich immer deutlicher zeigt, gerade kein angemessenes Bild von der Wirklichkeit vermittelt. Es muß im Gegenteil ein Zusammenhang bestehen zwischen dem Verbot jeder gefühlsmäßigen Annäherung an den Erkenntnisgegenstand und der Art, wie unsere Wissenschaft die *lebendigen Zusammenhänge in der Natur mißachtet.* Im Grunde ist schon die *Rede vom Erkenntnis-Objekt eine Verzerrung der Gesamtwirklichkeit*, weil auch alle Subjektträger, wie es die höheren Lebewesen, bis zu einem gewissen Grade aber auch »niedere« Lebewesen sind, unter diesen Begriff subsumiert werden. Dazu gehört auch der Ehrgeiz der Wissenschaft, qualitative Bestimmungen des Erkenntnisgegenstandes möglichst zu vermeiden, weil jede qualitative Wesenserfassung einen Rest von emotionaler Einfühlung und damit von verpönter Subjektivität enthält (weswegen man im allgemeinen den Frauen die Fähigkeit zur wissenschaftlichen Einstellung abspricht).

Die Reduktion der wissenschaftlichen Aussagen auf quantifizierbare, das heißt mathematisch erfaßbare Bestimmungsgrößen hat allerdings den höchst nützlichen Effekt der Vorausberechenbarkeit und damit der Manipulierbarkeit der Objekte. Wissen als Macht und Wissenschaft als Herrschaft über die Natur, die Bacon zum Ziel aller denkerischen Bemühungen erklärt hatte, kommt zudem der psychischen Struktur eines bestimmten Männertypus ebenso entgegen wie die geforderte Subjekt-Objekt-Trennung für das Denken selbst: Macht über einen Gegenstand gewinnen bzw. ihn manipulieren bedeutet Stärkung der eigenen Selbstsicherheit. Der beste *Selbstschutz für ein emotional instabiles Subjekt* liegt darin, sich auf sein Gegenüber nicht einlassen zu müssen, dessen Eigenständigkeit zu negieren und es wie ein totes Objekt zu behandeln. Damit aber verleiht die wissenschaftlich-technische Betätigung dem Mann nicht nur ein *hohes Sozialprestige* in unserer Gesellschaft, sondern bietet sich ihm gleichzeitig als *Lösung für sein eigenes psychisches Auto-*

nomieproblem an. So erweist sich die »keusche Ehe« mit der Natur nicht nur als ein Instrument der Macht über sie, sondern zugleich als eine Bastion gegenüber der liebenden Begegnung mit ihr. Eingedenk der alten Gleichsetzung von Natur und Frau und auf die persönliche Ebene bezogen aber heißt dies, daß als *»emotionale Substruktur« hinter der Philosophie der Sachlichkeit* einmal mehr die *Angst des Mannes vor dem Weiblichen* steht.

Kulturelle und psychische Faktoren

Im allgemeinen Trend der modernen Kultur, Wissen und Macht immer enger miteinander zu verbinden und die Kluft zwischen Wissen und Liebe immer mehr zu verbreitern, haben sich kulturelle und psychologische Faktoren gegenseitig verstärkt: Aufgrund der Technisierung und Mechanisierung der Arbeit spaltet sich die menschliche Welt in den mütterlich-emotionalen Bereich der Familie und in den väterlich-rationalen Bereich des Berufs. Zudem wird durch die individuelle »Züchtung« des männlich-rationalen und emotionslos-abgehobenen Denkens die *kollektive Tendenz zur forcierten Rationalisierung* ständig gefördert. Im persönlichen Leben des erwachsenen Mannes aber, der mit der wissenschaftlichen Informationsflut und dem Erlernen ständig neuer Techniken präokkupiert ist, bleibt für die Liebe nur noch wenig Raum. Schon vor mehr als 50 Jahren schrieb *Freud* in seiner Schrift »Das Unbehagen in der Kultur« (1930), daß der Mann die Energie, die er für kulturelle Leistungen verbraucht, zum großen Teil den Frauen und dem Sexualleben entziehen muß. Dies führte Freud zu dem pessimistischen Schluß, daß *Liebe mit den Interessen der Kultur prinzipiell unvereinbar* sei und deshalb der Fortschritt der Kultur mit dem Preis der individuellen Neurose bezahlt werde.[33] Dem ist allerdings entgegenzuhalten, daß Freud selbst dem objektivistischen Denkstil in hohem Maß verhaftet war, was unter anderem darin zum Ausdruck kommt, daß er von den Bezugspersonen des Kindes und des Erwachsenen immer nur als von Liebes-Objekten spricht. Wer aber in der objektivistischen Geisteshaltung mit ihrer unüberbrückbaren Subjekt-Objekt-Spaltung die einzig mögliche Geisteshaltung des Menschen sieht, hat tatsächlich Anlaß zum Pessimismus.

Von völlig anderen Voraussetzungen ausgehend, reflektiert *J.-P. Sartre* als ein typischer Exponent modernen Philosophierens das Dilemma von Liebe und Macht. Auch er erweist sich als ein eminent männlicher Denker, wenn er Autonomie und Freiheit mit Liebe für prinzipiell unvereinbar hält, weil die *eigene Freiheit nur gewahrt werden könne, wenn das Ich den Andern zum Objekt macht* und gerade dies den Geliebten als Subjekt zerstört.[34] Dabei illustrieren Sartres Obsession von der Vorstellung des Klebrigen und sein Ekel vor allem Organisch-Fleischlichen geradezu klassisch die Angst des männlichen Ich vor dem Sog des Weiblich-Mütterlichen.[35] Gegen diesen Sog des »immanenten« Daseins setzt Sartre die gewaltige Anstrengung der autonomen Existenz, sich einen transzendenten Raum der Freiheit zu bewahren, der – nach dem Verlust der Gottesidee und damit auch dem Verlust ontologisch begründbarer objektiver Werte – nur das Nichts als der Ort des Nicht-Festlegbaren sein kann. Dabei hat Sartre versucht, seinen existentialistischen Nihilismus mit einer humanistischen Ethik zu verbinden, und sah im *stolzen Aushalten der absoluten Ungeborgenheit* die reife Haltung des bewußten Menschen.

Demgegenüber sind die nihilistische Philosophie des *Futurismus* und der ihm folgende *Faschismus* den unmenschlichen Weg der *Gewaltverherrlichung* gegangen. Auf diesem destruktiven Wege findet das autonome Subjekt eine letzte Genugtuung in der *Vernichtung des Objekts*, wobei es die Vernichtung seiner selbst in einer Art ekstatischer Todesumarmung in Kauf nimmt. Hier berühren sich auf pathologische Weise der Wille zur Destruktivität und der verdrängte infantile Wunsch zur Rückkehr in den Mutterschoß.[36]

Unbewußte Motivationen

Aber so wenig die Wissenschaft ihre eigene emotionale Substruktur in ihrem Über-Engagement für objektivistische Formulierungen und manipulative Anwendungen des Wissens erkennt, so wenig waren sich die Philosophen aller Epochen der *sexistischen Vorbedingungen* ihrer geistigen Konzepte bewußt. Was sie für universelle und unveränderliche Grundkategorien des menschlichen Daseins hielten, waren oft nur die Voraussetzungen für typisch männliche Grundkonflikte, wie sie – historisch und biographisch gesehen – aus den grundverschiedenen Startbedingungen beider Geschlechter entstanden sind und immer noch entstehen. Am beunruhigendsten ist freilich, daß unsere Spitzentechniker, von denen unser aller Schicksal weitgehend abhängt, sich weder der philosophischen Voraussetzungen noch der psychologischen Hintergründe ihres Handelns auch nur im entferntesten bewußt sind. Nur gelegentlich verraten sie etwas von den tief unbewußten Motivationen, von denen ihr Handeln gesteuert wird durch unbekümmerte verbale Aussagen, deren drastischer Symbolgehalt unmißverständlich ist. Das entlarvendste Beispiel hierfür stammt aus der Endphase des Zweiten Weltkrieges: *Die erste*

Atombombe, welche die Starphysiker Amerikas im Atomzentrum Los Alamos konstruierten, trug den liebevollen Namen »little boy«, und als sie 1945 in Hiroshima gezündet war, traf von dort das Erfolgstelegramm von E. Teller ein mit dem traditionellen Jubelruf von Geburtsanzeigen »It's a boy«. Während 100 000 Menschen in Hiroshima einen qualvollen Tod starben, feierte das Physiker-Team in Amerika in kindlicher Ausgelassenheit seine Männergeburt. Die relativ jungen Wissenschaftler, von denen R. Jungk[37] sagt, sie hätten wie »eher banale Menschen voller Unsicherheit« gewirkt, hatten offenbar *ihre ganze »Libido« in die Bombe investiert und sich mit der Allmacht ihrer Sprengkraft identifiziert.* »Wir leben«, sagte Aron mit bitterer Ironie kurz vor seinem Tode 1983, »in einer Welt viriler Waffen und impotenter Männer«.[38] Dabei werden wir durch die eigene Wortwahl der Physiker auf die groteske Parallele zu jenen »primitiven« Pflanzern (Abelam) in Neuguinea aufmerksam, die voller Hingabe und unter sexueller Abstinenz ihre riesigen Yamsknollen züchten und sie zu ihren leiblichen Kindern erklären (vgl. S. 123). Wie in der phallischen Form der Yamswurzeln so scheint im *Riesenphallus der Bombe* all jene genitale Potenz gespeichert zu sein, welche die Männer ihren Ausgeburten opfern. Hier schließt sich der Kreis vom Männerhaus zur spätpatriarchalen Zivilisation, nur daß die heutigen Männer den uralten Gebärneid mit weit gefährlicheren Knaben kompensieren.

40 Jahre nach Hiroshima steht die letzte Erfüllung des männlichen Schöpfertraums kurz vor seiner Vollendung: die tatsächliche Zeugung von Kindern ohne die Frau – in keuscher Ehe mit der Natur. Die *ungeheuerlichen Konsequenzen der möglichen Genmanipulation*, der Erzeugung des Homunkulus in der Retorte und seiner beliebigen Vervielfältigung (In-Vitro-Fertilisation und Kloning) sind heute noch gar nicht absehbar. Fest steht jedoch schon jetzt, daß ihre Realisierung nur durch Aufbietung aller unserer moralischen Kräfte auszuschließen sein wird. Hierbei stellt sich die Frage, woher eine Zivilisation, die alle ethischen Probleme so lange verdrängt und zum wichtigsten Maßstab ihres Handelns technische Machbarkeit und wirtschaftliche Nützlichkeit erhoben hat, diese moralische Kraft nehmen soll.

Die »Andere Stimme«

Moralische Vorbilder gäbe es durchaus, denn die *Grundlegung einer universellen Ethik gehört ebenso zur männlichen Geistesgeschichte* wie ihr Logozentrismus oder ihr Wille zur Macht. Es gab und gibt sie noch immer, »die Andere Stimme«, die sich zum Anwalt der *»Ehrfurcht vor* *dem Leben«* macht,[39] aber es ist die Stimme der einsamen Rufer, auf die man sich gerne wortreich bezieht, die aber niemals gesellschaftliche Macht besaß. Kulturhistorisch gesehen ist der *Ruf nach universeller Menschlichkeit die Antwort auf die unmenschlichen Bedingungen der patriarchalen Herrschaft. Buddha* (ca. 560–480 v. Chr.), der als einer der ersten die Botschaft des Mitleids und die radikale Absage an jede Form von Gewalt verkündete, stammte selbst aus fürstlichem Geblüt, und seine geistige Erleuchtung begann mit dem moralischen Schock bei seiner ersten Begegnung mit dem Elend der unterdrückten Massen. Angesichts der endlosen Kette ihrer Leiden sah er allerdings die Möglichkeit einer Rettung nur im heroisch-geistigen Verzicht auf das Leben selbst: Durch Meditation und freiwilliges Erlöschen des Willens zum Leben versuchte er den leidenden Menschen einen Weg zu zeigen, sich und andere aus dem »Rad der Qual« zu erlösen.

Das Abendland verdankt die *Idee der Menschenliebe* in ihrer umfassenden Form erst der spätantiken Philosophenschule der *Stoa*, die in einem Zeitalter grenzenloser Machtgier und Völkerversklavung ihre Stimme erhob und in vieler Hinsicht dem Christentum den geistigen Boden bereitete. Der stoische Humanitätsbegriff war im Gegensatz zur klassischen Antike sowohl *kosmopolitisch*, d. h., er schloß die »Barbarenvölker« ein, als auch *klassenlos* und *frei von sexistischen Vorurteilen*. Seneca (3–65 n. Chr.) lehrte, man solle auch Sklaven als seinesgleichen achten und lieben, und erstmals in der Geschichte der Philosophie schloß sich eine bedeutende Zahl von Frauen dem Kreis der Stoiker an. Sogar das Gebot der Feindesliebe nahm die Stoa bis zu einem gewissen Grade vorweg, wenn auch ihre Beziehung zu den Mitmenschen auf ein freundlich-distanziertes Wohlwollen beschränkt blieb, weil noch immer die Seelenruhe und die Losgelöstheit von allen Leidenschaften als das erstrebenswerteste Ziel des Menschen galt.

Bevor Christus im Gleichnis vom barmherzigen Samariter zur konkreten und aktiven Nächstenliebe aufrief, kannte die griechische Antike nur ein berühmtes Zeugnis unbedingter Nächstenliebe: das der *Antigone* in der Tragödie des Sophokles. Antigone aber steht noch ganz in der matrizentrischen Tradition und *beruft sich auf ungeschriebene heilige Gesetze*, wenn sie sogar ihr Leben opfert, um dem Bruder den Dienst einer würdigen Bestattung zu erweisen.

Verbindung matrizentrischer und patriarchaler Vorstellungen

Die *christliche Lehre* erscheint wie ein *Bindeglied zwischen der alten Ethik der matrizentrischen Kultur und der neuen, philosophisch begründeten Humanitätsidee*, indem sie die unbedingte Solidarität unter Blutsverwandten auf die Brüderlichkeit und Schwesterlichkeit aller Menschen ausdehnt. Auch im religiösen Sinn übernimmt das Christentum eine Mittlerrolle zwischen matrizentrischen und patrizentrischen Vorstellungen, indem es auf den patriarchalen Vatergott die Eigenschaft der liebenden Fürsorge überträgt, die vorher die Bona Dea besaß. Christus vergießt gleichsam als der letzte Heros sein Blut zum Heile der Welt, nun aber im Auftrag eines göttlichen Vaters, der sich der schuldverstrickten Menschheit erbarmt und nicht wie die alte Göttin deren vitales, sondern deren *moralisch-geistiges Überleben* garantiert. Auch in seiner Stellung zur Frau und zur Kreatur scheint Christus auf dem Schnittpunkt zweier menschheitsgeschichtlicher Entwicklungslinien zu stehen. Sein *liebevoller Umgang mit »sündigen« Frauen* und seine Lehre von der Auferstehung des Fleisches sind im Lichte der patriarchalen Ideologie geradezu skandalös. Und sein provozierendes Wort: »Wenn ihr nicht werdet wie die Kinder«, das sich so grundlegend gegen die Herrschaft der »Wissenden« über die »Unwissenden« und damit letzten Endes auch gegen die Unterjochung der Natur durch die Vernunft richtet, scheint aus einem vorpatriarchalen Lebensverständnis gespeist zu sein (was allerdings von der Kirche in die Aufforderung zur demütig-dümmlichen Haltung gegenüber den religiösen Autoritäten umgebogen wurde). Auf der anderen Seite unterstellt sich auch Christus seinem göttlichen Vater in absolutem Gehorsam und knüpft an die asketische Tradition spätjüdischer Sekten an, die durch Fasten und Beten ein Reich suchen, das nicht von dieser Welt ist.

Verdankt das Christentum seine überaus rasche Verbreitung wahrscheinlich gerade dieser Zwischenstellung, welche die vielschichtigen Sehnsüchte der spätantiken Epoche zu befriedigen vermochte, so spiegelt auch seine 2000jährige Geschichte die Ambivalenz seines Gedankenguts. Hin- und Hergerissen *zwischen Lebensbejahung und Lebensverneinung*, diesseitigem Engagement und asketischer oder mystischer Jenseitigkeit, bringt es die widersprüchlichsten Protagonisten hervor. Mit der Mönchsregel von Armut, Gehorsam und Keuschheit entwirft die christliche Tradition das Anti-Ideal zum antiken Helden, um später die Heldenidee durch die Kreuzfahrer, die spanischen Ritter der Reconquista und andere Streiter für die Sache Christi neu zu beleben. Neben Gestalten wie Franziskus von Assisi, der Ernst macht mit echter Brüderlichkeit und die Natur in die Liebe zu den Mitgeschöpfen einbezieht, oder Vinzenz von Paul, der seinen Samariterorden mitten hinein in das weltliche Leben stellt, stehen die scholastischen Lehrer mit ihrer patriarchalen Denktradition oder die Inquisitoren mit ihrem finster-dogmatischen Gottesbild. Der breite Strom des kirchlichen Lebens aber floß bald, gestützt durch feudale Strukturen und deren philosophische Rechtfertigung, in den alten Flußbetten der Macht, ein Strom, der die eigentlichen Bekenner der Lehre Christi öfter verschlang als nach oben trug.

Dieser zwielichtigen christlichen Tradition entspricht die zwiespältige Haltung, welche die *Aufklärung* dem Christentum gegenüber einnahm. Den Machtanspruch der Kirche und die geistige Zensur der Theologie verwerfend, versuchte sie die *ethische Substanz der christlichen Botschaft* zu retten. Dabei blieb allerdings die Aufklärung selbst *in den unaufgelösten Antinomien befangen*, die ein Erbe des abendländischen Denkens sind: Auch sie vermochte die Kluft zwischen Natur und Geist nicht zu schließen und schwankte zwischen der pessimistischen Einschätzung der menschlichen Natur als eines reißenden Wolfs (Hobbes) und der optimistischen Annahme eines unschuldigen Naturzustandes vor dem gesellschaftlichen Sündenfall der Herrschaft (Rousseau) hin und her. Hier wiederholt sich der alte theologische Widerspruch zwischen den Begriffen der sündigen Natur und dem natürlichen Licht der Vernunft, zwischen der Idee der eingeborenen Verderbtheit, die nur durch göttliche Gnade zu überwinden sei, und dem Vertrauen auf die eingeborene Moral, die in der Stimme des Gewissens zur Geltung kommt. Auch Kant als der vielleicht redlichste Denker der neuzeitlichen Philosophie blieb diesem Antagonismus verhaftet. In seiner Schrift »Zum ewigen Frieden« setzt er die Verderbtheit der menschlichen Natur ebenso voraus wie die Würde der intellegiblen menschlichen Existenz und sieht die Rettung nur im Sieg des Geistes über die natürlichen Neigungen. An diesem Dilemma zwischen Geist und Natur oder, in den ethischen Kategorien von Kant, zwischen Pflicht und Neigung kranken alle großen Utopien der abendländischen Geschichte von Platon über Bacon und Hobbes bis zu Marx und Skinner. In all diesen Entwürfen für eine bessere Welt steht die *Idee der perfekten Vernunftregie höher als der Gedanke an die vertrauensvolle Zusammenarbeit zwischen den Menschen*, und immer bleibt die Trennung zwischen den planenden Subjekten und den zu verplanenden Objekten bestehen, die den Keim jenes Rigorismus in sich trägt, der ideale Ordnungen in Gewaltherrschaften umschlagen läßt. Auch die heutigen freien Staaten sind auf dem Weg zu einem elitären Expertentum, bei dem wenige »Wissende« den Lebensrahmen für die »Laien« abstecken und gleichzeitig von ihnen fordern, das »Restrisiko« auf sich zu nehmen, das ihre grandiose Planung mit sich bringt.

Alte Kategorien überwinden

Zuletzt aber sollen wenigstens zwei große Denker unseres Jahrhunderts genannt werden, deren Lebenswerk darum kreiste, die Dichotomien (Zweiteilungen) der alten Denkkategorien zu überwinden und den einseitig rationalen Logozentrismus durch einen umfassenderen Vernunftbegriff zu ersetzen. Der eine ist *Karl Jaspers* (1883–1969), welcher der begrenzten »Weltorientierung« durch die Wissenschaft die *»Existenzerhellung«* der menschlichen »Grenzerfahrungen« zur Seite stellt und mit seinem Denken des »Umgreifenden« die *Subjekt-Objekt-Spaltung des Menschen zu übersteigen versucht*. Bleibt das Metaphysisch-Umgreifende als das Transzendente nur Ahnung für den Menschen, so erfährt er seinen eigentlichen existentiellen Grund in der Kommunikation mit dem Du und mit der Welt. Für Jaspers ist Kommunikation die wesentliche Kategorie des Menschseins überhaupt (und dies unterscheidet ihn diametral vom Existentialismus Sartres), die sich einerseits in allen Formen mitmenschlicher Liebe verwirklicht und andererseits im Erkenntnisprozeß, bei dem sich das erkennende Subjekt verstehend in das Wesen der Dinge hineinbegibt und sich von ihm berühren und bereichern läßt, ohne die Macht über den Erkenntnisgegenstand anzustreben.

Neben Jaspers, dessen geistiges Erbe Hannah Arendt weiterführte, war es *Erich Fromm* (1900–1980), der aus seiner psychoanalytischen Sicht die Grenzen zwischen Subjektivität und Objektivität beziehungsweise zwischen Irrationalität und Rationalität neu gezogen hat: Gefühl ist für ihn nicht identisch mit Irrationalität, und mechanistisches oder merkantiles Denken nicht gleichbedeutend mit Rationalität und Vernunft. Den irrationalen Suchtcharakter des macht- und besitzbesessenen Denkens entlarvend stellt er der »Marktorientierung« unserer Zivilisation einen produktiven Orientierungsrahmen gegenüber, der Liebe und emotionale Werterkenntnis ebenso einschließt wie intellektuelle Information. Mit seinem Begriff der *Liebe als einer rationalen, d. h. vernünftigen Kategorie des menschlichen Geistes* schlägt Fromm eine Brücke zwischen »Erosordnung« und »Logosordnung«, wie Erich Neumann den matrizentrischen und den patriarchalen Lebensentwurf genannt hat. Damit verbindet er nicht nur Wissen und Liebe, sondern versucht auch Politik mit Liebe zu versöhnen, indem er die verständnisvolle Annäherung der Völker und die Friedenssuche für weit rationaler hält als ein letztlich irrationales Vertrauen auf die Demonstrationen der Macht.

Freilich macht sich derjenige, der sich der Philosophie der Macht nicht beugt und die Liebe zum Leben ins Zentrum seines Philosophierens stellt, in unserer auf die »harten« Wissenschaften eingeschworenen Kultur schnell lächerlich oder des Sektierertums verdächtig. Deshalb riskierte Fromm seinen Ruf als wissenschaftlicher Psychoanalytiker ebenso wie seine Akzeptanz in der Frankfurter Schule als Mitstreiter der linken kritischen Philosophie. Denn ob im rechten oder linken politischen Lager, in der theistischen oder atheistischen Denktradition, überall scheint über den Toren der Männerhäuser bis heute als geheimer Einweihungssatz das Wort Schillers zu stehen: »Das Leben ist der Güter höchstes nicht.«

8. Die Konstruktion der Geschlechter-»Mythen«

Jenseits von den besonderen, einzelnen Lebensschicksalen und damit jenseits von der Fülle des Lebens und der Realität (dem Vielen) hat sich die Philosophie vom Denken des Einen (männlichen) Geistes her ihre eigene Konstruktion der Geschlechterrollen geschaffen. War der Mann auf seiner Suche nach sozialer Identität ursprünglich davon ausgegangen, nichts Vergleichbares sein zu können gegenüber dem, was die Frau von Natur aus ist, und suchte er durch seine Abtrennung von allen weiblichen Daseinsformen sein Mann-Sein als ein Nicht-Weibliches zu definieren, so verwandelt er diese Negativ-Definition in eine positive Bestimmung, indem er das *Mann-Sein zum eigentlich schöpferischen Prinzip* und damit zum wesentlichen Mensch-Sein proklamiert. Das Männliche wird dabei zu einer geistigen Kraft, die mit einem Transzendent-Göttlichen in Verbindung steht und sich von dorther die Natur und die Materie untertan macht.

Identifikation von Frau und amorpher Materie

Nachdem der männliche Geist der Natur ihre Schöpferkraft entzogen und sie zur amorphen Materie degradiert hatte, konnte er sie gefahrlos wieder mit der Frau identifizieren: Wie die Materie nur ein plumper Schatten ist ohne den Geist, so ist die Frau das inferiore Wesen, das an einer »natürlichen Unvollkommenheit« leidet (Aristoteles/Thomas von Aquin), während der Mann als das direkte Ebenbild Gottes der Frau etwas von seiner größeren Seinsfülle vermitteln kann.

Folgen wir dieser Logik, so würde sich das *Verhältnis Mann-Frau* zunächst als ein *Väterlich-Töchterliches* konstituieren, wie es in den Göttermythen der patriarchalen Hochkulturen und auch in der Erschaffung Evas aus Adam tatsächlich erscheint und wie es sich in der Expertenhaltung des Mannes gegenüber der im engen häuslichen Kreis verhafteten Frau bis heute spiegelt. Zu diesem Vater-Tochter-Verhältnis, das von der *geistigen Überlegenheit des Mannes* ausgeht, kommt aber noch eine andere Polaritätsebene hinzu. Die Frau wird nicht nur als ein unvollkommenes, sondern als ein moralisch zweifelhaftes Wesen gesehen, weil sie mit ihrer Nähe zur Natur den Mann und seine geistige Existenz in die Niederungen der Materie zurückzuziehen droht. Deshalb stellt Pythagoras sie auf die Seite des Chaos und des Bösen. Erst aus der Minderwertigkeit der Frau im Sinne der Unreinheit oder Sündhaftigkeit konstituiert und rechtfertigt sich das *Verhältnis Herr-Sklavin/Magd* als eine moralisch *notwendige Unterjochung des »unreinen« Weiblichen durch das »reine« Männliche.* Aus der einen oder anderen Voraussetzung oder aus beiden zusammen lassen sich – scheinbar – alle *Geschlechter-Polarisierungen* ableiten, wie sie uns zuerst von Pythagoras überliefert sind und wie sie sich in allen späteren Geschlechter-Polarisierungen mehr oder weniger wiederholen. Das nachfolgende Schema stellt die wichtigsten dieser Gegenüberstellungen zusammen und zieht zum Vergleich die sexistisch gedeuteten komplementären Gegensätze von Yin und Yang heran.

Diese auf den ersten Blick erstaunlich gleichsinnigen Polarisierungen zwischen weiblich und männlich weisen doch in einigen Punkten deutliche Gegenläufigkeiten auf, an denen historische Wandlungen, aber auch *prinzipielle Ungereimtheiten in bezug auf die Geschlechtermythen* abzulesen sind. So fällt auf, daß Pythagoras das Bewegende dem Weiblichen zuordnet, während sowohl im Chinesischen wie im übrigen abendländischen Denken das Aktiv-Bewegende immer das Männliche ist. Pythagoras' männlicher Gegenpol, das Ruhende, ist freilich nicht gleichbedeutend mit dem Passiv-Empfangenden, als welches das Weibliche in den übrigen

Pythagoras (570 v. Chr. – ?)*			Yin-Yang-Symbolik der Philosophenschulen ab Konfuzius (531–478 v. Chr.)**			Weitere Polarisierungen der abendländischen Philosophie		
Weibliches	–	Männliches	Weibliches	–	Männliches	Weibliches	–	Männliches
Chaos	–	Kosmos	Urwasser Feuchtes Erde	– – –	Geist Trockenes Himmel	Materie Erde	– –	Geist Himmel
Finsternis	–	Licht	Dunkles	–	Helles	Irrationales Subjektives	– –	Rationales Objektives
Bewegendes	–	Ruhendes	Hingebendes Empfangendes	– –	Bewegendes Starkes	Passives	–	Aktives
			Kaltes	–	Warmes	Gefühl/Herz/Seele	–	Verstand/Kopf/ Geist
Krummes	–	Gerades	Kontraktion	–	Ausdehnung	Systole	–	Diastole
Vieles	–	Eines				Ganzheitliches	–	Zerrissenes Spezialisiertes
Unbegrenztes	–	Begrenztes				Geschlossenes, in sich Ruhendes Immanenz	– –	Offenes Zentrifugales Transzendenz
Linkes Böses	– –	Rechtes Gutes	Negatives	–	Positives			
			Diener Sohn	– –	Fürst Vater	Sklave/Sklavin Knecht/Magd	–	Herr

* *Zit. nach R. Eisler, Philosophenlexikon, Berlin 1912, S. 577. Aus den 10 Gegensatzpaaren, die Aristoteles (Metaphysik I, 5.986a) zitiert, sind hier weggelassen: Quadrat/Rechteck, Ungerades/Gerades (als unteilbare und teilbare Zahlen). Dafür eingefügt ist der Kosmosbegriff von Pythagoras.*

** *Zit. nach J. C. Cooper, Lexikon der traditionellen Symbole. Wiesbaden 1986, S. 217 und H. J. Störig, Kleine Weltgeschichte der Philosophie, S. 98f.*

Schemata erscheint. Seine Auffassung wird nur daraus verständlich, daß er – in Anlehnung an indische Vorstellungen[1] – die Frau im sexuellen Sinn für das aktivere Geschlecht hält. Dem kontrastiert das In-sich-Ruhen des männlichen Geistes, der sich aus dem Getriebe des Lebens zurückzieht. Im Gegensatz zu Pythagoras ergibt sich in der chinesischen Symbolik aus der Gleichsetzung des Weiblichen mit dem ursprünglich ungeschlechtlichen Naturprinzip Yin als dem Schattigen, Nächtlichen, Kalten und der Identifizierung des Männlichen mit Yang als dem Sonnigen und Warmen die Parallele Frau-kalt und Mann-warm. Hier wird die aktiv-lebenszeugende Seite des Männlichen betont, eine Sicht, die sich mit der Aristotelischen Auffassung berührt.

Es gibt aber noch einen zweiten, grundsätzlichen Widerspruch, nämlich in der Zuordnung des Einen bzw. des Vielen. Während in der griechischen Philosophie das Eine, in sich Ruhende, immer das Männliche ist, das dem Vielen und Unsteten des Weiblichen gegenübertritt, nehmen G. Simmel und E. H. Erikson[2] das Ganzheitlich-Geschlossene für das Weibliche in Anspruch, dem sie das Vielseitige und Zentrifugale als Männliches entgegensetzen. Dabei deutet Simmel den dynamischen Charakter des Mannes in einem doppelten Sinn: Als triebhaft Begehrender treibt es den Mann hinaus in die Welt, als Geistsuchender transzendiert er die Welt und erhebt sich zum Reich des objektiven Geistes. Deshalb ist er der Ruhelose, der tragisch Zerrissene, »halb Tier, halb Engel«, wie Simmel ihn nennt. Im Gegensatz dazu sieht er in der Frau den »eigentlichen Mensch(en)«, dem er ein geradezu »metaphysisches Wesen« zuspricht, das auch ohne den Mann in seinem mütterlichen Urgrund ruht und zu dem sich der Mann in seiner tragischen Existenz zurücksehnt.[3]

Spätestens an dieser Stelle wird klar, daß der patriarchale Geschlechtermythos seinen eigenen Rahmen sprengt. *Mit der Anrufung des Mütterlichen wird die prinzipielle Höherbewertung des Mannes von seinen regressiven Sehnsüchten unterlaufen.* Ist es nicht die alte Göttin, die uns da als »metaphysisches Wesen« der Frau entgegentritt, von dem Simmel sagt, daß »seine Geschlossenheitsform ... von jeher einen Hauch von kosmischer Symbolik über die Frau gelegt hat«?[4]

Das gleiche wäre allerdings schon vom *Aspekt des Dämonischen* zu sagen, das ja hinter dem »Bösen« bzw. hinter dem Chaos steht, gegen das sich Pythagoras und nach ihm besonders die Neuplatoniker (und ein Teil der Kirchenväter) zur Wehr setzen. Auch hier scheint die *Angst vor dem »Großen Weiblichen«* hindurch, und diese Angst kann nur gebannt werden, wenn der dämonische Aspekt als selbständiges Prinzip abgespalten wird. In dieser Hinsicht folgt die Geschlechter-Konstruktion des Mannes genau der Logik der kollektiven Bilder, bei denen sich in der Mythologie der patriarchalen Hochkulturen ebenfalls die Todesdämonin von den übrigen Aspekten der Großen Göttin abspaltet. Nur dadurch wird es dem männlichen Geist überhaupt möglich, seinen Suprematieanspruch aufzubauen, indem er nun die Lichtseite und das Gute für sich beansprucht, eine Identifikation, wie sie durch alle Geschlechterpolarisierungen hindurch erhalten bleibt. Immer ist der Mann mit dem Himmel, dem Tag, dem Licht und dem Geist identifiziert, wenn es auch scheint, als ob ihm zeitweise kalt geworden sei in seiner Geisteinsamkeit und er sich deshalb den regressiven Fluchtweg zur guten Mutter nie ganz abgeschnitten habe.

Regressionswünsche des Mannes

Auch in der *Gegenüberstellung von Gefühl-Verstand* bzw. Seele-Geist, wie wir sie bei Rousseau und in der Romantik finden, verstecken sich uneingestandene Regressionswünsche des Mannes. Hier ist das Seelenhafte oder das Gefühlshafte das Wärmende und Belebende, aus dem der Mann die Kraft schöpft, zu seinen erhabenen, geistigen Werken aufzubrechen, während der aristotelisch-thomistische Seelenbegriff (Entelechie) die Kraft ganz in den Geist verlegt hat, der die Materie als das Weibliche erst zum Leben erweckt. Noch stärker tritt dann bei Goethe das Seelenhafte hervor, wenn *das »Ewig-Weibliche« zur Seelenführerin für den geistigen Individuationsweg des Mannes* wird (wie schon früher Dantes Beatrice), und dies erinnert ganz an die alten Eleusinischen Mysterien, in denen die Priesterin als Stellvertreterin der Großen Göttin den Adepten in die Geheimnisse des Lebens einweiht. Damit verkehren sich die Zuordnungen von Leben und Tod scheinbar wieder zugunsten der Frau, aber eben nur scheinbar: Obwohl das warme Herz der Frau den kühlen Kopf des Mannes inspiriert und zu den geistigen Höhen »hinanzieht«, bleibt dieser Kopf doch der Steuermann, der den weiblichen Lebenslauf diktiert.

Am Prinzip von Kontraktion und Ausdehnung, von Systole und Diastole, das Goethe so stark beschäftigt hat, wird noch einmal die ganze Künstlichkeit der Geschlechtermythen offenbar. Wieder orientiert sich hier die Polarisierung an komplementären Naturvorgängen – an Kontraktion und Ausschlag der Herzmuskulatur oder an Ausatmung und Einatmung –, wie schon die Yin-Yang-Entsprechungen aus den Naturrhythmen Nacht (Finsternis) – Tag (Licht), Winter (kalt) – Sommer (warm), Tod (passiv) – Leben (aktiv) entlehnt worden waren. Nun sind aber die komplementären Naturrhythmen prinzipiell nicht auf voneinander getrennte Wesen projizierbar: Es gibt keine Einatmung ohne Ausatmung, keine Muskelbewegung ohne vorherige Kontraktion, genausowenig wie es Leben ohne Tod oder Aktivität ohne Ruhepause gibt. Ein Mensch, der nur das eine oder das andere oder auch nur überwiegend das eine oder das andere besäße, ist undenkbar, wie ja auch ein Mensch mit Kopf ohne Herz oder mit Herz und ohne Kopf nicht existiert. Wenn man die Geschlechter-Typologien als das nimmt, als was sie sich präsentieren, nämlich als die naturgegebenen Konstanten des Weiblichen und des Männlichen, wie sie sich in den einzelnen Frauen und Männern zumindest akzentuell verwirklichen, so wird man in unauflösbare Widersprüche verwickelt. In die hoffnungslose Unlogik der Geschlechter-Konstruktionen ist überhaupt nur dann ein Sinn hineinzubringen, wenn wir sie einerseits als *Abwehrmechanismen und Unterwerfungsstrategien des Mannes gegenüber dem Weiblichen* und andererseits als die *Ergänzungs- und Geborgenheitswünsche der Männer an die Frauen* begreifen, *die mit der naturgegebenen Ausstattung von Mann und Frau gar nichts zu tun haben.*

Die rätselhafte Frau

Über die widersprüchlichen Anforderungen an die Frau und die widersprüchlichen Mythen über sie hatten sich schon die Feministinnen der ersten Frauenbewegung mokiert. Hedwig Dohm[5] hält dem bürgerlichen Frauenideal von der sittsamen und aufopferungsvollen Gattin die Faszination entgegen, welche die elegante Salondame und die pikante Demimondäne auf den Mann ausüben, und Rosa Mayreder[6] spricht von dem »halb teuflichen und halb göttlichen Wesen«, das der Mann aus der Frau gemacht habe, und dem er »Unterdrückung bis zur Sklaverei und Verherrlichung bis zur Anbetung« habe angedeihen lassen.

Dabei scheint es mir wichtig zu sehen, daß der männliche Mythos Frau eben nicht nur das Produkt der vielseitigen Ansprüche eines verwöhnten Herrschers ist, wie man dies dem unüberbietbar naiven Ausspruch Rousseaus entnehmen könnte, wonach die Frau von Gott vor allem dazu gemacht sei, dem Manne zu gefallen.[7] Als eine *Kombination aus Wunsch- und Fluchtbildern* ist das *chimärische und ewig rätselhafte Gebilde Frau* nicht nur *mehr,* als jede einzelne Frau zu leisten imstande ist, sondern zugleich auch *weniger*: Wenn wir dieses Ungeheuer genauer analysieren, so bemerken wir, daß es sich aus lauter Teilfiguren zusammensetzt, von denen jede eine Abstraktion darstellt. Als solche sind sie aber nicht nur ideelle Maximierungen, sondern auch vom Leben abgezogene Bilder, die unverbindlich sind, weil keine persönlichen Ansprüche von ihnen ausgehen. *Die Nixe und die Teufelin in der Gestalt des Vamp, die Puppe und die Dame als Repräsentationsfiguren, das Ewig-Weibliche als die göttliche Seelenführerin und die Mutter als die selbstlos Sich-Aufopfernde – sie alle haben einen gemeinsamen Nenner: Sie sind seelische Selbstversorger*, die ihr eigenes Energiepotential gewissermaßen selbsttätig reproduzieren. *Auf keinen dieser Teilaspekte muß sich der Mann wirklich persönlich beziehen.* Vor dem Vamp muß er sich schützen, der Dame schuldet er Ritterlichkeit, der Seelenführerin Verehrung und der Mutter kindlich-unverbindliche Dankbarkeit. Jede konkrete Frau, von welchem individuellen Charakter und in welcher realen Funktion auch immer, würde die Gegenseitigkeit der Beziehung fordern, das persönliche Sich-Einlassen des Partners auf ihre individuelle Person. Aber gerade davor haben viele Männer aufgrund ihrer Autonomie-Obsession eine abgründige Angst, weshalb sie die konkrete Frau sofort in ein Idol verwandeln. Für sie scheint der einzig angstfreie Austausch mit einer Frau darin zu bestehen, die Rechnung mit Geld oder mit Leistung zu begleichen – deshalb die unsterbliche Institution der käuflichen Frau und das hartnäckige Festhalten an der männlichen Rolle des Ernährers bzw. des Familien-Bankiers.

Wenn uns die psychotherapeutischen Erfahrungen der letzten Jahrzehnte eines gezeigt haben, so ist es dies, daß *mangelhafte Liebes- und Partnerschaftsfähigkeit* immer ein *Symptom für psychische Schwäche* ist, das sich sowohl *mit Hilfe von Machtstrategien als auch in Form von Vermeidungsstrategien* tarnen kann. Dabei sind die kollektiven Tarnungen der männlichen Schwäche in diesem Punkt deshalb so schwierig zu demaskieren, weil die Machtstrategien mit naiver männlicher Arroganz und selbstverständlichem Herrschaftsanspruch inszeniert werden und die Vermeidungsängste an die Scheingefechte der Idealisierung und Rationalisierung gekoppelt sind, die immer neue Abwehrstrategien gegen das Eingeständnis der eigenen Schwäche hervorbringen. Beides wird uns im nächsten Abschnitt im Zusammenhang mit dem Dilemma der Sexualität im Patriarchat noch eingehend beschäftigen.

Der Mythos vom Mann

Wie aber steht es mit den Mythenbildungen von seiten der Frau? Gibt es nicht auch eine Projektion weiblicher Wünsche und Ängste auf den Mann? Ich glaube, daß die Antwort auf diese Frage davon ausgehen muß, daß bis vor ganz kurzer Zeit der *Mythos vom männlichen Geschlecht nicht von den Frauen, sondern ebenfalls von den Männern gemacht* wurde. Die junge, unerfahrene Frau erwartete bei ihrer Heirat, daß der Mann ihres Lebens die Versprechungen einlösen würde, welche die Vertreter des männlichen Geschlechts von sich selbst gaben, nämlich geistige Überlegenheit, Stärke und Mut. Darüber hinaus erwartete sie von ihrer Ehe einen indirekten Zugang zur Welt der Kreativität, des Ansehens und der Macht.

Die persönliche Seite dieser Erwartungen verwandelte sich meist rasch in Enttäuschung, wenn die Frauen erkennen mußten, wieviel Anstrengung es den durchschnittlichen Mann kostet, die männliche Selbstillusion aufrechtzuerhalten, intelligenter und mutiger, aktiver und potenter zu sein als seine Partnerin. Wenn er das in Wirklichkeit nicht ist – und diese Möglichkeit ist bei durchschnittlich äquivalenter Begabung beider Geschlechter sehr groß –, so bedeutet dies einen *Dauerstreß für den Mann*, dem er sich auf die Dauer nur durch Flucht in die Arbeit oder durch Flucht in die Krankheit entziehen kann. Dieser Streß nimmt heute in dem Maße noch zu, als das Bildungsgefälle zwischen Mann und Frau abnimmt, das bisher die Illusion von der natürlichen Überlegenheit des Mannes zumindest teilweise aufrechterhalten konnte.

Was aber die Möglichkeit des *indirekten Gewinns an Macht und Einfluß durch die Stellung des Mannes* anbelangt, von welcher die Frauen seit Jahrtausenden Gebrauch machen, so hat dies nichts mit Projektion zu tun (die dafür dann beim Mutter-Sohn-Verhältnis eine um so größere Rolle spielt), sondern mit der kühl berechneten Wahrnehmung ihrer einzigen Chance. Wenn Simone de Beauvoir beklagt, daß so viele Frauen aus Bequemlichkeit und Opportunismus nicht für ihre Emanzipation kämpfen, so ist dies zwar richtig, doch sollte nicht übersehen werden, wie schwer es die Durchschnittsfrau mit Kindern hat, wenn sie sich wirtschaftlich und persönlich von ihrer herkömmlichen Rolle freikämpfen will.

Zur eigentlichen *Mythenbildung von seiten der Frau* kommt es, wenn auch begrenzt, erst heute unter feministischen Vorzeichen, seit die Frau der männlichen Unterdrückung auf allen Ebenen den Kampf angesagt hat. Hier stoßen wir auf eine gewisse Parallele zu den Feindbildern des

Mannes zu Beginn des Patriarchats, so wenig beide Erscheinungen im Hinblick auf das vorausgegangene Unterdrückungspotential vergleichbar sind. Wenn aber der Mann zum *Aggressor schlechthin* hochstilisiert und die dämonische Seite der (menschlichen) Natur einseitig auf ihn projiziert wird, so ist dies ebenfalls eine Mythologisierung, für die aber die Frauen im großen und ganzen weniger anfällig sind, weil ihnen das Verständnis für das konkret Menschliche seit jeher so viel näher liegt als der abstrakte Haß.

Symbiotische Beziehungsmuster

In den *gelebten Beziehungen* herrscht jedenfalls immer noch weitgehend die Symbiose nach Maßgabe der männlichen Geschlechtermythen und der daraus resultierenden *komplementären Rollenverteilung*.

Die symbiotische Konstellation als ein gegenseitiges Abhängigkeitsverhältnis, wie es Fromm am Beispiel der Herr-Knecht-Beziehung analysiert hat,[8] ist bei den Ehen der jüngeren Mittelschichten zwar im Abnehmen begriffen, hält sich jedoch hartnäckiger in den Unterschichten. Hinzu kommt, daß das Modell Herr-Knecht die umfassendere Konstellation Muttersklavin-Kindtyrann nur zum Teil abdeckt, weil die emotionale Abhängigkeit des Mannes zu wenig berücksichtigt wird. Dies wird besonders deutlich, wenn wir uns dem Begriff des *Machismo* zuwenden.

Wer diesen Ausdruck benutzt, ist sich selten der komplexen soziokulturellen Hintergründe bewußt, aus denen er stammt. In der spanisch-lateinamerikanischen Kultur ist er Teil eines Begriffspaares, dessen weniger bekannte Komponente der »*Marianismo*« ist.[9] Wenn wir von ihm ausgehen – ein Begriff, der wahrscheinlich auf archaischen Vorstellungen beruht und christlich überformt wurde – treten die psychologischen Motive des Machismo viel klarer hervor.

In der lateinamerikanischen Tradition gilt die *Frau* in mehrfacher Hinsicht als das *starke Geschlecht*: von großer physischer Kraft und leidenschaftlicher als der Mann gilt sie als aggressiv und gefährlich, zugleich aber als psychisch belastbar und von großer Leidensfähigkeit. Demgegenüber glaubt der Mann, nur seinen Kampfesmut und seine phallische Potenz einsetzen zu können, eine aggressive Potenz, die in den derben Sprachbildern des Machismo allgegenwärtig ist. Darin erscheinen die Niederwerfung der Frau und die Niederwerfung des Feindes als zwei auswechselbare Momente, die beide der Selbstbestätigung des Mannes dienen. Bei dieser Art »*phallischem Heldentum*« ist die Bezeichnung »Phallokratie« oder »Phallozentrismus« tatsächlich am Platze.

Kontrastierend dazu steht das *Ideal der Jungfräulichkeit* und ihr naher Kontext *zur Mütterlichkeit unter Ausklammerung der Sexualität.* Dieses Wunschbild als *Gegenstand männlicher Verehrung und Zuflucht* projiziert der Mann auf die Ehefrau, und dies verleiht ihr trotz der oft brutalen Behandlung durch den Ehemann den Status der moralischen Überlegenheit. Durch dieses psychische »Arrangement« bleibt der Mann sein Leben lang auf die Frau fixiert – ein Junggeselle oder Witwer, der allein lebt, ist undenkbar –, während die älteren Frauen, besonders die Witwen, ein recht selbständiges Leben führen. Nicht selten rächen sich diese für die Vorenthaltung ihrer Selbstbestimmung während eines langen, abhängigen Lebens, in dem sie sich im kleinen Kreis voller Verachtung über »die Idioten« von Männern lustig machen.[10]

In der modernen mitteleuropäischen und nordamerikanischen Gesellschaft stellt sich die eheliche Symbiose aufgrund anderer Produktionsverhältnisse und anderer religiöser und politischer Hintergründe ganz anders dar. Doch büßt auch hier, ungeachtet ihrer formalen Gleichstellung, die Frau ihre Integrität durch die Spaltung des menschlichen Lebens in den Bereich der Häuslichkeit und in den Bereich der öffentlichen Arbeit ein, weil bei der herkömmlichen sexistischen Zuordnung nur der Mann die Chance besitzt, ein politisch voll handlungsfähiges Wesen zu werden. Der Mann seinerseits bleibt aber emotional vom häuslichen Bereich und von der Frau abhängig, wobei sich sogar eine gewisse Parallele zwischen dem amerikanischen »Momism« und dem spanischen »Marianismo« ergibt. Durch die Vorstellung von einer allmächtig-gütigen Mutter, welche die Kindheit beider Geschlechter prägt, wird, nach der Schilderung Dinnersteins, die junge Frau in die Position eines »übernatürlichen Wesen(s) gedrängt, vor dem der Mann prahlt, zittert, sich brüstet und aus Angst vor Verschmelzung zu Stein erstarrt, und andererseits kommt sie sich vor wie ein schüchternes Kind, das unfähig ist, in sich selbst die ganze magische Macht zu entdecken, die sie als kleines Kind an der Mutter wahrnahm«.[11] Deshalb akzeptiert sie gerne das Angebot des um sie werbenden Mannes, wenigstens in allen außerhäuslichen Belangen ihr Beschützer zu sein, wobei beide auf ihre Art im Status von Kindern verharren. Mit dem Unterschied freilich, daß die *Männer sich mit der vollen Unterstützung der herrschenden Männergesellschaft als Erwachsene fühlen können, während sie insgeheim Kinder bleiben, und die Frauen offiziell als Kinder beschützt werden und inoffiziell die Bürden des Erwachsenseins tragen.*

Eine Folge dieser komplementären »Arbeits«-Teilung in bezug auf die Verantwortlichkeit für das Leben ist eine völlig *konträre Ausbildung des weiblichen und männlichen Selbstwertgefühls.* Als Resultat steht auf der weiblichen Seite die *Selbstlosigkeit* in dem doppelten Sinn, daß die Frau keine öffentliche Stimme hat, um ihre Rechte zu verteidigen, und mehr noch in dem Sinne, daß sie der Erwartungshaltung ihrer Umgebung entspricht, in jedem Fall die Bedürfnisse des Ichs zurückzustellen, um den Bedürfnissen des Du Vorrang zu geben – bis zu dem Punkt, an dem sie ihre eigenen Wünsche gar nicht mehr wahrnimmt, oder wenn sie sie wahrnimmt, dies von Schuldgefühlen begleitet ist.[12] Komplementär dazu steht auf der männlichen Seite schon allein vom Existenzkampf her – ganz abgesehen vom Zwang des Knaben zur Suche nach Identität und Autonomie – der Wille zur *Selbstbehauptung*, wobei die Rück-Sicht gegenüber dem Du weitgehend ausgeblendet, aber auch die eigenen körperlichen und seelischen Bedürfnisse unterdrückt und den Machtstrategien geopfert werden müssen.

Weibliche und männliche Krankheit

So führt auf beiden Seiten das Symbiose-Modell zu unausweichlichen *Einschnürungen und Verkürzungen der Persönlichkeit, worauf beide Geschlechter mit psychosomatischen Störungen reagieren,* sobald für den Mann der ökonomische Streß zu groß wird und die isolierte Situation der Kleinfamilie der Frau keine Ausweichmöglichkeiten mehr offen läßt.

Tatsächlich hat Krankheit als subjektive Erfahrung und als objektive Größe in unserer Gesellschaft einen Stellenwert, der in bemerkenswertem Gegensatz zu den Fortschritten der Medizin und der optimalen medizinischen Versorgung der Bevölkerung steht. Dabei sind *beim Mann die Streßkrankheiten* im Vordergrund, die unter Umständen schon in jungen Jahren tödlich verlaufen, wie überhaupt der Mann infolge seiner Leistungsorientiertheit seinen Körper rücksichtsloser schädigt und *infolge seiner größeren Verdrängungsbereitschaft psychischer Spannungen zu schwereren Somatisierungen* neigt.

Frauen sind sich dagegen im allgemeinen in höherem Maße der psychischen Ursachen ihrer Beschwerden bewußt und rascher bereit, ärztliche und psychotherapeutische Hilfe aufzusuchen.[13] Die *bewußtseinsnäheren Symptome der Frau*, die von den verschiedensten körperlichen Beschwerden bis zu schweren Depressionen und Angstzuständen reichen und die schon Betty Friedan in den Lebenszusammenhang der Frauen gestellt hatte (das »Problem ohne Namen«), werden auch heute noch von den Ärzten selten als das diagnostiziert, was sie sehr oft sind: ein *Ausdruck des gestörten Austausches zwischen Ich und Umwelt* und des Zurückgeworfenseins auf die häusliche Situation mit ihrer Alleinverantwortung für die Kinder. Würde man sowohl die weibliche Krankheit, der immer noch etwas von dem unscharfen und negativen Begriff des Hysterischen anhaftet, als auch die männliche Krankheit ernst nehmen und nicht, wie die Medizin dies immer noch tut, nur symptombezogen bekämpfen, so könnte man an den hergebrachten sozialen Rollenkonzepten längst nicht mehr festhalten.

Nun gehört es aber gerade zu den Stereotypien der patriarchalen Geisteshaltung, alle störenden Faktoren aus ihrem Ideologie-Konzept auszugrenzen, und deshalb kann sie auch *Krankheiten* nicht als *Symptome einer »Kulturneurose«* wahrnehmen, sondern nur isoliert vom menschlichen Gesamtzusammenhang als *»Störfälle«*, denen man mit allen Schikanen der Wissenschaft zu Leibe rückt. Hier erweist sich das patriarchale Denken trotz aller Fortschrittsgläubigkeit als konservativ, wobei die *männliche Denkblockade gegenüber den sexistischen und soziokulturellen Hintergründen der psychosomatischen Erkrankungen* eine Parallele zu der Weigerung darstellt, im historischen Kontext die kulturrevolutionistischen Aspekte des Geschlechterkampfes zur Kenntnis zu nehmen.

Revision der Geschlechtertypologie

Was es allerdings schwer macht, sich von den Vorstellungen einer komplementären Geschlechtercharakterologie zu lösen, ist die unleugbare Tatsache, daß sich aufgrund der sozialen Rolle, die der Frau im Patriarchat gewaltsam aufoktroyiert wurde, tatsächlich typisch weibliche und typisch männliche Lebenseinstellungen herausgebildet haben, die den geteilten Aufgabenbereichen entsprechen – nur daß dabei Ursache und Wirkung in umgekehrtem Verhältnis zueinander stehen. So ist *die Frau in ihrer psychischen Einstellung ganzheitlicher* geblieben, *weil das Haus in seiner Ganzheit die Wahrnehmung der unterschiedlichsten Tätigkeiten bedingt*, während sich *der Mann in der spezialisierten Berufswelt notwendig einseitig* entwickeln mußte. Und weil die Frau und Mutter immer um das physische und psychische Wohl sämtlicher Familienmitglieder besorgt war, besitzt die durchschnittliche Frau die Fähigkeit der Einfühlung und der intuitiven Erfassung psychischer und sozialer Zusammenhänge in höherem Maße als der Mann, der dagegen in der beruflichen Konkurrenzsituation sein analytisches Denken und seine Fähigkeit zum strategischen Handeln sehr viel stärker geschult hat.

Es gibt jedoch *von der Anlage her keinerlei Intelligenz- und sonstige Begabungsunterschiede* (von einem kleinen Vorsprung der Frau in der

Sprachbegabung und des Mannes in der räumlichen Vorstellungsfähigkeit abgesehen), welche die Monopolisierung der intellektuellen, kreativen und organisatorisch-politischen »höheren« Berufe durch den Mann rechtfertigen würden. Was die stärkere Aggressivitätsveranlagung des Mannes betrifft, die, genetisch gesehen, immer noch umstritten ist, so gilt auch für sie, daß sie durch die soziale Rollenzuweisung verstärkt und beim Knaben von klein auf ermutigt wird, während man sie beim heranwachsenden Mädchen unterdrückt.[14] Auch die *verschiedenen Wertmaßstäbe* beider Geschlechter, die sich, wie Carol Gilligan gezeigt hat, beim Mann durchschnittlich stärker an sachlich-objektiven, bei Frauen stärker an persönlich-menschlichen Vorstellungen orientieren, stehen *in engstem Zusammenhang mit der verschiedenartigen Sozialisation der Geschlechter.*[15]

Ungeachtet solcher Klarstellungen durch die experimentelle Psychologie und Soziologie der letzten Jahrzehnte sind im allgemeinen Bewußtsein die sexistischen Zuordnungen der beiden grundlegenden Seelenkräfte – Gefühl und Verstand – kaum revidiert worden. Dabei hätten schon *Jungs »Psychologische Typen« (1920)* zeigen können, daß beide sowohl als Anlage wie auch als psychische Einstellung geschlechtsneutral sind. Dies aber blieb weitgehend unbeachtet, während Jungs Anima-Animus-Theorie sehr viel bekannter wurde. In dieser Theorie hatte Jung beiden Geschlechtern weibliche und männliche Seelenanteile zuerkannt, doch macht die feministische Jungkritik heute zu Recht geltend, daß Jung darin letztlich das patriarchale Rollenklischee nicht aufgab.[16]

Hingegen ist es in unserem Zusammenhang höchst aufschlußreich, sich mit seinen Begriffen »Introversion« – »Extraversion« und den von ihm so genannten »Hauptfunktionen der Seele« zu befassen. Die beiden *»allgemeinen Einstellungstypen«*, wie Jung *Extraversion und Introversion bezeichnet*, und die er für anlagebedingt hält, bestimmen weitgehend das Subjekt-Objekt-Verhältnis und die Art des Zugangs zur äußeren und inneren Wirklichkeit. Diese wichtigen psychischen Grundkonstanten verlaufen in ihrer typologischen Zuordnung *quer durch beide Geschlechter.* Dasselbe gilt für die vier Hauptfunktionen der Seele: Denken, Fühlen, Empfinden (Wahrnehmen) und Intuition (ganzheitliches Wahrnehmen). Es gibt weibliche Denktypen und männliche Fühltypen, sowie es männliche Intuitionstypen und weibliche Empfindungstypen gibt beziehungsweise jeweils das Umgekehrte. Und bei Männern und Frauen kann eine der vier Hauptfunktionen »minderwertig« sein, das heißt ins Unbewußte verdrängt werden.

Dazu kommt, daß Jung Denken und Fühlen überraschenderweise der gleichen Ebene zuordnet und sie als rationale Funktionen bezeichnet. Dies deshalb, weil beide das zufällige (irrationale) Material unserer Wahrnehmungen, die wir von außen empfangen, bewußt ordnen und dazu Stellung nehmen. Das Denken bringt sie in eine begriffliche Ordnung, das Fühlen ordnet das gleiche Material nach qualitativen Wertbestimmungen.

Einseitige Urteilsschulung

Es liegt auf der Hand, daß bei der einseitigen Erfahrungsschulung der Geschlechter im persönlichen Lebensbereich einerseits und auf der Sachebene andererseits jeweils verschiedene Urteilsfunktionen eingeübt werden und andere im Sinne Jungs »minderwertig« bleiben. Wie die *Frau in ihren Werturteilen oft sicherer und objektiver* ist als der Mann, zeigt sich der *Mann in der begrifflichen Verarbeitung von Informationen überlegen.* Deshalb kann es nicht verwundern, wenn Frauen ihren richtigen gefühlsmäßigen Werturteilen oft eine falsche sachliche Begründung geben, und wenn andererseits der Mann richtige Sachinformationen zur falschen Rationalisierung seiner verdrängten Gefühle benutzt. Dies sind Mechanismen, die zu permanenten Mißverständnissen und fruchtlosen Diskussionen zwischen Frauen und Männern führen, wie wir sie alle nur zu gut kennen.

Die jeweils einseitige Urteilsschulung der Geschlechter könnte sich durchaus zu einer *ganzheitlichen menschlichen Vernunft* erweitern, aber dies kann nicht nur dadurch geschehen, daß die Frau ihre Lücken im sachlich-begrifflichen Denken aufholt. Es wäre vielmehr erforderlich, daß auch der *Mann seine vernachlässigte Wertfunktion* und damit auch sein Einfühlungsvermögen kultivieren würde.

Erst die gleichmäßige Entwicklung beider rationalen Funktionen – die von Gefühl und Verstand – könnte auch die Kluft zwischen Kunst und Wissenschaft schließen helfen, die in unserer modernen Kultur völlig getrennte Wege gehen. Nicht von ungefähr empfinden wir den Künstler als weiblicheren Menschen als den Wissenschaftler. Die Kunst bringt ja die Leiden und Hoffnungen ihrer Zeit gefühlshaft wertend (nicht moralisierend) zum Ausdruck, während sich die Wissenschaft per definitionem wertneutral verhält, was in letzter Konsequenz unmenschlich ist.

Alles in allem ist »das Weibliche« nicht ein polarer Gegensatz zu »dem Männlichen«, vielmehr ist *das Männliche, historisch gesehen, zunächst eine Abgrenzung gegenüber dem Weiblichen*, das von dieser Sonderposition aus einen Gegensatz zu sich selbst konstruiert und diesen »weiblich« genannt hat – mit allen Ungereimtheiten, wie wir sahen. *Das eigentlich Weibliche*, nach dessen Identität Feministinnen heute fragen, ist *ein in seiner Weiterentfaltung behindertes Urmenschliches, dessen zukünftige Umrisse wir höchstens erahnen können*, solange es noch keine Gelegenheit gibt, es uneingeschränkt zu verwirklichen. Soll dies aber gelingen, so muß der Mann einen großen Schritt aus seiner Sonderposition zurücktun oder zumindest einmal auf seinem Weg innehalten, um sich nach dem umzublicken, was er zum Schaden aller auf der Strecke gelassen hat. Umgekehrt ist es der Frau nicht möglich, unkritisch zu ihren archaischen Wurzeln zurückzukehren, ohne der geistigen Regression anheim zu fallen. Auch sie ist längst aus der magisch-mythischen Identifikation mit der Natur herausgetreten und steht deren vormenschlich-grausamen Aspekten mit der gleichen ethischen Reserve gegenüber wie der Mann, was auch sie in gewissem Sinne zur »Fremden« in der Natur macht. Nur wird sie dieses Befremden aus ihrer einfühlenden Haltung heraus nicht in die Unterjochung der Natur verwandeln wie der patriarchale Mann, sondern Ausschau halten nach einer weisen Balance zwischen steuernden Eingriffen in die Natur und der Akzeptanz eines tragischen Rests, der den Bedingungen des Lebens immanent ist.

Immer weniger kann sich die Frau auf das Wohl eines kleinen und überschaubaren Lebenskreises beschränken. Sie sieht sich *zum politischen Handeln gedrängt* und wird ihren Einfluß nur geltend machen können, wenn sie *an den öffentlichen Bewußtseins- und Entscheidungsprozessen und damit an der öffentlichen Macht teilnimmt.* Allerdings steht die Frau dabei heute deshalb vor so immensen Schwierigkeiten, weil sie in einem historischen Augenblick erstmals zum Reich des »objektiven Geistes« in Politik, Wissenschaft und Kunst zugelassen wird, in welchem die Einseitigkeit männlichen Denkens einen noch nie dagewesenen Höhepunkt erreicht hat.

Wenn heute eine Frau ernsthaft in die Wissenschaft einsteigen will, so steht sie vor einem Gerüst extrem manipulierter Vorannahmen, die wie riesige Vetos eine ganze Reihe wichtiger Fragestellungen von vornherein ausklammern, weil sie nur solche Forschungsgegenstände zulassen, über die quantifizierbare Aussagen möglich sind. Und wenn sie sich auf das Feld der Politik begibt, so sind dort die Machtpflöcke der hierarchischen Männergesellschaft eingerammt und gelten dort Spielregeln der zwischenmenschlichen Kommunikation, die für sie nicht nur eine Fremdsprache sind – die sie erlernen könnte –, sondern die sie aus ihrer Wertsicht nicht nachvollziehen kann noch will. Am ehesten scheint noch das weite Feld der Kunst für die Frau offen zu sein, doch gerät sie auch hier in einen Kunstbetrieb, der mittlerweile allen anderen Gesetzen mehr zu gehorchen scheint als den inneren Gesetzen der Musen. Aber mehr noch: Zu dem Zeitpunkt, an dem die Frau die weltgeschichtliche Bühne betritt und es ihr endlich zu beweisen gestattet ist, daß sie auf allen Lebensgebieten ebenso intelligent und kreativ sein kann wie der Mann – und zwar nicht als Ausnahmeerscheinung, sondern prozentual zum Bevölkerungsanteil –, müssen wir alle befürchten, daß der Vorhang fällt, bevor die Menschheit ihren tödlichen Kurs geändert haben wird. In diesem Augenblick gewinnt das alte *Yin-Yang-Zeichen* in seiner wahrscheinlich ursprünglichsten Bedeutung *als Lebens- und Todes-Symbol eine ganz neue Aktualität.* Umso entschlossener müßten die Frauen und mit ihnen alle, die das Leben lieben, ihr ganzes Gewicht in die Waagschale des Lebens werfen, nachdem die Protagonisten der männlichen Macht jahrtausendelang lieber die Ersten im Tode als die Zweiten im Leben gewesen sind.

9. Das Dilemma der Sexualität unter patriarchalen Vorzeichen

Es gibt einen alten amerikanischen Schlagertext, der das Dilemma der Sexualität aus der Sicht des Mannes sehr gut widerspiegelt:

> When you want them, you can't get them
> When you have got them, you don't want them.[1]

In diesem Ausspruch scheint mir mehr an männlicher Sexualpsychologie verpackt zu sein als in Dutzenden von sexualwissenschaftlichen Abhandlungen. Seine erste Zeile – wenn du sie willst, kannst du sie nicht bekommen – könnte zunächst ganz allgemein die Tatsache reflektieren, daß in der herrschenden Geschlechterordnung das sexuelle Wahlrecht offiziell dem Mann zusteht, was, jedenfalls unter den heutigen Verhältnissen, zur Folge hat, daß er immer auch einen Korb riskiert. Dies allein birgt schon Konfliktstoff genug, und wir werden uns mit den sexuellen Wahlmechanismen und ihren möglichen Frustrationen noch zu befassen haben. Seine eigentliche Brisanz erhält der zitierte Text aber erst aus der paradoxen Zusammenstellung der ersten mit der zweiten Zeile: Wenn du sie bekommen hast, willst du sie nicht. Hierin drückt sich ein männlicher Sexualkomplex aus, der nicht erst um die Jahrhundertwende entstanden ist, sondern der sich weit in der Kulturgeschichte zurückverfolgen läßt, und zwar nicht nur in der abendländischen Geschichte.

Distanzliebe

Im Liederzyklus Amrilkais aus der arabischen Helden- und Liebeslyrik des 6. nachchristlichen Jahrhunderts kommt eine ungenannte Frau zu Wort:

> Sie sprach: wenn ich dir geize
> und weig're den Genuß
> verdrießt dich's; und gewähr ich
> so macht dir's Überdruß.
>
> Übersetzung von Friedrich Rückert[2]

Auch hier also das gleiche Paradoxon, diesmal von der Frau aus gesehen: *Die Unerreichbarkeit der Frau scheint den Mann ebenso zu frustrieren wie ihre Erreichbarkeit.* Nach dem Zeugnis E. Bornemanns, einem der besten Kenner der antiken erotischen Literatur, beschimpfen auch die griechischen Schriftsteller die Frauen einerseits als frigide und andererseits als geil und unersättlich.[3]

Nun gibt es verschiedene Möglichkeiten, dieses Paradoxon zu interpretieren. Die harmloseste und zugleich oberflächlichste Interpretation bestünde im Hinweis auf die unleugbare Tatsache, daß ein festes sexuelles Verhältnis mit der Zeit etwas von seiner ursprünglichen Faszination und Leidenschaftlichkeit einbüßt, weil der *Gewöhnungseffekt* die Erregungskurve abflachen läßt. Diese Tatsache würde aber nur das Bedürfnis nach gelegentlicher Abwechslung rechtfertigen – und zwar von beiden Geschlechtern aus – und nicht ein derart prinzipielles Dilemma, um das es sich hier offensichtlich handelt. Diesem könnten wir näherkommen, wenn wir den zitierten Schlagertext noch um einen Grad spitzer formulieren:

> Du willst sie, solange du sie nicht bekommen kannst,
> sobald du sie bekommen kannst, willst du sie nicht.

Dahinter aber würde sich sehr viel mehr verbergen als eine *Desensibilisierung* durch Gewöhnung. Tatsächlich nimmt in der typisch männlich-patriarchalen Liebeslyrik aller Epochen die Sehnsucht nach der Geliebten einen unvergleichlich viel größeren Raum ein als das erfüllte Liebesglück. Nicht nur die schmachtenden Minnelieder des mittelalterlichen Ritters an seine unerreichbare Dame legen den Verdacht nahe, daß der scheinbar glühend Liebende sein Ziel gar nicht erreichen will. Die »Tugendhaftigkeit« der Angebeteten ist durchaus Wunschbild und Projektion des Mannes, und nach den Wünschen der Frau wird dabei gar nicht gefragt.

Bis in unser Jahrhundert kommen Frauen in der Liebeslyrik nur selten mit ihrer wirklichen Stimme zu Wort, weil sie ganz in die Konventionen eingebunden waren, oder, wenn sie diese verließen, sich gezwungen sahen, unter einem (häufig männlichen) Pseudonym zu schreiben. Umso sprechender ist das wenige, das sich durchzusetzen vermochte und Zeugnis ablegt für das viel spontanere Liebesleben der Frau und für ihre offenkundige Enttäuschung über die körperentfremdete Liebe des Mannes. So ist etwa die Herzensdame in einem Vierzeiler des berühmten Minnesängers von Kürenberg (um 1300) höchst ungehalten über das »rücksichtsvolle« Verhalten des Ritters. Wir lesen – in neuhochdeutscher Übersetzung – folgendes:

> Spät nachts stand ich vor Deinem Bett, Herrin, aber ich getraute mich nicht, Dich zu wecken –
> »Dafür soll Dich Gott ewig strafen, schließlich war ich doch kein wilder Eber«
> sagte diese ... Frau.[4]

Pia Holenstein, die diesen Vierzeiler kommentiert, bemerkt zu Recht, daß der Dichter selbst damit möglicherweise eine Parodie auf die höfische Minnekunst liefert, nach deren Regeln der Held seine Erquickung aus der qualvoll-süßen Aussichtslosigkeit seines Liebesabenteuers bezieht, während der ganze Zauber dahin wäre, sobald die Dame sich ungehörigerweise zum Vollzug der Liebe bereit erklären würde. Wirklich aus der Feder einer Frau stammen die Gedichte und Theaterstücke der Engländerin Aphra Behn aus dem 17. Jahrhundert, in denen sie sich rückhaltlos zur körperlichen Lust bekennt, die für sie einen unverzichtbaren Teil in der Ganzheit der Liebeserfahrung ausmacht. Besonders bemerkenswert ist ein von Angeline Goreau zitiertes Gedicht unter der Überschrift »The Disappointment«, in welchem die Dichterin das Stelldichein eines jungen Paares schildert. Auch hier verläßt die Frau das Rollenschema, indem sie sich gegen die »Zudringlichkeiten« des jungen Mannes nicht nur nicht wehrt, sondern diese offensichtlich begehrt. Aber gerade dies führt zum Fiasko, der junge Mann reagiert auf das aktive Verhalten der Frau mit Impotenz, worauf sich beide tief gekränkt zurückziehen.[5]

Niedere Minne

Die romantisierende Distanzliebe des ritterlichen Mannes ist aber nur die eine Seite. Die andere besteht im brutalen Ausleben der offiziell verschmähten »niederen Minne« an schutzlosen Frauen niederen Standes. Der adelige Mann hatte dazu reichlich Gelegenheit bei den von ihm abhängigen Lehnsleuten und Mündeln bis hin zu der im mittelalterlichen Europa bezeugten Sitte der *jus primae noctis*. Aus den Städten des 15. Jahrhunderts wissen wir, daß sich die Söhne der eingesessenen Stadtbürger zu *Junggesellenbanden* zusammenschlossen und regelmäßig zu kollektiven Vergewaltigungen in die Häuser der armen und familiär ungeschützten Frauen auszogen. Soweit sich die Obrigkeit überhaupt um solche Vorkommnisse kümmerte, konnte sie diesem Treiben nur mit der Einrichtung offizieller *Stadtbordelle* begegnen, die es in allen europäischen Städten gab und die den Schutz der Stadtväter genossen.[6]

Daß nicht nur junge Männer oder arme Junggesellen, für die der eheliche Stand unerschwinglich war, die öffentlichen Häuser besuchten, sondern gerade auch die wohlbestallten bürgerlichen Ehemänner, wirft ein Licht auf die sexuellen Probleme der Männer dieser Zeit, Probleme, die sich nicht einfach aus dem prüden Verhalten ihrer Ehefrauen ableiten lassen, wie argumentiert werden könnte. Ganz im Gegenteil scheinen sich die mittelalterlichen Frauen ungeachtet der christlichen Erziehung ihre vitale Ursprünglichkeit bewahrt zu haben, sonst könnte nicht Erasmus v. Rotterdam in seinem Traktat über die Ehe bemerken, es gäbe nur wenige Frauen, die über zu großes Liebesverlangen ihrer Männer klagten, hingegen viele, die sich vernachlässigt fühlten.[7] Demnach bestünde die plausibelste Erklärung für die Bevorzugung der wehrlosen und der prostituierten Frauen darin, daß der patriarchale Mann des Faktums der *physi-*

schen Einschüchterung der Frau oder/und ihrer moralischen Erniedrigung bedurfte, um sich potent zu fühlen, in jedem Fall aber der *Gewißheit, der einseitig aktive Teil zu sein.*

Schon vor dem bisher erörterten Hintergrund zeichnet sich ab, daß zwei scheinbar völlig entgegengesetzte männliche Verhaltensweisen, nämlich die der sexuellen Flucht vor der Frau und diejenige der sexuellen Demütigung der Frau, möglicherweise eine gemeinsame Wurzel besitzen, und zwar *sexuelle Insuffizienzgefühle* von Seiten des Mannes. Auch die klassische Ausprägung des Machismo weist bei näherem Zusehen in die gleiche Richtung. Die *Fixiertheit des Macho auf seine phallische Kraft und seine Besessenheit*, sich und anderen diese Kraft stets aufs neue zu beweisen, können wir eigentlich nur als Kompensation für eine grundlegende Unsicherheit verstehen und dies besonders im Zusammenhang mit den gesellschaftlichen Ritualen des Machismo, die sich als ein System sexueller Sicherheitsvorkehrungen begreifen lassen: Zunächst soll das für die Ehe zu gewinnende Mädchen völlig unerfahren sein und muß sexuellen Widerstand zumindest vortäuschen, was den Mann als den Aktiven erscheinen läßt und ihn vor jedem Zugzwang bewahrt. Sobald sich aber der sexuelle Kontakt in der Ehe zu etablieren beginnt, flüchtet sich der typische Macho in Außenbeziehungen, bei denen *er* die Frequenz der Begegnungen bestimmen kann und aus denen er zugleich das Suprematiegefühl bezieht, das ihm nach herrschendem Moralcodex über schamlos willige Frauen zusteht. Demnach wäre die vielgeschmähte *doppelte Moral der Männer* nicht einfach die Ausgeburt des schieren Machtmißbrauchs und des Zynismus, sondern eine – wenn auch unbewußte – *Taktik, die gefürchtete sexuelle Gleichberechtigung in der Partnerschaft nicht aufkommen zu lassen.*

Was aber das Phänomen der Vergewaltigung betrifft, so wird man dessen psychologische Wurzeln niemals voll erfassen, so lange man dem Mythos verfallen bleibt, es handle sich dabei um ein Überschuß-Phänomen männlicher Potenz. Am nächsten kommen wir den Entstehungsbedingungen für die *Bereitschaft zur Vergewaltigung* vielleicht in ihren weniger spektakulären Formen, nämlich in der *Form sexueller Nötigung in der Ehe.* Unzählige Frauen machen die ihnen rätselhafte Erfahrung, daß ihr Mann häufig dann zu einer sexuellen Annäherung bereit ist, wenn sie selbst offensichtlich kein Interesse zeigen, und umgekehrt, daß sich der Mann gerade dann gleichgültig verhält, wenn sie ihrerseits zur sexuellen Vereinigung bereit wären. Die Häufigkeit dieser Erfahrung kann kein Zufall sein, und sie führt in der ehelichen Praxis keineswegs in erster Linie zur physischen Nötigung oder gar zur Vergewaltigung, sondern sehr oft zur *gegenseitigen Abkühlung und zum langsamen Erlöschen der sexuellen Beziehung* – getreu dem resignativen Ausspruch: »if you want them you can't get them, if you have got them, you don't want them«. Mit anderen Worten: Wenn die Frau ihre sexuellen Ansprüche zu erkennen gibt, fühlt sich der Mann bedroht, während er sich stark fühlt, wenn sie sich passiv bis abweisend verhält.

Auf welche Weise der Mann auf die letztere Situation reagiert – mit Draufgängertum oder mit Rückzug –, ist allerdings nicht nur eine Frage des persönlichen Temperaments und der emotionalen Kultiviertheit des Einzelnen, sondern weitgehend auch eine Frage der herrschenden Ideologie. Wenn das allgemeine Bewußtsein dem Mann suggeriert, er sei das animalisch starke Geschlecht und er habe nicht nur das Recht, sondern sei es sich selbst schuldig, diese Stärke zu beweisen, so wächst natürlich die Bereitschaft zur sexuellen Nötigung enorm. Und wenn dazu noch von berufener Seite behauptet wird, das natürliche sexuelle Bedürfnis der Frau sei masochistisch gefärbt, so wird damit der aggressiven Lösung des männlichen Sexualdilemmas bis hin zur Vergewaltigung massiv Vorschub geleistet.

Eros- und Leibfeindlichkeit

Bevor wir aber der verwickelten Sado-Masochismus-Debatte auf den Grund gehen, bleibt noch zu beweisen, was oben schon angedeutet wurde, daß sich nämlich das *Sexualdilemma des patriarchalen Mannes nicht auf das christliche Abendland beschränkt.* Dies scheint mir deshalb nötig zu sein, weil sich seit Nietzsches Abrechnung mit dem Christentum – der diesem vorwirft, es habe den Eros vergiftet – das Vorurteil festgesetzt hat, das Christentum sei allein verantwortlich für die erosfeindliche Haltung des Abendlandes und der von ihm missionierten Länder. In Wahrheit jedoch fand das Christentum in der antiken Philosophie bereits eine ausgeprägte Leibfeindlichkeit vor, und zudem stehen ihm alle anderen patriarchalen Hochreligionen in der Abwertung des Körperlich-Weiblichen keineswegs nach. Unter dem Einfluß des Islam, des Brahmanismus und des Buddhismus begegnen wir in den persisch/arabischen, den indischen und den fernöstlichen Kulturen einer ähnlichen Leibfeindlichkeit wie unter christlichen Vorzeichen.

Ich kann hier nur eine sehr kurze Zusammenfassung über die Entwicklung der Sexualkultur in Indien und im Fernen Osten geben und verweise im übrigen auf die detaillierte Studie von Heinz Hunger.[8]

Im allgemeinen neigen wir Europäer dazu, die *östliche Sexualkultur zu idealisieren*, und sind uns viel zu wenig bewußt, daß ein Buch wie das Kamasutra schon zu seiner Zeit (4. Jahrhundert) nur den letzten Ausläufer der Hinduistischen Liebeskultur darstellte, und daß auch die uralten Liebespraktiken wie der »Gottesdienst im Kreis« im heutigen tantristischen Ritual nur noch sehr gebrochen wiedergegeben werden.

Die ursprünglich offene genitale Kommunikation der Gläubigen, die unter dem Schutz der Liebesgöttin stattfand, können wir nur noch aus alten Quellen erschließen. Sie war ganz von einer ungebrochenen Lebens- und Sexualfrömmigkeit (Hunger) durchdrungen und in ihrem Vollzug erst später auf Ehepaare beschränkt. Ihr Sinn ist durchaus ein vorpersoneller und kosmischer, was sich schon daran zeigt, daß der letzte Akt des ursprünglichen Rituals in der »Hochzeitsreise« bestand, durch welche die Paare die empfangene Lebenskraft auf die Dörfer und Felder verströmen ließen.

Im Zuge der *Patriarchalisierung* kam es zu einem *grundlegenden Wandel* in zwei ganz verschiedene Richtungen: Zum einen fand an den Fürstenhöfen eine *Privatisierung* der alten Liebesrituale statt, an denen die herrschenden Männer die »Gottesbräute« zu ihren persönlichen Liebesdienerinnen machten, und zum anderen haben die asketischen Yogaschulen die Rituale immer stärker *desexualisiert* und schließlich in ihr Gegenteil verkehrt: anstelle der rückhaltslosen Hingabe an das Leben setzten sie streng geregelte Koitusübungen, welche die vollkommene Beherrschung des männlichen Körpers zum Zweck hatten und schließlich das Abklingen der sexuellen Erregung.

Beim Sublimierungsprozeß des tantrischen Rituals verschwindet die Frau immer mehr aus dem Gesichtskreis des Yogaschülers. Ist sie ihm auf einer ersten Stufe noch leibliche Partnerin, wenn auch nur als Übungsobjekt, so beschränkt sich seine Konzentration später auf ein Bild, bis seine Vitalkräfte so weit vergeistigt sind, daß auf seinem Meditationsbild nur noch der leere Thron der Göttin erscheint. Diese sogenannte »Sexualmystik« stellt also eine Art Selbstbefreiungsprozeß des Mannes aus seiner vitalen Abhängigkeit dar.

Inwieweit das chinesische »*Karezza*« ebenfalls von alten matrizentrischen (d. h. von taoistischen) Ritualen ausgegangen ist, läßt sich nicht mehr rekonstruieren. Auch hier jedenfalls verfolgt die patriarchale Vereinnahmung der Sexualpraktiken einerseits ein asketisches und andererseits ein *ausbeuterisches Ziel*. Im Zentrum steht die Kunst des Mannes, seinen Samenerguß zu vermeiden, um auf diese Weise seine Vitalkräfte für sich zu behalten und in geistige Kraft umzuwandeln. Der tatsächliche Sexualverkehr mit der Frau oder auch das Versenken in ein Meditationsbild sollen dem Mann die Yinkräfte der Frau vermitteln. In den Anweisungen zur Karezzatechnik ist der skrupellose Egoismus der Männer geradezu bestürzend, wenn sie als Idealfall empfehlen, daß der Mann in einer Nacht zehn verschiedene Frauen zum Orgasmus bringen soll, um sich ihre Lebenskräfte anzueigenen, ohne selbst an Substanz zu verlieren.

Wenn heute eine Neuauflage der Karezzatechnik als »Tao der Liebe« angepriesen und zugunsten der Frau propagiert wird, so mögen darin Spuren einer sehr viel älteren Liebeskultur enthalten sein. Dennoch meine ich, ist eine gewisse Skepsis angebracht. Dies schon deshalb, weil im heutigen China auch nach der Befreiung aus den starren konfuzianischen Lebensregeln das Sexualleben zu den am wenigsten gelösten gesellschaftlichen Problemen gehört.[9]

Im Gegensatz zur chinesischen hat die *japanische Liebeskultur viel mehr von ihrem matrizentrischen Erbe bewahrt.* In den legendären Teehäusern waren die Geishas Partnerinnen, und die Männer darauf bedacht, auch sie sexuell zu erfreuen. Dennoch erwecken weder die Liebesliteratur seit dem Spätmittelalter noch die pornographischen »Kissenbücher« Japans (die im Vergleich zu den chinesischen künstlerisch viel ansprechender sind), den Eindruck einer ungebrochenen, heiteren Sinnlichkeit. Ihre Bildlegenden und die Anrufung der »unsterblichen Geliebten« erinnern viel eher an die bittersüße Distanzliebe patriarchaler Prägung.[10]

Höchst aufschlußreich für die *patriarchale Mentalität* der westlichen Welt ist im übrigen die *Schilderung östlicher Sitten* durch europäische Gelehrte und Reisende. Einhelliges Befremden herrscht in bezug auf alle orgiastischen Riten im Nachvollzug der Heiligen Hochzeit, die man als zügellose Ausschweifungen abqualifiziert. Die Ablehnung gilt offensichtlich allen rauschhaft-ekstatischen Zuständen, besonders wenn sie in offener, kollektiver Kommunion erreicht werden. Hingegen schenkt man den asketisch motivierten sexuellen Übungen und Meditationen größte Aufmerksamkeit und preist sie irrtümlicherweise als erotische Kultur. Zu dieser grundsätzlichen Fehleinschätzung gesellt sich die wohlwollende Kommentierung der käuflichen Liebe im Fernen Osten, was wohl nicht nur deren dem europäischen »Markt« weit überlegenen Kultiviertheit gilt. Wie jedem modernen Reiseprospekt zu entnehmen ist, schätzt der europäische Mann vor allem die einfühlsame Unterwürfigkeit der Asiatin, die er mit Liebesbereitschaft verwechselt und um derentwillen er das Paradies der schönen Sexualfürsorgerinnen aufsucht, ohne darüber nachzudenken, daß es für diese selbst sehr oft die Hölle ist.

Gemeinsamer Nenner für widersprüchliche Sexualkultur

Wenn wir vor diesem globalen Hintergrund der patriarchalen Hochkulturen nach einem Generalnenner für das patriarchale Sexualverständnis mit all seinen widersprüchlichen Erscheinungsformen suchen, so scheint er darin zu bestehen, daß die männlich dominierte Sexualkultur *der Unmittelbarkeit des sexuellen Kommunizierens und der ekstatischen Hingabe im Kult immer und überall eine rationale Kontrolle entgegensetzt.* Eine solche Kontrolle besteht aber nicht etwa, wie wir das von unserem heutigen Denken her annehmen könnten, in einer bewußten Geburtenbeschränkung – welche die patriarchale Ideologie ja gerade strikt ablehnt – und steht deshalb *nicht im Dienste sozialer Verantwortung.* Neben der Sicherung der persönlichen Vaterschaft dient diese Kontrolle offensichtlich der *Abwehr gegenüber der ekstatischen Macht der Sexualität.* Der patriarchale Mann versucht mit allen Mitteln, seinen Kopf nicht zu verlieren und die bewußte Kontrolle über die Situation, über die Frau und über den eigenen Trieb zu behalten. Dazu muß er vermeiden, sich selbst jemals ganz hinzugeben, sei es mittels Askese, sei es durch Abwertung und Unterwerfung der Frau, womit er diese in eine negative Distanz rückt oder zum Objekt macht.

Im Gegensatz zum Asketen kann sich der Kunde der käuflichen Liebe zwar in jeder Hinsicht gehenlassen, aber er gibt sich nicht hin. Er befriedigt seine ganz privaten Lustansprüche ohne eigentliche Kommunikation mit der Partnerin und ohne die ekstatische Selbstaufgabe, deren Erfahrung die Männer verräterischerweise den *»kleinen Tod«* genannt haben. Diese Bezeichnung kann beides beinhalten: die große und überwältigend positive Erfahrung der Liebe, die »stark wie der Tod« ist, zugleich aber auch die Angst davor, in der restlosen Hingabe einen Teil der eigenen Identität zu verlieren.

Weniger offensichtlich und doch wesensbestimmend haftet auch dem Akt der *Vergewaltigung Kontrollcharakter* an. Er ist kaum je ein ekstatischer Akt, bei dem quasi die Triebsicherungen durchbrennen – es sei denn bei einem kollektiven Gewaltrausch –, sondern fast immer eine geplante Handlung. Die häufig vertretene Theorie, das Phänomen der Vergewaltigung sei die Folge aufgestauter Triebenergien im Rahmen einer repressiven Sexualmoral, hat zwar eine gewisse Berechtigung, reicht aber als

Erklärung des Phänomens nicht aus. Dies zeigt sich an Kulturen, in denen eine solche Repression fehlt.

In der sexualpsychologischen Literatur wird oft auf das Beispiel der Insel *Mangaia* (Polynesien) verwiesen, die wegen ihrer sexuellen Freizügigkeit Berühmtheit erlangte. Dort ist es selbstverständlich, daß die jungen Frauen in der Hütte ihrer Sippe ihre Liebhaber empfangen oder auch mit Touristen sexuelle Beziehungen pflegen. Dennoch sind unter diesen ausgesprochen permissiven Verhältnissen Vergewaltigungen keine Seltenheit.

Nach dem genauen Bild, das D. S. Marshall[11] von den Sitten der Insel gibt, sind die Wurzeln dafür in der psychologischen Situation innerhalb der Männergruppe zu suchen. Für sie ist sexueller Erfolg das wichtigste Kriterium für ihr Sozialprestige, was einen ständigen Erwartungsdruck erzeugt. Das Thema Potenz, für das die Insulaner ein ungewöhnlich reichhaltiges Vokabular besitzen, steht bei Männergesprächen an erster Stelle, und die Furcht vor Impotenz führt relativ häufig zu dieser »Krankheit«. Verräterischerweise tragen die sexuellen Erfahrungen und Ratschläge, die unter den Männern herumgeboten werden, den Sammelnamen »mana wa'ine«, was *»weibliche Macht« (woman power)* bedeutet. Aus Angst, von einem Mädchen zurückgewiesen zu werden oder ihren Ansprüchen nicht zu genügen, ergreift dann mitunter ein junger Mann die *Flucht nach vorne*, indem er sich nachts in eine Hütte einschleicht und den sexuellen Kontakt erzwingt. Dazu knebelt er die junge Frau, um sie daran zu hindern, Alarm zu schlagen. Auch gibt es manchmal jugendliche Banden, die ein besonders wählerisches Mädchen kollektiv vergewaltigen.

Wesentlich scheint mir, den *historischen Hintergrund* der heutigen Gesellschaft in das Bild mit einzubeziehen. Man weiß, daß *vor der Christianisierung* die Sitte der *sakralen Prostitution* bestanden hat, die dann, zusammen mit der angestammten Religion, von den Missionaren beseitigt wurde. Wir können annehmen, daß die alte Festpromiskuität und andere Sexualriten die wichtige Funktion zu erfüllen hatten, die sexuellen Bedürfnisse beider Geschlechter auch kollektiv zu befriedigen. Erst als dies wegfiel, konnte der Erfolg oder Mißerfolg in den privaten sexuellen Beziehungen ein derartiges Gewicht erhalten wie in der gegenwärtigen Situation.

Jedenfalls zeigt sich an dieser sehr deutlich, daß die Männer mit Hilfe von Gewalt die Kontrolle über den Zugang zu den Frauen herzustellen versuchen. Die weniger erfolgreichen Männer greifen zur Vergewaltigung, um das Gesetz des Handelns an sich zu ziehen und einem möglichen Mißerfolg zuvorzukommen: *Der Vergewaltiger hat per definitionem immer Erfolg.*

Modalitäten der Partnerwahl

Ganz allgemein wäre zu sagen, daß der Wahlmodus im Rahmen einer privatisierten Sexualität eine entscheidende Rolle im »Kampf der Geschlechter« gespielt haben muß. Wie wir gesehen haben, geht in den matrizentrischen Kulturen die sexuelle Aktivität mehrheitlich von den Frauen aus oder nimmt sogar, wie das Beispiel der Bissagos-Inseln zeigt,[12] einen gewissen Monopolcharakter an. Eine in gewissem Sinne vergleichbare Situation schildert Brigitte Hauser-Schäublin bei den Iatmul in Neuguinea. Hier geht *die Liebeswerbung* ebenfalls *ausschließlich von den Frauen* aus, wenn auch auf eine informelle Art. Die jungen Männer verhalten sich dabei ganz passiv und warten ab, bis sich ein junges Mädchen in sie verliebt und ihnen erklärt, daß sie heiraten will. Oft zieht eine junge Frau auch kurz entschlossen in das Elternhaus des Mannes ihrer Wahl und läßt sich das eingegangene Verhältnis nachträglich durch den Braut»kauf« der Schwiegereltern legalisieren. Ein junger Mann kann einer unerwünschten Heirat oft nur dadurch entgehen, daß er in ein anderes Dorf flüchtet. Eine positive Art der Liebeswerbung, die den Aktivitäten der Frauen zuvorkäme, kennen die Männer offensichtlich nicht. Um eine Frau ihrer Wünsche zu erobern, sehen sie nur zwei Möglichkeiten: entweder sie versuchen es mit Liebeszauber, der hier bezeichnenderweise eine Domäne der Männer ist, oder sie greifen, falls die Zuflucht zur Magie nicht fruchtet, zur Gewalt. Dabei überfällt eine Gruppe junger Männer das oder die begehrten Mädchen, um sie kollektiv zu vergewaltigen. Auch diese gewaltsame Wahl wird als ein fait accompli nachträglich von den Sippen legalisiert.[13]

Daß sich *der Mann* vor der patriarchalen Gewaltherrschaft zum Teil *in der Lage des Sexualobjekts* befand, geht im übrigen auch aus der antiken Sagentradition hervor. In Homers Odyssee sieht sich der Held durch seine königliche Freundin Kalypso arg in die Enge getrieben und wird contre coeur ihr Geliebter, weil er die Rache der leidenschaftlichen Frau fürchtet, wenn er ihre Werbung ausschlüge.

Wenn sich der Mann, was heute nicht mehr zu beweisen ist, auch in anderen Kulturen zu Beginn der patriarchalen Herrschaft auf gewaltsame Weise sein Wahlrecht erkämpft hätte, so könnte der *Brautraub* als ein sehr weit verbreitetes *Motiv vieler Hochzeitsriten* eine plausible Deutung erfahren. Die rituell fingierte Entführung der Braut wäre dann weder als Erinnerung an einen atavistischen Vergewaltigungstrieb zu interpretieren, noch unbedingt als die Erinnerung an kriegerische Frauenbeute, sondern als das *Relikt einer vielerorts gewaltsamen Durchsetzung des männlichen »Wahlrechts«*. Dies wäre als Reaktion auf eine vorausgegangene soziokulturelle Situation zu verstehen, in der sich der Mann mehr oder weniger stark in der passiven Rolle des Sexualobjekts befand.

Wenn wir diesen Gedankengang konsequent zu Ende denken, so lassen sich auch die brutalen Beschneidungsmethoden an jungen Frauen (Klitoridektomie) dem männlichen Motiv zuordnen, die Frauen als aktive Sexualpartner auszuschalten, indem man ihnen schon vor dem Eintritt in die sexuelle Reife ihr reizempfindlichstes Organ verstümmelt und ihnen damit ihre vitale Macht raubt. In den patriarchalen arabischen Kulturen dient die obligatorische Klitorisbeschneidung jedenfalls ausdrücklich dazu, die Frauen in ihren sexuellem Begehren zu dämpfen und sie weniger lustbereit zu machen. Nehmen wir dann noch die Tatsache hinzu, daß bei der Mehrzahl aller uns bekannten Naturvolkgruppen die Männer auch am eigenen Sexualorgan mehr oder weniger starke Eingriffe durch vielerlei Arten von Beschneidungen vornehmen, so ist auch dies ein Indiz dafür, daß *das menschliche Sexualleben* schon auf frühen Stufen der Menschheitsentwicklung *problematisiert* wurde, und zwar offensichtlich *von männlicher Seite aus.*

Klassische Sexualtheorien

Alle in diesem Abschnitt dargestellten Befunde an Hochkulturen wie an »Primitiv«kulturen stehen in schroffem Widerspruch zu den Sexualtheorien des 19. Jahrhunderts und auch zu wesentlichen Teilen der Freudschen Konzeption. Diese gehen von der Grundvorstellung aus, daß der Mann das sexuell starke, von jeher überlegene Geschlecht sei, während die Lage der Frau als der angeblich von Natur aus passiven Geschlechtspartnerin problematisiert wird. Unsere Beispiele sind nicht nur dazu geeignet, diesen Theorien sachliche Argumente entgegenzustellen, sondern auch den psychologischen Hintergrund zu liefern, auf dem solch lebensfremde Theorien überhaupt entstehen konnten. *Die theoretische Leugnung der genuin weiblichen Sexualität* stellt sich dann nur als *der letzte Schritt einer jahrhundertelangen Abwehr- und Verdrängungsstrategie* des Mannes dar. Die Ängste vor der sexuellen Macht der Frau, die immerhin im ausgehenden 18. Jahrhundert noch stark genug waren, um die letzten »Hexen« Europas auf den Scheiterhaufen zu treiben, konnten wenigstens vordergründig gebannt werden, wenn man wissenschaftlich bewies, daß es diese Macht gar nicht gibt.

Neu an der Sexualideologie des 19. und 20. Jahrhunderts ist allerdings, daß sich nun die *Wissenschaft* (seit Darwin) *auf die Tiernatur des Menschen* berief und glaubte, von daher die Überherrschung der Frau durch den Mann rechtfertigen zu können. Auch die zeitgenössische Sexualwissenschaft hat immer den Tiervergleich zur Abstützung ihrer Theorien herangezogen, unter anderem für die Erklärung sexueller Gewalt und aller Legierungen von Sexualität und Aggression. Dabei wurden so komplexe Begriffe wie Sadismus oder Masochismus aus der Humanpsychopathologie ins Tierreich projiziert, obwohl deren wesentliche Komponenten wie Rache und Grausamkeit, Triumph und Erniedrigung untrennbar an das reflektierende Bewußtsein des Menschen gebunden sind.

Diesem Versuch, soziologische Zusammenhänge zu verdrängen und die Sexualitäts-Diskussion auf die biologische Ebene zu verlagern, ist *D. Zillmann* mit einer umfassenden Studie über *Sexualität und Aggression*[14] nachgegangen und kam dabei zu Ergebnissen, die der patriarchalen Ideologie in keiner Weise entsprechen.

Bei seiner Zusammenfassung der *zoologischen Fakten* scheinen mir vor allem zwei Punkte wesentlich: Erstens die Tatsache, daß das Phänomen der Vergewaltigung im Tierreich strenggenommen nicht existiert, weil nur brünftige Weibchen bestiegen werden. Zweitens die Feststellung, daß es keine eindeutige Koppelung zwischen aggressiver Stimulierung und sexueller Erregung gibt. Hingegen bewirkt jede heftige affektive Erregung, Aufregung positiver (Aussicht auf Nahrung) und negativer Art (Furcht) ebenso wie Wut und Schmerz, einen Zustand sexueller Erregung. Und dies sowohl bei männlichen als auch bei weiblichen Tieren.

Damit wird schon auf zoologischer Ebene hinfällig, was für die humane Sexualpsychologie immer behauptet wurde: daß dem Mann eine aggressiv-sadistische Tendenz zuzuschreiben sei und der Frau eine komplementäre passiv-masochistische »Veranlagung«.

Für die *Legierung von Aggression und Sexualität beim menschlichen Sexualverhalten* sind nach Zillmann zwei prinzipiell verschiedene Kategorien zu unterscheiden:

1. Die relativ harmlosen Schmerzzufügungen vor und während des Aktes, die von beiden Geschlechtern ausgehen können und vom aktiven und vom passiven Partner als wünschenswerte sexuelle Stimulierung erlebt werden. Sie sind unter Völkern mit permissiver Sexualmoral stärker verbreitet als in repressiven Gesellschaften und finden sich besonders

oft in Verbindung mit einer starken gesellschaftlichen Stellung der Frau (wobei das aggressive Liebesspiel häufig von den Frauen ausgeht und die Männer mit Stolz die Narben ihrer Liebesabenteuer tragen).

2. *Vergewaltigung* oder Schmerzzufügung durch Anwendung physischer Gewalt. Diese sexuelle Aggression zur Erzwingung des Sexualverkehrs gegen den Willen der Partnerin ist *ausschließlich kulturell bedingt* und hat primär nicht-sexuelle Ursachen.

Als Ursachen für diese zweite Kategorie nennt Zillmann erstens die tatsächliche oder vermeintliche Chancenlosigkeit beim anderen Geschlecht (oder beim homosexuellen Partner), zweitens die Machtdemonstration, die auf die physische und psychische Demütigung des hetero- oder homosexuellen Partners abzielt, und erst an dritter Stelle den echten Sadismus oder Masochismus. Die Fixierung der sexuellen Stimulierbarkeit an Schmerzzufügung/Erniedrigung oder an Schmerzerduldung/Selbsterniedrigung, wie wir sie im manifesten Sadismus und Masochismus vor uns haben, ist wiederum nicht einseitig an ein Geschlecht gebunden. Wir finden unter Männern ebensoviele Masochisten wie Sadisten. Hingegen gibt es neben den Masochistinnen nur vereinzelt Sadistinnen.

Männlichkeitstraining

Überblicken wir diese Fakten, so geht aus ihnen eindeutig hervor, daß es weder eine sadistische Triebveranlagung des Mannes noch eine masochistische Triebveranlagung der Frau gibt. Wo immer die *Gefühle von Gewalt/Triumph oder Erniedrigung/Unterwerfung mit dem Sexualtrieb fusioniert* sind, ist dies als *Ergebnis einer soziokulturellen Konditionierung* anzusehen. Eine solche Konditionierung hat mehr oder weniger ausgeprägt in allen patriarchalen Kulturen stattgefunden und zwar zwischen Männern und Frauen ebenso wie zwischen Männern und Männern. Besonders an Gesellschaften mit Sklavenhaltung wie im antiken Griechenland oder Rom wird deutlich, daß sich das *sadomasochistische Beziehungsmuster nicht auf heterosexuelle Kontakte beschränkt, sondern gerade auch homosexuelle Abhängigkeiten einschließt*. Immer waren auch männliche Sklaven die Opfer sexueller Nötigung und Erniedrigung. Dabei von »sexueller« Ausbeutung zu sprechen, ist aber irreführend, weil es nicht primär um die Erfüllung sexueller Bedürfnisse geht, sondern um die Benutzung des sexuellen Triebinstrumentariums zur *Demonstration von Herrschaft*. Wenn in den späteren europäischen Kolonien »nur« noch Sklavinnen auf diese Art erniedrigt wurden, so hat dies weniger mit der Anziehungskraft ihres Geschlechts zu tun als mit der christlichen Verketzerung der Homosexualität.

Eine ähnliche *Entfremdung der Sexualität zum Zwecke der Machtausübung* finden wir auch in patriarchalen Primitivkulturen, wie uns dies bereits bei den Yanomamö-Indianern auf erschreckende Weise begegnet ist. Dazu kommen Beispiele von Naturvolkgruppen, bei denen der weiblichen Unterwerfung durch sexuelle Gewalt die sexuelle Erniedrigung abhängiger junger Männer parallel läuft. Es gibt eine Reihe australischer und melanesischer Stämme,[15] bei denen die Knaben in den Männerhäusern vor ihrer Initiation von ihren Lehrern oft jahrelang homosexuell benutzt werden. Nach einer längeren Phase der passiven Erduldung des Analverkehrs, während der man die Knaben als weibliche Wesen betrachtet, wechseln die jungen Männer später zum aktiven Verkehr mit den nachrückenden Knaben über. Dieses obligatorische Durchgangsstadium, das Voraussetzung für die Zulassung zur Ehe ist und das die älteren Männer euphemisch als Männlichkeitstraining (ein richtiger Mann werden) erklären, *fördert zweifellos masochistisch-sadistische Impulse*, wobei die sadistischen Anteile später an den Ehefrauen ausgelebt werden.

Der identische männliche Werdegang ist aus der Antike bekannt, wo sich viele *Männer des öffentlichen Lebens ihre Karriere zuvor als Lustknaben bei ihren Lehrern verdienten*, wobei man auch in Rom und Griechenland verächtlich auf den passiv-»weibischen« Part beim Analverkehr herabsah.[16] Wenn wir diese Konditionierung im Auge haben, dann schiene es sinnvoller, von *Masoch-Sadismus* zu sprechen als von Sado-Masochismus, weil diese Reihenfolge den biographischen Entstehungsbedingungen angemessener ist. Es erklärt sich daraus aber auch, warum die patriarchale Kultur neben den machtbesessenen Sadisten so viele männliche Masochisten hervorgebracht hat und heute noch hervorbringt (wie sich an der entsprechenden Nachfrage im Prostituiertenmilieu zeigt), wenn heute auch aufgrund *sehr viel indirekterer Unterwerfungsrituale*.

Dennoch haben sich in allen patriarchalen Kulturen eindeutig die Assoziationen *Sadismus-Männlichkeit, Masochismus-Weiblichkeit* durchgesetzt, weil man vom Mann zumindest erwartete, daß er beim vollwertigen Eintritt in die herrschende Gesellschaft seinem unwürdigen »Weiber«-Stadium entwachsen war, während die Frau zeit ihres Lebens im Status der Unterwürfigkeit zu verharren hatte. Die *Zwangsheterosexualität* des Mittelalters und der Neuzeit, wie sie sich im Abendland unter dem Einfluß des Christentums und im Orient unter dem islamischen

Fundamentalismus herausbildete, hat dann erst recht das sadomasochistische Gefälle einseitig zwischen die beiden Geschlechter aufgeteilt und damit deren *Rollenverhalten festgelegt*. Über eine unüberschaubare Kette von Generationen hinweg konnten sich die Assoziationen von männlichem Auftreten mit herrischer Herablassung und aggressiv-rücksichtsloser Triebbefriedigung einerseits und weiblicher Haltung mit demütiger Passivität und dem klaglosen Hinnehmen des männlichen Triebverhaltens andererseits in einem solchen Maße verinnerlichen, daß sie schließlich als natürliche Zusammengehörigkeiten erschienen. Dies geschah um so mehr, als durch machistisches Auftreten der Männer in der Öffentlichkeit, durch machistische Redensarten und Zoten und nicht zuletzt durch Pornographie und pornographische Reklame diese Assoziationen ständig neu belebt werden. Die tragischen Folgen davon sind nicht nur die *alarmierend hohe Zahl der Sexualverbrechen* mitten im zivilisierten Europa, sondern auch die heillose *Konfusion im sexuellen Empfinden der einzelnen* scheinbar nicht betroffenen Frauen und Männer. Besonders das sexuelle Identitätsgefühl der Frau mußte sich angesichts der patriarchal gestifteten Fusion zwischen Sexualität und Gewalt bis zur Unkenntlichkeit entfremden.

So werden patriarchal geschädigte Frauen und Männer in einem *langwierigen und mühsamen Prozeß erst wieder lernen* müssen, *zwischen sexuellen Impulsen zu unterscheiden*, die einer ursprünglichen Sinnlichkeit entspringen (und die, wie die Beispiele nicht-patriarchaler Naturvolkgruppen zeigen, aggressiv gesteigerte Leidenschaftlichkeit von beiden Seiten durchaus einschließt) *und sexuellen Verhaltensstereotypien*, die im Sog entwürdigender Suggestionen und einer Vergewaltigungsmentalität stehen, welche die Frau zum bloßen Objekt machen. Dies kann freilich *nicht die Leistung einer einzigen Generation* sein; dazu sitzen die falschen Verknüpfungen zu tief, und dazu müßten sich auch das öffentliche Bewußtsein und seine Ausdrucksformen von Grund auf wandeln.

Partnerschaftliche Homosexualität

Unter anderem hat die patriarchale Vergiftung der Sexualität mit Gewalt auch die *Homoerotik diskreditiert*. Zur Ehrenrettung der Männer ist hervorzuheben, daß es schon *zu Beginn der patriarchalen Hochkulturen*, im heroischen Zeitalter Sumers, im Griechenland Homers und später unter der geistigen Aristokratie Athens durchaus echte homoerotische Männerfreundschaften gab, die mit Sadomasochismus nicht das geringste zu tun hatten. Bekanntlich hat Platon die partnerschaftliche Homosexualität (mit ihrer zum Teil nichtanalen Praxis) von der Päderastie, das heißt von der einseitigen Benutzung der Lustknaben, scharf unterschieden.

Leider wissen wir, besonders auch hinsichtlich seiner Verbreitung unter Naturvölkern, sehr viel weniger über den *Lesbianismus*, weil dieser die männlichen Forscher kaum je interessiert hat. Was wir aber aus Griechenland, beziehungsweise der Insel Lesbos kennen, die der weiblichen Homosexualität ihren Namen gab, ist in zweierlei Hinsicht höchst aufschlußreich. Zum einen wissen wir mit Sicherheit, daß *die Frauen um Sappho bisexuell* waren und ihre Liebe zum gleichen Geschlecht nicht mit der Verachtung des anderen Geschlechts verbanden – was in der männlichen Homosexualität immer latent der Fall war. Zum anderen scheinen die homosexuellen Beziehungen zwischen Frauen *frei von Machtbeziehungen* gewesen zu sein und dies auch dort, wo sie nicht primär aus homoerotischer Neigung entstanden, sondern als Ergebnis der frustrierenden Isolation von Ehefrauen, deren Männer durch kriegerische Unternehmungen oder Reisen ständig abwesend waren. Für die partnerschaftliche Ebene spricht die *Art der sexuellen Praxis*, die entweder in gegenseitiger Klitorisreizung bestand oder in gegenseitiger Erregung mit künstlichem Penis. Unter anderem fand dabei ein Instrument Anwendung, das als Doppelpenis ausgebildet war und der gleichzeitigen Befriedigung des Paares diente.[17] Eine solche Praxis steht in offensichtlichem Gegensatz zu dem verbreiteten patriarchalen Vorurteil, wonach bei einer lesbischen Beziehung die eine Partnerin konsequent den männlichen und die andere konsequent den weiblichen Part übernehmen würde. Diese Version, bei der dann oft auch sadomasochistische Tendenzen eine Rolle spielen, scheint sich erst unter Bedingungen entwickelt zu haben, unter denen der weiblichen Solidarität der Boden entzogen wurde, das heißt im Spätpatriarchat. Erst die physische Fixierung der Frau auf den Mann in der abgeschlossenen Paarfamilie verbunden mit ihrer Indoktrinierung durch eine sadomasochistische Geschlechterideologie schaffen das Klima für eine *Übertragung sadomasochistischer Muster auch auf die gleichgeschlechtliche Liebe zwischen Frauen.*

Pseudowissenschaftliche Sexualtheorien

Um aber zu der schier hoffnungslosen Konfusion zurückzukehren, welche die patriarchale Herrschaftsideologie in bezug auf die heterosexuelle Theorie und Praxis geschaffen hat, möchte ich wenigstens einige Punkte herausgreifen, die bis heute Verwirrung stiften. Im allgemeinen Bewußtsein sind pseudowissenschaftliche Sexualtheorien, wie sie zu einem großen Teil sogar von der Ärzteschaft vertreten werden, immer noch weit verbreitet: Theorien, die *in wissenschaftlicher Verbrämung jene selbstüberschätzenden männlichen Sexualphantasien weiterführen*, welche sich in den Mythen der frühen Hochkulturen in aller Naivität niederschlugen. So ist bis heute die *Redensart von der »polygamen Veranlagung« des Mannes* und der angeblich *»monogamen Veranlagung« der Frau* nicht verschwunden, obwohl das letztere aufgrund des ethnologischen Materials unhaltbar ist. An der ausgeprägteren Polygamie der Männer ist in euro/amerikanischen Verhältnissen nur soviel wahr, daß die Männer im allgemeinen dazu neigen, ihre Sexualpartnerinnen häufiger zu wechseln, wozu man aber als Erklärung weder eine polygame Veranlagung noch eine angeblich stärkere sexuelle Appetenz bemühen muß. Die Begründung kann ganz einfach darin liegen, daß Männer es vorziehen (und wirtschaftlich dazu in der Lage sind), zu einer neuen Sexualpartnerin überzuwechseln, sobald es Probleme in der Partnerschaft gibt, denn es ist für sie leichter, ihr zwanghaftes Männlichkeitsimage einer neuen Frau gegenüber aufrechtzuerhalten, als sich auf die Konfliktbewältigung einer dauerhaften und gegenseitigen Partnerschaft einzulassen. Was aber die polygynen Eheverhältnisse anbelangt, wie sie heute noch in der Dritten Welt bestehen, so standen dahinter seit jeher nicht sexuelle, sondern wirtschaftliche Gründe (mehrere weibliche Arbeitskräfte) oder Prestige-Bedürfnisse.

Auch die von verschiedenen Gelehrten verfochtene *These, die Frau kenne von Natur aus keinen Orgasmus*, sondern müsse diese Errungenschaft erst kulturell erwerben (mit der Hilfe des Mannes!), gehört in den Umkreis einer überheblichen androzentrischen Sicht.[18] Zu dieser These haben einerseits Tierbeobachtungen geführt, bei denen man das Kopulationsverhalten der Weibchen als Desinteresse und empfindungslose Stumpfheit interpretieren zu müssen glaubte, und andererseits die häufigen Klagen über die Frigidität von Frauen seitens der Männer und von den Frauen selbst, wie sie sich ja tatsächlich innerhalb der patriarchalen Sexualmoral und nicht zuletzt durch die patriarchale Sexualpraxis herausgebildet hat.

Bis heute sind die *Abhandlungen über die Ursachen der weiblichen Frigidität* Legion, wie auch Art und Auslösung des weiblichen Orgasmus zu einer Flut höchst unfruchtbarer Gelehrtenstreitigkeiten führte. Immer noch werden solche Auseinandersetzungen (zum Teil auch von feministischer Seite) zu einseitig physiologisch oder ideologisch geführt, wogegen die *psychologischen Voraussetzungen viel zu kurz* kommen. Die wohlmeinenden Ausführungen männlicher Gelehrter aber, die das patriarchale Schema zugunsten der Frau verändern wollen, sprengen den androzentrischen Wahrnehmungsrahmen nur selten: Auch die dem Paschaverhalten entgegengesetzte Position, die dem Mann die sexuelle »Fürsorge« für die Frau aufbürdet, macht diese immer noch zum Objekt, von dem man erwartet, daß es sich durch gutes Funktionieren als dankbar erweist. Die *Voraussetzung für eine wirkliche Befreiung der Sexualität für beide Geschlechter* wäre ein *partnerschaftliches Fühlen und Denken auf allen Ebenen – auch auf der wissenschaftlichen* –, wovon wir immer noch sehr weit entfernt sind.

Zur Gegenseitigkeit in der Theoriebildung würde vor allem die *Frage nach der männlichen Frigidität* gehören, die meines Wissens Simone de Beauvoir als erste so direkt gestellt hat,[19] und diese Frage bedeutet etwas grundsätzlich anderes als das vielbeachtete Problem der männlichen Impotenz. Das Kriterium der Potenz mißt ja Sexualität ausschließlich mit dem Maßstab der Leistung, während sie in Wirklichkeit nur an der Lust und an der Freisetzung psychischer Energien auf beiden Seiten zu messen wäre. Ein technisch perfekter Liebhaber kann, ohne je an Potenzstörungen zu leiden, ein frigider Liebhaber sein, wenn er sich psychisch nicht loslassen kann. Denn nur das rückhaltlose Sich-Fallenlassen in gegenseitiger Hingabe führt zu jener Beseligung, die den Namen Orgasmus verdient. Diesen Zusammenhang berühren unter anderem die außerordentlich offenen Gespräche zwischen de Beauvoir und Sartre, in denen dieser seine eigene Unwilligkeit zum passiven Sich-Loslassen in der sexuellen Begegnung bekennt. Ohne den psychologischen Wurzeln für seine eigene Haltung nachzugehen, spricht er hellsichtig von einer, wenn auch äußerst sublimen, Form von Sadismus gegenüber der Sexualpartnerin: Auch der Mann, der sich einseitig als der aktive Lustspender begreift und sich ganz auf die Befriedigung der Frau konzentriert, während er der eigenen orgastischen Ergriffenheit wenig Wert beimißt oder diese gar nicht erstrebt (»Ich war eher ein Frauenmasturbator als ein Beischläfer«, sagt Sartre), macht die Frau zum Objekt.[20] In diametraler Umkehrung der üblicheren Situation wird sie dabei nicht zum Objekt männlicher Lust, sondern selbst zum lustempfangenden Objekt, was aber nichts an der grundsätzlichen Situation verändert, daß der männliche Partner die einseitige Aktivität und damit seine Überlegenheit behält.

Ich möchte noch einen Schritt weitergehen und behaupten, daß das *Problem der weiblichen Frigidität von demjenigen der männlichen Frigi-*

dität gar nicht zu trennen ist. *Weibliche »Gefühlskälte«* ist eben unter anderem – wenn nicht vor allem – eine *Antwort auf den »Selbstvorbehalt« des Mannes*, der darin besteht, sich dem gegenseitigen Strom der Empfindungen und Gefühle nicht ganz zu überlassen. Dieses geheime – und oft durchaus ungewollte und unbewußte – Festhalten des Mannes am kontrollierenden Bewußtsein könnten wir seine *»Emotionalreservation«* nennen in Anlehnung an den (jesuitischen) Begriff der »Mentalreservation«.[21]

Hingegen halte ich die weit verbreitete Auffassung für falsch, wonach ein grundsätzlicher Geschlechterunterschied darin bestehe, daß der Mann seine sexuellen Bedürfnisse auch ohne emotionale Beziehung zur Partnerin/zum Partner erfüllen kann, während bei der Frau eine positive Gefühlsbindung die Voraussetzung für ihr sexuelles Interesse sei. Diese Auffassung ist in bezug auf den Mann ebenso wenig haltbar wie in bezug auf die Frau. Aus vorpatriarchalen Kulturen wissen wir, daß es *für beide Geschlechter positive Sexualbeziehungen auch ohne emotionale Bindung* gibt. *Andererseits kann ein längeres, vertrautes Verhältnis auf beiden Seiten nur dann zu positiven sexuellen Erlebnissen führen, wenn auch der Mann seine zärtlichen Gefühle mit seinen sexuellen Bedürfnissen in Einklang bringt.*

Daß dies vom Mann aus gesehen oft nicht der Fall ist, hängt nicht damit zusammen, daß er einen solchen Einklang nicht wünscht oder ihn nicht nötig hätte, sondern daß er ihn aus ihm unerklärlichen Gründen nicht herstellen kann. Die Wurzeln für ein solches Dilemma sind in biographischen wie auch in kollektiven Bedingungen zu suchen, wovon unter den persönlichen Voraussetzungen eine *nicht aufgelöste ödipale Bindung an die Mutter* an erster Stelle steht. Da die Bindung an den gegengeschlechtlichen Elternteil mit einem starken Sexualtabu behaftet ist, kann der Mann im Extremfall eine Frau, die er liebt, nicht begehren und eine, die er begehrt, nicht lieben. Parallel dazu führt die (wenn auch seltenere) überstarke Bindung der Tochter an den Vater zu einer ähnlichen Aufspaltung in nur emotional oder nur sexuell interessierende Partner.

Männlichkeitswahn

Kollektiv gesehen ist für diese Spaltung die durch Erziehung konditionierte Koppelung bzw. der Ausschluß ganz bestimmter Emotionen mit oder von sexuellen Impulsen verantwortlich. Wenn der patriarchale Männlichkeitswahn dem Mann suggeriert, daß er sich nur dann ganz als Mann fühlen kann, wenn er überlegen ist, so schließt dies von vornherein alle mitmenschlichen Gefühle, die auf dem Prinzip der Gleichwertigkeit beruhen, aus dem sexuellen Verhältnis mehr oder weniger aus. Als geeignete Gefühle verbleiben dann nur *ritterliche Fürsorglichkeit bis gönnerhafte Herablassung* oder das *Spektrum vom Mitleid bis zur Verachtung.* Wie sich dieser Überlegenheitszwang auf die Wahl der Partner auswirkt, illustriert sehr gut ein Gespräch F. Schleiermachers mit Henriette Herz, die sich als geschätztes Mitglied eines Berliner literarischen Salons von den Männern als Frau vernachlässigt fühlte. »Nun bist Du freilich sehr schön«, gibt ihr Schleiermacher in einem Brief zu bedenken, »aber ich möchte sagen, Du bist zu schön. Du bist zu imponierend und zu wenig pikant, es ist nichts an Dir, was ein bißchen liederlich aussähe, und das ist so notwendig für die Asthenie der Männer.«[22]

Dementsprechend sind auch viele Frauen an die patriarchalen Gefühlsmuster gebunden, die bestimmte Gefühle nur in ganz bestimmte Kanäle fließen lassen: etwa wenn sie glauben, nur dort lieben zu können, wo ihnen Gelegenheit geboten wird, bewundernd aufzuschauen, und es dann für den Partner schwierig wird, im Alltag bewundernswert zu bleiben. Gerade dies aber verstärkt die anerzogene Tendenz der Männer, ihre Gefühle immer dann zu verdrängen, wenn es Gefühle der Hilflosigkeit bzw. der Hilfsbedürftigkeit sind. Die *gesellschaftliche Tabuisierung männlicher Schwäche* bildet meines Erachtens *eine der fatalsten Quellen für sexuelle Mißverständnisse* zwischen den Geschlechtern überhaupt. Weil der Mann es sich nicht gestatten kann, seine Suche nach emotionaler Nähe, psychischer Tröstung und Stärkung direkt anzumelden, wandelt er sie – durchaus unbewußt – in einen sexuellen Appell um, von dem sich dann aber die Frau nicht angesprochen fühlt, weil sie mit ihrer klareren Gefühlswahrnehmung die eigentliche Motivation intuitiv erfaßt. Eine solche Situation wird dadurch noch verschärft, daß *die Frau auf die beiden Appelle – den begehrenden Appell an sie als Frau und den hilfesuchenden Appell an sie als Mutter – mit völlig verschiedenen Empfindungen reagiert*, die sich gegenseitig, wenn schon nicht ausschließen, so jedenfalls neutralisieren. Das heißt, je mehr eine Frau vom Mann als Mutter gebraucht wird, ohne daß er sich dies eingesteht, *desto eher werden ihre sexuellen Impulse ihm gegenüber erlahmen.* Dabei würde sie ihm so gerne als gleichwertige Partnerin emotional beistehen, wenn er seine Gefühle offen zeigen und der seelische Beistand auf Gegenseitigkeit beruhen würde. Unglücklicherweise verwechselt aber der Mann eine rein emotionale Schutzsuche von Seiten der Frau häufig mit sexueller Annäherung, was wiederum Frustrationen bei beiden Teilen auslöst.

Alle diese Komplikationen könnten wegfallen oder sich jedenfalls verringern, wenn die *trügerischen Rollenfixierungen endlich aufgehoben* wären und damit auch der Zwang, sich gegenseitig etwas vorzuspielen. Dabei leidet die Frau, auch wenn sie das Rollenspiel perfekt mitspielt, unter jedem »emotionalen Stilbruch« im zwischenmenschlichen Verhalten meist deshalb stärker als der Mann, weil sie ihre Gefühle im allgemeinen viel weniger verdrängt.

Einen solchen Stilbruch empfinden Frauen etwa bei Männern, die sich in ihrer Umwelt als zielstrebige Draufgänger bewegen, im erotischen Bereich aber eine passiv-empfangende Rolle zu spielen wünschen. Ebenso irritierend und unglaubwürdig muß ein Mann auf sie wirken, der sich in seinen Außenbeziehungen als unentschlossen und opportunistisch erweist, sich dagegen im sexuellen Kontakt plötzlich forsch verhält. Die gleiche Irritation lösen eigene konträre Verhaltensmuster aus, die der Frau durch Rollenklischees vorgeschrieben sind: etwa gleichzeitig die alles duldende Hausfrau und die aktiv animierende Liebhaberin zu sein, oder die zärtliche, einfühlsame Bettgenossin, die man tagsüber kaum beachtet und mit der man nur knappe Informationen austauscht.

Dennoch sind, um es noch einmal zu sagen, die erotischen Mißverständnisse zwischen Frauen und Männern keineswegs auf die kurzschlüssige Formel zu bringen: Frauen brauchen Zärtlichkeit – Männer brauchen Sex. Beides würde für beide Geschlechter gleich wichtig werden, wenn eines Tages die kulturell bedingten Verkürzungen in der persönlichen Entwicklung von Frauen und Männern aufgehoben sind. Bis dahin aber bleibt noch ein großes Stück analytischer Arbeit zu leisten, das unter anderem darin bestehen müßte, daß sich die *Wissenschaft endlich einmal den männlichen Ursachen für sexuelle und mitmenschliche Schwierigkeiten zuwenden* und nicht wie bisher dabei verharren würde, alle Probleme auf das weibliche Geschlecht zu projizieren.

Wie sehr sich die Männer bei ihrer Theoriebildung selbst ausgeblendet und einseitig die Frauen pathologisiert haben, führte Esther Fischer-Homberger am Beispiel der medizinischen Gynäkologie vor.[23] Ähnliches wäre für die Humanbiologie und für die Sexualwissenschaft zu belegen, die bis heute fast ausschließlich vom männlichen Standpunkt aus konzipiert sind und – von rühmlichen Ausnahmen abgesehen – von der unreflektierten Prämisse ausgehen, daß der Mann das Maß für den vollständigen und gesunden Menschen sei, während die Frau, von Natur aus hinfällig, der Anleitung und der Stütze des männlichen Geistes (in Gestalt des Ehemannes, des Arztes und der Wissenschaft) bedarf. Sobald diese

Prämisse fällt, wird den *pseudowissenschaftlichen patriarchalen Konstruktionen hinsichtlich des weiblichen Sexualcharakters* der Boden entzogen, und dann erweisen sich die *Phantome der von Natur aus frigiden Frau und der von Natur aus sexbesessenen Frau* gleichermaßen als Rationalisierungen jener Männer, die ihre Angst vor dem anderen Geschlecht entweder hinter ihrer Distanzliebe verbergen oder sie in einem forcierten Akt »niederer Minne« niederschlagen. Gleichzeitig entpuppt sich die *doppelte Moral* des bürgerlichen Mannes, die ihm beide Fluchtwege gleichzeitig gestattet – die Distanzliebe gegenüber der Ehefrau und das heimliche Sich-Einlassen mit der Femme fatale – als Ergebnis einer solchen Abwehrstrategie, die der altbewährten patriarchalen Taktik des »Teile und herrsche!« folgt.

Nicht zuletzt wäre, wie dies feministische Forscherinnen bereits tun,[24] die Anwendung der Gentechnologie auf den menschlichen Reproduktionsvorgang als Versuch der männlichen Wissenschaft zu entlarven, die letzte Bastion weiblicher Überlegenheit zu stürmen und mit den Risiken der natürlichen Geburt auch den weiblichen Körper als »Störungsquelle« auszuschalten oder ihn zumindest dem wissenschaftlichen Kalkül zu unterjochen.

Zweite
Zwischenbilanz

Eine Bilanz der patriarchalen Kulturentwicklung in ihrer Endphase, wie sie sich heute als hochtechnisierte Zivilisation präsentiert, kann summa summarum nicht positiv ausfallen. Dazu haben die zerstörerischen Aspekte, die von Anbeginn konstitutiv für sie waren, seit dem Bau der Atombombe in einer Weise überhand genommen, die nur noch absurd zu nennen ist, so absurd, daß wir alle die eigentliche Realität unserer Kultur verdrängen, weil niemand sich ständig mit der Apokalypse konfrontieren kann. Aber selbst wenn wir – notgedrungen – diese furchtbare Aussicht immer wieder ausklammern und wider alle Hoffnung auf die Vernunft der Politiker hoffen, stellt sich die Bilanz unserer Errungenschaften der letzten 200 Jahre *alles andere als ermutigend* dar.

Als grundlegender Faktor wäre das enorme *Bevölkerungswachstum* zu nennen, das sich in diesem Zeitraum explosionsartig vollzogen hat. Dafür aber nur die Erfolge der modernen Medizin »verantwortlich« zu machen, reicht als Erklärung nicht aus, denn dabei wird das wesentlichste verschwiegen: Längst vor diesen Erfolgen, die tatsächlich den Zuwachs exponentiell beschleunigt haben, gab es in allen Hochkulturen der Welt ein stark zunehmendes Bevölkerungswachstum, seit die *Geburtenkontrolle* – die jahrtausendelang Sache der Frauen gewesen war – *dem weiblichen Einfluß entzogen* und den patriarchalen Rechts- und Moralbegriffen unterstellt wurde. Der persönliche Ehrgeiz der Männer bzw. der Wille, mit den eigenen Nachkommen (Söhnen) ein Stück Welteroberung voranzutreiben, und die religiöse Rechtfertigung dieses Willens haben zu der unkontrollierten Wachstumsrate der Menschheit geführt, die den Kampf um die Ressourcen der Erde verschärfte und damit die Gefahr der Massenverelendung ebenso heraufbeschwor wie diejenige der kriegerischen Massenvernichtung. Erst in allerjüngster Zeit versucht man die Geister, die man rief, wieder einzudämmen durch eine weltweite Kampagne zur Geburtenbeschränkung – und ist erstaunt über deren geringen Erfolg, nachdem eben diese Geburtenkontrolle den Frauen mehr als 2000 Jahre lang bei Tod und ewiger Verdammnis verboten war (und von der katholischen Kirche bis heute praktisch verboten wird).[1]

Parallel zur explosionsartigen Vermehrung der Menschen auf unserer Erde – im Jahre 2000 werden 6 Milliarden Menschen, bis 2033 bereits zehn Milliarden erwartet, wenn die Wachstumsrate nicht drastisch gestoppt wird – vollzieht sich die *beschleunigte Verminderung aller anderen lebenden Arten* der Fauna und Flora. Bis zum Jahre 2000 werden mindestens 500 000 natürliche biologische Arten für immer von der Erde verschwunden sein.[2] Gleichzeitig ist der Mensch als Supertechniker Baconscher Prägung dabei, die ökologischen und klimatischen Voraussetzungen für das Leben auf der Erde systematisch und mit zunehmender Beschleunigung zu zerstören, seien es die lebenswichtige Ozonschicht der Atmosphäre, die Flüsse und Meere oder die Waldgürtel der Erde.

Dieses Zerstörungswerk macht auch vor der eigenen Kulturtradition nicht halt. Was tausende von Jahren natürlichen Verfalls nicht vermochten, schafft der Gifthauch unserer Zivilisation in wenigen Jahrzehnten: die *Zersetzung der antiken Bau- und Kunstdenkmäler*, von denen allein in Italien bereits Hunderte dem Untergang geweiht sind.

Groteskerweise arbeitet aber unsere Wissenschaft trotz solcher Erkenntnisse nur zu einem sehr kleinen Teil an der Lösung der von ihr selbst geschaffenen fatalen Probleme, sondern hält ganz im Gegenteil an der uralten, typisch patriarchalen Form von Problembewältigung fest: an der *Herstellung eines immer verheerenderen Waffen- und Zerstörungsarsenals*. Heute sind 50 % aller Forscher und Ingenieure der Welt direkt oder indirekt damit beschäftigt, neue Waffensysteme zu entwickeln und zu testen, auch wenn dies offiziell anders deklariert und in anderen Haushaltskosten untergebracht ist.[3] Dabei sind sehr viele technische Neuerungen auf dem Sektor der Kunststoffproduktion oder der Computertechnik nur die Abfallprodukte der Rüstungsforschung, und andererseits werden bevorzugt solche zivile Techniken gefördert, die wiederum Zulieferer für die Rüstungsindustrie sind.

Schachspiel ums Überleben

In dieser Lage scheint es ein gigantisches Ringen zwischen zwei entgegengesetzten geistigen Positionen zu geben, die wie zwei Schachspieler um die Wette kämpfen und deren Spielbrett unser aller Leben ist. Die eine Seite erhebt ihre beschwörende Stimme für ein Umdenken und für die dringende Änderung unseres Kulturkurses, während die andere mit allen propagandistischen Mitteln versucht, unsere Akzeptanz für diesen tödlichen Kurs zu gewinnen. Der 1980 von offiziellen amerikanischen Regierungsstellen ausgearbeitete Bericht »*Global 2000*« zu Händen des damaligen Präsidenten Carter prognostiziert ganz klar die erschreckenden Auswirkungen unserer gegenwärtigen Technologie und Energiewirtschaft auf die lebende Natur, das Klima und die Gesundheit der Menschen sowie den ständig wachsenden Hunger in der Dritten Welt.

Seither ist nicht nur viel zu wenig geschehen, um diese beängstigende Entwicklung aufzuhalten, sondern die Lobby des Kapitals und der

Hochtechnologien hat zum *propagandistischen Gegenschlag* ausgeholt: Nur drei Jahre später erschien 1983 ein sogenannter *Zukunftsalmanach* von der Firma Omni, dem größten international operierenden Informationskonzern Amerikas, der in Deutschland erst 1986 unter dem Titel »Das wird morgen sein« erschien.[4] Was in diesem Machwerk, das sich auf die Expertisen von angeheuerten Wissenschaftlern stützt, den Lesern (5 Millionen Leser spricht eine von Omni herausgegebene popularwissenschaftliche Zeitschrift an!) zugemutet wird, ist ein einziger Alptraum, vorgetragen in der smart-optimistischen Tonlage des Werbefachmanns. Bezeichnenderweise profilieren sich hier besonders die Verfechter der Gentechnologie und der Mikroelektronik, welche die Akzeptanz des Publikums für ihre ehrgeizigen und expandierenden Marktstrategien gewinnen wollen. Sie preisen ungeniert die Fabrikation des Menschen nach Maß in der Retorte an und prophezeien ein noch gigantischeres Wachstum unserer Städte. Sie stellen den künftigen Menschen als einen Konsumroboter vor, der alle seine Bedürfnisse nur noch durch Knopfdruck und Computer-Simulatoren stillt, und sagen Computerkriege zwischen Datenbanken voraus. Dieses fortschrittliche Dasein wird aber nicht nur mit der totalen Entsinnlichung des menschlichen Lebens bezahlt, sondern in voraussehbarer Zeit auch mit der ökologischen Katastrophe. Unter dem verharmlosenden Titel »Die Erde: ein sich wandelndes Ökosystem« führt uns der Almanach wie selbstverständlich vor, wie sich unsere Erde in eine stinkende Kloake verwandelt, worauf die Menschheit auf Raumschiffe umsteigt und sich zu einem anderen Planeten aufmacht.

Wenn wir einmal von dem schier unglaublichen Zynismus absehen, mit dem die Sprecher des Großkapitals ihren Zukunftsentwurf vorstellen, so müssen wir uns fragen, welche allgemeinen psychischen Voraussetzungen es erlauben, dem Publikum eine solche *Horrorvision* überhaupt vorzusetzen. Den Schlüssel hierzu scheint mir die Einleitung des Almanachs zu liefern, in der es heißt, daß die Zukunft die einzige Zeitdimension sei, die wir beeinflussen können: »die Vergangenheit ist aus und vorbei... die Gegenwart nur ein zerfließender Moment... aber die Zukunft kann geformt werden.« Hier wird Zeit rein mathematisch gefaßt, nicht als erlebbare Dauer. Weder kann die Gegenwart ausgekostet, noch aus der Vergangenheit etwas gelernt werden, nur die Zukunft steht offen.

Freilich wußten die Lebensphilosophen von Bergson bis Fromm, daß sich das psychische Phänomen der Zeit mit der mechanisch meßbaren Zeit gar nicht vergleichen läßt. *Der Mensch lebt in der Gegenwart oder gar nicht.* Sobald Vergangenheit oder Zukunft als Zeitdimensionen im

Bewußtsein übermächtig werden, ist dies ein untrügliches Indiz für die Verdrängung der gegenwärtigen Probleme. Wir können aber bei diesem Gedankengang noch einen Schritt weitergehen und in der Verweigerung der Gegenwart den Brennpunkt für alle patriarchalen Fluchtmechanismen sehen, auf den wir im Laufe unserer Untersuchungen immer wieder gestoßen sind: nämlich die Unfähigkeit *zur Bejahung des Lebens als bloßem vergänglichen Leben*, und von daher das Absehen vom Leben zugunsten der heroischen Tat oder eines großartigen Zukunftsentwurfs.[5] Offensichtlich ist die Entwicklung des »faustischen Denkens« (das Goethe selbst bewußt ad absurdum führte) heute so weit gediehen, daß ihm jeder zukünftige Horror erträglicher erscheint als das »Verweilen im Augenblick«.[6] Dies kann letztlich seinen Grund nur darin haben, daß der Augenblick etwas ist, das unweigerlich stirbt, während die Zukunft ad infinitum weiterzudenken ist und daher Ewigkeit vortäuscht. So gesehen *ist Angst vor der Gegenwart* die Angst *vor der Endlichkeit des Lebens* und die Angst vor der Anerkennung des Todes.

Würden wir hingegen »unfaustisch« denken, so gäbe es nur ein Kriterium für die Bewertung unserer Zivilisation: Welche ihrer Errungenschaften dienen dem Leben? Dem Leben im Hier und Jetzt, in welchem die »Großen Augenblicke« mehr zählen als die in Jahren meßbare Zeit. Dann würden wir gewahr, daß die *»Lebensqualität« des Menschen nicht beliebig zu steigern* und mit der Qualität des Lebens als Ganzem untrennbar verknüpft ist.

Wahrscheinlich hat keine Epoche jemals so wenig das Gültige gesucht, d. h. die bleibende Qualität in jeweils neuer Gestalt, wie die unsrige. Sie will das Neue um jeden Preis, will machen, was immer machbar ist, auch wenn das Leben auf unserer Erde daran zugrundegeht.

Umdenken ist möglich

Nun ist es allerdings eine Binsenweisheit, daß die Diagnose eines pathologischen Zustandes leichter ist als seine Therapie. Aber die Möglichkeit, eine Heilung überhaupt in Gang zu bringen, setzt die Diagnose voraus, und, wenn es sich um psychische Vorgänge handelt, die Akzeptanz der Diagnose durch den Betroffenen. Das letztere ist aber nicht einfach eine Frage des Scharfsinns oder des guten Willens. In der Psychotherapie ist das Sich-Einlassen auf die Diagnose ein Teil des Heilungsprozesses selbst, der mit starken Affekten und großen inneren Widerständen aufgeladen ist – dies deshalb, weil die neurotischen Fixierungen in uns das labile Gleichgewicht, das durch oberflächliche Symptombekämpfung immer wieder herstellbar ist, um keinen Preis aufgeben wollen. Und tatsächlich ist dieser Preis hoch, denn er besteht in der unerhörten Zumutung, den bisherigen Lebensweg als eine Sackgasse und die eigene, als unausweichlichen Zwang erlebte Handlungsweise als konstruierte Lebenslüge zu durchschauen. Für Männer bedeutet dies sehr oft auch, ihre körperlichen Streß-Symptome als das wahrzunehmen, was sie eigentlich sind: als den stellvertretenden Streik ihres Körpers gegen die krankmachenden gesellschaftlichen Bedingungen, an deren Funktionieren sie selbst auf Hochtouren mitarbeiten.

Auf die kollektive Ebene übertragen würde dies für alle Träger- und Mitträger/innen der patriarchalen Kultur *das zutiefst desillusionierende Eingeständnis* bedeuten, auf die falschen Pferde gesetzt zu haben, und dies auf einer Rennbahn, die gar nicht mehr zum Ziel, sondern in den Abgrund führt. Daß dies nicht erst seit gestern oder vorgestern so ist, sondern seit Beginn der patriarchalen Kultur, haben wir auf unserem langen Gang durch die Geschichte gesehen; nur liefen die Pferde damals langsamer und hatten die damaligen Kriegs- und Umweltkatastrophen (wie die Verkarstung des Mittelmeerraumes durch rigorose Abholzung) noch nicht den globalen Umfang wie heute. Die psychische Kraft, die dazu nötig wäre, eine solche Erkenntnis und Ent-Täuschung überhaupt auszuhalten, ist so groß, daß es leichter fällt, sie als Panikmache zurückzuweisen, statt die Notbremse zu ziehen. *Der Ausstieg von Männern und Frauen aus dem falschen Kulturkurs wäre wahrscheinlich überhaupt nur dann realisierbar, wenn die psychischen Energien frei würden, die bisher zur Unterdrückung des Weiblichen und zur Unterdrückung der Natur im Einsatz sind*, wozu auch die Knechtung der psychischen und physischen Natur des Mannes selbst gehört. Sich aus diesen eigenen Fesseln zu befreien, darin würde *die eigentliche Emanzipationsleistung des Mannes* bestehen.

Fesseln sind aber nur dadurch zu lösen, daß man sich daran erinnert, wie sie angelegt worden sind, und deshalb muß der diagnostische, eine Heilung erst ermöglichende Erkenntnisweg zurückführen bis zum Ausgangspunkt der fatalen Entwicklung: bis an den Punkt in der Vergangenheit, von wo aus der Mann zu seiner Helden-Odyssee aufbrach, die ihm seine Selbstidentität sichern und seine männliche Würde verschaffen sollte, nachdem er sich in seiner biologischen und sozialen Rolle ursprünglich als zweitrangig empfand. Erst wenn die Männer selbst ihre Odyssee mit ernüchtertem Blick zu sehen imstande wären, wenn sie einen großen Teil dessen, was sie für ihre *höchsten und edelsten Ziele* hielten, *als kompensatorischen Traum von Macht und Selbsterhöhung durch-*

schauten und von ihren übersteigerten Ausflügen in transzendente, lebensferne Gefilde zurückkehren würden, erst dann könnte die Geschichte der »Männerheit« in die Geschichte der Menschheit und der Menschlichkeit einmünden. Dann könnte die *echte Verzweiflung und Trauer der Menschen angesichts der lebensimmanenten Leiden die Triebfeder für weniger spektakuläre, aber nicht minder wichtige Taten und Erfindungen* sein, ohne das Stigma der Maßlosigkeit und deren fatalen Nebenwirkungen.

Wenn wir nach all unseren Überlegungen noch einmal zurückkehren zum Beginn dieses Kapitels, so werden wir das uralte Heldengedicht aus der kurdischen Steppe mit ganz neuen Augen lesen:

Du aber erhebe dich

Da die Quellen versiegt,
das letzte Grün des Grases verbrannt,
die zerrissene Krume verdorrten Bodens,
des Ackers fruchtbare Decke als Staub
durch den Gluthauch des Windes
emporgewirbelt Wolken bildet,
spürst du die Ohnmacht,
siehst das verendende Tier,
hörst das Weinen der Kinder,
und deine Fäuste
schaffen nicht Wasser,
geben den Gräsern nicht Leben,
schützen nicht die fruchtbare Erde des Ackers
vor dem Gluthauch des Windes.
Zweifelst du?
Schreit dein Herz nicht in Zorn
vor dem Tag –
Vergeblich duckt sich das Tier,
geduldig das Sterben erwartend.
Du aber erhebe dich!

Was ist aus dieser Erhebung geworden, zweieinhalb Jahrtausende danach? Heute ist es nicht nur der »Gluthauch des Windes«, der über die willkürlich vergrößerten Wüstenflächen fegt. Es sind die giftigen Dünste unserer Zivilisation, die Böden und Flüsse verderben, und es ist die technische Nutzung der Wasserkräfte, welche die Quellen versiegen lassen. Dabei sollten mit den zivilisatorischen Errungenschaften die Launen der Natur überwunden und der Überfluß für die Menschen ein für alle Male hergestellt werden. Und der Überfluß wurde hergestellt in einem für damalige Zeiten unvorstellbaren Maße – bis erneut die Erde aufschreit und die Tiere verenden, bis wieder unsere Kinder gefährdet sind und weinen. Ob unsere Männer sich heute diesem Weinen stellen, oder ob sie sich noch einmal davonmachen auf ihren letzten tödlichen Aufbruch?

In allerletzter Stunde wäre es vielleicht doch möglich, daß sie gemeinsam mit den Frauen auf Abhilfe sinnen, daß sich alle psychischen und geistigen Kräfte von Frauen und Männern zu einer einzigen realistischen Anstrengung vereinen würden, um *mit Weisheit und Wissen, mit Tapferkeit und Bescheidung das konkrete Leben dieser Erde für alle menschlich zu gestalten.*

Kapitel IV
Befreiung zur Partnerschaft

Dieses letzte Kapitel ist den heute sichtbaren Ansätzen und den Zukunftschancen für eine echte Emanzipation beider Geschlechter und damit einer Neugestaltung unserer Gesellschaft gewidmet.

Beginnend mit der Ebene der *individuellen Partnerschaft* und ihrer Befreiung aus den alten Rollenzwängen wende ich mich auf der zweiten Ebene der *Neuen Familie* zu. Daraus ergeben sich mit innerer Folgerichtigkeit weitreichende Konsequenzen für das Familien- und Arbeitsrecht sowie für unseren Rechts- und Staatsbegriff überhaupt.

Auf der *politischen Ebene* steht ein *Neues Demokratieverständnis* im Zentrum der Überlegungen. Dazu gehört nicht nur die Umverteilung der Macht zugunsten eines paritätischen Anteils der Frauen, sondern auch die Entlarvung der Herrschaft in Form von struktureller und wirtschaftlicher Macht.

Schließlich zeigt sich auf der *kulturellen Ebene*, daß wir unsere philosophischen Wertbegriffe und unser Wissenschaftsverständnis grundsätzlich revidieren müssen, um die Basis für die notwendigen Veränderungen zu schaffen. Deshalb sind auch hier die feministischen Denkansätze am radikalsten.

Alles in allem geht es um nichts Geringeres als um ein *Neues Menschenbild* und gleichzeitg um einen *Neuen Kulturbegriff*.

Auf allen diesen Ebenen könnte es zu einem echten Bündnis zwischen feministisch engagierten Frauen und jenen Männern kommen, die nicht auf der Seite der Herrschaftsideologie stehen, sondern im Protest gegen sie für ein wirkliches Umdenken eintreten. Dies setzt auf männlicher Seite die Erkenntnis voraus, daß die feministische Kulturkritik die Grundlagen unserer Zivilisation weit fundamentaler in Frage stellt als alle dissidenten Theorien vor ihr. Deshalb können ihre Anstrengungen nicht einfach als Beitrag zu einer bestehenden progressiven (oder gar neo-reaktionären) Richtung betrachtet und vereinnahmt werden.

Auf der anderen Seite bestehen *innerhalb des Feminismus* und der Neuen Frauenbewegung selbst sehr unterschiedliche Positionen, die *miteinander im Widerstreit* liegen und sich in ihrer politischen Wirkung oft gegenseitig lähmen anstatt sich zu potenzieren. Deshalb scheint es mir wesentlich, diese verschiedenen Standpunkte jeweils in die Diskussion einzubeziehen.

Zwischen Skylla und Charybdis

Schon während der Ersten Frauenbewegung hatten sich zwei verschiedene Lager herausgebildet, die sich heute in veränderter Form wieder gegenüberstehen.[1] Auf der einen Seite gibt es das sogenannte *egalitäre Konzept*, mit der nachdrücklichen Forderung, die Frauen endlich an der männlichen Kultur mit ihren geistig-rationalen Werten und ihrer politischen Verantwortung teilnehmen zu lassen. Simone de Beauvoir hatte vor 40 Jahren das abendländische Menschenbild grundsätzlich kritisiert, das den Mann als Individuum und die Frau als naturhaftes Gattungswesen definierte. Diese Definition verstand nur den Mann als menschliche Persönlichkeit und begriff die Frau ausschließlich über ihr mögliches Sein als Mutter. Innerhalb eines solchen Denkschemas konnte die Frau, sobald sie vom gattungshaften Aspekt ihres Seins absah, ihr Mensch-Sein nur männlich definieren. Deshalb hat sich Simone de Beauvoir ganz klar für eine emanzipatorische Strategie entschieden, die das Mutter-Sein der Frau in den Hintergrund stellt, um auch für die Frau die männlichen Menschenrechte einzufordern.

Ihre philosophisch konsequente und politisch schlagkräftige Strategie, die ein Teil der Neuen Frauenbewegung übernahm, stieß an eine Grenze, die sie damals nicht voraussah und kaum voraussehen konnte: an die Grenze ihrer Vorstellung, daß sich die Frauen Seite an Seite mit den Männern die Natur untertan machen und die Siege des technischen Fortschritts feiern sollten. Ihre Utopie wurde eingeholt von der desillusionierenden und erschütternden Gewißheit, daß der männliche Fortschritt auf seinem bisherigen Kurs keine Zukunft hat. *An die Stelle des Mitstreitens ist die Weigerung der Frauen getreten, einen von Grund auf lebensfeindlichen Kurs mitzusteuern.*

Unter anderem führte diese Weigerung zum sogenannten *dualistischen Standpunkt*, der den fragwürdig gewordenen Werten der Männerkultur eigene, weibliche Werte entgegensetzt. Dieses zweite Konzept gerät aber nun seinerseits in ein Dilemma, wenn es durch die Rückbesinnung auf die weibliche Erfahrungswelt mit ihrer größeren Nähe zur Natur und zur verantwortlichen Mitmenschlichkeit das alte Rollenschema heraufbeschwört.

In den folgenden Abschnitten gehe ich davon aus, daß es für eine echte Befreiung aus dem Geschlechterkonflikt kein Entweder-Oder, das heißt kein eindeutiges Für oder Wider diese beiden Positionen geben kann, ohne nicht in eine tödliche Gefahr für die Sache der Emanzipation (beider Geschlechter!) zu geraten. Dies läßt sich sehr gut an konkreten Beispielen zeigen.

Wenn die Egalitaristinnen zu Recht eine gleich starke Vertretung beider Geschlechter in allen Positionen des öffentlichen Lebens fordern, so führt die nur formale Gleichstellung der Frau zu einer *gravierenden Doppelbelastung*, solange sich an der gesamtgesellschaftlichen Situation und ihrer bisherigen Arbeitsteilung nichts geändert hat. Auch die Gleichstellung der Frau im Familienrecht bleibt eine scheinbare innerhalb eines Rechtssystems, das ausschließlich von Männern entworfen und auf Männer zugeschnitten ist, d. h. den Lebensumständen der Frauen und Kinder viel zu wenig Rechnung trägt. Das Gleiche gilt für das *Arbeitsrecht*, solange die Haus- und Betreuungsarbeit nicht der außerhäuslichen Berufsarbeit gleichgestellt ist.

An dieser Stelle freilich lauert bereits die Gefahr, einem der beiden sprichwörtlichen Ungeheuer in die Arme zu treiben, die im Mythos als Skylla und Charybdis die Schiffer auf der einen oder anderen Seite des Ufers stranden lassen. Die viel diskutierte Entlohnung der Hausfrauen- und Mütterarbeit wäre nicht nur dazu geeignet, den bisher unsichtbaren Anteil der Frauen am gesamten Sozialprodukt sichtbar zu machen, sondern könnte gleichzeitig dazu benutzt werden, den »Beruf« Hausfrau endgültig den Frauen zuzudiktieren.

In der Diskussion um das *Rentenalter* erscheint ein ähnliches Dilemma. Das bisher höher angesetzte Rentenalter des Mannes, das von der Vorstellung ausging, der Mann sei das stärkere und ausdauerndere Geschlecht, wäre, nachdem die Sterblichkeitsstatistik diese Annahme längst widerlegt hat, zur Revision überfällig. Statt daß man aber die einzig logische Schlußfolgerung daraus ziehen würde, das Rentenalter der Männer nach unten anzupassen, versteift man sich darauf, der Frau gemäß ihrem Gleichstellungsanspruch ein höheres Rentenalter zuzumuten (und nicht, wie es sich hoffentlich durchsetzen wird, eine individuell gleitende Gesamtarbeitszeit einzuführen).

Schließlich zeigt die Diskussion um den weiblichen *Militärdienst* die möglichen Folgen einer einseitig egalitaristischen Strategie, gegen die sich Frauen aus dem dualistischen Lager zur Wehr setzen.

Vielleicht können wir dem Dilemma entkommen, wenn wir erkennen, daß beide feministischen Ansätze eine gemeinsame Schwäche haben: *die Vermeidung der theoretischen und politischen Konfrontation mit dem eigentlichen Geschlechterproblem.* Weicht der Egalitarismus dieser Konfrontation dadurch aus, daß er Männerpositionen durch Frauen besetzen will, ohne die sexistische Ideologie und Struktur dieser Positionen selbst in Frage zu stellen, so verlockt die dualistische Sicht dazu, sich ganz von den mißbilligten Schauplätzen der Männerkultur zurückzuziehen auf eine vermeintlich heil gebliebene weibliche Welt.

Auf der Suche nach einem neuen Menschen- und Weltbild sollten wir uns daran erinnern, daß die matrizentrische und die patriarchale Ideologie beide ursprünglich nicht von der individuellen menschlichen Persönlichkeit ausgegangen sind. Die patriarchale Philosophie war im Namen der Väter aufgetreten, um der einseitig matrizentrischen Zeugungstheorie die ebenso einseitige patriarchale Zeugungstheorie entgegenzustellen und die Frau als schöpferisches Wesen auszuschließen. Ich stimme mit Sigrun Anselm überein, wenn sie konstatiert: »Das Geschlechterverhältnis bleibt so lange unversöhnbar, wie es aus einer mütterlichen oder väterlichen Position agiert wird.« Und: »Dies aber ist der Sinn der Brechung des mythischen Zwangs: ein Geschlechterverhältnis möglich zu machen, das seine Konflikte und Bedrohungen nicht im Rekurs auf die ursprüngliche Überlegenheit der einen oder anderen Seite herrschaftlich zu überwinden versucht, sondern sie im Medium der Geschlechterspannung bearbeitet und balanciert.«[2] Das heißt nichts anderes, als daß wir die mythisch-ontologische Ebene verlassen müssen, um das »Wesen« der Geschlechter zu bestimmen, und uns endlich den *psychologischen und soziologischen Fakten der Geschlechterspannung* zuzuwenden haben. Was die Brechung des mythischen Zwangs betrifft, so hätte diese spätestens 1883 erfolgen müssen, in dem Augenblick nämlich, als der Nachweis erbracht worden war, daß zur Entstehung neuen Menschenlebens der weibliche Anteil der Eizelle ebenso wichtig ist wie der männliche Anteil des Spermas.[3] Seitdem war zum erstenmal eine partnerschaftliche Elternschaft objektiv-physiologisch begründbar, nur hat die Philosophie und die Psychologie der folgenden 100 Jahre dieses Faktum noch immer nicht gebührend rezipiert. Auch wenn die Tatsache bestehen bleibt, daß die Schwangerschaft, der Vorgang der Geburt und das Stillen während der ersten Lebenswochen oder -monate das Kind physiologisch enger an die Mutter binden als an den Vater, so ist aus diesen Umständen der angeblich diametrale Wesensunterschied zwischen den Geschlechtern nicht mehr konstruierbar. Wir haben vielmehr davon auszugehen, daß *Mann und Frau gleichermaßen als Gattungswesen und als Individuen zu definieren* sind und dementsprechend beide für beide Bereiche der menschlichen Existenz zuständig sind.

Merkwürdigerweise werden die alten und neuen Geschlechtermythen heute von zwei ganz verschiedenen Ausgangspositionen her genährt: von der konservativen Rechten, wie sie sich am unverblümtesten im amerikanischen Fundamentalismus artikuliert und von der »Neuen Mütterlichkeit« innerhalb der feministischen Bewegung. Die *amerikanische Philo-*

sophie der Rechten (G. Gilder und Phyllis Schlafly) will den Frauen ihre Gefangenschaft im Haushalt dadurch schmackhaft machen, daß man sie zu den eigentlichen Trägerinnen von Moral und sozialem Frieden hochstilisiert und den Männern bescheinigt, daß sie unkultivierte und gewalttätige Wüstlinge wären, solange sie nicht ins eheliche Joch gebeugt und von den Frauen gezähmt würden. Dies ist eine *zynische Rechtfertigung der bestehenden Verhältnisse*, die es den Männern sehr einfach macht: sich auf ihre Raubtiernatur berufend, entziehen sie sich jeder Verpflichtung zu persönlicher Veränderung und pochen zugleich auf ihre Privilegien, die ihnen durch ihre Ernährerrolle sicher sind. Parallel dazu verspricht Phyllis Schlafly ebenso zynisch den Mittelstandsfrauen ein sorgloses Dasein, wenn sie sich das Modell der bürgerlichen Ehe-Symbiose geschickt zunutze machen.[4]

Auf der anderen Seite kommt es bei den feministischen Vertreterinnen der »*Neuen Mütterlichkeit*« zu einer »Geschlechter-Entmischung« (Sigrun Anselm), die auf dem Boden schlechter Erfahrungen gewachsen ist: Mütter, die erlebten, wie sehr sie von den Männern alleingelassen wurden, halten den *Rückzug in die männerunabhängige Frauengruppe* für den einzig praktikablen Weg oder rechnen realistischerweise damit, daß sich an den bestehenden Verhältnissen des Mütteralltags so schnell nichts ändern wird. Deshalb erheben sie Forderungen für eine kindergerechte Gestaltung der Öffentlichkeitsarbeit, die es auch Müttern mit Kindern gestattet, an ihr aktiv teilzunehmen.[5] Auch diese aus der Not geborene Solidarität unter Müttern entgeht nicht immer der Gefahr der *biologistisch-mythischen Erhöhung der Mutterschaft* (»motherhood is beautiful«), wenn dem weiblichen Geschlecht qua Mutterschaft essentielle Tugenden und dem männlichen Geschlecht (oder den kinderlosen Frauen) ebenso essentielle Defizite zugesprochen werden.

Dagegen ist grundsätzlich festzuhalten, daß Tugend per definitionem kein angeborener Wesenszug ist, sondern eine bewußt erworbene seelische Haltung, die, wenn wir Kants ethischen Prinzipien folgen, nicht auf gesellschaftliche Zwänge gegründet sein darf, sondern auf freier Überzeugung beruhen muß.

Im unmittelbar folgenden Abschnitt geht es also auch um die Frage, welche *neuen Tugenden auf seiten beider Geschlechter* zu entwickeln wären, das heißt, welche Forderungen Frauen und Männer an sich selbst und aneinander zu stellen hätten, um partnerschaftliche Begegnung und Kooperation *auf allen Ebenen der Mitmenschlichkeit* möglich zu machen.

1. Die individuelle Ebene

»Sex« und »gender«

Mit der Unterscheidung von »sex« (biologisches Geschlecht) und »gender« (linguistisches Genus) hat die englische Sprache der deutschen die Möglichkeit voraus, die biologisch-genetischen Geschlechtsunterschiede von den kulturell bedingten Wesensmerkmalen der Geschlechter zu trennen. Zunächst gehe ich hier von der zweiten Bedeutung des Geschlechtsbegriffes aus, dem englischen »gender«, das im Deutschen mit »das Weibliche« oder »das Männliche« zu umschreiben wäre und damit freilich schon eine mythische Aura erhält, die vorspiegelt, daß dem kulturell erworbenen Rollenverhalten eine ontologische, das heißt ewige Seinsbestimmung zugrundeliegt.

Bisher haben die *kulturellen Rollenstereotypien* im besten Falle – wie zum Teil in vorindustriellen Gesellschaften und bei Naturvölkern – zu einer komplementären Rollenergänzung geführt, wobei jeder Part gleichgewichtig für das Ganze ist, aber kaum kooperative Handlungsmuster zwischen den Geschlechtern entstehen, sondern ein Nebeneinander unterschiedlicher Aufgabenbereiche. In den weitaus meisten Fällen haben die festgelegten Geschlechterrollen jedoch eine *hierarchische Aufgabenteilung* geschaffen, deren Komplementarität *keineswegs eine gleichwertige Ergänzung* bedeutet, sondern das Diktat des herrschenden Geschlechts, das dem überherrschten diejenigen Aufgaben zuweist, die ihm selbst als wenig verlockend erscheinen. Goethe machte sich da nichts vor, wenn er, die Lebensbereiche von Mann und Frau betrachtend, in »Hermann und Dorothea« sagt:

Dienen lerne beizeiten das Weib nach ihrer Bestimmung
...
Wohl ihr, wenn sie sich daran gewöhnt, daß kein Weg ihr zu sauer
Wird, und die Stunden der Nacht ihr sind wie die Stunden des Tages,
...
Daß sie sich ganz vergißt und leben mag nur in andern!
...
Zwanzig Männer verbunden ertrügen nicht diese Beschwerde,
Und sie sollen es nicht; doch sollen sie dankbar es einsehn.[1]

Ein Teil der Neuen Frauenbewegung hat sich zu Recht nicht nur gegen die Zumutung gewehrt, daß Frauen die alleinige Verantwortung für die Reproduktion des Lebens auf sich zu nehmen haben, sondern auch die trügerische Dankbarkeit und Mystifizierung dieser Rolle von Seiten der Männer zurückgewiesen.

Interessanterweise gab es aber während der letzten Jahrzehnte nicht nur Bemühungen von weiblicher Seite, die patriarchalen Rollenfixierungen zu durchbrechen, sondern auch von männlicher Seite; dies offensichtlich deshalb, weil der Arbeitsrhythmus der hochtechnisierten Produktionsstätten auch die Männer in allen Rängen mit zunehmendem Streß belastete. In Amerika, wo die mörderische Konkurrenz infolge eines durchrationalisierten Betriebsmanagements ihre Opfer unter den Männern früher forderte als in Europa, entstand im *»Human Potential Movement«* – in Europa bekannt durch die Gestaltpsychologie F. Pearls und die Encountergruppen von C. R. Rogers – eine allgemeine Absage an die Zwänge des herrschenden Establishments. Wie Barbara Ehrenreich dies beschreibt,[2] haben dabei manche Männer, die in die kalifornischen Therapiezentren von Esalen oder La Jolla pilgerten, allerdings nicht nur ihre professionellen Zwangsjacken und das bisher verordnete, harte Männergebaren abgestreift, sondern zugleich ihre traditionelle Ernährerrolle als Ehemänner und Väter. Einerseits *befreit vom machistischen Männerwahn* und zugleich *sich befreiend von ihren sozialen Verpflichtungen*, indem sie mitunter Frauen und Kinder verließen, genossen diese Männer in vollen Zügen ihre wiedergewonnene Spontaneität und die Abenteuer ihrer Selbstverwirklichung. Eine Devise von Pearls lautet wie folgt:

> Ich tu, was ich tu; und du tust, was du tust.
> Ich bin nicht auf dieser Welt, um nach deinen Erwartungen zu leben
> und du bist nicht auf dieser Welt, um nach den meinen zu leben.
> Du bist du und ich bin ich,
> und wenn wir uns zufällig begegnen – wunderbar.
> Wenn nicht, kann man auch nichts machen.[3]

Diese Devise ist zwar geeignet, die symbiotischen Rollenverkrustungen aufzuweichen und bot auch den Frauen zum erstenmal die Gelegenheit, ihre eigenen Bedürfnisse überhaupt wahrzunehmen, aber ein Partnerschaftsmodell konnte sie nicht anbieten.

Nicht nur ignorierte sie die wirtschaftlichen Existenzbedingungen, die für beide Geschlechter höchst unterschiedlich sind. Die Selbstverwirklichungs-Euphorien sowie die alternativen Partnerschafts- und Wohnformen brachten auch die ernüchternde Erfahrung, daß die Herrschaftsattitüde der Männer und die Duckmäusermentalität der Frauen eben nur die eine Hälfte des Rollenklischees bilden. Die andere, unbewußte Seite des Rollenarrangements, wie ich sie im *Schema »Mutttersklavin« – »Kindtyrann«* zu verdeutlichen suchte, war *damit nicht überwunden*. Nur allzuoft blieben nach der Demontage der Machos die unverbindlichschutzbedürftigen Softies zurück, die sich an die Mutterbrust der Gruppe warfen, nur daß die weiblichen Gruppenmitglieder mehr und mehr begannen, die Brust zu verweigern. Bekanntlich entstanden genau aus diesem Grunde *die ersten feministischen Frauengemeinschaften im Anschluß an die 68er Bewegung*.

Andererseits müssen auch die jungen Frauen an sich selbst erfahren, daß ihre Absage an die herkömmliche weibliche Rolle ihnen nicht nur die Freiheit bringt, sondern sie auch in die Isolation treibt, und daß sich ihre Suche nach Gemeinschaft und Halt in der *Frauengruppe* nur teilweise erfüllt, weil die Mehrzahl ihrer Mitglieder *mehr Geborgenheit wünscht als sie selbst zu vermitteln imstande* oder bereit sind.

Diese Defizite, die man in der klassischen Psychologie als Mangel an menschlicher Reife qualifiziert hätte – ein Begriff, dem freilich enorme weltanschauliche und sexistische Vorurteile anhaften –, diese Defizite sind durch keine noch so widrigen gesellschaftlichen Verhältnisse wegzudiskutieren. Sie bleiben (psycho-)logischerweise nach der Auflösung symbiotischer Bindungen zurück, und wir werden nicht darum herumkommen, den *Begriff der menschlichen Reife*, der gleichbedeutend ist mit dem Begriff *eines sich selbst tragenden Erwachsenseins*, neu zu definieren und zwar unabhängig von der Geschlechtszugehörigkeit.

Im Augenblick kennen wir eigentlich nur die *Negativ-Definition*, das heißt wir wissen, was wir nicht unter sozialer Reife verstanden wissen wollen: mit Sicherheit nicht eine Haltung, welche die reibungslose Anpassung an herrschende Zustände garantiert, weder auf der kollektiven, noch auf der privaten Ebene; keine Konfliktvermeidung um jeden Preis; keine Selbstverleugnung oder Selbstüberforderung zugunsten des Köders Erfolg und Prestige; keine Selbstlosigkeit für Ziele, die nicht autonom gewählt sind. Wenn wir aber nicht in die Sackgasse eines schrankenlosen Individualismus geraten wollen, der an seiner Oberfläche sich selbst verwirklichende Singles hervorbringt, in seinen tieferen Schichten aber depressive Ängste, persönlichen Sinnverlust und Verzweiflung, so müssen wir nach Wegen zu einer nicht-symbiotischen und dennoch verantwortlichen Mitmenschlichkeit suchen.

Erich Fromm hat die Liebe als einen solchen Balanceakt zwischen Selbstpreisgabe und Selbstbewahrung, zwischen Furcht vor der Freiheit und Angst vor der Hingabe verstanden und daher in der *Liebe die einzig befriedigende Antwort auf die Grundbefindlichkeit der menschlichen Existenz* gesehen. In seiner »Kunst des Liebens« (die sich nicht auf die gegengeschlechtliche Liebe beschränkt, sondern alle Formen der Mitmenschlichkeit einschließt) hat er aber nicht unterschieden zwischen dem traditionell männlichen und dem traditionell weiblichen Ausgangspunkt, von wo aus die Menschen auf den Weg zur »produktiven Liebe« überhaupt aufbrechen können. Fromm reflektiert meines Erachtens zu wenig, wie sehr den Frauen die Angst vor der Selbstwerdung und den Männern die Angst vor der Hingabe von der Tradition vorgegeben sind.[4] Gerade weil aber – durchschnittlich gesehen – die Ausgangspositionen für beide Geschlechter verschieden sind, neigen wir dazu, die psychischen Defizite jeweils nur an der Gegenseite zu erkennen, während unentdeckt bleibt, daß die eigenen vermeintlichen Tugenden einem Rollenzwang entsprungen sind. *So halten viele Männer ihr zwanghaftes Autonomiestreben für die Tugend echter Selbstwerdung und verwechseln ebenso viele Frauen ihre zwanghafte Selbstlosigkeit mit der Tugend echter Mitmenschlichkeit.* Das heißt, die Befreiung zur Partnerschaft und Liebesfähigkeit bedarf, je nach dem Ausgangspunkt, einer *ganz verschiedenen Kurskorrektur* gewohnter Grundhaltungen.

Für menschliche Reife beider Geschlechter

Für eine *Neudefinition der Reife im Sinne von persönlich und sozial tragfähigem Erwachsensein* scheinen mir deshalb zwei Voraussetzungen unabdingbar: Erstens muß die Zielvorstellung für menschliche Reife für beide Geschlechter ein und dieselbe sein (was bei Fromm der Fall ist) und nicht wie bisher eine geteilte, die dem sexistischen Rollenverständnis entspricht. Diese erste Voraussetzung deckt die *egalitaristische Sicht* und deren Forderungen ab. Zweitens – und dies erscheint mir ebenso wichtig – kann *der Weg zu diesem gleichen Ziel für beide Geschlechter nicht den gleichen Verlauf* nehmen, weil die kulturellen und sozio-psychologischen Vorbedingungen jeweils verschiedene sind. Diese zweite Voraussetzung trägt der *dualistischen Betrachtungsweise* Rechnung.

Wie wichtig dieser zweite Gesichtspunkt ist, zeigt sich besonders deutlich am Beispiel der bereits erwähnten Selbstverwirklichungs-Bewegungen, die für Männer sehr viel eher realisierbar sind als für Frauen, weil diese, zumindest als Mütter, existentiell von den Männern abhängen. Zudem entwickelte sich das, was in Amerika in den 50er Jahren als Auflehnung gegen die gesellschaftskonforme Verhaltenspsychologie begonnen hatte, bald zu einer neuen Ideologie von den unendlichen Möglichkeiten persönlichen Wachstums. Wenn das »Human Potential Movement« auch explizit gegen den alten Herrschafts- und Männlichkeitswahn angetreten war, so trug es doch teilweise selbst die abenteuerlichen Züge eines neuen Männertraums: Männer stiegen aus ihren sexistischen Schablonen aus, entdeckten ihre weicheren, »weiblichen« Seiten und sahen in naivem Narzißmus den versprochenen Höhenflügen ihrer Selbstverwirklichung entgegen. Hier wiederholte sich, wenn auch auf breiterer Basis und nicht auf die sexuelle Befreiung eingeengt, die illusionäre Vorstellung Wilhelm Reichs, daß mit der Befreiung aus den bürgerlichen Tabus automatisch der neue Mensch geboren werde.

Auch die Narzißmus-Diskussion in der neueren Psychoanalyse blendet bisher die geschlechtsspezifischen Voraussetzungen aus, worauf Alice Holthey-Kunze[5] hinweist. Die sogenannte *Ich-Psychologie* unterscheidet zwischen menschlichen Grundbedürfnissen und Wünschen und definiert den narzißtischen Menschen dadurch, daß dieser seine Wünsche als Bedürfnisse versteht respektive die Erfüllung seiner Wünsche als ein ihm zustehendes Recht einfordert. Diese narzißtische Einstellung, bei der die Balance zwischen Eigeninteressen und sozialer Verantwortlichkeit verlorengeht, hat sich in unserem Jahrhundert auch kollektiv durch veränderte sozioökonomische Bedingungen entwickelt: Als sich die sozialistischen Bewegungen gegen die Ausbeutung und die Unterdrückung elementarer Bedürfnisse bei den Unterschichten erhoben, erschien angesichts der erschreckenden Not die Definition solcher Grundbegriffe überflüssig. Erst seit der Etablierung des Wohlfahrtsstaates und mehr noch mit der künstlichen Erzeugung von Bedürfnissen durch den Konsummarkt kam es zu einer allgemeinen Konfusion zwischen Bedürfnissen im Sinne vitaler menschlicher Grundansprüche und Wünschen, die zwar als reale Sehnsüchte empfunden werden, aber über elementare Bedürfnisse weit hinausgehen. Verfolgen wir diese Verschiebung in der psychotherapeutischen Praxis, so sehen wir, daß die Psychoanalytiker in einer Epoche des Puritanismus und der Prüderie, in welcher Triebwünsche weitgehend verdrängt wurden, jahrzehntelang ihre ganze Kraft darauf verwendeten, die verschütteten und verdrängten Wünsche ihrer Patienten hervorzuholen und bewußtzumachen – ein Vorgang übrigens, der auf erheblichen inneren

Widerstand stößt, weil mit den Wünschen auch das Leiden an ihrer Unerfülltheit verdrängt ist und mit der Bewußtmachung die Leiden erst fühlbar werden. Im Gegensatz dazu sind die Psychotherapeuten seit der Mitte unseres Jahrhunderts mit dem *Problem eines inflatorischen Wunschdenkens* konfrontiert, das wegen seiner Unerfüllbarkeit in der Realität zu ständigen Frustrationen führt.

Bevor wir aber daran gehen können, ein menschliches Maß für unser Wünschen zu finden, muß die Tatsache ins allgemeine Bewußtsein gerufen werden, daß bei der eben aufgezeigten Entwicklung erhebliche *Interferenzerscheinungen zwischen beiden Geschlechtern* auftreten und daß die Entwicklungskurve der Frauen zumindest im Bereich der psychischen Bedürfnisse und Wünsche in einem ganz anderen Rhythmus verläuft als diejenige der Männer: *Während Frauen in vielen Bereichen noch um ganz reale Bedürfnisse kämpfen, bewegen sich Männer bereits im »Luxusgebiet« weitreichender Wünsche*, die sie unreflektiert in Form von Bedürfnissen anmelden.

Daraus folgt unter anderem, daß just in dem Augenblick, in dem Frauen ihre eigenen Bedürfnisse und Wünsche formulieren und Ansprüche ohne erdrückende Schuldgefühle überhaupt erst stellen lernen, nun der Ruf ertönt: Schluß mit narzißtischer Selbstbespiegelung und Selbstverwirklichung, zurück zur Verantwortung für die Gemeinschaft, zurück zum Altruismus – was auf die Frau bezogen nur heißen kann: zurück zur traditionellen Frauenrolle. Natürlich gibt es auch heute Männer, die aufgrund einengender Erziehung nicht zu ihren Wünschen stehen können, und Frauen, die ihre narzißtischen Wunschvorstellungen naiv und bedenkenlos anmelden. Aber durchschnittlich gesehen und vor allem in Bereichen, in denen das patriarchale Machtverhältnis am härtesten zementiert ist wie in der Ehe oder wie im Berufsschema Chef/Sekretärin, verlaufen die Linien *eindeutig zuungunsten der Frauen*. Dies gilt auch dann, wenn sich der Ehemann oder der Chef längst vom Schreckgespenst des Tyrannen wegentwickelt hat, dafür aber die Befriedigung seiner Wünsche charmant und mit dem Hinweis auf die Unentbehrlichkeit der Partnerin/Mitarbeiterin nicht weniger selbstverständlich einfordert.

Asymmetrie der Tugend

Der Weg zu einem neuen menschlichen Maß muß also mit der doppelten Buchführung rechnen, die bisher immer bestanden hat. Im Grunde gab es noch *niemals allgemein-menschliche Tugenden ohne Ansehung des Geschlechts* und das heißt ohne zweierlei Maß für Mann und Frau. Wenn wir an die antiken und mittelalterlichen Kardinaltugenden denken, zu denen seit Platon Klugheit (Weisheit) und Gerechtigkeit, Tapferkeit und Mäßigung (Besonnenheit) gehören, so wird spätestens anhand der mittelalterlichen Erbauungsbücher klar, daß diese geforderten ethischen Grundhaltungen unter männlichen Vorzeichen etwas völlig anderes bedeuteten als unter weiblichen Vorzeichen. Klugheit (Weisheit) im Sinne von Vernunft und Urteilsfähigkeit und im besonderen von Werterkenntnis galt selbstverständlich als männliches Vermögen. Wo man von weiblicher Klugheit sprach, war damit jenes diplomatische Geschick gemeint, das man den Frauen zumutete, um die Spannungen des häuslichen Kreises auszugleichen und die üblen Folgen männlicher Rücksichtslosigkeit oder Torheit abzuwenden. Den großen männlichen Tugenden der Gerechtigkeit und der Tapferkeit standen im weiblichen Bereich deren banalere Spielarten gegenüber: die Kunst, den divergenten Bedürfnissen der Einzelnen gerecht zu werden und sie innerhalb der privaten Gemeinschaft in Einklang zu bringen, und die tapfere Geduld, unter Hintansetzung der eigenen Wünsche den Alltag zu ertragen. Schließlich wurde die vierte Kardinaltugend, die vielgepriesene Mäßigung, einseitig zur Maxime für die Frau, was sich nicht zuletzt an ihrem Negativbild zeigt. Als negative Gegenpole zur Mäßigung treten uns Wollust und Verschwendung in der Figur der Luxuria in weiblicher Gestalt entgegen (im Unterschied zu anderen Lastern wie Geiz, Zorn etc., deren Allegorien männlich sind).[6] Diese Asymmetrie der Tugend entspricht ganz der sexistischen Aufgabenteilung zwischen den Geschlechtern: *der Mann setzt kraft seiner Vernunft die Maßstäbe für menschliches Handeln und ist maßgebend in allen Belangen des öffentlichen Lebens, die Frau übt Mäßigung und hält sich im häuslichen Kreis zurück.*

Wenn wir heute aus dieser Asymmetrie ausbrechen wollen, so würde dies einerseits bedeuten, daß die Männer ihre Selbstgerechtigkeit und die Maßlosigkeit der männlichen Kultur reflektieren müßten und andererseits, daß sich Frauen Gedanken über ihre werterkennende Vernunft zu machen hätten sowie über ihren Mut und ihre Tapferkeit, die patriarchalen Werte nicht mehr ungeprüft zu übernehmen.

Dann würden sie auch entdecken, daß unter den von Männern proklamierten Kardinaltugenden eine *entscheidende mitmenschliche Qualität* fehlt, nämlich die *Solidarität.* Wenn im mittelalterlichen Tugendkatalog die Liebe neben Glaube und Hoffnung zu den »theologischen Tugenden« gezählt und als höchste aller Tugenden gepriesen wird, so kann dies nicht darüber hinwegtäuschen, daß die Liebe damit aus dem Reich dieser Welt herausgenommen und in eine spirituelle Innerlichkeit transponiert wurde. An erster Stelle stand die Gottesliebe, an zweiter die Nächstenliebe, die weitgehend mit dem Liebesdienst der Frauen an ihren Familien und mit einer beschränkten Wohltätigkeit an den Armen zusammenfiel. Erst die Denker der Aufklärung und die Wegbereiter des Sozialismus holten die Menschenliebe aus dem transzendentalen oder privaten Raum in die politische Realität zurück und sprachen von Solidarität als von einer menschheitsumfassenden Idee, wobei ihr Menschheitsbegriff und ihre »Brüderlichkeit« allerdings im wesentlichen auf die Männer beschränkt blieben.

Die neuen Tugenden

Demgegenüber ist in der liberalen Moral der letzten hundert Jahre der Tugendbegriff als solcher mehr oder weniger marginal geworden. Als Abwehr gegen jede dogmatische Enge steht im Zentrum des liberalen Denkens die *Idee von Toleranz und Offenheit*, die aber, wie die politische Realität lehrt, dort aufhört, wo die wirtschaftlichen Interessen des weißen Mannes auf dem Spiel stehen. Doch werden uns die politischen Implikationen ethischer Maximen erst später beschäftigen. Hier interessiert zunächst, welche Anstrengungen nötig sind, um nicht nur die reale Arbeitsteilung, sondern auch die ethische Aufgabenteilung zwischen den Geschlechtern aufzuheben, was beides aufs engste miteinander zusammenhängt. Nur wenn nicht mehr von weiblichen und männlichen Tugenden die Rede ist und menschliche Reife unabhängig vom Geschlecht definiert wird, können sich die Geschlechtermythen verflüchtigen.

Äußerlich haben sich die »Initiationsriten« für beide Geschlechter zwar zum Teil angeglichen: Es ist selbstverständlich geworden, nicht nur vom jungen Mann, sondern auch von der jungen Frau eine ordentliche Berufsausbildung zu erwarten, und die »Jungbürgerfeier«, die den Eintritt in die politische Verantwortung markiert, lädt beide Geschlechter ein. Umgekehrt sind seit kurzem die Fächer Handarbeiten und Kochen auch für männliche Schüler obligatorisch und fordern Säuglingskurse zur Teilnahme der Väter auf. Von da aus läßt sich aber nicht ohne weiteres auf eine grundlegende Veränderung im Selbstverständnis der Geschlechter schließen. Repräsentative Umfragen zeigen, daß dieses Selbstverständnis nach wie vor von komplementären, sich gegenseitig ergänzenden und gegenseitig kompensierenden Leitbildern ausgeht. So fühlt sich die durchschnittliche junge Frau, sobald sie eine feste Partnerschaft eingeht und

Kinderwünsche hat, im Berufsfeld nur noch als Zuverdienerin oder als »Ersatzmann« im Notfall, während sich der durchschnittliche junge Mann in der gleichen Lage neben seinen beruflichen Ambitionen nur aus Höflichkeit im Haushalt oder bei der Kinderbetreuung betätigt. Das heißt, die neuen Leitbilder »erlauben« es der Partnerin zwar, neben dem Haushalt auch einer beruflichen Tätigkeit nachzugehen, aber es werden ihr sofort Schuldgefühle suggeriert, sobald irgend etwas in der Familie nicht funktioniert. Der Partner hingegen erwartet besondere Anerkennung und Lob, wenn er sich im Haushalt engagiert. *Immer noch liegt die eigentliche Verantwortung für die Familie bei der Frau und sieht der Mann seine Verantwortlichkeit in der Ernährerrolle.* Auch der fortschrittlichste Fragesteller, der sich danach erkundigt, was ein Mann »ist«, wäre verblüfft über die Antwort, er sei Vater von zwei oder drei Kindern.

Wenn wir aber davon ausgehen, daß es für beide Geschlechter heute obligatorisch ist, sich nach der Ausbildung den Lebensunterhalt selbst zu verdienen, so hat sich *das weibliche Pensum zur Erreichung des Erwachsenen-Status gegenüber früher erheblich erweitert*, dasjenige des Mannes aber nicht. Durchschnittlich gesehen sind heute die jungen Frauen unabhängiger und daher erwachsener als die jungen Männer: Töchter verlassen früher das Elternhaus und gründen nicht nur ihre eigene Existenz, sondern auch ihr eigenes Heim, in dem sie sich selbst versorgen und eine wohnliche Atmosphäre schaffen. Die Söhne dagegen beanspruchen auch nach der Ausbildung häufig noch das Heim der Mutter und verlassen dieses erst, wenn sie zur Freundin übersiedeln.

Dadurch, daß die *Haus(Heim-)haltung offiziell niemals als Kulturleistung anerkannt* wurde, geriet eine wesentliche Qualität des Erwachsenseins aus dem Blickfeld: das Vermögen, für ein Obdach nicht nur finanziell aufzukommen, sondern eine Wohnstätte für das physische und psychische Wohlbefinden zu schaffen, und die Fähigkeit, dieses Wohlbefinden außer für sich selbst auch für andere herzustellen, sei es für den/die Partner/in, sei es für ein Kind, für einen alten oder einen kranken Menschen. *Die Fähigkeit, ein Herdfeuer zu entzünden, das physische und psychische Wärme ausstrahlt, müßte ebenso zum allgemeinen Kriterium des Erwachsenseins erhoben werden wie die materielle Existenzsicherung.* Erst wenn sich beide Geschlechter mit beiden Fähigkeiten gegenübertreten, begegnen sie sich auf der gleichen Ebene psychischer Reife und können eine *reziproke, nichthierarchische Partnerschaft* aufbauen – ganz abgesehen davon, daß die konkret erlebte Solidarität zwischen den Geschlechtern nur entstehen kann, wenn sich beide um die gleichen

Gemeinschaftsbedürfnisse kümmern und ihr persönliches Engagement nicht in völlig getrennten Ressorts verläuft.

Befreite Sexualität

Nun löst aber die Idee einer gleichmäßigen Verteilung von Haushalt und Beruf, wie sie bei kinderlosen Paaren schon heute relativ einfach durchführbar wäre, immer noch Bedenken in der Richtung aus, daß sich Frauen und Männer einander zu sehr gegenseitig angleichen und zu geschlechtsneutralen Wesen entwickeln würden. Dies aber ist eine völlig unrealistische Vorstellung, die nicht von der tatsächlichen Individualität der Menschen ausgeht, sondern von ihrem genormten, sexistischen Verhalten. *Ein gemeinsames Ziel oder ähnliche Tätigkeiten verwischen keineswegs die charakterlichen Unterschiede der Individuen.* Diese können im Gegenteil stärker hervortreten, sobald die starren Rollenmuster aufgegeben sind. Auch dann noch werden sich charakterliche Gegensätze anziehen, werden sich introvertierte und extravertierte Menschen und Personen mit verschiedenen Begabungen gegenseitig ergänzen, nur daß die jeweiligen Gegenpole auf beide Geschlechter beliebig verteilt sind.

Was aber die sexuelle Anziehung betrifft, so geht von jeder Frau und von jedem Mann, die in innerer und äußerer Übereinstimmung mit ihrem Körper leben, eine solche Anziehung aus. Wir alle wissen, wie steril das gesellschaftlich genormte Erscheinungsbild für Frauen und Männer sein kann, was allerdings nicht dadurch besser wird, daß beide Geschlechter den bürgerlichen Modeterror verlassen, um sich hinter einer saloppen und nicht weniger öden Einheitskluft zu verstecken. *Ästhetik als individuelle Ausdrucksgestaltung* hat einen essentiellen Stellenwert für das persönliche Erscheinungsbild jedes Menschen und kann deshalb auch nicht Sache nur des einen Geschlechts sein. Für selbstbewußte Frauen zählt bei ihrer erotischen Wahl längst nicht mehr das Imponiergehabe oder der berufliche Prestige-Hintergrund des Partners, sondern einzig und allein seine *psychophysische Präsenz, die als solche immer einmalig und unvergleichbar* ist. Je weniger allerdings das Typische im Vordergrund steht und je individueller die psychophysische Präsenz wahrgenommen wird, desto mehr verwischen sich die scharfen Grenzziehungen zwischen Hetero- und Homo-Erotik. Dies wird von der bürgerlich-patriarchalen Ordnungsmacht mit Grund als Bedrohung empfunden: Eben *weil die patriarchale Gesellschaftsordnung auf der symbiotischen Klammer zwischen den Geschlechtern beruht, wird sie tatsächlich in ihren Grundfesten erschüttert, sobald sich diese Klammer löst.*

Die Loslösung vom heterosexuellen Zwang und die Freiheit zur Wahl des individuellen Liebespartners bedeutet m. E. aber weder, Homo- und Heterosexualität zu völlig gleichartigen und auswechselbaren Erfahrungen zu deklarieren, noch die Gefahr heraufzubeschwören, den Fortpflanzungswillen der Menschen zu untergraben. Was das letztere betrifft, so entwickelt sich Kinderfeindlichkeit sehr viel weniger in einem sexuell toleranten Umfeld als in einer sterilen, rollenfixierten Welt, deren materieller Perfektionismus dem kindlich vitalen Lebensdrang kaum noch Raum läßt. Zudem wird die *Heterosexualität, auch unter der begrüßenswerten Freiheit vom Fortpflanzungszwang, immer etwas von ihrer vitalen Mächtigkeit behalten, weil sie die Dimension der Lebenskreativität einschließt* und damit über die individuelle Liebeserfüllung hinausgeht.

Hier wäre allerdings die *Auffassung einiger radikaler Lesbengruppen* kritisch zu bedenken, die sowohl in der Heterosexualität als auch in der Mutterschaft nur die körperliche und soziale Versklavung sehen und deshalb mit dem Schlagwort »Feminismus ist die Theorie – lesbisch sein die Praxis« zur konsequenten Homosexualität aufriefen. Zeitweise hatte sich dieser radikale Flügel als die Avantgarde der Frauenbewegung verstanden und die hetero- oder bisexuellen Frauen in die Rolle der Halbherzigen oder gar der Verräterinnen an der Sache der Frau gedrängt, was zu hitzigen und teilweise fanatischen Debatten innerhalb der Frauenbewegung führte.

Dennoch entspricht es der inneren Logik der feministischen Freiheitsbewegung, daß sie sich in ihrem Abwehrkampf gegen patriarchale Rollenzwänge zunächst auf die *spezifisch weiblichen Formen sexueller Lusterfahrung* besann und die offiziell verordnete passiv-empfangende Sexualrolle der Frau ebenso vehement zurückwies wie den Mißbrauch des heterosexuellen Koitus zur etablierten sexuellen Nötigung bis hin zur sexuellen Gewalt. Die strikte Ablehnung der »Penetration« und damit die Ablehnung des koitalen Geschlechtsakts überhaupt hat zudem nicht nur einen empirischen, sondern auch einen theoretischen Hintergrund.

Feministische Sexualtheorien

In der Auseinandersetzung mit Freud griffen feministische Sexualtheoretikerinnen dessen Lehre auf, daß die Frau im Laufe ihrer genitalen Entwicklung ihr klitorales Lustzentrum zugunsten ihrer vaginalen Sexualbereitschaft aufzugeben habe, um sich den männlichen Triebwünschen anzupassen. Stattdessen sollte diese Anpassung nun verweigert und die eigene *sexuelle Identität* aus der ausschließlichen *Konzentration auf die Klitoris* gewonnen werden. Dagegen warnt Carol Hagemann-White als eine der profiliertesten Feministinnen vor einseitigen anatomischen Fixierungen, die auch dazu geeignet sein könnten, Freuds typisch männliche Sicht der Anatomie zu bestätigen. Freud hatte die Klitoris als einen verkürzten oder zurückgebliebenen Penis bezeichnet und kam eben über diese Mangel-Definition zu seinem berühmten Ausspruch, daß die Anatomie der Frau ihr – bedauernswertes – Schicksal sei. Demgegenüber plädiert Hagemann-White für ein *Transponieren von Freuds konkretistisch-anatomischer Theorie in eine soziologische Theorie*: Nur weil der Mann das herrschende Geschlecht war, konnte sein Sexualorgan zum Maßstab von Sexualität überhaupt werden, woraus folgt, daß man die weibliche Sexualität mit untauglichen Maßstäben maß.[7]

Im Laufe der letzten 10 Jahre fand dann eine höchst differenzierte und scharfsinnige Analyse der menschlichen Sexualität von seiten feministischer Wissenschaftlerinnen statt, die das neue, stärkere Selbstbewußtsein der Frau reflektieren: So weist Renate Schlesier alle dogmatischen Einengungen zurück und hält die *Alternative zwischen klitoralem oder vaginalem weiblichen Orgasmus für eine falsche Fragestellung* und die Festlegung auf die eine wie auf die andere Variante für eine *Verstümmelung weiblicher Sexualität.*[8]

Für eine ganzheitliche Auffassung des weiblichen Körpers mit all seinen sexuellen und generativen Potenzen sprechen sich auch Marina Gambaroff und Barbara Sichtermann aus.[9] Bei ihrer Analyse des orgasmischen Erlebens und seiner Vielfalt von Empfindungen kommt Barbara Sichtermann zu dem Schluß, daß es *keinen prinzipiellen Unterschied zwischen weiblichem und männlichem Orgasmus* gäbe, daß dieser vielmehr seinem Wesen nach für beide Geschlechter ein und derselbe sei: eine Grenzerfahrung sexueller Hingabe, der die ekstatische Lusterfahrung ebenso inhärent ist wie in gewisser Weise auch die ekstatische Schmerzbereitschaft. Dabei hält sie die in der patriarchalen Praxis übliche Verwechslung von Leidenschaftlichkeit mit Vergewaltigungsmentalität nicht für einen stichhaltigen Einwand gegen ihre These, sondern für einen penetranten Beweis sinnlicher Unkultur in der patriarchalen Gesellschaft. Ebenso unterstreicht Anja Meulenbelt[10] die Ähnlichkeit weiblicher und männlicher Lusterfahrung stärker als deren Verschiedenheiten. Sie lehnt die einseitige Zuordnung von größerem Zärtlichkeitsbedürfnis zur genuin weiblichen Sexualität genauso ab wie die Charakterisierung der männlichen Sexualität durch rascheren und aggressiveren Verlauf. Beide Zuordnungen hält sie nur für den Ausdruck soziokultureller Rollenzwänge.

Interessanterweise bestätigen diese neuen, authentischen Erfahrungen von emanzipierten Frauen genau das, worauf wir bei unserem Exkurs in die Ethnologie stießen, nämlich eine gleichmäßige Verteilung aktiv/aggressiver und passiv/schmerzbereiter Anteile auf das männliche und weibliche Sexualverhalten ursprünglich lebender Völker. Wer nicht an prinzipielle psychische Wesensunterschiede zwischen den Geschlechtern glaubt, wird allerdings kaum überrascht sein, auch im sexuellen Empfinden keinen grundsätzlichen Unterschieden zu begegnen.

Bemerkenswert ist darüber hinaus, daß innerhalb der feministischen Diskussion, so groß ihre Spannweite auch sein mag, ein Konsens darüber besteht, daß *bei aller Toleranz gegenüber den verschiedensten Erscheinungsformen von Sexualität jede Form von Sadismus abzulehnen sei.* Darin unterscheidet sich die feministische Position eindeutig von linken Theoretikern im Anschluß an H. Marcuse, durch die ein Flirt mit sadomasochistischen Phantasien und Praktiken seit kurzem wieder Mode geworden ist. Die feministische Kampagne gegen die moderne Form von Pornographie, die besonders auf Videokassetten einem Sadismus frönt, der alles Bisherige in den Schatten stellt, hat mit großem Recht die Tatsache eingeklagt, daß sich die meisten Pornos in ihrer Essenz aus Grausamkeiten gegen den weiblichen Körper und aus Verachtung gegenüber dem weiblichen Geschlecht als solchem zusammensetzen. Dabei machen ihre Vertreterinnen mit aller Schärfe deutlich, daß *Sadismus mit Sexualität im Grunde nichts zu tun hat*, sondern daß er an die Stelle der erotischen Lust den Machtgenuß setzt.

Dennoch kommen in der gegenwärtigen Pornographiedebatte m. E. die psychoanalytischen Einsichten zu kurz, so die fundamentale Erkenntnis, daß der Griff zur Gewalt immer der Schwäche entspringt, der persönlichen Selbstunsicherheit ebenso wie der *Unfähigkeit zu echtem sinnlichen Erleben.* Diese Einsicht sollte uns freilich nicht davon abhalten, der pervertierten Schwäche mit allen Rechtsmitteln die gesellschaftliche Macht zu entziehen. Dies um so mehr, als sadistische Pornos ja nicht nur dann verheerende Folgen zeitigen, wenn sie, wie aus sich häufenden Einzelfällen bekannt wird, als Handlungsanweisungen benutzt werden – im Sinne der These »Pornographie ist die Theorie, Vergewaltigung die Praxis« –, sondern auch dann, wenn es beim bloßen Bildkonsum bleibt. Eine derart notorische Fixierung von sexueller Erregung auf Bilder der Gewalt und der Erniedrigung muß zur Verkürzung der eigenen erotischen Empfindungswelt ebenso führen wie zur Unfähigkeit, diejenige der Partnerin/des Partners wahrzunehmen.

Was uns heute ebenso beschäftigen sollte – und womit die Sucht nach immer härterem Sex ursächlich zusammenhängt –, ist der zunehmende Verlust an Sinnlichkeit überhaupt, jedenfalls der Verlust an kommunikativer Sinnlichkeit. Wenn Sexualität zum Telefonsex oder zum einsamen Konsum von Videopornos verkommt, sind tiefschürfende psychologische Analysen bald einmal verlorene Liebesmühe. *Sex als Droge nivelliert alle psychophysischen Empfindungen zur kurzschlüssigen sensationellen Erregung* und dient wie der Griff zum Stoff der Flucht aus dem Gefühl der Leere und des Unlebendigseins, das unsere körperentfremdete Zivilisation hervorbringt. Dabei müssen sich die Stimulantien notgedrungen immer mehr steigern, weil es im Wesen der Sucht liegt, nicht stillbar zu sein.

Von solchen Extrementwicklungen einmal abgesehen, diagnostizieren namhafte Wissenschaftler/innen – unter ihnen Elisabeth Badinter – ganz allgemein das Ende der Leidenschaft, das heißt eine Verflachung der sexuellen Gefühle aufgrund des Patt im Geschlechterkampf und der Annäherung der Geschlechter aneinander.[11] Diese Diagnose halte ich nicht nur für unzutreffend, weil sie sich zu sehr an äußeren Erscheinungsformen orientiert wie an der Unisex-Mode oder am kameradschaftlich-geschwisterlichen Umgang junger Leute, sondern auch für irreführend, weil die Gegenüberstellung von Geschlechterkampf und Leidenschaftlichkeit auf der einen Seite und Friede zwischen den Geschlechtern, Zärtlichkeit und Leidenschaftslosigkeit auf der anderen Seite die alte patriarchale Spaltung perpetuiert. Wie uns die Beispiele aus der Frühkultur lehren, *ist es einfach nicht wahr, daß Zärtlichkeit und Leidenschaftlichkeit einander ausschließen.* Sicher gibt es Akzentverschiebungen im Laufe einer langen, vertrauten Partnerschaft, aber wie es absurd wäre, zu behaupten, ein gut eingespieltes Tänzerpaar könne entweder nur Csárdás oder nur Slowfox miteinander tanzen, so abwegig ist es, das Paarverhalten auf Leidenschaftlichkeit oder Zärtlichkeit festlegen zu wollen. Auch hier ist es viel eher der kulturelle Kontext, der entweder eine weite Skala sinnlicher Gefühle evoziert durch Nähe zur Natur, durch Tradierung kollektiver Feste und durch die großen Gesten sinnlicher Kunst oder nur einen verengten und privatisierten Erlebnishorizont anbietet, der die großen Gefühle zum Verstummen bringt. Dies zeigt einmal mehr, daß es keine isolierte Sexualpsychologie und auch keine isolierte Sexualtherapie geben kann, sondern nur die Wahrnehmung respektive die Veränderung gesamtmenschlicher Lebenszusammenhänge.

Grundsätzlich hieße Befreiung zur Partnerschaft auf sexueller Ebene nicht Verflachung der Leidenschaft, sondern rückhaltlose Begegnung mit gleicher selbstbewußter Kraft und gleicher Fähigkeit zur Hingabe; ein Ebenbürtigkeitsideal, wie es in Europa bereits in den keltischen Dichtungen und im frühen französischen Minnesang Gestalt angenommen hatte.[12]

Allerdings zeichnet sich schon in der frühen höfischen Dichtung ein anderer, scheinbar unüberwindlicher Gegensatz ab, der den tragischen Unterton dieser Dichtung ausmacht, nämlich die Unvereinbarkeit zwischen Liebe und Ehe. Hierbei handelt es sich aber um etwas völlig anderes als um die angebliche Unvereinbarkeit zwischen Zärtlichkeit und Leidenschaft. Hier stehen sich Leidenschaft plus Zärtlichkeit als authentische Liebeserfahrung auf Zeit und die Ehe als lebenslanger Bund gegenseitiger mitmenschlicher Verantwortlichkeit gegenüber. Dieser Grundkonflikt scheint bis heute keine Lösung gefunden zu haben.

Auch nach der Brechung von sexuellen Tabus und nach der Befreiung vom Ehezwang bleibt das *Grundbedürfnis des weiblichen und des männlichen Menschen nach konstanter Verbundenheit* mit einer oder mehreren Personen bestehen, die den emotionalen Austausch und das Gefühl von Zugehörigkeit über die Wechselfälle des Lebens hinweg garantieren können. Die *Single-Existenzen*, die zahlenmäßig ständig im Wachsen begriffen sind, bilden in vielen Fällen zwar ein notwendiges *Stadium der Selbstbesinnung* und der Lösung aus symbiotischen Verstrickungen, sind aber bei ehrlicher Selbsteinschätzung keine idealen Dauerlösungen. Ich halte es für wichtig, familiäre Gruppenbildung als einen möglichen Raum für das Heranwachsen von Kindern prinzipiell zu unterscheiden von freundschaftlichen Beziehungen und Lebensgemeinschaften, die dem erwachsenen Menschen das Gefühl von Solidarität und emotionaler Geborgenheit vermitteln. Es gehört zu den bittersten Erfahrungen der weiblichen Existenz, daß Frauen bisher nur wählen konnten zwischen dem aufopfernden Selbstverzicht in einer familiären Bindung als Ehefrau, als Mutter oder als Tochter und einem total isolierten Einzeldasein in einer von Männern beherrschten, entfremdeten Welt. Gerade hier hat ja auch die Lesbenbewegung, die sehr viel mehr ist als eine Aufforderung zur weiblichen Homosexualität, ihren menschlichen Stellenwert.

Rollentypische Ausgangsbasis

Ob auf hetero- oder auf homoerotischer Basis, immer konfrontiert eine langfristige Lebensgemeinschaft die Beteiligten mit mehr oder weniger großen psychischen Problemen. Daß dies davon herrührt, daß die Individuen ihre *ungelösten Probleme aus den Primärbeziehungen der Kindheit* in die Partnerschaft mitbringen, zeigt die psychotherapeutische Praxis zur

Genüge: verkürztes Selbstbewußtsein oder starhafte Verwöhnung aufgrund der Geschwisterkonstellation, zu enge oder entfremdete Elternbeziehungen, und immer wieder die ungelöste Mutterbeziehung, die in unserer Kultur die Primärbeziehung par excellence darstellt, werden regelmäßig und meist unbewußt auf die Partnerschaftsbeziehung übertragen. Dabei ist die *Urbeziehung zur Mutter für beide Geschlechter insofern gleichermaßen fundamental,* als das Urvertrauen in das Du oder frühe Verlassenheitsängste und andere traumatische Erfahrungen die spätere Liebes- und Bindungsfähigkeit jedes Menschen entscheidend beeinflussen. Wie eine zu lange aufrechterhaltene Mutterbindung bei Männern und Frauen als Anlehnungsbedürfnis oder eifersüchtiger Besitzanspruch wiederkehren, so auch der Mangel an Urvertrauen in der Bindungsscheu oder in der Sucht nach Symbiose als Nachholbedarf. Die Urbeziehung bedeutet aber für beide Geschlechter insofern etwas Verschiedenes, als der heranwachsende Knabe im Gegensatz zum Mädchen seine Identität nicht an der Mutter, sondern nur gegen die Mutter erfahren kann. Dieser Unterschied prägt den Beziehungsstil der Geschlechter entscheidend mit: Wie sich der männliche Single in einer anderen gesellschaftlichen Lage befindet als die alleinstehende Frau, so spielt auch der Mann in der langfristigen Bindung – ganz unabhängig von Kindern – durchschnittlich eine andere Rolle als die Frau. Männer verstehen sich zwar zu Beginn einer Beziehung häufig als die aktiv Werbenden, verwandeln sich aber ebenso häufig sehr bald in die passiv Empfangenden, das heißt, sie erwarten den Fortbestand der Beziehung von den Anstrengungen der Frau: von deren grundsätzlicher Bereitschaft, persönliche Dinge über Sachinteressen zu stellen, von ihrem Geschick, Termine zu koordinieren, ein Fest zu arrangieren oder Tisch und Bett zu decken, kurz, den Beziehungstopf am Kochen zu halten. Mit anderen Worten: *Unbewußt verlassen sich Männer im allgemeinen mehr darauf, geliebt zu werden, weil sie als Knabe alles daran setzen mußten, ihre Autonomie vor dem Zugriff der Mutter zu retten* und ihnen deshalb ihre Selbstbewahrung wichtiger scheint als die Pflege der Beziehung – und dies unter der stillschweigenden Voraussetzung, daß die Beziehung zu einer liebes- und bindungsfähigen Frau selbstverständlich möglich ist.

Ganz anders verhält es sich mit der rollentypischen Ausgangslage der Frau. Das *Erbe der Mütter* an die Töchter besteht im vorgelebten Beispiel der *Selbstopferung* und in der unausgesprochenen Botschaft: Du wirst nicht allein sein, solange du meinem Beispiel folgst und stets für das Wohl der anderen sorgst, ohne etwas für dich selbst zu verlangen. *Sobald aber die emanzipierten jungen Frauen dieses Erbe aufkündigen und ihrerseits Ansprüche stellen, greifen sie sehr oft ins Leere.* Männer sind kaum je darauf vorbereitet worden, emotionale Bedürfnisse zu erfüllen oder konkrete Sorge für die Gestalt einer Beziehung zu tragen. Sie wechseln eher zu einer neuen Partnerin, als ein intensiveres emotionales Engagement für die bestehende Partnerschaft aufzubringen.

Während aber diese weitgehende Unfähigkeit, ihren Teil für eine emotional tragende Beziehung beizusteuern, Männer bisher davon abhielt, verbindliche Gefühlsbeziehungen mit anderen Männern einzugehen (mit Ausnahme der wenigen stabilen homosexuellen Paare), wenden sich Frauen seit jeher mit ihren Defiziten an andere Frauen und erwarten von ihnen jene emotionale Zuwendung, die sie bei ihren Müttern erlebten oder erhofften und von den Männern nicht erhalten. Wie das Mutter-Tochter-Verhältnis im Alter umschlagen kann und aus der sorgenden und verwöhnenden Mutter die alleinstehende Tyrannin wird, die von der Tochter zurückfordert, was sie über Jahrzehnte hinweg an die Familie (und oft mehr an deren männliche Mitglieder) dahingab, so fordern Freundinnen oft gegenseitig tyrannisch die emotionale Zuwendung ein, die ihnen in der Männerwelt vorenthalten bleibt. Genau dieses Dilemma bildet den Hintergrund für den bisweilen erschreckend gehässigen Ton zwischen feministischen Gruppierungen, die nicht genau auf derselben Linie liegen. Hier brechen Emotionen auf, die durch sachliche Meinungsverschiedenheiten allein nicht gerechtfertigt sind und die das ganze Elend ungestillter Sehnsüchte und enttäuschter Selbstwertgefühle auf die weibliche Gegengruppe entladen. Um eine solche Affektverschiebung zwischen Frauen zu vermeiden, bedürfte es der rückhaltlosen Offenheit gegenüber den eigenen lebensgeschichtlichen Defiziten wie auch der Nüchternheit gegenüber den emotionalen Defiziten unserer Leidensschwestern.

Sekundäre Ängste des Mannes

Wenn aber langfristige heterosexuelle Bindungen im Sinne gleichgewichtiger Partnerschaft in Zukunft eine Chance haben sollen, so wäre die Voraussetzung dafür die *Bewußtmachung und das Eingeständnis der männlichen Defizite*, und zwar der eigentlichen und nicht der vorgeschobenen Schwächen, von Seiten der Männer. Der Partnerschaft mit der Frau steht weder die Raubtiernatur des Mannes entgegen, die ihn angeblich asozial macht und mit der er viel eher kokettiert als daß er sich ihrer schämt, noch irgendein angeborener Mangel an Sensibilität oder Emotionalität. Es sind *kompensierte Ängste und das falsche Ich-Ideal von der männlichen Überlegenheit*, aber auch *das Festhalten an Bequemlichkeiten und der Unwille zur Selbstveränderung*, welche die innere Bereitschaft für eine faire, reziproke Kommunikation verhindern.

Dabei ist das Festhalten am verkrampften Ich-Ideal des patriarchalen Mannes von der heutigen kulturgeschichtlichen Situation aus gesehen purer Anachronismus, denn längst hat das Frauenkollektiv seinen Einfluß verloren, und längst ist die einzelne Frau aus ihrem ursprünglichen Elementarcharakter herausgetreten und hat ihre ganze Bereitschaft zur Solidarität aus den eigenen Blutbanden auf ihren Ehegefährten übertragen. Das heißt, die *primären Insuffizienzgefühle der Männer*, die einmal real begründet waren und ihre kompensatorische Selbsterhöhung auslösten, *fallen heute dahin*. An ihre Stelle sind *sekundäre Ängste gegenüber dem Zusammenbruch schmeichelhafter Illusionen und etablierter Privilegien* getreten.

Der einst mächtige Gebärneid ist zwar auch heute nicht aufgehoben, hat jedoch viel von seiner ursprünglichen Bedeutung verloren. Kinderreichtum ist unter unseren gegenwärtigen zivilisatorischen Bedingungen und angesichts unserer hohen individuellen Ansprüche an die äußere Lebensqualität kein allgemeines Wunschziel mehr. Allerdings kann der kollektive Gebärneid der Männer so lange nicht als überwunden gelten, als er nicht bewußtgemacht ist und seine kompensatorischen Ausagierungen im technischen Machbarkeitswahn als solche nicht erkannt sind. Auch bleibt der Neid auf die psychische Mutter-Kind-Beziehung innerhalb des Familiendreiecks auch für die heutigen Väter immer noch ein unbewältigtes Problem, fällt aber für die kinderlose Partnerschaft, mit der wir uns jetzt beschäftigen, weg.

Die zweite Realangst des Mannes, seine *Angst vor sexuellem Ungenügen*, die durch das rivalisierende Leistungsprinzip der Männergesellschaften erst eigentlich akut geworden ist, entbehrt zwar nicht ganz der physiologischen Grundlage, wie aus den experimentellen Ergebnissen von Masters und Johnson hervorgeht.[13] Sie konnte jedoch nur durch die trügerische Selbstüberschätzung des Mannes und seine daraus resultierende Selbstüberforderung im Patriarchat zu einem bedrohlichen (und dennoch uneingestandenen) Problem anwachsen. Die höhere Orgasmusfähigkeit der Frau, die ja nur einen statistischen Durchschnittswert darstellt und individuell ganz verschiedene mann-weibliche Relationen zuläßt, wäre für sich allein genommen kein Grund für gravierende Komplikationen in der heterosexuellen Partnerschaft. Würden Männer und Frauen die männliche und die weibliche Potenz als etwas Relatives und deren Begrenztheit als etwas Natürliches betrachten, und würden außerdem die Männer ihre Kräfte nicht in einem mörderischen Konkurrenzkampf am Arbeitsplatz zugrunde richten, so müßten *aufgrund der physiologischen Gegebenheiten* – weiß Göttin – *keine Neurosen* entstehen. Nur die *patriarchale Fixierung auf den Phallus* als allmächtiges perpetuum mobile und die sexuelle Forcierung, die zwangsläufig damit einhergeht, schaffen sexuelle Minderwertigkeitskomplexe bei den Männern und die (begründete) Angst vor sexueller Aggression und/oder Frustration bei den Frauen.

Nur der elementare gegenseitige Respekt würde auch den uralten Zankapfel des sexuellen »Wahlrechts« aus der Welt schaffen: Niemand hat das Recht, vom Partner, den er sexuell begehrt (sei es ein hetero- oder ein homosexueller Partner), eine positive Beantwortung seines Begehrens zu erwarten. Wenn es überhaupt ein *Grundrecht der individuellen Persönlichkeit* gibt, so ist es dieses *Recht auf die Verfügbarkeit über den eigenen Körper, auf das freie Ja oder Nein zum Begehren des Partners,* das keiner spezifischen Rechtfertigung bedarf.

Nachdem dieser Grundanspruch seit der Etablierung des Patriarchats bis heute den Frauen vorenthalten und von den Männern mit Füßen getreten wurde, ist er endlich durch die Frauenbewegung zum Politikum geworden. Dennoch sollten wir uns bewußtmachen, daß die Frauen dieses Recht nicht seit eh und je gegenüber den Männern zu verteidigen hatten. Wie uns Beispiele aus matrizentrischen Kulturen lehren, besitzen Frauen dort nicht nur ihre körperliche Integrität, sondern gibt es egozentrische Lustansprüche auch von weiblicher Seite. *Ein wirklich freies Spiel der Wahl bringt beide Geschlechter in Situationen, in denen ihnen zugemutet wird, eine Zurückweisung entgegenzunehmen, und beide werden lernen müssen, auf faire Art darauf zu reagieren.*

Neudefinition der Treue

Das gegenseitige Zugeständnis sexueller Freiheit, wie es eine liberale Sexualmoral seit langem fordert, hätte aber auch zu einer Neudefinition der Treue führen müssen und nicht einfach zu einer Negation des patriarchalen Treuebegriffs. Ursprünglich war dieser, wie wir sahen, kein moralischer, sondern ein juristischer Begriff im Dienste der Unterwerfung der Frau, der sich mit der doppelten Moral, das heißt mit dem Recht des Mannes auf Untreue, sehr wohl vertrug. Erst die christlich-moralische Forderung nach gegenseitiger Treue und lebenslanger Monogamie machte das Liebesbündnis, das nur durch die Ehe als legitimiert galt, zu einem gegenseitigen Pflichtverhältnis, dies aber freilich unter der Prämisse der prinzipiellen Sexualfeindlichkeit. Der Zweck der christlich monogamen Ehe war nicht das sexuelle Monopol für zwei füreinander bestimmte Menschen, sondern die Ausschaltung der Sexualität als Selbstzweck und ihre ausschließliche Definition als Mittel zur Fortpflanzung. Dies bedeutete nichts anderes als die offizielle De-Humanisierung und Biologisierung der Sexualität und die Verbannung eines humanen Sexualverständnisses in den kulturellen Untergrund: Der frühe französische Minnesang mit seiner vollen erotischen Kraft fiel sehr bald der bischöflichen Zensur zum Opfer und lebte nur noch in den »niederen« Minneliedern fort, von denen Walther von der Vogelweide noch herrliche Zeugnisse schuf, die aber später nur noch als Bänkellieder ein kümmerliches Dasein fristeten.

Erst die Absage an die kirchliche Autorität im Zuge der Aufklärung schuf der *»freien Liebe«* ihre offizielle Existenzberechtigung, doch verband sich gerade mit ihr ein neuer, moralischer Treuebegriff, der von der romantischen Vorstellung des Füreinander-Bestimmtseins ausging. Daß dabei die männlichen Projektionen auf die Frau als Trägerin des »Ewig Weiblichen« auf Kosten der Frauen gingen, brauche ich hier nicht zu wiederholen. Wesentlich im jetzigen Zusammenhang scheint mir, daß im Treueverständnis der »freien Liebe« die *Authentizität des eigenen Gefühls ins Zentrum* rückte und zwar *auch für die Frau.* So hat etwa Goethe Caroline Schlegel-Schelling (1763–1809) in ihrem Loyalitätskonflikt darin unterstützt, ihrem Gefühl zu folgen und sich von A. W. Schlegel scheiden zu lassen.

Es wäre lohnend, einmal näher zu verfolgen, wie es von diesen Ansätzen eines neuen Treueverständnisses aus, für das vielleicht nicht von ungefähr das Beispiel einer bedeutenden Frau steht, zum Begriff der radikalen Libertinage an der Wende zu unserem Jahrhundert gekommen ist. Ich habe den Verdacht, daß die radikale Alternative zur monogamen Fesselung, die in der Behauptung von der Unmöglichkeit zur sexuellen Treue überhaupt besteht, eine typisch männliche Alles-oder-Nichts-Konstruktion darstellt, die am psychischen Kern des Problems vorbeigeht. Mit Marina Gambaroff bin ich der Meinung, daß sowohl die Treue als garantierter Rechtsanspruch auf Liebe als auch die gleichsam garantierte Untreue als Ausweis progressiv-liberaler Gesinnung sich beide aus den Quellen unbewußter Ängste speisen: im Falle der Treue aus der Angst, verlassen zu werden, im Falle der Untreue aus der Angst, sich vorbehaltlos auf Liebe einzulassen.[14] Wenn die romantische Illusion einer ewig dauernden Liebe von der grundsätzlichen Zerstörung dieser Illusion abgelöst wird, indem man Liebe und Dauer zu prinzipiell unvereinbaren Phänomenen erklärt, so lenken solche radikalen Erwägungen von der Tatsache ab, daß *authentische Liebe* aus einem Wagnis besteht: *aus dem Wagnis, sich auf eine Beziehung einzulassen, als wäre sie von Dauer und zugleich das Scheitern dieser Dauer zu antizipieren*, wobei es nicht wesentlich ist, ob diese Dauer in Wochen oder in Jahren oder unter Umständen in Lebenszeiten zu bemessen ist.

Die historisch-soziologische Analyse scheint freilich den prinzipiellen Skeptikern recht zu geben. Realiter wurde der Imperativ der Treue sowohl in der feudalen wie auch in der bürgerlichen Ehe desavouiert und zwar nicht nur, wie nach patriarchaler Ideologie zugestanden, durch die Männer, sondern im Verborgenen auch durch die Frauen.

Konnten aber die aufklärerischen Verfechter der Treue ihre romantischen Vorstellungen noch dadurch aufrecht erhalten, daß sie auf die mangelhaften Voraussetzungen der traditionellen Ehe hinwiesen, die Zweckbündnisse und keine Liebesbündnisse waren, während man die wahren Liebesneigungen der gesellschaftlichen Raison opferte, ist heute auch diese Illusion dahin. Trotz der weitgehenden Auflösung der starren Schichtzugehörigkeiten und angesichts der tatsächlichen Freiheit in der Liebeswahl sind die Ehen nicht stabiler geworden. Allerdings können wir den *hohen Prozentsatz an Scheidungen und die gleichzeitig hohe Zahl an Wiederverheiratungen* wohl nur dahingehend interpretieren, daß die *Illusion der Treue* im Sinne der idealen Partnerschaft als Motiv weiterhin lebendig ist, so, als käme es nur darauf an, den richtigen Partner zur Verwirklichung des Ideals zu finden.

Auf der anderen Seite führen auch diejenigen, die scheinbar jenseits der Illusionen leben und sich daher auf ein *Single-Dasein* eingerichtet haben, diese Lebensform nur selten konsequent. Viel öfter kommt es zu einem *Nebeneinander von unverbindlichen Sexualbeziehungen und einer mehr oder weniger stabilen Beziehung*, die in einem emotionalen Sinn den oder die Lebenspartner/in ersetzt. Offensichtlich existiert immer noch oder gerade heute, seitdem die familiären Sippenbande ihren Stellenwert verloren haben, das Bedürfnis nach gegenseitiger *Geborgenheit* und einem Stück Heimat auch ohne die eigentliche Gründung eines Hausstandes und den Wunsch nach Kindern.

In ihren Gedanken zur »Utopie der Treue« zitiert Marina Gambaroff die Vorstellungen von Ernst Bloch[15] über mögliche Zweierbeziehungen, welche diese Aufgabe des gegenseitigen Heimatgewährens übernehmen könnten. Dabei scheint es mir nicht untypisch zu sein, daß Bloch aus seinem männlichen Blickwinkel vorschlägt, die stabile Bindung in einer heterosexuellen Freundschaft anzusiedeln, von welcher Sexualität weitgehend ausgeklammert bleibt. Hier droht sich das typisch patriarchale Schema zu wiederholen: garantierte (mütterliche) Geborgenheit auf der einen, unverbindliche Sexualbeziehung auf der anderen Seite, ein Lebensmuster, wie es Bert Brecht in seiner lebenslangen Beziehung zu Helene Weigel und seinen parallel laufenden erotischen Begegnungen und Abenteuern vorgelebt hat.

Dagegen sieht Gambaroff als Frau in der Ausklammerung der Sexualität aus der dauerhaften Beziehung mit Recht eine Entleerung und in der Entzweiung zwischen emotionaler Treue und Erotik keine Lösung. Ich selbst meine, daß es an der Zeit wäre, endlich auch *die weiblichen Vorstellungen zur möglichen Auflösung dieses Dilemmas* einzubringen. Die weitaus meisten Frauen streben eine dauerhafte (homo- oder heteroerotische) Partnerschaft im Sinne einer Lebensgemeinschaft an (wobei Leben nicht so sehr für lebenslang als für alle Bereiche des Lebens umfassend steht).

Reziproke Partnerschaft

Was sie aufkündigen, ist die mutterlastige Partnerschaft, was ihnen vorschwebt, die reziproke Partnerschaft zwischen in jeder Hinsicht erwachsenen Menschen. *Die meisten Frauen lehnen aber auch die Idee einer Spaltung zwischen emotional stabiler Gefährtenschaft einerseits und erotisch-sexuellen Abenteuern andererseits ab*, weil sie viel zu ganzheitlich empfinden, um seelisch-geistige Liebe von körperlicher Zärtlichkeit und diese von körperlich-leidenschaftlicher Erfüllung zu trennen. Dazu ist allerdings zu sagen, daß Gefährtenschaft in diesem ganzheitlichen Sinn und Partnerschaft im Sinne von Elternschaft zwei verschiedene Dinge sind. Die Elternverantwortlichkeit, die uns im nächsten Abschnitt beschäftigen wird, sollte nicht nur jenseits der erotischen Anziehungskraft, sondern auch jenseits der emotionalen Verbundenheit und nach Auflösung des Zusammenlebens bestehen bleiben, wozu noch immer ein Minimum an gegenseitiger Achtung, an gegenseitigem Wohlwollen und Verständnis gehört.

Die *Paarbeziehung unter Ausklammerung der Elternschaft* erhält jedoch unter den heutigen demographischen Bedingungen ein größeres Gewicht als je zuvor. Nachdem sich die durchschnittliche Lebenserwartung in der hochtechnisierten Bevölkerung während der letzten 100 Jahre drastisch erhöht hat, liegt die mögliche Ehedauer für ein und dasselbe Paar bei 43 und mehr Jahren, während sie 100 Jahre früher nur 23 Jahre betrug. Dies bedeutet, daß die Institution Ehe, die im Mittelalter kaum je länger währte als die Aufzucht der Kinder, weil dann auch das Leben der Eltern oder zumindest eines Elternteils zu Ende war, heute zu einem Drittel ihrer Gesamtdauer die sogenannte nachelterliche Gefährtenschaft zum Inhalt hat.[16] Angesichts dieser Lage ist es auch nicht verwunderlich, daß in der jüngeren Vergangenheit die Ehescheidungen auch bei älteren Paaren, die 15, 20 und mehr Jahre verheiratet waren, deutlich zunehmen.

Wenn wir bedenken, wieviel Bitterkeit mit der Trennung einer langjährigen Ehe im fortgeschrittenen Alter verbunden sein kann, so wäre es wichtig, neue Modelle zu entwickeln, um langfristige Lebensgemeinschaften zu ermöglichen, die Heimat gewähren, ohne in den Teufelskreis gegenseitiger Einengung und gegenseitiger Überforderung und Enttäuschung zu geraten. Meiner Ansicht nach wären sogar *lebenslange Liebesbindungen* möglich, wenn sie bereichernde Nebenbeziehungen nicht ausschlössen, dies aber nicht einfach unter dem Vorzeichen der Libertinage, sondern unter bestimmten, erst noch zu erarbeitenden Voraussetzungen. Zum einen glaube ich, daß sich das *Problem von Nebenbeziehungen sehr viel weniger häufig* stellen würde, *wenn sie nicht als Flucht- und Entlastungsmöglichkeiten inszeniert würden*, um unvermeidlichen Partnerschaftskonflikten aus dem Wege zu gehen. Zum andern bedürfte das Problem, wo es sich wirklich stellt, weil die Vermeidung der Außenbeziehung einen Partner von einer für ihn wesentlichen Lebenserfahrung und Lebensbereicherung abschneiden würde, einer *Kultiviertheit der Form*, die bis jetzt so gut wie gänzlich fehlt. Das letztere liegt vermutlich daran, daß auf der einen Seite die offiziellen Gesellschaftsträger seit jeher das der Konvention Inkommensurable totschweigen oder verheimlichen und sich im privaten Untergrund keine allgemein verbindlichen Verhaltensmuster entwickeln können, und daß auf der anderen Seite die Vertreter einer progressiv-freiheitlichen Lebensform so tun, als seien sie gegenüber persönlichen Kränkungen und Taktverletzungen immun.

Dennoch wäre es, wie erfahrene Therapeuten und -innen, wissen, dringend nötig, so etwas wie *Verhaltensregeln der Untreue* zu entwerfen, mit deren Hilfe die Gefühle aller Beteiligten respektiert und ehrlich mit den eigenen Verletzlichkeiten und denjenigen des Partners umgegangen werden könnte. Solche Regeln müßten unter anderem Hinweise auf freiwillige und bewußte Begrenzungen des örtlichen und zeitlichen Rahmens einer *Sonderbeziehung* enthalten, die damit *etwas in sich Geschlossenes* annähme, statt für den langjährigen Lebenspartner eine schwärende Wunde und für die in die Drittbeziehung involvierten Personen eine Quelle von Gewissensqualen zu sein. Auf diese Weise könnte eine bereichernde Liebeserfahrung *zu einer Art Kunstwerk* werden, indem sie Fassung und Form erhält. Dazu gehörte aber auch eine gegenseitige Offenheit, die zwischen Ehrlichkeit in der Substanz und taktvoller Schonung in der Form unterscheidet.

Solche sublimen Umgangsformen mit Treue und Untreue könnten eine Haltung wiederbeleben, die zur Zeit der Troubadours nicht etwa der verständnisvollen Ehefrau, sondern dem ritterlichen Ehemann zugedacht war: den selbstlosen Respekt vor der Macht erotischer Liebe und ihrem gebieterischen Ruf. Dies wäre freilich das Gegenteil von Libertinage: Es wäre die tiefernste *Treue zum authentischen Gefühl* und der Versuch, den menschlichen Konflikten, in die es uns stürzen kann, dadurch die Stirn zu bieten, daß wir die Unberechenbarkeit der Gefühlsströme in ein kunstvoll errichtetes Becken leiten. Ob dies die Botschaft der Wasserspiele in den französischen Schloßanlagen oder in den japanischen Gärten ist?

Wie immer wir diese Dinge betrachten, so erschiene es mir jedenfalls widersinnig, wenn wir in einem historischen Augenblick, in dem zum erstenmal die Möglichkeit einer vollen Reziprozität der Partnerschaft auf geistiger, emotionaler und sexueller Ebene am Horizont aufscheint, eine dauerhafte Partnerschaft für unmöglich erklären würden.

Aber auch wenn wir Treue in diesem neuen Sinne noch einmal versuchen, bleibt jeder intensiven menschlichen Beziehung eine mögliche Tragik inhärent und ihr Scheitern ein nicht auszuschließender Faktor. Bei den immer länger werdenden Lebensläufen nimmt die Wahrscheinlichkeit sogar noch zu, daß sich zwei Menschen in so verschiedene Richtungen entwickeln, daß eine Trennung unausweichlich wird; aber auch dies könnte mit gegenseitigem Respekt geschehen.

Alles in allem ist das *Dilemma zwischen authentischer Liebe und sicherer Geborgenheit* wahrscheinlich auf der individuellen Ebene allein überhaupt nicht zu lösen. Vielmehr wäre darüber nachzudenken, inwieweit die ursprüngliche Heimat des Menschen in der angestammten Sippe, die zuerst der Frau im patrilokalen Sippenarrangement verlorenging und später beiden Ehepartnern im Arrangement der Kleinfamilie, durch neue Gemeinschaftsformen ersetzt werden könnte. Dabei wird die *Suche nach einer größeren, nicht blutsverwandten Gemeinschaft* um so dringender, sobald sie den heimatlichen Hintergrund nicht nur für die einzelnen Erwachsenen, sondern auch für die heranwachsenden Kinder bilden soll und dies über die möglicherweise scheiternde Elternbeziehung hinweg.

2. Die familiäre Ebene

Ehe und Familie waren ursprünglich, wie wir sahen, zwei durchaus verschiedene Institutionen. Die Ehe regelte die Partnerschaft zwischen sippenfremden Personen, während die familiären Bande zwischen den Blutsverwandten bestanden. Konsequenterweise oblag die Verantwortung für die Kinder in den Frühkulturen auch weniger dem Elternpaar als der ganzen Sippe mit ihrer Vielzahl an weiblichen und männlichen Bezugspersonen. Ist es in matrilinealen Verhältnissen die mütterliche Sippe, welche die materielle Sicherheit für die Nachkommen garantiert und die geistige Tradition an die kommende Generation weitergibt, so wechselt beides unter dem patriarchalen Regime zur väterlichen Sippe über. Im ersten Fall sind die leiblichen Väter marginal und auswechselbar, im zweiten Fall sind die leiblichen Mütter zwar immer noch zentral, aber auch sie können ausgewechselt werden, sei es beim Tod der Mutter durch Wiederverheiratung des Vaters, sei es durch Verstoßung der Ehefrau durch den Eheherrn, der dabei die Kinder zurückbehält. Sehr häufig tritt bei diesem Positionswechsel allerdings an die Stelle des mütterlichen Einflusses (und der Tanten und Großmütter mütterlicherseits) nicht so sehr der Einfluß der Väter, Onkel und Großväter – jedenfalls nicht während der frühen Kindheit –, sondern das Regiment der Schwiegermutter, dem sich die Schwiegertochter zu beugen hat.

Wie auch immer die Sippen organisiert waren, so gab es zweifellos stets einen *festen Rahmen für das Heranwachsen der Kinder*, welcher nicht nur deren ungestörtes Aufwachsen bis zur Pubertät garantierte, sondern in welchem sie bis ins hohe Alter Heimatrecht genossen, falls sie unverheiratet blieben oder nach einer Scheidung dorthin zurückkehrten. Beim Leben in der Sippe war auch die Scheidung des Elternpaares – wie sie in matrilinealen Sippen besonders häufig vorkommt – für die Kinder keineswegs dasselbe einschneidende Erlebnis wie in der heutigen Kleinfamilie, wo mit der Scheidung zugleich die Familie auseinanderbricht. Groteskerweise hat erst die bürgerliche Kleinfamilie, die zur Zelle des Gemeinschaftslebens schlechthin hochstilisiert wurde, das psychische Klima für die heranwachsenden Kinder ebenso eng und unausweichlich gemacht wie unsicher und existenzbedrohend im Falle des Scheiterns der Ehe.

Kritik an der Kleinfamilie

Nun ist es freilich mit der Kritik an der Kleinfamilie, wie sie seit Jahrzehnten mehr oder weniger radikal geübt wird, nicht getan, solange kein anderer Rahmen für ein gesichertes Aufwachsen der Kinder gefunden ist. Dennoch haben wir uns mit allen *kritischen Einwänden* gegen sie auseinanderzusetzen, um ein verändertes Familienmodell überhaupt abstecken zu können. Diese Kritik ist sehr komplex und läßt sich in drei Hauptaspekte aufgliedern.

Als erstes wäre der *politische* Aspekt zu nennen, wie er seit den sozialistischen Bewegungen des 19. Jahrhunderts von der Linken formuliert wird: die Kleinfamilie als der *Nährboden für das bürgerlich-individualistische Besitzdenken* und Profitstreben, die den Klassenstaat reproduziere und die Verantwortung für die großen, sozialen Zusammenhänge verhindere und, wie heute zudem ins Bewußtsein tritt, auch die Verantwortung für die weltweiten ökologischen Zusammenhänge.

Der zweite – *soziologisch-psychologische* – Aspekt schließt sich eng an den politischen an und wird von der intellektuellen Linken getragen, wie sie vor allem aus der Frankfurter Schule hervorgegangen ist. Sie sieht in der *Kleinfamilie die Produktionsstätte des »autoritären Charakters«*, wie er sich im zwischenmenschlichen und zwischengeschlechtlichen Leben als sadomasochistische Symbiose und im staatlichen Bereich in faschistoiden und totalitären Strukturen niederschlägt.

Der dritte kritische Ansatz ging aus der *Psychoanalyse* hervor, ohne daß Freud als deren Begründer je beabsichtigt hätte, die bürgerliche Familie in Frage zu stellen. Aber seine Entdeckung, daß die *neurotischen Fehlentwicklungen* der Erwachsenen in der frühen Kindheit beginnen und in der *Eltern-Kind-Konstellation* wurzeln, bildete notwendigerweise einen Angelpunkt für kritische soziologische Betrachtungen, wie sie später Wilhelm Reich und Herbert Marcuse anstellten. In den 60er Jahren kam es dann zu jener Verbindung zwischen politisch-soziologischer Autoritätskritik und psychoanalytischer Theorie, aus der dann die antiautoritäre Gesellschafts- und Erziehungsbewegung hervorging.

Schien es zunächst in der antiautoritären Erziehungstheorie um die

Entthronung der väterlichen Autorität zu gehen, so zeigte sich bald, daß mindestens ebenso stark die mütterliche Autorität zur Zielscheibe der Kritik wurde, weil die Mutter die zentrale Figur der Kleinkindheit darstellt und dadurch, wie später die Feministinnen beklagten, zum Sündenbock aller schief laufenden Entwicklungen auf individueller und gesellschaftlicher Ebene zu werden drohte.

Hier setzten Chodorow und Dinnerstein an, indem sie das »ödipale Dreieck« mit seiner geschlechtsspezifischen Asymmetrie einer kritischen Analyse unterzogen und damit, wie wir sahen, einer viel radikaleren Familienkritik den Weg bahnten als sie je zuvor stattgefunden hatte. Erst die *feministische Psychoanalyse* sprengte den sexistisch-biologistischen Rahmen der Reproduktionstheorie und gab den Blick für die *familiendynamischen Vorgänge* frei, durch welche während der Kleinkindheit nicht nur individuelle Fehlentwicklungen und geschlechtstypische Verhaltensprägungen, sondern zugleich unsere kulturpsychologischen Muster entstehen (vgl. S. 331 f.).

Ergibt sich von hier aus die Forderung nach der vollen Einbeziehung der Väter in die Kinderbetreuung schon im Kleinkindalter, so verweisen zwei weitere psychoanalytische Denkanstöße auf die Notwendigkeit, die Kleinfamilie aus ihrer Enge zu befreien und sie in Richtung größerer Gemeinschaftsbezüge zu öffnen. Einer dieser Denkanstöße wäre der Theorie *Alfred Adlers* zu entnehmen, der das *soziale Umfeld der Familie und die Geschwisterkonstellation* analysierte. Während wir aus Freuds Schriften den Eindruck gewinnen könnten, als existiere nur das Einzelkind respektive der einzelne Knabe und das einzelne Mädchen, die in Kontrast zueinander stehen (was Freuds eigener Geschwisterkonstellation entsprach), bezog Adler die Stellung des heranwachsenden Kindes innerhalb der Geschwisterreihe als wesentliches Element für die Persönlichkeitsentwicklung mit ein. Dies ist sicher kein Zufall, hatte sich doch Adler auch den unterprivilegierten Schichten Wiens zugewandt, die durchschnittlich kinderreicher waren als die bürgerliche Mittelschicht. In den städtischen Verhältnissen aller Schichten waren aber schon damals die Sippengemeinschaften weitgehend aufgelöst, und dies bedeutet, daß das Elternpaar als einziger Bezugspunkt der Geschwisterschar gegenübersteht. Dabei kommt es zwangsläufig zu jenem unglücklichen Wettlauf zwischen den Geschwistern um die Gunst der Mutter und die Geltung beim Vater, welcher die Geschwisterliebe schwer belastet und oft zu lebenslänglichen Entfremdungen oder Feindschaften führt. Dieser stumme oder auch dramatische Kampf um Selbstbestätigung ist zunächst unabhängig vom Geschlecht und spielt sich zwischen Brüdern ebenso ab wie zwischen Schwestern. Dazu kommt beim Mädchen noch die geschlechtsspezifische Eifersucht auf den Bruder, weil dieser in der durchschnittlichen Familie bis vor kurzem die größere Geltung und die größeren Förderungschancen besaß.

Aus dieser Konstellation (neben seiner These von der Organminderwertigkeit und der Wahrnehmung des Unterschicht-Bewußtseins) entwickelte Adler seine *Theorie des Minderwertigkeitskomplexes und der Überkompensation*, durch welche er die Kategorie der sozialen Geltung als möglichen Brennpunkt für die Neurosenentwicklung der psychosexuellen Pathogenese Freuds zur Seite stellte. Faktisch entwickeln Kinder sehr oft einen spezifischen Leistungsehrgeiz oder ein besonders angepaßtes Sozialverhalten, um ein Geschwister in seiner Geltung bei den Eltern auszustechen, was zu tragischen Charakterentwicklungen führen kann, wenn das forcierte Rollenverhalten den anlagebedingten Prioritäten zuwiderläuft.

Alarmierende Symptome

Freilich hat die bürgerliche Gesellschaftstheorie bis heute weder aus Freuds noch aus Adlers Neurosenlehre die entsprechenden Konsequenzen gezogen und die sakrosankte Form der Kleinfamilie gegen alle Anfechtungen hartnäckig verteidigt. Dabei hätten der Drogenkonsum und andere alarmierende Symptome aus der Jugendszene längst erneut auf die konstitutionellen Schwächen der Kleinfamilie aufmerksam machen müssen. Tatsächlich ging auch ein wesentlicher Denkanstoß in dieser Richtung von der neueren Jugendpsychiatrie aus, die sich mit den *Identitätskrisen der Jugendlichen in der Pubertät und im höheren Jugendalter* auseinandersetzt. Die interessantesten Gedankengänge fand ich bei Derek Miller, einem amerikanischen Psychiater und Psychoanalytiker, der auf dem bekannten Symposium der Ciba Foundation von 1970 unter dem Titel »Hat die Familie noch eine Zukunft?« ein Referat über seine Erfahrungen aus der amerikanischen Jugend- und Drogenszene hielt.[1] Miller legt aufgrund seiner klinischen Erfahrungen dar, daß für die ungestörte Entwicklung der Kleinkinder eine konstante Zuwendung der Eltern, wie sie die Kleinfamilie garantiert, zwar lebenswichtig sei, daß sie aber für pubertierende Jugendliche nicht mehr genüge. Der junge Mensch, der nur zu sich selbst finden kann, wenn er sich aus seiner Eltern-Identifikation ablöst und seine ganz *persönliche Differenz* findet, benötige dazu dringend *andere Erwachsene*, zu denen er in einen *intensiven emotionalen*

Kontakt treten kann. Ein solcher Umkreis an erwachsenen Personen aber fehlt gerade in der typischen Kleinfamilie, die sich durch die Mobilität, wie sie der moderne Arbeitsmarkt erzwingt, nicht nur von einem größeren Verwandtenkreis entfernt hat, sondern für die es unter diesen Umständen auch schwer ist, einen stabilen Freundeskreis aufzubauen. Bleibe es aber den Jugendlichen versagt, eine eigene spezifische Identität im Umgang mit anderen nahestehenden Erwachsenen zu entwickeln, so argumentiert Miller, dann erschöpfe sich deren Identitätssuche in fruchtlosen Oppositionsgebärden gegenüber den einzigen Älteren (Eltern), oder sie greifen zu Profilierungsversuchen um jeden Preis und schließen sich anderen Jugendlichen an, die in einer ähnlichen Identitätskrise stecken, um aus der Gruppenidentität zu beziehen, was sie suchen. Daß sich im letzten Fall die Probleme eher potenzieren als lösen und nur allzuoft in die Sackgasse der Drogenszene, der Jugendsekte oder der Schlägergruppen münden, ist bekannt, nicht aber die Tatsache, daß dieser Weg keineswegs immer in den »broken homes« beginnt, von denen stets die Rede ist, sondern gerade auch in den scheinbar heilen Paarfamilien, deren Mitglieder symbiotisch aufeinander fixiert sind. Aufgrund seiner Erfahrungen vertritt Miller sogar die Ansicht, daß von einer unvollständigen Familie (alleinerziehende Mutter) aus, die ein intensives soziales Netz unterhält, den Jugendlichen der positive Start in ein eigenständiges Leben besser gelinge als von einer »intakten«, aber isolierten Familie aus.

Seine Konsequenz daraus, die er geradezu beschwörend vorträgt, ist die These, daß ein *Ersatz für die ehemalige Großfamilie* gefunden werden müsse, weil die möglichen Beziehungen der Heranwachsenden zu anderen Erwachsenen nicht dem Zufall überlassen bleiben dürften. In der darauf folgenden Diskussion blieben die konkreten Vorstellungen über einen solchen nicht-verwandten Beziehungskreis zwar sehr vage, doch wurden von den verschiedensten Sprechern die Entwicklungen von Nachbarschaftsgruppen und gemeinschaftlichen Zusammenschlüssen aller Art immerhin ermutigt und auch ausgesprochen progressive Modelle kollektiver Wohnformen als Anregung begrüßt. Während des gleichen Symposions, an dem Psycholog/innen, Ethnolog/innen und Soziolog/innen teilnahmen, stieß dagegen die Forderung einiger Gesprächsteilnehmer nach der Einbeziehung der Väter in die mütterlich-elterlichen Aufgaben nur auf ein geringes Echo.

Wenig veränderte Praxis der Familie

Vergleichen wir den damaligen Diskussionsstand mit einer Veröffentlichung, die 1987 unter einem ganz ähnlichen Titel – »Die Zukunft der Familie« als Auszug aus dem Buch des Soziologen U. Beck über die »Risikogesellschaft« – erschien,[2] so fällt auf, daß sich während der dazwischenliegenden 17 Jahre an der Praxis der Familie sehr wenig geändert hat, und zwar sowohl im Hinblick auf die Väter als auch hinsichtlich der Öffnung der Kleinfamilie. Um mit dem Aspekt der Vaterschaft und der Übernahme häuslicher Aufgaben durch die Männer zu beginnen, so belegen die neuesten Statistiken, daß die *Beteiligung der Väter an der Kleinkinderziehung immer noch verschwindend gering* ist. Männer akzeptieren zwar heute verbal die größeren Bildungs- und Berufschancen der Frauen und schätzen als Ehemänner deren größere Eigenverantwortlichkeit sogar ausgesprochen, aber die Beteiligung der Männer an der Hausarbeit und an den Betreuungsaufgaben ist nur minimal gestiegen. Noch immer gibt sich die Mehrheit der Männer der Illusion hin, sie könnten der Gleichstellung der Frau im Beruf zustimmen, ohne dabei am eigenen Rollenverhalten etwas verändern zu müssen. Eine solche Haltung kann nur *zu Lasten der Familie*, das heißt zu Lasten der Kinder gehen. Beim anhaltenden Trend zur immer geringeren Kinderzahl wäre die logische Konsequenz dieser Konstellation letztlich die kinderlose »Familie«, was eine contradictio in adjecto ist.

Familienfeindliche Lebensbedingungen

Beck macht anhand seiner Untersuchung über die heutigen gesellschaftlichen Arbeitsbedingungen deutlich, wie wenig familienfreundlich unser Arbeitsmarkt als solcher ist. Hatte die Industrialisierung vor hundert Jahren die Sippe auseinandergerissen, indem sie die jungen Männer und oft genug auch die jungen Frauen und Halbwüchsigen zwang, ihren Arbeitsplatz in der Fabrik zu suchen, wodurch sich die Kleinfamilie erst konstituierte, so war diese wenigstens als Einheit unbestritten. Im Gegensatz dazu bedrohen die immer schneller sich verändernden Strukturen der 2. und 3. industriellen Revolution mit ihrem Anspruch nach mobiler und flexibler Anpassung heute mehr und mehr auch die Kleinfamilie sowie jedes gemeinschaftliche Zusammenleben überhaupt.

Der/die Arbeitnehmer/in muß nicht nur jederzeit bereit sein, Arbeitsplatz und Wohnort zu wechseln, sondern gleichzeitig dazu, sich auf völlig veränderte Arbeitstechniken und neue Ausbildungsprogramme umzustellen. Beides zusammen beansprucht die physischen, psychischen und geistigen Energien so umfassend, daß nur noch der/die voll *einsatzfähige Alleinstehende* gute Chancen hat, aus dem *Leistungswettbewerb* erfolgreich hervorzugehen. In vielen Kaderstellen der Spitzentechnologien ist es bereits üblich geworden, einen jungen Ingenieur nur dann einzustellen, wenn er versichert, ungebunden zu sein, damit man ihn jederzeit in allen Weltgegenden einsetzen kann. So produziert unser Arbeitsmarkt, wie Beck es formuliert, »das nicht partnerschafts-, ehe- oder familien›behinderte‹ Individuum«.

Dem wäre noch hinzuzufügen, daß sich auch unser *Wohnungs- und Konsummarkt am voll verdienenden weiblichen oder männlichen Single orientiert*, die ihre ganze Kaufkraft an einen luxuriösen Lebensstil oder ihre persönlichen Hobbies verschwenden können. Dagegen haben heute nicht nur kinderreiche, sondern auch durchschnittliche Familien mit zwei Kindern die größten Schwierigkeiten, die Mietzinse zu bezahlen, solange die Frau nicht beruflich tätig ist. Die realen Gegebenheiten des Marktes stehen damit in diametralem Gegensatz zur konservativen Familienideologie, welche die Erhaltung der Familie als moralischen Wert beschwört, während ein familiengerechtes Wohnen und Arbeiten nie so erschwert war wie heute.

Hier wird bereits klar, wie wenig familienpsychologische und familiensoziologische Probleme von wirtschaftlichen und politischen Fragen zu trennen sind. Doch geht es noch nicht um die konkreten politischen Konsequenzen, die Inhalt des nächsten Abschnitts sind, sondern zunächst darum, überhaupt bewußtzumachen, *wie ungünstig die heute gegebenen ökonomischen Bedingungen für die Wahrnehmung familiärer Aufgaben* sind. Dies gilt im besonderen für jene aufgeschlossenen Eltern, die eine gleichberechtigte Aufteilung von Berufs-, Haus- und Erziehungsaufgaben zwischen den Geschlechtern wünschen, was entsprechende Teilzeitstellen bedingen würde. Es gilt noch mehr für jene, die darüber hinaus ein gemeinschaftlich verbundenes Wohnen anstreben, um ihren Kindern ein ebenso gesundes Selbstbewußtsein wie ein gesundes Gemeinschaftsgefühl zu vermitteln. Erst eine in die Breite gehende Bewußtmachung gesellschaftlicher Gesamtzusammenhänge könnte die Voraussetzungen dafür schaffen, daß kollektive Veränderungen tatsächlich stattfinden. Erst wenn eine genügend große Zahl von Bürgerinnen und Bürgern, von Vätern und Müttern *familiengerechte Arbeits- und Wohnbedingungen* fordert, sind politische Postulate auch durchsetzbar. Was aber die berühmten wirtschaftlichen und technischen Sachzwänge anbelangt, so bilden diese nur so lange eine Barriere, als man sachliche Probleme prinzipiell für wichtiger hält als menschliche, eine Fehlkalkulation, die durch nackte, demographische, medizinische und ökologische Daten außer Kraft gesetzt wird. Der Rückgang des Bevölkerungsnachwuchses, die persönlichen Leiden von Millionen von Menschen in unserer Wohlstandsgesellschaft, was sich am übermäßigen Gebrauch von Schmerz- und Beruhigungsmitteln, erlaubter und unerlaubter Drogen ablesen läßt, und ebenso die erschreckende Verschlechterung unserer biologischen Lebensgrundlagen sollten die Absurdität unserer Prioritäten hinlänglich klarmachen.

Durchbruch zur Neuen Familie

Nun geht es aber immer dann, wenn neue Gesellschaftsmodelle zur Debatte stehen, viel weniger um rationale Fragen als um irrationale ideologische Standpunkte und um die Furcht, den eigenen ideologischen Boden unter den Füßen zu verlieren. Dies gilt, wie wir noch sehen werden, für die Diskussion um die Halbtagsarbeitszeit ebenso wie für die gereizte Reaktion auf den Vorschlag ernstzunehmender Nationalökonomen, durch Zusicherung eines Mindestlohnes für alle eine Neuverteilung der Arbeit vorzunehmen. Dabei wird vordergründig über das wirtschaftlich Tragbare, eigentlich aber um die männliche Ernährerrolle und den puritanischen Arbeitsbegriff als Basis des bürgerlichen Selbstverständnisses gestritten.

Deshalb muß der wesentliche Durchbruch zur Neuen Familie auf der psychologischen Ebene erfolgen, und auf dieser Ebene kann nichts erzwungen, sondern alles nur durch Einsicht erreicht werden. Die Mitarbeit des Mannes im Haushalt juristisch verankern zu wollen, führt sicher nicht weit, und es würde noch viel weniger weit führen, die Kinderbetreuung durch die Väter im Namen der Gerechtigkeit zu erzwingen. Im Grunde würden wir damit nur beide Tätigkeiten zu unangenehmen Pflichten stempeln, wozu sie durch die erzwungene Isolation der Hausfrauen und Mütter zum Teil ohnedies schon verkümmert sind. Eine echte Wandlung wird sich erst dann vollziehen, wenn die Männer begreifen, welche menschlichen Chancen sie sich persönlich und für ihre Kinder entgehen lassen, wenn sie auf ihrer Ernährer- und familiären Außenseiterrolle beharren. Haushalt und Kinderbetreuung heißt ja nicht nur Waschen und Putzen und unaufhörliche Mühe – hier irrte Goethe in seinem Lehrgedicht »Hermann und Dorothea«.

Vernünftige Wohnverhältnisse, tragende mitmenschliche Kontakte und eine angemessene berufliche Entfaltungsmöglichkeit vorausgesetzt, gehören die Schaffung eines gemeinsamen Lebensraums und das gemeinsame Großziehen von Kindern zu den befriedigendsten menschlichen Tätigkeiten überhaupt. Und diese Befriedigung ist keineswegs an die Erfüllung eines biologischen Mutterinstinktes gebunden. Zum einen ist dieser Instinkt, wie alle Instinkte beim Menschen, nur rudimentär ausgebildet und reicht in seiner Wirkung kaum weiter als bis zu den elementarsten Fürsorge-Reaktionen. Schon bei den Primaten als den menschenähnlichsten Tieren bildet, wie wir aus Beispielen der Zoogefangenschaft wissen, der Instinkt des individuellen Muttertieres allein keine sichere Grundlage für das artgerechte Aufziehen der Jungen. Bereits hier wird das mütterliche Pflegeverhalten weitgehend sozial gelernt an Vorbildern der Umgebung. Auch gibt es zwischen ethnischen Gruppen derart große Verschiedenheiten im mütterlichen Erziehungsverhalten, daß von einem einheitlichen Instinktschema nicht die Rede sein kann.[3] Dies bedeutet, daß die individuelle biologische Mutter ihrem Kind sehr viel weniger als Gattungswesen gegenübersteht denn als Person mit gelerntem Rollenverhalten, kombiniert mit ihren ganz individuellen Reaktionen, die nicht geschlechtsgebunden sind. Wenn bis vor kurzem nur kleine Mädchen mit Puppen spielten, so beweist dies, wenn überhaupt, nur zum Teil das Vorhandensein eines natürlichen Instinktes, und dokumentiert viel mehr das *traditionsgemäße Rollentraining.* Heute wissen wir, daß auch Knaben mit Puppen spielen, wenn man sie gewähren läßt, und zwar – wie bei den Mädchen auch – mit unterschiedlicher Intensität.

W. F. Fthenakis, der sich bisher am gründlichsten mit dem Verhalten von Vätern auseinandergesetzt hat,[4] kommt zu dem eindeutigen Schluß, daß *bei entsprechend positiver persönlicher Einstellung der Vater des Kindes ebenso sensible und adäquate Reaktionen auf die Bedürfnisse des Neugeborenen entwickeln kann* wie die Mutter oder andere weibliche Bezugspersonen. Nach seinen Beobachtungen sind Männer häufig nur deshalb blockiert, sich aktiv in die Säuglingspflege einzuschalten, weil sie fest davon überzeugt sind, daß es ein angeborenes Handlungsrepertoire gibt, welches Bestandteil des Mutterinstinktes ist, und ihnen selbst deshalb natürlicherweise fremd oder sogar verschlossen. Dennoch zeigen die Beispiele alleinerziehender Väter, die nach dem Tod der Ehefrau oder nach der Scheidung die Alleinverantwortung für die Kinder übernehmen, daß solche Väter in der Regel nach einer kurzen Übergangsperiode sehr gut mit ihren Pflegeaufgaben zurechtkommen.

Naturgemäß bleibt allein das Stillen des Säuglings eine ausschließlich weibliche Fähigkeit, beziehungsweise die Fähigkeit der biologischen

Mutter. Wahrscheinlich ist dieser Vorsprung auch dafür verantwortlich, daß die pflegerische Aktivität der Väter im allgemeinen erst nach den ersten Lebensmonaten des Kindes einsetzt, wenn es von der Mutterbrust entwöhnt ist. Meiner Meinung nach müßte diese biologische Asymmetrie aber ebensowenig hochgespielt werden wie die Tatsache der mütterlichen Schwangerschaft und des mütterlichen Geburtsvorgangs. Wie es absurd ist, aus purem Egalitätsfanatismus die künstliche Schwangerschaft von Männern zu fordern, die zwar mit allen medizinischen Tricks heute möglich scheint, aber mit enormen Risiken verbunden ist und immer eine operative Geburt einschließen würde, so müßte auch auf das Stillen an der Mutterbrust nicht aufgrund paritätischer Erwägungen verzichtet werden.

Viel wichtiger wäre es, *die generative Fähigkeit der Frau nicht mehr zu mystifizieren*, wie dies in der Frühzeit aus naheliegenden Gründen geschah und erst im letzten Jahrhundert, wenn auch aus ganz anderen Gründen, wiederbelebt wurde. Wenn wir als Menschengeschlecht schon den Anspruch erheben, kraft unserer Bewußtseinsentwicklung über dem Tier zu stehen, so sollte dieser Anspruch doch auch hinreichen, um gelassen über unser Säugetier-Erbe zu reflektieren und einen Seitenblick auf das Brutverhalten anderer Arten zu tun. Bekanntlich ist bei den Vögeln, die uns Menschen seit jeher zu den phantasievollsten Geistsymbolen inspirierten, das generative Verhalten der Geschlechter sehr oft paritätisch, indem auch die Männchen brüten und die Jungen mit Nahrung versorgen, obwohl das Weibchen die Eier legt. Dieser Blick über unsere Säuger-Natur hinaus müßte nicht dazu führen, die Mutterbrust gänzlich durch die Flasche zu ersetzen, die ebenso die väterliche Hand reichen kann. Auch der Stillvorgang hat alle Schattierungen der Mystifikation oder der Abwertung als eines animalischen Aktes durchlaufen. Realistischerweise sollte er medizinisch und psychologisch weder überschätzt noch unterschätzt, sondern als wertvolles Nahrungsangebot begrüßt werden, ohne daß damit das Monopol der Mutter in der Säuglingspflege Hand in Hand zu gehen braucht. (Jedenfalls solange die Pestizidrückstände in der Muttermilch nicht weiter ansteigen und sie eines Tages unbrauchbar machen!)

Im übrigen ist es nicht entscheidend, ob ein Kind an der Brust oder, wenn dies nicht möglich ist, mit der Flasche aufgezogen wird. Entscheidend ist die *einfühlsame und lebensbejahende Hinwendung zum Kind.* Zur Lebensbejahung gehört aber in erster Linie nicht Aufopferung, sondern Fröhlichkeit, und diese heitere Atmosphäre der Mitmenschlichkeit gelingt am besten, wenn die persönliche Beziehung zwischen den Eltern geglückt ist und sie sich gegenseitig praktisch und moralisch in der Pflege des Kindes unterstützen.

Vorurteile abbauen

Um eine partnerschaftliche Gegenseitigkeit in der Elternschaft aufzubauen, gilt es allerdings, die Vorurteile auf der weiblichen Seite ebenso abzubauen wie diejenigen auf der männlichen Seite. Auf den ersten Blick scheinen die männlichen Vorurteile hartnäckiger zu sein, und tatsächlich ist es nicht leicht, einem Vater, der den unmittelbaren sensitiven Zugang zum Kleinstkind (noch) nicht hat, begreiflich zu machen, was ihm dabei selbst entgeht. Immerhin kennen die meisten Väter ein *Mangelerlebnis*, das ihnen sehr tief geht: Das Gefühl einer *emotionalen Ausgeschlossenheit aus der Mutter-Kind-Symbiose,* das sich immer dann einstellt, wenn es um vitale Basisinteressen des Kindes geht. Ein Vater kann sich noch so intensiv in das kindliche Spiel einschalten, noch so geduldig auf die Fragen seiner Kinder eingehen, sobald diese ein elementares Angstgefühl empfinden oder elementaren Hunger oder wirkliche Müdigkeit, werden sie ihre Ärmchen nach der Mutter ausstrecken und nicht nach dem Vater, der eben noch als Spielgefährte oder Gesprächspartner hochwillkommen war. In diesen Augenblicken überkommt den Vater tatsächlich das Gefühl, »der erste Fremde im Leben des Kindes« zu sein, wie dies Entwicklungspsychologen formulierten. Normalerweise aber wird sich der Vater durch den Gedanken an die vermeintliche Unausweichlichkeit der biologisch determinierten Situation mit diesem Zustand abfinden und sich vermehrt auf die Rolle zurückziehen, für seine Sprößlinge den bestmöglichen äußeren Existenzrahmen zu schaffen.

In solchen Augenblicken flammt aber nicht nur die *Eifersucht* auf das emotionale Band der Mutter-Kind-Dyade auf, die schnell in Resignation erstickt, sondern auch die Eifersucht auf das Kind, das dem Mann einen Teil der emotionalen Zuwendung der Frau entzieht. Führt die erste Eifersucht den Mann zur Wahrnehmung seiner »natürlichen« Mangelhaftigkeit, so versetzt ihn die zweite in den infantilen Status des älteren Geschwisters, das zusehen muß, wie die Mutter ihre ganze Liebe dem Kleineren zuwendet. Beide Formen der Eifersucht werden von den jungen Vätern meist nur unklar wahrgenommen und dann nur mit dem Stoßseufzer kompensiert, heilfroh darüber zu sein, sich nicht ständig mit dem quengelnden kleinen Wesen abgeben zu müssen wie ihre geplagten Frauen.

Diese *Ambivalenz der Gefühle zwischen Neid und Erleichterung* in bezug auf den Umgang mit Kindern beschränkt sich im übrigen nicht auf die Väter. Sie spielt sich *ebenso bei kinderlosen Frauen* ab, die einerseits ihre berufliche Unabhängigkeit um keinen Preis missen möchten und sich andererseits vom beglückenden Umgang mit Kindern ausgeschlossen fühlen.

Zudem sind die Mütter selbst, die sich in der typischen Situation der isolierten Kleinfamilie befinden und die Kindererziehung im Alleingang zu bewältigen haben, in ihrer Gefühlsbeziehung zu den Kindern keineswegs ausgeglichen. Ehrlicherweise müssen sie sich eingestehen, wie oft sie die Tageszeit herbeisehnen, zu der sie die Kinder schlafen legen können, oder den Zeitpunkt, von dem an das Kind ein paar Stunden pro Tag in der Spielgruppe oder im Kindergarten versorgt ist. Dabei wäre es naiv zu glauben, die Kinder würden dies nicht bemerken, auch wenn die Mutter sich nicht gehen läßt und ihre Rolle äußerlich perfekt spielt. Hier etabliert sich eine klassische *double-bind-Situation*, durch die das Kind eine verwirrende *doppelte Botschaft* empfängt: einerseits die durchaus echte und tiefe Zuneigung der Mutter und daneben andererseits eine unergründliche Abweisung, die sein Vertrauen zu ihr und zu sich selbst belasten muß. In der Mutter aber verstärkt sich die zwiespältige Gefühlssituation noch dadurch, daß sie sich wegen ihrer nicht unerschöpflichen nervlichen und emotionalen Kräfte *Selbstvorwürfe* macht.

Niemand aber sagt ihr, daß die *Mutter-Kind-Konstellation in der Kleinfamilie alles andere als natürlich* ist. Die natürliche Umgebung des Kleinkindes war jahrzehntausendelang die Muttergruppe, welche die spezifische Bindung zur biologischen Mutter nicht schmälerte, ihre Überbelastung und die ausschließliche Fixiertheit des Kindes auf sie aber vermied. Dazu kommt, daß in spätmatrizentrischen Kulturen, wie uns das Beispiel der Trobriandisulaner lehrt, auch die Väter auf ganz konkrete Weise an der Betreuung der Kleinstkinder beteiligt sind. Fthenakis erwähnt, daß heute bei vier von hundert aller uns bekannten Kulturen eine ständige und enge Beziehung zwischen Vätern und Kleinstkindern bestehe, wobei er neben den Trobriandinsulanern einen Teil der Buschleute im Botswanaland und einen Stamm in Neuirland (Melanesien) nennt.[5] Diese wenigen Beispiele zeigen immerhin, daß schon auf der Naturvolkstufe Männer ihre Fähigkeiten zur Empathie und zum nonverbalen Gefühlsaustausch im zärtlichen Umgang mit Säuglingen unter Beweis stellen.

In der Regel allerdings sorgt sowohl die matrizentrische als auch die patriarchale Gesellschaftsideologie dafür, daß die *Rollen der Geschlechter strikt getrennt* bleiben. Nicht nur lehnen es die Männer patriarchaler Hochkulturen ab, in die Niederungen der Kinderpflege hinabzusteigen, auch die uralte Mütter-Solidarität – oder die neue Mütterlichkeit – läßt den Mann an die weibliche Domäne der Generativität gar nicht herankommen. Auch heute wäre die Mehrzahl der Mütter wahrscheinlich noch nicht zu einer echten Partnerschaft in der Kindererziehung bereit, weil sie das Kind noch zu sehr als ihren Besitz und den Vater nur als Hilfsperson für eine Tätigkeit betrachten, in der sie selbst die eigentlich Kompetenten sind.

Dem steht als komplementäres Gegenbild aus der »Männerbewegung« das eifersüchtige *Konkurrenzverhalten der jungen Väter* gegenüber, die ihre Fähigkeit zur Kinderpflege entdecken. Der Volkswitz hat auch schon einen Spottnamen für die Übereifrigen bereit und nennt sie »Mappis« (eine Zusammenziehung aus Mami und Papi), wenn sie glauben, alles besser zu wissen als die Mütter und sich zu wahren Experten in allen Details der Säuglingspflege emporstilisieren.

Unsere Säuglinge brauchen aber keinen Expertenstreit im Kinderzimmer und schon gar nicht das eifersüchtige Buhlen zweier Mutter-Figuren um ihre Gunst, sondern das *selbstverständliche und wechselseitige Dasein der weiblichen und männlichen Elternfigur*, die ihnen Schutz und Geborgenheit ebenso vermitteln wie das Glücksgefühl, immer neu und mit echter Freude im Kreis der Älteren begrüßt zu werden. Im übrigen könnte der perfektionistische Wettstreit um die einzig kindgerechte Methode aus seinen theoretischen Zuspitzungen in viel praktischere und gelassenere Bahnen gelenkt werden, wenn die Eltern von Kleinkindern mit anderen Eltern in der gleichen Situation Tuchfühlung hätten. Dann würden sie entdecken, daß jede individuelle Mutter und jeder individuelle Vater einen ganz spezifischen Zugang zum Kind entwickelt, der ihrer/seiner Wesensart entspricht und der auch durch andersartige Zuwendungen seine Ergänzung findet.

Mir scheint es entscheidend wichtig, immer beide *Schwachpunkte der bisherigen Kleinfamilie* im Auge zu behalten: die *einseitige mütterliche Betreuung* und die *Abkapselung gegenüber einer größeren Gemeinschaft*. Nur dann werden wir verhindern können, daß sich der eifersüchtige Wettbewerb zwischen den Geschwistern auch noch um den Eltern-Wettbewerb zwischen Mutter und Vater vermehrt. Wenn wir also, wie dies

Dorothy Dinnerstein mit überzeugenden Argumenten fordert, den Eintritt der Väter in die Primärbeziehung planen und die Mutter-Kind-Dyade zu einer Eltern-Kind-Triade erweitern wollen, so kann dies nicht aus dem verengten Blickwinkel der bürgerlichen Familien-Egozentrik geschehen. Der wünschenswerte sinnlich-emotionale Kontakt des Vaters zum Kleinkind, welcher dem Knaben zum erstenmal ein ungebrochenes Identitätserlebnis und dem kleinen Mädchen ein selbstverständliches Vertrauen zum anderen Geschlecht vermitteln würde – diese *revolutionäre Erweiterung des ödipalen Dreiecks kann ihre positive Wirkung nur dann voll entfalten, wenn sich die Familie öffnet.* Beide Vorstellungen aber, die *Neue Väterlichkeit* und die *Öffnung der isolierten Familie* zur Gruppen-Solidarität rufen in weiten Kreisen immer noch große Ängste hervor.

Um zunächst noch beim ersten Punkt zu bleiben, so befürchten Männer zu Recht, daß sie mit der paritätischen Teilung der öffentlichen und häuslichen Aufgaben aufhören würden, der »Herr im eigenen Haus« zu sein. Darüber hinaus hegen Männer und Frauen die Befürchtung, die Männer würden durch Übernahme von häuslichen Aufgaben ver»weiblichen« und ihre männlichen Qualitäten verlieren. Diese Angst ist ebenso unbegründet wie die frühere, daß den Frauen ihre weiblichen Fähigkeiten abhanden kämen, wenn sie eine berufliche Tätigkeit ausüben. Hier geht man immer noch davon aus, daß die Geschlechter für ganz bestimmte Tätigkeiten genetisch vorprogrammiert seien. Dabei ist die Schlußfolgerung unlogisch, daß Mann oder Frau durch ein willkürlich übernommenes Tätigkeitsprogramm ihre genetischen Anlagen verlieren könnten. Wo aber solche Ängste reale Anhaltspunkte an täglichen Beobachtungen haben, beziehen sie sich darauf, daß es manche berufstätige Frauen offenbar immer noch nötig haben, »männlich«-zackiges Auftreten zu kopieren, und einige der Neuen Väter meinen, ein »tantenhaftes« Gebaren Kleinkindern gegenüber an den Tag legen zu müssen. In beiden Fällen handelt es sich nur um die Übernahme eines Rollenverhaltens, das eher ein Zerrbild des Männlichen und des Weiblichen spiegelt als den männlichen und weiblichen Menschen.

Dazu kommt, daß noch immer die Vorstellung in unseren Köpfen herumgeistert, es gäbe eine typisch weibliche und eine typisch männliche Erziehungsaufgabe, etwa nach dem Klischee: Mütter lieben und verwöhnen mit unendlicher Geduld – Väter stellen Forderungen und strafen. Wenn auch unvergleichlich viel differenzierter, so scheint mir doch auch bei Erich Fromm diese Spaltung weiterzubestehen, wenn er zwischen einem mütterlichen und einem väterlichen Gewissen unterscheidet, welches das Kind internalisiert und deren Gewicht sich in der bewußten moralischen Entscheidung des Erwachsenen die Waage halten sollten.[6] Richtig daran ist zweifellos, daß beide Stimmen im Gewissen des Erwachsenen Gehör finden müssen, nämlich diejenige, die sagt: was immer du tust, du bleibst ein liebenswerter Mensch, der seine Fehler auch wiedergutmachen kann, und die andere, die mahnt: du kannst nicht nur deinen eigenen Impulsen folgen, sondern mußt dich an den Interessen und Regeln der Gemeinschaft orientieren und die Konsequenzen fehlerhaften Tuns auf dich nehmen. Aber beide Stimmen sind nicht notwendigerweise geschlechtsgebunden und jeweils an der Mutter oder am Vater erworben. *Jeder reife Erwachsene müßte auch als Elternteil beide Seiten des Menschlichen vertreten*: die Toleranz gegenüber sich selbst und anderen sowie die Bereitschaft zur Selbstdisziplin und die Kraft, auch von anderen diese Disziplin zu fordern.

Beim individuellen Elternpaar werden dabei immer noch Unterschiede zu bemerken sein – wobei sich oft auch die Väter permissiver verhalten als die Mütter. Wichtig dabei ist aber gerade, daß es nicht zur Polarisierung kommt. Erziehungsberater und die Eltern selbst kennen zur Genüge den unerfreulichen Verstärkungseffekt einer solchen Polarisierung: Weil die Mutter/der Vater so nachgiebig ist, muß der Vater/die Mutter umso strenger sein und umgekehrt. Bei allen Unterschieden in der individuellen Charakterprägung sollten sich beide Eltern ihre eigenen Schwächen bewußtmachen und sich um einen *einigermaßen ausgeglichenen Erziehungsstil* bemühen. Wenn dies gelingt, so ist auch die freiwillige, schicksals- oder scheidungsbedingte Alleinerziehung der Mutter oder die in jüngster Zeit häufiger werdende Alleinerziehung durch den Vater keine Katstrophe, sondern kann durchaus zur positiven Charakterentwicklung von Kindern beiderlei Geschlechts führen.[7] Diese Tatsache *revidiert den klassischen Begriff des Über-Ich*, den Freud als die Internalisierung der väterlichen Forderungen verstanden hatte und ersetzt ihn durch die *Idee einer menschlich-moralischen Persönlichkeitsinstanz, die unabhängig vom Geschlecht an den Übereinkünften der Primärgruppe erworben wurde.*

Allerdings bleibt für den *alleinstehenden Elternteil* das Problem ungelöst, für das Kind des jeweils anderen Geschlechts eine Identifikationsebene und für das gleichgeschlechtliche Kind eine gegengeschlechtliche Beziehungsebene herzustellen, solange er/sie mit seinen/ihren Kindern als Kleinfamilien-Torso lebt und nicht in eine Nachbarschafts- oder Wohngruppe eingebunden ist. Entwicklungsgeschichtlich gesehen hat die geschlechtliche Identitätsfindung zwei Schwerpunkte: den einen in der frühen Kindheit, der sich auf die äußere körperliche Identität bezieht, wenn das Kind durch persönliche Anschauung den Geschlechtsunterschied entdeckt (in der Regel vor dem 3. Lebensjahr), den anderen in der Pubertät mit dem Einsetzen der sexuellen Reife und der beginnenden sexuellen Orientierung. In beiden Phasen ist die nahe Gegenwart jeweils gleich- und gegengeschlechtlicher Erwachsener wie auch die Beziehung zu gleichaltrigen Kindern beiderlei Geschlechts eine wichtige Voraussetzung für die geschlechtliche Identitätsfindung. Dies bedeutet, daß das Aufwachsen des Knaben bei der isolierten Mutter oder in der reinen Frauengruppe beziehungsweise die Erziehung des Mädchens durch den isolierten Vater nicht ausreichen, um ein *positives Verhältnis zum eigenen männlichen oder weiblichen Körper* zu finden, was die Grundlage zur Entwicklung einer gesunden Sexualität darstellt. Hier bietet die *größere Lebensgemeinschaft mit anderen Personen einen noch dringenderen Ausgleich als für die Erziehungsprobleme der Paarfamilie.* (Ich möchte aber betonen, daß das eigene Körpergefühl und die positive Identifikation mit dem biologischen Geschlecht mit irgendwelchen psychischen »Wesens«-Festlegungen nichts zu tun hat.)

Was nun die Bedenken der Männer angeht, mit dem herkömmlichen Familienmodell ihren Status als Haushaltsvorstand aufzugeben, so würden sie dabei durchaus nicht nur verlieren, sondern viel gewinnen. Sie wären dadurch nicht nur endlich emotional Gleichberechtigte in der Primärbeziehung zum Kind, sondern auch entlastet von der oft enorm bedrückenden Alleinverantwortung für die Existenzsicherung der Familie. In der *Neuen Partnerschaft* könnte der Alptraum der Väter, in jedem noch so entwürdigenden Arbeitsverhältnis ausharren zu müssen, weil ihre Kündigung die Existenz der Familie aufs Spiel setzen würde, ebenso aufhören wie der Alptraum der Mütter, durch ihren Familienstand vom beruflichen Leben abgeschnitten zu sein.

Wir sollten uns aber ebenfalls klarmachen, daß mit der reziproken Partner- und Elternschaft nicht nur *der Mythos von der gottgewollten Schirmherrschaft des überlegenen Hausvaters zusammenbricht, sondern auch der Mythos von der Heiligkeit der biologischen Mutterschaft.* Im patriarchalen Arrangement ist mit der Mutterschaft nicht nur eine unabdingbare Verpflichtung für die Frau mit allen einschneidenden Konsequenzen für ihre Persönlichkeitsentwicklung verbunden, sondern auch ein gesellschaftlicher Sockel und eine Gloriole, die erfahrungsgemäß diejenigen Mütter am meisten für sich beanspruchen, die am wenigsten selbstlos für ihre Kinder sorgen. Schon Bert Brecht hatte in seinem »Kaukasischen Kreidekreis« die biologische Mutter entthront und an ihre Stelle die soziale Mutter gesetzt, die sich dem Kind als schutzbedürftigem Wesen und nicht als ihrem Besitz zuwendet. Wenn wir ernst machen mit der *Unterscheidung zwischen biologischer und sozialer Mutterschaft* – wodurch sich die menschlichen Säuger wesentlich von ihren animalischen Verwandten unterscheiden –, so ist der Tatsache als solcher, ein oder mehrere Kinder geboren zu haben, kein übermäßiger Respekt entgegenzubringen, zumindest unter Bedingungen, bei denen Schwangerschaft frei gewählt und der Gebärenden ein Höchstmaß an Betreuung garantiert ist.

Noch immer aber klammern sich Mütter und Großmütter an ihr sakrosanktes Recht auf ihre biologischen Nachkommen, wenn diese sich ihren eigenen Lebensweg und ihre/n eigene/n Partner/in wählen und es darum geht, sie aus dem mütterlichen Besitzanspruch freizulassen. Dieser Anspruch spitzt sich vor allem im Falle der Ehescheidung der Eltern dramatisch zu, bei der nach bisheriger Rechtspraxis die Kinder fast immer der Mutter zugesprochen werden. Erst das neue Eherecht räumt dem Vater die annähernd gleichen Chancen für das Sorgerecht ein, was wiederum leider nicht nur denjenigen Vätern zugute kommt, die eine echte Beziehung zu ihren Kindern haben, sondern auch solchen, die aus Rache gegenüber ihrer Frau, welche die Scheidung verlangt, die Kinder als Kampftrophäe für sich beanspruchen (um sie dann meist anderen Fürsorgepersonen zu übergeben). Zur ungerechtfertigten Inanspruchnahme des Sorgerechts durch den geschiedenen Vater kommt es unter Umständen auch dann, wenn dieser sich rasch wieder verheiratet und sich die zweite Frau ganz dem Haushalt widmet. Das traditionelle Modell der bürgerlichen Familie, das damit wieder erfüllt ist, kann das Scheidungsgericht dazu veranlassen, in der Kinderfrage die geschiedene und berufstätige Mutter zu benachteiligen, obwohl diese vielleicht besser geeignet wäre, für die Kinder zu sorgen.[8] Auf der anderen Seite können auch vorbildliche Väter die angestrebte Alleinerziehung der Kinder oft gar nicht leisten, weil dies ihre Arbeitssituation nicht erlaubt. An jedem dieser Fälle zeigt sich, wie wichtig es wäre, daß *juristische, sozialpsychologische und wirtschaftspolitische Konzepte aufeinander abgestimmt würden,* aber hier stehen wir erst ganz am Anfang.

Die Neuen Mütter

Grundsätzlich aber würde zur patriarchalen »Helden- und Götterdämmerung« auch eine entsprechende »Mütterdämmerung« gehören, die den *möglichen Mißbrauch des Kindes als Besitz und als Erweiterung des eigenen Ich* ins Bewußtsein ruft – eine Möglichkeit, die seit Menschengedenken besteht, die aber während der patriarchalen Domestikation der Frau als nahezu ausweglosen Sackgasse für die Mutter-Kind-Beziehung vorprogrammiert wurde. Von den Müttern aus gesehen könnten erst die partnerschaftliche Beziehung zum Vater, ihre größere Erfülltheit in der erotischen Beziehung zum Mann und ihre Teilnahme am kulturellen Leben eine Lockerung in die krampfhafte Beziehung zu ihren Kindern bringen. Wenn Psychologen und Pädagogen seit geraumer Zeit den Müttern die Fehlentwicklung von nicht freigelassenen Söhnen und Töchtern vorhalten, so geben sie sich dabei häufig keine Rechenschaft über die gesellschaftlichen Ursachen für die beklagten Über-Identifikationen.

Mit der *Entmythologisierung der biologischen Mutterschaft* würde nicht nur deren falsche Gloriole entschwinden, sondern zugleich auch die Dämonisierung der Mutterrolle. In der Wahrnehmung des Kleinkindes – E. Neumann spricht in diesem Zusammenhang von der »mythologischen Apperzeption« des Kindes – ist die Mutter ja nicht nur die übermächtige Göttin, die zu allen Gütern des Lebens den Schlüssel in Händen hält, sondern auch die Hexe, deren Launen es ausgeliefert ist und deren Liebesverweigerung oder Liebesunfähigkeit ein nicht zu revidierendes Unglück ist. *Erst die Alleinverantwortlichkeit der biologischen Mutter macht die nicht geglückte Beziehung zum Kind zu jener schicksalshaften Katastrophe*, von der Erikson bei seinen Betrachtungen zur Entwicklung des menschlichen Urvertrauens spricht[9] oder Balint bei seiner Definition der neurotischen »Grundstörung«.[10] Das Kind, das von der Zuneigung und der psychophysischen Gesundheit einer einzigen Person abhängt, empfängt von dieser tatsächlich den existentiellen Urteilsspruch, entweder ein geliebtes und daher liebenswertes Wesen zu sein oder ein ungeliebtes und deshalb offenbar mit einem Makel behaftetes Geschöpf, wie dies Neumann anhand der Entstehung des »primären Schuldgefühls« beschreibt.[11] Das Risiko einer solchen Grundstörung in bezug auf das Selbstwertgefühl des Kindes und die daraus resultierende Abwehrstrategie des aggressiv sich wehrenden »Not-Ichs« würde sich wesentlich verringern, wenn das Kleinkind vom Beginn seines Lebens an *mehrere konstante Bezugspersonen* um sich hätte, zumindest aber Mutter und Vater. Damit wäre endlich auch die *untragbare Last der ganzen Verantwortung von den Schultern der Mütter genommen*, wie eine schicksalswebende Norne die glücklichen oder unglücklichen Fäden des kindlichen Lebens zu knüpfen.

Wenn wir uns nun den heutigen Möglichkeiten für die Öffnung der Kleinfamilie und für die Konstituierung eines sippenähnlichen Zusammenlebens zuwenden, von dem bereits wiederholt die Rede war, so möchte ich zunächst einem Mißverständnis vorbeugen. Mit der Propagierung der »nicht-blutsverwandten Sippe« soll *kein Antimodell gegen die Blutsverwandtschaftsgruppe* geschaffen werden, vielmehr ein *Ersatz- oder Parallelmodell.* Auch heute gibt es durchaus noch positive Haus- oder Nachbarschaftsgemeinschaften zwischen den Generationen oder unter verschwisterten Familien. Nur sind die Blutsbande der patriarchalen Familien in sehr vielen Fällen derart von herrschaftlichen Strukturen überschattet und von Rivalitätskämpfen unter den Geschwistern belastet, daß sie nur in Ausnahmefällen zu einer gleichgewichtigen und harmonischen Kooperation prädestiniert sind. Vielleicht könnte sich auch dies einmal ändern, wenn die Familien offener und herrschaftsfreier würden und wir eines Tages gar nicht mehr unterscheiden müßten zwischen Bluts- und Wahlverwandtschaft!

Von den bisherigen sozialrevolutionären Experimenten mit kollektiven Wohnformen sind die Gemeinschaften der jüdischen Kibbuzim mit Abstand am detailliertesten und über den längsten Zeitraum hinweg dokumentiert. Dagegen blieb die wissenschaftliche Erhebung der amerikanischen und europäischen Siedlungs- und Lebensgemeinschaften eher rudimentär, wenngleich auch darüber gesicherte Erkenntnisse vorliegen. Es gibt heute in Europa, unter anderem in der Bundesrepublik und in der Schweiz, eine nicht zu vernachlässigende Zahl solcher Einrichtungen, die aber selten mit ihren Erfahrungen an die Öffentlichkeit treten und daher statistisch schwer erfaßbar sind. Sicher ist nur, daß die Zahl der Wohngruppen in ländlichen und städtischen Gegenden seit 1970 ständig ansteigt – in der BRD von rund 10 000 auf ca. 65 000 zu Beginn der 80er Jahre[12] – und daß der heutige *Bedarf an alternativen Wohnformen* um ein Vielfaches höher ist als seine mögliche Realisierung. Dieser stehen immer noch große Vorurteile von Seiten der Umwelt (besonders der Vermieter) und mangelnde genossenschaftliche Rechtsformen entgegen.

Um mit den Erfahrungen aus der Kibbuz-Erziehung zu beginnen, so erbrachten diese einige allgemein bedeutsame Resultate, auch wenn sich nicht alle Erwartungen, die mit diesem Experiment verknüpft waren, erfüllten.[13] So trat etwa der Ausgleich der Begabungsunterschiede durch gleiche Sozialisationsbedingungen und Bildungschancen nicht in dem signifikanten Maß ein wie man es angestrebt hatte. Auch wurden die geschlechtsspezifischen Verhaltens- und Berufswahlmuster zum großen Erstaunen der Soziologie-Experten nicht beseitigt, obwohl man sich jahrzehntelang durch absolut gleiche Behandlung von Jungen und Mädchen bis hin zur Einheitskleidung und zu gemeinsamen Dusch- und Schlafräumen die größte Mühe gegeben hatte, sexistische Rollenzuweisungen zu vermeiden. Wenn wir aber bedenken, daß in den Kinderhäusern und auf den Krankenpflegestationen fast ausschließlich Frauen arbeiten und Männer so gut wie nicht in die kollektive Kindererziehung einbezogen sind, sollte uns dieses Ergebnis eigentlich nicht verwundern. Das egalitaristische Prinzip der Abschaffung des Hausfrauen-Status und die daraus folgende Delegation der traditionell weiblichen Arbeiten an kollektive Institutionen genügt eben nicht, wenn dort dann wieder nur weibliches Personal arbeitet.

Diesen Gedankenfehler hatte, wie wir gesehen haben, bereits Bebel begangen und, dem sozialistischen Konzept folgend, kam auch in Israel niemand auf die Idee, Männer in den Haushalt und Väter in die Kinderarbeit zu integrieren. Stattdessen meinten einige Wissenschaftler aus den Erfahrungen in den Kibbuzim bereits den voreiligen Schluß ziehen zu können, daß gewisse männliche und weibliche Verhaltensmuster eben doch angeboren seien.[14]

In unserem Zusammenhang sind andere Resultate von weit größerer Relevanz. Zunächst die Tatsache, daß die *tägliche, relativ lange Abwesenheit der Kinder von ihren Eltern* schon im vorschulpflichtigen Alter (die allerdings später durch die Besuche der Eltern im Kinderhaus verkürzt wurde) *weder die emotionale Entwicklung der Kinder beeinträchtigt noch das emotionale Band zu den leiblichen Eltern.* Das letztere scheint sehr viel mehr von der Qualität der Beziehung abzuhängen als von der quantitativen Präsenzzeit. Zum andern hat die starke *Betonung der kollektiven Kindergruppe eine geschwisterliche Solidarität zwischen den Kindern* bewirkt, welche die von Adler beklagte Geschwisterrivalität in der Kleinfamilie wesentlich zu neutralisieren vermag.

Im übrigen hat das Phänomen, daß Jungen und Mädchen aus denselben Kinderhäusern als Erwachsene selten Paare bildeten, die Gelehrten zu Spekulationen über die *Entstehung der geschwisterlichen Inzestschranke* veranlaßt. Weil eine solche unausgesprochene Inzestschranke zwischen ehemaligen, nicht blutsverwandten Kollektivgeschwistern besteht, und diese nicht auf irgendwelche repressiven Verbote zurückzuführen ist, sondern in den Kinderhäusern im Gegenteil die größte sexuelle Freiheit herrscht, sahen N. Bischof und andere darin ein beweiskräftiges Exempel für die natürliche Entstehung des Inzesttabus aus dem vertraulichen Umgang gegengeschlechtlicher Bezugspersonen. Wie schon früher bemerkt (vgl. S. 126 f.), würde ich soweit nicht gehen, wohl aber sprechen die Beobachtungen aus den Kibuzzim dafür, daß bei gegebener Wahl zwischen Geschlechtspartnern aus der angestammten Intimgruppe und solchen aus einer relativ fremden Gruppe die unvertrauten Partner sexuell bevorzugt werden. Daraus folgt aber m. E. kein Gegensatz zwischen emotionaler Vertrautheit und sexueller Anziehungskraft. Das Verhalten der jungen Erwachsenen könnte auch mit der Phasenverschiebung in der Geschlechtsreife von Mädchen und Jungen zu tun haben. Jedenfalls wenden sich in den Kinderhäusern zu Beginn der Pubertät die Geschlechter in der Regel voneinander ab, wobei der Rückzug und die Errichtung der Schamschranke von den Mädchen ausgeht, die einen körperlichen Reifevorsprung haben. Es könnte sein, daß die spätere Hinwendung zum anderen Geschlecht und die Entdeckung seiner sexuellen Faszination ungebrochener ist, wenn ihr die kindlichen Reifeschritte und deren Ambivalenzen nicht vorausgegangen sind.

Im Unterschied zu den jüdischen Kollektiven entstanden die ersten *europäischen Kommunen im studentischen Milieu junger Intellektueller*, die ihr revolutionäres politisches Engagement mit der *Aufhebung aller familiären und sexuellen Tabus* zu verbinden suchten. Wahrscheinlich waren sie gerade deshalb, weil sie zu vieles gleichzeitig wollten und sich mit ihren theoretischen Konzepten zu rigoros über individuelle Bedürfnisse hinwegsetzten, meist nur von kurzer Dauer. Dennoch haben die ersten Berichte des Berliner »Kursbuch« mit ihrer schonungslosen Offenheit und Selbstkritik eindrucksvolle Erfahrungen vermittelt: unter anderem die Erkenntnis, daß Kontinuität der Bezugspersonen und des Erziehungsrahmens für die kindliche Entwicklung lebenswichtig ist, und daß sich im frei gewählten Sexualverhalten der Erwachsenen die längerfristige Paarbeziehung als weit stabileres Beziehungsmuster erwies, als man theoretisch angenommen hatte.

Emotionale Entlastung

Welche Auswirkungen die gemäßigteren Wohn- und Hausgemeinschaften auf das Klima innerhalb der Paarbeziehung und auf das Verhältnis zwischen Eltern und Kindern haben, ist durch seriöse soziologische Untersuchungen ebenfalls gut belegt.[15] Dabei heben alle einschlägigen Untersuchungen die *größere emotionale Entspanntheit* zwischen den Mitgliedern der Primärgruppen hervor, sobald sie im Zusammenhang mit der erweiterten Gruppe kooperieren. Für die Paarbeziehung haben sich Wohngemeinschaften nicht nur nicht als zerstörerisch erwiesen, sondern im Gegenteil als Faktor der Stabilisierung. H. Kentler nennt dafür mehrere Gründe. Zum einen entlastet die Gruppe den einzelnen Partner von allzu umfassenden Erwartungen, die nun auch auf andere Bezugspersonen verteilt werden können. Das führt weniger rasch zur Stagnation in der Zweierbeziehung, weil mehr direkte Anregungen von außen in sie einfließen. Zum anderen spitzen sich Konflikte zwischen den Partnern weniger leicht bis zu einem explosiven Punkt zu, weil die Mitglieder der Gruppe die Unstimmigkeiten schon früher bemerken und zu einer rationaleren, weniger affektiven Lösung der Konflikte beitragen.[16]

Eine ähnlich mäßigende Wirkung hat die Gruppe auf das Verhalten der Eltern gegenüber ihren Kindern. In Gegenwart anderer Erwachsener und Kinder kontrollieren sie ihre negativen Stimmungen und Affekte meist besser, als wenn sie alleine mit ihren Kindern die Mahlzeiten einnehmen, Gemeinschaftsarbeiten erledigen oder die Freizeit gestalten. Auf der anderen Seite sichert die Kooperation der Kinder aus verschiedenen Familien diesen ein stärkeres Selbstgefühl gegenüber den Erziehern und Erzieherinnen und läßt die Geschwisterrivalität mehr in den Hintergrund treten. Dennoch bleibt die Besonderheit der Eltern-Kind-Beziehung erhalten, die sich schon im Säuglings- und Kleinkindalter herausbildet, wenn die Eltern die Haupt-Bezugspersonen für das Kind darstellen.[17]

Wahrscheinlich bildet das gemeinschaftliche Wohnen auch den einzig wirksamen *Schutz gegenüber der Gewalt in der Ehe und gegen die Kindesmißhandlung* in ihren groben und feineren Schattierungen, wie sie in der abgeschlossenen Kleinfamilie unkontrolliert ablaufen können.

Am hartnäckigsten halten sich auch in der größeren Gemeinschaft die geschlechtsspezifischen Rollenzwänge, doch ist die *Mithilfe der Männer bei der Haushalts- und Betreuungsarbeit in Wohngruppen deutlich höher* als in der isolierten Kernfamilie. Dazu kommt, daß in gemeinsamen Aufenthalts- und Werkräumen Gelegenheit zu den verschiedensten Kooperationen unter Erwachsenen des gleichen und des anderen Geschlechts bestehen, so daß Männer und Frauen Tätigkeiten ihrer individuellen Wahl nachgehen können, die außerhalb des Rollenklischees liegen, oder Interessen, die sie mit ihrem Partner nicht teilen.

Wesentlich für die Auflockerung des komplementären Rollenverständnisses scheint mir auch die grundsätzlich *andere Verteilung der ökonomischen Verantwortung* zu sein. Während in der abgeschlossenen bürgerlichen Familie ausschließlich die Eltern für den Unterhalt ihrer Kinder aufzukommen und damit auch den Einkommensausfall der Betreuungsperson zu kompensieren haben, verteilt sich in progressiven Gemeinschaften die Beschaffung des Unterhalts auf alle Erwachsenen, auch auf die kinderlosen, so daß die wirtschaftliche Diskriminierung der nichtberuflichen Betreuungsarbeit als unbezahlter Tätigkeit wegfällt. Gerade dies greift den alten Sippengedanken wieder auf, der ja darin bestand, allen Mitgliedern, gleich welchen Alters und welcher Tätigkeit für die Gemeinschaft, einen gesicherten Lebensrahmen zu gewähren.

Was die Größe solcher nicht-blutsverwandten Sippen betrifft, so variiert sie bei Wohngemeinschaften zwischen 6-10 Personen (Kinder mitgerechnet), in Haus- und Siedlungsgemeinschaften zwischen 8, 12 bis 20 und mehr Personen, wobei die optimale Gruppengröße ebenso von den Zielvorstellungen der Gemeinschaft wie von den persönlichen Bedürfnissen ihrer Mitglieder abhängt.

Es braucht kaum betont zu werden, daß sich *für alleinstehende Mütter oder alleinerziehende Väter das verbundene Wohnen* als die *einzig befriedigende Alternative* zur (Tages)Heimerziehung erweist, weil hier die Kinderbetreuung wechselseitig übernommen und damit Raum für die Berufsausübung geschaffen wird.

Probleme gemeinschaftlichen Lebens

Neben den vielen eindeutigen Vorzügen gegenüber der Kleinfamilie bieten die größeren Gemeinschaften freilich auch neue Probleme. Während sich alle organisatorischen und internen finanziellen Probleme (entgegen bürgerlicher Erwartung) relativ gut lösen lassen, beanspruchen *die menschlichen Konflikte und Sympathie-Krisen zwischen den Mitgliedern der Gemeinschaft* viel Zeit, gegenseitige Offenheit und Gesprächsbereitschaft, auf die uns der herkömmliche Erziehungsstil nicht vorbereitet hat. Dies stellt vor allem zu Beginn einer Gemeinschaft einen großen Energieaufwand dar, der oft zu Ermüdungserscheinungen führt.

Zu den psychischen Belastungen, welche die Gruppenkonstanz zu sprengen drohen, tritt aber ein wichtiger Außenfaktor hinzu, der unseren gesellschaftlichen Arbeitsbedingungen entspringt. Der *Mobilitätsanspruch* stellt die Dauer auch gut eingespielter Gruppen immer wieder in Frage, was vor allem für die Alleinerziehenden der Gruppe bedrohlich ist, weil deren Kinder auf den kontinuierlichen Kontakt mit anderen Erwachsenen ganz besonders angewiesen sind. Die große Schwäche der »nicht-blutsverwandten Sippe« ist immer noch *die Vorläufigkeit ihres Bestehens.* Während wir die zwangsläufige Blutsbindung als lebenslängliches Band (wenn auch oft als negatives) respektieren, finden wir uns nicht nur damit ab, daß Freundschaften von innen her zerbrechen können, sondern daß sie durch äußere Zwänge auseinandergerissen werden. Deshalb wäre es ausgesprochen wichtig, den *»Wahlverwandtschaften« mehr gesellschaftliches Gewicht* zu verleihen, wie U. Beck dies vorschlägt. Es müßte möglich sein, solche Bindungen bei Berufsentscheidungen und dem damit verbundenen Ortswechsel mit zu berücksichtigen, was ihre öffentliche Anerkennung voraussetzt.[18] Es bedürfte aber auch der Förderung und Ermutigung solcher Neuen Sippen durch den Wohnungsmarkt, die schon auf der planerischen Ebene einsetzen müßte. Erst in allerletzter Zeit ist hier ein Umdenken unter Architekten und Raumplanern festzustellen, was dem Gedanken des genossenschaftlichen Bauens zum Durchbruch verhelfen könnte.

Außerdem halte ich es für wichtig, daß die Form des verbundenen Wohnens *nicht nur von einer bestimmten Schicht und einer bestimmten Altersklasse* – bisher vorwiegend von Studenten – *praktiziert* würde. Deren Gemeinschaften neigen schon aufgrund ihrer Lebensumstände zu einer relativ kurzen Lebensdauer, was ihnen dann in konservativen Kreisen als Unstetigkeit angelastet, beziehungsweise als vorprogrammiertes Scheitern der gemeinschaftlichen Lebensform interpretiert wird. Erst in jüngster Zeit ist öfter von Wohngemeinschaften unter mittelständischen Familien zu hören, die zusammen ein größeres Haus kaufen oder langfristig mieten. Selbst wenn solche Experimente vorsichtiger und im Hinblick auf partnerschaftliche Emanzipation und gesellschaftliche Strukturkritik weniger radikal sind, so können sie doch wichtige Schrittmacher sein, um das Modell der nicht-blutsverwandten Sippe der Öffentlichkeit vertrauter zu machen. Zudem haben sie den großen Vorteil, zeitlich und personell eine größere Kontinuität zu gewährleisten, weil sie meist aus einer gefestigten Lebenssituation und gesicherten Verhältnissen heraus entstehen.[19]

Wenn aber heutige Familiensoziologen immer wieder feststellen, daß für die isolierte bürgerliche Kleinfamilie keine Alternative in Sicht sei und alle Gemeinschaftsexperimente als gescheitert oder als marginal einstufen,[20] so ist dies eine sehr verkürzte Perspektive, die lediglich unsere gesellschaftlichen Rahmenbedingungen und die Bewußtseinslage der oberen Mittelschicht wiedergibt. Diejenigen Kreise, in denen man das Scheitern alternativer Experimente mit Befriedigung zur Kenntnis nimmt, unterliegen darin freilich einer Selbsttäuschung: Weil sie sich mit finanziellen Mitteln familiäre Dienstleistungen kaufen können, gelingt es ihnen, den Schein aufrechtzuerhalten, als seien Gleichberechtigung und volle Berufstätigkeit der Frau möglich, ohne daß die Männer sich umzustellen und ohne daß die Kinder darunter zu leiden hätten. In breiten Bevölkerungsschichten hat sich während der vergangenen 20 Jahre die *bürgerliche Familie* aber keineswegs konsolidiert, sondern wurde sowohl *durch ihre strukturimmanenten Spannungen als auch durch familienfeindliche äußere Umstände und die verinnerlichte Konsumideologie ausgehöhlt*. So hat sich neben der immer noch steigenden Scheidungsziffer in der gesamten westlichen Welt – heute wird in den USA, Nord- und Mitteleuropa mehr als jede dritte Ehe geschieden – der Trend zur Konsensualehe (Ehe ohne Trauschein) und zur kinderlosen Partnerschaft ebenso ständig verstärkt wie der Trend zur Single-Existenz. In der Schweiz hat sich zwischen 1960 und 1980 die Zahl der Einzelhaushalte von 14 auf 30 von hundert drastisch erhöht, und bereits seit 1970 ist die Erneuerung der Generationen langfristig nicht mehr gedeckt.[21] Wenn jetzt infolge dieser Entwicklung der Ruf nach mehr Kindern laut wird, weil die Überalterung der Bevölkerung droht und die Altersversicherung durch den Rückgang der Erwerbsfähigen in Frage steht, so weigern sich heute immer mehr Frauen, die alleinige Verantwortung für die Reproduktion der Gesellschaft zu tragen – ganz abgesehen davon, daß für alle jungen Eltern der Zweifel immer realistischer wird, ob es überhaupt noch verantwortbar sei, Kleinkinder unserer krank machenden Umwelt auszusetzen.

Jedenfalls sind alle Appelle an die Familienmoral so lange höchst fragwürdig, als die gesellschaftlichen Bedingungen kinderfeindlich sind und für viele Paare ein ganzer oder zwei halbe Monatslöhne nicht mehr ausreichen, um der Familie ein Dach über dem Kopf zu garantieren. *Wenn wir die Erneuerung der Generationen als das grundsätzlichste aller gesellschaftlichen Probleme heute lösen wollen, so werden Lebensumstände zu schaffen sein, die nicht mehr in erster Linie auf technisches und wirtschaftliches Wachstum ausgerichtet sind, sondern auf die Bewahrung des Lebens im Großen und im Kleinen*. Reziproke Partnerschaft bezieht sich ja nicht nur auf den mitmenschlichen Bereich, sondern auch auf das Verhältnis von Mensch und Natur.

Inwieweit alternative Formen des familiären Zusammenlebens über die gesunde Entwicklungsmöglichkeit von Individuen hinaus einen gesellschaftspolitischen Stellenwert haben und unter anderem unseren Arbeitsbegriff und unser Umweltverhalten korrigieren könnten, wird uns im nächsten Abschnitt beschäftigen.

3. Die politische Ebene

Patriarchat und Demokratie sind zwei Dinge, die sich prinzipiell entgegenstehen: Das Patriarchat in seiner familiären und staatlichen Herrschaftsform ist per definitionem ein Unterdrückungssystem, das sich überherrschte Völker, Sklaven und Frauen dienstbar macht und sich durch die erzwungene Delegation der lebensnotwendigen Arbeiten Privilegien für die führende Schicht schafft. In den antiken Stadtstaaten bilden Tyrannis, Aristokratie oder Bürgerdemokratie nur Variationen über ein und dasselbe Thema: Herrschaft über den Plebs, sei es durch die Regierung eines Einzelnen, einiger weniger oder einer ganzen Klasse privilegierter Männer.

Auch die *Französische Revolution*, welche den Bürgern aller Klassen die egalitäre Teilnahme an der Regierung versprach, verbreiterte nur den Kreis der Herrschenden. Ihre Erben dachten nicht daran, die versklavten Kolonialvölker aus ihrer Knechtschaft zu entlassen, und sie behielten weiterhin die Frauen unter der Vormundschaft der Männer. Der Völkermord an den Aborigines in Australien fand in den Jahrzehnten nach der Französischen Revolution statt (und wird heute, 200 Jahre danach noch immer mit großem Pomp gefeiert!), und die feierlich gelobten Menschenrechte wurden de facto nur für den (weißen) Mann, nicht auch für die (weiße) Frau verfaßt.[1]

Selbst die *sozialistischen Revolutionen* unseres Jahrhunderts, welche die kapitalistisch-plutokratischen Grundlagen des Bürgertums zerschlugen und für die Freiheitsrechte der kolonialisierten Völker kämpften, blieben in der grundlegenden *Herrschaftsstruktur des Patriarchats* befangen: in der *Vormachtstellung der Männer gegenüber den Frauen.*[2]

Die Aufdeckung dieser Tatsachen ist allerdings sehr jung und wird erst von der feministischen Gesellschaftstheorie geleistet, die zum erstenmal bewußtmacht, daß die *Frauen in den bisherigen Staats- und Gesellschaftstheorien als Subjekte überhaupt nicht erscheinen.* Nach der großen bürgerlichen Revolution in Frankreich nennen sich die Männer untereinander Bürger und Brüder, den Frauen gegenüber bleiben sie jedoch die alten Familienoberhäupter. Dies wiederholt sich in der proletarischen Revolution, bei der die Arbeiter ebenfalls ihre Position als Haushaltsvorstand behalten. Deshalb spricht Hannelore Schröder[3] von »Bürgerpatriarchen« und »Lohnarbeiterpatriarchen« und begreift die beiden großen Revolutionsbewegungen als einen Machtkampf zwischen zwei Männerklassen: einmal als Klassenkampf zwischen den bürgerlichen und den feudalen Männern, später als Kampf der Proletarier gegen die Männer des bourgeoisen Kapitals. Bei beiden Machtablösungen trat *das grundlegendste Klassenverhältnis* überhaupt nicht ins Bewußtsein, nämlich *dasjenige zwischen Familienvätern und Frauen*, das heißt die *ökonomische und zivilrechtliche Abhängigkeit der Frau vom Mann.*

Auch den Leidensweg der revolutionären Frauen von Olympe de Gouges (Deklaration der Rechte der Frau und Bürgerin 1791) bis Rosa Luxemburg hob erst die feministische Geschichtsforschung aus der Vergessenheit: das Schicksal von Frauen, die unter Einsatz ihres Lebens den revolutionären Kampf schwesterlich mitstritten, um dann von den Männern ignoriert zu werden.

Entlarvung der Herrschaft

Die erste Frauenbewegung um die Jahrhundertwende und in den Jahrzehnten danach hat sich unter anderem daran aufgerieben, daß sie sich durch den (männlichen) Klassengegensatz in ein bürgerliches und ein sozialistisches Lager aufspalten ließ, weil die offizielle marxistische Doktrin das Frauenproblem zum »Nebenwiderspruch« erklärt hatte. Es sollte noch ein halbes Jahrhundert dauern, bis die *Neue Frauenbewegung* die »häusliche Leibeigenschaft der Frau« (Hannelore Schröder) den männlichen Verdrängungsmechanismen entwand und quer durch alle sozialen Schichten das *Schicksal der Frau in der Männergesellschaft zum Hauptwiderspruch* erhob.

Dadurch wurde überhaupt erst erkennbar, daß das *formale Wahlrecht der Frau* so lange eine *Scheinlösung* für ihre politische Gleichstellung darstellt, als es die gesellschaftlichen Verhältnisse der Frau gar nicht erlauben, ihr aktives und passives Wahlrecht voll wahrzunehmen. Dies scheitert bis heute daran, daß die Frauen entweder durch ihre Doppelbelastung in Haushalt/Mutterschaft und Beruf zu wenig Zeit und Bewegungsspielraum haben, um sich intensiv im politischen Leben zu engagieren, oder daß sie als Nur-Hausfrauen keinen direkten Zugang zu den öffentlichen Bereichen besitzen. In beiden Gruppen ist gegenwärtig erst eine verschwindende Minderheit von Frauen in der Lage, wesentliche Informationen aus erster Hand zu sammeln und sich dadurch ein eigenständiges Urteil zu bilden, weil die führenden Positionen in Wirtschaft, Wissenschaft, Recht und Politik einer erdrückenden männlichen Majorität vorbehalten sind. Und selbst die vereinzelten Frauen, die in Schlüsselpositionen vordringen oder von ihrem passiven Wahlrecht im Parlament Gebrauch machen können, sehen sich durch ihre Zugehörigkeit zu einer Männerpartei vereinnahmt und in männliche Denk- und Machtstrukturen gepreßt, die ihren eigenen Vorstellungen zuwiderlaufen.

Vertreterinnen der verschiedensten Parteien werden sich heute mit zunehmender Schärfe bewußt, daß das durch die Verfassung garantierte Recht der Gleichstellung von Mann und Frau nur ein Stück Papier bleibt, wenn Frauen nicht aktiv an der Gesetzgebung teilnehmen und zwar nicht als einzelne Juristinnen oder Politikerinnen, sondern als Frauengruppe, die proportional in einem vergleichbaren Verhältnis zur Männergruppe steht. In verschiedenen Ländern Europas steht deshalb die sogenannte *»Quotenlösung«* zur Debatte, die bisher allerdings nur bei den neuen alternativen Parteien und einem Teil der linken Männerparteien Unterstützung findet. Dagegen kämpfen konservative Politiker erbittert gegen ein solches Ansinnen, das ihnen als Rechtsbruch erscheint, weil sie das herrschende Männerrecht irrtümlicherweise mit einem allgemein verbindlichen Menschenrecht gleichsetzen.

Die *Unzulänglichkeit unseres Männerrechts* erweist sich exemplarisch an der Schwierigkeit bzw. Unmöglichkeit, das neue Ehe- und Scheidungsrecht in die Praxis umzusetzen. So begrüßenswert es ist, daß die jahrhundertelang verbrieften Vorrechte des Mannes in der Ehe endlich gestrichen und durch paritätische Formulierungen ersetzt werden, so ist damit die faktische Rechtsgleichheit noch lange nicht hergestellt. Sowohl das neue bundesdeutsche wie das neue Schweizer Eherecht halten fest, daß Haushaltführung und Erwerbstätigkeit zur Unterhaltsbeschaffung der Familie gemeinsame Aufgaben beider Ehegatten seien und überläßt die prozentuale Beteiligung an beiden Aufgaben dem gegenseitigen Einvernehmen der individuellen Paare.[4] Dies klingt sehr egalitär, besonders wenn wir es mit dem bisherigen Eherecht aus der Zeit um die Jahrhundertwende vergleichen, bei dem (im angelsächsischen Recht) noch Varianten wie diese zu lesen waren: »Mann und Frau werden zu einer Person, und diese Person ist der Mann.«[5] In der Realität ist aber das gegenseitige Einvernehmen nicht einfach eine Frage der persönlichen Wahl und der partnerschaftlichen Fairness, sondern unterliegt den Zwängen der arbeitsrechtlichen Bedingungen.

Wie kann es eine *faire Aufgabenteilung zwischen den Ehepartnern* geben, wenn Frauen nur zu untergeordneten Tätigkeiten zugelassen und typische Frauenberufe immer noch unterbezahlt sind, wenn Teilzeitarbeitsplätze für Frauen und Männer nicht zur Verfügung stehen, oder, falls überhaupt, sozial nicht abgesichert sind und ein familiär nicht verantwortbares Risiko einschließen? Solange Frauen auf dem Arbeitsmarkt grundsätzlich unterprivilegiert sind, muß auch die eigenständige Unterhaltspflicht der geschiedenen Frau zur relativen Verarmung von Frauen führen, ganz abgesehen davon, daß die Kinderregelung nach der Scheidung keine faire Basis hat, wenn nicht Müttern und Vätern als Alleinerziehenden eine sichere Existenz plus die nötige Zeit zur Betreuung der Kinder garantiert sind.

Neuverteilung der Arbeit

Die konsequenteste Lösung für eine »Versorgungsunabhängigkeit für alle« hat Gret Haller vorgeschlagen, indem sie eine *unabhängige Entlohnung und ein unabhängiges Steuer- und Rentensystem für beide Ehepartner* fordert und das vollständige Aufkommen der Gemeinschaft für die Lebenskosten der Kinder (durch eine entsprechende Aufstockung der Kinderzulagen). Bei diesem Modell sind der Familienernährer-Lohn abgeschafft und Erwerbsarbeitszeiten und Löhne auf beide Eltern gleichmäßig verteilt. Die wesentlich verkürzte Arbeitszeit (bei entsprechend geringerem Einkommen des Einzelnen) würde es beiden Elternteilen ermöglichen, die Kinder teils gemeinsam, teils abwechselnd zu betreuen, wobei Gret Haller für die erste Zeit der Kleinstkindheit ein bezahlter (sich gegenseitig ergänzender) Kinderurlaub für Mütter und Väter vorschwebt. Ab dem 4. Lebensjahr sollte dann ein Kindergarten- und Schulsystem folgen, das den Arbeitszeiten der Eltern und deren durchschnittlichem Tagesrhythmus angepaßt ist.[6]

Wir können aber kaum erwarten, daß sich die eingefahrenen Strukturen unserer Arbeitswelt, die sich am komplementären Geschlechtsrollenmodell orientieren, verändern werden, wenn nicht *Politikerinnen, Betriebsführerinnen und Arbeitsrechtlerinnen diese Strukturen aufbrechen.* Bisher klammern sich die maßgeblichen Vertreter der Wirtschaft an angebliche Sachzwänge, die eine Neuverteilung der Arbeit utopisch erscheinen lassen, oder bieten in Form der neuen Computer-Heimarbeit Scheinlösungen an, die den Betrieben Vorteile bieten, die Frauen aber in ihrer häuslichen Gefangenschaft festhalten.

Bei nüchterner Betrachtung der historischen Entwicklung wird der Glaube an die Sachzwänge freilich erschüttert. Zur Zeit der ersten Fabrikgesetze in den 70er Jahren des vorigen Jahrhunderts hielten es die Glarner Textilfabrikanten (Glarus, Schweiz) für unverantwortlich und ruinös für das gesamte Land, den Arbeitstag von 14 auf zwölf Stunden und den von

Kindern auf zehn Stunden herabzusetzen. Heute hält man am Acht-Stundentag genauso zwanghaft fest, obwohl die Schichtarbeit längst den Rhythmus von Tag und Nacht zerrissen hat und die Zeitperioden für die menschliche Arbeit der Maschine angepaßt sind. Die *Aufteilung der Tagesarbeitszeit auf Männer und Frauen* in einen ca. 4 ½-stündigen Arbeitsrhythmus (beziehungsweise die Aufteilung der Wochenarbeitszeit in je 2 ½ Tage) würde ausschließlich organisatorische Probleme bieten und zwar auf allen Ebenen des Arbeitsmarktes. Auch Abteilungschefs/chefinnen sind nicht weniger wertvoll, wenn sie kürzere Zeit für ein kleineres Arbeitsgebiet verantwortlich sind, als die doppelte Zeit für einen entsprechend größeren Bereich. Sobald sich auch in hochdifferenzierten Tätigkeitsbereichen das Kollegialitätsdenken durchsetzen und das Konkurrenzdenken verdrängen würde, sind Arzt- oder Anwaltspraxen ebenso mühelos teilbar (wie genügend Beispiele bereits zeigen) und bilden Direktoren- und Manager-Sessel keine unersetzbaren Posten mehr rund um die Uhr.

Weil aber Männer im allgemeinen sehr viel stärker mit der beruflichen Vollzeitarbeit identifiziert sind und für sie dabei nicht nur die finanzielle Macht des Familienernährer-Lohns auf dem Spiel steht, sondern auch ihre ausschließliche Selbstidentifikation über die berufliche Leistung, werden die *Anstöße zur Neuverteilung der Arbeit von Frauen ausgehen* müssen. Auch aus diesem Grunde ist es folgerichtig, wenn in einem Bericht der Eidgenössischen Kommission für Frauenfragen (1/88) hinsichtlich der Quotenlösung eine proportionale Berücksichtigung von Frauen in wirtschaftlichen Schlüsselstellungen ebenso gefordert wird wie deren angemessene Vertretung in der öffentlichen Verwaltung und im Parlament. Die Juristin Claudia Kaufmann argumentiert darin mit dem Begriff der »strukturellen Diskriminierung«[7] der Frau, die mit der Aufhebung ihrer individuellen Diskriminierung nicht behoben sei. Das heißt, es würde auch bei formalen Gleichheitschancen der Frau noch einen sehr langen Zeitraum beanspruchen, bis Frauen in einer Anzahl im Parlament und in anderen Führungsgremien vertreten wären, die ihrem prozentualen Anteil an der Bevölkerung entspricht.

Dazu wäre in Erinnerung zu rufen, daß es über 100 Jahre gedauert hat, bis das allgemeine Stimm- und Wahlrecht in der Schweiz endlich auch auf die Bürgerinnen ausgedehnt wurde, und es ist nicht einzusehen, warum es noch einmal so lange dauern sollte, bis die Frauen neben dem aktiven auch ihr passives Wahlrecht in angemessener Weise wahrnehmen können. Claudia Kaufmann macht darauf aufmerksam, daß die komplexe politische Landschaft der Schweiz seit langem Beispiele für strukturelle Diskriminierungen liefert und auch für die Möglichkeit, mit diesen umzugehen beziehungsweise sie zu verhindern. So besteht etwa der Usus, bei Erneuerungswahlen im Parlament die kantonale und sprachliche Zugehörigkeit der Kandidaten mit zu berücksichtigen, was durch eine entsprechende Weisung zur Berufung in die Ämter der Bundesverwaltung ergänzt wird: Darin heißt es, daß die höheren Funktionen gemäß dem proportionalen Bevölkerungsanteil der deutschen, französischen, italienischen und rätoromanischen Schweiz zu vergeben seien. Im Falle eines Mißverhältnisses sei bei Wahlen oder Beförderungen bei gleichen Fähigkeiten den Vertretern der sprachlichen Minderheiten der Vorzug zu geben.[8] In dieser Bestimmung ist also bereits implizit eine Quotenregelung enthalten, die ohne weiteres auf die Untervertretung der Frauen anwendbar wäre. Da aber die Frauen keine quantitative Minderheit darstellen, sondern aufgrund soziologischer Faktoren in die Rolle der Minderheit gedrängt sind, so würde für sie die *Quotierung nur eine Übergangsregelung* darstellen, *bis das numerische Gleichgewicht annähernd hergestellt* ist.

Seit längerem stehen *zwei Formen der Ämterquotierung für Frauen* zur Debatte, die sogenannte starre und die flexible Quotenregelung, wobei die zweite die Leistungskonkurrenz stärker berücksichtigt. Parallel zum Schweizer Beispiel der sprachlichen Minderheiten wäre bei der flexiblen Regelung einer weiblichen Stellenbewerberin dann der Vorzug vor den männlichen Mitbewerbern zu geben, wenn ihre Qualifikation gleichwertig ist, während die starre Quotenregelung die Voraussetzung zur Wahl bereits als erfüllt ansieht, wenn Frauen für das betreffende Amt hinreichende Qualifikationen mitbringen.

Was die leistungsbezogene flexible Quotierung anbelangt, so wäre – ihre Akzeptanz bei der Mehrheit der Männer vorausgesetzt – ihre praktische Verwirklichung immer noch mit außerordentlichen Schwierigkeiten verbunden: Denn *wer bestimmt, ob die Befähigung zweier Personen gleichwertig ist*? Solange die Mehrheit jeder Jury aus Männern besteht, werden Frauen wohl nach wie vor nur dann eine Chance haben, wenn sie besser als die männlichen Bewerber sind. Gerade um dieser Schwierigkeit zu begegnen, haben sich einzelne Parteien und zu Beginn dieses Jahres (1988) auch das spanische Parlament (Viertelsquotierung für weibliche Abgeordnete) zu einer starren Quotenregelung entschlossen, um den Frauen erst einmal eine Vorgabe gegenüber ihrer strukturellen Diskriminierung einzuräumen. Meiner Meinung nach sollten jeweils beide Möglichkeiten geprüft und nicht von vornherein Anlaß zu unversöhnlichen Kontroversen werden, denn tatsächlich können beide Formen der Quotenregelung in den verschiedenen öffentlichen Bereichen der Untervertretung der Frauen entgegenwirken.

Auf der Verwaltungsebene der Länder und Gemeinden hat wahrscheinlich die flexible Variante die größere Realisierungschance, zumindest dann, wenn prozentuale Zielvorstellungen bestehen, über deren Erfüllung periodisch Rechenschaft gefordert ist. Am weitesten fortgeschritten bezüglich solcher Forderungen scheint Schweden zu sein, wo eine gleichmäßige Vertretung beider Geschlechter dann als erreicht gilt, wenn mindestens 40 von hundert einer Betriebsbelegschaft aus Angehörigen des gleichen Geschlechts bestehen. Diese Definition schließt auch die Öffnung traditioneller Frauenberufe für die Männer mit ein.[9]

Innerhalb der Privatwirtschaft, für die jede Quotierung ohnehin nur eine unverbindliche Empfehlung darstellt, werden wahrscheinlich positive Beispiele führender Frauen am meisten zur Umstimmung bei der hergebrachten Kaderrekrutierung beitragen. So etwa das Ergebnis einer groß angelegten Untersuchung der Cleveland University in Amerika, wonach Frauen sich im Management sogar besser bewähren als Männer, weil sie in der Lage seien, ein gutes Betriebsklima zu schaffen und bereit, Anregungen aus dem Mitarbeiterstab entgegenzunehmen.[10]

Klassischer Staat versus Herrschaftsfreiheit

Nun geht es aber bei der Befreiung zur Partnerschaft auf politischer Ebene nicht nur um eine angemessene Verteilung der Macht in allen Bereichen des öffentlichen Lebens, wie dies den egalitären Vorstellungen des Feminismus entspricht, sondern auch um eine *inhaltliche Korrektur der heute gültigen Rechts-, Staats-, Wirtschafts- und Arbeitstheorien*, die alle auf den Grundlagen eines sexistischen, das heißt einseitig männlichen Denkens beruhen. Um diesen dualistischen Kritikansatz zu verfolgen, gehe ich zunächst von der klassischen Staats- und Naturrechtslehre aus.

Wie wir gesehen haben, beruht bereits die antike Staatsdoktrin auf einer massiven psychologischen Verdrängung der historischen Genese des Staates, nämlich auf der Verdrängung der Tatsache, daß die griechische Polis durch Unterwerfung und Überherrschung einer vorgefundenen Kultur zustandekam und daß ihre Herrschaft ein früheres, geordnetes gesellschaftliches System zerstört hat (vgl. Kap. 2,4). Derselbe Vorgang der *Geschichtsunterschlagung* spielte sich dann noch einmal in viel größerem Maßstab ab, als die imperialistischen Nationalstaaten Europas in allen

Teilen der Welt ihre Kolonien eroberten und die ahnungslosen Bürger zu Hause glauben machten, sie hätten den »Wilden« und »Gesetzlosen« das Evangelium und die Zivilisation gebracht. In Wahrheit zerstörten sie eine Fülle höchst komplexer Kulturen, deren Variationsbreite von den totemistischen Gesellschaftssystemen der Wildbeutervölker bis zu den mexikanischen Hochkulturen reichte.

Erst die jüngere Soziologengeneration beschäftigt sich mit den *Gemeinschaftsstrukturen* der heutigen Überreste sogenannter »primitiver« Völker und macht diese Erkenntnisse für eine allgemeine Staatslehre fruchtbar. Ch. Sigrist[11] spricht dabei von »akephalen« (ohne Oberhaupt) Gesellschaften oder von »regulierten Anarchien«, deren Ordnungsprinzipien auf völlig anderen Vorstellungen beruhen als die klassischen Staatsgebilde, die unsere Geschichtsschreibung und unsere Staatslehre thematisieren. Den inneren Zusammenhalt dieser zum Teil sehr großen Gruppen (Sigrist nennt die westafrikanischen Tiv mit 700 000 Mitgliedern) bildet die stammesmäßige Blutsverwandtschaft, wie sie aus der fortlaufenden Teilung von Großsippen hervorgeht. Die Autorität der Ältesten wird dabei nicht herrschaftlich ausgeübt, das heißt nicht mit Zwang und Befehlsgewalt (viele Naturvolkssprachen kennen weder ein Wort für »Befehl«, noch die Befehlsform), sondern durch Lebenserfahrung und persönliche Überzeugungskraft. Der *kollektive Zusammenhalt* basiert nicht auf rationalen Prinzipien, sondern auf dem emotionalen Prinzip der Solidarität, das heißt dem *Zugehörigkeits- und Verantwortungsgefühl* für die Gruppe, wie es aus dem vertrauten Umgang mit Nahestehenden erwächst. Was hier beschrieben wird, ist nichts anderes als das matrizentrische Gesellschaftsmodell (was freilich Sigrist so nicht sieht, weil er eine Evolutionstheorie des Geschlechterverhältnisses ablehnt, obwohl er auf die starke Stellung der Frau in den von ihm beschriebenen Gesellschaften hinweist).

Es ist evident, daß hinter den gesellschaftlichen Kommunikationsformen herrschaftsfreier Gesellschaften ein völlig anderes Menschenbild steht als hinter den klassischen Staatstheorien. Setzen Vertrauen und Solidarität eine *positive Einschätzung der menschlichen »Natur«* voraus, so gehen zumindest alle konservativen europäischen Staatstheorien von einer durchaus pessimistischen Einschätzung des Menschen aus und zwar die theologisch fundierten »Naturrechtslehren« ebenso wie die liberalen (Hobbes).

Dazu kommt aber noch ein Zweites, was in der philosophischen Diskussion meines Erachtens zu wenig Beachtung findet, nämlich eine völlig *individualistische Fassung des Menschenbildes:* Ignoriert die Theologie die natürlich gewachsenen mitmenschlichen Bande durch das primär gesetzte Verhältnis der Einzelseele zu Gott, so figurieren in der liberalen Staatstheorie die Menschen immer als Einzelne, die ein Gruppenverhältnis erst stiften und nicht, wie es der Realität entspricht, als Personen, die aus einem sozialen Netz hervorgehen. Auch *J. Locke* und vor allem *Rousseau*, die sich gegen das Konzept von Hobbes mit seiner Befürwortung der absoluten Monarchie wenden und der willkürlichen Staatsgewalt den freiwilligen Gesellschaftsvertrag aller Bürger entgegenstellen, halten an der künstlichen Stiftung des contrat social durch Individuen fest, deren einziges Bindeglied die Vernunft darstellt. Bei Rousseau besteht zwar die Idee von einer naturgewachsenen, friedlichen Gemeinschaft als romantischer Idylle, die in die Vorgeschichte projiziert wird, aber sie geht in die konkrete Konzeption neuzeitlicher Staatsmodelle nicht ein.

Am deutlichsten tritt uns dies bei *Kant* entgegen, wenn er an die formale Vernunfterkenntnis des Menschen als die einzige staats- und friedensstiftende Instanz appelliert: Von Natur aus ungesellig, ja asozial und von egoistischen Neigungen erfüllt, können die Menschen nur durch den Gebrauch ihrer Vernunft, gewissermaßen durch einen Kunstgriff, zu einem geselligen und friedlichen Verhalten angeleitet werden. (Dieser Kunstgriff besteht darin, sich die Gefahren vor Augen zu führen, die aus der ungezügelten Selbstdurchsetzung für jeden Einzelnen erwachsen: Aus Furcht, von anderen asozialen Individuen bedroht zu werden, ist der von Natur aus asoziale Mensch dazu zu bewegen, auf einen Teil seiner Ansprüche zu verzichten und sich einer allgemeinen Ordnung zu beugen.) Der Politologe K. Lenk[12] charakterisiert deshalb die ebenso notwendige wie prekäre Aufgabe des Staates bei *Kant* als eine Art Dompteurfunktion.

Mangel jeglicher Handlungsmaximen

Wenn wir diese Dompteurleistung auf das moderne, demokratische Staatsverständnis übertragen, welches das Volk selbst zum Souverän erklärt, würde sie einer freiwilligen Selbstzähmung der im Staatsvertrag zusammengeschlossenen Individuen gleichkommen. Wahrscheinlich hängt mit dieser pessimistischen und rationalen Herleitung der Gemeinschaftsstruktur auch der *politische Stil* zusammen, der in den traditionellen Demokratien zum guten Ton gehört: das absolut emotionslose Vortragen der politischen Meinung und das sorgfältige Ausschalten respektive Verbergen jeder persönlichen Motivation, die als solche suspekt ist. So angenehm dieser Stil für das reibungslose Abwickeln von Regierungsgeschäften sein mag, so verbirgt sich dahinter auch eine spezifische Schwäche. Es sind nie die ganzen Menschen, die da politisch kommunizieren, sondern nur deren Außenfassaden, hergestellt aus formaljuristischen Argumenten und sachorientierten Informationen. Was sich hinter diesen Fassaden verbirgt – ein reißender Wolf, der auf seine Chance lauert, in irgendeine Gesetzeslücke oder in eine argumentative Schwachstelle des politischen Gegners zu springen, oder ein Mensch, der die Nöte einer Minderheit oder das Gesamtinteresse der Gemeinschaft vertritt –, steht gar nicht zur Debatte, denn dies ist Privatsache.

Wenn es Frauen im allgemeinen mit diesem politischen Stil schwer haben, so nicht nur deshalb, weil sie weniger darauf trainiert sind, ihre Gefühle zu verbergen und sich distanziert und kühl – im männlichen Jargon »korrekt« – zu verhalten, sondern auch, weil sie spüren, daß mit dieser Korrektheit eine prinzipielle *Trennung zwischen Ethik und Politik möglich*, wenn nicht sogar vorprogrammiert ist.

Nun wird natürlich jeder kühle Kopf antworten, daß Politik mit Ethik nichts zu schaffen habe oder doch nur insoweit, als sie die minimalen *Menschenrechte* garantiert: das Recht auf Unverletzlichkeit von Leib und Leben, auf Religions-, Glaubens- und Gewissensfreiheit, das Recht auf persönliches Eigentum, Presse- und Versammlungsfreiheit, die Freiheit von Wissenschaft und Kunst. So großartig diese Menschenrechtsgarantien gegenüber der Möglichkeit von willkürlicher Herrschaft und gegenüber jedem totalitären Wahrheitsanspruch sind, so beziehen sie sich doch ausschließlich auf die *Integrität von Individuen*. Ethisch gesehen reichen sie nur zu einer formalen Gleichstellung aller Bürger hin und für eine faire Behandlung des je Einzelnen vor dem Gesetz, aber *irgendeine Form von mitmenschlicher Verantwortung und Solidarität ist aus ihnen nicht ableitbar*. In diesem Sinne ist es nur konsequent, wenn Lenk bei seiner Analyse des Demokratiebegriffs jeden emotionalen Anspruch an den demokratischen Staat zurückweist: »Die Forderung, der Staat solle für den Gefühlshaushalt der Bürger sorgen, ihnen gar moralische Grundsätze liefern, widerspricht dem Sinn der Demokratie.« Alle Vorstellungen von einem sorgenden, vorausschauenden »Vater Staat« verweist er in den Bereich infantiler Hoffnungen, die der mündige Bürger aufgeben müsse. Ja, er zögert sogar, von »Brüderlichkeit« zwischen den mündigen Bürgern zu reden und gebraucht lieber den Ausdruck »Geschwisterlichkeit«, wobei er illusionslos in Erinnerung ruft, daß die Beziehung zwischen Geschwistern selten von Eintracht, sondern viel öfter von Rivalität und Streit erfüllt sei.[13]

Diese nüchterne Bilanz zum liberalen Staats- und Demokratiebegriff führt uns aber gleichzeitig vor Augen, weshalb unsere Politiker den drängendsten Problemen unserer Zeit – der katastrophalen Umweltentwicklung, dem Flüchtlingsproblem und den riesigen Gefahren, welche die freie (durch die Menschenrechte in ihrer Freiheit garantierte) Wissenschaft über die Menschheit heraufbeschwört – völlig hilflos gegenüberstehen. Dafür fehlt ihnen aufgrund ihrer politischen Tradition und nach den bisherigen Grundlagen des Rechtsstaats jegliche Handlungsmaxime.

Das Neue Vernunft- und Naturrecht

In den vergangenen zehn Jahren hat es nicht an Versuchen gefehlt, diese Lücken zu schließen und die klassische Natur- und Vernunftrechtslehre den heutigen Anforderungen anzupassen, wofür ich als Beispiel den Politologen und Philosophen Otfried Höffe zitiere. Er versucht, »Strategien politischer Gerechtigkeit« zu entwickeln, welche unter anderem die Fragen des Umweltschutzes und die human- und veterinärmedizinischen Probleme der Genmanipulation regeln sollen. Als grundlegende ethische Prinzipien nennt er dafür die Ideen der Menschenwürde und der Solidarität sowie den Leitgedanken einer »Gerechtigkeit für künftige Generationen« und »ein gewisses Eigenrecht der Tiere«.[14] Gerade diese Ideen sind aber bei bestem Willen *nicht aus der liberalen Vernunftrechts-Tradition zu gewinnen.* Sie stammen entweder aus dem christlich-religiösen Gedankengut, wo sie aber auf eine private Gesinnungsethik reduziert sind und, wie in der katholischen Soziallehre, nur innerhalb eines theologisch-dogmatischen Rahmens Geltung besitzen, oder sie leben als Erinnerung an eine uralte matrizentrische Kulturtradition fort. Erstaunlicherweise bringt Höffe an entscheidender Stelle nur ein einziges historisches Beispiel für das Eintreten für Menschenwürde und Solidarität gegenüber Staatsraison und Gewalt: das literarische *Beispiel Antigones*, die im Drama des Sophokles gegen das Verbot des Herrschers und unter Einsatz ihres Lebens ihren toten Bruder bestattet. Dies ist in einem doppelten Sinn überraschend: zum einen, weil hier eine Frau genannt wird inmitten von Texten von Männern über männliche Philosophen und Rechtslehrer, zum andern, weil Antigone sich ausdrücklich auf ungeschriebene göttliche Gesetze beruft, die eindeutig zur vorklassischen, matrizentrischen Tradition gehören und mit einem Naturrecht im Sinne des Vernunftrechts nicht das geringste zu tun haben. Sie folgt dem Gesetz der mütterlichen Blutsbindung, dem Gebot der unauflöslichen Solidarität mit der angestammten Sippe, und sie handelt aus einem Gefühl der Gruppenzugehörigkeit, wie es in keinem männlichen Rechtsbegriff je erscheint. Vor welch anderer Geschwisterlichkeit stehen wir hier als derjenigen, von der Lenk spricht! Während er das typisch patriarchale Bild der Geschwisterrivalität zeichnet, wie sie speziell die isolierte Gattenfamilie züchtet, vertritt Antigone *ein solidarisches Lebensgefühl, das nicht nur der individuellen, sondern auch der mitmenschlichen Würde verpflichtet ist.* Aus ihrem Geist ließen sich auch *Grundsätze für den Umwelt- und Tierschutz ableiten, wie ihn das totemistische Weltgefühl vorgeprägt hat*, nicht aber aus dem römischen Recht, in dem nirgends von Lebensgütern die Rede ist. Dort stehen die Tiere unter den Sachen, gelten Boden, Äcker und Wälder als toter Besitz, und dementsprechend hat man sie schon in der Antike ebenso rücksichtslos ausgebeutet oder verkommen lassen wie heute, nur mit global weniger weitreichenden Folgen.

Es ist sicher kein Zufall, wenn sich heute Parlamentarierinnen besonders vehement für den Umweltschutz einsetzen. *Frauen haben trotz der patriarchalen Abwertung der Natur ihre Verbundenheit mit dem Leben und mit der Natur stärker bewahrt, nicht, weil ein angeborener Instinkt ihnen dies diktiert, sondern weil ihnen die Sorge für das künftige Leben immer anvertraut war und sie stets in Solidarität mit ihrem nächsten Umkreis lebten.* So wäre das dringlichste Gebot unserer Stunde dies: Endlich diejenige Hälfte der Menschenwürde und des Naturrechts, die bisher an das weibliche Geschlecht delegiert und somit aus der Öffentlichkeit ausgegrenzt war, öffentlich zu machen und als bestimmende Größe in das allgemeine Menschen- und Vernunftrecht aufzunehmen. Erst dann ließe sich der kühle, sachliche Demokratiebegriff, der den fairen Interessenaustausch zwischen Einzelpersonen regelt, zu einem ganzheitlichen Gemeinschaftsbegriff erweitern, in dem auch die moralische Vorstellung von der Solidarität ihren Platz hätte. Bis jetzt hat sie diesen Platz nur im Privatleben, wo sie als selbstverständliche Leistung von den Frauen erwartet wird und bei deren Verweigerung alle unsere »vernünftigen« Gesellschaftsgebilde und deren männliche Oberhäupter längst abgewirtschaftet hätten.

Wie die Theorien vom Rechtsstaat, so sind auch unsere Arbeits- und Wirtschaftstheorien vom einseitig männlichen Denken beherrscht. Wie wir früher gesehen haben (vgl. S. 277 ff.), kam es in allen patriarchalen Kulturen zu einer Diskriminierung der Arbeit durch den Mann, sofern darunter eine regelmäßige, lebensnotwendige und ständig sich wiederholende

Tätigkeit zu verstehen ist. Abgespalten von dieser »schieren« Arbeit, wie Hannah Arendt sie nennt, hat sich in der patriarchalen Ideologie eine andere Vorstellung von Arbeit, oder besser, von Leistung herausgebildet, die in zweierlei Hinsicht die verachtete Alltagsarbeit transzendiert. Zum einen identifizierte sich der Mann seit jeher mit der Tätigkeit des Jägers und später mit der des beutemachenden Kriegers, weil diese sich von allen weiblichen Tätigkeiten dadurch unterscheiden, daß sie neben der Geschicklichkeit, die jede Arbeit erfordert, einen abenteuerlichen »thrill«[15] und eine Aggressivität des Handlungsablaufs beinhalten, die den Handelnden zum Helden und Sieger machen. Auch der Bergmann und Schmied als die beiden nächsten »Urberufe« des Mannes sind geeignet, ihm das Gefühl der erobernden Aneignung und der gewaltsamen Umformung des Materials zu vermitteln, und dies um so mehr, als die Metallverarbeitung vorwiegend der Herstellung von Jagd- und Kriegswaffen diente. Zum anderen hat der Mann dort, wo er die Benutzung friedlicher Werkzeuge von den Frauen übernahm und weiterentwickelte, die weibliche Subsistenzproduktion entscheidend verändert: Töpferscheibe und Eisenpflug verwandelten die lebensnotwendige Arbeit für die Gemeinschaft in eine Produktion von Überschüssen, mit denen nicht nur der lebenswichtige Tausch, sondern darüber hinaus echter Handel zu treiben und damit Reichtum zu gewinnen war. Auch ist das Streben nach Profit nicht zu trennen vom Streben nach Macht und nach Selbstprofilierung innerhalb der Gruppe, die für die soziale Motivation des Mannes so typisch sind.

Es ist eben dieses Profilierungsstreben, das den gemeinsamen Nenner aller typisch männlichen Tätigkeiten ausmacht: Was immer der patriarchale Mann zu seiner Tätigkeitsdomäne auserkor, er fügte dem sachlich gegebenen Arbeitsablauf den subjektiven Faktor der Selbstdurchsetzung und Selbstprofilierung hinzu, der immer auch das Element des Wettbewerbs zwischen Männern und damit einen zusätzlichen »thrill« enthält. Dies nenne ich den *»psychischen Mehrwert«* der typisch männlichen Leistung, und dieser Mehrwert tritt auf allen Stufen der technischen Kulturentwicklung in Erscheinung, nicht erst unter der Voraussetzung manufaktureller oder industrieller Warenproduktion. Ob Jäger, Hirtenkrieger oder Betreiber einer Warenhauskette, immer geht es dem Mann nicht nur um Beute und materiellen Besitz, sondern vor allem um seine Selbstbestätigung: um die Genugtuung, Schwierigkeiten und Gegner niedergekämpft zu haben, und *um das Gefühl einer Art kreativen Machtzuwachses,* das ihm das stolze Bewußtsein von der eigenen, überdurchschnittlichen Bedeutung vermittelt. Dieser kreative Machtzuwachs liegt bereits im Herstellungsprozeß der Waren selbst, der mit dem erregenden Erlebnis zu beschreiben wäre, »aus dem Nichts« etwas zu schaffen.

Um die typisch männliche Genugtuung an diesem Herstellungsvorgang zu begreifen, müssen wir noch einmal die Frühkulturen in Erinnerung rufen, bei denen Männer mit einer geradezu religiösen Ergriffenheit ihre Yamswurzeln züchten oder Kultfetische herstellen. Diese Produktionsakte sind gekennzeichnet durch die Nachahmung weiblicher Lebenskreativität: *Das Herausstellen eines selbst gefertigten Gegenstandes wird zum kompensatorischen Akt für das Hervorbringen des Lebens im Geburtsakt der Frau.* Wahrscheinlich findet diese – heute tief unbewußte – Kompensation ihre Fortsetzung bis in die Zeit der industriellen Warenproduktion, so daß der Eifer, immer neue Waren auf den Markt zu werfen (!), nicht nur dem Profitstreben zuzurechnen wäre, sondern auch einem *libidinös besetzten Herstellungs-Bedürfnis.* Mit anderen Worten, *unsere patriarchale Wirtschaftsgeschichte endet nicht nur mit dem Warenfetischismus, an dessen Überproduktion und Abfallbergen unsere heutige Welt zu ersticken droht, sondern sie beginnt mit eben diesem Fetischismus.*

Demzufolge machen Geld und Reichtum – und damit die Möglichkeit zu Herrschaft und Ausbeutung – nur die offensichtlichen Motive für den Produktionsprozeß von Waren aus, während hinter dem Produktionsprozeß als solchem noch ganz andere, irrationale Motive wirksam sind. Wenn wir alle Anteile des psychischen Mehrwerts für die typisch männliche Arbeit berücksichtigen – abenteuerlichen »thrill«, Aggressivität, Herausforderung durch Wettbewerb, persönliche Profilierung und kompensatorische Kreativität –, so wird viel eher verständlich, warum die sich selbst drehende Schraube des Wirtschaftswachstums scheinbar nicht zu stoppen ist: Dieses Wachstum wird eben nicht nur von der Gewinnsucht der Unternehmer diktiert, sondern ebenso von den machbarkeitssüchtigen Technikern und den profilierungssüchtigen Wissenschaftlern, die sich zu »Kopflangern«[16] der Industrie machen.

In der stillschweigenden *Gleichsetzung von prestigeträchtiger männlicher Arbeit/Leistung mit dem menschlichen Arbeitsbegriff an sich*, wie sie in der marxistischen Theorie von der produktiven Arbeit gipfelt, liegt meines Erachtens einer der grundlegenden Irrtümer der abendländischen Kulturphilosophie überhaupt. Sie bildet den Ausgangspunkt für die *verhängnisvolle Spaltung zwischen lebensimmanenter (weiblicher) Arbeit und einer angeblich die Natur transzendierenden (männlichen) Leistung,* die, wie wir heute erkennen müssen, die Natur letztlich nur insofern transzendiert, als sie diese selbst und damit auch die Lebensgrundlagen des Menschen zerstört.

Für einen Neuen Arbeitsbegriff

Die soziologischen *Folgen des gespaltenen Arbeitsbegriffs* treffen heute am härtesten die euphemistisch so genannten Gastarbeiter aus den ärmeren Ländern und die Frauen in der Dritten Welt. Während die Fremdarbeiter in den reichen Industriestaaten die übriggebliebenen groben Handarbeiten im Bau-, Gast- und Reinigungsgewerbe verrichten, exportieren die gleichen Staaten die monotonen Arbeiten an den hochtechnisierten Fabrikbändern in die Billiglohn-Länder. Maria Mies zitiert das erschrekkende Beispiel der Ostasiatinnen, die für die großen Elektrokonzerne die Mikroprozessoren für Computer herstellen und bis zu 10 Stunden täglich die winzigen Chips unter der Lupe zusammenlöten. Sie sind gezwungen, für einen Hungerlohn zu arbeiten, und bereits mit 30 Jahren gesundheitlich so geschädigt (Augenleiden oder Folgeerscheinungen von Aufputschmitteln), daß sie durch jüngere Frauen ersetzt werden. Gleichzeitig gehen diese Frauen als Arbeitskräfte für die einheimische Subsistenzwirtschaft verloren, so daß, wie in allen Drittweltländern, die Selbstversorgung mit Lebensmitteln nicht mehr gewährleistet ist, was die Bevölkerung vollends von den Industriestaaten abhängig macht.[17]

Aber auch in den hochentwickelten Ländern geraten die bäuerliche Produktion und die tägliche Arbeit im Haushalt als die ursprünglichsten Arbeitsformen überhaupt entweder in den Sog der Technisierung (Tierfabriken oder energieverschleißende Maschinen), oder beide werden zu Randphänomenen in der Gesellschaft. Berg- und Kleinbauern, Hausfrauen und Mütter sehen sich gleichermaßen gesellschaftlich abgewertet, weil sie weder zu den Unternehmern noch zu den Lohnarbeitern gehören, sondern die nicht zählende, schlichte *Arbeit der Lebenserhaltung* betreiben. Ihnen hat die marxistische Arbeitstheorie vollends die Würde genommen, indem sie nur die Lohnarbeit als produktive Tätigkeit gelten läßt, während groteskerweise die eigentlich lebenserhaltenden Tätigkeiten mit dem Begriff »Reproduktivität« ihrer Kreativität beraubt sind. (Was ja im Sinne der patriarchalen Ideologie zu beweisen war.)

Die Philosophin *Hannah Arendt* hat als eine der ersten dem Begriff der Herstellungs-Produktivität eine sehr viel ältere Vorstellung von Arbeit gegenübergestellt und dabei bewußt auf die Frühzeit des Alten Testaments zurückgegriffen. Wenn sie von der »Fruchtbarkeit« und dem Segen der »schieren« Arbeit spricht, so greift sie ein Lebensgefühl auf, das noch ganz in einem lebensimmanenten Denken aufgeht und das ich der matrizentrischen Ideologie zurechnen würde. Aus diesem Lebensgefühl heraus schreibt sie in ihrem Werk »Vita activa«: »Der Segen der Arbeit ... ist die menschliche Art und Weise, der Seligkeit des schier Lebendigen teilhaftig zu werden, die wir mit allen Kreaturen teilen. Und ein in der Arbeit sich verbrauchendes Leben ist der einzige Weg, auf dem auch der Mensch in dem vorgeschriebenen Kreislauf der Natur verbleiben kann, in ihm gleichsam mitschwingen kann zwischen Mühsal und Ruhe, zwischen Arbeit und Verzehr, zwischen Lust und Unlust mit derselben ungestörten und unstörbaren, grundlosen und zweckfreien Gleichmäßigkeit, mit der Tag und Nacht, Leben und Tod aufeinanderfolgen. Den Lohn für Mühe und Arbeit zahlt die Natur selbst, der Lohn ist Fruchtbarkeit; er liegt in dem stillen Vertrauen, daß, wer in Mühe und Arbeit sein Teil getan hat, ein Teil der Natur bleibt in Kindern und Kindeskindern.« Und an anderer Stelle: »Diesen Segen, den das Arbeiten über ein ganzes Leben breiten kann, kann das Herstellen niemals leisten ... Außerhalb des vorgeschriebenen natürlichen Kreislaufes, in dem ein Körper sich erschöpft und regeneriert ... gibt es kein bleibendes Glück, und was immer diese kreisende Bewegung aus dem Gleichgewicht bringt – die Not der Armut, wenn an die Stelle der Erholung das Elend tritt und die Erschöpfung ein Dauerzustand wird, oder die Not des Reichtums, wenn der Körper sich nicht mehr erschöpft und daher an die Stelle der Erholung die bare Langeweile, an die Stelle der Fruchtbarkeit die Sterilität der Impotenz tritt – ... vernichtet die elementare Sinnlichkeit, die der Segen des Lebendigen ist.«[18]

Wenn wir heute diese Zeilen lesen, so scheinen die Chancen für ein erfülltes Menschenleben sehr gering geworden zu sein, denn immer weiter öffnet sich die Schere zwischen den reichen Ländern, die in der Sterilität ihres Lebensstils einen zunehmenden Sinnverlust erfahren, und den armen Ländern, die aufgrund derselben ökonomischen Prozesse immer elender und erschöpfter werden.

So stellt sich uns als eines der dringendsten philosophischen und nationalökonomischen Probleme die *Neudefinition von Arbeit und Leistung*. Dabei wird von den feministischen Denkansätzen her immer klarer, daß *der gespaltene Arbeitsbegriff nur dann zugunsten eines ganzheitlichen Arbeitsbegriffes aufgehoben werden kann, wenn wir die Trennung zwischen Lohnarbeit und unbezahlter menschlicher Beziehungs- und Hausarbeit aufgeben.*[19] Dies ist aber konsequent nur zu verwirklichen, wenn künftig jeder erwachsene Mensch an beiden Sektoren der menschlichen Arbeit in vergleichbarem Maß teilnimmt.

Bevor wir allerdings daran denken können, ein Recht auf Teilzeitarbeit für Frauen und Männer zu formulieren und im Arbeitsrecht oder sogar in der Verfassung zu verankern, müßte das Bedürfnis danach von einer viel breiteren Bevölkerungsschicht getragen sein als dies heute der Fall ist. Bei der Argumentation gegen eine solche Utopie stoßen wir nicht nur auf das Argument der wirtschaftlichen Sachzwänge, sondern, wenn auch versteckter, auf psychologische Argumente. Sehr viele Menschen, besonders Männer »in den besten Jahren« identifizieren sich so vollständig mit dem modernen Leistungsdenken, daß sie den Wettbewerb um jeden Preis und das ständig sich steigernde Erfolgsstreben für ein Grundbedürfnis des Menschen halten. Sie scheinen die Parole »leben um zu arbeiten« statt »arbeiten um zu leben« so sehr verinnerlicht zu haben, daß sie sich ein Leben ohne Erfolgsstreß gar nicht mehr vorstellen können. Sie wissen nicht mehr, wie befriedigend es sein kann, eine gelernte Arbeit fachgerecht und möglichst gut zu tun, ohne ständig an Aufstiegsmöglichkeiten zu denken, oder an einer interessanten kulturellen Aufgabe teilzunehmen, die nicht im merkantilen Trend liegt und deshalb weniger honoriert wird. Wie unsinnig es ist, ständig größeren Verkaufszahlen und steigenden Gewinnquoten nachzujagen, oder Geschäftsführung gleichzusetzen mit Vergrößerung des Betriebs, Unternehmertum mit dem Überrunden und dem Aufkauf möglichst vieler Konkurrenten – dies bemerken sie erst dann, wenn sie gesundheitlich zusammenbrechen oder ihre familiären Beziehungen in die Brüche gehen, die sie auf ihrem harten Männerkurs vernachlässigen müssen. Deshalb wäre es wesentlich, sich endlich klar zu machen, daß es einen Unterschied gibt zwischen einem *echten Leistungsbedürfnis, das sich in der Freude an bestmöglicher Arbeit und in dem Bestreben nach allseitig befriedigenden Verbesserungen der gemeinsamen Lebensbedingungen ausdrückt,* und einer *kompensatorischen Leistungssucht*, die sich letzten Endes weder an der Qualität der Produkte noch an der Lebensqualität der Menschen mißt, sondern am Quantitätsrausch der Größe. Für einen passioniert Leistungssüchtigen bedeutet es keinen Unterschied, ob er Kosmetika oder Raketen produziert, ob er mit Lebensmitteln, mit Grundstücken oder mit Plutonium Handel treibt. Und diese qualitäts- und wertfreie Haltung führt zu einer sozialen Evolution, die demjenigen die größten Erfolgschancen einräumt, der sich am rücksichtslosesten über die eigentlichen menschlichen Grundbedürfnisse hinwegsetzt.

Gelenkt durch den Fortschritt der »freien« Wissenschaft stirbt dann auf dem Gipfel dieser Evolution schließlich auch die Freiheit für den Tüchtigen, in deren Namen sie einst angetreten war. Schon heute wird die *Freiheit der Berufswahl* immer mehr zur *Illusion*, weil die klassischen Handwerkszweige aussterben und auch die Dienstleistungen immer mehr durch den Computer ersetzt werden. Im Zeitalter der Vollautomation hat der Arbeitnehmer schließlich nur noch die Wahl zwischen der zugleich nervenaufreibenden und stumpfsinnigen Tätigkeit eines Computerüberwachers und der vom Fortschritt geschaffenen Arbeitslosigkeit. Deshalb weist Günther Anders mit Recht darauf hin, daß die Propagierung der Hochtechnologien im Namen der Vollbeschäftigung barer Unsinn sei.[20]

Befreiung aus den Zwängen der patriarchalen Kultur

Demgegenüber gründet sich die *feministische Utopie*, den ganzen circulus vitiosus des patriarchalen Männerwahns zu durchbrechen und auf einen lebenserhaltenden Kurs umzupolen, auf zwei Hoffnungen, respektive auf zwei sich gegenseitig ergänzende Strategien für neue soziale Entwicklungen.

Zum einen auf die Hoffnung, durch das *Einbeziehen des individuellen Mannes in den Lebensprozeß selbst die Basis seines Selbstbewußtseins entscheidend zu erweitern:* Wenn der Mann als Vater an der Pflege der heranwachsenden Kinder unmittelbar teilnehmen würde, könnte er sich zum erstenmal in der Menschheitsgeschichte mit dem individuellen Leben als solchem emotional identifizieren, und diese Identifikationsbasis könnte ihn von der ruhelosen Suche nach immer neuen, das Leben transzendierenden Zielen befreien. Dies aber wäre keineswegs, wie man aufgrund unserer traditionellen Kulturdefinition argwöhnen könnte, mit dem Verzicht auf geistigen Fortschritt und kulturelle Entfaltung gleichzusetzen. Getragen von Männern und Frauen würde die zivilisatorische Entwicklung nur sehr viel langsamer und dafür harmonischer fortschreiten und sich weniger einseitig auf technische Innovationen spezialisieren als vielmehr auf das lange vernachlässigte Gebiet der *sozialen, ökologischen und humanwissenschaftlichen Innovationen.*

Weil aber der private und öffentliche Prozeß einer solchen Lebensöffnung aus den Zwängen der patriarchalen Kultur nur langsam vor sich gehen kann, ist er durch einen zweiten, vordringlichen Prozeß zu unterstützen, der bereits im Gange ist, und den ich *die Laienbewegung* nennen möchte. Diese Laienbewegung, die in Form von *Bürgerrechtsgruppen*, von *Initiativgruppen* in den städtischen Quartieren, als *Umwelt-, Frie-*

dens- und Frauenbewegung in Westeuropa und Nordamerika während der vergangenen zwanzig Jahre entstanden ist und ständig weiterwächst, hat ein völlig neues Verständnis von Demokratie geschaffen. Dieses ist aber nicht eigentlich revolutionär zu nennen, weil es nur das zum Nennwert nimmt und einfordert, was unsere Verfassung formell längst verspricht: *die Souveränität des Volkes.* Das Wort »Laie« stammt aus dem Griechischen »laos« = Volk, und wenn die meisten Politiker dem Zusammenschluß von Laien jenseits der Parteilinien skeptisch bis feindlich gegenüberstehen, so verraten sie dadurch nur, daß unser bisheriges politisches Regime mit dem Demokratiebegriff noch nicht ernst gemacht hat.

Bis heute haftet jedem Staatsgebilde seine Ursprungsgeschichte aus der elitären Männergesellschaft an, die erst nach jahrhundertelangen Kämpfen auf den Kreis aller erwachsener Männer und nur schweren Herzens auf den Kreis der Frauen ausgedehnt wurde. Bis zur Einführung des Frauenwahlrechts bestand die politische Exekutive letztlich aus den männlichen Familienoberhäuptern und die Legislative aus den von ihnen gewählten »Volks«-vertretern, wozu diese einer Partei, das heißt einer Interessengemeinschaft von Männern der verschiedenen sozialen Schichten angehören mußten. Es ist unübersehbar, daß das Parteiensystem, welches bis heute die Grundlage der parlamentarischen Demokratie bildet, die Fortsetzung der vordemokratischen, ständischen Gliederung darstellt, wie es sich in den Bauern-, Bürger- und Arbeiterparteien spiegelt. *Alle großen Probleme unserer Zeit stehen aber quer zu dieser Gliederung:* der möglich gewordene globale Tod, die Zerstörung unserer Lebensgrundlagen, die Bedrohung der Menschenwürde durch die Zwänge der Technik und nicht zuletzt die Forderung der Frauen, nicht länger als reproduzierende Gattungswesen ein Schattendasein zu führen, sondern als ebenbürtige Entscheidungsträgerinnen die materielle und geistige Kultur im großen Maßstab mitzuprägen. Von daher ist *unser Parteiensystem als solches veraltet* und müßte sich nach ganz neuen Kriterien reorganisieren.

Indessen ist es nicht nur die politische Problemverschiebung, die unsere parlamentarische Demokratie ineffizient macht, sondern zugleich die *gewaltige Machtverschiebung*, die längst hinter den offiziellen Rängen unseres politischen Systems stattgefunden hat. Es ist ein offenes Geheimnis, daß die eigentlichen Machtträger aller westlichen Demokratien nicht mehr die gewählten Volksvertreter und -vertreterinnen sind, sondern die großen *Industriekonzerne*, in deren Hand der Schlüssel zur Wohlstandsgesellschaft liegt. U. Beck bezeichnet unsere heutigen Parlamente sarkastisch als »Werbeagenturen« für eine Fortschrittslobby, die mit öffentlichen Mitteln (unseren Steuergeldern) finanziert werden, ohne daß sie überhaupt wissen, wofür sie eigentlich werben.[21] Die Steuermänner hinter diesen Werbeagenturen sind aber nicht nur unter den Vertretern der Wirtschaftslobby zu suchen. Diese sind ihrerseits abhängig von den Innovationen der Wissenschaft und der Technik, so daß unsere Zukunft und unser politischer Kurs in den Forschungslaboratorien der physikalischen, chemischen und biochemischen Institute entschieden wird, das heißt auf Territorien, die dem Zugriff der politischen Kontrolle bis jetzt prinzipiell entzogen sind (garantierte Freiheit der Wissenschaft). Mit anderen Worten, unsere *Parlamentarier agieren letztlich in blindem Vertrauen auf die Experten von Naturwissenschaft und Technik*, was umso bedenklicher ist, als sich diese Experten selbst als »freie« Wissenschaftler verstehen und eine Verantwortung für die Folgeerscheinungen ihrer Forschungen ablehnen. Das »Prinzip Verantwortung«[22] überlassen sie ihren Kollegen von der Philosophischen Fakultät, die dafür Friedenspreise erhalten, während sie selbst ungestört ihre menschen- und lebensverachtenden Programme vorantreiben.

Menschenverachtende Wissenschaft

Welches Ausmaß diese Menschenverachtung bereits angenommen hat, zeigte bereits der zitierte Omni-Zukunftsalmanach. Dasselbe illustrieren die Aussagen einzelner Spitzenwissenschaftler. Sam Cohen als der Erfinder der Neutronenbombe erklärte 1981 in einem Fernsehinterview, daß er den Krieg für ein unvermeidliches Faktum und alle Menschen – wörtlich – für »Monster« halte.[23] Und Edward Teller, der »Vater« der Wasserstoffbombe, mutete 1987 seiner Zuhörerschaft in Zürich ein Zukunfts-Szenarium für Atomkraftwerke zu, das alle Entsorgungsprobleme in den Wind schlägt: Man könne die Anlagen künftig unterirdisch bauen, wo sie sich dann bereits am Endlagerort befänden. Aufräumen könne man in 500 Jahren, wenn die Menschen gegen die Strahlenbelastung immun geworden seien.[24]

Implizit wird hier erklärt, nicht die Technik habe sich dem Menschen, sondern der Mensch der Hochtechnologie anzupassen (wobei es dann sein Pech ist, wenn ihm dies nicht gelingt). Wenn auch weniger spektakulär, so argumentieren im Grunde alle Verfechter der Hochtechnologien auf dieser Ebene. Allein schon die Rede vom *»Restrisiko«* oder die Vorstellung, die verantwortlichen Ingenieure ließen sich zu fehlerfreien Perfektionisten trimmen, bewegen sich in diese Richtung. Von da aus bedarf es nur noch geringer Phantasie, um sich auszumalen, daß sowohl die Strahlenunempfindlichkeit der Stromkonsumenten als auch die Fehlerlosigkeit der Stromerzeuger nur durch Genmanipulation herzustellen wäre, denn immer noch ist irren menschlich und immer noch folgt das Leben seinen eigenen, organischen Gesetzen.

Daß solche Gedanken nicht einfach die Ausgeburt hysterischer Ängste sind, zeigen Insider-Diskussionen. Immerhin wurde die Idee schon ausgesprochen, per Genmanipulation Arbeiter zu gewinnen, die immun gegen Kulturgifte sind, während man für die Öffentlichkeit stets die Ausschaltung von Erbkrankheiten ins Zentrum rückt. Als ein erster Schritt in diese Richtung sind die Bemühungen in den USA seit den 70er Jahren zu bewerten, die »genetische Disposition« von Arbeitern durch Reihenuntersuchungen zu erfassen (Gen-screening), um die Träger spezifischer Anfälligkeiten gegenüber Kulturgiften (Blei, Asbest etc.) aus den Arbeitsplätzen[25] auszusondern. Im übrigen findet bereits seit längerem ein wissenschaftlicher »Handel« mit abgetriebenen Embryonen und weiblichen Keimzellen statt, der dem *unmenschlichen Geschäft der In-Vitro-Fertilisation* mit der Möglichkeit künstlich optimierten Erbmaterials und der Ausbeutung von *Leihmüttern* dienen kann, solange dies nicht weltweite Proteste verhindern.

Ähnliches gilt für die *Genmanipulationen bei Tieren und Pflanzen, Viren und Bakterien.* Offiziell steht die human- und veterinärmedizinische Prophylaxe im Vordergrund, inoffiziell bildet das eigentliche Motiv für Investitionen in die Genforschung die Aussicht auf gewinnsteigernde tierische und pflanzliche Produkte. So gibt es bereits manipulierte Kulturpflanzen, die gegen chemische Unkrautvertilger resistent sind (und damit nebenbei die chemische Industrie vor den Umweltschützern schützen) und an denen unter Umständen Tiere, die diese Pflanzen fressen, zugrunde gehen. Und es laufen gentechnologische Experimente mit Wachstumshormonen und Bakterien auf Hochtouren, welche die Milch-, Fleisch- und Kulturpflanzenproduktion steigern sollen. Dabei sind die Risiken freigesetzter künstlicher Bakterien für das biologische Gleichgewicht unabsehbar.[26]

Angesichts dieser Tatsachen, die jedem *Politiker* bekannt sein könnten, fahren diese fort, *an unser Vertrauen in die Experten zu appellieren*, oder lädt der französische Staatspräsident Nobelpreisträger ein, um sich von ihnen Ratschläge für die politische Zukunft erteilen zu lassen. 75 Vertreter dieser Naturwissenschafts-Elite haben denn auch in ihrer Resolution vom Januar 1988 gefordert, die Politiker hätten den Machtcharakter (!)

der Wissenschaft anzuerkennen und den technologischen Transfer in die Drittweltländer zu forcieren. (Das letztere im trügerischen Glauben, die unterentwickelten Länder dadurch von den Industriestaaten unabhängig zu machen.)[27]

Streik der Laien

Gegen einen solchen *Imperialismus der Naturwissenschaft* und ihr Bündnis mit den Vertretern der Wirtschaft und der Politik gibt es nur noch eine Hoffnung: den *Streik der Laien*. Bei diesem Streik gelten die alten politischen Etiketten von konservativ oder progressiv, von links oder rechts nicht mehr, und wenn sie von konservativen Politikern den Streikenden nach wie vor aufgeklebt werden, so dient dies nur einer gigantischen Verdrängung der Wirklichkeit. Wer heute allen Ernstes behauptet, unser Kulturpessimismus sei das Ergebnis einer gezielten Subversion machtgieriger Linkspolitiker, ist entweder blind oder bösartig. Tatsächlich stammen die protestierenden Laien *aus den verschiedensten politischen Lagern,* aus dem christlich-konservativen ebenso wie aus dem rot-grünen, wie umgekehrt sich liberale und marxistische Politiker für unkontrollierbare Hochtechnologien stark machen (und die letzteren ausgerechnet in den östlichen Ländern, von denen die subversive Demoralisierung eigentlich ausgehen müßte).

Die unverfälschtesten Laien, sozusagen *die Ur-Laien aber sind die Frauen*. Die ersten Experten der Weltgeschichte entstanden, als sich die männlichen Priester der Kulte bemächtigten und die Frauen aus der religiösen »Amtspraxis« ausschlossen. Und da sich in den alten Hochkulturen sämtliche Wissenschaften und Künste aus den Tempelschulen entwickelten, waren die Gelehrten die direkten Erben der priesterlichen Elite. Auch im europäischen Mittelalter lief die Trennung zwischen Gelehrtenstand und Laien der Trennung zwischen Geistlichkeit und Laien parallel. In jedem Falle gehörten die Frauen ausschließlich zu den Bevormundeten, was einerseits zur Folge hatte, daß sie sich nie ein selbständiges Urteil in »Männerangelegenheiten« zutrauten, andererseits aber auch, daß sie vom ehrgeizigen und überspitzt spezialisierten Männerdenken unberührt blieben.

Wenn wir heute beim Widerstand gegen die undurchsichtige Technokratie auf den ungetrübten Laienverstand setzen, so sind dafür die Frauen in dreifacher Weise prädestiniert: zum einen *dank ihrer traditionellen Sorge für das heranwachsende Leben,* zum andern *wegen ihrer Unbefangenheit gegenüber den Fiktionen der Wissenschaft* und nicht zuletzt *wegen ihrer tief verwurzelten Skepsis gegenüber der Macht.* Nicht nur haben Frauen jahrtausendelang unter der Gewalt großer und kleiner Machthaber gelitten, sie haben die starken Männer immer auch schwach gesehen und ihre Illusionen und Selbsttäuschungen durchschaut. Nur sollten die Frauen endlich auch den Mut haben, sich ihres Verstandes zu bedienen und sich nicht länger von den Experten Sand in die Augen streuen lassen. Dann würden sie bemerken, daß alle *Beschwichtigungen, man werde die Umweltprobleme über kurz oder lang »in den Griff« bekommen, an sich schon Ausdruck einer pervertierten Logik sind:* geht es doch gar nicht darum, irgend etwas in den Griff zu bekommen, sondern gerade darum, *die Natur und das Leben aus dem Würgegriff der sich verselbständigenden Naturwissenschaften zu befreien.*

Wie aber können Frauen und mit ihnen alle protestierenden Laien zu einer effizienten politischen Kraft werden? Dies ist das Kernproblem aller sich selbst so bezeichnenden »autonomen« Bewegungen, und im besonderen das Problem der *autonomen Frauenbewegung.* Hier wiederholt sich auf viel breiterer Basis die alte Problematik der außerparlamentarischen Opposition, nur daß diesmal nicht nur die angemessene Repräsentation des Volkswillens durch das Parlament in Frage gestellt ist, sondern das gesamte patriarchale Staats- und Gesellschaftssystem inklusive der patriarchalen Wissenschaft, die dieses System in Gang hält.

Angesichts der realen Machtverhältnisse scheint ein solcher Widerstand hoffnungslos, und tatsächlich stehen alle autonomen Gruppen immer wieder vor dem Dilemma, entweder nur verbalen und symbolischen Widerstand zu leisten und früher oder später zu resignieren, oder durch radikalisierte Randgruppen, die sich in wilder Verzweiflung zu gewalttätigen Aktionen hinreißen lassen, in ein moralisches Zwielicht zu geraten. Als einen Ausweg aus diesem Dilemma wählten unter anderen die deutsche Friedensbewegung und autonome ökologische Gruppen die *Strategie des gewaltfreien Widerstandes und des zivilen Ungehorsams.*[28] Ihre Vertreter/innen nehmen ein ziviles Widerstandsrecht in Anspruch, mit dem sie unter großem persönlichen Einsatz der strukturellen Gewalt anonymer Machtträger, die sich der demokratischen Kontrolle entziehen, eine *moralische Gegenmacht* entgegenstellen.

Rückhalt und Widerhall

Diese Strategie hat aber nur dann Aussicht, ernstgenommen und nicht kriminalisiert zu werden, wenn die autonomen Gruppen den Kontakt mit den offiziellen politischen Vertretern und Vertreterinnen nicht abreißen lassen. Die brisante Grundsatzdiskussion zwischen autonomen Frauengruppen und denjenigen Frauen, die sich in den offiziellen Parteien und in Regierungsämtern engagieren, ist außerordentlich wichtig für beide Seiten: für die Autonomen, damit sie nicht die Opfer eines politischen Realitätsverlustes werden, das heißt, sich keine Illusionen über das durchschnittliche politische Bewußtsein machen, und für die Inhaberinnen offizieller Machtpositionen, damit sie die kritische Distanz zu ihrer Stellung bewahren und sich nicht von patriarchalen Strategien vereinnahmen lassen, wie dies leider nur zu oft geschieht. So schmerzlich die persönliche Zerreißprobe auch immer ist, gerade auf der politischen Ebene ist das feministische Dilemma zwischen dem egalitären und dem dualistischen Ansatz nicht durch ein Entweder-Oder zu lösen. *Die Laienbewegung muß Rückhalt und Widerhall bei Vertreter/innen im Parlament finden, wie umgekehrt die antipatriarchalen Parlamentarier/innen eine möglichst breite Laienbewegung für ihre Legitimation brauchen.* Beide Formen des Widerstands, diejenige der direkten Einmischung in allen offiziellen Entscheidungsgremien und diejenige der Verweigerung, können eine echte Emanzipation und die Befreiung von Herrschaft fördern. Unterstützt durch die Basis des Widerstands müßte es möglich sein, daß Parlamentarier/innen die *Forschungsgelder endlich dorthin lenken, wo sie wirklich nötig sind und dort verweigern, wo sie Unheil stiften.*

Ob die Gründung einer eigenen Frauenpartei oder eigener Frauengewerkschaften dem Dialog zwischen der Basis der Frauen und den »etablierten« Machtträgerinnen förderlich oder abträglich wäre, ist schwer zu entscheiden, denn beide Perspektiven kranken daran, daß sie innerhalb des Rahmens herkömmlicher Machtstrukturen stehen, sei es das patriarchale Parteienmodell oder das Gewerkschaftsmodell mit seiner Trennung von Lohn- und Hausarbeit. (Es bleibt anzumerken, daß in der neugegründeten Schweizer Frauengewerkschaft auch Hausfrauen und Mütter neben den Lohnempfängerinnen gleichberechtigt organisiert sind!)

Gegenwärtig können sich autonome Gruppen nur durch Demonstrationen und andere öffentliche Aktionen, für die noch sehr viel mehr Phantasie zu mobilisieren wäre, oder durch Verweigerungsstrategien artikulieren. Der *Konsumboykott von umweltschädigenden und lebensfeindlichen Erzeugnissen* oder der *Boykott von Waren und Wirtschaftsträgern, welche die Ausbeutung der Drittweltländer begünstigen,* und parallel dazu die *Einrichtung alternativer Geschäfte und Banken* werden von dem Zeitpunkt an nicht länger zu belächeln sein, an dem sie die nötige Breitenentwicklung erreichen. Das Beispiel der weltweiten Aktion gegen das Tragen bestimmter Tierfelle zeigt, in welchem Ausmaß die öffentliche Meinung den Markt bestimmen kann.

Die stärkste Waffe gegenüber der anonymen Macht der Herrschenden ist immer noch die Entlarvung ihrer Methoden und ihrer finanziellen Verflechtungen durch kritische Information. Deshalb steht am Beginn jeder Laienbewegung die Weitergabe *aufklärender Informationen* von seiten dissidenter Wissenschaftler/innen, engagierter Wissenschaftsjournalisten/innen und kritischer Stimmen in den Medien. Den alternativen Publikationsorganen geht es dabei weniger um die Vermehrung der ohnedies viel zu großen Informationsflut, als um eine Art Übersetzungsarbeit: zum einen um die Ersetzung des jeweiligen Fachjargons durch allgemein verständliche Ausdrücke und zum andern um die *Entlarvung verharmlosender Aussagen*. So sind etwa Begriffe wie »Grenzwerte« zur Verträglichkeit von Schadstoffen prinzipiell in Frage zu stellen, und zwar sowohl hinsichtlich ihrer willkürlichen Festlegung als auch hinsichtlich der damit vorgespiegelten Sicherheit. Die sich häufenden Skandale im Zusammenhang mit Umweltkatastrophen haben zur Genüge gezeigt, wie zäh sich die Interessenträger, aber auch die Bewacher von Ruhe und Ordnung in der Kunst der Untertreibung und der Verschleierung üben. Dabei fällt der gesamte Begriff des »Zivilschutzes« in den Dunstkreis solcher trügerischer Beschwichtigungen, seit er auf die atomare Bedrohung und die unkalkulierbaren Risiken beim Austritt hochgiftiger Substanzen angewandt wird. Damit betreibt man willentlich oder unwillentlich die *Akzeptanz unverantwortlicher Risiken*, statt diese Risiken selbst – jedenfalls die hausgemachten – auszuschalten.

Auch ist außerordentliche Hellhörigkeit gegenüber der in der BRD so genannten »Verbundforschung« am Platze. Dies heißt im Klartext, daß Forschungszentren der Privatindustrie massiv mit Staatsgeldern unterstützt werden, ohne mit einer effizienten öffentlichen Kontrolle verbunden zu sein. Sowohl in der BRD als auch in der Schweiz zeigen sich die verantwortlichen Regierungsstellen so sehr von der Sorge erfüllt, den Anschluß an die neuesten Technologien nicht zu verpassen, daß sie beispielsweise die anstehende Patentierung für genmanipulierte Produkte, die eine kritisch-moralische Beurteilung einschließen würde, gar nicht an sich herankommen lassen. Sie schieben die Verantwortung lieber auf EG-Richtlinien ab, die bisher bekanntlich stets zu locker waren. Deshalb werden unsere Märkte in Kürze mit manipulierten Wachstumshormonen und mit genetisch veränderten Bakterien für die Landwirtschaft überschwemmt sein, wenn nicht alarmierte Laien und Kleinbauernverbände regionale und nationale Schutzgesetze fordern.[29]

Opposition statt Resignation

Immerhin können die Strategien der autonomen Laienbewegungen, in denen die Frauen einen hervorragenden Platz einnehmen, ihre Wirkung durch *nationale und internationale Zusammenschlüsse* erheblich verstärken. So besteht seit einigen Jahren der internationale Zusammenschluß von Frauen gegen Gen- und Reproduktionstechnologie FINNRAGE (Feministisches Internationales Netzwerk gegen die neue Reproduktions- und Gentechnologie).[30]

Auf welche Weise auch immer sich Frauen politisch engagieren, sie werden sich jedenfalls ihrer *potentiellen Macht als Meinungsträgerinnen* bewußt, und dies ermutigt sie zur öffentlichen Opposition anstelle der gewohnten Resignation. Das Erlebnis gegenseitiger Ermutigung in der Gruppe zeigt den Frauen zum erstenmal eine *Alternative zum traditionellen weiblichen Rückzug in die Verinnerlichung*. Jahrhundertelang haben Frauen nur gebetet, statt ihren Willen zu artikulieren, und seit die Kirchen ihre Anziehungskraft verloren haben, lockt sie der schillernde Markt der Esoterik zur Flucht aus der harten Männerwirklichkeit. Dies sind aber genau die Kanäle, in welche die Beherrscher der Konsumwelt das tiefe Unbehagen an unserer entseelten Kultur nur allzu gerne fließen sehen – weil es dann nicht zur politischen Kraft wird.[31]

Der *Aufbruch der Frauen* ist auch kein irrationaler Ausdruck eines emotionalen Unbehagens und kein blinder Streik gegen die allgegenwärtige Technokratie. Unter den jungen Frauen gibt es eine genügend große Zahl akademisch geschulter und beruflich qualifizierter Fachfrauen, die sehr klar und sachlich die Zusammenhänge überblicken, die sich aber im Gegensatz zu vielen ihrer männlichen Kollegen weigern, ein irrationales Glaubensbekenntnis zur Wissenschaft abzulegen und einen Blankoscheck für den galoppierenden technischen Fortschritt zu unterschreiben. Dagegen plädieren sie *für eine Technologie, die von humanen und von biophilen Zielsetzungen ausgeht und die sich von einer Wachstumsideologie abkoppelt,* in welcher die Interessen des Großkapitals mit den Ambitionen der Forschung kurzgeschlossen sind.

Zur Mäßigung der Technik ist selbstverständlich auch eine *Mäßigung im Konsumverhalten* vonnöten, und hier komme ich auf die Modelle des gemeinschaftlichen Wohnens zurück, von denen zukunftsweisende

Impulse in Richtung Konsumbeschränkung ausgehen könnten. Rein äußerlich gesehen ist der Energieverschleiß bei unseren Konsumgewohnheiten auch eine Frage der Organisation. Der höhere Verbundenheitsgrad einer Hausgemeinschaft auf dem Land oder im Stadtquartier könnte durch gemeinsamen Einkauf von Verbrauchsgütern unter anderem der aufwendigen Verpackungsindustrie entgegenwirken, die sich immer mehr auf die winzigen Portionen der Single-Existenzen ausrichtet. Dazu kommen die umweltgerechte Verwendung der Abfälle durch gemeinsame Kompostierung und im Idealfall auch eine teilweise Selbstversorgung durch Gemüseanbau und andere Arten der kleinbäuerlichen Subsistenzwirtschaft.

Sehr viel schwerer als die organisatorischen wiegen aber noch die *psychologischen Faktoren im Zusammenhang mit der Vereinzelung und Heimatlosigkeit* der heutigen Menschen. Sie sind es, die uns so anfällig machen für die von der Industrie angeheizte Konsumsucht. Es gibt die ganz einfache psychologische Gleichung: Je unglücklicher die Menschen sind, desto mehr müssen sie konsumieren; je unbefriedigter und unlebendiger sie sich fühlen, desto mehr halten sie Ausschau nach Ersatzbefriedigungen. In dieser Hinsicht unterscheidet sich der übermäßige Warenkonsum der Erwachsenen vom kindlichen Trostspender in Form eines Stückchens Süßigkeit nur in der Größenordnung. Angesichts dieses Zusammenhangs, zu dem unter anderem das Alkohol- und das Drogenproblem gehören, meldet sich auch eine neokonservative Philosophie zu Wort, die uns zu den traditionellen Werten der Religion, des Vaterlandes und der Familie zurückführen will. Dabei werden allerdings gerade diejenigen Schäden unterschlagen, welche die herkömmliche »christliche« und bürgerliche Erziehung bei den vergangenen Generationen angerichtet haben. So zutreffend die Krankheitssymptome unserer Gesellschaft sind, die der Neokonservatismus auflistet, so unbrauchbar sind seine therapeutischen Vorschläge. Ein Zurück in den Schoß der patriarchalen Familie und in die herrschaftlichen Zwänge der ständischen Gesellschaft würde zwar vielleicht gewisse Exzesse unserer heutigen Industriegesellschaft vermeiden, aber all jene Ungerechtigkeiten und Unfreiheiten wieder heraufbeschwören, die zum kapitalistischen Ausbruch aus der Feudalherrschaft geführt haben, ganz abgesehen davon, daß wieder einmal die Frauen die Rechnung bezahlen würden. Nur weil der Fortschritt noch schlimmer ist als der Rückschritt, sollten wir wahrhaftig nicht auf der falschen Fahrbahn rückwärts laufen!

Herrschaftsfreie Verbundenheit

Wenn es gelingt, einen neuen Rahmen zu finden, der nicht mehr an das »Vaterhaus« gebunden ist – einen Rahmen, den die mobile Industriegesellschaft ohnedies längst zunichte gemacht hat –, kann so etwas wie ein unverlierbares Heimatgefühl wieder aufkommen. Menschen können mit einem Stück Land, mit einem Dorf- oder Stadtquartier zusammenwachsen, wenn sie sich darin mit anderen Menschen verbunden fühlen und demzufolge auch die *Mitverantwortung für diesen Lebensraum* übernehmen. Es wäre so wichtig, diese räumlichen Gemeinschaften wieder entstehen zu lassen und zwar unter der Voraussetzung einer herrschaftsfreien Verbundenheit. Das aber ist nicht möglich unter den Bedingungen unserer rein kapitalistisch orientierten Boden- und Immobilienpolitik.

In diesem Kontext scheint mir das historische Dokument eines Briefes von Karl Marx an die russische Revolutionärin Vera Sassulitsch (1849–1919) von Interesse zu sein.[32] Darin hatte Marx die Idee dieser bedeutenden Frau, einen direkten Übergang von der russischen Dorfgemeinschaft zur sozialistischen Gesellschaft zu schaffen, nicht ausgeschlossen. Hingegen lehnte Lenin das evolutionäre Modell einer gewachsenen, genossenschaftlich organisierten Gemeinschaft ab – ein Modell, das viel später in Jugoslawien wieder aufgegriffen wurde – und entwarf ein zentralistisches Organisationsmodell, das zu all den Unmenschlichkeiten und zu jener starren Insuffizienz des kommunistischen Wirtschaftsapparates führte, die den real existierenden Sozialismus so abschreckend machen.

Solange wir die patriarchale Grundidee, nur durch Herrschaft und Planung von oben ein Gemeinwesen schaffen zu können, nicht verabschieden, wird der circulus vitiosus nicht zu beenden sein, wonach die eine Gewaltstruktur nur die andere ablöst. Herrschaft und Kalkül sind aber nicht die einzig möglichen Organisationsformen für menschliches Zusammenleben. *Es gibt ungeschriebene Gesetze der Solidarität, und es gibt eine gewaltlose und uneigennützige Autorität*, die von jedem kompetenten Wissen und Handeln und von jedem durch das Leben gereiften Menschen ausgehen kann. Nur läßt sich diese Form von Autorität nicht von oben her erzwingen, sondern muß in einem gemeinschaftlichen Prozeß wachsen.

Was darüber hinaus die für größere Gemeinschaften unerläßlichen Regeln und allgemeinverbindlichen Gesetze anbelangt, so wären vermutlich auch zu ihrer Vereinfachung weibliche Erfahrungen hilfreich. Es ist immer wieder erstaunlich zu beobachten, mit welchem Minimum an organisatorischem Aufwand Frauengremien auskommen verglichen mit den klassischen Männervereinen, bei denen die formale Organisation so schnell den Charakter des »rituellen« Selbstzwecks annimmt. Auch hier spielt das Gesetz vom »psychischen Mehrwert«, wonach eine Tätigkeit nur dann interessant ist, wenn sie den Bonus der perfektionistischen Selbstprofilierung enthält. Schon aus diesem Grunde wäre es wünschenswert, daß sich *Frauen in allen Sektoren in die Legislative einschalten.*

Als letzter Diskussionsgegenstand auf der politischen Ebene wäre noch das Militär zu nennen. In der Schweiz gibt es zur Zeit einen Vorstoß von weiblicher Seite zur Eingliederung der Frau in die Gesamtverteidigung der Öffentlichkeit.[33] Diese egalitäre Forderung, wie sie schon früher von Feministinnen anderer Länder erhoben wurde, geht weit über den sogenannten Frauenhilfsdienst hinaus und sieht auch den freiwilligen Waffendienst für Frauen vor, verbunden mit entsprechenden Aufstiegschancen in der Offizierslaufbahn.

Wenn dieser Anspruch heute den Beifall des Generalstabschefs der Schweizer Armee findet,[34] so ist darin ein Zusammenhang mit der schwindenden Anziehungskraft des Militärs bei den jungen Männern und mit dem Nachwuchsdefizit bei den geburtenschwachen Jahrgängen zu erkennen. Es scheint hier zu sein wie in allen anderen Sparten traditioneller Männerberufe: Sobald sie nicht mehr attraktiv sind oder Personalknappheit herrscht, werden sie für die Frauen geöffnet. Ob man hofft, auch die unteren Kader der Offizierslaufbahn eines Tages mit Frauen besetzen zu können, nachdem es immer schwieriger wird, die Mittelschulabgänger mit allen Mitteln der Überredung und der indirekten Drohung in die Offiziersschulen zu zwängen?

Wenn aber irgendwo eine dualistische Sicht des Geschlechterproblems angebracht ist, so scheint sie mir hier am dringendsten zu sein. Bekanntlich hat Clausewitz als der klassische Theoretiker der Militär- und Kriegswissenschaft den Krieg als die Fortsetzung der Politik mit anderen Mitteln definiert. Dies ist genau der Punkt, an dem Frauen sagen müßten: Dann laßt uns schon im Frieden eine andere Form der politischen Auseinandersetzung finden!

Das Für und Wider den Wehrdienst der Frauen ist keine Frage der Sentimentalität. Ich zweifle keinen Augenblick daran, daß Frauen ausgezeichnete Soldatinnen sein und die Waffen ebenso geschickt führen können wie Männer. Aber ich weigere mich als Frau, den hergebrachten Kultur- und Vaterlandsbegriff zu übernehmen, der den Heldentod verherrlicht und die Hochhaltung abstrakter Ideen über das Leben des Volkes stellt. Ich würde mich auch als Lebensgefährtin und Mutter weigern, meinen Mann und meine Söhne einer solch illusorischen Mobilmachung auszuliefern. Wie gegenstandslos die Verteidigung von Landesgrenzen im Zeitalter der Nuklearwaffen geworden ist und wie verheerend jede militärische Einmischung in einen losgebrochenen Nuklearkrieg selbst zum Zwecke der Verteidigung wäre, zeigt u.a. der jüngste Bericht des Eidgenössischen Militärdepartements (EMD).[35]

4. Die kulturelle Ebene

Partnerschaft der Geschlechter ist auch auf dieser umfassendsten Ebene auf zwei Weisen zu fordern, zum einen als *Chancengleichheit der Frauen für alle kreativen Leistungen und für Schlüsselpositionen auf sämtlichen Gebieten der Wissenschaft, der Kunst und der Erziehung*, zum anderen *als Korrektur des einseitig männlichen Kulturbegriffs zu einer allgemein menschlichen Vorstellung von Kultur.*

Um mit dem erstgenannten Emanzipationsprozeß zu beginnen, weil dieser greifbarer und statistisch erfaßbar ist, so kam hier während der vergangenen 100 Jahre zwar vieles in Bewegung, doch sind die Fortschritte aufs Ganze gesehen immer noch sehr gering. Wohl wurden die Universitäten und Kunstakademien in Europa am Ende des letzten Jahrhunderts für Frauen geöffnet, doch sind diese heute als Professorinnen, Institutsleiterinnen, Architektinnen, Dirigentinnen, bildende Künstlerinnen und Schriftstellerinnen immer noch in krassem Maße unterrepräsentiert.[1]

Dafür gibt es neben den sexistisch-machtpolitischen Gründen vor allem zwei Ursachen, eine soziologische und eine psychologische. Soziologisch betrachtet verhindert das einseitige Ehe- und Elternrollenmodell eine *kontinuierliche Berufslaufbahn* der Frau, was von vornherein eine Karriere in höheren Positionen ausschließt. Psychologisch gesehen bestehen auf der männlichen wie auf der weiblichen Seite nach wie vor große Vorurteile in bezug auf die geschlechtsspezifische Verteilung von *Hochbegabungen*, als wären diese nur für Männer reserviert. Theoretisch stehen den Frauen alle Wege offen, praktisch aber glaubt die Mehrzahl beider

Geschlechter immer noch nicht an das äquivalente Vorkommen kreativer bis genialer Begabungen unter den Frauen.

Kreative Frauen

Wieder sind es feministische Historikerinnen, Literatur- und Kunstwissenschaftlerinnen, die durch ihre mühevolle Recherchen die *tragischen und empörenden Schicksale hochbegabter Frauen* aufdecken: bildende Künstlerinnen, Dichterinnen, Musikerinnen und weibliche Gelehrte, deren sprühender Geist lebendig begraben wurde. Die erschütternden Biographien so hochtalentierter Musikerinnen wie Fanny Mendelssohn (Schwester Felix Mendelssohns), oder Clara Schumann, deren Kompositionen systematisch unterdrückt wurden, das Ende der genialen Bildhauerin Camille Claudel (Schwester des Dichters Paul Claudel) in der Irrenanstalt, nachdem sie von ihrem Lehrer und Geliebten Auguste Rodin gesellschaftlich fallengelassen wurde, das Schattendasein der hochbegabten Mathematikerin Mileva Einstein (Gattin Albert Einsteins) oder der tragische Tod der Dichterin Karoline von Günderrode sind nur ein paar Beispiele für eine unbekannte Zahl hochbegabter Frauen, deren Lebenswerk erstickt wurde.[2]

Am ehesten konnten sich Frauen noch als Schriftstellerinnen durchsetzen, und dies liegt wohl weniger an ihrer Sprachbegabung als solcher, als an der Tatsache, daß es dafür niemals offizielle Ausbildungsinstitute gab und damit auch keinen »numerus sexus«.

Elitäre Wissenschaft und abgehobener Kunstbetrieb

Daß aber Frauen an unseren heutigen Universitäten und Akademien nicht längst erfolgreicher sind, hängt auch mit den kulturellen Inhalten zusammen und mit der Art, wie sie dort vermittelt werden. Viele Studentinnen sind von der sterilen Atmosphäre hoch abstrakter Wissensvermittlung ebenso irritiert wie vom unsolidarischen Konkurrenzstreben ihrer Kommilitonen. Was den Sprachstil der Wissenschaft anbelangt, so ist nicht zu vergessen, daß allen unseren »hohen« Schulen eine soziale Elitevorstellung zugrunde liegt, die sich bis vor 300 Jahren im elitären Gebrauch des Lateins als einer erstarrten Kunstsprache niederschlug. Heute ersetzen der Fachjargon und die oft unnötig komplizierte Terminologie der jeweiligen Disziplin die soziale Schranke des alten Lateins. Meist aber suchen die Studierenden die Ursachen für ihr Befremden bei sich selbst und ihren eigenen Unzulänglichkeiten und wagen nur selten, das Lehr- und Kulturangebot als solches in Frage zu stellen.

Diesem elitären Wissenschaftsbetrieb, über den sich ein so großer Denker wie Kant lustig machte, wenn er die Universitätslehrer scherzhaft »Denker von Gewerbe« nannte,[3] entspricht die Abgehobenheit beziehungsweise die Schizophrenie unseres Kunstbetriebs. Auf der einen Seite steht die Pflege der Musen im exklusiven Stil unserer Akademien, Theater, Konzertbühnen und Museen, auf der anderen Seite die populäre Unterhaltung, die durch die Massenmedien der eigentlichen Volkskunst entfremdet ist und zu einem großen Teil in kitschig-sentimentaler, sensationslüsterner oder brutaler Form über die Bühne geht. In beiden Bereichen aber beherrschen Männer die Szene und haben es weibliche Kunstschaffende und ausführende Künstlerinnen schwer, Karriere zu machen und sich selbst dabei treu zu bleiben (wobei auch heute noch der Einstieg in die Karriere am sichersten über das erotische Interesse der Kunstpatriarchen führt). *Nur das Auftreten von Regisseurinnen oder der Zusammenschluß von Künstlerinnen in der alternativen Kulturszene eröffnen hier eine Wende, die der Unterstützung aus öffentlichen Mitteln dringend bedürfte.*

Patriarchaler Realitätsverlust und Aufdeckung des Verdrängten

Mindestens ebensowichtig wie die größere Chancengleichheit der Frauen im bestehenden Kulturbetrieb wäre die *Umgestaltung des kulturellen Lebens als Ganzen in eine geistige Welt, in der auch Frauen ihre Heimat erkennen könnten* und wozu Frauen ihren eigenen Beitrag leisten müssen.

Weibliche Partnerschaft auf der kulturellen Ebene bedeutet inhaltlich das Aufdecken der patriarchalen Realitätsverluste in ihrem ganzen Umfang, um dann in einem zweiten Schritt neue *schöpferische Impulse* zu wagen, die zum Teil an vorpatriarchale Traditionen oder an matrizentrische Unterströmungen anknüpfen könnten, jedenfalls aber die *Wertakzente des kulturellen Lebens anders setzen und verdrängte psychische Potentiale wiederbeleben würden.* Dieses gewaltige Unternehmen ist freilich nicht von Frauen allein zu leisten, wenn sie auch heute in der feministischen Kulturkritik eine führende Rolle spielen und aus ihrer Lebenssituation heraus zum Bereich des emotional Verdrängten den unmittelbaren Zugang haben.

Bis zu einem gewissen Grad bahnten bereits die beiden größten geistigen Umbrüche der vergangenen 100 Jahre, die ökonomische Kulturkritik von *Marx* und die psychologische Kulturkritik von *Sigmund Freud*, einer *umfassenden Patriarchatskritik* den Weg, denn beide hoben einen schwerwiegenden *patriarchalen Realitätsverlust* ins Bewußtsein: Marx deckte die Unterschlagung der materiellen Grundbedingungen unserer Kultur auf, die nur durch die Ausbeutung der Arbeiterklasse garantiert waren (und heute durch die Ausbeutung der Dritten Welt), Freud die Verdrängung der Sexualität als einer Haupttriebfeder des menschlichen Lebens.

Dennoch blieben Marx und Freud – wovon früher schon die Rede war – zu einem großen Teil in patriarchalen Denkmustern befangen. Wie Marx den Gegensatz von Kultur und Natur bestehen ließ, so fand Freud keine Lösung im Konflikt zwischen Triebanspruch und Zivilisation. Dies nicht nur, weil ein volles Ausleben der Sexualität Freuds eigenen puritanischen Moralvorstellungen zuwiderlief, sondern weil er glaubte, daß die gesamte menschliche Kulturentwicklung aus »sublimierten« Sexualenergien hervorgegangen sei. Dies stellt den Menschen vor die Alternative, die Sexualität (und sein Glück) zu wählen oder die Kultur. Wird ihm die Kultur aufgezwungen, verdrängt er die Sexualität und erkrankt, stellt er die Sexualität bewußt in den Dienst der Kultur, so wird er zwar nicht glücklich, aber er kann via Sublimation schöpferische Kulturleistungen vollbringen. Bei dieser wenig hoffnungsvollen Perspektive legen die Fallbeispiele Freuds zudem eine sexistische Zuweisung nahe, die, grob gesagt, heißen würde: Frauen verdrängen ihre Sexualität und erkranken an Neurosen, Männer sublimieren ihre sexuellen Energien und erbringen Kulturleistungen. *Daß Frauen mit gleicher Wahrscheinlichkeit an ihren nicht gelebten schöpferischen Potentialen erkranken können, war ein Gedanke, den Freud auf Grund seiner sexistischen Vorurteile nicht fassen konnte, und den heute erst die feministische Psychotherapie zu formulieren beginnt.*

Der weitaus größte Realitätsverlust im patriarchalen Denken machte sich freilich erst in der Mitte unseres Jahrhunderts bemerkbar: *die in ihrer Realität abgewertete Natur*, die der Mann nicht nur für beherrschbar, sondern auch für unerschöpflich hielt und die sich uns heute mit ihren zum Teil irreversiblen Schäden in Gestalt unserer Umweltverheerungen in Erinnerung ruft. Dabei haben feministische Philosophinnen den profunden *Zusammenhang zwischen der Geringschätzung der Frau und der Mißhandlung der Natur* analysiert und damit den eigentlich wahnhaften Charakter bewußt gemacht, der hinter den patriarchalen Realitätsverdrängungen steht. Der Terminus »Realitätsverlust«, den ich ganz bewußt aus der Psychiatrie entlehne, bezeichnet ja den tatsächlichen Verlust des Wirklichkeitsbezugs in der Psychose, in der sich das Subjekt von der realen Umwelt zurückzieht und zum Teil nur noch in seinen phantastischen Wahnvorstellungen lebt. Die beinahe schon modisch gewordene Rede vom »Männerwahn« ist daher nicht einfach als eine verbal-polemische Wendung zu verstehen, sondern beinhaltet tatsächlich einen psychopathologischen Befund, wenn auch nicht einen individuellen, sondern einen kollektiven. Das klassische Beispiel für einen kollektiven Massenwahn bildet die patriarchale Hexenverfolgung, die nur deshalb nicht zum psychotischen Zerfall der Einzelpersönlichkeit führte, weil ihr Wahn und der damit verbundene Realitätsverlust vom Kollektiv getragen wurden. Ganz ähnliche paranoische Phänomene sind heute bei der Herstellung von Massenvernichtungswaffen zu finden oder bei der Vorstellung von der Allmächtigkeit der Technik, durch die man wähnt, Naturzusammenhänge, die in riesigen erdgeschichtlichen Zeiträumen entstanden sind, folgenlos durchkreuzen zu können.

Nach dem bisher Gesagten stellen sich für eine feministisch-ganzheitliche Kulturtheorie zwei vordringliche Aufgaben. Die eine besteht im *Aufdecken der wahnhaften Komponenten im naturwissenschaftlich-technischen Denken* und zwar in ihrer ganzen historischen und zeitgenössischen Dimension, die andere darin, endlich die *Konsequenzen aus den Entdekkungen der Psychoanalyse* zu ziehen, daß das menschliche Leben insgesamt weit mehr von affektiven und emotionalen Energien getragen wird als von rationalen Einstellungen. Statt diese Tatsache erneut zu verdrängen und unser Bewußtsein mit immer neuen Abstraktionen und Rationalisierungen zu überschwemmen, sollten wir endlich dazu ernüchtern, die *Wirklichkeit des Emotionalen nicht nur zu erkennen, sondern auch anzuerkennen.*

Für eine Neue Wissenschaft

Die erste dieser beiden Aufgaben, die feministische Wissenschaftskritik, setzt an den philosophischen Wurzeln des naturwissenschaftlichen Denkens an. *Die heutige Naturwissenschaft ist nicht durch eine Beimischung von Weiblichkeit von ihrer Gefährlichkeit zu heilen* (was Fritjof Capra vorzuschweben scheint), *sondern nur durch eine fundamentale Kritik ihrer Motivationen.*

Die Analyse Bacons und seiner philosophischen Grundlegung der heutigen Naturwissenschaften bringt ans Licht, daß diese von Anfang an auf Gewalt und Vergewaltigung angelegt sind und sich von kriegerischer Gewalt nur in der Wahl der Mittel unterscheiden. Experimentelle Physik und experimentelle Mikrobiologie wenden die Praxis gegenüber der Natur an, die Bacon vorschwebte, als er sagte, die Natur biete sich deutlicher dar, wenn sie künstlich erregt und mißhandelt werde.[4] Hier zeigt sich, daß die »harten Wissenschaften« (Dewey) einen ähnlichen – typisch männlichen – Lösungsversuch zur Bewältigung menschlicher Lebensprobleme darstellen wie die rücksichtslose Staats- und Kriegsraison. Auch für sie könnte das legendäre Gleichnis vom gordischen Knoten gelten, den Alexander der Große im Tempel zu Gordon mit seinem Schwert durchschlagen haben soll: War der Heilige Knoten jahrhundertelang als Symbol für die schicksalhafte Verknüpfung alles Lebendigen verehrt worden, so glaubte der griechische Herrscher das Schicksal mit dem Schwert zu seinen Gunsten entscheiden zu können. Ähnlich hoffen die heutigen Atom-Zertrümmerer und Genom (Zellkern)-Spalter sich zu den Herren des Lebens aufzuschwingen, und sie haben sich bereits als solche etabliert – wenn auch, wie wir befürchten müssen, gleich ihrem Waffenbruder Alexander, nur als die Herren des Todes.

Deshalb ist heute nach dem Anti-Macchiavelli, den Friedrich der Große als Kronprinz gegen gewissenlose Macht- und Kriegspolitik schrieb, ein *Anti-Bacon überfällig*, wie ihn Carolyn Merchant, Evelyn Fox-Keller und andere bereits begonnen haben.

Nur die gleichzeitige Überwindung beider Fehlvorstellungen auf wissenschaftlichem und auf militärischem Gebiet könnte die Hoffnung auf ein Überleben der Erde und der Menschheit aufschimmern lassen. Erst von da aus ergäbe sich noch einmal die Möglichkeit für eine *»scienza nuova«*,[5] für eine Neue Wissenschaft, welche die *Technologie ausschließlich in den Dienst des Lebens stellt:* in einen Bezug zum endlichen Leben und nicht mehr in Bezug zum männlichen Größenwahn. Vorher aber müßte sich die Illusion des männlichen Selbstverständnisses zerstreuen, das für jeden neuen Erkenntnisschritt stets edlen Wissensdurst als Motiv ausgibt, während der eigentliche Motor für den ehrgeizigen, unaufhörlichen Forscherdrang nur allzuoft die eigene Unfähigkeit zu leben (und zu lieben) ist.

Es wäre aber auch an der Zeit, die *(natur)wissenschaftliche Bestandsaufnahme der Wirklichkeit* als solche zurückzuweisen, weil sie *grundsätzlich unvollständig* ist. In Anlehnung an die vielgeschmähte »Milchmädchenrechnung«, von der in wirtschaftswissenschaftlichen Diskussionen so viel die Rede ist, müßten wir von einer »Milchbubenrechnung« sprechen, die akribisch alle physikalischen Daten verbucht und alle vitalen und psychischen Qualitäten notorisch außer acht läßt. Der Assuanstaudamm, noch vor wenigen Jahren als Jahrhundertwerk der Technik gefeiert, ist das skandalöse Mahnmal einer solchen Milchbubenrechnung.

Geht es in einem ersten Schritt also darum, die subjektiven Verzerrungen und die sich daraus ergebenden Einseitigkeiten des naturwissenschaftlichen Denkstils herauszuarbeiten, so versuchen Wissenschaftlerinnen in einem zweiten Schritt, *alternative Sichtweisen* zu gewinnen. Evelyn Fox-Keller stellt der starren Subjekt-Objekt-Spaltung einen *elastischeren und zugleich ganzheitlicheren Denkstil* gegenüber, den sie am Beispiel der Forschungsarbeit *Barbara McClintocks* illustriert. Bei ihren außerordentlichen Entdeckungen auf dem Gebiet der Pflanzengenetik, für die McClintock erst spät die wissenschaftliche Anerkennung in Form des Nobelpreises erhielt, ging die Biologin auf ganz andere Weise an ihren Forschungsgegenstand heran als ihre Fachkollegen. Anstelle des üblichen mechanistisch-hierarchischen Denkmodells entwickelte sie anhand ihrer Theorie der »genetischen Transposition« ein Modell biologischer Selbstregulation, wonach die Entwicklung der Keimzelle nicht einfach dem Diktat eines ein für alle Male festgelegten genetischen Codes folgt und schon gar nicht dem Diktat eines »Mastermoleküls«. Jede Pflanze stellt vielmehr ein einmaliges und unverwechselbares Individuum dar, das sich aus einer lebendigen, und das heißt aktiven Wechselwirkung zwischen Genen und Umwelt entwickelt.

McClintock selbst wird nicht müde, den emotionalen Anteil an ihrer Forschungsarbeit zu betonen und die intensive Art, mit der sie sich in ihre Forschungsgegenstände einfühlt. Sie hatte sich so sehr über die starre Subjekt-Objekt-Trennung hinweggesetzt, daß sie gewissermaßen eine »Autobiographie« jeder individuellen Pflanze zu schreiben imstande war.[6] Damit sind aber die Grenzen zwischen »verstehender« und »erklärender«, zwischen Geistes- und Naturwissenschaften verwischt.

Hannah Arendt hat auf ein anderes Beispiel einer solchen Grenzverwischung hingewiesen, auf die »morphologische« Sicht des bedeutenden Biologen *Adolf Portmann*, mit der er über die üblichen Funktionstheorien des Lebens hinausging. Portmann kehrte die (patriarchale) »metaphysische Hierarchie« von Sein und Schein in ihr Gegenteil um und kam zu einer Neueinschätzung der erscheinenden Welt im Reich des Organischen: In der unerschöpflichen Vielfalt der pflanzlichen und tierischen Formen sieht er eine Darstellungs- und Ausdruckstendenz am Werk, die nur mit dem künstlerischen Ausdruckswillen des Menschen vergleichbar ist. Während die inneren Organe der Tiere als Träger der lebenserhaltenden Funktionen ohne ästhetischen Reiz und ohne erkennbare individuelle Unterschiede sind, manifestiert sich an der erscheinenden Oberfläche der Lebewesen ihre individuelle Einmaligkeit und folgen die Zeichnungen von Schmetterlingsflügeln und Schalentieren den Gesetzen der Symmetrie. Portmann vertritt dabei den Standpunkt, daß der Reichtum der Formen in der Natur durch den Hinweis auf ihre funktionelle Nützlichkeit (Schutzfärbung, Geschlechts- und Imponiersignale) bei weitem nicht hinreichend erklärt sei.[7]

Daß solche untypischen Beiträge zur Naturwissenschaft – gleichgültig ob sie von Frauen oder von Männern stammen – in unserem heutigen Wissenschaftsbetrieb marginalisiert werden, hängt aufs engste mit den ökonomisch-machtstrategischen Maßstäben zusammen, die diesem Betrieb inhärent sind. Eine Wissenschaft, die weitgehend vom Profitstreben der Wirtschaft und der Militärstrategie diktiert wird, entwickelt sehr viel eher engstirnige Nützlichkeitsmodelle (Beispiel Soziobiologie!)[8] als offene Horizonte. Die wirklich offene, zweckfreie, nicht von Partikularinteressen manipulierte Wissenschaft, erhält bestenfalls ehrenvolle Anerkennung, aber kaum gesellschaftliches oder politisches Gewicht.

Wissenschaft jenseits wirtschaftlicher und politischer Interessen

Hier gelangen wir an einen neuralgischen Punkt, an dem feministisch-alternative Einmischung stattfinden müßte. Wenn sich alternative Wissenschaft von der herkömmlichen unterscheiden soll, so dadurch, daß sie sich nicht abtrennen läßt von der *Ganzheit vielfältiger Erkenntnishorizonte*. Durch die Abspaltung des (natur)wissenschaftlichen Subjekts vom kosmischen und politischen Gesamtzusammenhang täuscht es sich selbst eine Neutralität und Objektivität vor, die es ihm erlaubt, sich von der moralischen Betroffenheit zurückzuziehen. Alternative Wissenschaft heißt demgegenüber, weder die Antriebe zur Forschung noch ihre Ergebnisse irgendwelchen Interessengruppen zu überlassen. Auch der mögliche Verwendungszweck muß von vornherein Gegenstand der wissenschaftlichen Diskussionen sein.[9] Dies ist aber nur möglich, wenn *künftig die einzelnen Disziplinen nicht säuberlich getrennt voneinander arbeiten, sondern sich inhaltlich und gesellschaftlich aufeinander beziehen. Der hochspezialisierte Experte kann in Zukunft weder ein humanes Ideal repräsentieren, noch darf er zum Exponenten der Macht werden.*

Wieder bringen Frauen, die am meisten unter der Abspaltung des Expertentums leiden, weil diese Spaltung mitten durch ihre häusliche Lebenswelt und ihren persönlichen Lebenslauf geht, das größte *Widerstandspotential* gegen diese Spaltung mit. An den Universitäten lehnen sie sich am elementarsten gegen die »gereinigte Welt objektivierter, kontextfreier Aussagen« auf, in denen »emotionale Betroffenheit, persönliches

Engagement und ›große Fragen‹ keinen Platz haben«, wie es Ina Wagner als Insiderin formuliert.[10] Erfahrungsgemäß hat dieses weibliche Widerstandspotential aber nur dann eine Chance, in die zähe Kohärenz des männlichen Wissenschaftsapparats einzudringen, wenn dieser Versuch *nicht von einzelnen Pionierinnen* ausgeht, *sondern von einer ganzen Gruppe von Frauen.* Solange dies innerhalb der offiziellen Institutionen nicht möglich ist, sollte es wenigstens zu eigenen, feministischen Zusammenschlüssen auf den verschiedensten Sektoren der Wissenschaft kommen.

Dieser Einschätzung von der Effizienz der Gruppe entspricht die Tatsache, daß auf denjenigen Fachgebieten, auf denen sich Frauen seit längerem in größerer Zahl etablieren konnten, sich ihre Sichtweisen auch am meisten durchsetzten. So ging etwa von der amerikanischen Ethnologin Sally Slocum (Linton) die Demaskierung der männlichen »bias«, d.h. einer einseitig androzentrischen Sicht in der Anthropologie, aus, indem sie mit ihrem vielzitierten Artikel »Woman the Gatherer« der etablierten Vorstellung von »Man the Hunter« eine völlig andere Interpretation der ethnologischen Daten entgegensetzte.[11]

Der zweite geforderte Schritt in Richtung einer ganzheitlichen Lebensphilosophie gilt der *Rückgewinnung der emotionalen Dimension für unser geistiges Bewußtsein.* Dazu sind alle Geisteswissenschaften aufgerufen: Philosophie, Theologie, Psychologie, Geschichts-, Sozial- und Kunstwissenschaften.

Gerade auf diesen Gebieten haben feministische Wissenschaftlerinnen bedeutende Leistungen aufzuweisen und zwar auch in Fakultäten, die bisher ausschließlich die Domäne der Männer waren.

Die erstaunliche Breitenwirkung der feministischen Theologie erklärt sich nicht nur aus dem großen Kreis religiös interessierter Frauen, die ihr nahestehen, sondern vor allem daraus, daß sie mit ihren Themen allgemeine Probleme der patriarchalen Ideologie berührt. Die Wiederentdekkung matrizentrischer Inhalte im Alten Testament und im Urchristentum, die Kritik am Askesebegriff und der Versuch, den verlorenen Eros in das christliche Liebesideal zurückzuholen, rütteln nicht nur am Selbstverständnis der Kirchen, sondern an den Grundfesten unserer geistigen Tradition überhaupt.[12]

Die gegenwärtige Einmischung in die Philosophie erfolgt zum einen über die feministische Sprachkritik und zum andern durch die Auseinandersetzung mit der patriarchalen Wertphilosophie. Beiden Ansätzen gemeinsam ist ihre Kritik an der ausschließlich rationalen Grundlegung unserer Kultur, die nicht nur den Denkstil unserer Wissenschaften prägt, sondern alle Bereiche des Lebens ihren abstrakten Wertvorstellungen unterwirft.

Grundsätzlich wäre aus dieser Sicht schon das *Selbstverständnis der europäischen Philosophie* in Frage zu stellen. Sprach Platon noch vom Staunen als der Wurzel des Philosophierens und wird bei Augustinus daraus der Zweifel, so faßt Descartes den philosophischen Ausgangspunkt vollends *intellektuell*, wenn er den einzig sicheren Grund in seinem berühmten Satz findet: Ich denke, also bin ich.

Wenn wir uns an die frühesten Zeugnisse der Geisteskultur erinnern, gab aber nicht das neugierige Sich-Wundern oder irgendein anderes intellektuelles Motiv den Anstoß zur Frage nach den »letzten Dingen«, sondern das Wissen um den Tod und die Trauer. Die abstrahierende Art des Philosophierens, durch die das Staunen den emotionalen Anteil der Bestürzung verliert, verrät einmal mehr eine *typisch männliche Leidensabwehr*. Mit dieser Abwehr hatte der Mann zugleich *das Bewußtsein seiner kreatürlichen Herkunft verdrängt* und die rein intelligible Geburt des menschlichen Geistes postuliert. Erst vor diesem Hintergrund wird die Verdrängung des weiblich-vitalen Lebens aus dem Bewußtsein des Mannes verständlich (wie auch der Schock, den Darwins Entdeckung von der animalischen Abstammungsgeschichte des Menschen auslöste).

Feministische Sprachkritik

Das wirksamste Instrument in dem Prozeß der Intellektualisierung war für den abendländischen Mann die Sprache. Dies haben in voller Schärfe erst die französischen Sprachkritikerinnen aus dem Lacankreis erkannt. Sie sehen im Begriffssystem der Sprache mit ihren strengen Unterscheidungen und Abstraktionen nicht nur eine Entfremdung vom Leben, sondern zugleich eine Waffe des Mannes, mit der er alle emotionalen Ansprüche und vitalen Regungen niederhält. Am härtesten betroffen von der Sprachknebelung sind die Frauen. Sie sind mit dem Erlernen der Sprache gezwungen, sich in männlichen Sprachschablonen auszudrükken, in denen sie keine adäquaten Ausdrucksmöglichkeiten für ihre eigenen Empfindungen und kulturellen Vorstellungen finden. Julia Kristeva, Hélène Cixous, Luce Irigaray und andere nennen unsere patriarchal geformte Sprache »phallisch« oder »phallokratisch«, um damit auszudrücken, daß sie ein Herrschaftsinstrument ist, welches das weibliche Fühlen und Denken von vornherein mundtot macht.

Von ihren Gedankengängen inspiriert ist seit den 70er Jahren in Europa und Amerika ein Bewußtseinsprozeß im Gange, der uns allen sichtbar machte, in welchem Ausmaß unsere Sprachen »*Männersprachen*« sind, d. h. wie stark sie von der sozialen Vorrangstellung des Mannes und von männlichen Verhaltens- und Begriffsstereotypien geprägt sind.

Das allgemeinste und zugleich deutlichste Beispiel dafür ist, daß es im Englischen und in den romanischen Sprachen nur ein Wort für Mensch und Mann gibt, was die Frau schon rein sprachlich vom Status des eigentlichen Menschseins ausschließt. Aber auch dort, wo es, wie im Deutschen, zwei Worte für Mensch und Mann gibt, wird »der Mensch« als grammatikalisches Maskulinum behandelt, wie es auch eine festgeschriebene Rangordnung in den Begriffspaaren Mann und Frau, Bruder und Schwester, Onkel und Tante und so weiter gibt, die nicht umkehrbar ist. Die Linguistinnen Senta Trömel-Plötz, Luise F. Pusch und andere weisen auf das ausschließlich männliche grammatikalische Geschlecht vieler wichtiger Pronomina hin (man, jemand, niemand, wer) sowie auf eine Vielzahl von Berufsbezeichnungen, die nur die männliche Form vorsehen und denen eine mehr oder weniger künstliche weibliche Endung verpaßt werden muß, wobei die weibliche Form im Plural sofort wieder verschwindet: Arzt-Ärztin-Ärzte. Alle die schleppenden feministischen Schreibweisen Ärzt/innen, jede/r, keine/r, man/frau und so weiter sind nichts anderes als Korrekturen für die *Nichtexistenz der Frau im gesellschaftlichen und sprachlichen Bewußtsein.*[13] Wie wichtig dies ist und wie unzutreffend die männliche Beschwichtigung, in den eingebürgerten männlichen Schreibweisen seien die Frauen jeweils mitgemeint, zeigen nicht nur unsere von sexistischen Einseitigkeiten strotzenden Sprach- und Grammatikbücher, sondern auch unsere eigenen, spontanen Interpretationen: Stellen wir uns etwa unter dem Titel »Meisterwerke« automatisch auch »Meisterinnenwerke« vor, obwohl es solche seit Jahrhunderten gibt?

Die Ausgrenzung der Frau und ihre Verweisung auf den zweiten Platz ist aber nur die oberflächlichste Schicht der Männersprache. Auch viele der gängigen Sprachbilder stammen aus dem männlichen Herrschaftsbereich oder sind der Landsknechtsprache entliehen. Wir reden selbstverständlich davon, eine Sprache »zu beherrschen« oder ihrer »mächtig« zu sein (statt daß wir uns in eine andere Sprache einfühlen, uns mit ihr vertraut machen und sie *uns* einprägen, was ja einzig zum Erfolg führt!). Wir sprechen von der »herrschenden« Stimmung oder von »herrschenden« Gewohnheiten, davon, daß wir einen Verhandlungspartner »festnageln«, einen Rivalen »ausstechen«, eine These »verfechten«, den Gesprächspartner »in die Enge treiben«, ihn mit »Beweislast erdrücken«. Sogar Ideen »verfolgen« wir, geben uns »geschlagen« oder nehmen Neues »in Angriff«. Wir »dringen« in ein Geheimnis »ein«, »treffen ins Schwarze«, nehmen etwas »aufs Korn«, führen einen »Schlagabtausch« oder »packen die Gelegenheit beim Schopf«. Die Reihe *aggressiver Sprachbilder* ließe sich beliebig verlängern.

Dies alles wäre aber durch bewußten Umgang mit der Sprache mehr oder weniger zu korrigieren. Was die französischen Sprachkritikerinnen darüber hinaus beschäftigt, ist der Umstand, daß das *gesamte Sprachsystem, das grammatikalische Gehäuse* mit seinen starren Regeln und der *symbolische Code* der Worte die Sprechenden und ihre Lebensäußerungen in Fesseln legen.

Aus der psychoanalytischen Sicht *Julia Kristevas* wiederholt sich der Vorgang der Bevormundung im wörtlichen Sinne bei jeder heranwachsenden Generation aufs neue: Durch den Eintritt des Vaters und der väterlichen Sprache in die kindliche Welt werde dem unbeschwerten und körperbezogenen Leben des Kindes ein Ende gesetzt und das enge emotionale Band zur Mutter zerrissen. Dabei stellt Kristeva der logisch-symbolischen Ordnung des Mannes das *»semiotische«* Kommunikationssystem der vorödipalen Phase gegenüber, das vor jeder Herstellung von Bedeutung oder Sinn im Körperkontakt zur Mutter und im Austausch mimischer und stimmlicher Äußerungen besteht. Von dieser Unterscheidung ausgehend, schwebt Kristeva eine Neuschöpfung der Sprache vor, welche die starren »phallischen« Ordnungen aufbrechen würde, um sie mit vorrationalen Kommunikationselementen zu bereichern.[14]

So sehr ich die Absicht der französischen Sprachkritikerinnen begrüße, so bedaure ich doch ihre linguistischen Klassifikationen. In der Polarisierung zwischen dem »semiotischen« Bereich, der ganz dem Körper und seinen spontanen Äußerungen zugeordnet ist, und dem logischen Bereich, der allein über die Macht der Symbolbildung verfügt, scheint mir immer noch die *alte cartesianische Spaltung von Körper und Geist* enthalten zu sein. Diese Spaltung aber vernachlässigt gerade denjenigen Bereich, auf den es mir ankommt, nämlich das eigentlich Emotionale.

Es gibt aber zwischen dem semiotischen Kommunikationssystem vorsymbolischer Laute und Gesten, wie es in der körperlich-affektiven Mutter-Kind-Beziehung entsteht – und das Kristeva für das weibliche Kommunikationssystem par excellence hält – und dem begrifflichen Gebrauch der Sprache noch ein weites Feld symbolischer Ordnungen. Kulturgeschichtlich und in der individuellen Entwicklung nimmt die von Susanne

Langer beschriebene *»präsentative Semantik«* diesen Platz ein (vgl. S. 239f.). Diese nicht-verbale und nicht-diskursive Semantik, wie sie in den mythischen Symbolen schriftloser Kulturen ebenso erscheint wie in den Ausdrucksgestalten der Kunst und in den Bildern unserer Träume, vermittelt ganzheitliche Bedeutungsinhalte, die zwar nicht in ein logisches Nacheinander aufzuspalten sind, sich als bleibende Strukturen aber wesentlich von den flüchtigen Augenblicksgebärden unterscheiden. Diese *Symbolsprache*, in der die emotionalen Beziehungen zur Wirklichkeit gestalthaft faßbar werden, hat von ihren Uranfängen her die menschliche Sprache mindestens ebenso stark geprägt wie die abstrakt-logische Symbolordnung. Sie ist eingefangen im Reichtum unserer *Sprachbilder* wie auch in ihren Tonmalereien und Rhythmen. Dadurch werden die Gefühlserfahrungen unzähliger Generationen transportiert, so wie die »archetypischen« Bilder unserer Träume den Niederschlag kollektiver Erfahrungen bilden.

Meines Erachtens geht es darum, *diesen Sprachschatz zu heben* und seine Bilder wieder zu erwecken, in der wir unsere uralte »Muttersprache« erkennen können, und welche die eigentliche Basis der begrifflichen »Vatersprache« ist.

Was aber die kleinkindliche Entwicklung anbelangt, so existiert die sprachliche Zäsur zwischen vorödipaler und ödipaler Phase, wie sie die Französinnen vom Freudschen Modell übernommen haben, nach neueren Kenntnissen nicht. Das Kind tritt ganz allmählich aus seiner symbiotischen Bindung mit der Mutter heraus und beginnt mit der *Sprachaneignung längst vor der ödipalen Beziehung* zum Vater. Wie die Kommunikationstheorie lehrt, bilden die sprachlich-symbolische Ordnung und die vorsprachlichen Kommunikationsformen keine Gegensätze, sondern bedingen sich gegenseitig und entwickeln sich aneinander.[15] Auch würde die ödipale Zäsur vollends verschwinden, wenn die Väter in gleichem Maß wie die Mütter primäre Bezugspersonen für ihre Kinder wären.

Dennoch ist in unserer gegenwärtigen Sprachkultur die zunehmende Tendenz zu immer abstrakteren Formulierungen und die Einschränkung auf rein rationale Informationen unübersehbar. Deshalb sind der Protest gegen eine solche Entwicklung und alle geistigen Anstrengungen, ihr entgegenzuwirken, außerordentlich wichtig. Die Rationalisierung unserer Sprache bedeutet ja nicht nur ihre Verstümmelung durch das Abschneiden ihrer sinnlichen und emotionalen Anteile. Sie steht auch im Dienst einer Manipulation von seiten wirtschaftlicher und politischer Interessen. Wir alle sollten uns *weigern, den abstrakten Diskurs der Macht zu überneh-*

men, der die elementaren Schwingungen des menschlichen Empfindens eliminiert und durch die Austilgung der Bilder das emotionale Leben zum Schweigen bringt. Wir sollten vielmehr die Dinge bei ihrem sinnlich erkennbaren Namen nennen und dadurch verhindern, daß ein abstrakt-wissenschaftlicher Diskurs Täter und Opfer unkenntlich macht.

Das Ende des Polaritätsdenkens

Die französischen Sprachkritikerinnen haben zudem erneut auf ein Phänomen aufmerksam gemacht, das sich in der patriarchalen Sprache niederschlägt und unser Denken weitgehend beherrscht: das Konstruieren von Gegensätzen und das Operieren mit polaren Begriffspaaren. *Hélène Cixous* spricht von *»binären Oppositionen«*, die immer ein »Oben« und »Unten« suggerieren, eine Spaltung in ein Beherrschendes und ein Beherrschtes.[16] Mit Recht sieht sie im intellektuellen Zwang, in polaren Begriffen zu denken, mehr als den Willen zur klaren und eindeutigen Bestimmung einer sachlichen Gegebenheit. In ihr verrät sich der Wille zur Macht und zur Unterdrückung, wie er von Anbeginn der Konstituierung des männlichen Bewußtseins inhärent ist und wie er im manipulativ-technischen Denken seinen Höhepunkt erreicht.

Es ist heute an der Zeit, den verhängnisvollen patriarchalen Kulturbegriff, der sich in immer neuen Variationen um Unterwerfung, Aneignung, Sich-Erheben über ein Gegebenes oder gewaltsame Veränderung eines Gegebenen dreht, auf allen Ebenen aufzurollen und auf seine komplexbeladenen psychischen Grundlagen zurückzuführen.

Allein schon *vom Linguistischen her* wäre einzuwenden, daß das Wort »Kultur« nicht aus dem Bedeutungskreis von Kampf, Herrschaft, Geist oder Überlegenheit stammt, sondern aus dem lateinischen »cultura« = Bearbeitung, Anbau, Pflege, Landwirtschaft, bzw. aus »cultus« = (äußere) Lebensgewohnheiten, häusliche Einrichtung, Gesittung, auch Verfeinerung, Erziehung, Bildung. Dazu kommt die zweite Bedeutung von cultus = religiöse Verehrung, dargebrachte Huldigung, und, besonders interessant, in der männlichen Form »cultor« = Pflanzer, Züchter, Bauer, Einwohner, Freund, Liebhaber, Anbeter, Priester.[17] Dies bestätigt rein sprachlich, was die Matriarchatsforschung inhaltlich ans Licht gebracht hat, daß die patriarchale Kultur auf einer vorausgehenden bäuerlichen Kultur aufruht, die in ihrer sozialen Gesittung und religiösen Vorstellungswelt bereits eine feste, geistige Struktur besaß (wobei das Synonym für Liebhaber und Priester auf matrizentrische Kulte verweist).

Aus dieser Sicht stehen am Beginn des Kulturprozesses weder irgendwelche abstrakten Gegensatz-Prinzipien noch die heldische Transzendierung der Natur, und auch nicht, wie der späte Freud annahm, die einander konkurrierenden Kräfte des Lebenstriebes und eines dunklen Todestriebes. Meine These ist, daß es *ganz konkrete psychische Spannungen in den Gruppen der Frühzeit waren, genauer die soziale Spannung zwischen den weiblichen und den männlichen Mitgliedern der Gruppe, welche die menschliche Sozialgeschichte und die Geistesgeschichte in Bewegung brachten.*

Als die eigentliche Schubkraft für die patriarchale Kulturentwicklung konnten wir die *männliche Angstabwehr* (vor dem Numinos-Weiblichen) und *die männliche Kompensation* (aufgrund sozialer Frustration) erkennen. Und beides führt, wie wir gesehen haben, zur Etablierung von Gewaltherrschaft und Krieg ebenso wie zu kulturellen Höchstleistungen, zu realitätsflüchtigen Illusionen oder zu expansivem Erfolgsstreben.

Diese Grundkonstellationen für die abendländische Kulturentwicklung, wie für jede patriarchale Zivilisation überhaupt, stellen jedoch die tiefste Schicht aller patriarchalen Verdrängungen dar. Wahrscheinlich besteht von daher sogar ein untergründiger Zusammenhang mit der Tatsache, daß die psychoanalytische Schule Adlers, welche die Überkompensation von Ohnmachtsgefühlen und Frustrationen in den Mittelpunkt ihrer Neurosenlehre stellt, bis heute so viel weniger Anerkennung im öffentlichen Bewußtsein gefunden hat als die Lehren Freuds oder Jungs. Offenbar ist in unserer Gesellschaft die Analyse des Machtstrebens und seiner unbewußten Hintergründe noch hartnäckiger tabuisiert als die offene Diskussion der Sexualität.

Die Richtigkeit meiner kulturtheoretischen Motivationsanalyse vorausgesetzt, wird der patriarchale Mann dem heldischen Kulturmuster und seinem persönlichen Erfolgszwang nur abschwören können, ohne dadurch die eigene Existenz als überflüssig und absurd (Sartre) zu empfinden, wenn er sich dem alten Sinn von »cultura« auf neue Weise zuwendet: *Der Pflege der ihn umgebenden Natur und dem Schutz des Lebens von seinem höheren Wissensstand aus, der Erweiterung und Vertiefung mitmenschlicher Beziehungen* (was mit der Hinwendung zum Kind beginnt) und der *Gestaltung unseres Lebens durch die Schöpfung einer ästhetischen Kultur.*

Ethik jenseits der patriarchalen Philosophie

Dennoch müßte das *»postpatriarchale« Denken* nicht einen Bruch mit der europäischen Denktradition schlechthin vollziehen, wie es das schillernde Schlagwort von der »Postmoderne« manchmal nahezulegen scheint. Deren philosophischen Vertretern geht es darum, sich aus dem Fortschrittsdogma und den Zwängen des technisch-instrumentellen Denkens zu lösen und das Recht des Individuums gegen das System, das Recht der Differenz gegen die Vereinnahmung durch das Allgemeine zu behaupten. Feministische Ansätze decken sich mit der Postmoderne insofern, als auch sie gegen die Macht- und Herrschaftsansprüche einer (männlichen) Philosophie opponieren, die im Namen der Menschheit zu sprechen vorgibt, während sie die Frauen ebenso ausklammert wie die außereuropäischen Kulturen.

Andererseits sind aber die Unterschiede zwischen den beiden Geisteshaltungen mindestens so groß wie ihre Gemeinsamkeiten. Die feministische Einmischung in die Philosophie verwirft nicht jede emanzipatorische Utopie, so wie die Postmoderne alle »Großen Erzählungen« und jede Form von Aufklärung verwirft. Sie begreift sich nicht als eine Stimme unter anderen im bunten Stimmengewirr der postmodernen, pluralistischen Gesellschaft und setzt die Abschaffung einer alles beherrschenden (männlichen) Stimme nicht mit dem unverbindlichen Relativismus verschiedener »Sprachspiele« (Lyotard) gleich, so als gäbe es überhaupt keinen gemeinsamen Nenner zur Verständigung mehr, keinen moralischen oder politischen Konsens zwischen den verschiedenen Meinungen und Gruppierungen. *Feministisches Philsophieren* will nicht einfach das bisherige Spektrum je nur für sich selbst gültiger Standpunkte um ein neues, feministisches »Diskursgenre« bereichern, sondern *tritt mit dem Anspruch auf, allgemein gehört und ernstgenommen zu werden*. Insofern tritt es in die lange Tradition der philosophischen Aufklärung ein, die ja nicht nur an die europäische Geschichtsperiode gebunden ist, die diesen Namen trägt, und setzt sich zum Ziel, eine »Aufklärung der Aufklärung« zu leisten, wie Brigitte Weisshaupt es formuliert.[18]

Die für das männliche Denken so schwer auflösbare Spannung zwischen individuellem Anspruch und Gemeinschaftsverpflichtungen muß auf einer ganz anderen philosophischen Ebene gelöst werden, nämlich auf der Ebene einer *Wertphilosophie*, welche die emotional-kommunikativen Faktoren in den rationalen Diskurs einbezieht.

In diesem Zusammenhang möchte ich das philosophische Werk von Agnes Heller vorstellen, weil es meines Erachtens einen wichtigen Beitrag zur Neudefinition der Ethik und zu einer ganzheitlichen Kulturphilosophie darstellt.

Agnes Heller kommt als Schülerin von Georg Lukács aus der *marxisti-*

schen Tradition (wurde aber Ende der 50er Jahre wegen »revisionistischer« Ideen aus der Ungarischen Kommunistischen Partei ausgeschlossen) und setzt sich in ihren kulturphilosophischen Schriften mit den Voraussetzungen der traditionell »bürgerlichen« Wertphilosophie ebenso auseinander wie mit dem revolutionären Ethos der Französischen Revolution und den theoretischen Ansätzen der sozialistischen Ethik.

In ihrer *»Theorie der Gefühle«* konzentriert sie sich auf das Kernproblem jeder traditionellen Ethik: auf den Gegensatz zwischen Bedürfnissen und Werten, Neigung und Pflicht, Glücksstreben und Askese. Von der Polarisierung zwischen Gefühl und Verstand ausgehend, die hinter dem Dilemma der patriarchalen Tugendlehren steht, gibt Heller eine brillante psychologische Analyse zur Entstehung unserer Werturteile.

Das wichtigste Resultat dieser Untersuchung besteht darin, daß es weder ein Werturteil noch sonst irgendeinen bewußten Akt gibt, an dem Emotionen nicht wesentlich beteiligt sind. Umgekehrt gibt es keine menschliche Emotion ohne reflexive Erkenntnis. Demnach sind Gefühl und Verstand nicht nur keine Gegensätze, sondern stehen während unserer geistigen Entwicklung in ständiger Wechselwirkung: »Nicht die Kognition steht der Emotion gegenüber, sondern die höheren Formen der Emotion und der Kognition bedingen einander.«[19]

Nur die Ausblendung der Gefühle konnte Bedürfnisse und Wertkategorien als Gegensätze konstruieren. Nach Hellers Definition sind Solidarität und Gerechtigkeit *»radikale Bedürfnisse«* des Menschen, die nur in einem kulturellen Kontext nicht befriedigt werden können, der die berechenbare Nützlichkeit zur obersten Maxime erhebt. Andererseits entwickelt sich das *revolutionäre Ethos zur Unmenschlichkeit*, wenn es sich, dem Ideal der Askese folgend, über die individuellen Bedürfnisse der Menschen hinwegsetzt.

Besonders an zwei Phänomenen wird Hellers Theorie der Gefühle konkret, am Beispiel der Demagogie und am Wesen des Enthusiasmus.

Demagogie als die Möglichkeit, Emotionen zu erregen und zu manipulieren, findet ihre Opfer nach allgemeiner Überzeugung am ehesten unter »Gefühlsmenschen«. Dies trifft zwar für diejenigen zu, die ihre Verstandeskritik ungeschult ließen, doch macht umgekehrt ein hohes Maß an Verstandestraining allein keineswegs immun gegen Demagogie. Wer seine Gefühle verdrängt, ist über das eigene Unbewußte sehr wohl manipulierbar. *Eigentlichen Schutz bietet nur die Verbindung von emotionaler und rationaler Orientierung.* Je nuancierter unsere eigenen Gefühlserfahrungen sind, desto besser werden wir unterscheiden können, auf welcher Klaviatur gespielt wird: ob man an unsere individuellen »Partikularinteressen« appelliert, an kollektive Identifikationen (Nation, Rasse, Klasse) oder an »radikale« d. h. allgemeinmenschliche Regungen der Gerechtigkeit, der Solidarität oder der Erhaltung des Lebens als Ganzem.

Auch bei ihrer Analyse der *Begeisterungsfähigkeit* kommt Heller zu dem Schluß, daß der Enthusiasmus nicht dann am reinsten sei, wenn er auf abstrakte Ideale bezogen ist, sondern vielmehr dann, wenn er seine Kraft aus der konkreten Liebe zum Leben schöpft. Das »um die Idee herum geordnete Leben« vernachlässigt jedes persönliche Gefühl und schreitet deshalb nicht nur über die Bedürfnisse der nächsten Menschen hinweg, sondern nimmt sehr oft auch die eigenen Bedürfnisse nicht wahr. Diese können dann unbewußt als persönlicher Ehrgeiz oder persönliche Racheimpulse in die ideelle Motivation einfließen. »Genauer besehen«, sagt Heller, »ist die *Irrationalität nur die andere Seite der Rationalität.*«[20]

Dazu kommt, daß der Mensch des *»abstrakten Enthusiasmus«* nicht nur eine asketische, sondern zugleich eine elitäre Ethik vertritt. Heller nennt ihn den »Champion der Tugend«, der die Freuden des einfachen Lebens gering achtet und sich bewußt über die Durchschnittsmenschen erhebt.

Demgegenüber geht der *»konkrete Enthusiasmus«* nicht aus der Liebe zur Idee, sondern aus der Liebe zum Leben hervor, und dies bedeutet die Ablehnung jeden ideologischen Glaubenseifers und die Absage an die Verherrlichung des Martyriums.[21] Freilich kann auch der unheldische, »konkrete Enthusiasmus« Unglück, persönliche Schicksalsschläge und Leiden nicht verhindern. Als Naturwesen sind wir unvermeidlich dem Leiden und dem Tod ausgesetzt und haben dies als konstitutiv für das Leben zu akzeptieren. Wir können Glück und Unglück weder in einer quantitativen Aufrechnung im Jenseits begleichen, noch die Illusion nähren, der Schmerz als Preis für das Fühlen könne durch den Fortschritt der Wissenschaft jemals ganz eliminiert werden. Aber wir können als *bewußte Menschen versuchen, die unabdingbaren Leiden solidarisch zu tragen und nicht* (wie es unsere Industriegesellschaft heute tut) *auf Kosten der Leiden anderer zu leben.* »Fühlen muß gelernt werden« sagt Heller. »Aber um Fühlen zu lernen, müssen wir das Leid zu unserem Schmerz machen... Sowohl bei denen, die selbst leiden als auch bei denen, die wissen, daß andere leiden.«[22]

Ohne dies direkt auszusprechen, trifft Heller mit ihrer *Kritik ins Zentrum* der klassischen *patriarchalen Ethik*. Diese war als *heroische Moral* immer *asketisch*, weil sie den Sieg des Geistes über das Leben forderte, und zugleich *elitär*, weil sie den Mann qua Geschlecht für prädestiniert hielt, die bloße Natur zu transzendieren.

Sobald aber Natur und Moral, Neigung und Pflicht keine polaren Gegensätze mehr sind, erweist sich auch der Gegensatz von *Egoismus und Altruismus als falsche Alternative*. Dann geht es nicht mehr um den Triumph des Geistes über die niederen Leidenschaften, vielmehr um jene Entwicklung der Mit-Freude und der Mit-Leidensfähigkeit, welche die eigenen vitalen Interessen und die Glückserwartung anderer Menschen als gleich starken Wert empfindet. Wenn unter dieser Voraussetzung zwei Wertansprüche konkurrieren, so spielt sich die ethische Entscheidung nicht auf der Kampfarena zwischen parteiischem Gefühl und unparteiischer Vernunft ab. Bei der je einmaligen, situationsbedingten Entscheidung neigt sich die Waagschale zugunsten desjenigen Wertes, mit dem wir uns zutiefst identifizieren und der von daher das größere emotionale Gewicht erhält. Auf diese Weise entsteht eine ganz *andere »moralische Figur«* als der heroische Drachentöter in der eigenen Brust. Wenn das Leben mit seinen sinnlichen, emotionalen und geistigen Qualitäten der höchste Wert für alle ist, verliert die Rede vom Leben, das nicht der Güter höchstes sei, ihren Sinn.

Diese andere moralische Figur, die mit dem »Champion der Tugend« nichts mehr gemein hat, entbehrt auch der Egozentrik der »Selbstvervollkommnung«, wie sie im Ideal des »Exemplum Virtutis« (Beispiel der Tugend) in der Aufklärung noch lebendig war.

Sobald aber Fühlen und Denken verschwistert sind und sich das Kulturbewußtsein nicht mehr kompensatorisch gegen die Immanenz des Lebens konstituiert, könnte auch der Mann die mißachteten Leidenschaften in sein Selbstbild integrieren und aufhören, ein zerrissenes Wesen zwischen Engel und Tier zu sein. Damit würde auch die Frau ihr rätselhaftes Wesen verlieren, das jeweils den einen oder den anderen Teil zu ergänzen hat. *Ungeachtet ihres Geschlechts könnten sie Menschen unter Menschen sein, das Leben mit allen Sinnen bejahend, ohne die kritische Distanz zur Natur zu verlieren* und den ethischen Appell aufzugeben, die Leiden der Menschen und der gesamten Kreatur zu lindern.

Die Frage nach einer weiblichen Ästhetik

Wenn ich im folgenden einige Hinweise auf den Stand der feministischen Kunstkritik und Kunstproduktion gebe, so kann auch dies nur sehr summarisch geschehen. Es geht dabei zum einen um die *kritische Reflexion der bestehenden Kunstrezeption* und zum anderen um *weibliches Kunstschaffen* und um die Frage nach einem spezifisch weiblichen Kunststil.

Nicht wegzudenken sind hier die Literatur und die feministische Literaturkritik. Ein Buch wie *Christa Wolfs »Kassandra«* hat das Bewußtsein unzähliger Frauen (und Männer) verändert. *Doris Lessings »Goldenes Notizbuch«, Verena Stefans »Häutungen«* oder *Helke Sanders »Die Geschichten der drei Damen K.«* haben neue Perspektiven für die weibliche Selbstfindung eröffnet.

Als Literaturhistorikerinnen haben *Silvia Bovenschen* und *Sigrid Weigel* die Rolle der Frau als Projektionsobjekt in der Literatur der Vergangenheit analysiert und gezeigt, wie die Frau als Schriftstellerin und Dichterin nur mit äußerster Anstrengung ihr weibliches Subjekt aus diesem Projektionsbild zurückziehen kann. Deshalb bleibt auch die Frage nach einer spezifisch weiblichen Ästhetik in bezug auf Inhalt und Stil nur vorläufig beantwortbar.[23] Sicher ist nur, daß die Frau aus ihrer typisch weiblichen Lebenssituation heraus die Wirklichkeit ihrer engeren und weiteren Umgebung anders wahrnimmt und daß sie sich zur Sprecherin derer macht, die im Schatten der Macht stehen.

Wenn sich die *Dichterinnen* heute am entschiedensten gegen ein Sprachdiktat wehren, das ihr Denken und Fühlen in ein vorgegebenes Raster zwingt, so sind sie damit – wie die Dichter/innen aller Epochen – nur die *sensibelsten Vertreterinnen und gleichsam das Gewissen ihrer Zeit.* Wenn es einen Weg zur Wiedererweckung einer nicht intellektuell eingeengten Sprache gibt, so über die Dichtung und über das Gewahrwerden jenes vitalen Gefühlsstroms, der sich in die Sprachbilder ergießt und die Vibrationen der Empfindungen in die Rhythmen des Sprachablaufs einfließen läßt.

Deshalb verhalten sich die zeitgenössischen Dichterinnen *allen Sprachregelungen gegenüber skeptisch* und artikulieren sich in einem Stil, der die lineare, eindimensionale Erzählebene verläßt zugunsten eines Netzwerks von Gegenwartsempfindungen und Erinnerungen, von traumhaft aufsteigenden Bildern und überwacher Selbstkritik – in einem Stil, der scheinbar sprunghaft den Handlungsablauf vorantreibt und scheinbar sorglos mit grammatikalischen Regeln und Interpunktionen umgeht. Dies ist aber nicht der Ausdruck einer unbekümmerten, subjektiven Irrationalität, sondern ein *Instrument zur Emanzipation aus den verengten, zensurierten Sprechweisen* und zur Wiedereinblendung verdrängter Lebensinhalte.

Dennoch weisen gerade die profiliertesten Vertreterinnen der Gegenwartsliteratur jeden Separatismus einer spezifisch weiblichen Dichtkunst zurück, indem sie nicht nur daran erinnern, daß Dichter wie Artaud und Joyce eben diesen »weiblich«-emanzipatorischen Stil bereits praktizierten, sondern auch darauf bestehen, daß sich in der Poesie das Emotionale vom Rationalen, die Unmittelbarkeit des Ausdrucks vom Willen zur Form nicht trennen lassen.[24]

Verknüpfung von Kunst und Leben

Am direktesten nähern wir uns dem weibliche Kunstschaffen über das *Selbstverständnis der Künstlerinnen*, das, wenn wir es mit den biographischen Äußerungen von Künstlern vergleichen, von völlig anderen Voraussetzungen ausgeht. Der romantischen Vorstellung vom Genie entsprechend, sah sich der Künstler sehr oft als tragische Ausnahmeerscheinung, die fernab vom menschlichen Leben eine Mission erfüllt und dafür gleichzeitig bewunderndes Mitgefühl und das Privileg moralischer Sondermaßstäbe erheischt.

Bei den Künstlerinnen sind es hingegen die fast unüberwindlichen gesellschaftlichen Hindernisse, die den schöpferischen Kräften der Frauen entgegenstehen, d. h. die Schwierigkeit, ihr konkretes Leben mit einer schöpferischen Tätigkeit zu verbinden. Dabei wünscht sich die Mehrzahl der Künstlerinnen nichts sehnlicher als diese Verknüpfung von Kunst und Leben, während die offizielle Ästhetik, wie Christa Wolf es einmal formuliert, »im gleichen Maß zu dem Zweck erfunden ist, sich die Wirklichkeit vom Leibe zu halten, sich vor ihr zu schützen, wie zum Ziel, der Wirklichkeit näherzukommen«.[25]

Den weiblichen *Gegenpol zum Ideal des romantischen Künstler-Heroen* haben wir in den Gestalten *Rahel Varnhagens* und *Gertrude Steins* vor uns, wie sie zuletzt Marlis Gerhardt beschrieben hat. Beide Frauen beharren jede auf ihre Weise leidenschaftlich darauf, daß der künstlerische Ausdruck nicht an eine überzeitliche Idee gebunden sei. Nach ihrer Vorstellung gestaltet Kunst den lebendigen Augenblick und stellt keine Reflexion über die Dinge dar, sondern die unmittelbare Berührung der Dinge selbst. »Der Dichter muß in der Erregung des reinen Seins arbeiten«, sagt Gertrude Stein[26] und kämpft damit für die lebendige Empfindung und den lebendigen Ausdruck in der Kunst und gegen den toten Buchstaben, die artifizielle Metapher, gegen jede aufgesetzte Sinngebung und Interpretation. Bei Rahel Varnhagen geht dieses Bestreben so weit, daß sie sich weigert, ein losgelöstes Kunstwerk zu schaffen, eine gedruckte »Rede« anstelle ihrer Gespräche in Briefform, weil Leben und Kunst für sie untrennbar sind.

Das soll natürlich nicht heißen, daß Kunst nicht immer eine *symbolische Transformation von Wirklichkeit und ihrer Erfahrung* sei. Aber symbolische Transformation ist ein sinnliches Ereignis und bleibt an körperliche Wahrnehmungen und Ausdrucksgebärden gebunden. Erst das Symbol im Sinne der Allegorie, bei dem ein Bild stellvertretend für einen anderen Inhalt steht, verdrängt die sinnliche Apperzeption des Konkreten und macht aus der Rose ein stellvertretendes, rational gewußtes Zeichen für Liebe, Schönheit oder Weiblichkeit. Deshalb Gertrude Steins zur Legende gewordener Satz: »Eine Rose ist eine Rose ist eine Rose.« Im Grunde geht es dabei um die patriarchale Trennung von Verstand und Gefühl, von Idee und Sinnlichkeit, Geist und Körper, weshalb Rahel Varnhagen darauf besteht, zugleich einen Geistkörper und ein Körper-Ich zu besitzen.[27]

An der Kunstdebatte zeigt sich einmal mehr, wie unzutreffend die üblichen sexistischen Zuweisungen sind: subjektiv gleich weiblich, objektiv gleich männlich. Nirgends finden wir eine solche Passion zur Objektivität, zur Hinwendung an die Sachen selbst wie bei den bedeutenden Kunsttheoretikerinnen. Dies hat aber weder mit falscher Bescheidenheit noch mit der Geringschätzung des Subjekts zu tun, sondern damit, daß der *schöpferische Akt als Aufhebung der rationalen Distanz zum Gegenstand* und gleichzeitig als Aufhebung jeder narzißtischen Selbstbespiegelung begriffen wird. Gertrude Stein definiert Meisterwerke gerade dadurch, daß sie ohne das Schielen auf das Publikum entstehen und nicht aus dem willentlichen Vorsatz, etwas Unsterbliches zu leisten.[28]

Wie wenig Dichtung mit einer vorgefaßten Absicht zu tun hat, beschreibt Elfriede Huber-Abrahamowicz anhand der Entstehungsgeschichte ihrer jüngsten Gedichte. In einem bemerkenswerten Aufsatz über Sprache und Dichtung vergleicht sie die *Bildkonstellationen der Poesie mit den Analogieketten des Unbewußten im Traum.* Beide Arten der Vernetzung von Erinnerungen mit neuen Wahrnehmungen und Vorstellungen folgen einer Art Zwang, der nicht bewußtseinsgesteuert ist. »Wir können ebenso wenig dichten, was wir wollen, wie wir, was wir wollen, träumen können«, sagt Huber-Abrahamowicz. Die Assoziationsketten bilden sich spontan und werden vom Traum-Ich lose, vom poetischen Ich bewußt zusammengefügt und formal gestaltet.[29]

Ganz aus diesem Geist wendet sich die Kulturkritikerin *Susan Sonntag gegen die intellektuelle Interpretation des Kunstwerks*. Nicht daß sie glaubt, daß wir jemals wieder in den Stand der vorintellektuellen Unschuld zurücktreten könnten, als Kunst noch magische Beschwörung war. Aber sie lehnt entschieden die künstliche Trennung zwischen Inhalt und Form eines Kunstwerks ab und das daraus folgende Kriterium der mehr oder weniger geglückten Formgebung des Inhalts. Wie sie an der Verwendung der mythologischen Tragödienstoffe zeigt, bildet sich die Kluft zwischen Inhalt und Form erst heraus, wenn sich der Künstler der ursprünglichen Aussagekraft der Mythen entfremdet hat. Was sie vorschlägt, ist eine umfassende Betrachtung der Form als der Ebene, auf der das Kunstwerk transparent wird, eine exakte Beschreibung der Oberfläche und den *Nachvollzug der Erscheinung* anstelle der Suche nach einem verborgenen Inhalt.[30]

Die Effizienz dieses Vorgehens wird deutlich, wenn wir uns der *darstellenden Kunst* zuwenden. Als feministische Kunstkritikerin hat *Sigrid Schade* die Aussagen der Erscheinung anhand klassischer Bildmotive der patriarchalen Kunst nachvollzogen. Dabei stößt sie auf Ausdrucksformen, die den Künstlern selbst gar nicht bewußt sind, was in besonderem Maß für die Darstellung des *weiblichen Körpers* gilt. Schade zeigt, wie das offizielle Ziel der Kunst vieler Jahrhunderte, den weiblichen Körper in ästhetischer Vollkommenheit abzubilden, ein inhaltliches Programm vorspiegelt, das in der Art seiner Darstellung noch ganz andere Motive verrät. Sie spricht in diesem Zusammenhang vom »voyeuristischen Blick« und arbeitet heraus, daß sich hinter dem *scheinbar interesselosen Wohlgefallen des Künstlers am »Gegenstand« seiner Kunst sowohl sein* sexuelles Interesse als auch seine *sexuellen Ängste verbergen*.

Um seine Ängste zu neutralisieren, filtert der Maler im Namen der Schönheit all jene Elemente des weiblichen Körpers heraus, die ihn beunruhigen: die aktive Leidenschaft des weiblichen Begehrens, indem er den Frauenkörper stets passiv sich darbietend zeigt, und die individuellen Merkmale des konkreten Frauenkörpers, wenn er den Frauenakt zum Idealkörper mit idealen Maßen stilisiert. Dazu kommt, daß die Malerei als Medium nur die optischen Reize zuläßt und damit die Körperausstrahlung auf die Gesamtheit der Sinne ausschaltet. Die Botschaft an den Betrachter laute immer, sagt Schade: »Schaue mit Lust, aber schreite nie zur Tat. Kontrolliere deine Verführung mit den Augen.«[31]

Zu Beginn der Neuzeit bringt dann das Zeitalter der Hexenverfolgung eine ganz neue Möglichkeit für den *voyeuristischen Blick*. Nun kann die *gefährliche Magie des weiblichen Körpers sichtbar gemacht* werden, sobald sie als *Stigma der Hexe* dingfest gemacht und verurteilt wird. An den Hexenbildern des Hans Baldung Grien ent-deckt Schade die (uneingestandene) Gelegenheit für den Künstler sowie für die Bildbetrachter, die sexuelle Zensur bei der Zurschaustellung des sündhaften Weibes zum Teil aufzuheben. Nun werden laszive Posen und eine sinnliche Ausstrahlung des Körpers zugelassen, die in der Darstellung unbescholtener Frauen undenkbar gewesen wären. Längst nach dem Verebben des eigentlichen Hexenwahns lebte diese Möglichkeit in der Malerei des 17., 18. und 19. Jahrhunderts in den Gestalten der Judith und der Salome fort, welche als männermordende Verführerinnen die alte Hexenrolle übernahmen. Noch in der dekadenten Figur der Femme fatale hat sich davon ein Nachklang erhalten.[32]

Dem weiblichen Kunstschaffen in der Malerei wendet sich die Kunsthistorikerin *Hanna Meyer-Gagel*[33] zu. Sie stellt die Frage nach einem spezifisch weiblichen Kunststil in diesem Medium der Kunst und analysiert die Werke bedeutender Malerinnen vom 16. Jahrhundert bis zur Gegenwart. Dabei stellt sie deren Portraitkunst vergleichbare Werke männlicher Portraitisten gegenüber und zwar jeweils Bilder, denen ähnliche menschliche Szenen oder sogar die gleichen historischen Persönlichkeiten als Vorlage dienten.

Anhand dieser Parallelen zeigt sich, daß die Malerinnen sehr viel stärker den individuellen Ausdruck einer Person wiedergeben oder auch den Gefühlsausdruck, der der menschlichen Situation eines Gruppenbildes entspricht. Dagegen scheint den Malern viel mehr daran gelegen zu sein, den standestypischen oder idealisierten Charakter eines Menschen und einer sozialen Situation darzustellen. Diese Charakterisierung bezieht sich auf die Portraits von beiden Geschlechtern. Aus der Hand von Künstlerinnen wirken die Männerportraits weniger steif und offiziell, dafür entspannter, privater, von heroischer Pose entbunden. Gleichzeitig sind die Frauenbilder der Malerinnen weniger romantisch entrückt als durch die Brille der Männer. In ihrer körperlichen Präsenz frischer und unmittelbarer wirken sie weit aktiver und selbstbewußter.

Bei diesen Unterschieden handelt es sich aber nicht um einen unterschiedlichen formalen Stil, denn alle herangezogenen Malerinnen, von Sofonisba Anguissola, der Hofmalerin Philipp II. (wer hat von ihr, die 50 hervorragende Bildwerke hinterließ, je gehört?) über Angelika Kauffmann bis zu Käthe Kollwitz stehen durchaus in der ästhetischen Tradition ihrer Zeit. Sie gehen aber mit einer ganz anderen Sensibilität an ihr Gegenüber heran, was sich erst beim sorgfältigen Betrachten der Bilder enthüllt. Es ist unnötig zu sagen, daß diese *spezifisch weibliche Sensibilität* für die menschliche Situation nicht die Folge der weiblichen Biologie ist, sondern Ausdruck *der besonderen sozialen und historischen Rolle der Frau*, die ihre Fähigkeit zur Einfühlung und zur sinnlichen Wahrnehmung psychischer Ausdrucksphänomene ungewöhnlich schärfte. Interessanterweise verwischen sich durch die psychisch differenzierte Sicht unserer Malerinnen gerade die sexistischen Stereotypien: Ihre Frauen wirken »männlicher«, ihre Männer »weiblicher« als die der Kollegen, und damit nehmen sie in ihrer Personendarstellung das Moment des »Androgynen« vorweg, das in der theoretischen Geschlechterdiskussion erst viel später thematisiert wurde.

Auch auf dem Gebiet der *Architektur* kam – angeregt durch die Wiederentdeckung der matrizentrischen Kulturen – die Diskussion um einen *weiblichen Baustil* in Gang. Ein Teil der Architektinnen geht dabei von der Vorstellung eines spezifisch weiblichen Raumempfindens aus, das in einer besonderen Beziehung zum weiblichen Körper und zur runden Form stehe.[34]

Dagegen ist einzuwenden, daß sich auch die männliche Raumphantasie an mütterlich-uteralen Raumempfindungen orientieren kann. Der römische Rundbogen und der Kuppelbau der Renaissance gehören zur patriarchalen Kultur. Die Bevorzugung eckig-kantiger Formen hat sich offensichtlich erst mit der Technisierung und Rationalisierung des Bauwesens durchgesetzt.

Was wir jedoch anhand der minoischen Baudenkmäler feststellen konnten, ist die Tatsache, daß dem vorpatriarchalen Bauen *repräsentative Fassadenhaftigkeit und Monumentalität* fehlen. Die kretischen Paläste sind von innen nach außen gebaut und orientieren sich in ihren Grundrissen an den Bedürfnissen ihrer Bewohner. Dazu kommt eine Art der Wohngestaltung, die immer ein nahes Zusammenleben einer größeren Gruppe möglich macht.

Die größere *Konzentration* auf konkrete *soziale Bedürfnisse* bedeutet jedoch nicht, daß diese Beispiele matrizentrischer Architektur der bewußten Stilisierung entbehren. Raumsymbolik und ornamentale Symbolik spielen im Gegenteil in allen Frühkulturen eine hervorragende Rolle. Zum reinen Funktionalismus als proklamiertem Baustil kommt es erst in unserem Jahrhundert unter der Führung der männlichen Avantgarde.

Dieser Impuls entsprang der revolutionären Geste der Söhne, mit der sie die Monumente ihrer Väter zertrümmerten. Nun gilt aber für die Architektur wie für alle anderen Kunstgattungen, was Marlis Gerhardt für die Avantgarde in der Literatur konstatiert: Die Töchter haben mit den Verwerfungsritualen der Söhne nichts zu schaffen. *Weibliche Avantgarde ist ihrem Wesen nach subversiv, nicht heldisch-antithetisch.*[35]

Wenn wir etwas vom alten matrizentrischen Baustil in unsere heutige Architektur aufnehmen wollen, so ist an zwei Dinge zu denken: zum einen an die *Komposition von Wohnformen, die ein verbundenes Wohnen möglich machen*, wie es heute im genossenschaftlichen Wohnen durch gemeinsame Wohnplätze und Wohnstraßen zu verwirklichen wäre.[36] Zum andern könnte die *Wiederentdeckung des Ornaments* durch die Postmoderne sehr viel mehr bedeuten als ein äußerliches Spiel mit Dekors, welche die Leere des technischen Funktionalismus kaschieren sollen. Hier könnten die verlorene *Kraft der ornamentalen Zeichensprache, der Sinn für die Beziehung der Raumpunkte zueinander und für die harmonische Unterteilung der Fläche* wieder zur Anwendung kommen. Es ist nicht bloße Sentimentalität, was hinter der Faszination durch nostalgische Formen steht. Hier bricht der ungestillte Wunsch heimatloser moderner Menschen nach Orientierung und Geborgenheit hervor, die von alten Raumproportionen und ornamentalen Mustern ausgehen, weil sie uns die Grenzenlosigkeit von Raum und Zeit in einem begrenzten Nacheinander und Zueinander erscheinen lassen.

Dazu käme als Drittes die Kunst, *Architektur harmonisch in den Lebensraum der sie umgebenden Natur* einzubeziehen, wie sie allen Frühkulturen selbstverständlich ist.

Von diesen drei Momenten hätte die weibliche Subversion in der Architektur auszugehen, um einem Lebens- und Raumgefühl Rechnung zu tragen, das *die menschlichen Maßstäbe* bewahrt und dem kosmischen Raum verbunden bleibt. Nur auf diese Weise könnten wir der Maßlosigkeit unserer durchrationalisierten Zivilisation und der tödlichen Isolation in einer vom Leben abgeschnittenen technischen Welt entgehen.

Befreiung der Kunst aus dem musealen Ghetto

Über die Innenarchitektur ließe sich eine Brücke schlagen zwischen Kunst und Kunsthandwerk, zwischen der Kunst der bleibenden Denkmäler und dem künstlerischen Engagement zur Gestaltung der vergänglichen Dinge des täglichen Gebrauchs. Das Einbeziehen des gesamten Lebens in die Kunst wäre die Voraussetzung für das allmähliche Absterben des musealen »Kunstfetischismus«, der sich nur herausbilden konnte, nachdem die religiösen Institutionen und die Fürstenhäuser als Betätigungsfeld für die Künstler wegfielen, sie aber ihren Anspruch auf elitäre Abgehobenheit dennoch beibehielten.

Freilich ist weder das kurzlebige modische »Design« noch die sogenannte Performance- und Aktionskunst, die vom »toten« Kunstobjekt weg zum lebendigen kreativen Akt führen will, notwendigerweise antielitär. Auch sie können sich in der rebellischen Geste der Söhne gegenüber dem Establishment, in der Inszenierung einer radikalen (oder snobistischen) Antikunst erschöpfen, statt in Umkehr der patriarchalen Realitätsflucht eine *Annäherung an das konkrete Leben* zu sein. Dies gilt allerdings nicht für die feministische Aktionskunst, die als Medium der Selbstwahrnehmung des eigenen Körpers und seiner patriarchalen Entfremdung ein sehr konkretes, politisches Motiv hat und zudem an ihrer Geburtsstätte in Amerika aus dem Tanz und der Pantomime hervorging; so auch Laurie Anderson als eine der bekanntesten Aktionistinnen.[37]

Für eine engagierte feministische Kunst zeichnet sich eine ganz andere Gefahr ab, die Helke Sander in Anlehnung an den »sozialistischen Realismus« als »feministischen Realismus« apostrophiert hat.[38] Gemeint sind die provinzielle Beschränkung auf »Frauenthemen« und die Propagierung einer simplen Kunstproduktion »aus dem Bauch« unter Ausblendung einer revolutionären Gesamtperspektive und unter Verzicht auf intellektuelle Durchdringung und Formung.

Wenn es gegenwärtig eine geglückte *Grenzüberschreitung zwischen Leben und Kunst* wie auch *zwischen den Kunstgattungen* gibt, so am ehesten im »Living Theatre«, im »kinetischen« oder »totalen Theater«.[39] Hier wird das Publikum in das Geschehen mit einbezogen und hier erhalten neben Wort und Musik der Tanz und die Pantomime ihren ursprünglichen Stellenwert zurück, den sie einmal bei den archaischen Festen besaßen. In der Rückbesinnung auf das Fest als dem gemeinsamen Ursprung aller Künste wird der männliche und weibliche Körper zum Medium der aktiven künstlerischen Gestaltung und tritt die persönliche Ausstrahlung der Schauspieler/innen viel stärker aus der Rolle hervor. Zudem wäre die Musik das Medium schlechthin, das die gesellschaftlichen und sexistischen Abgrenzungen überschreiten könnte, wenn sich nicht auch hier ein Teil der männlichen Avantgarde in exzentrische Abstraktionen verlöre. So berechtigt das Mißtrauen gegenüber jedem falschen Pathos ist, das die Herrschenden für ihre Zwecke mißbrauchen, und so nötig die Wachsamkeit gegenüber der Kommerzialisierung einer

»volksnahen« Musik, die das menschliche Elend mit billigen Phrasen erstickt, so liegt die Rettung doch kaum im Purismus der atonalen Musik oder in der introvertierten Vereinzelung der konsequenten Improvisation. Nur dort, wo Musik die Verbindung zur elementaren Ausdruckskraft des Liedes im allerweitesten Sinn dieses Wortes behält, oder wie L. Bernstein es ausdrückt, zum »allumfassenden Erdboden der Tonalität«,[40] ist sie lebendige und kommunizierbare Kunst. Und wenn es einen spezifisch weiblichen Beitrag zur Musik gäbe, so wäre er von der »konkreten Begeisterung« getragen, von der Agnes Heller spricht, wie sie im schlichten Volkslied ebenso gegenwärtig sein kann wie in der Volksoper des Canto General von Mikis Theodorakis und Pablo Neruda, wie sie sich im Ethno-Jazz, im New Flamenco oder in der Renaissance der algerischen Raï-Musik unmittelbar mitteilt und wie sie etwa in der Feminist Improvising Group (der Kreis um Sally Potter und Lindsay Cooper) alle stilistischen Etikettierungen hinter sich läßt.

Kunst als Utopie

Schließlich bleibt am Ende unseres Streifzuges durch die Künste die Frage offen, ob es denn, wenn sich die Abgrenzungen der Künste verwischen und wenn die Mauern der musealen Kunst einstürzen, überhaupt noch einen gemeinsamen Nenner dafür geben kann, was Kunst sei und welche Kriterien an sie anzulegen wären. Die Antwort darauf kann sicher nicht in einer schlüssigen Definition bestehen nach dem Vorbild früherer Kunstbestimmungen: etwa, das Kunstwerk sei eine in vollendete Form gebrachte Idee oder die naturalistische Wiedergabe der äußeren oder auch die authentische Wiedergabe der inneren Wirklichkeit; Kunst sei der Spiegel (auch der kritisch-politische Spiegel) ihrer Zeit oder nichts von alledem, sondern nur das abstrakt-ästhetische Spiel mit Farben und Formen, Worten, Tönen, Rhythmen und Bewegungen.

Eine solche definitorische Abstinenz muß aber weder bedeuten, die bisherigen Kunstdefinitionen blind zu verwerfen, die alle, wenn auch einseitig, eine Funktion von Kunst zum Ausdruck brachten, noch erklärt sie die Kunst zu einer Sache des ganz persönlichen Geschmacks, der jeweiligen Modeströmung oder des kreativen Zeitvertreibs. Es liegt eine ungeheure Arroganz und Ignoranz in der snobistischen Pose, Kunst nur geschmäcklerisch zu genießen und dabei so zu tun, als bedürften wir ihrer Wahrheiten und Tröstungen nicht. Wie eh und je, so meine ich, existiert *auch heute das menschliche Grundbedürfnis nach dem Ausdruck von Empfindungen und Leidenschaften in einer gebändigten Form*, und zwar sowohl aktiv als künstlerische Passion zur Formung und Formulierung, als auch passiv im Erlebnis des Einklangs von äußerer und innerer Wirklichkeit. Dabei können wir das Kunstwerk selbst weder als ein Äußeres noch als ein Inneres bezeichnen, vielmehr als eine *Gestalt sinnlicher Gegebenheiten*, in die emotionale Mitteilungen verwoben sind und die als solche eine Satisfaktion für unsere Sinne und unsere Gefühle enthält – eine Befriedigung und Befreiung, wie sie im emotionalen Gleichklang mit dem Kunstwerk ebenso erfahren wird wie in der künstlerischen Gestaltung selbst, welche die Erregungen der Seele in eine außerindividuelle Beziehung bringt. Im Erlebnis der an ihren Ort gebrachten Gefühle liegt eine »Bergung« und »Lösung« zugleich, für welche die Antike den Begriff der »Katharsis« (Reinigung) hatte und der in einer uns fremd gewordenen religiösen (im weitesten Sinn von religio = Rückbindung) Sprache »Tröstung« heißt.

Freilich sind alle diese Worte längst abgegriffen, verfälscht, mißbraucht. Ob das Ästhetische mit dem Angenehmen und dem Beschwichtigenden verwechselt wird oder die Qualität des Wahren und Aufrichtigen enthält – jene Qualität, die noch der Verzweiflung ihre Richtigkeit verleiht und die Leidenden daran aufrichtet –, ist nur an den Früchten des Umgangs mit Kunst zu messen: ob sie taub macht für den Aufschrei der Unterdrückten und gleichgültig gegenüber den Zerstörungen des Lebens oder ob sie *Kräfte freisetzt, die sich der realen Utopie einer solidarischen und glücklicheren Welt annähern.*

Statt eines Nachworts: Meine persönliche Gleichung

Jede geistige Arbeit hat auch ganz persönliche Beweggründe. Es gehört zu den wesentlichen Punkten meiner Patriarchatskritik, daß sich männliches Denken in den meisten Fällen keine Rechenschaft über seine persönlichen Motive ablegt und dies aus der Vorstellung, die Welt des »objektiven Geistes« sei abtrennbar vom eigenen Leben und Erleben.

Nun bilden aber die durch Erziehung und persönlichen Werdegang erworbenen Perspektiven einen je eigenen und immer auch beschränkten Lebenshorizont. Die Konsequenz daraus wäre, daß jeder Autor und jede Autorin seine/ihre »persönliche Gleichung«, wie Jung sich ausdrückte, in den Kontext einer geistigen Auseinandersetzung einzubeziehen hätte.

Deshalb stelle ich im folgenden meinen äußeren Lebensdaten die wichtigsten Stationen meines inneren Lebensgangs zur Seite, wenn beides auch nur stichwortartig geschehen kann.

Ich bin 1927 als mittlere von drei Töchtern in Süddeutschland geboren und aufgewachsen. Mein Vater hatte als ältester Sohn contre coeur den Hotelbetrieb seines Vaters übernommen, während sich sein musischer und romantischer Charakter zur Kunst und zur Philosophie hingezogen fühlte. Was ihm an Vitalität, Realismus und Durchsetzungskraft mangelte, besaß meine Mutter in hohem Maße. Doch fehlte es ihrer charmanten und starhaften Persönlichkeit an Selbstdisziplin, so daß sich ihre Fähigkeiten weniger in eigener Leistung als in der Durchsetzung ihrer Ansprüche an die Umwelt niederschlugen. Ihrer Herkunft und ihrem Temperament nach allzu verschieden, sahen sich beide Eltern in ihren Erwartungen an die Ehe enttäuscht, und so erlebte ich von Kind auf den Vater als unglücklich und die Mutter als unzufrieden.

Meine Haupterinnerung an die frühe und mittlere Kindheit sind Ängste: Angst vor den unkontrollierbaren Temperamentsausbrüchen der Mutter, Unsicherheit gegenüber dem ständig wechselnden Hauspersonal und das beunruhigende Wissen um die finanziellen Sorgen des Vaters. Dennoch verdanke ich dem »geheimen« Leben meines Vaters viel: seiner herrlichen Bibliothek und den unvergeßlichen Aufträgen an das kleine Mädchen, den richtigen Band des Konversationslexikons zum jeweiligen Stichwort zu bringen, seinem Gespür für geistige Zusammenhänge und seiner, wenn auch verhaltenen emotionalen Zustimmung.

Stiller als die beiden Schwestern, beobachtete ich früh die psychischen Schwelbrände, die in der familiären Luft lagen, die sozialen Spannungen im Betrieb, die fremden Gäste und ihre Merkwürdigkeiten. Aufgrund der introvertierten Veranlagung war mein Überlebenskonzept ein selbstverarbeitender und reflektierender Mechanismus, den ich später meine »psychische Kläranlage« nannte.

Vom Interesse her nahm die Schule den wichtigsten Platz in meinem Kinderleben ein. Sie war mein Fluchtpunkt, und ich lernte mit Übereifer. Als ich 12 Jahre alt war, brach der Zweite Weltkrieg aus, ein Jahr vor dem Abitur wurden wir alle zum Kriegsdienst eingezogen, den ich als Hilfsschwester in einem Zivilkrankenhaus versah. Mein Vater, der sich von der alten deutschnationalen Prägung her und als ein im Grunde apolitischer Mensch mit der NSDAP arrangiert hatte, erlebte den Zusammenbruch von 1945 auch als einen persönlichen. Für mich hingegen bleiben die ersten Studienjahre in München mit ihrem Neubeginn und ihrem geistigen Aufbruch unvergeßliche Jahre. An der Tagespolitik wenig interessiert, nahm ich stärker die kulturelle Restauration als die politische wahr, die sich während meines Doppelstudiums Philosophie/Psychologie im Nachkriegsdeutschland vollzog. Nach meiner Promotion am Philosophischen Institut begegnete ich ganz konkret der sexistischen Diskriminierung. Die bezahlte Assistentenstelle wurde mir von der Verwaltung mit dem Argument verweigert: Frauen heiraten ja doch. War mir damit die finanzielle Basis zur theoretisch immerhin vorhandenen Möglichkeit der Habilitation entzogen, so gab es neben den materiellen Gründen, die durch irgendeinen Broterwerb zur Not überwindbar gewesen wären, auch innere Gründe, um von der Universitätslaufbahn Abstand zu nehmen. Ich sehe mich noch im Anschluß an ein Seminar das Treppenhaus der Ludwig-Maximilians-Universität hinunterstürzen und fluchtartig die »Heiligen Hallen« verlassen, die ich mit so unbeschreiblichem Enthusiasmus betreten hatte. Ich hatte genug von intellektueller Beflissenheit, von hochgeschraubtem Wortgeklingel und Konkurrenzgerangel unter den Kollegen.

Es folgten Jahre der praxisbezogenen Ausbildung zur Kinderpsychologin und Psychotherapeutin, wobei die psychoanalytische Selbsterfahrung parallel lief. Erst jetzt wurde mir bewußt, wie einseitig ich bisher Vater-Tochter gewesen war und wie sehr ich das Temperamentserbe der Mutter verdrängt hatte. Nach Auflösung einer unglücklichen Beziehung zu einem viel älteren Mann setzte ich mit 25 Jahren einen Wendepunkt in meinem Leben durch einen längeren Amerikaaufenthalt. Dort erwachte angesichts des Koreakriegs mein politisches Bewußtsein, das sich durch die Begegnung mit dem sozialistischen Hintergrund meines späteren Mannes noch schärfte. Ihn, den Schweizer Chemiker und künftigen Gymnasiallehrer, hatte ich auf der Rückreise von Amerika kennengelernt, und fünf Jahre später heiratete ich und siedelte in die Schweiz über.

Damals war mein Glaube an die Kleinfamilie noch ungebrochen, und der unbedingte Wunsch nach Kindern schob bewußt die berufliche Laufbahn beiseite. Als ich rasch hintereinander zwei Töchter gebar, wurde mein isoliertes Hausfrauendasein durch die relativ große Präsenzzeit meines Mannes in der Familie, die ihm der Lehrberuf ermöglichte, gemildert. Unser partnerschaftliches Verhältnis war für damalige Begriffe außergewöhnlich. Nicht nur suchte mein Mann den vollen geistigen Austausch mit der Partnerin, er nahm auch seine väterlichen Aufgaben schon während der ersten Lebensjahre seiner Kinder wahr. Was mir die erste Zeit meines Ehestandes dennoch nicht leicht machte, war der damalige emanzipatorische Rückstand der Frauen in der Schweiz. Dazu stand von Anbeginn meine Schwiegermutter, zu der mein Mann als einziger Sohn in einem außerordentlich belastenden Verhältnis stand, wie ein dunkler Stern über unserem gemeinsamen Leben. Ohne Vater in spannungsreicher Atmosphäre aufgewachsen, in der er sich als Spielball verwandtschaftlicher Intrigen sah, hatte er sich als junger Mann auf die sichere Insel der Naturwissenschaften gerettet. Dabei hätte ihm nach Neigung und Begabung die Literaturwissenschaft ebenso nahe gelegen. In seiner überschatteten Kindheit und Jugend lag letztlich wohl auch die Wurzel für sein neurovegetatives Leiden, das sein Leben schmerzlich einschränkte und dem er schließlich allzu früh erlag.

Meine Erfahrungen als Mutter zeigten mir bald, wie problematisch die Abgeschlossenheit der Kleinfamilie auch für die heranwachsenden Kinder war, die sich nach mehr spontanem Austausch und Geselligkeit sehnten, und wie wichtig es für die Selbstfindung meiner Töchter wurde, daß ich während ihrer Schulzeit schrittweise wieder ins Berufsleben einstieg und auch finanzielle Mitverantwortung trug.

Nach mehr als 12jähriger Unterrichtstätigkeit – davon die längste Zeit an einer sozialen Berufsschule im Fach Psychologie – nahm ich meine therapeutische Tätigkeit wieder auf, die ich vor meiner Verheiratung an einer Erziehungsberatungsstelle und privat in der Bundesrepublik ausgeübt hatte. Als ich im Alter von 50 Jahren meine psychotherapeutische Praxis in der Schweiz eröffnete, fand ich meine eigenen Lebenserfahrungen in den Schicksalen und Lebensumständen meiner Patientinnen und

Patienten wieder. Seit jeher kam mir in der therapeutischen Arbeit das von Kindheit an vertraute einfühlende Beobachten und das reflektierende Einordnen des emotional Erfaßten zugute, nur daß später die »psychische Kläranlage« auf zwei Ebenen arbeitete: mit der Analyse der individuellen Lebensumstände und mit der Analyse der gesellschaftlichen Verhältnisse (das letztere um so mehr, je stärker ich den Zusammenhang zwischen individueller Problematik und kollektiven Gegebenheiten begriff).

Auch im Subjekt des/der Therapierenden spielt sich der therapeutische Vorgang auf zwei verschiedene, einander bedingende und ergänzende Weisen ab. Neben der persönlichen Empathie, welche die Grundlage jeder therapeutischen Tätigkeit bildet, steht die theoretische Klärung, die nicht ohne innere Distanz gewonnen werden kann. Deshalb bedeutet für mich die theroretische Verarbeitung – gerade auch in der schriftlichen Formulierung – ein Stück Verarbeitung des eigenen Erlebens und Miterlebens und zugleich ein Abstandnehmen von den wechselnden Chancen des therapeutischen Erfolgs.

Auf das vorliegende Buch, das ich schon längere Zeit zuvor begonnen hatte, konzentrierte ich mich voll nach dem Tod meines Mannes 1984. Im Laufe der Jahre eröffneten sich mir immer stärker die kulturkritischen Perspektiven meiner Arbeit, und von daher wurde mir erst allmählich die Tragweite meines Vorhabens bewußt.

Anmerkungen

Einleitung (S. 17–31)

1 Frazer, James G.: Mensch, Gott und Unsterblichkeit. Gedanken über den menschlichen Fortschritt. Leipzig 1932, S. 109

2 Smolla, Günter: Die »neolithische Revolution«. In: Kindlers Enzyklopädie – Der Mensch. Hg. von Herbert Wendt u. Norbert Loaker. Bd. 2. München 1982, S. 563 f.

3 Kornemann, Ernst: Große Frauen des Altertums. Birsfelden b. Basel o. J., S. 9

4 In: Matrilineal Kinship. Ed. by David M. Schneider a. Kathleen Gough. Berkeley 1974, S. 5 f. Eigene Übersetzung

5 Vgl. Fenner, Burkhard: Autorität und Einfluß: Geschlechterbeziehungen im Kulturvergleich. In: Die Braut – geliebt, verkauft, vertauscht, geraubt. Zur Rolle der Frau im Kulturvergleich. Hg. von Gisela Völger u. Karin von Welck. Bd. 1. Köln 1985, S. 108 ff.

6 Der Begriff »matrilineal« bezieht sich ausschließlich auf die Verwandtschaftsordnung und bezeichnet die Abstammungsrechnung nach der mütterlichen Linie. Demgegenüber umfaßt der Begriff »matrizentrisch« die gesamte Lebensphilosophie und Religion einer Gesellschaft. Wir kennen Ethnien, die zwar »patrilineal« rechnen, d. h. nach der väterlichen Linie, und dennoch in Teilen ihrer Weltanschauung matrizentrische Züge bewahrt haben. Umgekehrt gibt es matrilineale Gruppen, bei denen patriarchales Denken und patriarchale Machtansprüche Eingang fanden.

7 Vgl. Weiler, Gerda: Der enteignete Mythos. Eine notwendige Revision der Archetypenlehre C. G. Jungs und Erich Neumanns. München 1985, S. 23

8 Den Ausdruck »Überherrschung« gebrauche ich in Anlehnung an Alexander Rüstow, der in »Ursprung der Herrschaft« (»Ortsbestimmung der Gegenwart. Eine universalgeschichtliche Kulturkritik« Bd. 1. Erlenbach b. Zürich 1950) von »Überlagerung« oder von »Überschichtung« spricht. Diese neutrale Formulierung scheint mir den Vorgang der Unterwerfung jedoch zu wenig auszudrücken.

Kapitel I
Die matrizentrische Frühzeit
Vorbemerkungen zur Datierung und zu den Quellen der Vorgeschichte (S. 35 ff.)

1 Fester, Richard: Die frühe Sprache des Menschen. In: Der Mensch. Bd. 2, S. 240 ff.

2 Fromm, Erich: Robert Briffaults Werk über das Mutterrecht. In: Zs. f. Sozialforschung. Jg. 2, Heft 3. Paris 1933, S. 382–387 (Vgl. Erich Fromm. Gesamtausgabe. Hg. von Rainer Funk. Bd. 1. Stuttgart 1980)

1. Die Große Göttin (S. 44–54)

1 Mythologie. Eine illustrierte Weltgeschichte des mythisch-religiösen Denkens. Hg. von Richard Cavendish u. Trevor O. Ling. München 1981, S. 286

2 König, Marie E.: Am Anfang der Kultur. Die Zeichensprache des frühen Menschen. Frankfurt a. M., Berlin, Wien 1981, S. 321

3 Neumann, Erich: Die Große Mutter. Eine Phänomenologie der weiblichen Gestaltungen des Unbewußten. Olten 1974, S. 138, Taf. 80 u. 50
4 Bild der Völker. Die Brockhaus Völkerkunde in zehn Bänden. Bd. 2. Wiesbaden 1974, S. 90f. – Gillon, W.: Collecting African Art. New York 1980, S. 39 – Auf einem Knochenschrein aus Mali (Baule) sehen wir ein Holzrelief, das einen Eidechsenkörper mit Schwanz und menschenähnlichen Armen und Beinen in der schematisierten Art der Kanaga-Figur zeigt, darüber einen menschlichen Kopf. Das Kultbild auf dem Totenschrein symbolisiert wohl ebenfalls Fruchtbarkeit und Wiedergeburt. Vgl. L'Art de l'Afrique noîre. Saint Etienne 1956, S. 9, Nr. 61 (Ausstellungskatalog)
5 Neumann, a. a. O., Taf. 1
6 Idole. Frühe Götterbilder und Opfergaben. (Bd. 12 der Ausstellungskataloge der Prähistorischen Staatssammlung München. Hg. von Hermann Dannerheim) Mainz 1985 – Helck, Wolfgang: Betrachtungen zur Großen Göttin und den ihr verbundenen Gottheiten. München 1971, S. 13f. – Biedermann, Hans: Die Großen Mütter. Bern, München 1987, S. 11f.
7 Mellaart, James: Çatal Hüyük. Stadt aus der Steinzeit. Bergisch Gladbach 1967, Taf. IX u. 67
8 Neumann, a. a. O., Taf. 128 u. 125 – Klengel, Evelyn u. Horst: Die Hethiter. Geschichte und Umwelt. Eine Kulturgeschichte Kleinasiens von Çatal Hüyük bis zu Alexander dem Großen. Wien, Zürich 1975, Taf. 36 – Friedell, Egon: Kulturgeschichte Ägyptens und des alten Orients. München 1951, S. 473
9 Bammer, Anton: Das Heiligtum der Artemis von Ephesos. Graz 1984, S. 201f., Abb. 86 u. 139
10 Neumann, a. a. O., Taf. 8, 9, 12 – Idole, Taf. 20 u. 21
11 Neumann, a. .a. O., Taf. 10–17 – Idole, Taf. 17, Abb. 29 u. 30
12 König, a. a. O., S. 208–213
13 Vgl. Art. Dreieck. In: Handwörterbuch des Deutschen Aberglaubens. Hg. von E. Hoffmann-Krayer u. Hanns Bächtold-Stäubli. Berlin, Leipzig 1927ff.
14 Mellaart, a. a. O., Taf. XV u. 81
15 Ebd. Taf. 65
16 Duerr, Hans P.: Sedna oder die Liebe zum Leben. Frankfurt a. M. 1984, S. 77
17 Mellaart, a. a. O., Abb. 32 u. Taf. 70/71, 73–76, Abb. 23
18 Es handelt sich um Tafeln der Linear-B-Schrift aus dem Palast von Knossos, in einem frühen Griechisch geschrieben.
19 Mellaart, a. a. O., Taf. 45–49, Abb. 47
20 Mythologie, S. 47 – Mellaart, a. a. O., Taf. 119
21 Neumann, a. a. O., Taf. 126 u. 132 – Champdor, Albert: Das ägyptische Totenbuch in Bild und Deutung. Bern 1977, S. 46 – Hampe, Roland, u. Simon, Erika: Tausend Jahre Frühgriechische Kunst. Fribourg, München 1980, Abb. 352 – Klengel, a. a. O., Taf. 32
22 Vgl. Art. Fuchs u. Art. Wiesel. In: Handwörterbuch des Deutschen Aberglaubens
23 Neumann, a. a. O., Taf. 27, 28, 31–34, 55
24 Ebd. Taf. 90 u. 91
25 Ebd. Taf. 80
26 Mellaart, a. a. O., S. 140, Abb. 29
27 Neumann, a. a. O., S. 282, Abb. 64
28 Mellaart, a. a. O., Taf. 83
29 Koepping, Klaus P.: Australier (Arnhem-Land). In: Müller, Klaus E. (Hg.): Menschen-

bilder früher Gesellschaften. Ethnologische Studien zum Verhältnis von Mensch und Natur. Frankfurt a. M. 1983, S. 132
30 Das Gilgamesch-Epos. Hg. u. übers. von Albert Schott. Stuttgart 1958, S. 54ff.

2. Das männliche Prinzip und die kosmischen Ursymbole (S. 55–69)

1 Mellaart, a. a. O., S. 201, Abb. 48, S. 204ff., Taf. 61–63
2 König, a. a. O., S. 150–155
3 Briffault, Robert: The Mothers. 3 Bde. New York 1927. Bd. 2, Kap. 20 – Vgl. Eskimomärchen. In: Märchen der Welt. Hg. von Kurt Schier u. Felix Karlinger. Zürich o. J., S. 44
4 König, a. a. O., S. 150–164
5 Briffault, a. a. O. Bd. 3, S. 85f. – Vgl. Art. Mond u. Art. Sonne. In: Handwörterbuch des Deutschen Aberglaubens
6 Briffault, a. a. O. Bd. 2, S. 422f. u. 437
7 Zit. nach: Ermann, Adolf: Reden, Rufe und Lieder im alten Ägypten. Abhandlungen der Preußischen Akademie der Wissenschaften. Jg. 1918, Nr. 15, Berlin 1919, S. 14
8 Duerr, a. a. O., S. 93
9 Kühn, Herbert: Kunst und Kult der Eiszeit. In: Der Mensch. Bd. 2, S. 235
10 Weniger bekannt als die kuhgehörnte Hathor ist ihr typisches Gesicht mit den »Hathorlocken« auf einem Falkenkörper. Eine eindrucksvolle Figur einer solchen gefiederten Hathor steht im Louvre (Ägyptische Sammlung. Altes Reich).
11 Mellaart, a. a. O., Taf. 86–91
12 Heiler, Friedrich: Die Religionen der Menschheit. Stuttgart 1984, S. 145
13 Propyläen Weltgeschichte. Eine Universalgeschichte. Hg. von Golo Mann u. Alfred Heuss. Bd. 1. Gütersloh 1979, Abb. S. 710, S. 703
14 So ein hethitisches Doppelidol in: Mythen der Welt. Hg. von Alexander Eliot. Mit Beiträgen von Mircea Eliade, Joseph Campbell u. a. Luzern, Frankfurt a. M. 1976, S. 65 – Vgl. dazu: Duerr, a. a. O., S. 313
15 Michalowski, Kazimierz: L'Art de l'ancienne Egypte. Paris 1968, S. 280, Taf. 123 – Neumann, a. a. O., Abb. S. 142 – Eine ganz ähnliche Anordnung zweier weiblicher Figuren übereinander kennen wir von einem »Kreuzidol« aus Zypern. Abb. in: Aphrodites Schwestern und christliches Zypern. 9000 Jahre Kultur Zyperns. Bremen 1987, S. 31 (Ausstellungskatalog)
16 Neumann, a. a. O., Abb. 65, S. 291
17 Idole, Taf. 28 u. 29
18 In diesem Zusammenhang ist bedeutsam, daß Isis auch die »Herrin der Pyramiden« genannt wird. Vgl.: The Historians' History of the World. Encyclopaedia Britannica Bd. 1 u. 2. London 1926, S. 98
19 Rentmeister, Cillie: Frauenwelten – Männerwelten. Für eine neue kulturpolitische Bildung. Opladen 1985, S. 90f. – Vgl. in: Aphrodites Schwestern, S. 127f.
20 Prähistorische Staatssammlung München. Vorgeschichte I. Hg. von Harald Koschik. München 1977, S. 27 (Ausstellungskatalog) – Il Museo Nazionale Etrusco Di Villa Giulia. Rom 1980, S. 130 (Ausstellungskatalog)
21 Lebar, Frank M.: Ethnic Groups of Insular Southeast Asia. Vol. 1. New Haven 1972, S. 24

22 Prähistorische Staatssammlung, S. 27 u. Taf. 3
23 Heiler, a. a. O., S. 234
24 Mellaart, a. a. O., Taf. VII
25 König, a. a. O., S. 247 f.
26 Ebd. S. 106 f. u. 214
27 Ebd. S. 96–102 u. 137 f.
28 Neumann, a. a. O., Taf. 6
29 Idole, S. 45, Nr. 9 u. S. 129, Taf. 33 – Alle diese Lebens- und Todessymbole sind vereinigt auf den bayrischen »Zeichensteinen« aus der Urnenfelderzeit. Prähistorische Staatssammlung, S. 30
30 Mellaart, a. a. O., Taf. 30
31 Idole, S. 59, Nr. 22 – König, a. a. O., S. 213
32 Prähistorische Staatssammlung München. Frühes Mittelalter. Hg. von Hermann Dannheimer. München 1976, S. 30 (Ausstellungskatalog)
33 Kindlers Kulturgeschichte Europas. Bd. 6: Die Kelten. München 1983, S. 216
34 Propyläen Weltgeschichte. Bd. 1, Taf. 741
35 Jucker, Hans: Altes und Neues zur Grächwiler Hydria. In: Antike Kunst, Beiheft 9, 1973
36 Klengel, a. a. O., Taf. 36 u. 28 – Vgl. Sakellarakis, J. A. (Hg.): Museum Heraklion. Athen 1986, S. 100 f. (Ausstellungskatalog)
37 Mythen der Welt, S. 64
38 I Ging. Das Buch der Wandlungen. Hg. von Richard Wilhelm. Düsseldorf 1924, S. III–X
39 Seligmann, Siegfried: Die magischen Heil- und Schutzmittel. Stuttgart 1927, S. 164
40 Cooper, J. C. (Hg.): Illustriertes Lexikon der traditionellen Symbole. Wiesbaden 1986, S. 164
41 Mythen der Welt, S. 120
42 Noelle, Hermann: Die Kelten und ihre Stadt Manching. Pfaffenhofen 1985, S. 356 f.

3. Die Priesterin (S. 70–81)

Zur Thematik im allgemeinen vgl. Heiler, Friedrich: Die Frau in den Religionen der Menschheit. Berlin 1977
1 Mellaart, a. a. O., S. 245 f., S. 96
2 Idole, S. 66, Nr. 27 u. Taf. 18/19
3 Mellaart, a. a. O., S. 97
4 Briffault, a. a. O. Bd. 2, S. 627 f. u. Bd. 3, S. 8 ff.
5 Petri-Odermann, Helmut u. Gisela: Die Australischen Urbewohner. In: Der Mensch. Bd. 2, S. 416
6 Victor, Paul-Emile: Eskimos, Nomaden der Arktis. Lausanne 1972, S. 63
7 Kühn, a. a. O., S. 227
8 Neumann, a. a. O., S. 292 – Mythologie, Abb. 5, S. 147
9 Rinderknecht, Karl (Hg.): Zigeuner, geheimnisvolle Nomaden. Lausanne 1973. S. 56 f. Auch die bedeutende »Pomana«-Zeremonie am Jahrestag eines Verstorbenen wird von einer älteren Frau geleitet.
10 Victor, a. a. O., S. 147

11 Gordon, Cyrus: Geschichtliche Grundlagen des Alten Testaments. Zürich 1956, S. 96
12 Die Pythia von Delphi weissagte über der Quelle Kastalia. Noch die Grotte von Lourdes ist ein Quellenheiligtum der Gottesmutter.
13 Mellaart, a. a. O., S. 197
14 Götze, Albrecht: Kulturgeschichte des alten Orients. Abschn. 3, Lfg. 1 (Kleinasien). In: Handbuch der Altertumswissenschaft. Hg. von Otto Walter. München 1933, S. 160
15 Müller-Beck, Hansjürgen: Der Mensch – ein Techniker. In: Der Mensch. Bd. 2, S. 189 – König, a. a. O., S. 39
16 Mellaart, a. a. O., S. 246
17 Soden, Wolfram von: Sumer, Babylon und Hethiter. In: Propyläen Weltgeschichte. Bd. 1, S. 544
18 Pittioni, Richard: Der urgeschichtliche Horizont der historischen Zeit. In: Propyläen Weltgeschichte. Bd. 1, S. 238 – Vgl. Mellaart, James: Earliest Civilisations of the Near East. London 1965
19 Duerr, a. a. O., S. 17 ff.
20 Ebd. S. 34
21 Ebd. S. 46 ff. u. 59 ff.
22 Ebd. S. 72, 65, 66
23 Zit. nach Duerr, a. a. O., S. 236
24 Koepping, a. a. O., S. 108–138 – Briffault, a. a. O. Bd. 2, S. 543 u. Bd. 1, S. 342
25 Ebd. Bd. 2, S. 525 ff u. 531 ff.
26 Seger, Imogen: Wenn die Geister wiederkehren. Weltdeutung und religiöses Bewußtsein in primitiven Kulturen. München 1982, S. 209
27 Talbot, D. A.: Women's Mysteries of a Primitive People. London 1915. Zit. nach Briffault, a. a. O. Bd. 2, S. 552
28 Koepping, a. a. O., S. 130, S. 119. Die Tragetaschen sind hier Behälter, in denen die heiligen Embleme aufbewahrt waren.
29 Hauser-Schäublin, Brigitte: Frauen in Kararau. Zur Rolle der Frau bei den Iatmul am Mittelsepik, Papua New Guinea. Basel 1977, S. 130–140
30 Briffault, a. a. O. Bd. 2, S. 534
31 Müller, Klaus E.: Einführung zu: Ders. (Hg.): Menschenbilder früher Gesellschaften, S. 40 f. – Vgl. Duerr, a. a. O., S. 83
32 Briffault, a. a. O. Bd. 2, S. 516–530 – Vgl. Eskimomärchen, S. 174
33 Bild der Völker. Bd. 5, S. 76 f.
34 Ebd. Bd. 10, S. 72
35 Ebd. Bd. 1, S. 148
36 Müller, Klaus E.: Die bessere und die schlechtere Hälfte. Ethnologie des Geschlechterkonflikts. Frankfurt a. M. 1984, S. 41 – Briffault, a. a. O. Bd. 1, S. 485–488 – Kerényi, Karl: Der göttliche Arzt. Studien über Asklepios und seine Kultstätten. Darmstadt 1975, S. 28
37 Mythen der Welt, S. 141
38 Benedict, Ruth: Urformen der Kultur. Reinbek b. Hamburg 1955, S. 55 f. – Lebar, a. a. O., S. 27, 80, 17

4. Das Opfer (S. 81–91)

1 Kühn, a.a.O., S. 226 – Rust, Alfred: Der primitive Mensch. In: Propyläen Weltgeschichte. Bd. 1, S. 214 – Bammer, a.a.O., S. 159
2 Frazer, James G.: Der goldene Zweig. Eine Studie über Magie und Religion. 2 Bde. Berlin 1977. Bd. 2, S. 632 f.
3 Lebar, a.a.O., S. 27
4 Gallas, Klaus, u. Nottebohm, Rudolf (Hg.): Kreta, Ursprung Europas. München 1984, S. 28 f.
5 Burckhardt, Jacob: Griechische Kulturgeschichte. Leipzig 1939, S. 71
6 Neumann, a.a.O., S. 147 ff. – Duerr, a.a.O., S. 357 u. 400 f.
7 Neumann, a.a.O., S. 187 f. – Ders.: Ursprungsgeschichte des Bewußtseins. München o.J., S. 88 – Vgl. Daum, Werner: Ursemitische Religion. Stuttgart 1985, S. 32 – Bammer, a.a.O., S. 153
8 Rust, a.a.O., S. 184 f.
9 Keller, Werner: Die Etrusker. Denn sie entzündeten das Licht. München 1970, S. 332
10 Gallas u. Nottebohm, a.a.O., Taf. S. 31 ff., Abb. 26/27
11 Vernant, Jean-Pierre, u. Bérard, Claude: Die Bilderwelt der Griechen. Schlüssel zu einer »fremden« Kultur. Mainz 1984, S. 214, S. 74 – Bammer, a.a.O., S. 151
12 Neumann nennt in diesem Zusammenhang den Geographen und Historiker Strabon. In: Die Große Mutter, S. 273
13 Bammer, a.a.O., S. 12
14 Briffault, a.a.O. Bd. 3, S. 213
15 Neumann, a.a.O., S. 163
16 Thomson, George: Die ersten Philosophen. Bd. 2. Berlin 1968, Kap. IX, S. 6
17 Bild der Völker. Bd. 4, S. 267
18 v. Soden, a.a.O., S. 543 f. – Wilson, John A.: Ägypten. In: Propyläen Weltgeschichte. Bd. 1, S. 361 f.
19 Briffault, a.a.O. Bd. 1, S. 329 f. – Vgl. auch Pfeffer, Georg: Formen der Ehe. Ethnologische Typologie der Heiratsbeziehungen. In: Die Braut. Bd. 1, S. 69
20 Bild der Völker. Bd. 4, S. 267 f. – Lanczkowski, Günter: Götter und Menschen im alten Mexiko. Olten 1984, S. 94 ff.
21 Prähistorische Staatssammlung München. Vorgeschichte I, S. 8 – Neumann, a.a.O., S. 195
22 Reed, Evelyn: Woman's Evolution. New York, Toronto 1977, S. 72 ff. – Neumann, a.a.O., S. 278 – Briffault, a.a.O. Bd. 1, S. 453 – Heiler, Friedrich: Die Frau in den Religionen der Menschheit, S. 17
23 Bild der Völker. Bd. 6, S. 162
24 Duerr, a.a.O., S. 185–188
25 Ebd. S. 128 ff.
26 Neumann, a.a.O., S. 184 – Champdor, a.a.O., Abb. S. 46. Hier wird Isis auf dem Sarkophag Ramses' III. mit einem Phallus in Form eines Messers dargestellt, weil sie »die Manneskraft besitzt«.
27 In einem Fernsehinterview, das Peter Scholl-Latour mit einem kambodschanischen Soldat machte (»Der Tod im Reisfeld«), sagte dieser: »Man spürt es, wenn der Tod kommt. Man sieht ihn. Der Tod ist eine Frau.«

28 Bild der Völker. Bd. 4, S. 267 f.
29 Hauser-Schäublin, a. a. O., S. 153 ff.
30 Bild der Völker. Bd. 10, S. 128

5. Der Primat weiblicher Gottheiten: ein Korrelat zur Ackerbaukultur? (S. 91–94)

1 Briffault, a. a. O. Bd. 2, S. 251 f.
2 Neumann, a. a. O., S. 229 f.
3 Durant, Will u. Ariel (Hg.): Kulturgeschichte der Menschheit. Bearb. von Hans Dollinger. München 1976 ff. Bd. 1, S. 188
4 Morgan, Lewis H.: Die Urgesellschaft. Stuttgart 1920, S. 98
5 Lindig, Wolfgang: Die Kulturen der Eskimo und Indianer Nordamerikas. In: Thurnheer, E. (Hg.): Handbuch der Kulturgeschichte. Frankfurt a. M. 1972, S. 149 – Duerr, a. a. O., S. 39
6 Bild der Völker. Bd. 3, S. 204
7 Ebd. Bd. 2, S. 200 f.
8 Duerr, a. a. O., S. 65
9 Rinderknecht, a. a. O., S. 87 ff.
10 Briffault belegt dies u. a. für China. Dort übernahm der Buddhismus die alte Volksverehrung der Göttin Kuan Yin als Kult der »Eternal Mother«. A. a. O. Bd. 3, S. 176. Vgl. Mythologie, a. a. O., S. 66
11 Elwert, George: Ehekonflikte als politische Konflikte. Die Entwicklung der Heiratsallianzen bei den Ayizo Bénins, Westafrika. In: Die Braut. Bd. 2, S. 553
12 Schefold, Reimar: Der Segen der Braut. Heiratsformen in Indonesien. In: Die Braut. Bd. 2, S. 499
13 Mythen der Welt, S. 85
14 Neumann, a. a. O., S. 136
15 Mythologie, S. 64

6. Das System des Totemismus aus matrizentrischer Sicht (S. 94–99)

1 Petri-Odermann, a. a. O., S. 404 ff.
2 Fathauer, George H.: Trobriand. In: Matrilineal Kinship, S. 249 f.
3 Briffault, a. a. O. Bd. 2, S. 749 – Lanczkowski, a. a. O., S. 101 f.
4 Hohenauer, Gottfried: Olympia, Idee und Topos. In: Merianheft Peloponnes, Heft 12/ XVII, Hamburg, o. J. S. 14 f.
5 Rust, a. a. O., S. 215
6 Art. Seelenwanderung. In: Handwörterbuch des Deutschen Aberglaubens
7 Benedict, a. a. O., S. 28

7. Die matrizentrische Gesellschaftsstruktur
1. Die Familienstruktur (S. 100–114)

1 Kühn, a. a. O., S. 224
2 Ebd. S. 232
3 Gough, Kathleen: Variation in Matrilineal Systems. In: Matrilineal Kinship, S. 545 f. – Schneider, David M.: Truk. In: Matrilineal Kinship, S. 205 – Bei den Truk (Karolinische Inseln) sind die früher gebräuchlichen großen Sippenhäuser heute weniger üblich, statt dessen eng zusammengedrängte Häuser, die sich um ein gemeinsames Küchenhaus oder einen gemeinsamen Backofen gruppieren.
4 Childe, V. Gordon: Soziale Evolution, Frankfurt a. M. 1968, S. 56
5 Gough, a. a. O., S. 546 ff.
6 Dies.: Nayar: Central Kerala. In: Matrilineal Kinship, S. 345 u. 361
7 Weiler, Gerda: Ich verwerfe im Lande die Kriege. Das verborgene Matriarchat im Alten Testament. München 1984, S. 144 f. u. 149
8 Poewe, Karla: Matrilineal Ideology. Male-female dynamics in Luapula, Zambia. International African Institute. London 1981, S. 57
9 Benda-Beckmann, Keebet, u. Franz: Die rechtliche Stellung der Frauen bei den Minangkabau in Indonesien. In: Die Braut. Bd. 2, S. 508
10 Bild der Völker. Bd. 2, S. 132 – Ballot, Julia: Heiratstransaktionen in Afrika südlich der Sahara. Zur Diskussion des »Brautpreises«. In: Die Braut. Bd. 2, S. 528 f.
11 Zit. nach Engels, Friedrich: Der Ursprung der Familie, des Privateigentums und des Staates. 6. Aufl. Stuttgart 1894, S. 32 – Vgl. Benedict, a. a. O., S. 60 f.
12 Benda-Beckmann, a. a. O., S. 509
13 Gough, Kathleen: Variation in Matrilineal System, S. 551 f. u. 560
14 Dies.: Tiyyar: North Kerala. In: Matrilineal Kinship, S. 413
15 Bild der Völker. Bd. 2, S. 70 ff.
16 Elwert, a. a. O., S. 546
17 Fathauer, a. a. O., S. 234 ff.
18 Ebd. S. 244 f.
19 Völger, Gisela, u. Welck, Karin von: Einleitung zu: Die Braut. Bd. 1, S. 22
20 Benedict, a. a. O., S. 60 f. – Fathauer, a. a. O., S. 257
21 Briffault, a. a. O. Bd. 2, S. 248 ff. – Schneider, Beate: Hochzeitsbräuche in römischer Zeit. In: Die Braut. Bd. 1, S. 242
22 Brauen, Martin: Ladakhisches Hochzeitsfest. Herstellung kosmischer und sozialer Ordnung. In: Die Braut. Bd. 2, S. 638 ff.
23 Aberle, David F.: Matrilineal Descent in Cross-Cultural Perspektive: In Matrilineal Kinship, S. 655 ff.
24 Poewe, a. a. O., S. 56 ff.
25 Bild der Völker. Bd. 7, S. 129 – Art. Wedda. In: Der Gr. Brockhaus. Wiesbaden 1977
26 Herzog, Rolf: Nomaden. Entstehung, Ausbreitung und Charakteristik. In: Der Mensch. Bd. 2, S. 491 ff.
27 Neumann, Wolfgang: Tuareg. In: Müller, Klaus E. (Hg.): Menschenbilder früher Gesellschaften, S. 274–292 –Vgl. De Cesco, Federica, u. Krebser, Markus: Tuareg – Nomaden der Sahara. Lausanne 1971 – Kummer, Franziska: Arbeit und Eigentum der Tuareg-Nomaden. Lizentiatsarbeit Bern 1981

2. Die Arbeits- und Rollenteilung zwischen den Geschlechtern (S. 114–125)

1 Smolla, Günter: »Arbeitsteilung« aus der Sicht der Vor- und Frühgeschichtsforschung. In: Sitter, Beat (Hg.): Menschliches Verhalten. Fribourg 1976, S. 102
2 Bild der Völker. Bd. 1, S. 57
3 Smolla, Günter: Die »neolithische Revolition«, S. 565 ff.
4 Kühn, a. a. O., S. 234 – Rust, a. a. O., S. 209 f.
5 Beauvoir, Simone de: Das andere Geschlecht, Reinbek b. Hamburg 1986, S. 81
6 Jockel, Rudolf (Hg.): Götter und Dämonen. Mythen der Völker. Wiesbaden o. J., S. 218
7 Briffault, a. a. O. Bd. 1, S. 466–477 – Smolla, Günter: »Arbeitsteilung« aus der Sicht der Vor- und Frühgeschichtsforschung, S. 201
8 Briffault, a. a. O. Bd. 1, S. 477–483
9 Müller, Klaus E.: Die bessere und die schlechtere Hälfte, S. 48
10 Petri-Odermann, a. a. O., S. 417 – Briffault, a. a. O. Bd. 1, S. 447
11 Bild der Völker. Bd. 2, S. 94
12 Der Primatenforscher Hans Kummer faßt seine Ausführungen über die sozialen Strukturen bei Menschenaffen folgendermaßen zusammen: »Nichtmenschliche Primaten kennen nach heutigem Wissen nur die Verwandtschaft mütterlicherseits. Bei drei Arten, die unter diesem Aspekt untersucht wurden, und vermutlich ebenso bei zahlreichen anderen Arten bestimmt die aus einer Mutter und ihren Kindern bestehende Untergruppe die späteren sozialen Beziehungen der Kinder. Die Schimpansen bewahren bis ins Erwachsenenalter eine enge Bindung zur Mutter und zu den Geschwistern. Die soziale Rangstellung eines heranwachsenden Rhesusaffen unter seinen Altersgenossen entspricht dem Rang seiner Mutter und ist von diesem abhängig.« In: Sozialverhalten der Primaten. Heidelberg 1975, S. 28
13 Schaeffer-Hegel, Barbara: Feministische Wissenschaftskritik. Angriffe auf das Selbstverständliche in den Geisteswissenschaften. In: Mythos Frau. Projektionen und Inszenierungen im Patriarchat. Hg. von Barbara Schaeffer-Hegel u. Brigitte Wartmann. Berlin 1984, S. 40 – Briffault, a. a. O. Bd. 2, S. 404
14 Ebd. S. 410 – Art. Jagd. In: Handwörterbuch des Deutschen Aberglaubens
15 Briffault, a. a. O. Bd. 2, S. 398 – Rentmeister, a. a. O., S. 133
16 Bild der Völker. Bd. 5, S. 135
17 Müller, a. a. O., S. 108
18 »In every known society, the male's need for achievement can be recognized. Men may cook, or weave, or dress dolls or hunt hummingbirds, but if such activities are appropriate occupations of men, then the whole society, men and women alike, votes them as important. When the same occupations are performed by women, they are regarded as less important.« Mead, Margaret: Male and Female. Zit. nach: Woman, Culture and Society. Ed. by Michelle Z. Rosaldo a. Louise Lamphere. Stanford California 1974, S. XIII
19 Hauser-Schäublin, Brigitte: Abelam. In: Müller, Klaus E. (Hg.): Menschenbilder früher Gesellschaften, S. 128 ff. u. 187 – Bild der Völker. Bd. 1, S. 73 ff.
20 Benedict, a. a. O., S. 49 ff.
21 Pittioni, a. a. O., S. 229 ff. – Die Canadian Foundation gibt seit vielen Jahren Kalender mit Bildern der Eskimokunst heraus.
22 Hauser-Schäublin, Brigitte: Der geliebte Mann, die vergewaltigte Frau. Das Beispiel der Iatmul am mittleren Sepik, Papua Neuguinea. In: Die Braut. Bd. 2, S. 524

23 Müller, a.a.O., S. 337

24 Gough, Kathleen: Nayar: Central Kerala, S. 328 f.

3. Rechtsordnung und soziale Schichtung in matrilinealen Gesellschaften (S. 125–139)

1 Morgan, a.a.O., Kap. 4 u. 5 – Vgl. Schumacher, Irene: Gesellschaftsstruktur und Rolle der Frau: Das Beispiel der Irokesen. Berlin 1972, S. 85 ff. – Briffault, a.a.O. Bd. 1, S. 494 f.

2 Gough, Kathleen: Variation in Matrilineal Systems, S. 465 ff. u. 532 ff.

3 Bischof, Norbert: Das Rätsel Ödipus. Die biologischen Wurzeln des Urkonfliktes von Intimität und Autonomie. München 1986

4 Gough, Kathleen: Nayar: Central Kerala, S. 345 – Fathauer, a.a.O., S. 249

5 Briffault, a.a.O. Bd. 1, S. 257

6 Zit. nach Smolla, Günter: Die »neolithische Revolution«, S. 565

7 Zit. nach Lebar, a.a.O., S. 28

8 In den keltischen Sagen steht der Ausdruck »geis« sowohl für den Tabu-Begriff als auch für die Macht der Druiden und der königlichen Frauen, den Menschen Tabu-Bindungen aufzuerlegen. Vgl. Markale, J.: Die keltische Frau. Mythos, Geschichte, soziale Stellung. München 1984, S. 318 ff.

9 Fester, Richard: Die frühe Sprache des Menschen, S. 240 ff.

10 Vgl. Hauser-Schäublin, a.a.O., S. 520 – Wesel, Uwe: Frühformen des Rechts in vorstaatlichen Gesellschaften. Frankfurt a.M. 1986, S. 91 ff.

11 Reed, a.a.O., S. 215 f. – Schumacher, a.a.O., S. 47 – Aberle, David F.: Navaho. In: Matrilineal Kinship, S. 116 – Briffault, a.a.O. Bd. 1, S. 316

12 Ebd. Bd. 2, S. 187 ff.

13 Gough, Kathleen: Nayar: Central Kerela, S. 328 f.

14 Briffault, a.a.O. Bd. 3, S. 230

15 Ebd. S. 319–325

16 Illius, Bruno: Das große Trinken. Heirat und Stellung der Frau bei den Shipibo-Conibo, Ostperu. In: Die Braut. Bd. 2, S. 587

17 Aberle, a.a.O., S. 109

18 Gough, Kathleen: Variation in Matrilineal Systems, S. 457 ff., 465 ff. u. 477 ff.

19 Drucker, Philip: Indians of the Northwest Coast. New York 1955, S. 111

20 Benda-Beckmann, Keebet von: The broken stairways to consensus: justice and state courts in Minangkabau. Dordrecht 1984

21 Benda-Beckmann, Kebeet u. Franz von, a.a.O., S. 504 ff.

22 Bild der Völker. Bd. 2, S. 70

23 Basehart, Harry W.: Ashanti. In: Matrilineal Kinship, S. 287 ff. – Brüggemann, Anne u. Wolf: »Ich übergebe dir mein Land und meine Frauen.« Zum Erbrecht der westafrikanischen Lyéla und Ashanti. In: Die Braut. Bd. 2, S. 541

24 Aberle, a.a.O., S. 162 u. 180

25 Elwert, S. 548

26 Lindig, a.a.O., S. 194 f.

4. Zur Rolle der Sexualität in der Frühgesellschaft (S. 140–143)

1 Poewe, a. a. O., S. 68 f.
2 Borneman, Ernest: Das Patriarchat. Ursprung und Zukunft unseres Gesellschaftssystems. Frankfurt a. M. 1975, S. 80
3 Bruck, Andreas: Uneheliche Sexualbeziehungen von Frauen. Ein kulturvergleichender Überblick. In: Die Braut. Bd. 2, S. 798 f. – Laube, Raphael: Heirat bei den Massai, Ostafrika. In: Die Braut. Bd. 2, S. 689
4 Fathauer, a. a. O., S. 269
5 Bild der Völker. Bd. 2, S. 134
6 Ebd. Bd. 8, S. 214
7 Ebd. Bd. 2, S. 54 ff.
8 Biedermann, Hans: Die Großen Mütter. Bern, München 1987, S. 176 ff.

Kapitel II
Die matrizentrischen Hochkulturen (S. 147 ff.)

1 Jankuhn, Herbert: Der Ursprung der Hochkulturen. In: Propyläen Weltgeschichte. Bd. 2, S. 575 f. – Kleiner, Heinrich: Zivilisation als Utopie. In: Der Mensch. Bd. 5, S. 735
2 Soden, Wolfram von: Sumer, Babylonien und Hethiter. In: Propyläen Weltgeschichte. Bd. 1, S. 533 f. – Wilson, John A.: Ägypten. In: Propyläen Weltgeschichte. Bd. 1, S. 331 f. – Michalowski, Kazimierz: L'Art de l'Ancienne Egypte. Paris 1968, Abb. 55

1. Das Kulturdreieck Mesopotamien – Ägypten – Kreta (S. 150 ff.)

1 v. Soden, a. a. O., S. 539 – Seton-Williams, M. V.: Babylonien. Kunstschätze zwischen Euphrat und Tigris. Hamburg 1981, S. 22
2 Wilson, a. a. O., S. 389, S. 370
3 Durant, Will u. Ariel (Hg.): Kulturgeschichte der Menschheit. Bd. 1, S. 143
4 Wilson, a. a. O., S. 361
5 Woolley, Leonard: Ur in Chaldäa. Wiesbaden 1956, S. 25 f.
6 v. Soden, a. a. O., S. 546 – Lugalzaggesi (ca. 2435–2410) ließ die Zerstörung von Lagasch 2430 v. Chr. unerwähnt, von der wir nur durch ein Klagelied wissen.
7 Ebd. S. 554
8 Götze, Albrecht: Kulturgeschichte des alten Orients. Abschn. 3, Lfg. 1 (Kleinasien). In: Handbuch der Altertumswissenschaft. Hg. von Otto Walter. München 1933, S. 92 ff.
9 Briffault, Robert: The Mothers. Bd. 3, S. 37 u. Bd. 1, S. 377 f. – Vgl. Newberry, Percy E.: Ägypten als Feld für anthropologische Forschung. In: Der Alte Orient. Hg. von der Vorderasiatisch-Ägyptischen Gesellschaft. Bd. 27, Heft 1, Leipzig 1927, S. 22 f. – Ermann, Adolf: Ägypten und ägyptisches Leben im Altertum. Tübingen 1885, S. 224 f.
10 Nofret – Die Schöne. Die Frau im Alten Ägypten. Hg. von Philipp von Zabern. Mainz 1984, S. 60 f.

1. Das sakrale König- und Königinnentum und die Große Göttin als deren Bezugspunkt (S. 154–179)

1 Wilson, a.a.O., S. 350 u. 362 – v. Soden, a.a.O., S. 542f.
2 The Historians' History of the World. Encyclopaedia Britannica. Bd. 1 u. 2, S. 234
3 Wilson, a.a.O., S. 362
4 Frazer, James G.: Der Goldene Zweig, Bd. 1, S. 386ff.
5 Bild der Völker. Bd. 2, S. 52
6 Michalowski, a.a.O., Abb. 57
7 Wilson, a.a.O., S. 412
8 v. Soden, a.a.O., S. 563
9 Ebd. S. 544
10 Friedell, Egon: Kulturgeschichte Ägyptens und des alten Orients, S. 267f.
11 Durant, a.a.O. Bd. 1, S. 125
12 Zimmer, Heinrich: Das Babylonische Neujahrsfest. In: Der Alte Orient. Bd. 25, Heft 3, Leipzig 1926, S. 11–16
13 Übers. von Adam Falkenstein u. Samuel N. Kramer. Zit. nach: Hunger, Heinz: Die Heilige Hochzeit. Vorgeschichtliche Sexualkulte und -mythen. Wiesbaden 1984. S. 118f.
14 Göttner-Abendroth, Heide: Die Göttin und ihr Heros. München 1983, S. 59
15 Ermann, Adolf: Reden, Rufe und Lieder im alten Ägypten, S. 48
16 Champdor, Albert: Das ägyptische Totenbuch in Bild und Deutung. Bern 1977, S. 227 – Vgl. Ermann, Adolf: Die Ägyptische Religion. Berlin 1905, S. 14
17 Duerr, Hans P.: Sedna oder die Liebe zum Leben, S. 116
18 Liebeslieder der Pharaonen. Ausgewählt von Liselotte Rüegg. Zürich 1979, S. 42–47
19 v. Soden, a.a.O., S. 557
20 Nofret – Die Schöne, S. 52 – Wilson, a.a.O., S. 386
21 Nofret – Die Schöne, Abb. 54
22 Wilson, a.a.O., S. 351 u. 389f.
23 Champdor, a.a.O., S. 98
24 Seipel, Wilfried: Untersuchungen zu den ägyptischen Königinnen der Frühzeit. Diss. Hamburg 1980, S. 35
25 Götze, a.a.O., S. 136
26 Ebd. S. 85ff. – Vgl. Müller-Karpe, Hermann: Frauen des 13. Jahrhunderts v. Chr. Mainz 1965, S. 56ff.
27 Klengel, Evelyn u. Horst: Die Hethiter, S. 26 – v. Soden, a.a.O., S. 567
28 Wolley, a.a.O., S. 62ff. – Vgl. Propyläen Weltgeschichte. Bd. 1, Abb. S. 738 u. 739
29 Wilson, a.a.O., S. 361
30 Müller-Karpe, a.a.O., Abb. S. 20
31 v. Soden, a.a.O., S. 606
32 Woolley, a.a.O., S. 56f. u. 74f.
33 Frazer, a.a.O. Bd. 1, S. 256ff.
34 Sidler Nikolaus: Das Inzest-Tabu. In: Die Braut. Bd. 1, S. 72f.
35 The Historians' History of the World, S. 198
36 Nofret – Die Schöne, S. 58f.
37 Wilson, a.a.O., S. 337 – Woolley, a.a.O., S. 65, Abb. 10 – Sakellarakis, J. A.: Museum Heraklion, Abb. S. 39 – Nofret – Die Schöne, Abb. 2

38 Nofret – Die Schöne, S. 101, 170 f.
39 Zit. nach Hoenn, Karl (Hg.): Sumerische und akkadische Hymnen und Gebete. Übers. von Adam Falkenstein u. Wolfram von Soden. Zürich 1953, S. 264 ff.
40 Vgl. Helck, Wolfgang: Betrachtungen zur Großen Göttin und den ihr verbundenen Gottheiten
41 Seton-Williams, a. a. O., Abb. 81, 59, 60 – v. Soden, a. a. O., S. 561 – Durant, a. a. O. Bd. 1, S. 126 f.
42 Gallas, Klaus, u. Nottebohm, Rudolf: Kreta, Ursprung Europas. München 1984, S. 124, Abb. 6 u. 7
43 Seton-Williams, a. a. O., S. 202, Abb. 161. Die Doppelaxt erscheint hier in der Hand eines Totengottes, welcher der Göttin Atargatis zugeordnet ist.
44 Evans, Arthur: The Palace of Minos at Knossos. Vol. 4. London 1936, S. 400
45 Sakellarakis, a. a. O., Titelbild, S. 118 f.
46 Ebd. Abb. S. 37 u. 39
47 Ebd. S. 113 f.
48 Ebd. S. 60, Nr. 424
49 Hampe, Roland, u. Simon, Erika: Tausend Jahre Frühgriechische Kunst, Abb. 280, 276
50 Duerr sieht eine Verbindung zum spanischen Stierkampf. Noch im 16. Jahrhundert traten dort adlige Frauen als Stierkämpferinnen auf. In Kreta weist der Schmuck an den Armen der Kämpferinnen diese als Personen von Rang aus. A. a. O., S. 349
51 Ebd. S. 163 f.
52 Sakellarakis, a. a. O., S. 113 ff. u. 125 f.
53 Ebd. S. 131
54 Davares, Costis: Knossos und das Museum von Heraklion. Athen 1986, S. 9 – Michailidou, Anna: Knossos. Ein Führer durch den Palast des Minos. Athen 1984, S. 70 – Gallas u. Nottebohm, a. a. O., S. 23
55 Hampe u. Simon, a. a. O., Abb. 277
56 Iakovidis, S. E.: Mykene-Epidauros-Argos-Tiryns-Nauplia. Vollständiger Führer durch die Museen und archäologischen Stätten der Argolis. Athen 1984, S. 124
57 Davares, a. a. O., Abb.67
58 Neumann, Erich: Die Große Mutter, Taf. 124 – Vgl. Schmökel, Hartmut: Das Land Sumer. Zürich, Wien 1955, S. 125
59 Gallas u. Nottebohm, a. a. O., Abb. 100 u. 145 – Vgl. Hampe u. Simon, a. a. O., S. 47, Abb. 77. Eine mykenische Malerei zeigt den Achterschild mit dahinter hervorragendem Kopf, Armen und Beinen der Göttin Athene.
60 Gallas u. Nottebohm, a. a. O., S. 121
61 Neumann, a. a. O., Taf. 102 u. 103 – Weiler, Gerda: Ich verwerfe im Lande die Kriege. Das verborgene Matriarchat im Alten Testament. München 1984, Titelbild – Vgl. Höhler, Gertrud: Die Bäume des Lebens. Baumsymbole in den Kulturen der Menschheit. Stuttgart 1987
62 Sakellarakis, a. a. O., Abb. S. 70
63 Ebd. Abb. S. 37 u. S. 30
64 Ebd. Abb. S. 24
65 Wilson, a. a. O., S. 352 – Neumann, a. a. O., S. 309 f.
66 Michalowski, a. a. O., S. 390
67 Gallas u. Nottebohm, a. a. O., S. 147
68 Sakellarakis, a. a. O., S. 86 f.

69 Ranke-Graves, Robert von: Griechische Mythologie. 2 Bde. Reinbek b. Hamburg 1960, Bd. 1, S. 315
70 Gallas u. Nottebohm, a. a. O., S. 23 – Sakellarakis, a. a. O., S. 55 ff.
71 Schachermeyr, Fritz: Ursprung und Hintergrund der griechischen Geschichte. In: Propyläen Weltgeschichte. Bd. 3, S. 51
72 Friedell, a. a. O., S. 492
73 Sakellarakis, a. a. O., S. 125
74 Bowra, Cecil M.: Griechenland. Von Homer bis zum Fall Athens. In: Kindlers Kulturgeschichte Europas. Bd. 2. München 1983, S. 239
75 Klingen im Canto jondo archaische Liebes- und Klagelieder an, so könnten im Flamenco mit seinen kurzen, stampfenden Schritten und seinen seltsam ruckartigen Bewegungen noch immer Teile einer vergessenen Choreographie enthalten sein, wie sie einst dem Kranich- oder Rebhuhntanz im Alten Kreta zugrundelagen.

2. Die Stellung der Frau im Kult, im öffentlichen Leben und in der Familie (S. 179–188)

1 v. Soden, a. a. O., S. 559
2 Briffault, a. a. O. Bd. 1, S. 377–388
3 Durant, a. a. O. Bd. 1, S. 126 – Nofret – Die Schöne, S. 45
4 Falkenstein, Adam: Das Sumerische. In: Handbuch der Orientalistik. Hg. von B. Spuler. 1. Abt., 2. Bd., Lfg. 1. Leiden 1959, S. 18
5 v. Soden, a. a. O., S. 598
6 Briffault, a. a. O. Bd. 3, S. 214 f.
7 Sakellarakis, a. a. O., S. 113 f.
8 Gallas u. Nottebohm, a. a. O., S. 26 f.
9 Sakellarakis, a. a. O., Abb. S. 125
10 Die Geschichten des Herodot. Übers. von F. Lange. 2 Bde. Leipzig 1929, 2. Buch, Kap. 35
11 Stern, Bolko: Ägyptische Kulturgeschichte. Magdeburg 1896, S. 205
12 v. Soden, a. a. O., S. 559
13 Ermann, Adolf: Ägypten und ägyptisches Leben im Altertum. Tübingen 1885, S. 347
14 v. Soden, a. a. O., S. 558 f.
15 Zit. nach: Nofret – Die Schöne, S. 46
16 Gute Beispiele dafür liefern das Standbild des Königs Mycerius mit seiner Gemahlin aus der IV. Dynastie (vgl. Cyrus, Gordon: Geschichtliche Grundlagen des Alten Testaments, Abb. S. 64), die Familiengruppe des Schepsi aus der V. Dynastie und ein Paar aus Kairo aus der 19. Dynastie (vgl. Nofret – Die Schöne, S. 136 u. Abb. 2, 63).
17 Nofret – Die Schöne, S. 13
18 Briffault, a. a. O. Bd. 1, S. 382 f., S. 377 f.
19 Die Geschichten des Herodot, 2. Buch, Kap. 35
20 Virey, P.: Etudes sur le papyrus Prisse, zit. nach Briffault, a. a. O. Bd. 1, S. 384
21 Friedell, a. a. O., S. 494
22 Götze, a. a. O., S. 103 f.
23 Zit. nach: v. Soden, a. a. O., S. 591, S. 559

24 Zit. nach: Jeremias, Alfred: Die Weltanschauung der Sumerer. In: Der Alte Orient. Bd. 27, Heft 4, Leipzig 1929, S. 27
25 Müller, Klaus E.: Die bessere und die schlechtere Hälfte. Ethnologie des Geschlechterkonflikts. Frankfurt a. M. 1984, S. 232f.
26 Zit. nach: Liebeslieder der Pharaonen, S. 12 u. 24
27 Zit. nach: Durant, a. a. O. Bd. 1, S. 183
28 Dieses erste Geschichtsdokument eines kriegerischen Ereignisses bildet die sogenannte Geierstele zur Erinnerung an die Niederwerfung der Stadt Umma durch den König von Lagasch um 2500 v. Chr. Vgl. v. Soden, a. a. O., S. 545

2. Das vormosaische Palästina und das vorislamische Arabien (S. 188–195)

1 Gordon, a. a. O., S. 116f.
2 Mellaart, James: Earliest Civilisations of the Near East. London 1965, S. 39ff. u. 57f.
3 Heiler, Friedrich: Die Religionen der Menschheit. Stuttgart 1984, S. 369f. – Art. Baal. In: Wörterbuch der Religionen. Begr. v. Alfred Bertholet. Neubearb., erg. u. hg. von Kurt Goldammer. Stuttgart 1976
4 Müller, Klaus E.: Vorderasien. In: Ders. (Hg.): Menschenbilder früher Gesellschaften. Ethnologische Studien zum Verhältnis von Mensch und Natur. Frankfurt a. M. 1983, S. 314
5 Art. Atargatis. In: Wörterbuch der Religionen
6 Mythologie. Eine illustrierte Weltgeschichte des mythisch-religiösen Denkens. Hg. von Richard Cavendish, u. Trevor O. Ling. München 1981, S. 94
7 Vgl. S. 539 Anm. 61
8 Vgl. Somogyi, Tamar: Die Braut im Alten Testament. In: Die Braut. Bd. 1, S. 134ff.
9 Weippert, W.: Gott und Stier. In: Zeitschrift des deutschen Palästina Vereins. Wiesbaden 1961, Nr. 77, S. 93ff.
10 Weiler, a. a. O., S. 178f.
11 Hunger, a. a. O., S. 178 – Art. Aschera. In: Wörterbuch der Religionen
12 Weiler, a. a. O., S. 270ff. – Hunger, a. a. O., S. 174f.
13 Gordon, a. a. O., S. 94
14 Schüngel-Straumann, Helen: Wie männlich ist die biblische Überlieferung? In: studium feminale. Bonn 1986, S. 28ff.
15 Rosenberg, Alfons: Kabbala. So spricht die Kabbala. Planegg b. München 1954, S. 94 – Vgl. Pagels, Elaine: Versuchung durch Erkenntnis. Die gnostischen Evangelien. Frankfurt a. M. 1981. Nach diesem Bericht über die 1977 aus dem Kurdischen übersetzten Schriftfunde aus Oberägypten (Nag Hammadi) steht in den apokryphen Schriften dem Gottvater eine Gottesmutter zur Seite. Der Heilige Geist wird als weibliche Göttin gesehen.
16 Vgl. Kramer, Samuel N.: Geschichte beginnt mit Sumer. München 1959, S. 67f. Der ägyptischen Ma'at ist die sumerische Me-Kraft zur Seite zu stellen, die ebenfalls eine ordnungsstiftende kosmische Kraft darstellt und dem König über die Hohepriesterin vermittelt wird.
17 Wörterbuch der Symbolik. Hg. von Manfred Lurker. Stuttgart 1983, S. 624
18 Briffault, a. a. O. Bd. 3, S. 77f.
19 Vgl. 4. Mos. 21

20 Durant, a.a.O. Bd. 5, S. 412
21 Briffault, a.a.O. Bd. 3, S. 80 – Daum, Werner: Ursemitische Religion. Stuttgart 1985, S. 108ff.
22 Art. Arabien. In: Wörterbuch der Religionen
23 Daum, a.a.O., S. 22ff. – Ders. (Hg.): Jemen. 3000 Jahre Kunst und Kultur des glücklichen Arabien. Innsbruck 1987. S. 111f.
24 Strabon, Geographica XVI, 4,25. Zit. nach: Heurgon, Jacques: Die Etrusker. Stuttgart 1981, S. 106
25 Zit. nach: Herder, Johann G. von: Sämtliche Werke. Stuttgart u. Tübingen 1853, Bd. 9 u. 10, S. 151 – Morgenländische Anthologie. Klassische Dichtungen aus der sinesischen, indischen, persischen und hebräischen Literatur. Übers. von Ernst Meier. Leipzig, Wien o.J., S. 143
26 Ebd. S. 140
27 Bild der Völker. Bd. 2, S. 114, S. 56
28 Briffault, a.a.O. Bd. 1, S. 370f. u. 375
29 Daum, a.a.O., S. 83ff.
30 Gordon, a.a.O., S. 185
31 Asma Yahya al-Bascha. Die Frau im Jemen zwischen gestern und heute. In: Daum, Werner (Hg.), a.a.O., S. 392
32 Gibb, Hamilton A., u. Landau, Jacob M.: Arabische Literaturgeschichte. Zürich 1968, S. 30f. u. 70f.
33 Vgl. Altkurdische Kampf- und Liebeslieder. Gesammelt u. übers. von Abbas Hilmi. München 1967, S. 46f.
34 Briffault, a.a.O. Bd. 1, S. 376f.

3. Das vorbrahmanische Indien und der vorkonfuzianische, vorbuddhistische Ferne Osten (S. 196–206)

1 Vergessene Städte am Indus. Frühe Kulturen in Pakistan vom 8. bis 2. Jahrtausend v. Chr. Mainz 1987 (Ausstellungskatalog)
2 Mode, Heinz: Das Frühe Indien. Köln o.J., S. 109
3 Briffault, a.a.O. Bd. 1, S. 345f. – Heiler, Friedrich: Die Religionen der Menschheit, S. 145f. – Petech, Luciano: Indien bis zur Mitte des 6. Jahrhunderts. In: Propyläen Weltgeschichte. Bd. 2, S. 370
4 Heiler, a.a.O., S. 136
5 Ebd. S. 141
6 Mythologie, S. 29
7 Ebd. S. 29f. – Zimmer, Heinrich: Die indische Weltmutter. In: Fröbe-Kapteyn, Olga (Hg.): Eranos-Jahrbuch Bd. 6 (1938), S. 175f.
8 Bild der Völker. Bd. 7, S. 26 – Briffault, a.a.O. Bd. 3, S. 198
9 Mythologie, S. 58
10 Consten, Eleanor: Das Alte China. Köln 1966, S. 12–16, Taf. 18
11 Ebd. Taf. 6, 12, 17, 21, Abb. 17
12 Müller-Karpe, a.a.O., S. 155ff.
13 Consten, a.a.O., S. 142

14 Heiler, a.a.O., S. 71
15 Wörterbuch der Religionen, S. 337
16 Zit. nach: Consten, a.a.O., S. 44
17 Wörterbuch der Symbolik, S. 775
18 Consten, a.a.O., Taf. 70
19 Mythen der Welt. Hg. von Alexander Eliot. Mit Beiträgen von Mircea Eliade, Joseph Campbell u. a. Luzern u. Frankfurt a. M. 1976, S. 64
20 Mythologie, S. 58 ff. u. 66 – Kunstschätze aus China. Hg. von H. Brinker u. R. Goepper. Zürich 1981, S. 157 u. 183 ff.
21 Art. Shintoismus. In: Wörterbuch der Religionen – Heiler, a.a.O., S. 89 ff.
22 Mühlmann, Wilhelm C.: Die Metamorphose der Frau. Weiblicher Schamanismus und Dichtung. Berlin 1984, S. 175 f.

4. Das vorklassische Griechenland (S. 206–220)

1 Schachermeyr, a.a.O., S. 25 ff., S. 28, S. 30
2 Andronicos, Manolis: Nationalmuseum Athen. Athen 1980, S. 7–10, Abb. S. 45
3 Hampe, Roland, u. Simon, Erika: Tausend Jahre Frühgriechische Kunst, S. 232 f.
4 Schachermeyr, a.a.O., S. 29 f.
5 Hampe u. Simon, a.a.O., S. 212, Abb. 328
6 Schachermeyr, a.a.O., S. 54
7 Heuss, Alfred: Hellas. In: Propyläen Weltgeschichte. Bd. 3, S. 88
8 Heiler, a.a.O., S. 289
9 Hampe u. Simon, a.a.O., S. 35
10 Müller-Karpe, a.a.O., S. 90 ff. – Vgl. Briffault, a.a.O. Bd. 1, S. 377 f. u. Bd. 3, S. 37
11 Childe, V. Gordon: Soziale Evolution. Frankfurt a. M. 1968, S. 55 f.
12 Iakovidis, S. E.: Mykene-Epidauros-Argos-Tiryns-Nauplia, S. 124, Abb. S. 106
13 Borneman, Ernest: Lexikon der Liebe. Materialien zur Sexualwissenschaft. Wien 1984, S. 208 u. 419 f. – Briffault, a.a.O. Bd. 1, S. 399 f.
14 Andronicos, a.a.O., S. 63, Abb. 39
15 Hohenauer, Gottfried: Olympia, Idee und Topos. In: Merianheft Peloponnes, Heft 12/XVII, Hamburg o. J., S. 14 f.
16 Ranke-Graves, a.a.O. Bd. 1, S. 166 f.
17 Frazer, a.a.O. Bd. 1, S. 226 ff.
18 Hampe u. Simon, a.a.O., S. 47
19 Tölle, Renate: Die Gorgo von Korfu. In: Merianheft Korfu, 11/XVIII, Hamburg o. J., S. 60 f.
20 Weiler, Gerda: Der enteignete Mythos, S. 145
21 Vernant, Jean-Pierre, u. Bérard, Claude: Die Bilderwelt der Griechen. Schlüssel zu einer »fremden« Kultur. Mainz 1984, S. 220 ff.
22 Andronicos, Manolis: Die Akropolis. Athen 1984, Abb. 58, S. 91 (Museumskatalog)
23 Kérenyi, Karl: Jungfrau und Mutter. Eine Studie über Pallas Athene. Zürich 1952, S. 35 ff.
24 Jenny-Kappers, Theodora: Muttergöttin und Gottesmutter in Ephesos. Zürich 1986, S. 29
25 Kérenyi, Karl: Der göttliche Arzt. Studien über Asklepios und seine Kultstätten.

Darmstadt 1975, S. 82 – Heiler, a. a. O., S. 296
26 Burckhardt, Jacob: Griechische Kulturgeschichte. Leipzig 1939, S. 314 f.
27 Vernant u. Bérard, a. a. O., S. 155 ff.
28 Ranke-Graves, Robert von: Die weiße Göttin. Sprache des Mythos. Berlin 1981, S. 479 f.
29 Die Geschichten des Herodot, 2. Buch, Kap. 79
30 Andronicos, Manolis: Delphi. Athen 1981, S. 5 f. (Museumskatalog)
31 Vernant u. Bérard, a. a. O., Abb. 155 a, S. 159
32 Andronicos, a. a. O., Abb. 17, S. 49
33 Vernant u. Bérard, a. a. O., S. 155 ff. u. 163 ff.
34 Mühlmann, a. a. O., S. 53 – Heiler, a. a. O., S. 302
35 Borneman, a. a. O., S. 1126
36 Briffault, a. a. O. Bd. 3, S. 215 f.
37 Borneman, a. a. O., S. 1137 f. u. 1141
38 Vernant u. Bérard, a. a. O., S. 127 f. u. 131 f.
39 Kasdaglis, Lina: Liebe und Tod der Erinna. In: Merianheft Rhodos. Dodekanes. Heft 11/XX, Hamburg o. J., S. 90
40 Hampe u. Simon, a. a. O., Abb. 311–326
41 Ebd. Abb. 145

5. Das etruskische Italien (S. 221–228)

1 Grimal, Pierre: Auf der Suche nach dem antiken Italien. Frankfurt a. M. 1965, zit. nach: Keller, Werner: Die Etrusker. Denn sie entzündeten das Licht. München 1970, S. 379
2 Heurgon, Jacques: Die Etrusker. Stuttgart 1981, S. 122
3 Keller, a. a. O., S. 113 ff.
4 Heurgon, a. a. O., S. 109 f.
5 Zit. nach Briffault, a. a. O. Bd. 1, S. 428
6 Heurgon, a. a. O., S. 110 f. – Keller, a. a. O., Abb. S. 181
7 Heurgon, a. a. O., S. 115 u. 124 f.
8 Ebd. S. 126 f. – Keller, a. a. O., S. 42 ff.
9 Heurgon, a. a. O., S. 131 ff.
10 Il Museo Nazionale Etrusco Di Villa Giulia. Rom 1980, S. 131, Abb. 166
11 Heiler, a. a. O., S. 134 – Heurgon, a. a. O., S. 18
12 Keller, a. a. O., S. 183 ff., Abb. 284
13 Ebd. S. 184 – Für eine ursprünglich dreigestaltige Göttin würde ein Grabfund aus Cerveteri aus der zweiten Hälfte des 7. Jahrhunderts sprechen. Auf diesem goldenen Armreif sehen wir drei Frauen zwischen Palmen in kostbarer Umrahmung. Vgl. Heurgon, a. a. O., Taf. 21
14 Heurgon, a. a. O., S. 325 f., S. 150 f. – Vgl. hierzu: Arendt, Hannah: Vita activa oder Vom tätigen Leben. Stuttgart 1960, S. 32, wo eine Stelle aus Platon (Gesetze) zitiert wird. Platon spricht dort von Zeus Herkeios als dem Schützer der Grenzen und nennt die Grenzpfähle, welche zwischen den Besitzungen der Bürger aufgerichtet sind, heilig. Dieser Zeus Herkeios stellt also die genaue Entsprechung zum Jupiter Terminus dar.
15 Heurgon, a. a. O., S. 68 f. u. 81
16 Briffault, a. a. O. Bd. 3, S. 20

17 Keller, a.a.O., S. 332f. – Heurgon, a.a.O., S. 304f. – Seton-Williams, a.a.O., S. 202, Abb. 161

6. Die Kelten vor ihrer Romanisierung (S. 228–232)

1 Dillon, Myles, u. Chadwick, Nora: Die Kelten. In: Kindlers Kulturgeschichte Europas. Bd. 6, S. 15f. u. 29
2 Ebd. S. 24–27 – Pigott, Stuart: Vorgeschichte Europas. Vom Nomadentum zur Hochkultur. In: Kindlers Kulturgeschichte Europas. Bd. 1, S. 276f.
3 Ebd. S. 272 u. 289 – Dillon u. Chadwick, a.a.O., S. 185
4 Heiler, a.a.O., S. 353f.
5 Hanoteau, Marie Thérèse: Epona, Déesse Chevaux. In: Helvetia archaeologica. Heft 41, Basel 1980, S. 2ff.
6 Dillon u. Chadwick, a.a.O., S. 29
7 Heiler, a.a.O., S. 358
8 Dagegen ist auf den britischen Inseln von einigen keltischen Stämmen die Matrilinealität bis ins 9. Jahrhundert n. Chr. bezeugt. Dabei ist allerdings ungeklärt, ob dies auf die Verschmelzung mit der matrilinealen Urbevölkerung zurückzuführen ist. Vgl. Dillon u. Chadwick, a.a.O., S. 30 u. 260
9 Dillon u. Chadwick, a.a.O., S. 171f. – Durant, a.a.O. Bd. 5, S. 44
10 Dillon u. Chadwick, a.a.O., S. 259f.
11 Heiler, a.a.O., S. 356ff.
12 Ranke-Graves, Robert von: Die Weiße Göttin, S. 475–478

Erste Zwischenbilanz (S. 235–249)

1 Beauvoir, Simone de: Das andere Geschlecht. Reinbek b. Hamburg 1986, S. 13 u. 72f.
2 Janssen-Jurreit, Marielouise: Sexismus. Über die Abtreibung der Frauenfrage. München 1976, S. 128f. u. 174f. – Dies.: Die Grundlagen des Patriarchats. In: Mythos Frau. Projektionen und Inszenierungen im Patriarchat. Hg. von Barbara Schaeffer-Hegel u. Brigitte Wartmann. Berlin 1984, S. 104ff.
3 Bamberger, Joan: The Myth of Matriarchy. In: Woman, Culture and Society. Ed. by Michelle Z. Rosaldo a. Louise Lamphere. Stanford California 1974, S. 263ff. u. 272
4 Garaudy, Roger: Der letzte Ausweg. Feminisierung der Gesellschaft. Olten 1982 – Thürmer-Rohr, Christina: Feminisierung der Gesellschaft. In: beiträge zur feministischen theorie und praxis 18, Köln 1986, S. 9ff. – Dies.: Weiblichkeit als Putz- und Entseuchungsmittel. In: Vagabundinnen. Feministische Essays. Berlin 1987
5 Langer, Susanne K.: Philosophy in a New Key. A Study in the Symbolism of Reason, Rite and Art. Cambridge/Mass. 1942 (dt: Philosophie auf neuen Wegen. Das Symbol im Denken, im Ritus und in der Kunst. Frankfurt 1984) Kap. 4
6 Vgl. Aischylos: Die Eumeniden. Wechselrede des Apollon mit der Chorführerin. – Ranke-Graves, Robert von: Griechische Mythologie. Bd. 1, S. 85
7 Bis zur vorletzten Generation erwarteten die Grönland-Eskimos von den gebrechlichen Mitgliedern der Gruppe, den Tod durch Erfrieren zu suchen. Andererseits galt der Affektmord als eine zwar bedauerliche aber einfühlbare Handlung und nicht als Kapitalverbre-

chen. Vgl. Doepfner, Andreas: Annäherungen an Kalaallit Nunaat – das »Land der Menschen«. In: NZZ, 20./21. Sept. 1986, S. 79. – Vgl. Victor, Paul-Emile: Eskimo, Nomaden der Arktis. Lausanne 1972, S. 46 f.

8 Manche Stammeskulturen besitzen gar kein Wort für die allgemeine Bedeutung »Mensch«. Die Eskimos nennen sich »Innuit«, d. h. »Menschen«. Vgl. Victor, a. a. O., S. 27. – Die Zigeuner nennen sich »Rom«, was wahrscheinlich aus einem Sanskritstamm kommt und ebenfalls »Mensch« bedeutet. Vgl. Rinderknecht, Karl (Hg.): Zigeuner, geheimnisvolle Nomaden. Lausanne 1973. S. 158 f.

9 Sowohl Thornton Wilder in »Wir sind noch einmal davon gekommen« als auch Albert Camus in seinem Stück »Das Mißverständnis« machen die weibliche Unbarmherzigkeit gegenüber dem Fremden zum Thema, bzw. die ausschließliche Bindung der Mütter an das eigene Blut.

10 Ortner, Sherry B.: Is Female to Male as Nature is to Culture? In: Woman, Culture and Society, S. 67 ff.

11 Im Anschluß an das Gebot der Feindesliebe heißt es in der Bergpredigt: »Liebt eure Feinde und betet für die, die euch verfolgen, damit ihr Söhne eures Vaters im Himmel werdet, denn er läßt seine Sonne aufgehen über Bösen und Guten, und er läßt regnen über Gerechte und Ungerechte.« (Mt. 5,45) Diese Aufforderung wendet sich ausdrücklich gegen das alte (patriarchale) Gesetz, geht aber weit über die moralische Toleranz der matrizentrischen Ideologie hinaus in Richtung einer umfassenden Gesinnungsethik.

12 Das Gilgamesch-Epos. Hg. u. übers. von Albert Schott. Stuttgart 1958, S. 75 ff.

13 Die Geschichten des Herodot, 2. Buch, Kap. 78 – Vgl. Ermann, Adolf: Ägypten und ägyptisches Leben im Altertum, S. 346

14 Dillon u. Chadwick, a. a. O., S. 244

15 In der ägyptischen Mythologie ist es der Himmelsgott Schu, der das Firmament von der Erde löst und als Himmel hinaufstemmt. In polynesischen Mythen erscheint die gewaltsame Trennung des Urelternpaares Erde-Himmel als Mord und Sünde. Vgl. Neumann, Erich: Ursprungsgeschichte des Bewußtseins. München o. J., S. 91

16 Vgl. Beauvoir, a. a. O., S. 152 ff. – Ostner, Ilona: Geschlechterhierarchie und ihre symbolische Repräsentation heute. In: Mythos Frau, S. 140 ff.

17 French, Marilyn: Jenseits der Macht. Frauen, Männer und Moral. Reinbek b. Hamburg 1985, S. 116 ff.

18 Ermann, a. a. O., S. 519 f. – Vgl.: Altägyptische Liebeslieder. Übers. von Siegfried Schott. Zürich 1950, S. 26 – In den neueren Übersetzungen ist die Anrede »Schwester« und »Bruder« durch die Worte »Geliebte« und »Geliebter« ersetzt.

19 Schneider, David M.: Einleitung zu: Matrilineal Kinship. Ed. by David M. Schneider a. Kathleen Gough. Berkeley 1974, S. 9

20 Neumann, Erich: Die Große Mutter, S. 102

21 Hurwitz, Siegmund: Lilith, die erste Eva. Zürich 1983, S. 92 f.

Kapitel III
Die Konstituierung des Patriarchats (S. 253 ff.)

1 Albert Camus hat in seinem ersten Roman »Der Fremde« (1942) die menschliche Existenz in ihrer Fremdheit gegenüber Natur und Schicksal dargestellt, und dieser Gedanke zieht sich durch sein gesamtes Werk. In »Der Mythos von Sisyphos« (1942), »Die Pest« (1947) und »Der Mensch in der Revolte« (1951) stellt er immer wieder das moralische Bewußtsein des Menschen den zufälligen und absurden Abläufen der Natur und der über das Schicksal des Einzelnen hinweggehenden Geschichte gegenüber.
2 Zit. nach: Altkurdische Kampf- und Liebeslieder. Gesammelt u. übers. von Abbas Hilmi. München 1967, S. 61
3 Fox-Keller, Evelyn: Liebe, Macht und Erkenntnis. Männliche oder weibliche Wissenschaft? München 1986, S. 85 – Vgl. Lloyd, Geneviève: Das Patriarchat der Vernunft. Bielefeld 1985 – List, Elisabeth: Patriarchen und Pioniere: Helden im Wissenschaftsspiel. In: Mythos Frau, S. 14–35 – Schaeffer-Hegel, Barbara: Feministische Wissenschaftskritik. Ebd. S. 36–60

1. Mord, Raub und Vergewaltigung als Basismotive der patriarchalen Mythologie und ihre Parallele zur Praxis (S. 260–270)

1 Heiler, Friedrich: Die Religionen der Menschheit. Stuttgart 1984, S. 125 – Jockel, Rudolf (Hg.): Götter und Dämonen. Mythen der Völker. Wiesbaden o. J., S. 37 f.
2 Mythologie. Eine illustrierte Weltgeschichte des mythisch-religiösen Denkens. Hg. von Richard Cavendish u. Trevor O. Ling. München 1981, S. 15 f.
3 Glanz und Untergang des Alten Mexiko. Die Azteken und ihre Vorläufer. 2 Bde. Mainz 1987, Bd. 2, Nr. 141, 142 (Ausstellungskatalog)
4 Mythologie, S. 258
5 Glanz und Untergang des Alten Mexiko. Bd. 1, S. 118 f.
6 Wörterbuch der Symbolik. Hg. von Manfred Lurker. Stuttgart 1983, S. 682
7 Ebd. S. 230 – Ranke-Graves, Robert von: Die weiße Göttin. Sprache des Mythos. Berlin 1981, S. 464
8 Bild der Völker. Bd. 1, S. 67 f.
9 Mythen der Welt. Hg. von Alexander Eliot. Mit Beiträgen von Mircea Eliade u. Joseph Campbell. Luzern, München 1976, S. 28
10 Jockel, a. a. O., S. 191 f.
11 Mythologie, S. 279
12 Mythen der Welt, S. 28
13 Langer, Susanne K.: Philosophie auf neuen Wegen, S. 188 f. – Jockel, a. a. O., S. 194 f.
14 Ebd. S. 185 f. – Vgl. Neumann, Erich: Die Große Mutter, S. 291
15 Griaule, Marcel: Conversation with Ogotemmêli. An Introduction to Dogon Religious Ideas. Oxford 1965, S. 194
16 In der mediterranen Mythologie existieren tatsächlich leberfressende weibliche Dämonen in Vogelgestalt, die Stringes, vor denen man nach der Vorstellung des Volkglaubens die kleinen Kinder nachts schützen muß. – Vgl. Hurwitz, Siegmund: Lilith, die erste Eva. Eine Studie über dunkle Aspekte des Weiblichen. Zürich 1983, S. 30 f.

17 Ranke-Graves, Robert von: Griechische Mythologie. Bd. 1, S. 37f.
18 Griaule, a.a.O., S. 186ff. – Bild der Völker. Bd. 2, S. 92ff.
19 Mythologie, a.a.O., S. 17
20 Mythen der Welt, a.a.O., S. 209: Zu den bekanntesten zählt die homoerotische Beziehung des Zeus zum Jüngling Ganymed. – Vgl. Borneman, Ernest: Lexikon der Liebe, S. 594ff.
21 Mythologie, a.a.O., S. 17
22 Zit. nach: Durant, Will u. Ariel (Hg.): Kulturgeschichte der Menschheit. Bd. 5, S. 30
23 Lesser, Alexander: Krieg und Staat. In: Fried, M., Harris, M., u. Murphy, R. (Hg.): Der Krieg. Zur Anthropologie der Aggression und des bewaffneten Konflikts. Frankfurt a. M. 1971, S. 111–116
24 Briffault, Robert: The Mothers. Bd. 2, S. 191f.
25 Ranke-Graves, a.a.O. Bd. 2, S. 136
26 Griaule, a.a.O., S. 194f.
27 Borneman, a.a.O., S. 1319ff.
28 Burckhard, Jacob: Griechische Kulturgeschichte, S. 160f.
29 Unter diesen Frauen war Marina, eine Tochter fürstlichen Geblüts, als Geliebte und Dolmetscherin Hernando Cortez' die bekannteste. Sie hat den tragischen Verlauf der mexikanischen Geschichte entscheidend beeinflußt, indem sie aus Rache an ihren Verwandten die Geheimnisse Mexikos an die Spanier verriet. Vgl. Glanz und Untergang des Alten Mexiko. Bd. 1, S. 167f.
30 Buch Richter, 19.25. Vgl. Daly, Mary: Jenseits von Gottvater, Sohn & Co. Aufbruch zu einer Philosophie der Frauenbefreiung. München 1986, S. 137
31 Frauen der Welt. Ein Querschnitt aus 16 Ländern in 4 Kontinenten. Hg. von der Redaktion der NZZ 1982, S. 154
32 Janssen-Jurreit, Marielouise: Sexismus, S. 364
33 Nach Angaben von FBI lag die Zahl der strafrechtlich verfolgten Vergewaltigungen in den Vereinigten Staaten 1986 bei 90 000. Dabei ist die Anzahl der nicht angezeigten Delikte bekanntlich um ein Vielfaches höher. (Der Bund, Bern, 27. Juli 1987)
34 Schumacher, Irene: Gesellschaftsstruktur und Rolle der Frau: Das Beispiel der Irokesen. Berlin 1972, S. 128 – Vgl. Janssen-Jurreit, a.a.O., S. 165. Sie berichtet auch von den Buschleuten, daß bei ihnen Vergewaltigung unbekannt sei (mit Referenz auf Morton H. Fried: The Evolution of Political Society. New York, 1967, S. 76f.)

2. Die Lüge als Zwillingsbruder der Herrschaft (S. 270–277)

1 Die erste Ideologiekritik an den patriarchalen Mythen stammt von Jane Harrison (Prolegomena to the Study of Greek Religion, 1903), auf der R. v. Ranke-Graves seine kritische Untersuchung des griechischen und keltischen Mythos aufbaute.
2 Bevor der Bär zum Wappentier der Berner Herrschaft wurde, war er das Symboltier der keltischen Göttin, wofür eine römische Statuette »Die Bärengöttin« im Berner Historischen Museum Zeugnis ablegt. – Männliche Sphingen erscheinen vor allem in der assyrischen Kunst.
3 Ranke-Graves, a.a.O. Bd. 1, S. 19
4 Mythen der Welt, S. 69f.
5 Weiler, Gerda: Der enteignete Mythos, S. 69

6 Ebd. S. 74 f.
7 Andronicus, Manolis: Olympia. Athen 1984, S. 48 (Museumskatalog)
8 Mythologie, S. 16
9 Hurwitz, a. a. O., S. 93
10 Heiler, a. a. O., Abb. S. 129 – Keel, Othmar: Die Welt der altorientalischen Bildsymbolik und das alte Testament am Beispiel der Psalmen. Zürich 1972, S. 167, S. 122, Abb. 185
11 Vgl. Millet, Kate: Sexus und Herrschaft. Die Tyrannei des Mannes in unserer Gesellschaft. Köln 1982, S. 75
12 Griaule, a. a. O., S. 160 f. – Vgl. S. 528, Anm. 4 – Vgl. auch die Initiationsmaske der Senufo (Mali) in: L'Art de Afrique noîre. La création plastique. Hg. von Michel Leiris u. Jacqueline Delange. Paris 1967, S. 290, sowie einen geschnitzten Pfeiler aus Nigeria, auf dem die Parallele zwischen einer krokodilartigen Echse mit schematisierter Arm- und Beinstellung und einer weiblichen Figur mit angewinkelten Armen und Beinen deutlich wird. In: Krieger, Kurt (Hg.): Westafrikanische Plastik. 2 Bde. Berlin 1965, Bd. 2, Abb. 239–242 – Hingegen entbehrt die Interpretation der Kanaga-Figur als Vogel (Gillon) ebenso der bildhaften Plausibilität wie ihre Deutung als Hand.
13 Hulsewé, A. F. P.: China im Altertum. In: Propyläen Weltgeschichte. Bd. 2, S. 489
14 Ranke-Graves, a. a. O. Bd. 1, S. 292
15 Kunstschätze aus China. Hg. von H. Brinker u. R. Goepper. Zürich 1981, S. 105 f. (Ausstellungskatalog)
16 Theoderich d. Große (471–526) ermordete 493 Odoakar auf einem Gastmahl.

3. Die Diskriminierung der Arbeit (S. 277–288)

1 Jockel, a. a. O., S. 139
2 Zit. nach: Janssen-Jurreit, Marielouise: Sexismus, S. 362
3 Davie, Maurice R.: The Evolution of War. A Study of its Role in Early Society. New Haven 1929, S. 25 ff.
4 Janssen-Jurreit, a. a. O., S. 363 f. – Vgl. Kap. III.4, S. 291 ff.
5 Arendt, Hannah: Vita activa oder Vom tätigen Leben. Stuttgart 1960, S. 19, S. 27–38; vgl. auch S. 330 f.
6 Conrady, A.: China. In: Ullsteins Weltgeschichte. Geschichte des Orients. Berlin 1910, S. 503 f.
7 Smith, Adam: An Inquiry into the Nature and Causes of the Wealth of Nations. 1776
8 Neusüß, Christel: Und die Frauen, tun die denn nichts? In: beiträge zur feministischen theorie und praxis 9/10, Köln 1983, S. 181 ff. – Mies, Maria: Subsistenzproduktion, Hausfrauisierung, Kolonisierung. Ebd. S. 115 f.
9 Janssen-Jurreit, a. a. O., 18. Kap.: Heldentaten und Hausarbeiten, S. 373 f.
10 Ebd. S. 386
11 Böttger, Barbara: Die Bedeutung der Informations- und Kommunikationstechniken für die Zukunft menschlicher Arbeit, insbesondere der Frauenarbeit. In: beiträge 9/10, S. 33 ff.
12 Mies, Maria: Neue Technologien – Wozu brauchen wir das alles? Aufforderung zur Verweigerung. In: Blick nach vorn im Zorn. Die Zukunft der Frauenarbeit. Hg. von Michaela Huber u. Barbara Bussfeld. Weinheim und Basel 1985, S. 211 ff.

4. Die Geburt des Krieges (S. 288–305)

1 Fried, M., Harris, M. u. Murphy, R. (Ed.): The Anthropology of Armed Conflicts and Aggression. New York 1967 – Vgl. S. 548, Anm. 23
2 Vayda, Andrew P.: Hypothesen zur Funktion des Krieges. In: Der Krieg, S. 103 ff.
3 Lesser, a. a. O., S. 111 ff.
4 Aron, Raymond: Frieden und Krieg. Eine Theorie der Staatenwelt. Frankfurt a. M. 1962, S. 423 ff. – Vgl. Fromm, Erich: Anatomie der menschlichen Destruktivität. Stuttgart 1974, S. 189 f.
5 Mead, Margaret: Alternativen zum Krieg. In: Der Krieg, S. 244
6 Aron, a. a. O., S. 424
7 Davie, a. a. O., S. 23 ff. – Mead, a. a. O., S. 259 f.
8 Chagnon, Napoleon A.: Die soziale Organisation und die Kriege der Yanomamö-Indianer. In: Der Krieg, S. 131–189 – Ders.: Die Yanomamö in Brasilien und Venezuela. In: Bild der Völker. Bd. 5, S. 14 ff.
9 Briffault, a. a. O. Bd. 1, S. 332–344 – U. a. heißt es darin, die Frauen hätten sich früher als Geister verkleidet, um die Männer einzuschüchtern und stets zugunsten der Frauen Recht zu sprechen. Dieses Ritual übernahmen dann die Männer auf umgekehrte Weise. Diese Verkleidungsgeschichte klingt sehr nach patriarchaler Inszenierung. Doch könnte der Mythos auf eine Zeit anspielen, in der die Frauen die religiöse Autorität besaßen und im Namen der Geister (auch ohne Verkleidung) über die Tabus wachten.
10 Bild der Völker. Bd. 1, S. 106 ff., S. 262
11 Ebd. Bd. 1, S. 110
12 Davie, a. a. O., S. 24 f.
13 Bild der Völker. Bd. 5, S. 22 f.
14 So bei den Tuareg: Während ihrer Stammesfehden, den »Ruzzus«, ließen sie die Frauen und Kinder schutzlos zurück. Es galt als ehrlos, Frauen anzugreifen, sie zu berauben oder gar zu vergewaltigen. Vgl. De Cesco, Federica, u. Krebser, Markus: Tuareg – Nomaden der Sahara. Lausanne 1971, S. 128
15 Kramer, Samuel N.: Geschichte beginnt mit Sumer, München 1959, S. 39 ff.
16 Vgl. S. 541, Anm. 28
17 Schneider, Wolf: Überall ist Babylon. Die Stadt als Schicksal des Menschen von Ur bis Utopia. München 1967, S. 10 f.
18 Kramer, a. a. O., S. 140–168
19 Soden, Wolfram von: Sumer, Babylon und Hethiter. In: Propyläen Weltgeschichte. Bd. 1, S. 546
20 Bowra, Cecil M.: Griechenland. Von Homer bis zum Fall Athens. In: Kindlers Kulturgeschichte Europas. Bd. 2. München 1983, S. 45 ff.
21 Arnold Toynbee zit. nach Maier, Franz G.: Krieg und Gesellschaft im antiken Griechenland. Zur Darstellung von Pierre Ducrey: Guerre et guerriers dans la Grèce antique. Fribourg 1985 In: NZZ, 1./2. März 1986, S. 101
22 Bowra, a. a. O., S. 69
23 Thukydides: Gedenkrede des Perikles an die Gefallenen. Übers. von Ferdinand Willenbücher. Leipzig 1943, S. 33
24 Gemeint sind die Farben schwarz/weiß/rot, schwarz/rot/gold, blau/weiß, blau/weiß/rot und schwarz/weiß. Sie repräsentieren die drei Mondphasen bzw. die Leben-Tod-Polarität.

25 Geschichte der Schweiz und der Schweizer. Bd. 2. Basel 1982, S. 256
26 Zit. nach Dollinger, Hans: Schwarzbuch der Weltgeschichte. München 1973, S. 8
27 Thukydides, a. a. O., S. 37
28 Elias, Norbert: Über den Prozeß der Zivilisation. Bd. 2. Frankfurt a. M. 1976, S. 369 ff.
29 Ders.: Humana Conditio. Beobachtungen zur Entwicklung der Menschheit am 40. Jahrestag eines Kriegsendes. Frankfurt a. M. 1985, S. 131 ff., S. 90

5. Der tödliche Wettbewerb (S. 306–309

1 Bowra, a. a. O., S. 71
2 Ranke-Graves, a. a. O. Bd. 1, S. 282 ff.
3 Koestler, Arthur: Der Mensch, Irrläufer der Evolution. Bern, München 1978

6. Die patriarchale Familienstruktur als Grundmuster der patriarchalen Gesellschaftsstruktur (S. 309–336)

1 Thomson, George: Frühgeschichte Griechenlands und der Ägäis. Berlin 1980
2 Weber, Marianne: Ehefrau und Mutter in der Rechtsentwicklung. Tübingen 1907, S. 146
3 Arendt, a. a. O., S. 30–33
4 Vgl. Badinter, Elisabeth: Die Mutterliebe. Die Geschichte eines Gefühls vom 17. Jahrhundert bis heute. München 1982, S. 17 f. – Arendt, a. a. O., S. 34
5 Zit. nach Mühlmann, Wilhelm E.: Einleitung zu Schwägler, Georg: Soziologie der Familie. Tübingen 1970, S. XVIII – Vgl. Borneman, Ernest: Das Patriarchat. Ursprung und Zukunft unseres Gesellschaftssystems. Frankfurt a. M. 1975, S. 117 ff.
6 Arendt, a. a. O., S. 28 f. – Burckhardt, a. a. O., S. 99
7 Als einer der besten Kenner der griechischen Polis beschreibt Burckhardt das namenlose Elend, das die griechischen Begründer der Polis durch ihren »Synoikismus« (Zusammensiedeln) verursachten, wenn sie ganze Dörfer und deren Bewohner in die Städte zwangen, um sie besser beherrschen zu können. Dies geschah nicht nur mit der autochthonen Bevölkerung sondern auch zwischen den sich bekämpfenden griechischen Stämmen. (Ebd. S. 65 ff.)
8 Auf die ursprüngliche Wortbedeutung von »Arché« und »Hierarchie« haben Heide Göttner-Abendroth und andere feministischen Forscherinnen hingewiesen.
9 Janssen-Jurreit, Marielouise: Die Grundlagen des Patriarchats. In: Mythos Frau, S. 120
10 Engels, Friedrich: Der Ursprung der Familie, des Privateigentums und des Staates. 6. Aufl. Stuttgart 1894, S. 51 ff.
11 Pfeffer, Georg: Formen der Ehe. In: Die Braut. Bd. 1, S. 60–71, S. 66
12 Somogyi, Tamar: Die Braut im Alten Testament. In: Die Braut. Bd. 1, S. 134–143 – Weber, a. a. O., S. 121
13 Weber, a. a. O., S. 122 f. – Kellermann-Weber, Ingeborg: Die deutsche Familie. Frankfurt a. M. 1975, S. 30
14 Leutner, Mechthild: Heirat in Nordchina. In: Die Braut. Bd. 2, S. 466 f. – Bild der Völker. Bd. 7, S. 242
15 Weber, a. a. O., S. 68 f.

16 Kellermann-Weber, a. a. O., S. 48 f.
17 König, René: Artikel »Familie.« In: Bernsdorf, Wilhelm (Hg.): Wörterbuch der Soziologie. Stuttgart 1969, S. 247 ff.
18 Mies, Maria: Subsistenzproduktion, Hausfrauisierung, Kolonisierung, S. 115 f.
19 Kellermann-Weber, a. a. O., S. 223 ff.
20 Ebd. S. 57 f.
21 Schaeffer-Hegel, Barbara: Feministische Wissenschaftskritik, S. 53 f.
22 Mey, Dorothea: Das Beispiel der Kurtisane Cora Pearl aus dem Paris des zweiten Kaiserreichs. In: beiträge 15/16, 1985, S. 19 ff.
23 Besser, Roland: Leben und Werk von Anna Freud. In: Die Psychologie des 20. Jahrhunderts. Bd. 3. München 1977, S. 130 f.
24 Anouilh, Jean: La valse des toréros. In: Pièces grinçantes. Paris 1956
25 Die Faszination, die von Vermeers berühmtem Gemälde »De Keukenmeid« über Jahrhunderte hinweg ausging, ist wahrscheinlich auf diesem Hintergrund zu verstehen. Sie ist ganz die demütige Muttergestalt.
26 Fromm, Erich: Die Kunst des Liebens. Darmstadt 1962, 1. Kap.
27 El Hariri, Marianne, u. Erb, Jacqueline: Frauen im Islam. In: Emanzipation. Zeitung der Organisation für die Sache der Frau (OFRA). Heft 6, Basel 1985, S. 8 f.
28 So der Titel eines Sammelbandes, hg. von Claudia Honegger u. Bettina Heinz: Listen der Ohnmacht. Zur Sozialgeschichte weiblicher Widerstandsformen. Frankfurt a. M. 1984
29 Braun, Christina von: Nicht-Ich, Ich-Nicht. Logik Lüge Libido. Frankfurt a. M. 1985, S. 813 f.
30 Shahar, Shulamith: Die Frau im Mittelalter. Frankfurt a. M. 1983, S. 104 ff.
31 Kellermann-Weber, a. a. O., S. 46 f. – Bis zu 20 Niederkünfte einer Frau galten als keine Seltenheit.
32 Badinter, a. a. O., S. 91 f.
33 Ebd. S. 98 f. – Vgl. Mause, Lloyd de (Hg.): Hört ihr die Kinder weinen. Frankfurt a. M. 1980
34 Janssen-Jurreit, Marielouise: Sexismus, S. 489
35 Dieckmann, Hans: Der Ödipuskomplex in der analytischen Psychologie Jungs. In: Zs. f. analytische Psychologie. Heft 2. Basel 1984, S. 80 f.
36 Fromm, Erich: Größe und Grenzen der Entdeckungen Freuds. In: Gesamtausgabe Bd. 8, S. 281 ff.
37 Dieckmann, a. a. O., S. 81
38 Vgl. Stierlin, Helm: Eltern und Kinder. Das Drama von Trennung und Versöhnung im Jugendalter. Zürich 1978 – Richter, Horst E.: Patient Familie. Reinbek b. Hamburg 1970
39 Chodorow, Nancy: Das Erbe der Mütter. München 1985 – Dinnerstein, Dorothy: Das Arrangement der Geschlechter. Stuttgart 1979
40 Fromm, a. a. O., S. 283
41 Balint, Alice: Liebe zur Mutter und Mutterliebe. In: Balint, Michael: Die Urformen der Liebe und die Technik der Psychoanalyse. Bern, Stuttgart 1966, S. 124
42 Dinnerstein, a. a. O., S. 294
43 Ebd. S. 61 ff. Hier wirkt ihre Argumentation auf mich wenig überzeugend und bisweilen gequält.

7. Männerhaus und Geistgeburt (S. 337–361)

1 Bild der Völker. Bd. 1, S. 67
2 Henriques, Fernando: Die Verschiedenartigkeit sexueller Verhaltensweisen. In: Bild der Völker. Bd. 5, S. 134
3 Bild der Völker. Bd. 1, Abb. S. 75
4 Ebd. Bd. 2, S. 92 f.
5 Ebd. Bd. 5, S. 170–173
6 Ebd. Bd. 1, S. 64 f.
7 Ebd. Bd. 1, S. 67 f.
8 Ebd. Bd. 1, Abb. S. 79
9 Duerr, Hans P.: Sedna, S. 406
10 Koepping, Klaus P.: Australier (Arnhem-Land). In: Müller, Klaus E. (Hg.): Menschenbilder früher Gesellschaften. Frankfurt a. M. 1983, S. 126
11 Neumann, Erich: Die Große Mutter, S. 396 – Zum gleichen Mythenkreis gehört die »Nachtmeerfahrt« des Sonnenheros, besonders in der ägyptischen Mythologie.
12 Müller, Klaus E.: Einleitung zu: Menschenbilder früher Gesellschaften, S. 33 f. – Bild der Völker. Bd. 2, S. 93
13 Ebd. Bd. 1, S. 44
14 Haeckel, Josef: Schutzgeistsuche und Jugendweihe. In: Ethnos 3 (1947), S. 106 ff.
15 Bild der Völker. Bd. 2, S. 92
16 Burckhardt, a. a. O., S. 109 ff.
17 Vgl. Alic, Margaret: Hypatias Töchter. Der verleugnete Anteil der Frauen an der Naturwissenschaft. Zürich 1987, S. 35 f.
18 Vgl. Albert, Karl: Die ersten Fragen der Philosophie. In: Der Mensch. Bd. 7, S. 54 f.
19 Zit. nach Arendt, a. a. O., S. 24
20 In diesem Punkt unterscheiden sich eine Reihe von Mystikerinnen deutlich von den männlichen Mystikern. Sie reflektieren viel stärker die erotische Bezogenheit zwischen Seele und Gott als die Identität. Vgl. Mechthild von Magdeburg. In: Deutsche Gedichte von Hildegard von Bingen bis Ingeborg Bachmann. Hg. von Elisabeth Borchers. Frankfurt a. M. 1984, S. 14 ff.
21 Eine gute Sammlung findet sich bei Stopczyk, Annegret: Was Philosophen über Frauen denken. München 1980.
22 Rückert, Friedrich: Hafische Vierzeiler. Leipzig 1940, S. 54 f.
23 Zit. nach Wiesmayr, Elisabeth: Weiblicher Lebens- und Schreibzusammenhang. In: Das ewige Klischee. München 1981, S. 218
24 Zit. nach Fox-Keller, Evelyn: Baconian Science. In: The Philosophical Forum 3/1980, S. 299 ff.
25 Merchant, Carolyn: Der Tod der Natur. München 1987, S. 183 ff.
26 In Bacons utopischem Staat gibt es bereits Laboratorien, in denen Pflanzen und Insekten gezüchtet und sogar neue Arten künstlich hergestellt werden, sowie künstliche Metalle, die der Mensch aus Gesteinen komponiert. (Ebd.)
27 Wittgenstein, Ludwig: Tractatus logico-philosophicus. Satz 6.62. Zit. nach Hoyningen-Hüne, Paul: Der Glaube an die Wissenschaft. In: Der Mensch. Bd. 7, S. 496
28 Brämer, R., u. Nolte, G. fassen in ihrem Aufsatz »Wer hat Angst vor wem?« die deutschen Untersuchungsergebnisse zusammen. In: Psychologie heute, 3/1985 – Fox-Keller,

Evelyn: Liebe, Macht und Erkenntnis, S. 96 f. – Vgl. auch List, Elisabeth: Der asketische Eros. Über Geschichte und Struktur des wissenschaftlichen Habitus. In: Was Philosophinnen denken. Bd. 2. Hg. von Manon Maren-Grisebach u. Brigitte Weisshaupt. Zürich 1986, S. 23 ff.
29 Fox-Keller, a. a. O., S. 97 f.
30 Ebd. S. 85
31 Ebd. S. 122
32 Ebd. S. 93 u. 96
33 Freud, Sigmund: Das Unbehagen in der Kultur. Studienausgabe Bd. 9. Frankfurt a. M. 1974, S. 232 ff.
34 Sartre, Jean-Paul: Das Sein und das Nichts. Reinbek b. Hamburg 1966, S. 464 ff.
35 Ebd. S. 439, S. 757 ff. – Vgl. Beauvoir, Simone de: Die Zeremonie des Abschieds und Gespräche mit Jean-Paul Sartre, August–September 1974. Reinbek b. Hamburg 1984, S. 428 f. – Aus Sartres biographischen Angaben geht sein Autonomieproblem deutlich hervor: Vaterlos aufgewachsen stand er als Knabe ganz im Banne der Mutter.
36 Fromm, Erich: Anatomie der menschlichen Destruktivität. Stuttgart 1974 – Vgl. auch die Ausführungen zu Ernst Jünger und die Reflexionen über den Alpinisten Reinhold Messmer bei Christina von Braun, a. a. O., S. 300
37 Jungk, Robert: Die Erbsünde der Wissenschaft. In: Bild der Wissenschaft. 8/85, S. 82 ff.
38 Zit. nach Sommer, Theo: Verstrahlt und verbrannt: Wofür? In: Die Zeit, 2. August 1985 – Vgl. Easlea, Brain: Väter der Vernichtung. Männlichkeit, Naturwissenschaftler und der nukleare Rüstungswettlauf. Reinbek b. Hamburg 1986
39 Gilligan, Carol: Die andere Stimme. Lebenskonflikte und Moral der Frau. München 1984 – Bei ihr ist die Stimme der weiblich-mitmenschlichen Verantwortung gemeint.

8. Die Konstruktion der Geschlechter-»Mythen« (S. 361–376)

1 Borbo, Danuta, u. Uhlig, Andreas: Indien. In: Frauen der Welt, S. 149
2 Simmel, Georg: Das Relative und das Absolute im Geschlechterproblem. In: Ders.: Schriften zur Philosophie und Soziologie der Geschlechter. Hg. von Heinz-Jürgen Dahme u. Klaus Chr. Köhnke. Frankfurt a. M. 1985, S. 200–223 – Vgl. Erikson, Erik: Die Weiblichkeit und der innere Raum. München 1970
3 Simmel, a. a. O., S. 207 ff.
4 Ebd. S. 217–221
5 Dohm, Hedwig: Der Frauen Natur und Recht. Eigenschaften und Stimmrecht der Frauen. Berlin 1897. In: Zur Psychologie der Frau. Hg. von Gisela Brinker-Gabler. Frankfurt a. M. 1978, S. 27 ff.
6 Mayreder, Rosa: Die Dame (aus der Essay-Sammlung »Kritik der Weiblichkeit«, 1905) In: Zur Psychologie der Frau, S. 147 ff.
7 »La femme est faite spécialement pour plaire à l'homme« (Emile, Teil 5) – Zit. nach: Dohm, a. a. O., S. 41
8 Fromm, Erich: Die Furcht vor der Freiheit. In: Gesamtausgabe Bd. 1, S. 310 – Ders.: Die Kunst des Liebens, S. 37 f.
9 Keith, Birgith: Machismo in Südspanien – Ideologie und Wirklichkeit. In: Die Braut. Bd. 2, S. 604 ff.
10 Nadig, Maya: Die verborgene Kultur der Frau. Ethnopsychoanalytische Gespräche mit Bäuerinnen in Mexiko. Frankfurt a. M. 1986

11 Dinnerstein, a. a. O., S. 115. Vgl. Kap. 5, S. 112 ff.
12 Vgl. Weisshaupt, Brigitte: Du kannst mir nicht die Träume nehmen. In: Frau – Realität und Utopie. Hg. von Christa Köppel u. Ruth Sommerauer. Zürich 1984, S. 303 ff.
13 Ernst, Cécile: Frau und Krankheit. Ebd. S. 63 ff.
14 Morf-Rohr, Ursula: Zur Frau geboren – zur Frau erzogen? Ebd. S. 27–45
15 Gilligan, a. a. O., S. 13 f.
16 Baumgardt, Ursula: König Drosselbart und C. G. Jungs Frauenbild. Kritische Gedanken zu Anima und Animus. Olten 1987

9. Das Dilemma der Sexualität unter patriarchalen Vorzeichen (S. 376–398)

1 Diesen Text verwendete George Gershwin für einen Song, der 1916 als sein erstes gedrucktes Musikstück erschien. Vgl. du. Die Zeitschrift für Kunst und Kultur 8/87, S. 22 u. 33
2 Rückert, Friedrich: Amrilkais. Der Dichter und König. Stuttgart u. Tübingen 1843, S. 40
3 Borneman, Ernest: Das Patriarchat, S. 224 f.
4 Des Minnesangs Frühling. Hg. von H. Moser u. T. Tervooren. Leipzig 1977, S. 25. Zit. nach einer Glosse von Pia Holenstein, WOZ, 5. Juni 1987
5 Goreau, Angeline: Zwei Engländerinnen des 17. Jahrhunderts. In: Die Masken des Begehrens und die Metamorphosen der Sinnlichkeit. Zur Geschichte der Sexualität im Abendland. Hg. von Philippe Ariès, André Béjin u. Michel Foucault. Frankfurt a. M. 1984, S. 130 ff.
6 Rossiaud, Jacques: Prostitution, Sexualität und Gesellschaft in den französischen Städten des 15. Jahrhunderts. Ebd. S. 97 ff.
7 Erasmus von Rotterdam: Gespräche über die Ehe. Münchner Lesebogen Nr. 144 o. J., S. 20
8 Vgl. zum folgenden: Hunger, Heinz: Die Heilige Hochzeit. Vorgeschichtliche Sexualkulte und -mythen. Wiesbaden 1984, S. 26–85
9 Bubenik-Bauer, Iris: Gehört den chinesischen Frauen die Hälfte des Himmels? In: beiträge 9/10, 1985, S. 167 f.
10 Hunger, a. a. O., S. 60–71
11 Marshall, Donald S.: The Island of Peace. In: Human Sexual Behavior. Ed. by Donald S. Marshall a. Robert C. Suggs. New York u. London 1971, S. 104–162
12 Vgl. Biedermann, Hans: Die Großen Mütter. Bern, München 1987, S. 176 ff.
13 Hauser-Schäublin, Brigitte: Der geliebte Mann, die vergewaltigte Frau. Das Beispiel der Iatmul am mittleren Sepik, Papua-Neuguinea. In: Die Braut. Bd. 2, S. 520 ff.
14 Zillmann, Dolf: Connections between Sex and Aggression. London 1984, Kap. 1 u. 2
15 Tüllmann, Adolf: Das Liebesleben der Naturvölker. Stuttgart 1963, S. 232 f.
16 Borneman, Ernest: Lexikon der Liebe, S. 594 f.
17 Ebd. S. 1262
18 Diese These vertritt u. a. D. S. Marshall in seinen Schlußfolgerungen zur sexuellen Kultur in Mangaia, was m. E. im Widerspruch zu seinen Schilderungen der Frauen in Mangaia steht. – Vgl. The Island of Peace, S. 161
19 Beauvoir, Simone de: Die Zeremonie des Abschieds, S. 375–430, S. 405 f.
20 Ebd. S. 390 f. u. 420

21 Die jesuitische Moralkasuistik kannte den Begriff der restricto mentalis, d. h. den geheimen inneren Vorbehalt bei erzwungenem Eid.
22 Zit. nach: Jakobi, Hansres: Zeit der Hingebung an die Mitmenschen. Henriette Herz in Erinnerungen, Briefen und Zeugnissen. In: NZZ, 26/27. Januar 1985, S. 69
23 Vgl. Fischer-Homberger, Esther: Krankheit Frau. Zur Geschichte der Einbildungen. Darmstadt 1984
24 Vgl. Janssen-Jurreit, Marielouise: Die Zukunft der Reproduktion – Niederlage oder Befreiung der Frau? In: Frau und Sexualmoral. Hg. von Marielouise Janssen-Jurreit. Frankfurt a. M. 1986, S. 346–352 – Corea, Gena: Die Muttermaschine. Reproduktionstechnologien. Berlin 1985 – Roth, Claudia (Hg.): Genzeit. Zürich 1987 – Weikert, Aurelia, Riegler, Johanna, u. Trallori, Lisbeth (Hg.): Schöne Neue Männerwelt. Wien 1987

Zweite Zwischenbilanz (S. 401–407)

1 Rentmeister, Cillie: Frauenwelten – Männerwelten. Für eine neue kulturpolitische Bildung. Opladen 1985, S. 109 ff.
2 Global 2000. Der Bericht an den Präsidenten. 52. Auflage Juli 1986, S. 86 – Hier ist von einer halben bis zwei Millionen Arten die Rede.
3 Nach einem Bericht des Stockholmer Instituts für Friedensforschung 1984. – Vgl. Condrau, Gion: In Sorge um den Menschen. In: Der Mensch. Bd. 10. 1985, S. 602
4 Omni. Das wird morgen sein. München 1986
5 Fromm, Erich: Haben oder Sein. In: Gesamtausgabe Bd. 2, S. 360 f. – Ders.: Der kreative Mensch. Ebd. Bd. 9, S. 403
6 Bekanntlich wettet Faust mit dem Teufel um seine Seele. Mephisto glaubt, daß der unersättliche vorwärtsstürmende Mensch von keinem Augenblick sagen könne: »Verweile doch, du bist so schön«, doch Faust erlebt dieses Gefühl nach seiner langen Irrfahrt beim Gemeinschaftswerk unter einfachen Menschen, und damit hat der Teufel seine Wette verloren.

Kapitel IV
Befreiung zur Partnerschaft (S. 411 ff.)

1 Vgl. Klinger, Cornelia: Modernisierungsorientiertes oder traditionsorientiertes Emanzipationskonzept? In: Was Philosophinnen denken. Bd. 2. Hg. von Manon Maren-Grisebach u. Brigitte Weisshaupt. Zürich 1986, S. 71 ff. – Vgl. auch Großenbacher, Silvia: Der blinde Fleck. In: Emanzipation 9/87, S. 10
2 Anselm, Sigrun: Die zweideutige Macht der Mütter. In: Theorien weiblicher Subjektivität. Frankfurt a. M. 1985, S. 74 ff.
3 Beauvoir, Simone de: Das andere Geschlecht. Reinbek b. Hamburg 1986, S. 27
4 Vgl. Ehrenreich, Barbara: Die Herzen der Männer auf der Suche nach einer neuen Rolle. Reinbek b. Hamburg 1984, S. 178 ff.
5 Müttermanifest – Leben mit Kindern. Mütter werden laut. Verabschiedet am 2. Februar 1987 vom Mütterkongreß. Abgedruckt in: beiträge 21/22, 1988, S. 201 ff.

1. Die individuelle Ebene (S. 416–440)

1 Goethe, Johann W. von: Hermann und Dorothea. Erato. Siebenter Gesang

2 Ehrenreich, a. a. O., S. 100 ff.

3 Zit. ebd. S. 107

4 Die Formulierungen »Angst vor der Hingabe« und »Angst vor der Selbstwerdung« stammen nicht von Fromm sondern von Fritz Riemann: Grundformen der Angst und die Antinomien des Lebens. München 1961

5 Holthey-Kunze, Alice: Emanzipation und Narzißmus. Zürich 1986 (Unveröffentlichter Vortrag)

6 Röckelein, Hedwig: Individuelle und kollektive Visionsmuster des Hochmittelalters. Bern, London, New York 1986, S. 216 ff.

7 Hagemann-White, Carol (Hg.): Frauenbewegung und Psychoanalyse. Basel, Frankfurt a. M. 1986, Kap. 1

8 Schlesier, Renate: Die totgesagte Vagina. Kulturgeschichtliche Spur einer verdrängten Weiblichkeit. In: Weiblich-Männlich. Hg. von Brigitte Wartmann. Berlin 1980, S. 111 ff.

9 Gambaroff, Marina: Das emotionale Erleben von Generativität. In: Lust und Liebe. Wandlungen der Sexualität. Hg. von Christoph Wulf. München 1985, S. 367 ff. – Barbara Sichtermann versteht unter Schmerzbereitschaft nicht in erster Linie die Toleranz gegenüber einem lokalisierbaren physischen Schmerz, sondern vor allem die psychische Bereitschaft, sich an den geliebten Partner auszuliefern, was eine Überschreitung der individuellen Sicherheitsgrenzen und insofern immer eine Narzißmusverletzung bedeutet. Vgl. Vergewaltigung und Sexualität. In: Frauen und Sexualmoral, S. 382 ff.

10 Meulenbelt, Anja: Wie Schalen einer Zwiebel. München 1984, S. 56 ff.

11 Badinter, Elisabeth: Ich bin Du. Die neue Beziehung zwischen Mann und Frau oder Die androgyne Revolution. München 1987

12 Zu den bekanntesten gehören: Chrêtien von Troyes (1150–90), Hartmann von Aue (um 1220), Wolfram von Eschenbach (1170–1220), Gottfried von Straßburg (um 1200).

13 Masters, W. H., u. Johnson, V. E.: Die sexuelle Reaktion. Reinbek b. Hamburg 1984

14 Gambaroff, Marina: Utopie der Treue. Reinbek b. Hamburg 1984, S. 43 ff.

15 Ebd. S. 56. Vgl. Ernst Bloch: Das Prinzip Hoffnung. Frankfurt 1959.

16 Beck-Gernsheim, Elisabeth: Die alternde Gesellschaft. Bern 1987 (Unveröffentlichter Vortrag) – Vgl. Dies.: Die Kinderfrage. Frauen zwischen Kinderwunsch und Unabhängigkeit. München 1988

2. Die familiäre Ebene (S. 440–464)

1 Miller, Derek: Die Verantwortung der Eltern für das Heranreifen des Jugendlichen. In: Jungk, Robert, u. Mundt, Hans J. (Hg.): Hat die Familie noch eine Zukunft? München 1971, S. 41 ff.

2 Beck, Ulrich: Risikogesellschaft. Auf dem Weg in eine andere Moderne. Frankfurt a. M. 1986, Kap. 4 – Ders.: Die Zukunft der Familie. In: Psychologie heute, November 1987, S. 44 ff. – Vgl. Bericht der Eidgenössischen Kommission für Frauenfragen Bern, März 1987: Frauen und Männer. Fakten Perspektiven Utopien.

3 Die ganz verschiedenen Stile in der Kleinkindbetreuung zeigt Margaret Mead: Jugend und Sexualität in primitiven Gesellschaften. München 1970

4 Fthenakis, Wassilios E.: Väter. Bd. 1: Zur Psychologie der Vater-Kind-Beziehung. – Bd. 2: Zur Vater-Kind-Beziehung in verschiedenen Familienstrukturen. München 1985
5 Ebd. Bd. 1, S. 80 ff.
6 Fromm, Erich: Die Kunst des Liebens. Darmstadt 1962, Abschn. II.2
7 Fthenakis, a. a. O. Bd. 2, S. 112 f.
8 Bericht der Eidgenössischen Kommission für Frauenfragen, S. 220
9 Erikson, Erik: Kindheit und Gesellschaft. Stuttgart 1971, Teil 3
10 Balint, Michael: Therapeutische Aspekte der Regression. Die Theorie der Grundstörung. Stuttgart 1968
11 Neumann, Erich: Das Kind. Struktur und Dynamik der werdenden Persönlichkeit. Zürich 1963, S. 63 ff. u. 96
12 Diese Zahlen nennt D. Korczak: Wohngemeinschaften. In: Psychologie heute, Mai 1980, S. 20 ff.
13 Vgl. Becker, H., u. Liegle, L.: Israel. Erziehung und Gesellschaft. Stuttgart 1980 – Jarus, A. (Hg.): Children und families in Israel. New York 1970 – Rapaport, David: Die Kibbuz-Erziehung und ihre Bedeutung für die Entwicklungspsychologie. In: Psyche. Zeitschrift für Psychoanalyse, 12/1958
14 Zimmer, Dieter E.: Farm des Neuen Menschen. Ein Wissenschaftsreport aus dem Kibbuz. In: Zeitmagazin Nr. 42/1984, S. 35 ff.
15 Hier seien besonders hervorgehoben: Kommune und Großfamilie. Hg. vom Institut für Ehe- und Familienwissenschaft Zürich. Red.: J. Duss-von Werdt. Bern 1972 – Berndt, Heide: Kommune und Familie. In: Kursbuch 17, Berlin 1969
16 Kentler, Helmut: Erfahrungen mit Wohngruppen. In: Kommune und Großfamilie, S. 85 f.
17 Cyprian, Gudrun, u. Wurzbacher, G.: Großfamilie, Kleinfamilie, Kommune. In: Kommune und Großfamilie, S. 26 ff. – Baertsch-Anderegg, Hilde: Gemeinschaftlich Wohnen, eine Alternative zur Kleinfamilie. Abschlußarbeit. Schule für Soziale Arbeit. Zürich, November 1980, S. 44 f.
18 Beck, Ulrich: Risikogesellschaft, S. 201 ff. – Bericht der Eigenössischen Kommission für Frauenfragen, S. 118
19 Ein Beispiel dafür liefert die Gambrinus-Hausgemeinschaft in Zürich, die bereits 10 Jahre besteht und nach häufigem Personenwechsel während der ersten Jahre stabiler geworden ist, weil ihre Mitglieder ein reiferes Alter erreicht hatten oder erst in reiferem Alter in die Gruppe eintraten. Heute ist das jüngste Mitglied 33 Jahre alt.
20 Vgl. Hollenstein, Walter: Die Familie: Gefängnis oder Hafen? In: Basler Zeitung, 3. Juli 1985, S. 39
21 Bericht der Eidgenössischen Kommission für Frauenfragen, S. 100, S 72 f.

3. Die politische Ebene (S. 465–494)

1 Vgl. die Forschungen des »Bielefelder Kreises«, u. a. Werlhof, Claudia von, Mies, Maria, u. Bennholdt-Thomsen, Veronika: Frauen, die letzte Kolonie. Zur Hausfrauisierung der Arbeit. Reinbek b. Hamburg 1988
2 Frei, Annette: Rote Patriarchen. Arbeiterbewegung und Frauenemanzipation in der Schweiz. Zürich 1987

3 Schröder, Hannelore: Feministische Gesellschaftstheorie. In: Pusch, Luise F. (Hg.): Feminismus. Inspektion der Herrenkultur. Ein Handbuch. Frankfurt a. M. 1983, S. 449 ff. u. 469 ff.

4 § 1356 des BGB: »Die Ehegatten regeln die Haushaltführung im gegenseitigen Einvernehmen. Ist die Haushaltführung einem der Ehegatten überlassen, so leitet dieser den Haushalt in eigener Verantwortung. Beide Ehegatten sind berechtigt, erwerbstätig zu sein. Bei der Wahl und Ausübung einer Erwerbstätigkeit haben sie auf die Belange des anderen Ehegatten und der Familie die gebotene Rücksicht zu nehmen.« – Art. 163 des neuen Schweizer Eherechts ab 1988: »Die Ehegatten sorgen gemeinsam, ein jeder nach seinen Kräften, für den gebührenden Unterhalt der Familie, inbegriffen die Befriedigung der persönlichen Bedürfnisse der Ehegatten und der Kinder. Sie verständigen sich über den Beitrag, den jeder von ihnen leistet, namentlich durch Geldzahlungen, Besorgen des Haushalts, Betreuen der Kinder oder durch Mithilfe im Beruf oder Gewerbe des andern.«

5 Zit. nach: Bickel, Bernhard: Neues Eherecht. In Der Bund, Bern, 29. Juli 1987, S. 9

6 Haller, Gret: Frauen und Männer. Partnerschaft oder Gleichmacherei? Versorgungsunabhängigkeit für alle. Bern 1980

7 Kaufmann, Claudia: Quoten – besser als ihr Ruf. In: Frauenfragen 1/88. Hg. von der Eidgenössischen Kommission für Frauenfragen Bern, S. 2–13 – Der Begriff der »strukturellen Diskriminierung« stammt von Ernst Benda. Vgl.: Notwendigkeit und Möglichkeit positiver Aktionen zugunsten von Frauen im öffentlichen Dienst. Freiburg i. B. 1986

8 Frauenfragen 1/88, S. 2

9 Ebd. S. 8

10 Dies meldeten verschiedene Tageszeitungen, u. a. tz München, 5. Jan. 1988, S. 1

11 Sigrist, Christian: Regulierte Anarchie. Eine Anthropologie herrschaftsfreien Zusammenlebens. In: Der Mensch. Bd. 8. 1984, S. 108–125

12 Lenk, Kurt: Gewalt, Macht und Gesetz. Auf dem Weg zur Relativierung von Herrschaft. Ebd. S. 86–107, S. 93

13 Ebd. S. 103

14 Höffe, Otfried: Natur- oder Vernunftrecht und politische Gerechtigkeit. Ebd. S. 538–562

15 Diesen Ausdruck gebraucht M. Balint in Zusammenhang mit seinem Begriff der »Angstlust«. In: Angstlust und Regression. Beitrag zur psychologischen Typenlehre. Reinbek b. Hamburg 1977

16 Robert Jungk verwendet diesen Begriff in Analogie zu »Handlanger«. In: Wissenschaft und Sinnlichkeit. Wien 1986, S. 12

17 Mies, Maria: Neue Technologien – Wozu brauchen wir das alles? Aufforderung zur Verweigerung. In: Blick nach vorn im Zorn, S. 176 ff.

18 Arendt, Hannah: Vita activa oder Vom tätigen Leben, S. 92 ff. u. 97

19 Bericht der Eidgenössischen Kommission für Frauenfragen, S. 141 ff.

20 Anders, Günther: Die Antiquiertheit des Menschen. Bd. 2. München 1987, S. 94 ff.

21 Beck, a. a. O., S. 358

22 Jonas, Hans: Das Prinzip Verantwortung. Frankfurt a. M. 1979. Das Buch wurde 1987 mit dem Friedenspreis des Deutschen Buchhandels ausgezeichnet.

23 Zit. nach König, Helmut: Öffentliche Gefühlsorganisation und nukleare Bedrohung. Zur politischen Psychologie von Krieg und Frieden. In: Psyche 7/87, S. 577 ff.

24 Vgl.: Gibt es heute genießbarere Kernkraftwerke? In: Der Bund, Bern, 29. August 1987, S. 13

25 Hansen, Friedrich, u. Kollek, Regine: Gentechnologie, die neue soziale Waffe. Hamburg 1985, S. 35 ff. u. 120 ff.
26 Rosenbladt, Sabine: Das Geschäft mit der Biotechnik. In: Natur, September 1987
27 Vgl.: Nobelpreisträger zur Zukunft der Welt. In: Der Bund, Bern, 22. Januar 1988, S. 3
28 Vgl. Ebert, Theodor: Gewaltfreier Aufstand. Alternative zum Bürgerkrieg. Waldkirch 1978 – Ders.: Ziviler Ungehorsam. Von der APO zur Friedensbewegung. Waldkirch 1984 – Galtung, Johan: Strukturelle Gewalt. Beiträge zur Friedens- und Konfliktforschung. Reinbek b. Hamburg 1982
29 Rosenbladt, a. a. O., S. 50
30 Dazu die feministische Organisation in der Schweiz NOGERETE als Nationale Koordination gegen Gen- und Reproduktionstechnologien
31 Thürmer-Rohr, Christina: Wendezeit – Wendedenken – Wegdenken. In: Vagabundinnen, S. 93 ff.
32 Zit. nach: Sigrist, a. a. O., S. 123 f.
33 Huber, Katrin: Angst, Bedrohung, Verteidigung aus weiblicher Sicht. In: aufbruch der frauen, dokumentation frauen-symposium Basel 1987, S. 69
34 Oettli, Monika: Schweizer Armee auf Freiers Füßen. Hast noch der Töchter ja. In: Schweizer Illustrierte 4/88, S. 14 f. – Heiniger, Markus: Frauen, das Vaterland ruft! In: Friedenszeitung. Hg. vom Schweiz. Friedensrat, Zürich, Nr. 77/78, 1988, S. 8 f.
35 Vgl. Abdruck des Referats »Weiterleben« von Michael Dufour, Adjunkt bei der Gruppe für Rüstungsdienste im EMD, das dieser auf der Internationalen Zivilschutztagung in Schwarzenburg gehalten hat: Der Bund, Bern, 14. Mai 1988, S. 2

4. Die kulturelle Ebene (S. 494–522)

1 Vgl. dazu: Hausen, Karin, u. Nowotny, Helga (Hg.): Wie männlich ist die Wissenschaft? Frankfurt a. M. 1986 – Clemens, Metz-Göckel, Neusel u. Port (Hg.): Töchter der Alma Mater. Frauen in der Berufs- und Hochschulbildung. Frankfurt a. M. 1986 – Wiederkehr-Benz, Katrin: Frauen an der Hochschule. Zürich, August 1980
2 Pusch, Luise F. (Hg.): Schwestern berühmter Männer. Frankfurt 1985 – Trbuhovic-Gjuric, Desanka: Im Schatten Albert Einsteins. Bern 1985 – Schultz, Hans J. (Hg.): Frauen. Portraits aus zwei Jahrhunderten. Stuttgart 1981
3 Zit. nach: Arendt, Hannah: Vom Leben des Geistes. Bd. 1. München 1979, S. 23
4 Zit. nach: Horkheimer, Max: Zur Kritik der instrumentellen Vernunft. Frankfurt a. M. 1967, S. 56
5 »Principi di una scienza nuova ...« lautet der Titel des Hauptwerks von Giambattista Vico (1668–1744), in welchem er sich gegen die cartesianische Wissenschaftsmethode mit ihrer Aufspaltung von Geist und Materie wendet zugunsten einer psychologisch-kulturgeschichtlichen Betrachtung der menschlichen Wirklichkeit.
6 Fox-Keller, Evelyn: A Feeling for the Organism: the Life and Work of Barbara McClintock. New York 1983 – Dies.: Liebe, Macht und Erkenntnis. Männliche oder weibliche Wissenschaft? München 1986, S. 160 f.
7 Arendt, a. a. O., S. 36 ff.
8 Wilson, E. O.: Sociobiology, the New Synthesis. Cambridge (Mass.) 1975 – Dawkins, R.: The Selfish Gene. London 1976 – Die Soziobiologie überträgt Begriffe und Vokabular aus Technik, Marktwirtschaft und Militärstrategie auf das Verhalten im Tierreich. »Altru-

istisches« Verhalten wie Brutpflege, Warnverhalten oder Hilfeleistungen werden als egoistische Strategien der Gene (des jeweiligen Genotyps) gedeutet, die weniger am Individuum interessiert sind als an ihrer erfolgreichen Reproduktion unter Blutsverwandten. Das Tier sei eine dazu entwickelte Maschine, die darin befindlichen Gene zu erhalten und zu verbreiten, die Evolution ein Rüstungswettlauf.

9 Vgl. Beck, a.a.O., S. 272f.

10 Wagner, Ina: Frauen in den Naturwissenschaften: Institutionelle und kognitive Widerstände. In: Grenzprobleme der Wissenschaft. Hg. von Paul Feyerabend u. Christian Thomas. Zürich 1985, S. 215f.

11 Slocum (Linton), Sally: Woman the Gatherer: Male Bias in Anthropology. In: Toward an Anthropology of Women. Ed. by Rayna R. Reiter. London, New York 1975, S. 36ff.

12 Neben den schon genannten Gerda Weiler und Mary Daly gehören zu den bekanntesten feministischen Theologinnen: Sölle, Dorothee: Gott und ihre Freunde. In: Pusch, Luise F.: Feminismus – Inspektion einer Herrenkultur – Sorge, Elga: Religion und Frau. Weibliche Spiritualität im Christentum, Stuttgart 1987 – Halkes, Catharina: Suche, was verloren ging – Beiträge zur feministischen Theologie. Gütersloh 1985 – Mollenkott, Virginia R.: Gott eine Frau? Vergessene Gottesbilder in der Bibel, München 1985 – Mullack, Christa: Die Weiblichkeit Gottes. Matriarchale Voraussetzungen des Gottesbildes. Stuttgart 1986 – Bührig, Marga: Die unsichtbare Frau und der Gott der Väter. Zürich 1987

13 Trömel-Plötz, Senta (Hg.): Gewalt durch Sprache. Die Vergewaltigung von Frauen im Gespräch. Frankfurt a. M. 1984 – Dies.: Frauensprache: Sprache der Veränderung. Frankfurt a. M. 1987 – Pusch, Luise F.: Das Deutsche als Männersprache. Frankfurt a. M. 1984

14 Kristeva, Julia: Die Revolution der poetischen Sprache. Frankfurt a. M. 1978 – Dies.: Une(s) Femme(s). Interview mit Eliane Boucquey. In: Essen vom Baum der Erkenntnis. Weibliche Praxis gegen Kultur. Berlin 1977

15 Neumann, Karl: Spracherwerb und Menschwerdung. In: Der Mensch. Bd. 6. 1983, S. 57ff. – Chomsky, Noam: Sprache und Geist. Frankfurt a. M. 1973

16 Cixous, Hélène: Schreiben, Feminität, Veränderung. In: Alternative 108/109, 1976, S. 145

17 Vgl. Langenscheidts Handwörterbuch Lateinisch-Deutsch. Ungekürzte Schulausgabe. Berlin, München 1971

18 Weisshaupt, Brigitte: Spuren Jenseits des Selben. Identität und Dissidenz. In: Frauensichten. Hg. vom Psychoanalytischen Seminar. Zürich 1987, S. 105f.

19 Heller, Agnes: Theorie der Gefühle. Hamburg 1981, S. 240

20 Dies.: Das Leben ändern. Radikale Bedürfnisse, Frauen, Utopien. Gespräche mit Ferdinando Adornato. Hamburg 1981, S. 208

21 Das schließt den Einsatz des eigenen Lebens und als letzte Konsequenz seine Opferung nicht aus, wie Heller an Menschen im Widerstand gegen den Faschismus schildert. Doch werden diese Opfer weder provoziert noch für eine abstrakte Idee gebraucht. Sie folgen nur dem Imperativ der Unverletzlichkeit des Lebens für alle in ganz konkreten Situationen.

22 Heller, Agnes: Theorie der Gefühle, S. 337

23 Bovenschen, Silvia: Über die Frage: Gibt es eine »weibliche« Ästhetik? In: Ästhetik & Kommunikation, 25, Berlin 1976 – Dies.: Die imaginierte Weiblichkeit. Exemplarische Untersuchungen zu kulturgeschichtlichen Präsentationsformen des Weiblichen. Frankfurt

a. M. 1978 – Weigel, Sigrid: Frau und »Weiblichkeit«. Theoretische Überlegungen zur feministischen Literaturkritik. In: Argumente Sonderband 120, 1984

24 Vgl. Wolf, Christa: Voraussetzungen einer Erzählung: Kassandra. Frankfurter Poetik-Vorlesungen. Darmstadt 1983, S. 139 u. S. 115

25 Ebd. S. 150

26 Zit. nach der Einführung Thornton Wilders zu Gertrude Stein: Was sind Meisterwerke? Zürich 1985, S. 8

27 Gerhardt, Marlis: Stimmen und Rhythmen. Weibliche Ästhetik und Avantgarde. Darmstadt 1986, S. 37

28 Stein, a. a. O., S. 20 f.

29 Huber-Abrahamowicz, Elfriede: Zur Sprache der Dichtung. In: Was Philosophinnen denken. Bd. 2, S. 275 f. – Dies.: Spiegelspannung. Sonette. Oberwil b. Zug 1981 – Dies.: Muttergestirn. Gedichte. Oberwil b. Zug 1984

30 Sontag, Susan: Kunst und Antikunst. Frankfurt a. M. 1982

31 Schade, Sigrid: Zur Genese des voyeuristischen Blicks. In: Frauen Kunst Geschichte. Zur Korrektur des herrschenden Blicks. Hg. von Cordula Bischoff, Brigitte Dinger, Irene Ewinkel u. Ulla Merle. Gießen 1985, S. 98 ff.

32 Dies.: Schadenzauber und die Magie des Körpers. Hexenbilder der frühen Neuzeit. Worms 1983, S. 118 f.

33 Meyer-Gagel, Hanna: Weibliche Auffassungen in der Malerei von Frauen. In: Frau – Realität und Utopie, S. 227 ff.

34 Schnitter, Beate: Möglichkeiten einer Frauenarchitektur. Ebd. S. 217 ff. – Lippard, Lucy: Feminismus und Frühgeschichte. Gedanken zur Entstehung weiblicher Kunst. In: Frauenzukünfte. Ökologie-Buch 3. Weinheim, Basel 1984

35 Gerhardt, a. a. O., S. 9 f.

36 Vgl. Pfefferkorn, Agathe: Zwischen Individuum und Kollektiv. In: Frei-Räume. Streitschrift d. feministischen Organisation von Planerinnen und Architektinnen. Heft 2, Berlin 1986, S. 25 ff.

37 Export, Valie: Feministischer Aktionismus. Aspekte. In: Frauen in der Kunst. Hg. von Gislind Nabakowski, Helke Sander u. Peter Gorsen. Bd. 1. Frankfurt a. M. 1980, S. 139 ff.

38 Sander, Helke: Überlegungen zum Verhältnis von Kunst und Politik. In: Kunst mit Eigen-Sinn. Aktuelle Kunst von Frauen. Texte und Dokumentationen. Hg. von Silvia Eiblmayr, Valie Export u. Monika Prischl-Maier. Wien 1985, S. 89 ff.

39 Vgl. Export, a. a. O. Sie weist auf das totale Theater von Ann Halprin und das Kinetische Theater von Carolee Schneemann hin.

40 Bernstein, Leonard: Musik, die offene Frage. Vorlesung an der Harvard Universität. München 1981, S. 399

Bilddokumentation

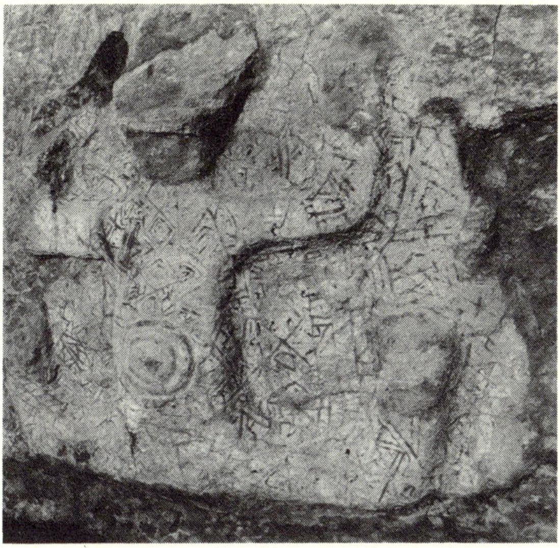

1. Gipsrelief einer schwangeren Göttin mit Armen und Beinen in Gebärstellung. Die ornamentale Bemalung des Körpers setzt sich auf der Wand fort, als ob ein weites Gewand ihn umhüllte. Çatal Hüyük, 7. Jahrtausend v. Chr.

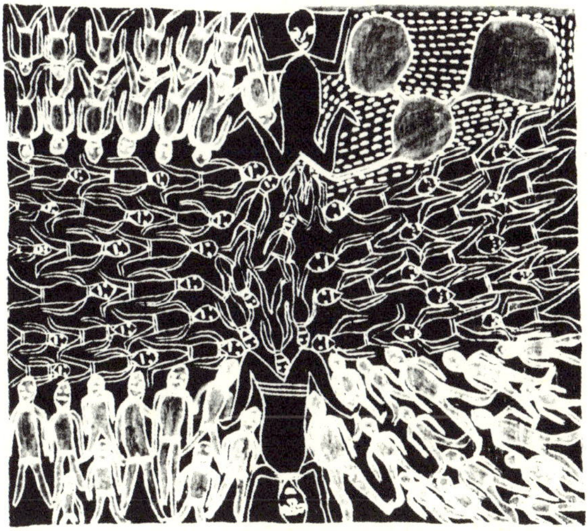

2. Die beiden Urschwestern bringen die ersten Menschenwesen zur Welt. Baumrindenmalerei aus Arnhem-Land, Australien.

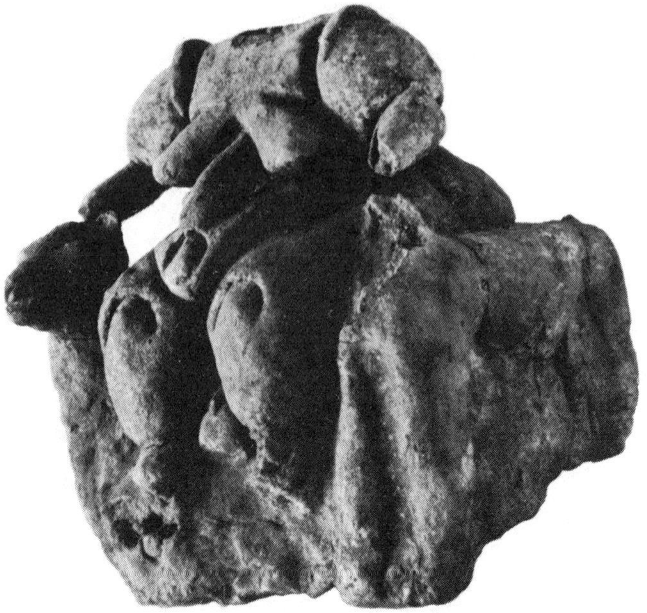

3. Gebärende Göttin, auf zwei Raubkatzen gestützt. Tonfigur aus Çatal Hüyük.

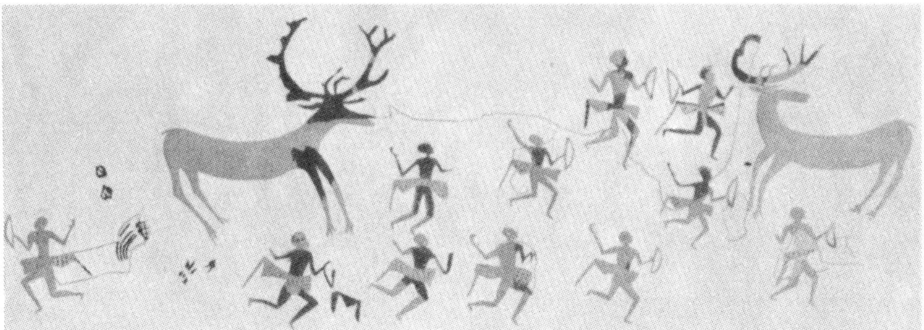

4. Sakrale Hirschjagd. Teil eines Wandgemäldes von Çatal Hüyük.

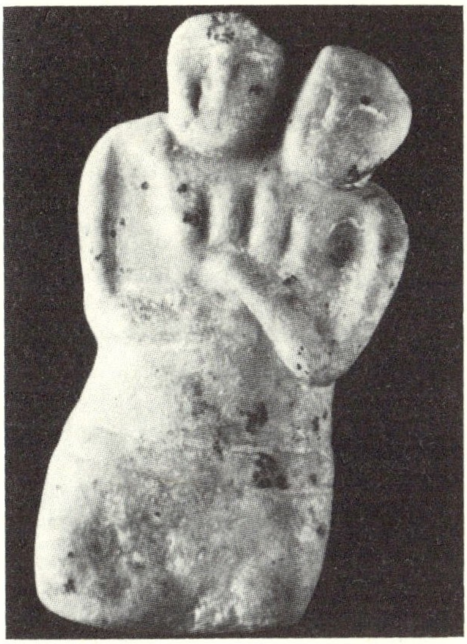

5. Weiße Marmorfigur einer Doppelgottheit. Grabbeilage aus Çatal Hüyük.

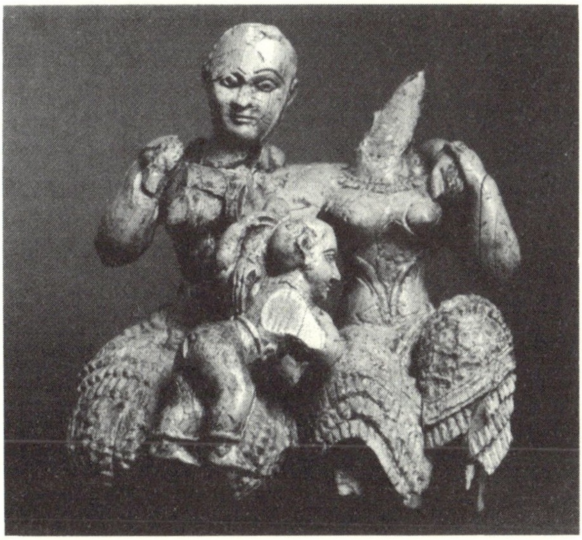

6. Zwei kauernde Göttinnen im kretischen Stufenrock (Demeter und Kore?), zwischen ihnen ein Knabe (Pluto?). Figurengruppe aus Elfenbein. Mykene, 14. Jh. v. Chr.

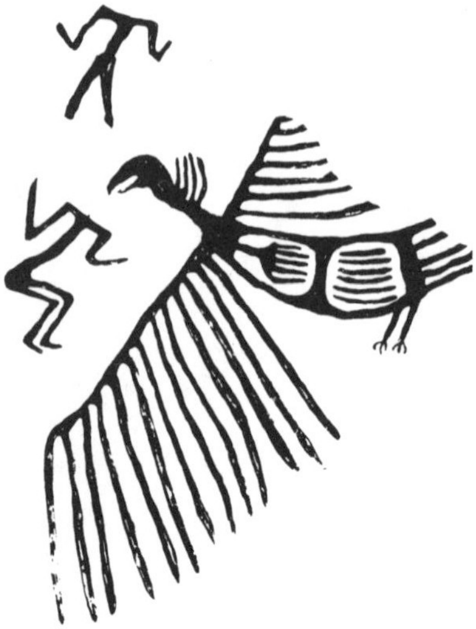

7. Ein riesiger Geier stürzt sich auf eine menschliche Figur ohne Kopf, wahrscheinlich auf eine Leiche in Hockstellung. Teil eines Wandgemäldes in einem Kultraum in Çatal Hüyük.

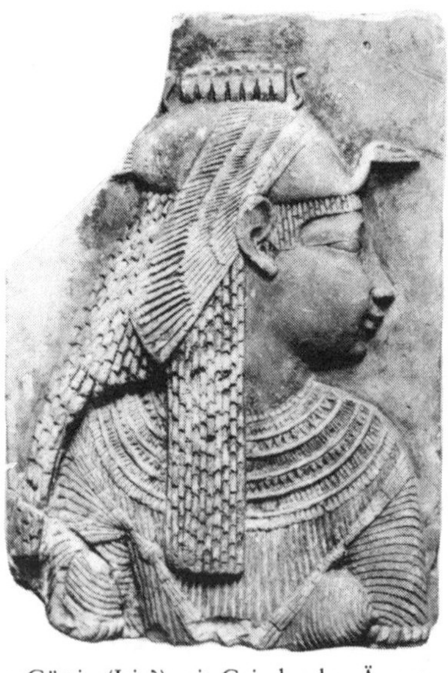

8. Relief einer Göttin (Isis?) mit Geierhaube. Ägypten, 1. Jh. v. Chr.

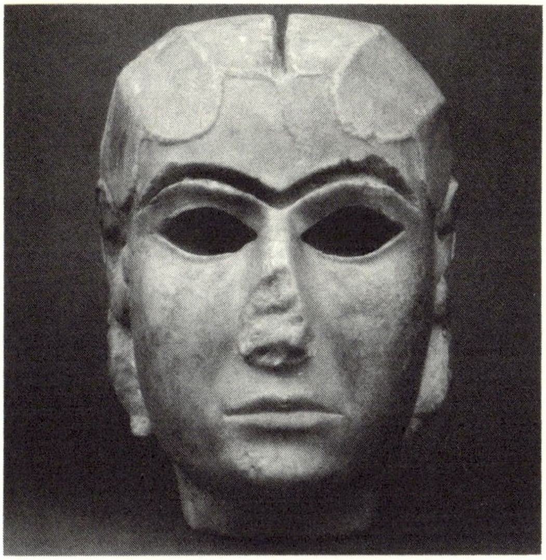

9. Die »Göttin« von Uruk. Maske aus weißem Marmor. Mesopotamien, 3200–2900 v. Chr.

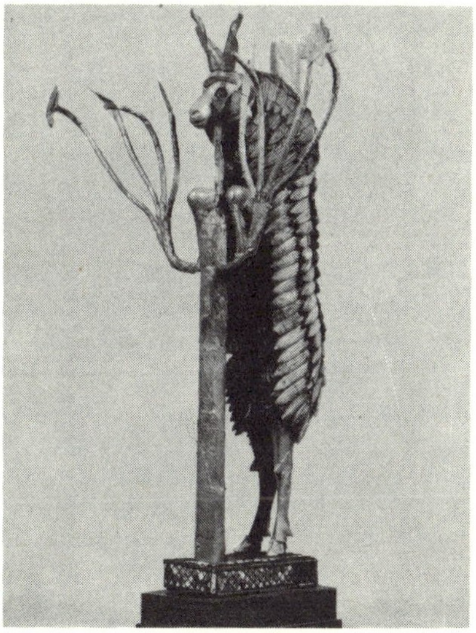

10. Der »Widder auf der Blütenstaude«. Kultstatuette aus Ur. 1. Hälfte des 3. Jahrtausends v. Chr.

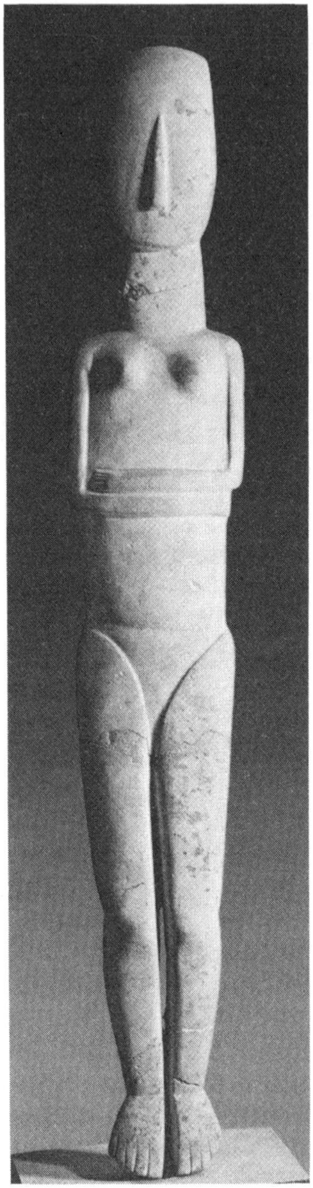

11. Große weibliche Marmorstatue. Amorgos, 2800–2200 v. Chr.

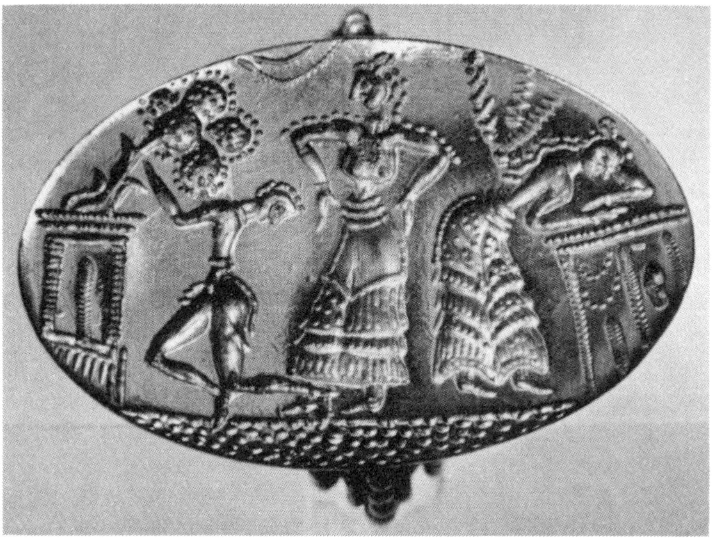

12. Vegetationskult. Goldring aus einem Kammergrab in Mykene, 1500 v. Chr.

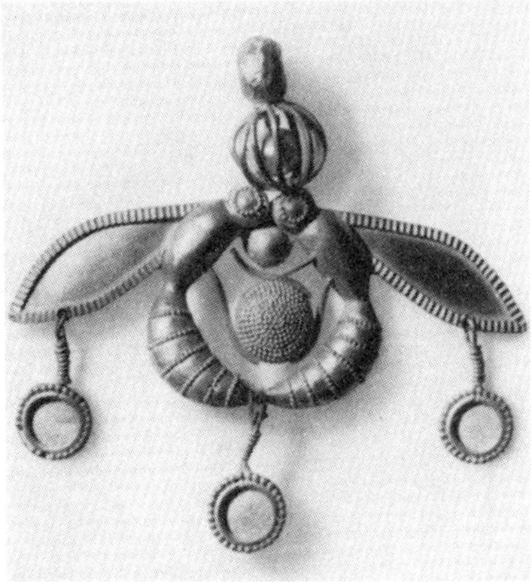

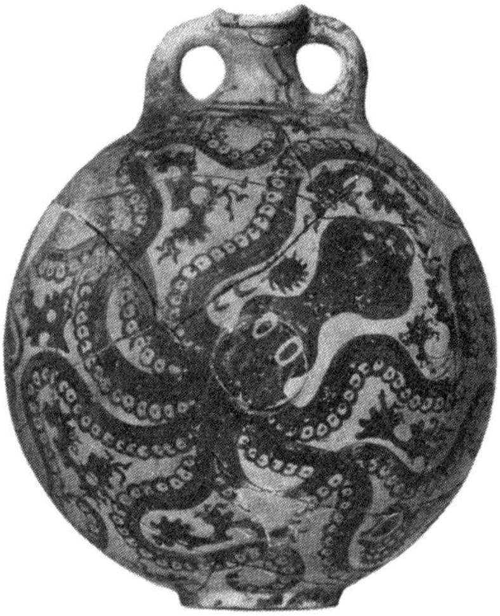

13. Goldener Bienenanhänger aus Malia, Kreta. Zwei einander zugewandte Bienenkörper mit nur einem Flügelpaar, vermutlich ein Symbol für die Mutter-Tochter-Gottheit. Frühminoisch (um 2000 v. Chr.).

14. Linsenförmiges Gefäß mit Oktopusdekor aus Ostkreta. Spätminoisch (um 1500 v. Chr.).

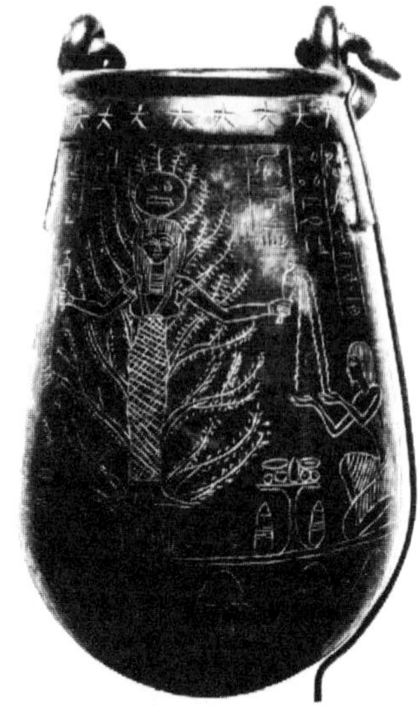

15. Die ägyptische Göttin Nut als Baumgöttin mit der Sonnenscheibe. Bronzegefäß, Ägypten um 600 v. Chr.

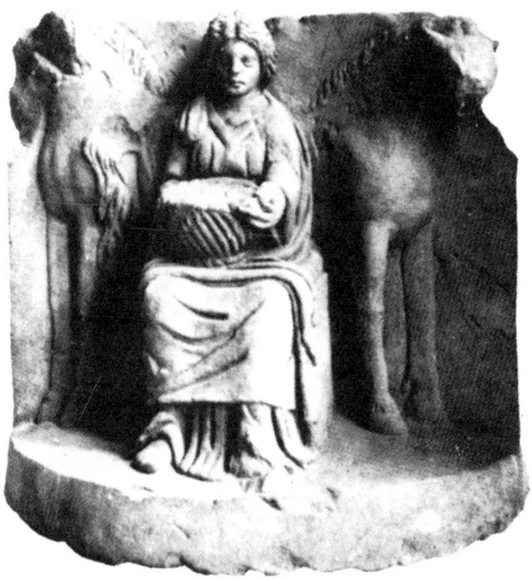

16. Die keltische Göttin Epona. Relief aus Köngen a. Neckar. Römische Kaiserzeit.

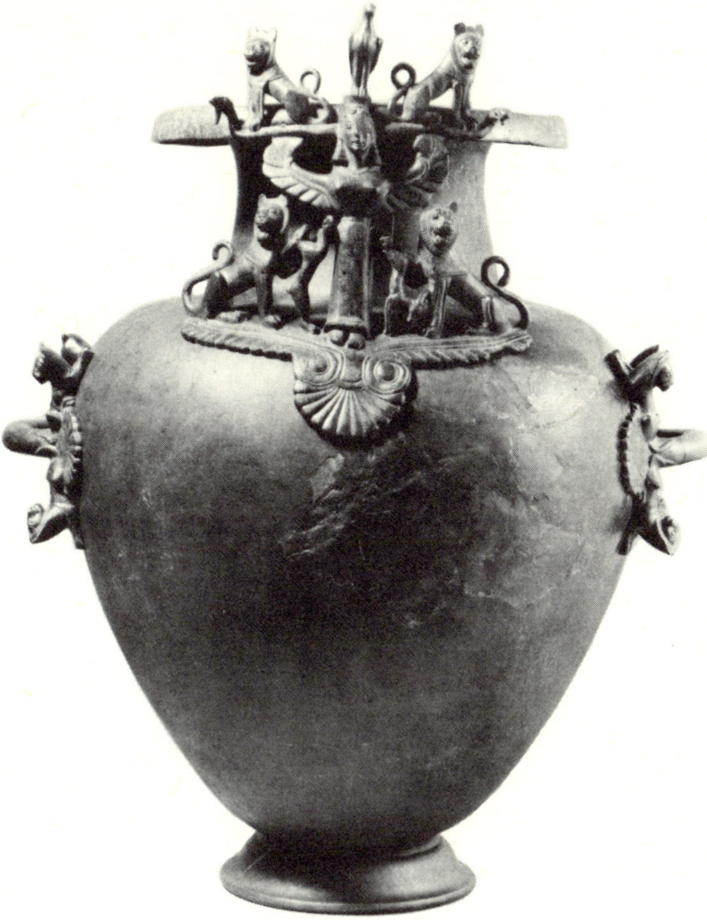

17. Spartanisches Wassergefäß (Hydria) aus einem Grabhügel bei Grächwil. Um 570 v. Chr.

Abbildungsnachweis

Andronicos, Manolis: Nationalmuseum. Athen 1980 (11); Antike Kunst, Beiheft 9, 1973 (17); Gallas, Klaus, u. Nottebohm, Rudolf (Hg.): Kreta, Ursprung Europas. München 1984 (13, 14); Hampe, Roland, u. Simon, Erika: Tausend Jahre Frühgriechische Kunst. Fribourg, München 1980 (6, 12); Mellaart, James: Çatal Hüyük, Stadt aus der Steinzeit. Bergisch Gladbach 1967 (1, 3, 4, 5, 7); Mythen der Welt. Hg. von Alexander Eliot. Frankfurt a.M. 1976 (S. 9); Mythologie. Hg. von Richard Cavendish u. Trevor O. Ling. München 1981 (2); Neumann, Erich: Die Große Mutter. Olten 1974 (15); Propyläen Weltgeschichte Bd. 1. Gütersloh 1979 (10, Umschlag); Die Römer in Baden-Württemberg. Hg. von Philipp Filtzinger, Dieter Planck u. Bernhard Cämmerer. 3. Aufl. Stuttgart, Aalen 1986 (16); Seipel, Wilfried: Bilder für die Ewigkeit. 3000 Jahre ägyptische Kunst. Konstanz 1983 (Ausstellungskatalog) (8); Seton-Williams, M. V.: Babylonien. Hamburg 1981 (9)

Verena Stefan
Wortgetreu ich träume
Geschichten & Geschichte
118 Seiten. Broschur

»Ein Buch des Rückzugs aus der Welt? Nur daß das radikale Abseitsstehen oft der einzige Weg ist, um aufzuspüren, was in der bestehenden gesellschaftlichen Wirklichkeit vergessen und verschüttet wird – und was doch nicht verlorengehen darf. Die Defizite unseres täglichen Lebens werden bei Verena Stefan zu einer poetischen Wirklichkeit – und was Flucht scheint, wird unversehens zur Provokation, ein Unruhestifter im Bewußtsein.«

Elsbeth Pulver in der Neuen Zürcher Zeitung